国家卫生健康委员会"十三五"规划教材配套教材

专科医师能力提升导引丛书

供专业学位研究生及专科医师用

神经内科临床病例精解

主　编　徐　运　陈晓春

副主编　彭　斌　吴　波

U0300685

人民卫生出版社

·北　京·

图书在版编目（CIP）数据

神经内科临床病例精解 / 徐运,陈晓春主编 . —北京：人民卫生出版社,2023.2（2024.11重印）

ISBN 978-7-117-33688-8

Ⅰ. ①神… Ⅱ. ①徐… ②陈… Ⅲ. ①神经系统疾病－病案–分析 Ⅳ. ①R741

中国版本图书馆 CIP 数据核字（2022）第 181663 号

人卫智网	www.ipmph.com	医学教育、学术、考试、健康，购书智慧智能综合服务平台
人卫官网	www.pmph.com	人卫官方资讯发布平台

神经内科临床病例精解

Shenjingneike Linchuang Bingli Jingjie

主　　编：徐　运　陈晓春

出版发行：人民卫生出版社（中继线 010-59780011）

地　　址：北京市朝阳区潘家园南里 19 号

邮　　编：100021

E - mail：pmph @ pmph.com

购书热线：010-59787592　010-59787584　010-65264830

印　　刷：北京九州迅驰传媒文化有限公司

经　　销：新华书店

开　　本：850×1168　1/16　印张：33　插页：16

字　　数：999 千字

版　　次：2023 年 2 月第 1 版

印　　次：2024 年 11 月第 3 次印刷

标准书号：ISBN 978-7-117-33688-8

定　　价：168.00 元

打击盗版举报电话：010-59787491　E-mail：WQ @ pmph.com

质量问题联系电话：010-59787234　E-mail：zhiliang @ pmph.com

数字融合服务电话：4001118166　E-mail：zengzhi @ pmph.com

编　者 （按姓氏笔画排序）

丁宏岩　复旦大学附属华山医院

于生元　中国人民解放军总医院

王　柠　福建医科大学附属第一医院

王玉平　首都医科大学宣武医院

冯慧宇　中山大学附属第一医院

朱以诚　北京协和医院

朱遂强　华中科技大学同济医学院附属同济医院

刘春风　苏州大学附属第二医院

李国忠　哈尔滨医科大学附属第一医院

李淑娟　中国医学科学院阜外医院

肖　波　中南大学湘雅医院

吴　波　四川大学华西医院

邱树卫　南京大学医学院附属鼓楼医院

汪　凯　安徽医科大学第一附属医院

张　通　中国康复研究中心

张　馨　南京大学医学院附属鼓楼医院

张杰文　河南省人民医院

陆正齐　中山大学附属第三医院

陈晓春　福建医科大学附属协和医院

周　东　四川大学华西医院

赵　军　中国康复研究中心

赵性泉　首都医科大学附属北京天坛医院

秦新月　重庆医科大学附属第一医院

徐　运　南京大学医学院附属鼓楼医院

黄旭升　中国人民解放军总医院

崔　俐　吉林大学第一医院

彭　斌　北京协和医院

董　强　复旦大学附属华山医院

曾进胜　中山大学附属第一医院

编写秘书　张　馨　邱树卫

主 编 简 介

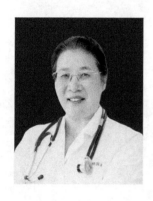

徐 运 南京大学医学院附属鼓楼医院神经内科主任,主任医师,教授,博士生导师,享受国务院政府特殊津贴。荣获中国杰出神经内科医师、江苏省优秀医学领军人才、中国卒中奖等。南京大学脑科学研究院副院长、国家和江苏省神经病学临床重点专科主任、江苏省神经病学重点学科主任、江苏省脑血管病诊疗中心主任,江苏省神经内科和脑卒中质控中心主任等。曾在德国海德堡大学、美国霍普金斯大学留学。

现任中华医学会神经病学分会副主任委员、中华预防医学会卒中预防与控制专业委员会副主任委员、中国医师协会神经内科医师分会副会长、江苏省卒中学会理事长等,*Aging and Disease*、*Journal of Alzheimer's disease*、*Neuroscience Bulletin*、《国际脑血管病杂志》《临床神经病学杂志》《中风与神经疾病杂志》等副主编,*Neuroscience & Therapeutics*《中华神经科杂志》等 18 种专业期刊编委。

主持国家、省部级重点科研项目 30 余项。其中作为首席科学家主持科技创新 -2030 "脑科学与类脑研究"重大项目 1 项,国家自然科学基金重点项目 3 项、重大国际合作 1 项等。发表论文 300 余篇,其中作为通信作者发表 SCI 文章 188 篇,累计影响因子(IF)657.318,H 因子 42。申请发明专利 10 项。主编和参编论著 12 部,副主编和参编五年制、八年制教材 4 部。获省部级科学技术进步奖一等奖、二等奖 5 项。

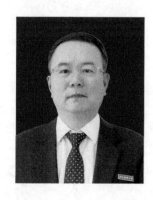

陈晓春 福建医科大学党委书记,主任医师,附属协和医院神经内科教授、博士生导师;教育部新医科建设工作组成员,福建省科学技术协会副主席,中国医师协会常务理事、神经内科医师分会候任会长,中华医学会神经病学分会痴呆与认知障碍学组组长,福建省医师协会会长。

长期从事神经变性疾病的临床诊疗与基础研究工作,重点聚焦阿尔茨海默病、帕金森病的发病机制及防治策略的研究,先后主持完成 10 余项国家级研究课题,在 *Neuron*、*Molecular Neurodegener*、*Neurobiology of Aging* 和 *Glia* 等 SCI 学术期刊上发表高质量的论文 80 余篇,科研成果曾获教育部自然科学奖一等奖。

前　言

　　为了配合国家卫生健康委员会"十三五"规划教材《神经内科学》第3版（供专业学位研究生及专科医师用）的出版，让读者在临床病例中更深入的领悟神经内科理论，我们组织了全国知名的神经内科临床专家，编写了这本以典型病例为主体的《神经内科临床病例精解》配套教材。

　　本教材根据疾病分类，收集了神经系统疾病典型病例99例，从以下两个方面为神经内科以及相关专业的研究生们提供了培养临床以及科研能力的重要途径：第一，从临床问题角度出发，结合疾病的最新国内外诊疗指南以及编者的多年临床经验，以思考点的形式阐述每个疾病的诊断和鉴别诊断关键点，图文并茂，详尽解析疾病治疗原则以及最新治疗方法，为读者呈现清晰的诊疗思路，有助于读者培养良好的逻辑思维能力，并具有举一反三的能力，从根本上提高临床诊疗水平。第二，从临床研究方向出发，凝练临床案例中的科学问题，探讨解决方案，来帮助解决相关的临床问题。本教材通过大量病例，以引导的方式培养研究生从临床中凝练科学问题、解决科学问题以及服务于临床的能力。

　　更重要的是，本教材通过详细解析病例诊疗过程，潜移默化影响研究生们，树立高尚医德、勇攀技术高峰。从教材中可以领略老师们以患者第一、精益求精、不断进取的品格。要做一名合格的神经科医生，首先要有坚实的医学基础，同时具备扎实的神经病学临床功底。要达到这些基本要求，研究生必须认认真真、踏踏实实、虚心求教、不断探索、持之以恒。

　　本教材除对临床神经病学以及相关专业研究生外，希望对住院医生、规培医生、轮转医生、进修医生也有帮助。由于这是首版，可能存在错漏或不足之处，在使用过程中，请大家多提宝贵意见。

徐　运

2023年2月

目　　录

第一章　脑血管疾病 ……………………………………………………………………… 1

第一节　短暂性脑缺血发作 …………………………………………………………… 1

病例 1　前循环短暂性脑缺血发作 ……………………………………………… 1

病例 2　后循环短暂性脑缺血发作 ……………………………………………… 7

第二节　急性缺血性脑卒中 …………………………………………………………… 12

病例 3　无症状脑梗死 …………………………………………………………… 12

病例 4　大动脉粥样硬化脑梗死 ………………………………………………… 16

病例 5　心源性栓塞 ……………………………………………………………… 23

病例 6　重症脑梗死 ……………………………………………………………… 31

第三节　脑小血管病 …………………………………………………………………… 36

病例 7　急性腔隙性卒中 ………………………………………………………… 36

病例 8　脑淀粉样血管病 ………………………………………………………… 41

病例 9　伴有皮质下梗死和白质脑病的常染色体显性遗传性脑动脉病 ……… 48

第四节　眩晕 …………………………………………………………………………… 54

病例 10　中枢性眩晕 ……………………………………………………………… 54

病例 11　前庭周围眩晕与前庭中枢眩晕共病 …………………………………… 61

第五节　脑出血 ………………………………………………………………………… 67

病例 12　脑出血（偏向病因分析） ……………………………………………… 67

病例 13　脑出血（偏向治疗选择） ……………………………………………… 74

第六节　蛛网膜下腔出血 ……………………………………………………………… 81

病例 14　蛛网膜下腔出血（偏向治疗选择） …………………………………… 81

病例 15　蛛网膜下腔出血（偏向病因分析） …………………………………… 87

第七节　大脑静脉与静脉窦血栓形成 ………………………………………………… 92

病例 16　颅内静脉系统血栓形成（偏向规范化诊治） ………………………… 92

病例 17　颅内静脉系统血栓形成（偏向治疗选择） …………………………… 96

第八节　血管性认知障碍 ……………………………………………………………… 102

病例 18　脑小血管病相关性认知障碍 …………………………………………… 102

病例 19　卒中后认知障碍 ………………………………………………………… 107

第九节　脑卒中的预防 ………………………………………………………………… 113

病例 20　颅内动脉狭窄性脑卒中 ………………………………………………… 113

病例21　无症状性颈动脉狭窄 ……………………………………………………………… 120

第二章　发作性疾病……………………………………………………………………………… 127
　第一节　癫痫……………………………………………………………………………………… 127
　　病例22　单纯部分性发作 ……………………………………………………………………… 127
　　病例23　复杂部分性发作 ……………………………………………………………………… 133
　　病例24　全面强直阵挛发作 …………………………………………………………………… 137
　　病例25　难治性癫痫 …………………………………………………………………………… 140
　　病例26　癫痫持续状态 ………………………………………………………………………… 147
　　病例27　癫痫（偏向手术治疗选择）…………………………………………………………… 154
　第二节　头痛……………………………………………………………………………………… 162
　　病例28　丛集性头痛 …………………………………………………………………………… 162
　　病例29　紧张型头痛 …………………………………………………………………………… 168
　　病例30　偏头痛 ………………………………………………………………………………… 172
　第三节　运动障碍性疾病………………………………………………………………………… 179
　　病例31　以震颤为主的帕金森病 ……………………………………………………………… 179
　　病例32　以步态障碍为主的帕金森病 ………………………………………………………… 185
　　病例33　帕金森病的起始治疗药物选择 ……………………………………………………… 189
　　病例34　伴发异动症的帕金森病药物治疗方案 ……………………………………………… 192
　　病例35　帕金森病的非运动症状 ……………………………………………………………… 194
　　病例36　帕金森病的手术治疗 ………………………………………………………………… 198
　第四节　肌张力障碍……………………………………………………………………………… 200
　　病例37　梅热综合征 …………………………………………………………………………… 200
　　病例38　获得性肌张力障碍相关震颤 ………………………………………………………… 204
　　病例39　斜颈 …………………………………………………………………………………… 208
　　病例40　多巴胺反应性肌张力障碍 …………………………………………………………… 211

第三章　周围神经疾病与神经肌肉接头疾病…………………………………………………… 217
　第一节　急性炎性脱髓鞘性多发神经根神经病………………………………………………… 217
　　病例41　急性炎性脱髓鞘性多发性神经根神经病 …………………………………………… 217
　　病例42　米勒-费希尔综合征 ………………………………………………………………… 222
　　病例43　急性运动轴索性神经病 ……………………………………………………………… 225
　第二节　慢性炎性脱髓鞘性多发性神经根神经病……………………………………………… 230
　　病例44　慢性炎性脱髓鞘性多发性神经根神经病 …………………………………………… 230
　第三节　遗传性感觉运动性周围神经病………………………………………………………… 236
　　病例45　沙尔科-马里-图思图病1A型 ……………………………………………………… 236
　　病例46　转甲状腺素蛋白相关家族性淀粉样变 ……………………………………………… 241
　第四节　重症肌无力……………………………………………………………………………… 248
　　病例47　眼肌型重症肌无力 …………………………………………………………………… 248

病例 48　全身型重症肌无力 ……………………………………………………… 252

第四章　中枢神经系统脱髓鞘疾病 …………………………………………………… 262

病例 49　多发性硬化 ……………………………………………………………… 262

病例 50　视神经脊髓炎谱系疾病 ………………………………………………… 269

病例 51　抗髓鞘少突胶质细胞糖蛋白免疫球蛋白 G 抗体相关疾病 …………… 278

病例 52　急性播散性脑脊髓炎 …………………………………………………… 284

病例 53　脑桥中央髓鞘溶解症 …………………………………………………… 291

第五章　中枢神经系统感染及自身免疫性脑炎 ……………………………………… 297

第一节　中枢神经系统感染 ……………………………………………………… 297

病例 54　单纯疱疹病毒性脑炎 …………………………………………………… 297

病例 55　结核性脑膜炎 …………………………………………………………… 304

病例 56　神经梅毒 ………………………………………………………………… 310

病例 57　隐球菌性脑膜炎 ………………………………………………………… 315

第二节　自身免疫性脑炎 ………………………………………………………… 319

病例 58　抗 N- 甲基 -D- 天冬氨酸受体（NMDAR）抗体脑炎 ………………… 319

病例 59　抗富亮氨酸胶质瘤失活蛋白 1 抗体相关脑炎 ………………………… 324

第六章　遗传与变性疾病 ……………………………………………………………… 329

第一节　运动神经元和共济失调 ………………………………………………… 329

病例 60　肌萎缩侧索硬化 ………………………………………………………… 329

病例 61　肯尼迪病 ………………………………………………………………… 332

病例 62　脊髓小脑性共济失调 3 型 ……………………………………………… 336

病例 63　肝豆状核变性 …………………………………………………………… 340

第二节　痴呆 ……………………………………………………………………… 344

病例 64　轻度认知功能障碍 ……………………………………………………… 344

病例 65　阿尔茨海默病 …………………………………………………………… 348

病例 66　额颞叶痴呆 ……………………………………………………………… 353

病例 67　路易体痴呆 ……………………………………………………………… 360

第三节　肌肉疾病 ………………………………………………………………… 364

病例 68　假肥大型肌营养不良 …………………………………………………… 364

病例 69　低钾型周期性瘫痪 ……………………………………………………… 370

病例 70　多发性肌炎和皮肌炎 …………………………………………………… 376

病例 71　包涵体肌炎 ……………………………………………………………… 383

第七章　脊髓疾病 ……………………………………………………………………… 390

病例 72　急性脊髓炎 ……………………………………………………………… 390

病例 73　脊髓亚急性联合变性 …………………………………………………… 397

病例 74　脊髓空洞症 ·· 401

病例 75　硬脊膜动静脉瘘 ·· 405

病例 76　脊髓前动脉综合征 ··· 412

第八章　多学科相关性神经疾病 ··· 419

第一节　神经危重症监护与处理 ·· 419

病例 77　难治性癫痫持续状态 ·· 419

病例 78　颅内高压的监护和治疗（自发性脑出血） ·············· 424

病例 79　意识障碍（急性播散性脑脊髓炎致意识障碍） ········· 428

第二节　神经系统中毒性疾病 ·· 434

病例 80　药物中毒（笑气中毒） ······································· 434

病例 81　有机磷中毒 ··· 437

病例 82　一氧化碳中毒 ·· 441

病例 83　重金属中毒（汞中毒） ······································· 444

第三节　内科疾病的神经系统并发症 ································· 447

病例 84　缺血缺氧性脑病 ··· 447

病例 85　肺性脑病 ·· 450

病例 86　肝性脑病 ·· 453

病例 87　酒精中毒性脑病 ··· 457

第四节　神经内科疾病精神障碍的认识、处理 ····················· 461

病例 88　抑郁障碍 ·· 461

病例 89　焦虑障碍 ·· 464

病例 90　卒中后抑郁 ··· 467

第五节　睡眠障碍 ··· 471

病例 91　失眠症 ··· 471

病例 92　睡眠呼吸暂停低通气综合征 ······························· 477

病例 93　发作性睡病 ··· 485

病例 94　夜间阵发性肌张力障碍 ···································· 492

病例 95　快速眼动期睡眠行为障碍 ·································· 496

第九章　神经康复 ··· 502

病例 96　急性脊髓炎的康复 ·· 502

病例 97　渗透性脱髓鞘综合征合并缺血缺氧性脑病的康复 ····· 506

病例 98　交叉性失语康复 ··· 510

病例 99　脑出血后肢体肌肉痉挛患者的康复 ······················ 513

登录中华临床影像库步骤 ·· 517

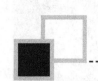

第一章 脑血管疾病

第一节 短暂性脑缺血发作

病例1 前循环短暂性脑缺血发作

一、病历资料

（一）病史

患者男性，56岁，因"反复短暂发作性右侧肢体麻木无力3小时"就诊。

患者于入院当日上午7点误服苯磺酸氨氯地平片10mg和比索洛尔5mg，8点30分突然出现右侧肢体麻木，伴抬起无力、行走拖步和口角左歪，无言语不清，持续约10分钟后上述症状自行缓解，未予重视。9点15分左右又类似发作1次，持续约15分钟后缓解，当时自测血压95/55mmHg，即呼"120"来我院急诊。到急诊时间为11点30分。起病以来，无头晕、头痛、恶心呕吐、饮水呛咳、吞咽困难、视物重影、视力下降、肢体抽搐和大小便失禁。

既往有高血压病史3年余，最高血压180/100mmHg，平素口服"氨氯地平5mg，每日一次；比索洛尔5mg，每日一次"控制血压，平素自测血压140/90mmHg左右。否认2型糖尿病、心脏病史。

（二）体格检查

体温：36.2℃，脉搏：70次/min，呼吸：18次/min，血压：110/55mmHg，心率：70次/min，心肺腹部查体阴性。

神经系统查体：神志清楚，精神可，言语清晰，定向力、记忆力、理解力正常。双侧瞳孔等大等圆，直径约3mm，对光反射灵敏，双眼球各向活动不受限。四肢肌张力正常，肌力5级，无明显感觉障碍。四肢腱反射对称存在，病理反射未引出，脑膜刺激征阴性。

美国国立卫生院神经功能缺损评分（NIHSS）：0分。

（三）急诊辅助检查

1. 血常规、尿常规、大便常规　未见异常。

2. 出凝血功能、肝肾功能、空腹血糖、电解质　未见异常。

3. 头颅CT检查　头颅CT平扫、血管造影及灌注成像脑实质未见明确异常；CT血管造影（CTA）提示左侧颈内动脉狭窄>90%，左侧大脑中动脉M1段管腔重度狭窄；CT灌注成像（CTP）提示左侧大脑半球低灌注区，未见核心梗死区（图1-1-1，见文末彩图）。

4. 头颅MRI检查　头颅MRI及弥散加权成像（DWI）未见梗死病灶（图1-1-1，见文末彩图）。

5. 心电图　提示左室高电压改变。

6. 胸部X线检查　未见明显异常。

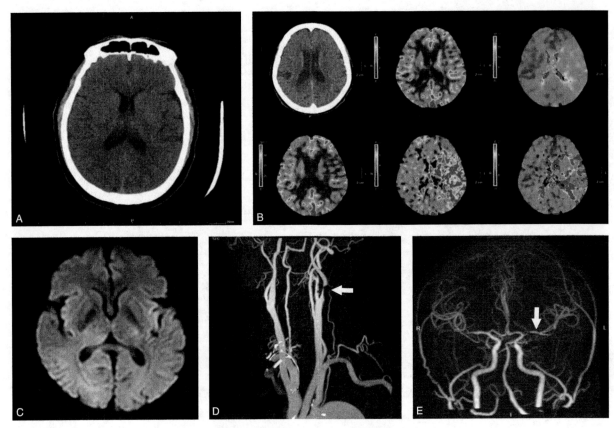

图 1-1-1　病例 1 患者急诊影像检查

A. CT 平扫脑实质未见明确异常；B. CTP 示左侧大脑半球有低灌注区（箭），未见核心梗死区；C. 头部 DWI 未见梗死病灶；D. CTA 提示左侧颈内动脉狭窄 >90%（箭）；E. CTA 示左侧大脑中动脉 M1 段管腔重度狭窄（箭）。

二、病例分析

（一）病例特点

1. 中老年男性，安静状态下急性起病，既往有高血压病史。

2. 起病前 1 小时有误服降压药史，临床以反复突发右侧肢体一过性麻木乏力为主要症状，共发作 2 次，每次发作 10~15 分钟能完全缓解，缓解期正常；发作时血压偏低，无头晕、头痛、意识障碍等全脑疾病症状。

3. 发作间期神经系统查体未见明显阳性体征。

4. 急诊辅助检查：头部 CTP 可见左侧大脑半球低灌注区，CTA 可见左侧颈内动脉和左侧大脑中动脉有重度狭窄，DWI 未见明确责任病灶。

（二）诊断及诊断依据

1. **诊断**

【定位诊断】发作时表现为口角左歪，右侧上下肢肌力减退伴感觉障碍，无头晕、吞咽困难、饮水呛咳、视物重影等后循环受累的证据。头颈 CTA 提示左侧颈内动脉及大脑中动脉狭窄，CTP 提示左侧大脑半球低灌注区，因此定位于由左侧颈内动脉系统供血的左侧大脑半球。

【定性诊断】中老年男性，有高血压病史，安静状态下急性起病，起病前服用比平时剂量大的降压药物，发作时血压偏低，无头痛、呕吐或意识障碍，头部 CT 排除了脑出血，定性为缺血性脑血管病。患者每次发作时间短，临床表现为 10~15min 内完全缓解的局灶定位症状，发作缓解后无症状或明确神经系统定位体征。头部 CTP 提示左侧大脑半球只有低灌注区,而 DWI 未见明确责任病灶,故诊断考虑为短暂性脑缺血发作(transient ischemic attack, TIA)。

> **思考 1** 对于本例患者,为什么要查头部 DWI ?
>
> 随着对 TIA 影像学研究的不断深入,人们发现脑缺血性病变导致的症状即使持续时间短暂,影像学上也可有梗死灶,表明 TIA 和脑梗死有相同的发病机制和危害性。2011 年发表的《短暂性脑缺血发作的中国专家共识更新版》中明确 TIA 的诊断包括三个层面的含义:影像学确诊、临床确诊和传统定义的 TIA。在有条件的医院,建议尽可能采用 DWI 作为主要诊断技术手段,如未发现急性梗死证据,诊断为"影像学确诊 TIA",也是组织学定义的 TIA。如有明确的急性梗死证据,则无论发作时间长短均不再诊断为 TIA。本例患者每次发作时间 10~15min,并能完全自发缓解。由于 CT 不能发现超早期的梗死灶,单纯凭 CTP 提示左侧大脑半球有低灌注区而没有核心梗死灶,尚无法判断是脑梗死(超早期)还是 TIA。因此,DWI 成为最关键的辅助检查,阴性方可诊断为"影像学确诊 TIA"。

2. **入院诊断** ①短暂性脑缺血发作(左侧颈内动脉系统);②高血压病(3 级,极高危)。

(三)鉴别诊断

1. **急性缺血性脑卒中** 患者症状为发作性,缓解期完全正常,头颅 DWI 未发现明确梗死病灶,可排除。

2. **脑出血** 该病起病急骤,多在活动中或情绪激动时起病,常有高血压病史,病情进展快,起病时常伴有头痛、恶心、呕吐、意识障碍等全脑疾病症状,头颅 CT 可见高密度影(出血病灶)。本例患者症状与头部 CT 均不支持脑出血,可排除。

3. **局灶性癫痫发作** 可表现为一侧肢体抽搐、麻木,持续时间短,一般数秒至数分钟,脑电图可出现癫痫波。本例患者有高血压等高危因素,每次发作时间过长,以肢体乏力为主诉,影像学有与临床表现相符的颅内血管狭窄和低灌注区,故可排除。

三、诊治及检查经过

虽然患者来急诊后发作已终止,但鉴于 TIA 对缺血性脑卒中的警示意义,仍应即刻收入住院部。后续的诊治主要分为以下四方面:

(一)完善颅内外血管等检查,寻找发病的原因与危险因素

该例患者的主要检查包括危险因素的筛查、颅内外血管的检查、侧支循环及脑血流储备的检查、易损斑块的检查和心脏评估五个方面,具体为:

1. **血脂相关检查** 甘油三酯 1.97mmol/L(0.5~1.7mmol/L);胆固醇 6.7mmol/L(2.9~6.0mmol/L);低密度脂蛋白胆固醇(LDL-C)3.4mmol/L(1.89~3.12mmol/L);高密度胆固醇 0.97mmol/L(0.94~2.00mmol/L)。

2. **肝功能、肾功能、电解质** 未见异常。

3. **糖化血红蛋白、同型半胱氨酸** 未见异常。

4. **免疫相关检查** 抗心磷脂抗体、抗中性粒细胞胞质抗体、抗核抗体、抗双链 DNA 抗体、抗 ENA 抗体谱未见异常。

5. **甲状腺功能** 未见异常。

6. **颈部血管超声** 左侧颈内动脉内中膜增厚,有混杂信号斑块,管腔狭窄程度 >90%。

7. **经颅多普勒微栓子监测** 左侧大脑中动脉血流速度减慢,监测 30 分钟,未见栓子信号。

8. **发泡试验** 阴性。

9. **超声心动图** 高血压性心脏改变,主动脉增宽,左房左室增大,右心室收缩功能正常。

> **思考 2** 根据发病机制,本例患者 TIA 属于哪种类型?
>
> TIA 的发病机制主要包括微血栓-栓塞型和血流动力学(低灌注)型,前者症状持续时间稍长,症状可能多变;后者持续时间短,症状较为刻板。该例患者起病前曾服用降压药,发作时血压偏低,有明确的左侧颈内动脉和大脑中动脉狭窄。发作时的临床症状刻板固定,持续时间短。头部 CTP 提示相应区域有低灌注,而经颅多普勒超声(transcranial Doppler, TCD)微栓子监测在左侧大脑中动脉未见栓子信号,因此不支持微血栓-栓塞型 TIA,应考虑血流动力学型 TIA。

(二)应用 ABCD 评分系统评估 TIA 后卒中发生的风险

根据 ABCD3-I 评分系统,患者得分如下:单侧肢体无力(2 分);每次发作持续时间 <10~59 分钟(1 分);双重(7 天内)TIA(2 分);同侧颈动脉狭窄≥50%(2 分)。患者共得分 7 分,属于中危患者,需尽早启动二级预防。

(三)急性期积极改善低灌注,尽早选择合适的抗栓治疗方案,启动二级预防

1. **一般治疗**　监测生命体征,适当补液,改善低灌注,维持血压在基础血压水平。
2. **双联抗血小板治疗**　24 小时内给予氯吡格雷 300mg 口服,同时予阿司匹林 100mg 口服。第 2 天开始改为氯吡格雷 75mg 口服,每日一次,阿司匹林 100mg 口服,每日一次。双抗治疗 3 周,改为单一抗血小板治疗 90 天。
3. **强化降脂治疗**　24 小时内给予阿托伐他汀 40mg 口服一次,密切监测副作用,为达到最佳疗效,合适的靶目标为 LDL-C 下降≥50% 或 LDL-C<1.8mmol/L。

> **思考 3** 针对该例患者,如何选择合适的抗栓治疗?
>
> 抗栓治疗包括溶栓、抗凝、抗血小板治疗。
>
> 1. **静脉溶栓治疗**　目前多数观点对于早期快速缓解的 TIA 患者,不建议静脉溶栓治疗。本例患者起病前有明显低灌注的诱因,起病后症状轻而稳定,此类患者在充分改善低灌注后预后良好。入急诊时患者症状完全缓解,并没有溶栓治疗的指征。
>
> 2. **抗凝治疗**　患者无房颤病史,考虑非心源性 TIA,故无抗凝指征。
>
> 3. **双联抗血小板治疗**　急性期即便使用指南唯一推荐的阿司匹林,仍有 13% 的卒中事件在 90 天内发生。CHANCE 研究采用了针对 TIA 患者、急性期、短程给药的设计方案,发现双联抗血小板治疗的显著收益体现于 TIA 发生后的最初几天,此时潜在的粥样硬化斑块最不稳定且卒中发生风险最高。因此,具有卒中发生的高风险(ABCD2 评分≥4 分)的急性非心源性 TIA(根据 24 小时时间定义)急性期患者(起病 24 小时内),应尽早给予氯吡格雷联合阿司匹林治疗 21 天(氯吡格雷首剂负荷量 300mg),随后阿司匹林或氯吡格雷单药治疗(75mg/d),总疗程为 90 天。此后,氯吡格雷、阿司匹林均可作为长期二级预防一线用药(Ⅰ类、A 级证据)。因此,针对本例患者,双联抗血小板治疗是最佳的选择。

(四)预后及转归

本例患者的二级预防主要措施为在积极控制血压血脂的情况下,选择长期的抗血小板治疗。除此之外,若依然存在左侧大脑半球灌注不佳,可以考虑通过介入手术重建血运。本例患者的具体转归如下:

1. 患者治疗 7 天后,无再次发作,给予抗血小板药物和阿托伐他汀 40mg 口服,出院(出院后治疗方案:氯吡格雷 75mg 口服,每日一次 + 阿司匹林 100mg 口服,每日一次,共 14 天,随后氯吡格雷 75mg 口服,每日一次)。

2. 90 天后门诊随访,患者无类似发作,血压维持在 130/80mmHg 左右,生活如常。复查头部 CTP 依然可见左侧大脑半球供血区低灌注,评估手术指征后行左侧颈内动脉支架植入术。介入术后 1 周复查 CTP 提示低灌注区明显好转(图 1-1-2,见文末彩图),也无神经缺失症状发作。术后给予氯吡格雷 75mg 口服,每日一次 + 阿司匹林 100mg 口服,每日一次 + 阿托伐他汀 40mg 口服,每日一次,治疗 3 个月,然后停阿司匹林,继续氯吡格雷 75mg 口服,每日一次 + 阿托伐他汀 40mg 口服,长期治疗。

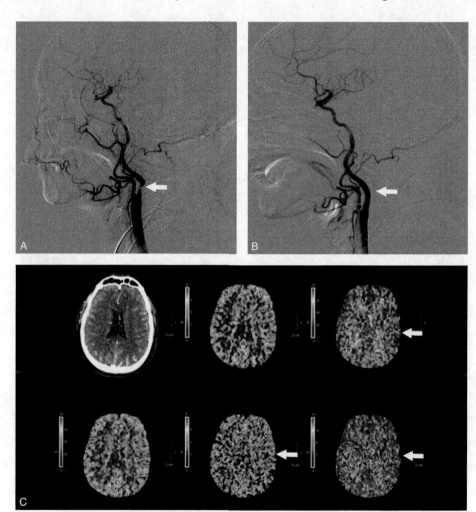

图 1-1-2　病例 1 患者介入术后影像学检查

A. 术前 DSA 示左侧颈内动脉狭窄(箭);B. 术后 DSA 示左侧颈内动脉血流通畅(箭);
C. 术后 1 周复查头部 CTP 提示未见明显低灌注区(箭)。

思考 4　针对本例患者,如何选择抗血小板药物治疗作为长期的二级预防措施?

在卒中二级预防中,抗血小板治疗的必要性与重要性毋庸置疑,可显著降低心脑缺血性事件的发生,改善患者预后。基于大型临床研究结果,国内外指南推荐阿司匹林、氯吡格雷、阿司匹林联合双嘧达莫三种抗血小板治疗方案用于非心源性栓塞性缺血性卒中患者的二级预防。但指南中并没有进一步明确如何为患者选择更为优化的抗血小板治疗方案。

Essen 卒中风险分层量表(Essen stroke risk score, ESRS)(表 1-1-1)是一个简便、易于临床操作的评分系统,主要用于预测缺血性脑卒中后 1 年内脑卒中复发风险,指导二级预防。其建立源自于氯吡格雷与阿司匹林对比用于脑缺血性事件高危患者的国际多中心随机双盲试验——CAPRIE 研究。CAPRIE 研究亚组分析显示,随着 ESRS 评分增高,卒中复发风险增加,ESRS 评分

≥3 分的患者,年卒中复发风险 >4%,应用氯吡格雷抗血小板治疗的效果优于阿司匹林。评分 3~6 分者为中度危险,年卒中复发风险为 7%~9%,6 分以上者为高度危险,年卒中复发风险达 11%。因此,脑卒中患者评分如果在 3 分以上,脑卒中复发的风险较高,要严格控制危险因素,定期复查,规范二级预防。本例患者评分为 3 分(年龄 1 分,高血压病史 1 分,TIA 病史 1 分),因此给予氯吡格雷二级预防治疗。

表 1-1-1　Essen 卒中风险评分量表

危险因素	分值
年龄	
65~75 岁	1
>75 岁	2
高血压	1
糖尿病	1
既往心肌梗死	1
其他心血管疾病(除外心肌梗死和心房颤动)	1
周围动脉疾病	1
吸烟	1
既往短暂性脑缺血发作或缺血性卒中	1
总分	10

思考 5　本例患者左侧颈内动脉狭窄是否需要行血管内治疗?

一项来自中国的多中心症状性颅内动脉狭窄支架治疗的登记研究提示:在中国人群中严重症状性颅内血管狭窄的患者进行血管内支架治疗的安全性和有效性是可接受的。术前对患者的脑灌注和侧支循环状态进行评估可有效筛选患者,提高获益率。本例患者经积极双联抗血小板治疗 90 天后复查 CTP 依然存在低灌注区,提示左侧大脑中动脉供血区血运并没有改善,侧支循环不良,而且这侧颈内动脉狭窄是责任血管,因此有手术指征。

四、讨论和展望

(一)短暂性脑缺血发作的诊疗流程

短暂性脑缺血发作的诊疗流程应包括如下 6 个步骤:

第一步　根据临床表现确定责任部位和责任血管。

第二步　判断是否为 TIA,注意影像学(尤其 DWI)排除缺血性脑卒中。

第三步　完善颅内外血管等检查,明确发病机制和危险因素,并积极干预。

第四步　应用 ABCD 评分系统评估 TIA 后卒中发生的风险。

第五步　急性期尽早选用合适的抗栓治疗。

第六步　对于颅外大血管狭窄严重的患者(狭窄程度 70%~99%),经过筛选可以选择合适的时机行颈内动脉内膜剥脱术或支架植入术治疗。

(二)不同他汀类药物的疗效和安全性是否一样?

尽管他汀类药物被广泛使用,但不同他汀药物间的相对安全性和有效性尚未确定。事实上,没有研究直接对这些疗法的有效性进行头对头比较,也没有对特定他汀、剂量(低、中、高)和针对疾病(所有缺血性卒中和 TIA、或仅非心源性血栓、或仅高 LDL 胆固醇）进行明确定义。一项系统回顾分析评估了缺血性卒中或短暂性脑缺血发作患者使用他汀的随机对照试验,结果表明:不同类别他汀的比较中,药物剂量与获益呈正相关,高剂量具有最大获益（如阿托伐他汀 80mg 每日一次和辛伐他汀 40mg 每日一次）。期待将来更多的临床研究评估各种药物的疗效。

（冯慧宇 曾进胜）

参 考 文 献

[1] Wang Y J, Wang Y L, Zhao X Q, et al. Clopidogrel with aspirin in acute minor stroke or transient ischemic attack. N Engl J Med, 2013, 369（1）: 11-19.

[2] Johnston S C, Easton J D, Farrant M, et al. Clopidogrel and Aspirin in Acute Ischemic Stroke and High-Risk TIA. N Engl J Med, 2018, 379（3）: 215-225.

[3] Hao Q, Tampi M, O'Donnell M, et al. Clopidogrel plus aspirin versus aspirin alone for acute minor ischaemic stroke or high risk transient ischaemic attack: systematic review and meta-analysis. BMJ, 2018, 363: k5108.

[4] Sacco R L, Rundek T. The Value of Urgent Specialized Care for TIA and Minor Stroke. N Engl J Med, 2016, 374（16）: 1577-1579.

[5] 他汀类药物防治缺血性卒中 / 短暂性脑缺血发作专家共识组. 他汀类药物防治缺血性卒中 / 短暂性脑缺血发作专家共识. 中国卒中杂志, 2013（7）: 565-575.

病例 2 后循环短暂性脑缺血发作

一、病历资料

（一）病史

患者男性,67 岁,因"反复发作性记忆力下降 7 天,视物不清 5 小时"就诊。

7 天前患者无明显诱因在早餐后突然不知道自己是谁、自己在什么地方,当时神志清晰,无肢体乏力麻木、无头晕头痛等不适,约 30 分钟后自行恢复。随后家属观察患者与平时无异,故未就医。3 天前患者再次出现类似发作 1 次,50 分钟完全恢复,恢复后患者不能回忆当时情况。5 小时前患者突然发现向前视物时左侧有阴影,表现为过马路时看不到左侧车辆,走路时看不到左侧的商铺,约 25 分钟完全缓解。家人即呼"120"来我院急诊,到急诊时患者已完全恢复。病程中无发热、抽搐等。

有高血压病史 5 年、糖尿病病史 3 年,长期不规则服药治疗,未常规监测血压、血糖水平,无吸烟、饮酒史,无明确家族遗传病史。

（二）体格检查

体温: 36.4℃,脉搏: 62 次 /min,呼吸: 20 次 /min,血压: 168/90mmHg,心率 62 次 /min,心肺体检无明显异常,肝脾未触及。

神经系统查体:神志清楚,精神可,言语清晰,定向力、记忆力、理解力正常,余高级神经活动未见明显异常。双侧瞳孔等大等圆,直径约 3mm,对光反射灵敏,粗测未见明确的视野缺损,双眼球各向活动不受限。四肢肌张力正常,肌力 5 级,无明显感觉障碍。四肢腱反射对称减弱,病理反射未引出,脑膜刺激征阴性。

NIHSS 0 分。简易智力状态检查量表（MMSE）评分 28 分,蒙特利尔认知评估量表（MoCA）评分 28 分。

（三）急诊辅助检查

1. **血常规、尿常规、大便常规** 未见异常。

2. 随机血糖 13mmol/L。

3. 凝血功能、肝功能、肾功能、电解质 未见异常。

4. 头部 MRI+DWI 未见明确病灶（图 1-1-3A、B）

5. 头颅 CTA+CTP CT 平扫脑实质未见异常；CTA 示右侧大脑后动脉重度狭窄（图 1-1-3C）；CTP 未见明显异常灌注改变。

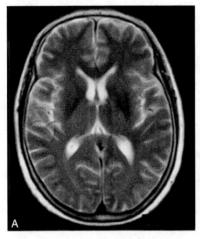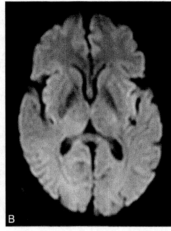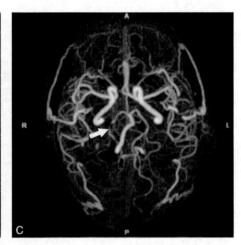

图 1-1-3 患者头颅 MRI 及头颅 CTA

A、B. 头部 MRI T₂WI 和 DWI 未见明确病灶；C. 头部 CTA 提示右侧大脑后动脉重度狭窄（箭）。

6. 心电图 左心室高电压。

7. 胸部正位片 未见明显异常。

二、病例分析

（一）病例特点

1. 老年男性，急性起病。

2. 有高血压、糖尿病等脑卒中高危因素，平时不规则服药，未定期监测血压和血糖。

3. 临床表现为反复发作的急性全面记忆力下降和视野缺损，发作时神志清晰，每次发作 60 分钟内可完全缓解。

4. 发作间期无症状，神经系统查体未见明确体征。

5. 头部 MRI 传统序列和 DWI 未见明确责任病灶，头部 CTA 提示右侧大脑后动脉重度狭窄，CTP 未见低灌注区。

（二）诊断及诊断依据

1. 诊断

【定位诊断】发作时表现为全面顺行性记忆障碍和视野缺损，无头晕、吞咽困难、饮水呛咳、视物重影等其他后循环受累的证据，无肢体乏力麻木等前循环受累的症状。头部 CTA 提示右侧大脑后动脉重度狭窄。因此定位于右侧颞叶内侧（记忆力障碍）和枕叶（左侧同向偏盲），均为大脑后动脉供血区域。因此，该患者定位为右侧大脑后动脉，右侧颞叶内侧、枕叶。

【定性诊断】中老年男性，有脑卒中高危因素，静态下急性起病，无头痛、恶心、呕吐等全脑疾病症状，定性为缺血性脑血管疾病。患者发作性症状持续时间短，临床表现在 60 分钟内可以完全缓解，发作间期完全正常，发作后无明确的神经系统定位体征，头颅 DWI 未见明确病灶，故考虑为短暂性脑缺血发作（transient ischemic attack，TIA）。

2. 入院诊断 ①短暂性脑缺血发作（椎基底动脉系统）；②高血压病（3 级，极高危组）；③2 型糖尿病。

思考 1 椎基底动脉系统包括哪些主要动脉分支？它们供血区域有哪些？

椎动脉分别由左右锁骨下动脉发出，穿越第 6 颈椎至寰椎的横突孔，垂直上升，经枕骨大孔进入颅腔，在延髓腹侧面两椎动脉逐渐向中线靠近，至脑桥下缘合成一条基底动脉，延伸至脑桥上缘水平，分叉成为左右大脑后动脉。椎基底动脉系统主要供血大脑半球后 2/5、脑干、小脑及部分间脑（图 1-1-4）。其主要分支如下：脊髓后动脉和脊髓前动脉供应高颈段脊髓血液；小脑后下动脉是椎动脉颅内最大分支，主要供血小脑后下部及延髓背外侧部；脑桥支是基底动脉两侧分出的许多小分支的总称，主要供应脑桥；小脑前下动脉是基底动脉中段的分支，主要分布于小脑的前下部及脑桥的背外侧部；内听动脉主要由小脑前下动脉分出，供血内耳；小脑上动脉起自基底动脉远端，主要分支的供血区为脑桥上段被盖部、中脑下段被盖部、大脑脚底外侧部、四叠体（主要是上丘）及结合臂；大脑后动脉为基底动脉两终支，其分支基本分为两组：中央支供应区为丘脑、下丘脑、丘脑底部膝状体及中脑大部；皮质支供血区主要是内侧颞叶和部分顶叶。

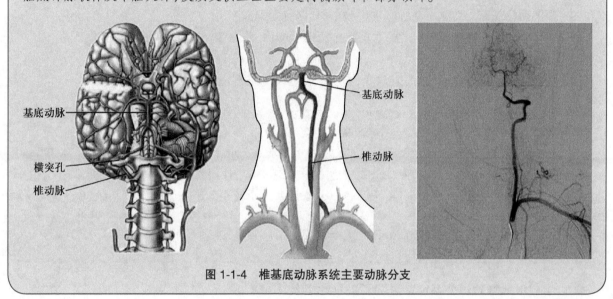

图 1-1-4 椎基底动脉系统主要动脉分支

（三）鉴别诊断

该病例除了与缺血性卒中和出血性卒中鉴别外（具体鉴别见病例 1），还需要与以发作性顺行性记忆力障碍为主的疾病进行鉴别诊断。

1. **短暂性癫痫性遗忘（transient epileptic amnesia，TEA）** 是属于颞叶癫痫的一种类型。起源于颞叶内侧，主要症状除了顺行性遗忘外，常合并口咽自动症、嗅或味幻觉等，症状多变。头部 MRI 可提示海马萎缩或者硬化，脑电图可见颞区异常。本例患者为老年患者，每次发作的时间长，有脑卒中的高危因素，平素血压、血糖控制不良，发作时无合并自动症。CTA 提示有供应颞叶内侧和枕叶的血管（右侧大脑后动脉）重度狭窄的证据，因此，考虑为 TIA 的可能性大，但需完善脑电图检查后方可最终排除颞叶癫痫。

2. **代谢性疾病** 某些代谢性疾病可以导致急性记忆力下降，最常见为低血糖、高血氨、低血钠等。该例患者暂时没有相关证据，症状为发作性，无相应的处理措施也可于 60 分钟内自行完全缓解，可排除。

三、进一步诊治及检查经过

虽然患者来急诊后发作已终止，但鉴于短暂性脑缺血发作对缺血性卒中的警示意义，仍应即刻收住入院。后续的诊治主要分为以下四方面：

（一）确定发病的原因、危险因素以及鉴别诊断

该例患者的主要检查包括进一步排除颞叶癫痫、筛查危险因素、检查颅内外血管、检查侧支循环代偿及脑血流储备、检查易损斑块和心脏评估六个方面。

1. **24 小时视频脑电图**　监测中未见临床发作，脑电图未见异常（进一步排除颞叶癫痫）。

2. **空腹血糖**　11.2mmol/L。

3. **糖化血红蛋白**　8.0mmol/L。

4. **血脂检查**　甘油三酯 2.97mmol/L（0.5~1.7mmol/L），胆固醇 6.8mmol/L（2.9~6.0mmol/L），低密度脂蛋白胆固醇 4.4mmol/L（1.89~3.12mmol/L），高密度脂蛋白胆固醇 0.97mmol/L（0.94~2.00mmol/L）。

5. **同型半胱氨酸**　正常范围。

6. **肝功能、肾功能、血氨**　未见异常。

7. **免疫检查**　抗磷脂抗体、抗中性粒细胞胞质抗体未见异常。

8. **甲状腺功能**　未见异常。

9. **颈部血管超声**　右侧椎动脉轻度中膜增厚，未见明显狭窄。

10. **TCD 微栓子监测**　右侧大脑后动脉血流速度增快，监测 30 分钟，可见栓子信号。

11. **发泡试验**　阴性。

12. **超声心动图**　高血压性心脏改变，右心室收缩功能正常。

> **思考 2**　根据以上辅助检查，本病例的发病机制是什么？
>
> 该例患者病程中无血压的剧烈波动，无颅外大血管的严重狭窄，故排除血流动力学改变引起低灌注所致的 TIA。该患者的临床表现多变，发作频率不高，每次发作持续时间长，临床表现符合颞叶和枕叶的定位特点，头部 CTA 提示右侧大脑后动脉重度狭窄，TCD 微栓子监测 30 分钟可见右侧大脑后动脉血流有栓子信号，支持微栓子的栓塞，故推测可能该处有动脉粥样硬化的活动性斑块脱落导致 TIA，考虑该患者的发病机制为微血栓 - 栓塞型。

（二）应用 ABCD 评分系统评估 TIA 后早期卒中的风险

根据 ABCD3-I 评分系统，患者得分如下：年龄 ≥60 岁（1 分）；收缩压 >140mmHg 或舒张压 >90mmHg（1 分）；每次发作持续时间 <10~59 分钟（1 分），糖尿病（1 分）；患者共得分 4 分，属于中危患者，早期高复发风险，需尽早启动二级预防。

（三）控制危险因素，尽早启动二级预防

1. 控制血糖在正常范围，维持血压在 140/90mmHg 以下，最好能达到 130/80mmHg。

> **思考 3**　本例患者有右侧大脑后动脉重度狭窄，是否适合在 TIA 急性期降压治疗？
>
> 本例患者在来急诊后没有再次发作，病情相对稳定。虽然有右侧大脑后动脉重度狭窄，但颈内、椎动脉并未见明确狭窄。本次 TIA 发病的机制推测是微栓塞而非低灌注所致，因此根据美国卒中协会《急性缺血性卒中早期管理指南 2018》和《症状性颅内外动脉粥样硬化性大动脉狭窄管理规范——中国卒中学会科学声明》（2017）的建议，本病例在急性期应该降压治疗，把血压控制在 140/90mmHg 以下是安全的。

2. **双联抗血小板治疗**　24 小时内给予氯吡格雷 75mg 口服，每日一次 + 阿司匹林 100mg 口服，每日一次（氯吡格雷首剂负荷量 300mg 口服，每日一次）。

3. **强化他汀治疗**　24 小时内给予阿托伐他汀 40mg 每晚口服，长期服用，密切监测副作用，为达到最佳疗效，合适的目标值为 LDL-C 下降≥50% 或 LDL-C<1.8mmol/L。

（四）预后及转归

本例患者的二级预防主要措施为在积极控制血压、血糖和血脂的情况下，选择长期的抗血小板治疗。本例患者治疗 7 天后，未见再次发作，给予抗血小板药物（氯吡格雷 75mg 口服，每日一次 + 阿司匹林 100mg 口服，每日一次，共 14 天，随后氯吡格雷 75mg 口服，每日一次）和阿托伐他汀 40mg 每晚口服，出院。

> **思考 4** 针对本例患者，有没有介入治疗的指征？
>
> 本例患者头部 CTA 提示右侧大脑后动脉重度狭窄，颈部大血管未见明确狭窄，CTP 未见明确低灌注区，患者双抗治疗后症状明显缓解，因此暂无介入手术指征。

四、讨论和展望

（一）关注抗血小板药物在 TIA 治疗中的选择

TIA 的抗血小板药物应用一直是神经科医师关注的主题。我国的 CHANCE 研究（氯吡格雷联合阿司匹林与阿司匹林单独治疗急性非致残性脑血管事件高危人群研究）结果加入了 2018 版指南：对于 TIA 患者，在发病 24 小时内启动双重抗血小板治疗（阿司匹林和氯吡格雷）并持续 21 天，有益于降低 90 天内的卒中复发。2018 年在 *The New England Journal of Medicine*（《新英格兰杂志》）上发表的 POINT 研究，得出 12 小时内联用阿司匹林 + 氯吡格雷同样获益的结果。因此我们在临床实践中要把握在 TIA 中的双重抗血小板治疗的适应证：①发病 24 小时内尽早使用；②仅用于具有卒中高复发风险（ABCD2 评分≥4 分）的急性非心源性短暂性脑缺血发作 TIA 患者。对于发病 24 小时后的高危 TIA 及 24 小时内的低危 TIA 患者双抗治疗效果仍有待于进一步验证。氯吡格雷的首次剂量应该为 300mg，其他抗血小板药物如替格瑞洛、替罗非班和依替巴肽用于缺血性脑血管病治疗的证据仍不充分，其疗效和安全性仍需要进一步的研究证实。

（二）降脂在 TIA 治疗中的作用

多项的研究提示早期他汀类药物的使用存在 "剂量 - 效应" 关系。2013 年 *Stroke* 杂志发表了他汀类药物的系统评价，纳入 113 148 例患者，结果提示：卒中前使用他汀与改善卒中结局、降低死亡风险相关；且卒中后 72 小时内使用他汀与改善卒中结局及降低死亡风险相关。上述这些研究，为缺血性卒中早期使用他汀提供了重要的参考依据。2012 年关于他汀多效性的综述中指出，他汀类药物具有抗炎、抗栓及血管活性作用，可增加脑血流再灌注，减少自由基，促进新生血管及神经细胞的再生，减小梗死体积，改善卒中预后。尽管多年来他汀类药物的多效性及神经保护作用得到了不同基础研究及部分临床研究的证实，但他汀对急性卒中结局的确切影响及他汀多效性对卒中结局的积极作用，仍需高质量的前瞻性随机对照研究进一步证实。

（冯慧宇　曾进胜）

参 考 文 献

[1] Brott T G, Howard G, Roubin G S, et al. Long-Term Results of Stenting versus Endarterectomy for Carotid-Artery Stenosis. N Engl J Med, 2016, 374（11）: 1021-1031.

[2] Miyamoto S, Yoshimoto T, Hashimoto N, et al. Effects of extracranial-intracranial bypass for patients with hemorrhagic moyamoya disease: results of the Japan Adult Moyamoya Trial. Stroke, 2014, 45（5）: 1415-1421.

[3] 他汀类药物防治缺血性卒中 / 短暂性脑缺血发作专家共识组 . 他汀类药物防治缺血性卒中 / 短暂性脑缺血发作专家

共识. 中国卒中杂志, 2013 (7): 565-575.

[4] 中华医学会神经病学分会脑血管病学组, 王拥军, 刘鸣, 等. 中国缺血性脑卒中和短暂性脑缺血发作二级预防指南2014. 中华神经科杂志, 2015, 48 (4): 258-273.

[5] 短暂性脑缺血发作中国专家共识组. 短暂性脑缺血发作与轻型卒中抗血小板治疗中国专家共识 (2014 年). 中华医学杂志, 2014, 94 (27): 2092-2096.

第二节 急性缺血性脑卒中

病例3 无症状脑梗死

一、病历资料

（一）病史

患者男性, 72 岁, 因"体检发现脑梗死灶 3 天"就诊。

患者 3 天前体检行头颅 MRI 检查, 结果提示左侧半卵圆中心陈旧性梗死病灶, 为进一步诊治入院。患者病程中无口齿不清、肢体无力等症状。

既往有高血压病史 15 年, 血压最高 160~170/90~100mmHg, 予"苯磺酸氨氯地平片 5mg 口服, 每日一次"控制血压, 血压控制在 130~140/70~80mmHg, 否认 2 型糖尿病、心脏病病史, 无吸烟、饮酒史, 无明确家族遗传病史。

（二）体格检查

体温: 36.8℃, 脉搏: 66 次 /min, 呼吸: 17 次 /min, 血压: 143/76mmHg, 意识清楚, 心率: 66 次 /min, 心肺腹部查体阴性, 肝脾未触及, 双下肢无水肿。

神经系统查体: 神志清, 双侧瞳孔等大等圆, 直径 2.5mm, 直接、间接对光反射均存在, 眼球各方向运动正常, 无凝视。双侧额纹对称, 双侧鼻唇沟对称, 伸舌居中, 口齿清楚。四肢肌张力正常对称, 四肢肌力 5 级, 腱反射正常。双侧深浅感觉正常对称。双侧指鼻试验、跟 - 膝 - 胫试验阴性, 闭目难立征阴性。双侧巴宾斯基征阴性。颈软, 克尼格征 (简称克氏征)、布鲁辛斯基征 (简称布氏征) 阴性。

（三）急诊辅助检查

1. **血常规、凝血功能相关指标、肾功能、电解质** 未见异常。

2. **心电图** 窦性心律, 心率 72 次 /min。

3. **头颅 MRI** 左侧半卵圆中心陈旧性梗死病灶 (图 1-2-1)。

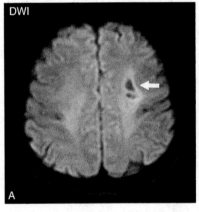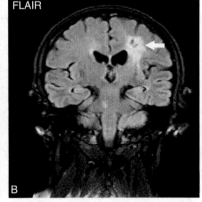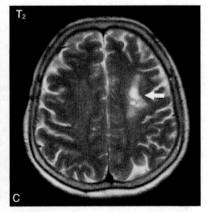

图 1-2-1 头颅 MRI

A、B. DWI 和 FLAIR 陈旧性病灶呈低信号, 周边有白色的胶质增生；C. T$_2$WI 为高信号。

思考1 陈旧性梗死病灶在头颅 MRI 有哪些特点？

患者头颅 MRI 在 DWI（b=1 000）以及 FLAIR 上可见陈旧性梗死灶呈低信号，病灶周围可见白色的胶质细胞增生；T_1WI 上病灶呈低信号而 T_2WI 上呈高信号，周边出现正常信号或稍高信号的胶质增生。

二、病例分析

（一）病例特点

1. 老年男性，既往有高血压病史。
2. 体检时，头颅 MRI 发现左侧颅内有一陈旧性梗死灶，没有相应的临床表现。
3. 没有短暂性脑缺血发作和脑梗死病史。

（二）诊断及诊断依据

1. 诊断

【定位诊断】患者无临床症状，头颅 DWI 和 FLAIR 可见左侧半卵圆中心陈旧性病灶，故定位在左侧颈内动脉系统深支。

【定性诊断】该患者无临床表现，头颅 MRI 可见左侧半卵圆中心陈旧性病灶，定性诊断为无症状脑梗死。

2. 入院诊断 ①无症状脑梗死（左侧颈内动脉系统）；②高血压病（2 级，极高危）。

（三）鉴别诊断

陈旧性无症状脑梗死主要需与陈旧性脑出血进行鉴别诊断：陈旧性脑出血病灶在磁共振上可表现为 DWI 低信号，T_1WI 低信号，FLAIR 低信号但周边没有胶质增生的高信号。T_2WI 高信号伴周围低信号环。该患者病灶在 T_2WI 和 FLAIR 为低信号，伴周围高信号，为胶质增生表现，不考虑为陈旧性脑出血。

思考2 临床上哪些情况需要考虑有无症状脑梗死的可能？

临床在有以下情况时，需要考虑有无症状脑梗死的可能：①具有卒中危险因素的中老年人脑 CT 或 MRI 发现颅内有软化灶，且没有相关的临床表现者，既往也没有脑梗死或短暂性脑缺血病史时，应考虑为无症状脑梗死；②脑 CT 提示脑内有可疑软化灶且不能确定者，建议做脑 MRI 检查；③注意除外非脑血管病的病灶以及脑出血引起的脑软化灶。

三、诊治及检查经过

思考3 临床上无症状脑梗死的诊疗流程是什么？

临床上无症状脑梗死的诊疗流程如图 1-2-2 所示。

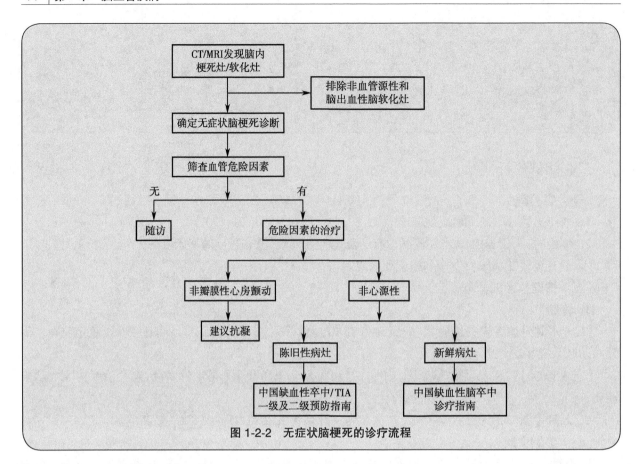

图 1-2-2   无症状脑梗死的诊疗流程

根据《中国无症状脑梗死诊治共识》,无症状脑梗死患者的诊疗目的主要是:①降低症状性脑梗死和痴呆的发生风险;②寻找缺血性卒中的相关危险因素。该患者的诊治过程如下:

(一)无症状脑梗死诊疗

1. 患者头颅 MRI 提示脑内存在陈旧性脑梗死,无相应的症状和体征,考虑 72 岁,有高血压病史,给予口服阿司匹林,100mg/d,二级预防。

2. 无症状脑梗死患者的血压控制尤为重要,在药物选择上,优先考虑选用可以减少血压变异性的药物,如钙通道阻滞剂和肾素血管紧张素受体拮抗剂。该患者长期服用氨氯地平控制血压,血压控制在130~140/70~80mmHg,故继续给予氨氯地平控制血压。

(二)血管危险因素的筛查

确诊无症状脑梗死后,应立即进行血管危险因素的筛查,故进一步完善相关检查。

1. **肝功能、肾功能、血脂相关检查**   低密度脂蛋白胆固醇 3.3mmol/L(2.9~5.72mmol/L),其余指标处于正常范围。

2. **空腹血糖及餐后血糖**   空腹血糖 5.2mmol/L,餐后 2 小时血糖 7.1mmol/L。

3. **糖化血红蛋白**   6.1%。

4. **同型半胱氨酸**   14.3mmol/L。

5. **经颅多普勒**   未见明显异常。

6. **颈部血管彩色多普勒超声检查**   左侧颈动脉内膜内壁可见数个强回声及等回声扁平斑,最大约1.49cm×0.32cm。

7. **24 小时动态心电图**   窦性心律,间歇性 ST-T 改变。

8. **超声心动图**   轻度二尖瓣反流。

9. **头颈 CTA**   颅内外大动脉未见明显异常。

（三）认知功能检查

无症状脑梗死也是血管性痴呆的重要原因之一，故进一步完善认知功能检查：

1. 简易智力状态检查（MMSE）评分　29 分

2. 蒙特利尔认知评估量表（MoCA）评分　23 分

3. 记忆

AVLT（听觉言语学习测试）- 即刻 10 分；AVLT- 短时延迟记忆 4 分；AVLT- 长时延迟记忆 3 分；AVLT- 再认 16 分。

视觉复制 - 即刻回忆 8 分；视觉复制 - 延迟记忆 4 分；视觉复制 - 延迟再认 1 分。

执行功能 VST1 23 秒；VST3 26 秒；连线 1 66 秒；连线 2 238 秒。

视空间：视觉复制 - 临摹 13 分；画钟试验（4 分法）3 分；剪影测验 7 分。

语言：波士顿命名 41 分；类别流畅性 13 分。

步态 Tinetti 平衡量表 16 分；Tinetti 步态量表 12 分；TUG（站起 - 走计时）测验 9 分。

提示：轻度认知损害，记忆力、执行功能稍差，视空间、语言能力正常。

（四）二级预防的治疗

1. 该患者已使用阿司匹林 100mg 抗血小板治疗；因血脂正常，颈动脉斑块不大，暂不给予他汀降脂治疗，临床随访。

2. 美金刚对轻中度认知功能障碍的干预研究亚组分析表明其对血管性痴呆的效果可能较好，该患者认知评价为轻度认知功能障碍，故给予美金刚 5mg 口服，每日两次。

3. 控制血压及饮食，注意饮食结构等各种血管性危险因素调控、纠正不良生活方式。

四、讨论和展望

（一）无症状脑梗死（silent brain infarction，SBI）患者如何处理

1. 确定为 SBI 后，建议积极筛查脑卒中危险因素。

2. 单一腔隙性梗死，不伴有血管危险因素者，不建议服用阿司匹林等抗血小板药物。

3. 伴有血管危险因素的 SBI 者，参照《中国脑血管病一级预防指南 2019》以及《中国缺血性脑卒中和短暂性脑缺血发作二级预防指南 2014》给予个性化处理，并随访。

4. 不建议针对无症状的腔隙性梗死灶进行过度治疗。

（二）无症状脑梗死患者认知情感的表现

无症状脑梗死患者，特别是由脑小血管病导致的患者表现有慢性或隐匿性进展的认知、人格、情感及行为障碍。伴有认知障碍的患者，可给予盐酸多奈哌齐或盐酸美金刚改善认知功能，更重要的是需要通过综合干预措施来改善生活质量，并提高生存率。

（张　馨　邱树卫　徐　运）

参 考 文 献

［1］中华医学会神经病学分会，中华医学会神经病学分会脑血管病学组. 中国无症状脑梗死诊治共识. 中华神经科杂志，2018，51（9）：692-698.

［2］Ritter M A, Dittrich R, Ringelstein E B. Silent brain infarcts. Nervenarzt, 2011, 82（8）: 1043-1052.

病例 4 大动脉粥样硬化脑梗死

一、病历资料

（一）病史

患者男性，69岁，"突发右侧肢体无力伴言语困难1.5小时"就诊。

1.5小时前，患者晚餐后休息状态下突发右侧肢体无力，向右侧摔倒在地，右侧上下肢不能抬起，不能独立站立和行走。同时出现言语困难，不能正确表达且不能完全理解家人问话，伴口角歪斜。病程中无意识障碍，无肢体抽搐，无恶心、呕吐。

否认高血压、糖尿病、心脏病病史。无吸烟、饮酒史。无明确家族遗传病史。

（二）体格检查

体温：36.1℃，脉搏：86次/min，呼吸：20次/min，血压：170/102mmHg，心肺腹查体未见异常，双下肢无水肿。

神经系统查体：神志清楚，不全性混合性失语（运动和感觉性），定向力、认知等高级智能检查不能合作。右侧鼻唇沟浅，伸舌右偏，右侧上下肢肌张力低，右侧上下肢肌力2级，右侧肢体腱反射减弱。感觉检查不能合作。右侧巴宾斯基征阳性。

NIHSS评分16分。

（三）急诊辅助检查

1. **血常规、凝血功能相关指标、肾功能、电解质** 未见异常。

2. **头颅 CT** 未见出血。

3. **常规心电图** 窦性心律，心率93次/min。

> **思考1 为何做头颅 CT 检查？**
> 对于疑似急性脑卒中患者，头颅 CT 平扫（NCCT）是常规检查，其目的为①确认是否存在脑出血。②可以发现一些脑梗死的早期征象，如大脑中动脉高密度征、皮质边缘（尤其是岛叶）以及豆状核区灰白质分界不清、脑沟消失等。

二、病例分析

（一）病例特点

1. 老年男性，急性起病，否认有高血压病、糖尿病等脑卒中高危因素。

2. 右侧肢体无力伴言语困难1.5小时。

3. 意识清楚，血压170/102mmHg，不全性混合性失语，右侧中枢性面舌瘫，右侧上下肢肌力2级，腱反射减退，右侧巴宾斯基征阳性。

4. 辅助检查可见头颅 CT 正常，心电图窦性心律。

（二）诊断及其依据

1. **诊断**

【定位诊断】患者不全性混合性失语，右侧不完全性偏瘫，巴宾斯基征阳性。定位在左侧颈内动脉系统。

【定性诊断】老年男性，静态下急性起病，入院时血压高，不全性混合性失语，右侧中枢性面舌瘫，偏瘫，头颅 CT 正常。定性为缺血性脑血管病（缺血性脑卒中）。

【定因诊断】患者为老年男性、虽然否认高血压病史，但入院血压170/102mmHg，否认房颤病史；心电图为窦性心律,体征符合大动脉所分布的区域。病因考虑为大动脉粥样硬化型脑梗死。

2. 入院诊断　①脑梗死(左侧颈内动脉系统);②脑梗死病因(TOAST)分型:大动脉粥样硬化型;③高血压病(3级,极高危)。

> **思考2**　缺血性脑卒中如何定位?
>
> 定位按脑的血管分布。大脑中动脉分皮质支和中央支,前者主要支配大脑半球(额叶,颞叶,顶叶),后者主要支配内囊、基底核。该患者具有不全性运动性和感觉性混合性失语,提示在皮质,符合大脑中动脉皮质支所支配的脑区损伤。

(三)鉴别诊断

脑梗死(大动脉粥样硬化)主要需与以下疾病进行鉴别诊断:

1. 脑栓塞　患者否认房颤病史,急诊心电图也未发现心房颤动。目前暂不予考虑,但仍需进一步完善24小时动态心电图、超声心动图等检查排除心源性栓塞或其他心脏疾病。

2. 脑出血　起病急骤,多在活动中或情绪激动时起病,常有高血压病史,病情进展快,起病时常伴有头痛、恶心、呕吐,常有意识障碍、偏瘫和其他神经功能缺损的症状和体征。头颅CT平扫是急诊排除脑出血的首选检查,脑出血患者头颅CT可见高密度影(出血病灶)。该患者头颅CT平扫未见出血,可排除脑出血。

3. 蛛网膜下腔出血　蛛网膜下腔出血起病急骤,青壮年比较多见,多在动态时起病,头痛剧烈,多伴有恶心、呕吐,无局灶性神经功能缺损的症状和体征。脑膜刺激征阳性。头颅CT可见脑池、脑沟、蛛网膜下腔高密度出血征。脑脊液可为血性。该患者老年患者,具有局灶性神经功能缺损症状和体征,头颅CT未见出血,不考虑蛛网膜下腔出血。

4. 颅内占位性病变　颅内肿瘤(特别是瘤卒中时)或脑脓肿也可急性发作,引起局灶性神经功能缺损,类似于急性缺血性脑卒中。但该患者无肿瘤病史,无其他部位感染或全身性感染的病史,头颅CT未见占位性病变,故可排除。

三、治疗及相关辅助检查

急性缺血性脑卒中诊疗如下:

(一)超急性期治疗

1. 血管再通治疗　血管再通是治疗急性缺血性卒中最有效的措施。目前血管再通的方法包括静脉溶栓、动脉溶栓、动脉取栓、静脉溶栓 + 取栓(桥接),其中静脉溶栓是最主要恢复血流的措施,重组组织型纤溶酶原激活剂(recombinant tissue type plasminogen activator, rt-PA)是最主要的溶栓药物。

> **思考3**　rt-PA 静脉溶栓的适应证是什么?该患者是否有静脉溶栓指征?
>
> 3小时 rt-PA 静脉溶栓的适应证为①缺血性卒中相关的神经功能缺损;②症状出现 <3小时;③患者或家属签署知情同意书。
>
> 3~4.5小时 rt-PA 静脉溶栓的适应证为①缺血性卒中相关的神经功能缺损;②症状持续 3~4.5小时;③年龄≥18岁;④患者或家属签署知情同意书。
>
> 如该患者起病1.5小时,头颅CT未见出血,具有静脉溶栓指征,没有溶栓的禁忌证。

思考 4　rt-PA 静脉溶栓的禁忌证是什么？

rt-PA 静脉溶栓的禁忌证为：脑出血（包括脑实质出血、脑室内出血、蛛网膜下腔出血、硬膜下 / 外血肿等）；既往脑出血病史；近 3 个月有严重头颅外伤史或卒中史；颅内肿瘤、巨大颅内肿瘤；近期（3 个月）有颅内或椎管内手术；近 2 周内有大型外科手术；近 3 周内有胃肠或泌尿系出血、活动性内脏出血、主动脉弓夹层；近 1 周内有在不易压迫止血部位的动脉穿刺；血压升高：收缩压 ≥180mmHg，或舒张压 ≥100mmHg；急性出血倾向，包括血小板计数低于 100×10^9/L 或其他情况；24 小时接受过低分子肝素治疗；口服抗凝剂且 INR>1.7 或 PT>15s；48 小时使用凝血酶抑制剂或 Xa 因子抑制剂，或各种实验室检查异常（如 APTT、INR、血小板计数、ECT、TT 或 Xa 因子活性测定等）；血糖 <2.8mmol/L 或 >22.22mmol/L；头颅 CT 或 MRI 提示大面积梗死（梗死面积 >1/3 大脑中动脉供血区）。

该患者起病 1.5 小时，有 rt-PA 静脉溶栓指征，无 rt-PA 静脉溶栓禁忌证，签署知情同意书后，立即给予 rt-PA 静脉溶栓。

思考 5　rt-PA 静脉溶栓的剂量和用法，在 rt-PA 静脉溶栓期间及用药后的监护注意事项？

rt-PA 0.9mg/kg（最大剂量为 90mg）静脉滴注，其中 10% 在最初 1 分钟内静脉推注，其余持续滴注 1 小时。

在 rt-PA 静脉溶栓期间及溶栓后 24 小时内应严密监护患者，包括：①患者收入重症监护病房或卒中单元进行监护；②定期进行血压和神经功能检查，静脉溶栓治疗中及结束后 2 小时内，每 15 分钟进行 1 次血压测量和神经功能评估；2 小时后每 30 分钟 1 次，持续 6 小时；以后每小时 1 次直至治疗后 24 小时；③如出现严重头痛、高血压、恶心或呕吐，或神经症状体征恶化，应立即停用溶栓药物并进行颅脑 CT 检查；④如收缩压 ≥180mmHg 或舒张压 ≥100mmHg，应增加血压监测次数，并给予降压药物；⑤鼻饲管、导尿管及动脉内测压管在病情许可的情况下应延迟安置；⑥溶栓 24 小时后，给予抗凝药或抗血小板药物前应复查头颅 CT/MRI。

该患者给予 rt-PA 58.5mg（体重 65kg，5.85mg 静脉注射，剩余持续滴注 1 小时）静脉溶栓治疗［DNT（door to needle time）时间 42 分钟］。

所有患者都需要判断有无颅内大血管狭窄，决定是否需要进行急诊血管内治疗（取栓），但进行血管内治疗的评估时，不应延误静脉溶栓时间。故该患者在启动静脉溶栓后同步筛查大血管闭塞情况。

思考 6　急性缺血性脑卒中患者，血管内治疗的指征是什么？

对于急性缺血性脑卒中患者，如满足以下条件，可采用血管内治疗：①发病前 mRS 评分为 0~1 分；②明确病因为颈动脉或大脑中动脉 M_1 段闭塞；③年龄 ≥18 岁；④NIHSS ≥6 分；⑤Alberta 卒中项目早期 CT 评分（ASPECTS）≥6 分；⑥动脉穿刺时间能够控制在发病 6 小时内。

该患者既往无特殊病史，年龄 ≥18 岁，NIHSS 16 分，符合血管内治疗时间窗和临床标准，进一步行影像学评估。首先进行 ASPECTS，评估核心梗死体积。

思考 7 头颅 CT 平扫评估 ASPECTS 的评分原则

　　ASPECTS 用于反映 24 小时内缺血性卒中 CT 所示的缺血表现,是加权的梗死体积评分,可明显提高临床医生对于 CT 所示的早期脑梗死信息的识别能力。

　　最初分值 10 分,早期缺血改变每累及一个区域减 1 分(图 1-2-3),ASPECTS =10- 所有受累区域总分,ASPECTS≤7 分,与预后不良相关。

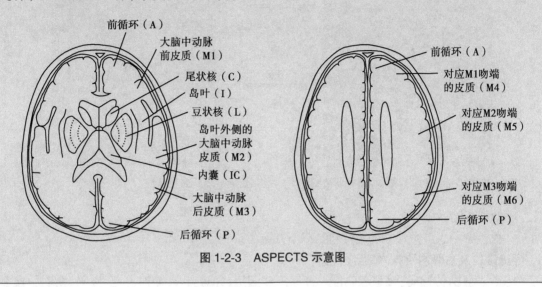

图 1-2-3　ASPECTS 示意图

　　目前对于 NCCT 评估 ASPECTS 可靠性存在一定争议,且存在一定的时间依赖性,超早期缺血性病灶检查率较低。而 CTA 通过无创影像检查了解血管解剖及颅外血管有无夹层、狭窄以及闭塞,对明确患者是否适合血管内治疗和血管内治疗方案的选择有重要意义。如能同时做 CTP 还可以了解脑灌注、血脑屏障完整性、脑的侧支循环、缺血半暗带区域的情况,对进一步制定个体化治疗方案以及预后判断具有重要指导意义。CT 平扫 +CTA+CTP 也称多模态 CT。

　　2. 进一步检查　行头颈 CTA 及灌注成像,见图 1-2-4。

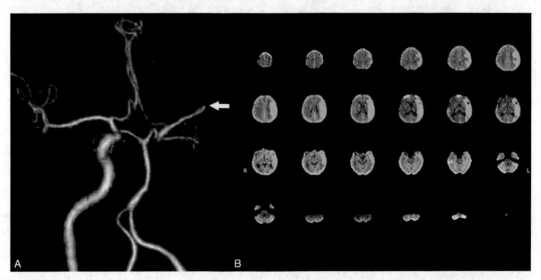

图 1-2-4　头颅 CTA+ 灌注成像

A. 左侧颈内动脉闭塞,大脑中动脉 M1 段未显影(箭);B. 左侧大脑半球处于缺血状态,半暗带区 >40%。

　　该患者起病 1.5 小时,ASPECTS≥6 分,NIHSS≥6 分,CTA 提示颈动脉和大脑中动脉 M1 段闭塞,左半球缺血状态,有血管内治疗指征,患者和家属知情同意后,行局麻下血管内取栓(图 1-2-5)治疗。

起病到穿刺时间 2 小时,起病至再通时间 2.5 小时,因左侧颈内动脉 C1 段重度狭窄,故取栓后同时行球囊扩张和支架植入术。

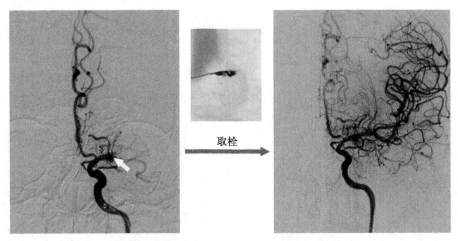

取栓

图 1-2-5 取栓和球囊扩张支架植入术后血流通畅

(二)急性期治疗

对于缺血性卒中患者急性期的治疗包括以下几个方面:

1. 静脉溶栓及血管内治疗术后监护与管理

(1)术后一般监护管理:该患者收治入神经重症病房,并进行 24 小时心电、呼吸、指动脉血氧饱和度及无创血压监测及神经功能的检测,并于术后即刻、术后 24 小时复查头颅 CT。该患者术后即刻未见出血,术后 24 小时复查头颅 CT 左侧半球低密度灶,合并少许渗血(图 1-2-6)。

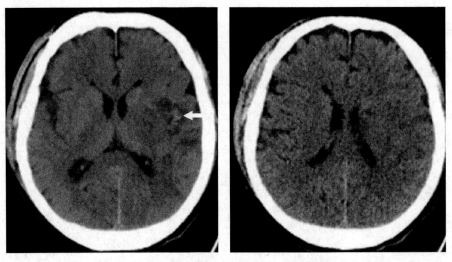

图 1-2-6 头颅 CT 左侧半球少许低密度灶,合并少许渗血(白箭)

(2)血压监测与管理:虽然患者否认有高血压等卒中高危因素,但入院后血压为 170/102mmHg,血压控制在 160/90mmHg 行静脉溶栓。取栓后血压的管理目前仍有争议,既往研究显示,血压在 120~159/70~89mmHg 范围内时病死率和残疾率最低,过高和过低的血压都会对患者预后造成不良影响。因患者存在高灌注或出血转化危险性,故该患者血管内治疗后,目标血压在 130/80mmHg 左右。血管内治疗术后患者宜采用定量化并快速平稳的静脉降压方案,故该患者术后给予静脉 α 受体拮抗剂持续微量泵入控制血压。

(3)抗血小板药物治疗:患者因术中植入颈内动脉 C1 段支架且左侧大脑中动脉 M1 段取栓后,故术后给予替罗非班持续静脉泵入[0.15μg/(kg·min)],维持 24 小时后,复查头颅 CT 未见明显脑出血转化,改为阿司匹林 100mg 每日一次 + 氯吡格雷 75mg 每日一次治疗,继续使用替罗非班 4 小时。

（4）他汀治疗:该患者血管内治疗术后,给予阿托伐他汀钙 20mg 每日一次治疗。

（5）术后全身多系统功能监测与管理:接受血管内治疗的患者,在术后不仅需要进行生命体征的监测,以防止早期致死性恶性事件的发生,还要对患者进行全面的多系统多器官功能的监测及维护,包括血糖控制、呼吸功能监测、心脏功能评估、感染的预防、营养支持以及深静脉血栓的预防等。

上述治疗后,患者生命体征平稳,3 天后转至普通卒中病房进一步治疗。

2. 转入卒中病房后的急性期治疗方案

（1）一般处理:该患者生命体征平稳,每天监测血压、心律 / 率一次。

（2）控制血压:患者否认有高血压等卒中高危因素,但入院后血压为 170/102mmHg,静脉溶栓及血管内治疗后,给予静脉降压药泵入控制血压,目前取栓后第 3 天,停用静脉降压药,患者血压持续 ≥140/90mmHg,故开始启动口服降压治疗,控制血压在 130/80mmHg 左右。

（3）监测血糖:该患者既往无糖尿病,监测空腹及三餐后血糖,控制患者血糖在 7.8~10mmol/L。

（4）抗血小板药物治疗:因患者颈内动脉 C1 段留置支架,需联合拜阿司匹林 100mg 口服,每日一次,波立维 75mg 口服,每日一次抗血小板药物治疗。

（5）他汀药物:该患者常规心电图未提示房颤,故目前初步考虑为动脉粥样硬化性卒中,给予阿托伐他汀钙 20mg 口服,每日一次,治疗。

（6）其他药物治疗:给予依达拉奉和丁苯酞,改善脑循环治疗。

（7）康复治疗:患者取栓 24 小时后,床边开始康复。

3. 进一步检查

（1）血脂相关检查:甘油三酯 2.12mmol/L（0.56~1.7mmol/L）,胆固醇 5.84mmol/L（2.9~5.72mmol/L）。

（2）糖化血红蛋白:5.6%。

（3）凝血功能相关指标检验:正常范围。

（4）血同型半胱氨酸:25mmol/L（<15mmol/L）。

（5）自身抗体 + 免疫常规:未见异常。

（6）头颅 MRI+MRA:左侧基底节区 DWI 见散在片状高信号,T_1 加权像见散在片状低信号,小灶性高信号,提示急性脑梗死征象,点状小灶性出血。MRA 提示血管通畅（图 1-2-7）。

（7）24 小时动态心电图:未见异常。

（8）超声心动图:未见异常。

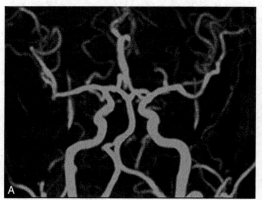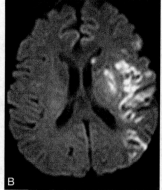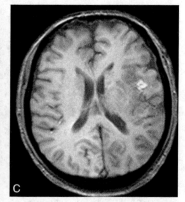

图 1-2-7　复查头颅 MRI+MRA

A. MRA 示左侧颈内动脉及大脑中动脉血流通畅;B. 左侧基底节区 DWI 见散在片状高信号;C. T_1 加权像见散在片状低信号,小灶性高信号。

（三）最终诊断

①脑梗死（左侧颈内动脉系统，大动脉粥样硬化型）；②高血压病（2级，极高危）；③高脂血症。

> **思考8**　急性缺血性脑卒中患者TOAST分型指什么？
>
> 　　TOAST分型是指脑梗死根据病因可分为大动脉粥样硬化型、心源性栓塞型、小动脉闭塞型、其他明确原因型、不明原因型。该患者检查无心源性因素，亦未查找到其他导致卒中的原因，结合患者年龄、住院期间血压监测和血脂检测偏高，病因考虑为大动脉粥样硬化。

（四）二级预防及康复治疗

1. 二级预防　动脉粥样硬化性脑血栓形成患者，溶栓后24小时后给予抗血小板药物进行二级预防；二级预防还包括应用他汀类药物及调控血压以及控制其他高危因素、健康生活方式等。

2. 尽早康复治疗　康复评估给予个体化康复治疗方案。

四、讨论和展望

（一）脑梗死诊疗流程

脑梗死诊疗流程应包括如下5个步骤：

第一步　是否为脑卒中？排除非血管性疾病。

第二步　是脑梗死或脑出血？头颅CT检查可排除脑出血。

第三步　定位诊断和卒中严重程度评估：根据神经科体征初步定位颈内动脉系统亦或椎动脉系统？CTA/MRA/DSA可以精准定为哪一血管；采用神经功能评价量表评估神经功能缺损程度。

第四步　能否进行溶栓治疗？是否进行血管内治疗（机械取栓）？根据起病时间、是否大血管病变以及溶栓药物的适应证和禁忌证来决定。

第五步　抗血小板/抗凝治疗以及启动二级预防：根据TOAST分型选择抗血小板药物或抗凝治疗；结合病史、实验室、脑病变和血管病变等资料进行病因分型（多采用TOAST分型），决定二级预防治疗方案。

> **思考9**　《中国急性缺血性脑卒中诊治指南》推荐意见
>
> 　　1. 按脑梗死诊断流程处理疑似脑卒中患者（Ⅰ级推荐，C级证据）。
>
> 　　2. 对疑似脑卒中患者应行颅脑CT平扫或MRI（T_1/T_2/DWI）检查（Ⅰ级推荐，C级证据）。
>
> 　　3. 应进行必要的血液学、凝血功能和生化检查（Ⅰ级推荐，C级证据），尽量缩短检查所需时间（Ⅰ级推荐，C级证据）。
>
> 　　4. 应行心电图检查（Ⅰ级推荐，C级证据），有条件时应持续心电监测（Ⅱ级推荐，C级证据）。
>
> 　　5. 运用神经功能缺损量表评估病情程度（Ⅱ级推荐，C级证据）。
>
> 　　6. 在不影响溶栓或取栓的情况下，应行血管病变检查（Ⅱ级推荐，C级证据）；必要时根据起病时间及临床特征行多模态影像评估，以决定是否进行血管内取栓（Ⅱ级推荐，A级证据）。

（二）如何提高溶栓/取栓的有效性和安全性？

溶栓和血管内取栓是缺血性卒中治疗的一个里程碑，但其并发症如脑出血，往往是开通后预后不佳的重要因素。提高有效性和安全性，除规范化诊疗外，如何评估非常重要，是否结合影像评估技术（脑灌注、侧支循环、血脑屏障完整性等）、血小板功能、纤维蛋白系统的动态平衡、凝血功能的平衡等建立有效的评估体系值得探讨。

（三）抗血小板药物治疗所面临的问题

抗血小板药物在缺血性卒中急性期治疗、一级和二级预防中均具有重要地位。但患者对不同的抗血小板药物的反应不同,可出现临床无效或称为药物抵抗(如阿司匹林抵抗或氯吡格雷抵抗等)。据报道,阿司匹林抵抗达 5%~45%,氯吡格雷无效达 4%~30%;抗血小板药物出血事件,风险比例 0.02%~0.23%。所以,对患者个体来说,如何选择抗血小板药物种类、剂量、服用时间、联合用药等是亟待解决的问题。虽然有临床研究采用药物基因组学、血小板功能试验帮助判断抗血小板药物的有效性和安全性,但结果尚不令人满意。首先,多种因素参与药物作用过程,需要确定影响个体药物作用的主要因素;其次,评估血小板功能的方法有待进一步研究,目前虽然有很多方法,但均有不同的缺陷,且多种方法之间缺乏一致性。希望未来能够建立一种有效的评估体系,准确地确定个体化的抗血小板药物治疗方案。

（四）提高影像技术在急性期治疗中的指导作用

影像技术在脑血管的诊断、疗效评价、预后判断中具有不可取代的地位。本病例中,采用 CT 平扫排除出血,确定溶栓以及溶栓、取栓后是否有出血转化的评估;CTA 帮助确定是否大动脉栓塞,是否可以取栓;DSA 指导取栓和介入治疗;MRI 早期发现脑梗死等。

临床常常存在这样几个问题:

1. **时间窗问题** 静脉溶栓、动脉溶栓以及动脉取栓均存在时间窗问题,超时间窗疗效差,且出血风险大,弊大于利。实际上,个体治疗时间窗是不一样的,目前临床可以使用 CTP/MRP 监测缺血半暗带方法帮助临床判断是否可以延长治疗时间窗,如半暗带区存在越大越好,可延长溶栓治疗窗;遗憾的是,目前结果尚不一致,影像技术有待进一步研究。

2. **脑功能的评估** 影响卒中预后有很多方面,影像技术可以帮助评估,多模志 CT/MRI 可以评估半暗带区、侧支循环、血脑屏障完整性,这些因素与缺血性卒中的发生、发展和转归密切相关。目前影像技术从扫描序列、方法、后处理等方面还有待进一步提高,以满足临床的需求。

（五）脑保护治疗

不管溶栓还是取栓,血管是否再通,均存在脑损伤的问题。由于缺血性脑损伤机制不清楚,目前国际尚缺乏公认有效的脑保护剂。需要进一步研究其分子机制,研发有效的药物和治疗方法,从而降低卒中的死亡率、致残率以及复发率。

总而言之,在缺血性卒中的防治上还有许多需要解决的问题,有待神经科基础和临床工作者共同努力,发现其重要环节、机制,探索新的诊疗技术和方案。

（徐 运 张 馨）

参 考 文 献

[1] Ma H, Campbell B C V, Parsons M W, et al.Thrombolysis Guided by Perfusion Imaging up to 9 Hours after Onset of Stroke.N Engl J Med, 2019, 380 (19): 1795-1803.

[2] Campbell B C V, Ma H, Ringleb P, et al.Extending thrombolysis to 4.5-9 h and wake-up stroke using perfusion imaging: a systematic review and meta-analysis of individual patient data.Lancet, 2019, 394 (10193): 139-147.

病例 5 心源性栓塞

一、病历资料

（一）病史

患者女性,41 岁,因"突发左侧肢体乏力伴言语不清 2 天"就诊。

患者于 2 天前安静休息时突发左侧肢体乏力,左上肢不能抬起,不能独立站立及行走,伴言语不清,但可以正确理解家人问话并正确表达。无意识障碍,无肢体抽搐。送至当地医院,查头颅 CT 未见出血,头颅 CTA 提示右侧大脑中动脉中远段闭塞,因在静脉溶栓时间窗内(起病到达医院急诊 2 小时),NIHSS 7 分,给予静脉重组组织型纤溶酶原激活剂(rt-PA)(0.9mg/kg)静脉溶栓治疗,患者溶栓后症状未改善,进一步加重,出现睡眠增多,左侧肢体不能活动,复查头颅 CT 未见出血,转至我院。

否认高血压、糖尿病、"心脏病"病史,3 个月前体检发现"贫血",未进一步诊断及治疗。无吸烟、饮酒史。无明确家族遗传病史。

(二)体格检查

体温:36.9℃,脉搏:96 次 /min,呼吸:26 次 /min,血压:123/72mmHg,心率 96 次 /min,心律齐,各瓣膜区听诊未闻及病理性杂音,肺部及腹部查体未见明显异常。

神经系统查体:嗜睡,口齿不清,定向力、记忆力、理解力检查不能合作。眼球各方向充分,双侧瞳孔等大等圆,直径 2.5mm,对光反射灵敏;双侧额纹对称,左侧鼻唇沟浅,伸舌左偏。左侧肢体肌张力低,右侧肢体肌张力正常,左侧肢体肌力 0 级,右侧肢体肌力 5 级。左侧肢体腱反射减弱。双侧深浅感觉检查不合作,共济运动检查不能合作。左侧巴宾斯基征阳性,右侧巴宾斯基征阴性。颈软,脑膜刺激征阴性。

NIHSS 12 分(意识水平 1 分 + 面瘫 2 分 + 左上肢 4 分 + 左下肢 4 分 + 言语 1 分)。

(三)辅助检查

1. **血常规**　正常范围。
2. **凝血功能相关指标检验**　D- 二聚体 6.33mg/L(<0.5mg/L),其余正常范围。
3. **肝功能、肾功能、血脂、电解质**　正常范围。
4. **头颅 MRI+MRA**　两侧大脑半球急性脑梗死,右侧为著,MRA 未见显著异常(图 1-2-8)。
5. **常规心电图**　窦性心律,心率 93 次 /min。

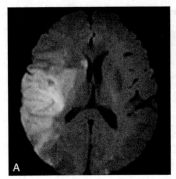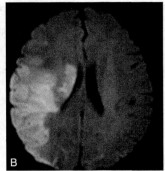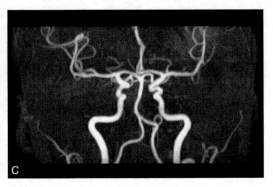

图 1-2-8　患者头颅 MRI+MRA

A、B. DWI 可见右侧大脑半球大片高信号,左枕叶点状高信号;C. MRA 未见明显异常。

二、病例分析

(一)病例特点

1. 中青年女性,急性起病;左侧肢体乏力伴言语不清 2 天。
2. 否认有高血压、高血脂、高血糖等动脉粥样硬化脑卒中高危因素。
3. 嗜睡,血压 123/72mmHg,左侧中枢性面舌瘫,左侧肢体肌力 0 级,左侧巴宾斯基征阳性。
4. 外院头颅 CTA 提示右侧大脑中动脉远端未显影;头颅 MRI 右侧大脑半球、左枕叶急性脑梗死。

(二)诊断及诊断依据

1. 诊断

【定位诊断】临床症状、体征和 MRI 以右侧大脑半球为主,病灶主要定位于右侧大脑中动脉供血区。

【定性诊断】中青年女性,起病突然,出现局灶神经功能缺损症状,首先考虑脑血管病。起病初期,症状快速出现、持续,CT 平扫未见出血,CTA 提示右侧大脑中动脉远端未显影。符合右侧大脑中动脉供血区缺血性脑梗死,临床与影像(包括病灶与供血区)匹配。患者无高血压、高脂血症病史,无其他疾病,静脉溶栓后复查 MRA 可见右侧大脑中动脉无明显狭窄及病变,考虑血管无明确病变,结合患者头颅 MRI 提示除右侧责任病灶外,左侧可见散在缺血性病灶,TOAST 分型首先考虑心源性脑梗死。

2. 入院诊断 脑栓塞(颈内动脉系统)。

(三)鉴别诊断

该患者为中青年女性,既往没有脑血管病的高危因素,急性出现的神经系统症状,需要同以下疾病进行鉴别:

1. 颅内静脉血栓形成 患者中青年女性,没有脑血管病高危因素,有 D- 二聚体升高,需排除颅内静脉血栓形成所导致的静脉性梗死。但患者病程中没有头痛,头颅 MRI 提示病灶按动脉血管分布,头颅 MRI 提示静脉流空效应存在。患者临床表现、影像学表现不支持静脉血栓形成。

2. 脑出血 起病急骤,多在活动中或情绪激动时起病,常有高血压病史,病情进展快,起病时常伴有头痛、恶心、呕吐,常伴有意识障碍、偏瘫和其他神经功能缺损的症状和体征。CT 平扫是急诊排除脑出血的首选检查,脑出血患者 CT 平扫可见高密度影(出血病灶)。该患者头颅 CT 平扫及头颅 MRI 均未见出血,可排除脑出血。

三、诊治及检查经过

该患者目前诊断为缺血性卒中(脑栓塞),病程 2 天,故诊治主要分为两个部分:①急性期的治疗;②明确患者缺血性卒中的病因及二级预防。

(一)急性期治疗

1. 一般处理

(1)该患者生命体征平稳,无低氧血症,监测呼吸及血氧饱和度,维持血氧饱和度 >94%。

(2)心脏监测与心脏病变处理:因患者青年卒中,在卒中入院后持续进行心电监护,以便发现阵发性心房颤动或严重心律失常等心脏病变。

(3)体温控制:持续监测体温,该患者体温正常。

(4)控制并监测血压:缺血性脑卒中后 24 小时内血压升高的患者应谨慎处理。如果血压持续升高至收缩压 ≥200mmHg 或舒张压 ≥110mmHg,或伴有严重心功能不全、主动脉夹层、高血压脑病的患者,可给予降压治疗并严密观察血压变化。该患者既往无高血压病史,入院后监测血压持续在 120/70mmHg 左右,予以监测血压。

(5)监测血糖:该患者既往无糖尿病,监测空腹及三餐后血糖。

2. 特异性治疗

(1)静脉溶栓及血管内治疗:患者到达外院的时间在静脉溶栓时间窗内,给予静脉溶栓治疗,静脉溶栓后症状加重。

思考 1 静脉溶栓后患者症状加重的处理要点及原因?

静脉溶栓后有一部分患者并未从溶栓治疗中获益,发生早期神经功能恶化(early neurological deterioration, END)。目前 END 尚缺少统一定义,大部分研究倾向于使用静脉溶栓后 24 小时内 NIHSS 较入院增加 ≥4 分或死亡作为溶栓后 END 发生的定义。该患者溶栓前 NIHSS 7 分,溶栓后 NIHSS 12 分,符合 END 定义。

END 的病因主要包括：①脑出血；②恶性脑水肿；③早期复发性缺血性卒中；④早期痫性发作；⑤其他尚未证实的 END 病因，研究表明无抗血小板治疗史、较低的 NIHSS、高血糖水平、影像学上大面积及邻近血管闭塞可能与其相关。

END 的处理包括：①在溶栓过程中或溶栓后出现神经症状体征恶化，应停用溶栓药物进行脑 CT 检查排除出血；②如无出血，进行血管条件、缺血半暗带、侧支血管评估，符合血管内治疗指征的，尽早启动血管内治疗。

该患者溶栓后症状加重，NIHSS 增加 5 分，符合 END 定义。首先复查头颅 CT 未见出血，未见恶性脑水肿表现，考虑与病灶周围水肿、早期复发性缺血性卒中均相关，需尽快明确缺血性卒中的病因。

（2）抗血小板治疗：该患者复查头颅 CT 未见出血，在溶栓 24 小时后开始给予抗血小板治疗。因患者 NIHSS 12 分，无其他符合双联抗血小板治疗的指征，无早期启动抗凝指征，故给予阿司匹林 100mg 口服，每日一次，抗栓治疗。

思考 2　急性缺血性卒中需使用双联抗血小板药物情况？

目前临床上对于缺血性卒中的二级预防共有 5 种情况需要进行性口服双联抗血小板聚集药物治疗：①发病在 24 小时内，具有卒中高复发风险（ABCD2 评分≥4 分）的急性非心源性 TIA 或轻型缺血性卒中患者（NIHSS≤3 分），应尽早给予阿司匹林联合氯吡格雷治疗 21 天。②发病 30 天内伴有症状性颅内动脉严重狭窄（狭窄率 70%~99%）的缺血性卒中或 TIA 患者，应尽早给予阿司匹林联合氯吡格雷治疗 90 天。③发病 7 天内的症状性颅内外大动脉狭窄且经颅多普勒超声微栓子信号阳性的缺血性卒中患者，建议尽早给予阿司匹林联合氯吡格雷治疗 7 天。④颅内外血管放置金属裸支架的患者，建议给予阿司匹林和氯吡格雷治疗 3~6 个月。⑤6 个月内非致残性脑梗死或 TIA 合并主动脉弓斑块者（≥4mm）或活动性血栓/斑块。

（3）降脂治疗：给予阿托伐他汀钙 20mg 口服，每日一次。

（4）其他药物治疗：给予依达拉奉和丁苯酞，改善脑循环治疗。

（5）渗透性治疗：患者为中青年女性，影像学提示梗死面积大，NIHSS 12 分，需考虑是否需要渗透性治疗。

思考 3　重症脑血管病渗透性治疗的应用主要包括哪些方面，有什么注意事项？

渗透性治疗在重症脑血管病方面的应用主要包括以下几个方面：

1. 渗透性治疗是脑疝的挽救性治疗措施，一旦发生脑疝应立即使用甘露醇或高渗盐；渗透性治疗药物的使用方法是：20% 甘露醇 0.5~1.0g/kg，加压静脉注射；23.4% 的高渗盐 30ml 或 60ml，可以重复或联合使用。

2. 渗透性治疗能够降低颅内压，但并无改善预后的可靠证据。目前无统一的颅内压（ICP）干预值，一般认为，ICP≥25mmHg 与不良预后相关，应启动渗透性治疗。无 ICP 监测者可根据患者的症状、影像和多模式脑监护等综合考虑，尤其是患者病情存在动态变化，或患者脑组织肿胀导致病情进行性加重，GCS 运动评分下降 2 分，影像学显示有明显中线结构移位等情况时，可启动渗透性治疗。

3. 对于脑水肿患者，不推荐渗透性治疗用于预防脑水肿和颅高压，不推荐将渗透性药物用于治疗单纯的脑水肿，仅推荐渗透性治疗用于因脑水肿引起的颅高压和脑疝。

延伸阅读:《中国重症脑血管病管理共识 2015》对重症脑血管病患者颅内压管理的推荐意见:

1. 目前缺乏充分证据推荐常规的颅内压监测,应结合临床症状及体征变化进行综合评估(Ⅲ级推荐,C 级证据)。

2. 推荐对颅内压增高患者采取综合治疗的方法,包括一般治疗、药物治疗及手术治疗等。

3. 甘露醇和高张盐水可减轻脑水肿、降低颅内压,减少脑疝的发生风险,可根据患者的具体情况选择药物种类、治疗剂量及给药次数。

4. 甘油果糖、呋塞米、白蛋白可降低颅内压,但其改善预后的疗效有待进一步研究证实。不推荐使用低温、糖皮质激素等方法降低颅内压。

5. 抬高患者头尾可以改善脑静脉回流及颅内压升高,建议对颅内压升高患者采用抬高头位的方式,通常抬高床头大于 30°(Ⅱ级推荐,C 级证据)。

6. 使用甘露醇时应检测肾功能,急性肾功能不全时慎用甘露醇。使用高张盐水应检测血清渗透压和血钠浓度,评估患者的容量负荷状况,心功能不全、肝硬化等患者慎用(Ⅰ级推荐,C 级证据)。

7. 对积极药物治疗病情仍恶化的患者可请神经外科会诊,考虑手术治疗(Ⅰ级推荐,C 级证据)

该患者虽脑影像学检查存在脑水肿,但入院后症状、神经系统体征和影像学没有动态变化,无脑水肿导致的颅高压表现,故未启动渗透性治疗。

(二)病因学检查

青年卒中目前较被认可的定义为发生在 18~45 岁的卒中,占所有卒中的 10%~14%,病因与中老年卒中存在较大差异,且患者静脉溶栓后出现 END,应尽快进行进一步排查患者病因。

思考 4　青年卒中的病因主要有哪些?

青年卒中患者的主要病因有①血管病变:大动脉粥样硬化是较常见的病因,其他包括烟雾病、夹层等;②心脏病变:心源性卒中占青年卒中病因的 1/3,常见病因包括阵发性心房颤动、感染性心内膜炎、卵圆孔未闭、心脏黏液瘤等;③遗传代谢性疾病:遗传代谢性疾病是卒中少见的病因,但在青年卒中人群中反而相对常见,包括伴有皮质下梗死和白质脑病的常染色体显性遗传性脑动脉病(CADASIL)、线粒体、法布里(Fabry)病等;④血液病:血液病约占青年缺血性卒中病因的 4%,抗磷脂抗体综合征、再生障碍性贫血、阵发性夜间血红蛋白尿、蛋白 C 或蛋白 S 缺乏等多种血液病均可导致卒中的发生;⑤其他:青年卒中较中老年卒中其他多见的病因包括口服避孕药、使用毒品、偏头痛。

在患者缺血性卒中诊断明确后,对于患者病因进行进一步检查:

1. **同型半胱氨酸**　正常范围。

2. **抗核抗体、抗双链 DNA 抗体、抗 ENA 抗体、抗中性粒细胞胞质抗体、抗磷脂抗体**　阴性。

3. **肿瘤标志物筛查**　正常范围。

4. **蛋白 C、蛋白 S 活性**　正常范围。

5. **尿本周蛋白**　阴性。

6. **血清乳酸水平**　正常范围。

7. **大便隐血**　阴性。

8. **24 小时动态心电图**　窦性心律,平均心率 92 次 /min。

9. **超声心动图**　左心房内占位性病变,考虑黏液瘤,左心功能不全,二尖瓣轻 - 中度、三尖瓣轻 -

中度、主动脉瓣轻度反流,轻度肺动脉高压。射血分数(EF)40%。

总结患者临床表现及实验室检查:①青年女性,缺血性卒中;②缺血性卒中表现为双侧颈内动脉系统病灶;③无明确动脉粥样硬化危险因素;④起病初有贫血;⑤超声心动图明确提示左心房黏液瘤。故明确诊断为左心房黏液瘤所致脑栓塞,患者静脉溶栓后症状加重,可能与局部水肿以及小栓子再脱落有关。

(三)最终诊断

①脑栓塞(双侧颈内动脉系统);②心源性栓塞;③左心房黏液瘤。

(四)二级预防、康复治疗

1. 左心房黏液瘤切除术 心房黏液瘤占所有良性心脏肿瘤的30%~50%,以30~60岁最为常见。心房黏液瘤形成的栓子分为黏液组织或瘤体表面碎片,或因局部血流的改变,导致血小板黏附聚集,在肿瘤表面逐渐形成血栓性物质。黏液瘤瘤体或血栓脱落,可造成动脉栓塞,是青年脑梗死病因之一。患者已出现黏液瘤所致动脉栓塞,因此安排尽快手术治疗,起病后第10天患者行左心房黏液瘤切除术。

> **思考5** 心脏黏液瘤同缺血性卒中的关系是什么?
>
> 原发性心脏肿瘤非常罕见,多为良性病变,以心脏黏液瘤最为常见。心脏黏液瘤的发病年龄为5~85岁,30~60岁为高发年龄。
>
> 黏液瘤在临床可表现为心肌麻痹,梗死病变或其他全身表现。黏液瘤引起的全身病变包括发热、疲劳、肌肉无力和肌肉疼痛。梗死病变可以累及中枢神经系统、实体器官,或四肢的任何部位。18~45岁患者占缺血性卒中的10%~14%,因此在青年卒中患者,应进一步检查以排除相关疾病。
>
> 心房黏液瘤的诊断主要以超声心动图、CT和MRI为主,其中CT和MRI对发现身体其他部位的梗死有重要价值。
>
> 治疗主要采用手术切除肿瘤,有研究认为,对于急性缺血性卒中患者行动脉溶栓治疗时,易发生出血转化,而静脉溶栓目前较为安全。

2. 抗凝治疗 患者术后病情平稳,出血不多,NIHSS 10分,拟启动抗凝治疗。

> **思考6** 心源性栓塞后抗凝启动的时机?
>
> 关于心源性栓塞后抗凝时机一直存在争议,《中国缺血性脑卒中和短暂性脑缺血发作二级预防指南2010》推荐伴有心房颤动和缺血性脑卒中或TIA患者,应根据缺血的严重程度和出血转化的风险,选择合适的抗凝时机。建议在出现神经功能症状14天内给予抗凝治疗。对于出血风险高的患者,适当延长抗凝时机。目前国际上比较认可的房颤相关卒中抗凝时机的选择多采用欧洲心脏协会和欧洲心率学会(EHRA-ESC)推荐的1-3-6-12原则:① TIA患者,可当天启动;②轻型卒中,NIHSS<8分,3天后启动;③中等卒中,NIHSS 8~15分,6天后启动;④严重卒中,NIHSS≥16分,12天后启动。

患者NIHSS 10分,属于中等卒中,故术后7~9天(起病第6天)启动华法林抗凝治疗,监测并控制INR在2.5左右。

思考 7 心源性栓塞后抗凝治疗的药物选择?

通常来讲,房颤是心源性栓塞最主要的原因,因此,血栓栓塞事件风险高的房颤患者进行规范化抗凝治疗可以显著改善患者预后。除了在恰当的时期启动抗凝治疗外,对于患者抗凝的评估和药物选择也非常重要。

首先,区分瓣膜性房颤与非瓣膜性房颤,瓣膜性房颤是指与风湿性二尖瓣狭窄、机械性或生物性心脏瓣膜、二尖瓣修补相关的房颤。其余则为非瓣膜性房颤。

对于房颤患者抗凝药物的选择,根据《中国心房颤动患者卒中预防规范》分为以下几种情况:①应评估抗凝治疗的风险与获益、明确抗凝治疗是有益的;②瓣膜性房颤推荐华法林治疗;伴有终末期肾病或透析的患者,可选择华法林治疗;③非瓣膜性房颤,相较于华法林,推荐使用新型抗凝药物治疗;④既往卒中、TIA 或 CHA$_2$DS$_2$-VAS$_C$ 评分≥2 的非瓣膜性房颤患者可使用华法林也可使用新型抗凝药物治疗;对于发生过卒中的房颤患者,新型口服抗凝药优于华法林或阿司匹林,并且不推荐抗凝药物与抗血小板药物联合用于 TIA 和卒中患者;如果患者在接受抗凝药物治疗期间发生卒中或 TIA,应考虑更换另一种抗凝药;⑤华法林治疗 INR 控制不理想时,也可选用新型抗凝药物治疗。

思考 8 房颤患者卒中的风险评估如何进行?

瓣膜性房颤为栓塞的主要危险因素,具有明确抗凝适应证,无需再进行栓塞危险因素评分。非瓣膜性房颤按 CHA$_2$DS$_2$-VAS$_C$ 进行评分,见表 1-2-1。

表 1-2-1 CHA$_2$DS$_2$-VAS$_C$ 量表

充血性心力衰竭或射血分数≤35%	1
高血压	1
年龄	
65 岁以下	0
65~74 岁	1
75 岁及以上	2
糖尿病	1
卒中,TIA 或系统性血栓栓塞史	2
外周动脉疾病,心肌梗死或主动脉斑块	1
性别类别:女性(＊只有在存在其他风险因素时才考虑)	1*

CHA$_2$DS$_2$-VAS$_C$ 改进了中低危患者的评估,有助于识别真正的血栓栓塞低危房颤患者,应用该评分表进行评估,仍为 0 分则为低危患者,不需抗凝,≥2 分则需抗凝

思考 9 房颤患者卒中的抗凝出血风险评估如何进行?

在抗凝治疗前后及治疗中应注意对患者出血风险动态评估。HAS-BLED 评分≥3 分为出血高危患者,需严密监测不良事件,但需要注意的是,HAS-BLED 高危的患者不是抗凝禁忌,仅提示需要加强监测,见表 1-2-2。

表 1-2-2　HAS-BLED 出血危险评分

危险因素	评分
高血压（H）	1
异常的肝肾功能各计 1 分（A）	1 或 2
卒中（S）	1
出血（B）	1
INR 值不稳定（L）	1
老年 >65 岁（E）	1
药物、饮酒各计 1 分（D）	1 或 2
	最高评分 9

3. 随访　文献报道我国心房黏液瘤术后再发病例占 1%~2%，国外文献报道约为 5%，因此对于患者长期（终生）定时随访十分必要。

四、讨论和展望

（一）心源性栓塞的影像学表现

同其他病因的脑梗死相比，心源性梗死的影像学表现具有一定的特征性，包括多个供血区域同时受累或相继发生梗死、容易累及皮质或灰白质交界区、易发生出血转化。

心源性栓子常累及多个血管供血区域，一般多个动脉供血区域同步或相继发生卒中。一般认为，来源于心脏的栓子大约有 4/5 进入脑的前循环并分布到两侧半球，其余 1/5 进入后循环，因此当影像学上同时累及双侧半球，同时累及前、后循环，或伴有系统性栓塞，则高度提示为心源性栓塞。

前循环的心源性脑梗死的发生率高于后循环者。由于栓子的大小和质地的不同，梗死病灶的大小和位置也不相同。较大的且质地坚固的栓子可嵌顿于血管主干，造成较大面积的脑梗死，同时累及脑白质及相应皮质；质地较脆或较小的栓子，随残余血流移动并逐渐破碎降解，最终往往停留在动脉的远端，这些动脉通常为皮质区域供血，造成皮质区梗死，单一或多发病灶均有可能。

根据累及的部位，单发性的梗死灶可以分为皮质梗死、皮质下梗死以及皮质 - 皮质下梗死；多发性梗死则可分为多发皮质梗死、皮质合并皮质下梗死，以及皮质下多发性梗死等。一般认为，位于皮质的梗死灶是脑栓塞的影像学特征之一；除了常见的累及皮质的特点外，少数无动脉硬化危险因素的白质病灶也是心源性栓塞的结果。有研究表明，心源性栓塞可以导致小的皮质下梗死灶；对接受心瓣膜置换术的脑梗死患者，78% 的梗死病灶位于皮质下。

根据脑梗死病灶最大直径区分，3mm~3cm 为小梗死灶，≥3cm 为大面积梗死灶。心脏来源的栓子往往比颈部或颅内动脉来源的栓子要大，心源性栓塞导致的梗死灶也相应地大于动脉 - 动脉栓塞的梗死病灶。

MRI 可以显示更多的栓塞证据，在 MRI 上可表现为同时存在的皮质和皮质下病灶的多发性梗死。有研究者认为，心房颤动所致的梗死病灶常表现为大的皮质 - 皮质下梗死或累及多循环区域的融合性病变（>15mm）。卵圆孔未闭所致卒中更常发生单一皮质梗死或多发性小的（<15mm）散在病变，相对更易累及后循环区域。心内膜炎引起的梗死分为 4 种形态：①单发病灶；②区域性梗死灶；③散在的点状病灶；④累及多个供血区域的大小不一的病灶。感染性心内膜炎可以引起以上 4 种梗死灶，其中大脑中动脉区域是主要累及部位，可占全部梗死患者的 43.1%；非细菌性血栓性心内膜炎易导致第 4 种梗死灶。

（二）心源性栓塞静脉溶栓的注意事项

心源性栓塞的病因很多,对于是否静脉溶栓,除了判断有无静脉溶栓适应证之外,还需要根据疾病具体情况进行判断:

1. **非瓣膜性心房颤动**　非瓣膜性心房颤动不仅是心源性卒中的重要危险因素,而且也是静脉内溶栓后症状性脑出血(SICH)发生的预测因素。但研究发现,合并心房颤动并非是溶栓后出血转化的独立危险因素,且对于合并心房颤动的患者,溶栓者的预后较未溶栓者更好。IST-3 亚组分析发现,合并心房颤动的患者不论溶栓或是不溶栓,其预后都差于无心房颤动组患者,但其溶栓后的获益与无心房颤动组相当,故对符合条件的合并心房颤动的患者行静脉溶栓治疗是合理的。

2. **左心室血栓的卒中**　对伴左心室 / 左心房血栓的致残性重度卒中患者,静脉使用 rt-PA 治疗卒中可能合理。

3. **心内膜炎的卒中**　静脉使用 rt-PA 会增加脑出血风险,不推荐使用。

4. **伴心内占位的卒中**　伴心脏黏液瘤或者乳头状弹力纤维瘤的重度卒中患者,若可能致严重残疾,静脉使用 rt-PA 治疗卒中可能是合理的。

延伸阅读:《中国急性缺血性脑卒中静脉溶栓指导规范(2016 年)》推荐意见

①左室血栓的卒中:对伴左心室 / 左心房血栓的致残性重度卒中患者,静脉使用 rt-PA 治疗卒中可能合理(Ⅱb 级推荐,C 级证据);对伴左心室 / 左心房血栓的中度卒中可能轻度残疾的患者,静脉使用 rt-PA 治疗卒中获益尚不明确(Ⅱb 级推荐,C 级证据);②伴心内占位的卒中:伴心脏黏液瘤或者乳头状弹力纤维瘤的重度卒中患者,若可能致严重残疾,静脉使用 rt-PA 治疗卒中可能是合理的(Ⅱb 级推荐,C 级证据);③心内膜炎的卒中:心内膜炎引起的卒中,静脉使用 rt-PA 会增加脑出血风险,因此不推荐使用(Ⅲ级推荐,C 级证据)。

（张　馨　徐　运）

参 考 文 献

[1] 中华医学会神经病学分会,中华医学会神经病学分会脑血管病学组.中国急性缺血性脑卒中诊治指南 2018. 中华神经科杂志, 2018, 51(9): 666-682.

[2] 中华医学会神经病学分会,中华医学会神经病学分会脑血管病学组.中国重症脑血管病管理共识 2015. 中华神经科杂志, 2016(3): 192-202.

[3] Acampa M, Guideri F, Tassi R, et al. Thrombolytic treatment of cardiac myxoma-induced ischemic stroke: a review.Curr Drug Saf, 2014, 9(2): 83-88.

病例6 重症脑梗死

一、病历资料

（一）病史

患者女性,76 岁,"突发左侧肢体无力伴言语不清 2 小时"就诊。

患者于 2 小时前无明显诱因出现左侧肢体无力伴言语不清、口角向右歪斜,无意识障碍、四肢抽搐、恶心呕吐、头痛发热、黑矇、胸闷等症状。

既往肥厚型心肌病、房颤病史 20 年,长期服用普罗帕酮。否认高血压、糖尿病、高脂血症病史。无明确家族遗传病史。无吸烟、饮酒史。

（二）体格检查

体温:36.5℃,脉搏:70 次 /min,呼吸:20 次 /min,血压:149/85mmHg。神志清楚,双肺呼吸音粗,心率 82 次 /min,心律绝对不齐,第一心音强弱不等,脉率小于心率。余胸腹部查体未见明显异常。

神经系统查体:神志清楚,高级智能检查不能合作,构音障碍,双侧瞳孔等大等圆,直径 3mm,对光反射灵敏,双眼向右凝视。双侧额纹对称,左侧鼻唇沟变浅,伸舌左偏,左侧面部痛觉较右侧减退。左侧肢体肌张力稍低,左侧上下肢肌力 0 级,右侧肢体肌力 5 级。左侧肢体痛觉较右侧减退。左侧腱反射稍减弱,左侧巴宾斯基征阳性。脑膜刺激征阴性。

NIHSS 14 分。

（三）急诊辅助检查

1. **血常规**　未见异常。

2. **血糖、凝血功能、肾功能、电解质**　未见异常。

3. **急诊头颅 CT**　未见明显出血灶或大片低密度影;CTA 见右侧颈内动脉起始段至颅内段、右侧大脑中动脉未显影,提示动脉闭塞;CTP 见右侧额叶、顶叶、颞叶、岛叶、基底节区大片状灌注异常,CBF（脑血流量）及 CBV（脑血容量）降低,达峰时间（TTP）及平均通过时间（MTT）变化延长,周围可见不匹配区（图 1-2-9,见文末彩图）。

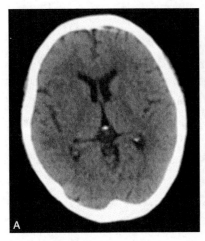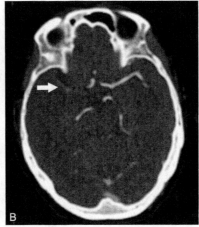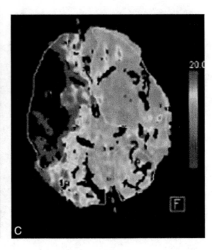

图 1-2-9　急诊多模式 CT 检查

A. 头颅 CT 平扫未见异常;B. CTA 右侧大脑中动脉未显影;C. 右侧额叶、顶叶、颞叶、岛叶、基底节区大片状灌注异常。

二、病例分析

（一）病例特点

1. 老年女性,急性起病,既往有房颤和肥厚型心肌病病史。

2. 左侧肢体无力伴言语不清 2 小时。

3. 神志清楚,构音障碍,双眼向右凝视,左侧中枢性面舌瘫,左侧肢体瘫痪及偏身感觉障碍。

4. 急诊平扫 CT 未见出血灶,CTA 提示右侧颈内动脉闭塞,CTP 见右侧大脑半球低灌注区,存在缺血半暗带。

（二）诊断及诊断依据

1. **诊断**

【定位诊断】老年女性,静态下急性起病,房颤病史,临床表现为双眼向左凝视麻痹,构音障碍,左侧中枢性面舌瘫、偏瘫。定位右侧颈内动脉系统。

【定性诊断】急性起病,房颤病史,右侧颈内动脉系统分布区域的神经功能障碍。颅脑 CT 未见出血,CTA 及 CTP 提示右侧颈内动脉系统供血区低灌注。定性诊断考虑为缺血性脑血管病。

【病因分型】根据 TOAST 分型,有房颤病史,考虑该患者为心源性栓塞型。

思考1 该患者 TOAST 分型及依据是什么?

该患者临床表现符合右侧大脑皮质损害表现,影像学显示右侧半球大面积缺血灶,存在肥厚型心肌病伴房颤,是心源性栓塞型的高危因素,结合患者既往无高血压等其他血管危险因素、CTA 未提示脑血管畸形、无颅内感染或高凝状态等证据、既往无免疫疾病或血液病等,病因分型考虑心源性栓塞型。

2. 入院诊断 ①脑栓塞(右侧颈内动脉系统);②肥厚型心肌病;③心房颤动。

三、诊治及检查经过

患者发病 2 小时于我院急诊科就诊,急诊评估后经脑卒中绿色通道收入神经内科。该患者入院后诊疗经过分为以下三个阶段:

(一)缺血性卒中超急性期治疗

1. 静脉溶栓

思考2 该患者是否有重组组织型纤溶酶原激活剂(rt-PA)静脉溶栓指征?

患者起病 2 小时(在 4.5 小时时间窗内),NIHSS 14 分(非轻型卒中或严重卒中),急诊 CT 未见出血灶或大面积低密度影,凝血功能正常,既往无相关禁忌证病史,符合 rt-PA 静脉溶栓指征。

患者入院完成急诊评估,具有静脉溶栓指征,根据体重(50kg)计算 rt-PA 剂量(0.9mg/kg)为 45mg,给予 4.5mg 静脉注射,随后 40.5mg 微量泵入。

2. 急诊血管内治疗

思考3 该患者是否有急诊血管内治疗指征?

患者 76 岁(年龄 ≥18 岁),起病 2 小时入院(动脉穿刺时间能够控制在发病 6 小时内),NIHSS 14 分(NIHSS ≥6 分),急诊平扫 CT 未见大面积低密度影(ASPECTS ≥6 分),CTA 提示右侧颈内动脉闭塞(明确病因为颈动脉或大脑中动脉 M1 段闭塞),病前生活自理[发病前改良 Rankin 量表(mRS)评分为 0 分或 1 分],CTP 提示梗死区周围存在缺血半暗带。具有急诊血管内治疗的指征。

经患者和家属知情同意后,立即行急诊右侧颈内动脉血管内治疗术,穿刺后全脑血管造影显示右侧颈内动脉末段完全闭塞,术中复查造影(图 1-2-10)右侧颈内动脉、右侧大脑中动脉和右侧大脑前动脉完全再通,远端分支未见闭塞[改良脑梗死溶栓分级(mTICI)3 级],结束手术。

患者血管内治疗术后安全返回病房,查体:镇静状态,气管插管及呼吸机辅助呼吸。心电监测示心率波动在 35~50 次/min,心房颤动伴慢心室率、QT 间期延长。术后 3 小时复查 CT 见右侧大脑半球肿胀、密度减低,右侧侧脑室受压变窄,脑沟、脑实质见斑片状高密度影,疑似蛛网膜下腔造影剂渗漏(图 1-2-11)。胸部 CT 示双肺散在斑片影、实变、条索影,多系感染性病变,累及间质。

(二)去骨瓣减压术

入院第 2 天患者出现意识障碍加重,浅昏迷,右侧瞳孔直径 5mm,左侧瞳孔直径 3mm,双侧对光反射消失。考虑发生脑出血、脑疝,给予甘露醇静脉滴注,急查头颅 CT 示右侧大脑半球密度明显减低,脑沟显示不清,脑实质肿胀,右侧脑室明显受压,中线左偏,右侧额叶、颞叶、岛叶多发结节状稍高密度影多系小血肿(图 1-2-12)。神经外科会诊考虑脑疝,具有手术指征。遂转入神经外科,行右侧去骨瓣减压

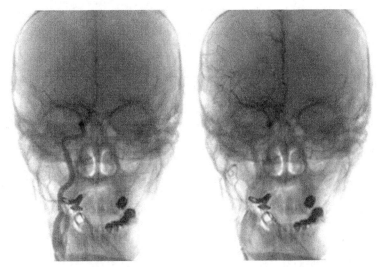

图 1-2-10 血管内治疗术后

右侧颈内动脉、右侧大脑中动脉和右侧大脑前动脉完全再通。

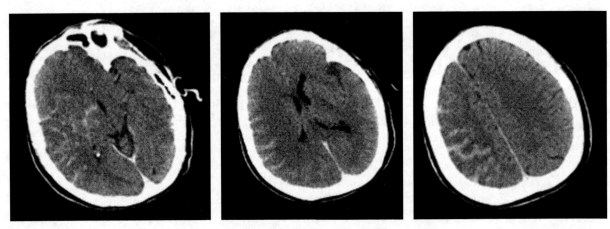

图 1-2-11 急诊动脉取栓术后 3 小时复查头部 CT

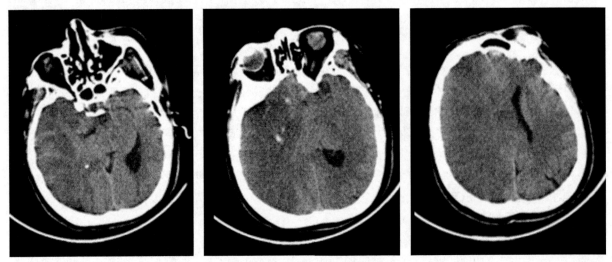

图 1-2-12 入院第 2 天头颅 CT

右侧大脑半球密度明显减低,脑沟显示不清,脑实质肿胀,右侧脑室明显受压,中线左偏,右侧额颞岛叶多发结节状稍高密度影。

术＋颅内减压术。术中去除右额颞顶骨瓣见硬膜张力高,剪开硬膜后右侧大脑肿胀明显,脑组织呈梗死后水汤样改变,散在血肿,给予切除部分额叶及颞极内减压。术后带管进入神经重症监护病房。

(三)重症监护治疗

去骨瓣减压术后入神经重症监护室查体:患者麻醉镇静状态,气管插管固定通畅,生命体征平稳,右侧瞳孔直径 5mm,左侧瞳孔直径 2.5mm,双侧对光反射消失。双肺呼吸音稍低,无明显干湿啰音,心律不齐,未闻及杂音。

入院第 3 天患者昏迷状,右侧瞳孔直径 5mm,左侧瞳孔直径 2.5mm,双侧对光反射消失,心率 115次 /min,心律不齐。复查头部 CT 见右额、顶、颞部部分骨质缺如,邻近头皮软组织肿胀、积气,内板下少量积液、积气,右侧额、顶、颞、岛叶大面积脑梗死并多发出血灶,周围脑实质肿胀,右侧脑室明显受压,中线结构左移,有颅内蛛网膜下腔出血的可能(图 1-2-13)。

术后给予去甲肾上腺素持续泵入维持收缩压在 120~140mmHg、脱水(甘露醇)、预防癫痫(丙戊酸钠)、控制感染、维持内环境稳定等治疗,术后多次复查影像学显示颅内情况逐渐好转(图 1-2-14),但意识未见好转,心肌标志物检测值逐渐升高,凝血异常,肝肾功能异常伴尿少。入院第 51 天血压进行性下降,复查血常规,考虑感染性休克,入院第 54 天心率进行性下降,经抢救无效死亡。

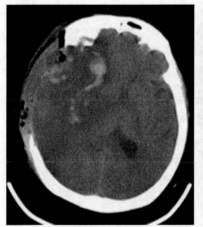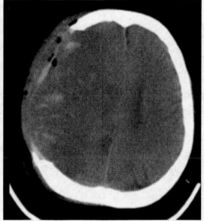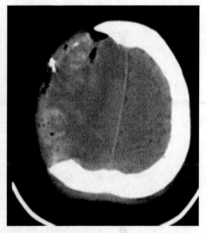

图 1-2-13 入院第 3 天复查头部 CT(去骨瓣减压术后第 2 天)

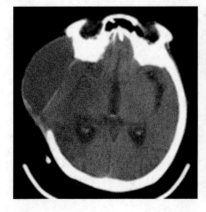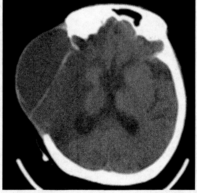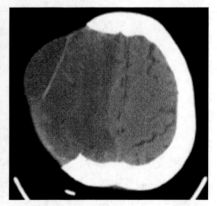

图 1-2-14 入院第 50 天复查 CT

头颅 CT 较前对比,头皮下积液较前稍增多,右侧额叶结节密度稍显减低。

四、讨论和展望

(一)如何选择超急性期抗栓治疗方案?

现行指南推荐静脉重组组织型纤溶酶原激活剂溶栓优先原则,静脉溶栓是血管再通的首选方法(Ⅰ

级推荐,A级证据)。如果患者同时符合静脉溶栓和血管内机械取栓指征,推荐进行静脉溶栓-动脉取栓桥接治疗模式,不推荐越过静脉溶栓直接进行血管内处理(I级推荐,A级证据),且不应等待观察静脉溶栓的具体疗效(I级推荐,A级证据)。对存在静脉溶栓禁忌的部分患者使用机械取栓是合理的(II级推荐,C级证据)。根据DEFFUSE-3和DAWN研究结果,完成股动脉穿刺距最后正常时间6~16小时及6~24小时的患者,经严格临床及影像学评估后,可进行血管内机械取栓治疗。但如何在治疗前对这一治疗的有效性和安全性进行评估是亟待解决的问题。

(二)去骨瓣减压术的应用局限性

去骨瓣减压术是当前脑梗死后恶性脑水肿的主要治疗措施,研究显示可降低患者的病死率,但其临床应用有限。既往随机对照试验使用的纳入标准为:单侧梗死范围超过1/2或2/3大脑中动脉供血区,NIHSS>15分,发病48小时内,伴有意识水平降低。但国内外研究显示,符合上述标准的患者仅约10%接受了去骨瓣减压术治疗。尽管去骨瓣减压术可降低患者病死率,研究显示手术组患者遗留中重度残疾的比例高于对照组。此外,临床实践中去骨瓣减压术使用现状存在较大差异,一些医院对大面积脑梗死患者积极地进行预防性去骨瓣减压术,另一些医院则在脑水肿导致显著占位效应甚至发生脑疝之后进行手术。过早手术可能给患者带来不必要的手术创伤,而延迟手术会导致不良预后,启动去骨瓣减压术的最佳时机尚不明确。如何个体化选择去骨瓣减压术适宜患者有待进一步研究,包括手术时机、患者年龄、头部影像学特征等。

(吴思绵 吴 波)

参 考 文 献

[1] 中华医学会神经病学分会,中华医学会神经病学分会脑血管病学组.中国急性缺血性脑卒中诊治指南2018.中华神经科杂志,2018,51(9):666-682.

[2] 中华医学会神经病学分会,中华医学会神经病学分会脑血管病学组,中华医学会神经病学分会神经血管介入协作组.中国急性缺血性脑卒中早期血管内介入诊疗指南2018.中华神经科杂志,2018,51(9):683.

第三节 脑小血管病

病例7 急性腔隙性卒中

一、病历资料

(一)病史

患者男性,71岁,因"突发左下肢无力2天,左上肢无力1天"就诊。

患者于入院前2天情绪激动后突发左下肢无力,站起、行走费力,即刻达峰,当时未就诊,次日出现左上肢无力、活动不利,为进一步诊治入院。否认意识丧失、肢体麻木、言语障碍、呛咳及视物模糊。

发现血压升高1年(自测150/80mmHg),未治疗。高脂血症病史3年。否认糖尿病病史。无吸烟、饮酒史。无明确家族遗传病史。

(二)体格检查

体温:36.0℃,脉搏:50次/min,呼吸:16次/min,血压:120/77mmHg,正常体型,神志清楚,心律齐,未闻及心脏杂音,双侧桡动脉搏动有力、对称,颈部未闻及血管杂音,肝脾未触及,双下肢无水肿。

神经系统查体:神志清楚,言语清晰,定向力、记忆力、理解力正常。脑神经检查未见异常。四肢肌张力正常。左侧肢体肌力4级,左侧腱反射较右侧活跃。左侧掌颔反射阳性,左侧巴宾斯基征、查多克征阳性。左侧跟-膝-胫试验阳性。脑膜刺激征阴性。

NIHSS 2 分（左上肢 1+ 左下肢 1+ 左侧共济,共济不计分）。

（三）辅助检查

1. **血常规、肝肾功能、凝血功能** 未见异常。

2. **血脂相关检查** 甘油三酯 4.12mmol/L（0.5~1.7mmol/L）,低密度脂蛋白胆固醇 2.35mmol/L（1.89~3.1mmol/L）。

3. **常规心电图** 正常范围心电图。

4. **头颅 CT** 未见出血,双侧基底节区、放射冠和左侧丘脑见片状低密度影。

5. **头颅 MRI+MRA** 右侧放射冠区异常信号,考虑急性期脑梗死;双侧基底节区、半卵圆中心可见白质高信号、腔隙灶;MRA 示双侧颈内动脉 C4 段管腔欠规则;左椎动脉末段、左大脑后动脉 P2 段略狭窄。（图 1-3-1）

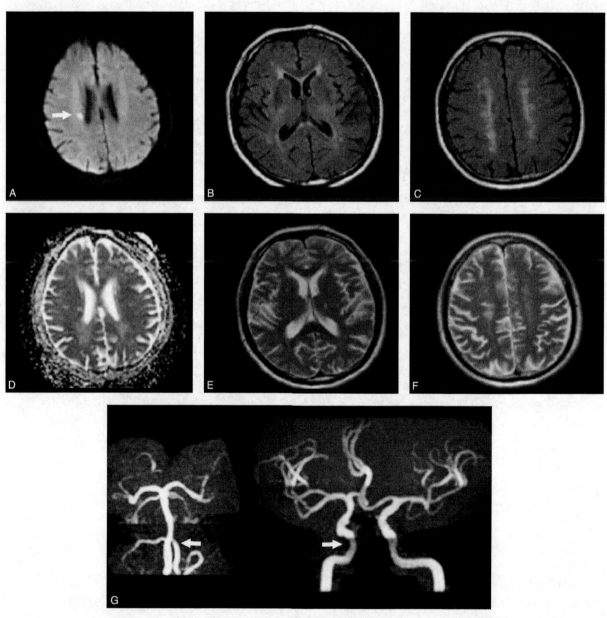

图 1-3-1 急性期患者头 MRI 和 MRA

A、D. 右侧侧脑室旁点状 DWI 高信号、ADC 低信号（直径约 1cm,箭）；B、C、E、F. T_2 和 FLAIR 加权显示双侧基底节区、半卵圆中心白质高信号、腔隙；G. 头 MRA 显示双侧颈内动脉 C4 段管腔欠规则,左椎动脉末段、左大脑后动脉 P2 段略狭窄。

二、病例分析

（一）病例特点

1. 老年男性，急性起病，迅速达峰。

2. 表现为左侧肢体活动障碍。

3. 既往有高血压、高脂血症病史。

4. 查体可见左侧肢体肌力减退，左侧腱反射活跃，左侧病理征阳性，左侧跟 - 膝 - 胫试验阳性。

（二）诊断

1. 诊断

【定位诊断】患者左侧肢体力弱、左侧病理征阳性，不伴皮质损害症状，定位于右侧锥体束（锥体交叉以上、皮质以下），包括右侧放射冠、内囊后肢、大脑脚、脑桥基底部。左侧跟 - 膝 - 胫试验不稳准，提示左侧小脑及其联系纤维受累；因皮质 - 脑桥 - 小脑束与放射冠位置毗邻，考虑累及右侧皮质 - 脑桥 - 小脑束可能性大。结合临床症状、体征及影像考虑定位于右侧豆纹动脉外侧支。

思考1 临床定位与影像是否符合？

该患者急性起病，短时间内出现轻偏瘫 - 共济失调表现，提示损伤部位在锥体束（锥体交叉以上）及小脑联系纤维，从一元论的角度，应考虑把病变定位于一个部位。如图 1-3-2 所示放射冠、皮质 - 脑桥 - 小脑束均经过侧脑室旁，损伤可出现对侧肢体的自主运动及共济运动障碍，与右侧侧脑室旁病灶符合，系右侧豆纹动脉外侧支支配区域。

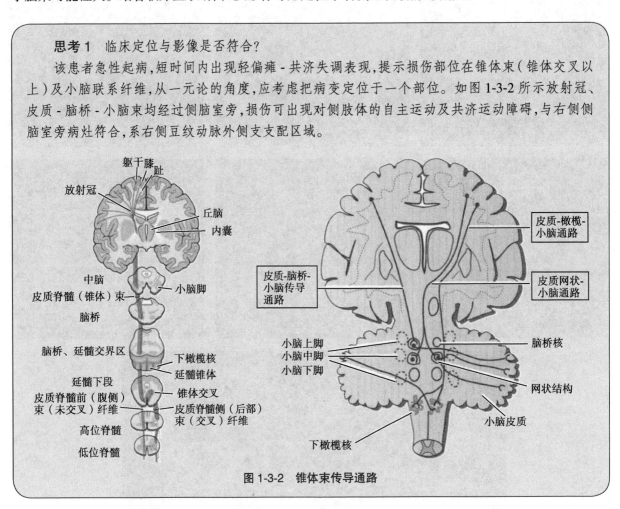

图 1-3-2　锥体束传导通路

【定性诊断】老年男性，急性起病、迅速达峰的神经系统缺损症状、有一定波动性、不伴皮质受累症状，符合共济失调性轻偏瘫的临床综合征。MRI 可见与临床症状对应的直径约 1cm 的弥散受限病灶，位于右侧大脑中动脉穿支供血区，MRA 未见主干动脉狭窄，符合腔隙性梗死影像特点。

【病因诊断】结合患者老年、有高血压病史、头 MRI 可见白质高信号、腔隙灶等脑小血管病影像学表现，病因首先考虑为小动脉病变。

2. 入院诊断　①小动脉闭塞性脑梗死；②高脂血症；③高血压病（1 级，极高危）。

（三）鉴别诊断

1. 大动脉粥样硬化性脑梗死 载体动脉病变阻塞穿支病变或动脉到动脉栓塞也可能导致远端穿支血管梗死，表现可类似腔隙性梗死。但本患者病灶供血流域大血管未见明显狭窄（>50%），可进一步完善颅内外血管评估。

2. 心源性栓塞 患者无房颤史及其他心脏病史，心源性栓塞临床表现为急骤起病，病情较重，典型病灶常为多发、皮质受累为主的梗死灶或大面积梗死病灶。

三、诊治经过

（一）急性期治疗

1. 监测生命体征及症状，控制血压、血糖。

> **思考2** 腔隙性卒中急性期血压、血糖控制目标？
>
> 目前尚无统一的推荐目标。血压持续≥200/110mmHg，或伴有严重心功能不全、主动脉夹层、高血压脑病者，予以缓慢降压治疗；有高血压史的患者若病情平稳，卒中后24小时恢复使用降压药物。空腹血糖超过11.1mmol/L时应予以胰岛素治疗，血糖控制目标一般为7.8~10.0mmol/L；警惕低血糖。

2. 本患者就诊时距起病超过24小时，且症状轻微（NIHSS 1分），不符合静脉溶栓，小血管病不符合机械取栓适应证。

3. 密切观察临床症状变化，警惕症状波动或早期神经功能恶化。

（二）进一步检查

> **思考3** 腔隙性卒中的危险因素有哪些？
>
> 与大动脉粥样硬化性梗死的危险因素类似，危险因素有年龄、高血压、糖尿病、血脂异常、心脏病（包括房颤、急性心肌梗死、瓣膜性心脏病等）、肥胖、吸烟、饮酒、高同型半胱氨酸血症、高凝状态等。

1. 危险因素筛查 血清叶酸、维生素 B_{12}、同型半胱氨酸、糖化血红蛋白、甲状腺功能检查均在正常范围。

2. 颅内外血管评估

（1）颈部血管超声检查：右侧锁骨下动脉起始处斑块形成。双侧颈动脉粥样硬化伴斑块形成，左侧椎动脉阻力增高。

（2）经颅多普勒超声检查：各血流频谱未见异常。

3. 超声心动图 轻度二尖瓣关闭不全，轻度主动脉瓣关闭不全，左室舒张功能减低。

（三）二级预防方案

1. 脑血管病二级预防治疗 控制高血压、高脂血症等危险因素。予阿司匹林肠溶片100mg每日一次，口服；阿托伐他汀钙片20mg每日一次，口服。

> **思考4** 阿司匹林联合氯吡格雷治疗的适应证？
>
> 对于 NIHSS<4 分的小卒中或高危 TIA，根据 CHANCE 及 POINT 研究结论，应尽早予以阿司匹林联合氯吡格雷的双重抗血小板治疗，满足上述条件的溶栓治疗者的抗血小板药物应在溶栓24小时后开始使用；双抗治疗持续时间推荐为3周。

> 但对于急性腔隙性卒中患者,若完善病因评估后,考虑为小血管病变机制则不建议给予联合抗血小板治疗。SPS3 研究结果提示急性腔隙性卒中患者急性期予以联合抗血小板治疗不能减少卒中复发,且增加了出血和死亡风险。

2. 康复训练 康复科专科就诊制定个性化康复训练计划。

四、讨论和展望

(一)腔隙性卒中的识别要点

1. 好发人群 多见于中老年人。

表 1-3-1 几种常见的腔隙综合征

腔隙综合征	病变部位	临床表现	占比
纯运动性轻偏瘫	内囊、放射冠、脑桥基底部、中脑	单侧面部及上下肢瘫痪,不伴感觉症状,可伴构音障碍、吞咽困难	约60%
纯感觉性卒中	丘脑、脑桥被盖部、放射冠	单侧面部及上下肢麻木,不伴运动障碍	约10%
共济失调性轻偏瘫	内囊、放射冠、脑桥基底部、丘脑	单侧肢体力弱伴共济失调	—
构音障碍手笨拙综合征	脑桥基底部、内囊、放射冠	单侧面肌无力、构音障碍、吞咽困难,伴同侧上肢无力、笨拙	约20%

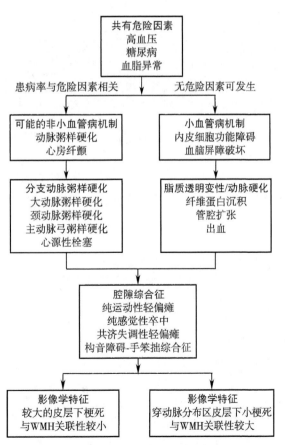

图 1-3-3 腔隙性卒中的致病机制

2. 病史特点 急性起病的神经系统缺损症状(无皮质症状),间歇性、波动性病程。临床表现归类为 21 种综合征,其中常见的包括纯运动性轻偏瘫、构音障碍手笨拙综合征、纯感觉性卒中、共济失调性轻偏瘫(常见临床综合征的特点见表 1-3-1)。常伴高血压、糖尿病病史。

3. 影像特点 梗死灶多为直径 0.2~15mm 的囊性病灶,位于穿支动脉供血区,若合并白质高信号、腔隙等脑小血管病标志则更支持腔隙性卒中。

(二)腔隙性卒中机制的推测

腔隙性卒中最常见的致病机制(图 1-3-3)是小血管机制(包括内皮破坏、血脑屏障破坏等),但也存在动脉壁纤维变性、动脉粥样硬化等非小血管机制。两种机制存在共同的危险因素,如高血压、糖尿病、高脂血症,并且可导致类似的临床综合征。但非小血管机制的腔隙性卒中患者可能存在反复性刻板性短暂性脑缺血发作,而小血管机制的腔隙性卒中患者多数不会有此表现。两种机制导致腔隙性卒中影像学特征也存在一定差异:如病灶直径小,位于穿支远端、合并白质高信号等小血管病标志物提示小血管机制;病灶直径较大、位于穿支近端更提示非小血管机制。

(朱以诚 周立新)

参 考 文 献

[1] 吴江,贾建平. 神经病学. 3 版. 北京:人民卫生出版社,2015.

[2] Khan J. Anatomic Basis of Neurologic Diagnosis. Journal of the American Medical Association, 2010, 304(10): 866-866.

[3] Johnston S C, Easton J D, Farrant M, et al. Clopidogrel and Aspirin in Acute Ischemic Stroke and High-Risk TIA. N Engl J Med, 2018, 379(3): 215-225.

[4] Wang Y J, Wang Y L, Zhao X Q, et al. Clopidogrel with aspirin in acute minor stroke or transient ischemic attack. N Engl J Med, 2013, 369(1): 11-19.

[5] Regenhardt R W, Das A S, Lo E H, et al. Advances in Understanding the Pathophysiology of Lacunar Stroke: A Review. JAMA Neurol, 2018, 75: 1273-1281.

病例8　脑淀粉样血管病

一、病历资料

(一)病史

患者男性,66 岁,因"反复头晕、走路不稳、视野缺损 4 年"就诊。

2016 年 2 月(第一次)患者突发头晕、伴行走不稳,外院查颅脑 CT 示左枕叶小片高密度影,外院诊断脑出血,对症治疗后未遗留后遗症。2017 年 8 月 23 日(第二次)情绪激动后突发头晕、走路不稳,否认走路踩棉花感、视野缺损,查 CT 示左侧枕叶脑出血,1 个月后恢复正常。2017 年 10 月 16 日(第三次)中午饮酒后觉头晕、头痛,伴双眼视物变大,走路撞人,查 CT 示右顶叶脑出血。2019 年 3 月 2 日(第四次)突发视野变窄(外院病历记录左侧同向性偏盲),不会自己穿衣,无头痛头晕,无幻视,查头 MRI 示双侧枕叶急性脑出血改变,同期行 SWI 示颅内多发出血灶,双侧枕叶显著。2019 年 9 月 12 日(第五次)劳累后自觉头痛、头晕,外院 CT 示右枕叶出血。头颅 CTA 示右侧大脑前动脉 A1 段较纤细,MRA 示右侧大脑前动脉 A1 段缺如。头 MRV 未见明显异常。2019 年 10 月 27 日(第六次)再发头昏不适、走路不稳,易撞人,CT 示左额叶新发高密度出血灶,经对症治疗后症状好转。2019 年 11 月 20 日为进一步明确诊治就诊我院。

既往高血压病史 7 年,血压最高 200/120mmHg,减脂、改善生活方式后血压控制于 130/90mmHg。2 型糖尿病、高脂血症、痛风 5 年,未正规服药,血糖未监测。有吸烟史 20 余年,每日吸烟 20 支左右。否认冠心病、房颤等。无脑出血家族史。个人史无特殊。

(二)体格检查

体温:36.2℃,脉搏:78 次/min,呼吸:19 次/min,血压:161/99mmHg,正常体型,心肺腹查体无明显异常。

神经系统查体:神志清楚,高级智能正常,脑神经检查阴性,四肢肌张力正常,四肢肌力 5 级,未见共济失调及不自主运动。深浅感觉正常,深浅反射对称,双侧病理征阴性,脑膜刺激征阴性。

(三)辅助检查

1. **血常规**　正常范围。

2. **肝功能、肾功能、电解质、血脂相关检查**　尿素氮 7.70mmol/L(2.5~7.5mmol/L),肌酐 122μmol/L(44~106μmol/L)。

3. **凝血功能**　正常范围。

4. **糖化血红蛋白**　6.4%(<6.2%)。

5. **ApoE 基因型**　E3/E3。

6. **多次外院颅脑 CT、MRI**　反复顶、枕叶出血、脑淀粉样血管病影像学表现见图 1-3-4,头颈 CTA、头颅 MRV 未见明显异常。

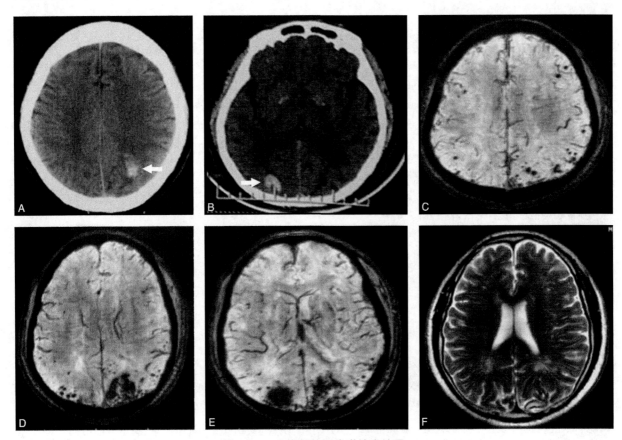

图 1-3-4　患者既往影像学检查结果

A. 2016 年 2 月头颅 CT 见左枕叶高密度（白箭），考虑为脑出血；B. 2019 年 9 月，头颅 CT 见右枕叶高密度（白箭），考虑为脑出血，双侧基底节高密度影考虑为钙化；C. 2019 年 3 月头颅 MRI-SWI 序列见双侧枕叶、额叶、颞叶多发圆形低信号，考虑为微出血；D、E. 2019 年 3 月患者头 MRI-SWI 见双侧枕叶出血、多发微出血，左枕叶可见皮质下含铁血黄素沉积；F. 2019 年 3 月头 MRI 见侧脑室后角为主的白质高信号、较重的扩大的血管周围间隙、双侧放射冠多发腔隙。

思考 1　出血病灶在不同影像学检查中的表现？

脑出血即刻就可在颅脑 CT 上显影，出血部位 CT 值可在 30~100Hu 不等，且需考虑容积效应、出血的不同时期。脑出血一般在 4~9 天可降低到正常皮质密度，2~3 周内到正常白质密度，此后逐渐转化为液体密度腔隙。

由于出血在不同时期含氧合血红蛋白、脱氧血红蛋白、高铁血红蛋白比例不同，MRI 上各时期的表现不尽相同。超急性期（<7 小时）表现为 T_1 等信号，T_2 高信号。急性期（7 小时 ~3 天）表现为 T_1 等信号，T_2 低信号；亚急性早期（3~7 天）表现为 T_1 高信号，T_2 低信号；亚急性晚期（7 天 ~3 周）表现为 T_1 高信号，T_2 高信号；慢性期（>3 周）表现为 T_1 低信号，T_2 低信号。出血在 Flair（磁共振成像液体衰减反转恢复序列）和 DWI 上表现和前述 T_2 信号变化一致。T_2 加权或 SWI 序列在出血早期呈周边低信号、血肿中心等信号表现，但随时间进展、病灶含铁血黄素沉积逐渐增多，T_2^* 或 SWI 序列对应部位低信号范围逐渐扩大。

此外需考虑另一类出血病灶——微出血，为脑微血管破裂或渗漏所致。病灶在常规 T_1WI 及 T_2WI 图像上通常无高信号表现，CT 上不显影；在 T_2 加权或 SWI 上呈圆形或类圆形而非线性的低信号，直径 5~10mm，至少一半体积的低信号分布于脑实质，则考虑为微出血。成像存在高光溢出效应（blooming），故影像学所见比实际病灶直径要大。

二、病例分析

(一)病例特点

1. 老年男性,反复急性起病,病程 4 年。

2. 每次均不同程度表现为突发头晕、走路不稳、伴或不伴视野缺损、视物变形等神经功能缺损症状,每次发病时血压不高,每次发病后症状均可逐渐恢复。

3. 既往有糖尿病、痛风、高血压、高脂血症史。长期大量吸烟、饮酒史。

4. 本次入院神经系统查体均未见明显异常。

5. 现有的头 CT、MRI 先后显示左侧枕叶出血 1 次、右侧枕叶出血 1 次,幕上的皮质下、脑室旁多发扩大的血管周围间隙,SWI 示额叶、顶叶、颞叶、枕叶、小脑多发微出血灶,DWI 示右侧额叶、左侧枕叶新发小缺血灶,以及侧脑室旁、侧脑室后角为著的脑白质异常信号。头 MRV 未见明显狭窄或闭塞。

(二)诊断及诊断依据

1. 诊断

【定位诊断】患者本次入院无阳性定位体征。结合患者既往曾有视野缺损、视物变形等症状,定位于枕叶皮质及其视辐射。

【定性诊断】脑叶脑出血

【病因诊断】老年男性,临床表现为反复突发神经功能缺损症状,首先考虑急性脑血管病。患者每次发病后完善头颅 CT 提示责任病灶均为脑出血,故为复发性脑出血。该患者的另一重要临床特点是每次出血均位于脑叶,所以为反复发生的脑叶出血。患者头 MRI+SWI 提示多发腔隙、脑白质异常信号、半卵圆中心为主的扩大血管周围间隙、多发脑叶微出血,存在多个脑小血管病影像学表现,结合部位分布,诊断考虑为脑淀粉样血管病,且头颈 CTA 未见合并大血管病变,支持小血管病诊断。综合考虑,老年患者,反复发生的脑叶出血(后部脑叶为著)以及脑小血管病,首先应考虑脑淀粉样血管病(cerebral amyloid angiopathy,CAA)。

> **思考 2** 脑淀粉样血管病(CAA)的临床表现?
>
> CAA 可以表现为急性、亚急性、慢性及发作性症状。急性症状主要包括脑叶出血、微梗死等的相关症状,慢性症状主要表现为进行性认知功能下降。CAA 的发作性症状,即短暂性局灶性神经样发作(transient focal neurological event,TFNE),也称淀粉样发作,是 CAA 的一个特征性临床表现,约 14.5% 的 CAA 患者会出现 TFNE。目前认为 TFNE 与含铁血黄素沉积(cortical superficial siderosis,cSS)、皮质蛛网膜下腔出血(convexal subarachnoid hemorrhage,cSAH)相关,cSAH 后血液成分的刺激或含铁血黄素在脑表面沉积后对大脑皮质的压力或局部血管痉挛均可能为 TFNE。TFNE 经典的临床表现是短暂的、反复发作的一系列感觉异常、麻木或感觉减退,在数秒至数分钟内快速蔓延(最长见为从手指向上肢近端蔓延),又在数秒至十分钟内迅速消失,可持续数分钟至数小时后完全缓解(通常小于 30 分钟),此外可表现为发作性无力、语言障碍等。需要与 TIA、先兆性偏头痛、癫痫等其他发作性症状相鉴别。近年,CAA 临床谱中另一类疾病——CAA 相关炎(CAA-related inflammation,CAA-ri),受到越来越多的重视。中老年患者(年龄大于 40 岁)急性或亚急性起病,出现头痛、认知功能下降、癫痫发作、脑病、局灶神经功能缺损等症状,影像学见多发脑叶出血或微出血等 CAA 证据 + 不对称的白质异常信号(T_2、Flair 高信号),需警惕该病。但 CAA-ri 为排他性诊断,需除外感染(如 PML)、神经结节病、ADEM、肿瘤(淋巴瘤)、脑膜癌病、胶质瘤病。CAA 影像学表现包括出血性和缺血性,前者包括脑出血(多数为症状性)、脑叶微出血(多数无相应临床表现)、脑表面含铁血黄素沉积及皮质蛛网膜下腔出血(与淀粉样发作可能相关);后者包括脑小血管病相关影像表现,如脑微梗死、白质高信号、扩大的血管周围间隙(多分布在半卵圆中心)等。

2. 诊断依据

思考3 脑淀粉样血管病的诊断标准？

目前临床广泛应用的诊断标准为 2018 年改良的波士顿（Boston）诊断标准（表 1-3-2），诊断标准分为尸检确诊的 CAA、病理支持的很可能的 CAA、临床很可能的 CAA 及可能的 CAA。该标准的问世大大提高了临床医生在无条件完善病理情况下在患者生前对其 CAA 进行诊断的可能性。

表 1-3-2 改良波士顿标准

确诊的 CAA	完整尸检证实 – 脑叶、皮质或皮质下脑出血 – 伴有血管病的严重 CAA – 排除其他诊断
病理支持的很可能的 CAA	临床症状和病理组织或皮质活检证实 – 脑叶、皮质或皮质下脑出血 – 标本中一定程度的 CAA – 排除其他诊断
很可能的 CAA	临床资料和 MRI 或 CT 证实 – 局限于脑叶、皮质或皮质下的多发出血（包括小脑出血）或单个脑叶、皮质或皮质下的脑出血和局限性或扩散性脑表面铁沉积 – 年龄≥55 岁 – 排除其他诊断
可能的 CAA	临床资料和 MRI 或 CT 证实 – 单个脑叶、皮质或皮质下的脑出血或局限性或扩散性脑表面铁沉积 – 年龄≥55 岁 – 排除其他诊断

结合上述诊断标准，本例患者可诊断为很可能的脑淀粉样血管病（probable CAA）

3. 入院诊断 ①很可能的脑淀粉样血管病，脑叶脑出血；②2 型糖尿病，糖尿病肾病（CKD3a 期）；③高血压病（3 级，很高危）。

（三）鉴别诊断

1. 复发脑叶出血的鉴别

（1）颅内静脉窦血栓形成（cerebral venous sinus thrombosis, CVST）：可引起出血性梗死。该患者不支持 CVST 之处在于其临床症状的自限性，每次出血后仅通过对症治疗就可好转，而 CVST 一般需要长期使用抗凝治疗方可改善症状。此外，患者多次出血的部位不符合静脉窦分布特征，外院 MRV 未见脑静脉狭窄或闭塞表现，亦为不支持点。

（2）血管畸形：动静脉畸形、海绵状血管瘤等血管畸形均可引起不典型部位的脑出血，二者相关脑出血都应为血管畸形部位反复出血，而与患者反复多发脑叶出血不符。而动脉瘤一般引起蛛网膜下腔出血更为常见。患者已完善头颈 CTA 但未见明确动脉血管畸形证据。

（3）凝血功能障碍：患者除脑出血外，无消化道出血、皮肤黏膜出血、深部组织出血等表现，其血小板、血红蛋白、凝血结果大致正常。故凝血功能障碍及血液病所致脑出血可能性不大。

（4）药物相关脑出血：抗凝药及抗血小板药物增加脑出血风险，但患者无相关用药史。此外，可卡因、苯丙胺等药物可增加脑出血风险，但患者否认药物滥用。故药物相关脑出血的可能性不大。

（5）感染相关：如梅毒、结核、布氏杆菌感染中枢神经系统，累及血管，形成血管炎、细菌性动脉瘤，破裂出血可表现为反复脑叶等非经典部位出血。此外感染性心内膜炎患者菌栓脱落、沿血流入颅内血管,可同样存在上述表现。但患者无感染相关表现,考虑可能性不大,必要时可完善腰椎穿刺(简称腰穿)、筛查病原学、完善心脏超声、血培养等进一步明确。

2. 脑小血管病的鉴别 脑小血管病的病因以小动脉硬化和 CAA 最常见。该患者虽然存在多项动脉硬化的危险因素(年龄、糖尿病、高血压、吸烟等),但动脉硬化和高血压相关的脑出血多位于壳核、丘脑和脑桥,而一般不在脑叶。CAA 相关出血通常是在脑叶,顶叶和枕叶出血最常见,与该患者的出血特点符合,故考虑 CAA 可能。

其他类型的脑小血管病,如遗传性小血管病、炎性、静脉胶原病、Fabry 病、放射性脑血管病等,都与该患者临床表现不相符;患者老年男性,非免疫病好发人群,其炎症指标不高,ANA 谱、系统性血管炎抗体谱等筛查均为阴性,故不考虑免疫介导性小血管病。

思考 4 脑淀粉样血管病反复出血的危险因素?

1. **ApoE 基因型** *ApoE* 是载脂蛋白 e(ApoE)的编码基因,存在三种等位基因(*E2*、*E3* 和 *E4*),已发现携带 *E2* 或 *E4* 等位基因的人有较高的脑出血复发风险。本文患者基因型为 *E3/E3*,故其反复复发性脑叶出血并不能用 ApoE 基因型解释。

2. **年龄** 被认为是 CAA 反复出血的独立危险因素。

3. **血压** CAA 患者的高血压患病率并不高于正常人,但合并高血压尤其是血压控制欠佳的 CAA 患者再发出血风险更高(50% vs 23%)。

4. **出血性影像学表现负荷** 脑微出血(cerebral microbleed, CMB)、皮质表浅含铁血黄素沉积(cortical superficial siderosis, cSS)、皮质蛛网膜下腔出血(convexal subarachnoid hemorrhage, cSAH)均与脑叶出血、复发性出血相关。

5. **抗凝药物使用** CAA 尤其是以临床上影像学出血为主要表现者(如微出血、cSS、cSAH),加用抗凝药物时可出现反复脑叶出血。

6. 饮酒、糖尿病等亦被认为是 CAA 反复出血的危险因素。

本例患者近 4 年脑出血发作频繁,需积极筛查并控制出血危险因素。该患者的危险因素包括:①年龄,此为不可控的危险因素。②患者合并高血压病,自诉减重、体育锻炼后血压平稳未药物控制,但因未规律监测,故需警惕是否血压控制欠佳导致反复复发性出血。③患者糖尿病,增加 CAA 复发性出血风险。④患者 ApoE 基因型为 *E3/E3*,非出血风险基因型,反复询问否认抗栓药物使用史。既往及入院后筛查未见血液病证据。

三、诊疗经过

(一)脑淀粉样血管病的诊治

1. 明确诊断 需除外其他病因,按照波士顿诊断标准,完善尸检可明确诊断,但较难实现,可考虑完善脑膜/皮质活检明确是否为活检病理支持的很可能的 CAA。

2. 治疗方面

(1)如患者出现脑出血、脑梗死等,急性期可参照本书相关章节进行治疗。

(2)二级预防

1)CAA 急性卒中危险因素中,可干预的包括血压、抗栓药物使用、饮酒、糖尿病等,需积极对上述危险因素进行相关干预。

2)疾病修饰治疗:指通过减少 Aβ 淀粉样物质生成、沉积、毒性作用或加强起清除来保护血管、减缓 CAA 进展的相关治疗。

（二）病情变化

1. **第一次病情变化**　入院次日患者突发全身大汗，言语不清。查体：血压 158/110mmHg，格拉斯哥昏迷指数的评估（GCS）12 分（睁眼评分 4 分，语言 4 分，肢体运动 4 分），双眼向右凝视，头向右偏，瞳孔等大等圆直径 3mm，对光反射存在，不能完全遵嘱配合查体，左侧巴宾斯基征阳性。完善急诊颅脑 CT：右侧额顶叶皮质及皮质下大面积脑出血。予以甘露醇、甘油果糖脱水降颅压，奥美拉唑镁片护胃。9 小时后复查头颅 CT，显示出血面积较前略有扩大，部分出血破入脑室，中线移位。神经外科行开颅颅内血肿清创术 + 去骨瓣减压术，术后查体：E1VtM3~E3VtM4，双侧瞳孔等大等圆，瞳孔直径 3mm，对光反射存在，右侧肢体有自发活动，双侧巴宾斯基征（-），多次复查头颅 CT 见血肿较前逐渐吸收（图 1-3-5A~C）。术中留取右侧脑叶，病理回报（右侧脑叶）少许脑组织，小血管扩张充血，管壁可见少许粉染物，刚果红染色阳性，血管周见淋巴细胞及中性粒细胞聚集。至此，患者可诊断为存在病理支持的很可能的 CAA（图 1-3-6，见文末彩图）。

2. **第二次病情变化**　入院后第 12~22 日患者出现意识障碍加重，查体：心率 89 次 /min，血氧饱和度 100%，血压 92/60mmHg，呼吸 21 次 /min。深昏迷，双侧瞳孔不等大，右侧直径 1mm，左侧直径 2mm，对光反射消失。急查头颅 CT 示左侧小脑、颞叶、枕叶大片脑出血，蛛网膜下腔出血，脑疝形成（图 1-3-5D）。患者家属要求出院回当地。

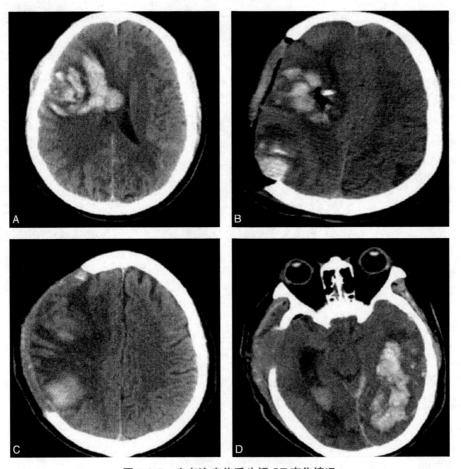

图 1-3-5　患者治疗前后头颅 CT 变化情况

A. 右侧额顶叶出血，部分破入脑室；B. 去骨瓣减压术后，复查头颅 CT；C. 脑室引流管拔除，右侧大脑半球外凸，脑出血较前吸收，水肿明显，中线稍左偏；D. 再次新发脑出血（左侧颞叶、蛛网膜下腔出血、侧脑室），中线结构移位。

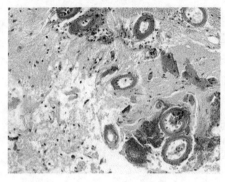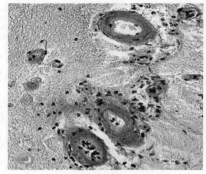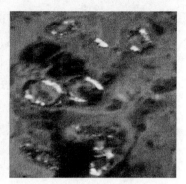

图 1-3-6　患者脑组织病理

HE 示小血管扩张伴周围淋巴细胞浸润,血管壁可见嗜伊红的均质粉染物,刚果红染色阳性,偏振光下可看到折光的苹果绿。

四、讨论与展望

(一)脑淀粉样血管病的影像学检查

1. 头颅 CT　对 CAA 脑叶出血敏感性相对高,此外可发现部分蛛网膜下腔出血,但易漏诊。

2. 头颅 MRI　T_2WI 和 SWI 不仅可观察到 CAA 出血性影像学标志物(如脑叶出血、蛛网膜下腔出血、脑表面铁沉积、脑叶微出血等),同时也可以显示白质高信号、腔隙、扩大的血管周围间隙、微出血等缺血性影像学标志物。基于波士顿诊断标准,MRI+ T_2WI/SWI 是诊断 CAA 的主要无创工具。MRI 不仅对诊断发挥重要作用,其对疾病预后预测也具有一定意义,如前述,头 MRI 所见微出血、脑表面铁沉积、蛛网膜下腔出血均是脑出血或复发性脑出血的危险因素。此外,微出血与缺血性脑卒中、较短的生存期和认知障碍有关。

3. ^{11}C-PIB PET 及 ^{18}F-florbetapir　示踪剂 PET 能够监测脑血管 β 淀粉沉积的负荷和部位。淀粉 -PET 则可在 MRI 多发病灶出现之前更早期识别 CAA,研究表明在淀粉 PET 上示踪剂高蓄积的部位与随访 MRI 上的新发出血部位相关,提示淀粉 PET 可能是较好的 CAA 相关脑出血的预测工具。但其局限性在于仅能识别是否存在淀粉沉积及量的多少,而无法敏感地鉴别示踪剂沉积在血管壁还是脑实质,故难以将同样存在 AB 淀粉样物质沉积的 CAA 与 AD 鉴别。

(二)CAA 诊断标准的评价

1980 年以前,CAA 的诊断一直需要病理提供诊断依据。1990 年,基于影像的波士顿诊断标准的问世提供了可在生前诊断 CAA 的可能,使 CAA 的诊断权从病理学家过渡到临床神经科医生,1996 年正式发表波士顿诊断标准(源于专家讨论),此后先后经过 2010 年、2018 年改版,目前临床采用 2018 年改良的波士顿诊断标准,除脑叶出血纳入诊断标准外,将铁沉积及蛛网膜下腔出血、局限脑叶微出血纳入诊断标准中。改良的波士顿标准特异性高达 94.7%,对局限性脑叶出血或存在出血性影像学标志的患者来说敏感性高,但相当一部分 CAA 患者表现为非出血性表现,如痴呆或影像学其他非出血性表现,对这部分 CAA 患者来说波士顿诊断标准的敏感性相对低。此外标准对微出血描述相对欠清晰,位置是否严格局限于脑叶(对于合并高血压病的 CAA 患者,如基底节区存在少量微出血,是否应将其排除诊断范围)、数量的限制并无严格定论。此外随着影像技术发展,淀粉 PET 在临床中越来越多的应用,是否将 PET 影像学纳入诊断标准值得商榷。CAA 是一类临床及影像表现异质性强的疾病,故目前波士顿诊断标准中只纳入出血影像学标志物作为诊断标准会大大降低 CAA 患者的检出率,故将 CAA 更多的临床及影像学表现纳入诊断标准,提高 CAA 患者生前检出率势在必行。

(三)CAA 合并房颤的治疗策略

CAA 和房颤均为年龄相关疾病,随着年龄增长,在老年人中常伴发出现。对于房颤患者,需要抗凝治疗减少栓塞事件,目前应用 HAS-bleed 评分等抗凝后出血风险评估量表来预测抗凝后出血风险,但该量表并未纳入 CAA 的评估,因此可能会低估抗凝后伴发的出血风险。已有研究表明 CAA 是老年华法林相关脑出血的重要原因、脑叶微出血灶个数 ≥5 是华法林相关脑出血的独立危险因素,严格控制抗凝治疗后 INR 值并不能降低出血风险。故在未评估患者 CAA 出血性影像学标志物负荷前开始抗凝治疗,是存在抗凝后脑出血风险的,该类型患者预后差,70% 以上的患者残疾或死亡。在老年人群中抗凝治疗之前,常规评估头磁共振成像以预测未来脑出血风险的成本与收益并无正式研究,其经济成本及获益并不明确,但对于存在认知功能下降或有脑出血病史的老年患者,抗凝启动前评估头磁共振扫描可能对抗凝治疗后出血风险评估具有临床意义。

(四)复发性脑出血的常见病因

脑出血复发率约为 3.8%,1 年内复发风险最高,复发性脑出血致死率高(17.6%~70%),故值得重视。基底节区及脑叶再出血最常见。目前认为脑淀粉样血管病及高血压是复发性脑出血(ICH)最主要原因。脑淀粉样血管病,是常见的复发性 ICH 病因,遗传型 CAA 即 ApoE *E2*、*E4* 等位基因型与 CAA 相关脑出血复发高度相关,复发率达 20.9%。散发性 CAA 相关脑出血复发率 8.9%。且 CAA 相关复发脑出血致死率高。脑微出血(CMB)负荷与脑出血复发正相关,并且增加了抗栓治疗相关性脑出血的发生风险。尤其是 CMB 个数 >5 时。高血压脑出血复发率高达 1.8%~10.3%,多发生于初次 ICH 后 22.5 个月内。复发主要原因为高血压控制不佳,出血以基底节(45%)、丘脑(33.8%)最为常见。其他常见病因包括:①血管结构性损伤,如海绵状血管瘤、动静脉发育畸形,可表现为同一部位或邻近部位反复出血,且多伴有痫性发作。②药物相关,如抗凝剂、抗血小板药物使用史等,为脑叶相关复发脑出血增加的独立危险因素。值得注意的是使用他汀类药物是否增加脑出血风险尚无定论。③系统性疾病。如血液病(血小板减少症、XII因子缺乏、肝硬化、肿瘤、肾衰等),该型复发性脑出血复发率高,且致死率高达 62.2%。

(倪 俊 朱以诚)

参 考 文 献

[1] 王全,朱以诚,倪俊.脑淀粉样血管病的影像学标志物及临床相关性研究进展.中国卒中杂志,2015,10(12):1026-1032.

[2] Greenberg S M, Charidimou A. Diagnosis of Cerebral Amyloid Angiopathy: Evolution of the Boston Criteria. Stroke, 2018, 49(2):491-497.

[3] DeSimone C V, Graff-Radford J, El-Harasis M A, et al. Cerebral Amyloid Angiopathy: Diagnosis, Clinical Implications, and Management Strategies in Atrial Fibrillation. J Am Coll Cardiol, 2017, 70(9):1173-1182.

病例 9 伴有皮质下梗死和白质脑病的常染色体显性遗传性脑动脉病

一、病历资料

(一)病史

患者女性,45 岁,因"发作性头痛 5 年、记忆减退 2 年,突发视物模糊 5 个月"就诊。

患者 5 年前出现间断头痛,左侧颞部为主,无放射,伴恶心、畏光,有时头痛发作前伴眼前闪光,持续 10 余分钟后缓解,继之出现头痛。头痛每次持续 2~3 小时可自行缓解,1~2 次 / 年,无明显诱因。2 年前逐渐出现记忆力下降,近记忆力受累为主,尚不影响工作。5 个月前无明显诱因突发视物模糊、扭曲,伴睡眠增多,无头痛、肢体麻木无力。当地医院头颅 MRI 示右侧丘脑、右侧胼胝体、右枕叶急性脑梗死,双侧颞极、侧脑室旁、皮质下多发白质高信号。为明确病因完善相关检查:头颅 MRA 示右侧大脑后动脉 P2 段重度狭窄 / 闭塞；抗心磷脂抗体（ACL）-IgG、IgM 阳性，抗核抗体 1：100 阳性。当地医院考虑不除外抗磷脂综合征，予华法林 3mg/ 次，口服，1 次 /d，抗凝（INR2.0~3.0），羟氯喹 0.2g/ 次，2 次 /d。患者视物异常逐渐缓解，多次复查 ACL 及 ANA 阴性，为进一步查因转至我院。

患者自诉 4 年前体检发现"脑脱髓鞘病变"（未见影像学及报告）；病后一直情况良好。2 型糖尿病病史 2 年，控制良好；高脂血症 12 年；孕 3 月余流产史。父 48 岁脑梗死，表现为"偏瘫"，后出现认知障碍，已故；有 1 兄 1 姐，其姐 42 岁时突发右侧肢体无力麻木，头颅 MRI 示左侧基底节区、侧脑室体旁急性脑梗死，双侧多发白质病变（图 1-3-7）；其兄体健。

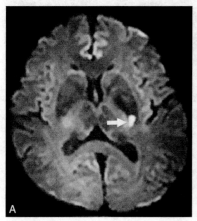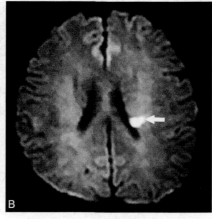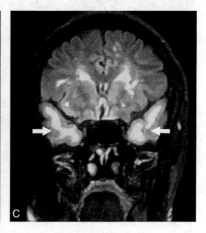

图 1-3-7 患者姐姐头颅 MRI

A、B. 左侧基底节区、侧脑室体旁急性脑梗死（箭）；C. 双侧多发白质高信号，双颞极受累明显（箭）。

（二）体格检查

体温：36.1℃，脉搏：72 次 /min，呼吸：18 次 /min，血压：121/83mmHg，心肺腹查体未见异常。

神经系统查体：神志清楚，认知功能减退（视空间与执行功能、语言流畅性、延迟记忆受损），脑神经相关体征阴性，四肢肌张力正常，四肢肌力 5 级，未见共济失调及不自主运动。深浅感觉正常，深浅反射对称，双侧病理征阴性。脑膜刺激征阴性。

简易智力状态检查量表（MMSE）29 分，蒙特利尔认知评估量表（MOCA）24 分。

（三）入院前辅助检查

1. 血常规、肝肾功能、凝血功能、电解质 未见异常。

2. 复查自身抗体、抗磷脂抗体 阴性。

3. 头颅 MRI 及 MRA（入院前 5 个月） DWI 见右侧丘脑、右侧胼胝体压部、右枕叶急性脑梗死；FLAIR 序列见双侧颞极、侧脑室旁、皮质下多发白质高信号（Fazekas 脑白质病变评分 2 分），双侧颞极受累。MRA 见右侧大脑后动脉 P2 段重度狭窄或闭塞（图 1-3-8）。

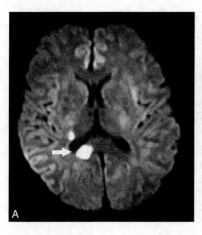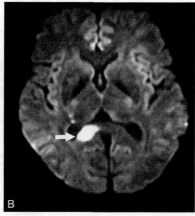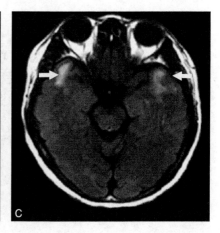

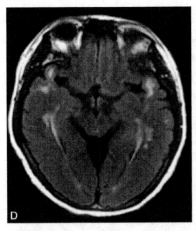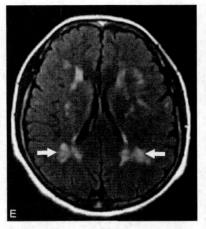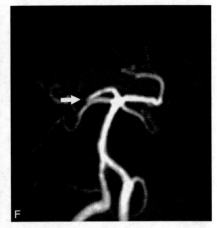

图 1-3-8 患者头颅 MRI+MRA

A、B. 右侧丘脑、右侧胼胝体压部、右枕叶急性脑梗死（箭）；C~E. FLAIR 见双侧颞极、侧脑室旁、皮质下多发白质高信号，双侧颞极受累（箭）；F. MRA 见右侧大脑后动脉 P2 段重度狭窄或闭塞。

二、病例分析

（一）病例特点

1. 中年女性，起病隐匿，慢性病程伴卒中样发作。

2. 临床表现分 2 组，一组为发作性头痛及隐匿出现的记忆减退；另一组为突发的视物模糊、视物变形。

3. 既往糖尿病、高脂血症史；孕早期胎停流产史；早发卒中家族史（父亲、姐姐），其姐头部 MRI 见双侧脑白质病变。

4. 查体认知功能减退（视空间与执行功能、语言流畅性、延迟记忆受损），无神经系统局灶体征。

5. 头颅 MRI 示右侧大脑后动脉供血区多发梗死灶，双侧多发白质高信号，颞极受累。MRA 示右侧大脑后动脉 P2 段重度狭窄或闭塞。

（二）诊断

1. 诊断

【定位诊断】认知功能减退，定位于皮质下白质联系纤维；视物模糊、扭曲变形，定位于枕叶、胼胝体等视交叉后的视放射纤维。病程中睡眠增多，结合影像学，考虑定位于丘脑。

【定性诊断】中年女性，慢性病程伴急性发作。临床上以头痛（先兆偏头痛/普通偏头痛）和隐匿出现的认知功能下降为主，伴卒中样发作。结合患者 MRI 可见多发白质高信号（双颞极受累）、血管周围间隙等脑小血管病（CSVD）影像表现，首先考虑脑小血管病。患者缺乏血管病危险因素（虽有糖尿病，但病程短且控制良好），加之其突出的早发卒中家族史，故病因上首先考虑遗传性脑小血管病；结合其临床症状以及常染色体显性遗传模式，考虑伴有皮质下梗死和白质脑病的常染色体显性遗传性脑动脉病（cerebral autosomal dominant arteriopathy with sub-cortical infarct and leukoencephalopathy, CADASIL）可能性大，完善 NOTCH3 基因检查有助明确诊断，必要时行皮肤活检。不典型之处在于其病程中急性卒中发作为大脑后动脉供血区多发梗死，而非经典脑小血管病的腔隙性卒中，因此不除外合并动脉粥样硬化性病变；然而患者血管病危险因素少，无外周动脉粥样硬化表现，大脑后动脉狭窄位于远端，非动脉粥样硬化的常见好发部位，需考虑特殊原因相关大血管受累，如 NOTCH3 突变导致嗜锇颗粒沉积，造成内皮细胞损伤从而加速动脉粥样硬化形成等。

思考1　临床何时需考虑 CADASIL 可能？

CADASIL 是目前已知最常见的单基因遗传性脑小血管病,呈常染色体显性遗传,以反复皮质下缺血性卒中、先兆性偏头痛、进行性血管性痴呆以及情感障碍为主要临床表现。所有致病基因突变携带者在 35 岁之后均出现不同程度的头部 MRI 改变,其中外囊、颞极以及额上回白质高信号被认为是此病的特征性改变。对于有典型 CSVD 临床表现(反复卒中发作、血管性认知功能下降、步态障碍、情感障碍)、伴或不伴偏头痛、明确神经影像改变(颞极和外囊区特征性白质高信号)或有阳性卒中/痴呆家族史的患者,尤其是缺乏高血压等血管危险因素的家系,需考虑 CADASIL 可能。

思考2　需注意与哪些遗传性 CSVD 鉴别？

1. *HTRA1* 杂合突变相关 CSVD　近年来发现 *HTRA1* 杂合突变亦为遗传性 CSVD 的重要病因之一。此病呈常染色体显性遗传模式,临床表现为伴有皮质下梗死和白质脑病的常染色体隐性遗传性脑动脉病(CARASIL)弱表型,起病晚,症状进展慢,头痛少见,CARASIL 相关神经系统外症状少见,头部 MRI 可见累及颞极的白质改变,需注意与 CADASIL 鉴别。

2. CARASIL　神经系统症状与 CADASIL 相似,亦可见累及颞极的对称性白质高信号,但此病为常染色体隐性遗传(*HTRA1* 基因纯合突变),父母多近亲血缘,罕见,且发病年龄更早(目前已报道病例的起病年龄为 25~32 岁),症状更重,进展更快,常合并突出的神经外症状(包括秃发及腰痛,常在 30 岁前出现),有助于鉴别。

3. 其他遗传性 CSVD　如 COL4A1 相关 CSVD(出血常见,影像多可见脑穿通畸形,可伴有眼前节发育异常、肾脏受累)、Fabry 病(遗传方式、皮肤、肾、周围神经)等多系统受累表现进行鉴别。

思考3　CADASIL 可否合并大血管狭窄？

由于 CADASIL 主要累及脑小动脉,脑中等及大动脉常被认为是正常的。然而研究发现,有 6.8%~26.8% 的 CADASIL 患者合并症状性脑大动脉狭窄,这部分患者与无脑大动脉狭窄的 CADASIL 患者间无明显性别、年龄、血管病危险因素和病程时间差异,部分患者甚至无血管病危险因素。对 1 例无血管病危险因素的日本 CADASIL 患者尸检发现其颅内大动脉多发粥样硬化性改变。但 CADASIL 所合并的脑动脉狭窄多见于直径相对较小的脑动脉,如 ACA(大脑前动脉)、AICA(小脑前下动脉)及 MCA(大脑中动脉)的 M1 远端、M2 段,而非颅内动脉粥样硬化的常见部位近端 MCA、近端 PCA(大脑后动脉)和基底动脉等,因此推测大动脉狭窄可能为 CADASIL 相关表现,不除外与嗜锇颗粒沉积相关内皮细胞损伤而加速动脉粥样硬化有关。

2. **入院诊断**　①脑小血管病(遗传性可能);②脑梗死(右侧丘脑、右侧胼胝体压部、右枕叶);③右侧大脑后动脉狭窄;④2 型糖尿病;⑤高脂血症。

(三)鉴别诊断

1. **其余病因所致脑小血管病**　需与脑小血管病的最常见形式,即高血压及年龄相关性脑小血管病相鉴别,本患者为中年女性,无高血压,可能性小。

2. 免疫疾病相关 患者曾有孕早期流产史,此次急性血管事件发病初期抗心磷脂抗体(ACL)阳性,曾考虑抗磷脂综合征(APS)。但后患者多次复查 ACL 阴性,不满足 APS 诊断标准。另外,一些结缔组织病,如红斑狼疮,亦可继发 APS,并导致脑白质病变。但患者病程中无口眼干、光过敏、皮疹、溃疡等免疫疾病症状,复查 ANA 阴性,不支持。

三、诊治及检查经过

(一)入院后进一步检查

入院后重点完善遗传性脑小血管病相关基因检测,同时根据以上鉴别诊断完善其他病因筛查。

1. 基因检查 患者 NOTCH3 基因 3 号外显子存在一处杂合突变(图 1-3-9,见文末彩图)c.245G>A(p.C82Y),家系验证结果显示其子及其姐均存在相同的杂合突变位点。

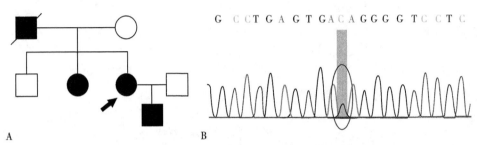

图 1-3-9 患者家系谱示意图及基因检查结果

A. 家系谱示意图,箭示该患者;B. 患者变异位点 Sanger 测序图 .chr19:15303283 存在 c.245G>A 的杂合突变。

2. 抗磷脂抗体谱、抗核抗体、抗 ENA 抗体、抗中性粒细胞胞质抗体 阴性。

3. 头颅 MR SWI 序列 未见明显微出血。

(二)入院后诊疗经过

1. 明确诊断 结合患者临床症状、遗传学检查,并排除抗磷脂抗体综合征等其他疾病可能后,最终诊断为 CADASIL。

2. 治疗 患者抗磷脂综合征诊断证据不足,停用羟氯喹及华法林治疗,行脑血管病二级预防(控制血糖、血脂,予阿司匹林肠溶片 100mg 口服,每日一次,阿托伐他汀钙片 20mg 口服,每日一次)。

思考 4 如何解读基因检查结果?CADASIL 中基因筛查及皮肤活检均具诊断意义,临床该如何选择?

目前基因检查是 CADASIL 诊断的"金标准"。位于 19p13 的 NOTCH3 基因是 CADASIL 的致病基因。该基因包含 33 个外显子,编码一个包含 2 321 个氨基酸的单次跨膜受体,该受体主要表达于血管平滑肌细胞,包括一个细胞外结构域、一个跨膜结构域和一个细胞内结构域,其中细胞外结构域包含 34 个表皮生长因子重复序列(EGFr)(由 2~24 号外显子编码),每一个 EGFr 都包含 6 个半胱氨酸残基,形成 3 个二硫键,以构成正确的空间形态。多认为使任一 EGFr 内半胱氨酸残基数目改变(变为 5 或 7 个),从而导致二硫键形成异常的 NOTCH3 突变为 CADASIL 典型致病突变,多为错义突变,也有小的框内缺失、插入或剪切位点突变。

需注意的是,研究发现一些 NOTCH3 突变虽然不导致半胱氨酸残基数目改变,仍为 CADASIL 的高致病可能突变(如 p.R75P、p.D80G 和 p.G73A),其致病性可能与突变受体胞外结构域的聚集倾向增强和诱导细胞凋亡、降低细胞活力等功能相关。当在高度怀疑 CADASIL 的患者中查到此类突变时,需排除基因多态性,并结合皮肤活检、家族共分离现象分析来进行解释。

在进行基因检查时,需考虑伦理问题。不推荐对 CADASIL 患者亲属常规进行基因检查,但对有遗传咨询需求的患者应给予帮助。不推荐对患者的未成年亲属进行基因检查。对有生育要求,并希望进行子代生育选择的患者,医生可以提供帮助。对于仅仅有先兆性偏头痛,伴 MRI T_2 加权像上高信号,而无家族史的患者是否进行 *NOTCH3* 基因筛查有一定的争议。除非患者强烈要求进行基因筛查,否则不作为常规检查。这是因为偏头痛患者脑白质改变较为常见,尤其是伴有先兆的偏头痛。CADASIL 患者从发生伴先兆的偏头痛到首次卒中发作或者出现认知障碍,可以有长达 30 年的间隔期,而鉴于 CADASIL 目前尚缺乏特异性治疗,早期进行基因筛查诊断后临床意义有限。

CADASIL 的血管病变是一种非动脉硬化、非淀粉样动脉病变,除影响脑小动脉外,亦累及内脏、肌肉、皮肤、眼底等部位小动脉。皮肤活检示血管平滑肌细胞表面 *NOTCH3* 免疫染色阳性,电镜下血管平滑肌细胞基底膜和周围的细胞外基质见嗜锇颗粒(GOM)沉积,为 CADASIL 的特征性病理表现,其特异性为 100%,灵敏度 ≤96%。随着基因诊断技术的发展,且皮肤活检为有创性检查,目前仅在下列 2 种情况时建议进一步皮肤活检:①临床和影像高度提示 CADASIL,但是 *NOTCH3* 基因筛查(2~24 号外显子)阴性;②*NOTCH3* 基因筛查发现未知的变异,尤其不累及半胱氨酸残基者。

四、讨论和展望

(一) CADASIL 血管源性白质高信号的病理生理机制

血管源性白质高信号是脑小血管病最常见的影像标记之一,但其病理表现多样化,病理生理机制尚不完全清楚,慢性缺血是长期以来广为接受的病因之一。研究显示在衰老相关的脑小血管病人群中白质高信号体积与脑体积负荷相关,而 CADASIL 患者队列中白质高信号则与脑体积正相关,提示各种原因导致的血管周围间隙扩大、慢性渗漏、组织间液引流不充分,可能导致 CADASIL 患者脑含水量增加、脑体积增加,并参与白质高信号的形成。动物模型显示在 CADASIL 病程早期即存在白质水肿;病理研究也发现颞极白质高信号在病理上为大量血管周围间隙,支持以上假说。然而 CADASIL 患者不同部位的血管周围间隙与白质高信号体积的关系不一致,颞极血管周围间隙负荷与白质高信号体积正相关,提示不同部位的白质高信号的发病机制存在差异。新近研究显示,CADASIL 患者特征性(颞极、外囊、额上回)白质高信号与非特征性白质高信号在 7TMR 上弛豫时间不一致,进一步验证了该假说。此外也有研究显示小静脉病变可能亦参与 CADASIL 患者白质高信号的形成。

(二) 如何解释 CADASIL 患者临床影像异质性

CADASIL 是一种早发 CSVD,但患者的临床表现、病程具有高度异质性,即使在同一家系内差异也很大:部分患者直至 70 岁才出现症状,而部分患者在 50 岁前已严重致残;发病年龄与临床进展速度无相关性。研究表明,CADASIL 临床及影像异质性可能与不同的病理突变位点有关。两项大型研究表明,与携带编码第 7~34 号 EGFr 区域病理性突变的患者相比,携带编码第 1~6EGFr 区域突变的 CADASIL 患者卒中发病更早、白质高信号负荷更重,临床预后更差。多个研究显示,突变位于 4 号外显子的患者白质改变累及颞极的比例更高。GWAS 研究发现 *NOTCH3* 突变之外的多种突变负荷对 CADASIL 患者的白质高信号负荷存在影响,这或许可部分解释携带同一突变的 CADASIL 患者间临床影像表现的差异性。

总之,目前对于 CADASIL 的认识仍有许多未知之处,包括 *NOTCH3* 突变确切的发病机制,CADASIL 患者临床影像异质性的原因,不同部位白质高信号的病理生理机制的差异及其原因,NOTCH3 在散发性 CSVD 和衰老相关 CSVD 中的作用,等等;亟待进一步的基础和临床研究阐明,从而寻求针对性的治疗靶点。

(姚　明　朱以诚)

参 考 文 献

[1] Liu J Y, Zhu Y C, Zhou L X, et al. HTRA1-related autosomal dominant cerebral small vessel disease. Chin Med J (Engl), 2020, 134 (2): 178-184.
[2] Tikka S, Baumann M, Siitonen M, et al. CADASIL and CARASIL. Brain Pathol, 2014, 24 (5): 525-544.
[3] Choi E J, Choi C G, Kim J S. Large cerebral artery involvement in CADASIL. Neurology, 2005, 65 (8): 1322-1324.
[4] Muiño E, Gallego-Fabrega C, Cullell N, et al. Systematic Review of Cysteine-Sparing NOTCH3 Missense Mutations in Patients with Clinical Suspicion of CADASIL. Int J Mol Sci, 2017, 18 (9): 1964.
[5] Ling Y, De Guio F, Jouvent E, et al. Clinical correlates of longitudinal MRI changes in CADASIL. J Cereb Blood Flow Metab, 2019, 39 (7): 1299-1305.

第四节　眩　晕

病例 10 中枢性眩晕

一、病历资料

（一）病史

患者男性，52 岁，因"突发头晕伴耳鸣 11 天，加重伴行走不稳 7 天"就诊。

患者入院 11 天前站立时突发头晕，表现为昏沉感，伴右耳持续性耳鸣，与体位改变无关，无听力下降，无视物旋转、成双，无恶心呕吐，无肢体无力及行走不稳，无饮水呛咳等，症状持续不缓解，但不影响生活。曾就诊于外院，头部磁共振检查未见异常。予止晕对症治疗（具体不详）。7 天前醒后头晕症状加重，表现为视物旋转，右耳耳鸣加重，右耳听力下降至无法闻及外界声音，伴恶心呕吐数次，为非喷射性呕吐，呕吐物为胃内容物，伴行走不稳，向右倾倒，无法走直线，症状持续不缓解，就诊于外院耳鼻喉科，考虑"突发性聋"，给予对症止晕、泼尼松 40mg/d、抑酸护胃、补钾补钙以及改善循环治疗，1 天后眩晕及行走不稳症状有所改善，但遗留头部昏沉感及右耳听力下降。4 天前完善头部磁共振检查，提示右侧小脑中脚（又称脑桥臂）及右侧小脑半球梗死，为进一步诊疗入院。起病以来，精神较弱，进食少，睡眠正常，二便正常，体重无减轻，无发热等。

高血压 10 多年，规律服药，平时血压控制正常。否认糖尿病、心脏病病史。吸烟史 10 年，20 支 /d，已戒 10 年；饮酒史 10 年，偶饮酒，未戒。否认食物、药物过敏史。无家族遗传病史。

（二）体格检查

体温：36.0℃，脉搏：78 次 /min，呼吸：18 次 /min，血压：152/104mmHg。心肺腹查体阴性。

神经系统查体：神志清楚，言语清晰，高级皮质功能正常。双侧瞳孔等大等圆，直径 3mm，直接及间接对光反射灵敏，眼正中位自发性左向水平略旋转性眼震，（医生检查角度）凝视性眼震：双眼向左注视左向水平眼震，向右注视右向水平眼震，向上注视上跳性眼震，平稳跟踪试验可见齿轮样扫视，扫视试验双侧过冲，头脉冲试验阴性，转变前庭眼反射（VOR）抑制失败，双侧面部针刺觉对称，双侧角膜反射正常引出，双侧咀嚼对称有力。双侧额面纹对称，伸舌居中，饮水无呛咳，咽反射正常，粗测听力右耳下降，林纳试验左侧气导 > 骨导，右侧未引出，韦伯试验偏左，双侧软腭上抬有力，双侧咽反射减退。双侧转颈耸肩有力，伸舌居中，未见舌肌纤颤。四肢肌容积正常，四肢肌力 5级，肌张力正常，四肢腱反射对称引出，双侧巴宾斯基征、普谢普征阴性。双侧指鼻、跟 - 膝 - 胫试验稳准，闭目难立征阴性，走直线不能，向右侧偏斜。双侧针刺觉及音叉振动觉对称。脑膜刺激征阴性。

（三）辅助检查

1. **血常规** 白细胞绝对值 $11.52 \times 10^9/L [(4 \sim 10) \times 10^9/L]$，中性粒细胞绝对值 $7.88 \times 10^9/L [(1.8 \sim 6.3) \times 10^9/L]$，余正常范围。

2. **电解质、肝肾功能、同型半胱氨酸** 正常。

3. **眼震电图（病后 9 天）** 扫视试验正常；自发性顺时针旋转性眼震（医生检查角度）；向各方向凝视均可见左向和顺时针旋转性眼震（医生检查角度）；视跟踪试验Ⅲ型；摇头试验提示变为右向水平眼震；考虑中枢性眼震。

4. **头颅 MRI+MRA（病后 8 天）** 右侧小脑半球后下部内侧及右侧小脑中脚可见点片状长 T_1、长 T_2 信号，FLAIR 呈稍高信号，右侧脑沟及第四脑室受压变窄，DWI（$b=1\,000$）高信号，ADC 值稍低边界模糊，SWI 显示右侧小脑半球散在低信号。诊断急性期梗死灶伴出血转化，右侧小脑前下动脉未见显示（图 1-4-1）。

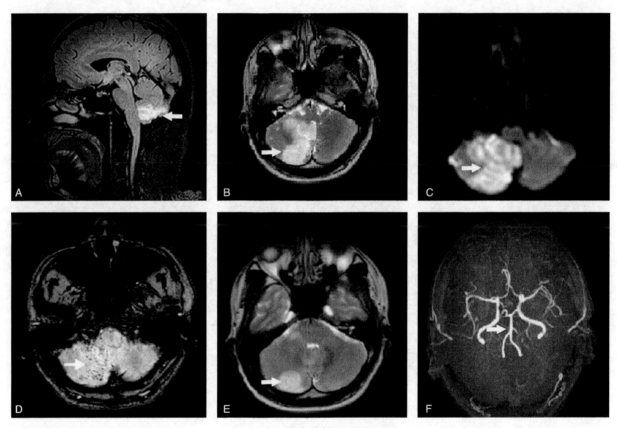

图 1-4-1 患者头颅 MRI+MRA

A. T_2 矢状面示小脑半球片状长 T_2 信号影（箭）；B. T_2 横断面右侧小脑半球可见片状长 T_2 信号影，第四脑室受压变窄（箭）；C. DWI 序列示右侧小脑半球片状高信号影，第四脑室受压变窄（箭）；D. SWI 序列右侧小脑半球可见散在点状低信号（箭）；E. T_2 序列右侧小脑中脚、右侧小脑半球可见片状长 T_2 信号影（箭）；F. MRA 右侧小脑前下动脉未见显示（箭）。

思考 1 中枢性眼震的特点是什么，常见于哪些解剖结构损坏？

中枢前庭系统包括由迷路至脑（包括脑干、小脑、丘脑、前庭皮质及皮质下结构）传导通路。与眩晕眼震相关的重要结构包括前庭神经核、脑桥延髓交界区第八对脑神经入口区、延髓背外侧、脑桥旁正中区、中脑、大脑脚、小脑绒球小结叶、蚓垂等。

　　脑干病变的眼震特点及损害部位为①自发性眼震：可以表现为水平单向眼震、垂直眼震、旋转眼震、摆动眼震、跷跷板式眼震等。②凝视诱发眼震：即患者无法把将眼球固定在侧向凝视眼位上，在向左/右变换注视方向时，眼震方向变化。纯粹的水平凝视眼震常常起源于脑桥损伤。③上跳性眼震（upbeat nystagmus，UBN）：绝大多数发生在脑干受损，延髓中线旁、中脑的损伤常见。④下跳性眼震：主要由于脑干和小脑损伤所致。⑤摆动性眼震（pendular nystagmus）、跷跷板式眼震（seesaw nystagmus）可见于延髓到中脑上部的脑干病变。

　　小脑病变的眼震特点及损害部位为①自发性眼震：除了摆动眼震、跷跷板式眼震常见于脑干卒中外，其他类型的自发性眼震与脑干卒中的眼震形式基本相同。②凝视诱发眼震：单向凝视诱发性眼震（gaze-evoked nystagmus，GEN）的责任病灶通常与中线和下部小脑结构（蚓垂体、小舌叶、小脑扁桃体、二腹小叶和下半月小叶）的受损有关。③摇头性眼震：常提示小舌叶、绒球小结叶和扁桃体下部损害。④下跳性眼震：常见于小脑，与双侧小脑绒球损伤有关，也可见于延髓中线旁或脑桥损害。

　　思考2　如何进行眩晕患者的眼震查体？

　　直接观察患者注视正前方或令患者追随检查者手指向8个方向移动眼球时的眼球震颤（以下简称眼震）情况，包括左右、上下、左右侧斜上和左右侧斜下及原位（正中注视位）9个眼位。有时需进行交叉覆盖试验检查。

　　检查眼震时应注意下列情况：①是隐性或潜伏性还是显性眼震；②眼震是共轭性（即双侧眼球的运动方向和频率一致），还是分离性；③眼震的类型、方向、强度等；④有无休止眼位。

　　眼震根据有无快慢相可分为跳动性眼震和摆动性眼震。跳动性眼震类型包括水平型、垂直型、旋转型、混合型（多为水平旋转型）。跳动性眼震以眼震的快向方向定为眼震方向。

　　眼震的强度分为3度。1度：仅在注视快相方向时观察到眼震。2度：眼震快相方向和原位固视均可观察到眼震。3度：快相方向、原位和慢相方向固视时均可观察到眼震。

　　备注：多以患者角度描述眼震方向。

　　思考3　患者首次头颅磁共振检查阴性，第二次（发病8天后）头颅磁共振检查提示急性脑梗死，提示我们什么？

　　前庭小脑结构主要由小脑后下动脉（posterior inferior cerebellar artery，PICA）供血，因此PICA供血区脑梗死患者主要表现为头晕/眩晕和失衡。PICA内侧支梗死的患者，通常无典型小脑体征（如构音障碍和肢体/躯干共济失调），这类患者NIHSS可能为0分。临床上仅表现为急性孤立性眩晕的患者，若视频眼震电图发现异常眼动，如方向变化性凝视性眼震、扫视或跟踪试验异常，即使疾病早期颅磁共振DWI检查为阴性，也应24~48小时后复查磁共振。此例患者病初仅表现为头晕和右耳鸣（但未查纯音测听），不除外为右侧小脑后下终末动脉的迷路动脉供血区缺血，故DWI未显示梗死。

二、病例分析

（一）病例特点

1. 中年男性，急性病程，进行性加重。
2. 既往吸烟饮酒、高血压病史。

3. **临床表现**　患者发病初期表现为站立时突发头晕,以昏沉感为主,伴右侧持续性耳鸣,但无听力异常,数天后头晕症状加重,表现为天旋地转感,伴右耳鸣及右耳听力下降,出现严重恶心呕吐,出现平衡障碍,表现为行走不稳,身体向右倾倒,走直线不能。

4. **查体**　双眼左右凝视可见方向改变的水平性眼震,及垂直性眼震;水平跟踪及扫视试验异常,头脉冲试验阴性,右耳神经性聋;闭目难立征阴性,直线行走不能。

5. **头颅 MRI**　可见右侧小脑半球后下部内侧及右侧小脑中脚急性期梗死灶伴出血转化,右侧小脑前下动脉未见显示。

（二）诊断及诊断依据

1. **诊断**

【定位诊断】患者主要表现为头晕,伴视物旋转、行走不稳,查体可见凝视性眼震、不能走直线,与前庭小脑、脑干及其联系纤维受累有关。患者伴右耳听力下降,查体林纳试验左侧气导＞骨导,右侧未引出,韦伯试验偏向左侧提示右耳神经性聋,考虑右侧蜗神经核团及其联系纤维受累。结合影像学检查判断病变累及右侧小脑中脚、右侧小脑半球。上述区域由小脑前下动脉及小脑后下动脉供血,故定位椎基底动脉系统。综上所述,定位考虑为椎基底动脉系统（小脑前下动脉及小脑后下动脉）。

【定性诊断】患者为中年男性,吸烟饮酒和高血压病史,急性起病,表现为突发眩晕、视物旋转、听力下降;查体显示凝视性眼震,右侧神经性耳聋,躯干共济失调等局灶性神经系统缺损症状体征;影像学显示右侧小脑半球及右侧小脑中脚点片状长 T_1 长 T_2 信号,FLAIR 呈稍高信号,DWI（b=1 000）高信号,ADC 值稍低边界模糊,SWI 显示右侧小脑半球散在低信号提示急性期梗死灶伴出血转化。定性诊断缺血性脑血管病（脑梗死）。

【病因诊断】该患者既往存在吸烟、饮酒及高血压史,均为动脉粥样硬化危险因素,故病因首先考虑为大动脉粥样硬化性可能性大。由于累及两个后循环血管供血区（右侧 AICA 和 PICA）,发病机制考虑栓子脱落所致栓塞,进一步行主动脉弓上 CTA 检查右侧椎动脉 V4 段以下部位、主动脉弓以及排除心脏等来源的栓子。

2. **入院诊断**　①脑梗死（椎基底动脉系统,大动脉粥样硬化型）;②感觉神经性耳聋（右耳）;③高血压病（3 级,极高危）。

（三）鉴别诊断

本例患者应与心源性栓塞相鉴别。心源性栓塞一般急性起病,症状起病即达高峰,症状持续不缓解。患者常合并心脏结构、功能性疾病,如房颤、卵圆孔未闭等。影像学上,患者病灶呈多时间、多空间特点,即累及多个血管供血区、病灶新旧不一。此患者急性起病,影像学不支持,且患者否认心脏结构功能性疾病,故患者考虑心源性栓塞可能性小。但仍需完善超声心动图、心电图等相关检查明确病因。

三、诊治及检查经过

（一）入院后治疗

1. 低盐低脂饮食,戒烟戒酒健康宣教。

2. 患者入院时已错过溶栓时间窗,开启缺血性脑卒中急性期治疗,考虑梗死伴出血转化,给予阿司匹林 100mg,口服,每日 1 次,以及阿托伐他汀 40mg,口服,每日 1 次,强化降脂,稳定斑块治疗。

3. 患者入院后监测血压稍高,考虑脑梗死急性期,暂观察,暂未予降压治疗。

4. 患者入院后发现血糖增高,多次餐后 2 小时血糖 >11.1mmol/L,考虑 2 型糖尿病诊断明确,加用二甲双胍 500mg 口服,每日 3 次,控制血糖。

（二）进一步检查

1. **凝血功能**　正常范围。

2. **甲状腺功能** 正常范围。

3. **甲状旁腺激素、抗心磷脂抗体谱、易栓症筛查、狼疮抗凝物、自身抗体谱、甲状腺功能、补体 C3、补体 C4、肿瘤标志物、抗中性粒细胞细胞质抗体检测** 均正常。

4. **眼震电图（病后 12 天）** 扫视试验正常；存在自发旋转性眼震；向上注视时存在旋转性眼震；视跟踪试验Ⅲ型；摇头试验提示存在水平向左眼震；考虑中枢性眼震。

5. **纯音测听** 右耳全聋，左耳正常。

6. **颈部血管超声** 双侧颈动脉内 - 中膜增厚伴斑块形成（考虑非易损性斑块）；左侧颈内动脉起始处狭窄（狭窄率 50%~69%）；右侧锁骨下动脉起始处内 - 中膜增厚。

7. **经颅多普勒** 左侧颈内动脉颅外段狭窄；TCD 发泡试验阴性。TCD 微栓子监测阴性。

8. **主动弓超声、超声心动图、24 小时动态心电图** 正常。

9. **头颈 CTA** 左侧颈内动脉起始处重度狭窄，双侧椎动脉起始处狭窄及左侧 V4 段管腔轻度狭窄（图 1-4-2）。

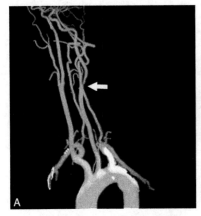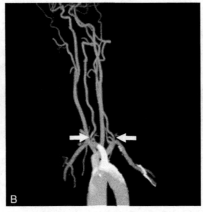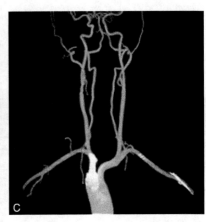

图 1-4-2 患者头颈 CTA

A. 左侧颈内动脉起始处重度狭窄（箭）；B. 双侧椎动脉起始处狭窄（箭）；C. 左侧 V4 段管腔轻度狭窄。

（三）病因总结及预后

根据患者心脏相关检查结果，可排除主动脉弓及心脏来源栓子。血管检查可见左侧颈内动脉起始处重度狭窄，双侧椎动脉起始处及 V4 段管腔轻度狭窄；颈部血管超声提示左侧颈内动脉起始处狭窄（狭窄率 50%~69%）。考虑右侧椎动脉起始处及 V4 段管腔轻度狭窄处可能为动脉源性栓子来源，而左侧颈内动脉狭窄非本次脑梗死责任血管，为无症状性狭窄，介入会诊后建议先保守治疗，定期评估。住院期间患者头晕逐渐减轻，行走不稳改善，可走直线，右耳听力无恢复。

四、讨论及进展

（一）中枢性血管源性眩晕的解剖定位

小脑卒中是中枢性血管性眩晕综合征的常见病因。有研究显示约 11% 的仅表现为孤立性眩晕的患者最终确诊为小脑卒中。小脑主要由小脑后下动脉（posterior inferior cerebellar artery，PICA）、小脑前下动脉（anterior inferior cerebellar artery，AICA）和小脑上动脉（superior cerebellar artery，SCA）供血。与眩晕眼震相关的重要结构有小脑绒球小结叶、蚓垂等，这些部位为前庭小脑结构，主要由 PICA 供血。因此 PICA 供血区脑梗死患者主要表现为头晕 / 眩晕和失衡。PICA 内侧支梗死的患者，通常无典型小脑体征（如构音障碍和肢体共济失调），这类患者 NIHSS 可能为 0 分，因此需要进行详细的神经学评估。约 17% 的 PICA 供血区梗死患者表现为类似急性前庭外周病变的特点。一项研究纳入了 72 例小脑梗死患者，大多数为 PICA 区域梗死，这些患者中 39% 存在自发性眼球震颤。虽然 71% 的患者存在严重失衡，54% 的患者存在方向变化性凝视性眼震，但这些症状和体征的敏感性和特异性并不理想,并且仅有一半左右的患者出现中枢性前庭功能障碍的表现。此外单向凝视诱发性眼震涉及的结构包括蚓锥体、蚓垂、小脑扁桃体等部位,出现凝视诱发眼震也可能是中线和小脑下部结构损伤的一种征兆。

AICA 为外周和中枢前庭结构供血,包括内耳、背外侧脑桥、小脑中脚等部位。因此,AICA 梗死通常会导致外周和中枢前庭病变的表现。AICA 供血区梗死典型临床表现为眩晕、呕吐(前庭神经核)、病灶同侧小脑型共济失调(小脑中脚,桥 - 小脑束)、耳聋耳鸣(听神经核、听神经)、周围性面瘫(面神经核及其根受累)、病灶同侧面部痛觉 / 温度觉减退(三叉神经脊束核)、病灶对侧躯体痛觉 / 温度觉减退(脊髓丘脑束)、同侧霍纳征(网状结构交感神经下行纤维),可波及皮质脊髓束、脑干旁正中网状结构、延髓。虽然比 PICA 梗死少见,但 AICA 梗死可导致突发性眩晕和同侧感觉神经性耳聋,这是由于迷路动脉供应的前庭蜗神经和内耳缺血造成的。在梗死急性期检测到的听力损失通常会随时间推移而恢复。内耳功能障碍可能会在 AICA 供血的小脑组织发生梗死之前出现,可能是由于内耳或脑干前庭结构对缺血的耐受性相对更脆弱。然而,AICA 供血区梗死的诊断,尤其是当内耳梗死以外的症状和体征不存在或不明显时,对临床医生仍然是一个挑战。

由于 SCA 为中脑尾部和小脑后部供血,因此 SCA 供血区的梗死可以观察到同侧滑车神经麻痹、霍纳综合征和对侧共济失调。然而,在 SCA 梗死中,中脑受累是罕见的,并且 SCA 梗死患者很少同时出现滑车神经麻痹 + 霍纳综合征 + 共济失调的典型表现。SCA 供血区的小脑梗死很少引起眩晕,因为由 SCA 供血的小脑上部并没有和前庭显著有关系的结构。然而,最近的一项研究显示,大约一半的孤立性 SCA 供血区梗死患者有眩晕症状,并且 27% 的患者可出现自发性眼震或凝视诱发眼震,可见 SCA 梗死的眩晕和眼震比以往人们认为的更常见。单侧 SCA 内侧支梗死可引起眼球向对侧扫视过冲、向同侧扫视欠冲,并可引起同侧肢体辨距不良。单独累及小脑上脚的梗死患者则表现为眼部扭转、轻度构音障碍、同侧肢体共济失调等症状,但没有眼球异常扫视的症状。

(二)中枢性血管源性头晕 / 眩晕的识别

当急性持续性头晕患者存在以下红色预警指标时,提示中枢性血管源性眩晕可能,包括:高风险因素(如高龄、血管危险因素、既往卒中或冠心病);出现吞咽困难、发音困难、构音障碍、复视、垂直或凝视性眼震、眼偏斜、头脉冲试验阴性、突发性听力下降或耳鸣、共济失调或严重平衡障碍;伴随急性枕部或肩部疼痛(需除外椎动脉夹层)。单纯表现为孤立性眩晕的患者,应首先寻找中枢受损的证据,如高级皮质功能包括智能、精神异常,视野和共济运动等方面的评价;同时,应注意听力下降或耳鸣等症状。规范地掌握一些眩晕查体可能有助于鉴别中枢性及周围性眩晕。有研究显示,在 PICA 供血区梗死引起孤立性眩晕的患者中,床边头脉冲试验检查结果总是阴性的。即如果头脉冲试验阴性,而存在方向变化性眼球震颤及眼偏斜反应,提示后循环卒中,敏感性可高达 90%。此外,一些急性眩晕的研究也显示,眼震或行走不稳有助于诊断卒中。因此,正确规范的眩晕查体可能有助于诊断超急性期脑干及小脑梗死。

(三)眩晕床旁查体及异常眼征的识别

一些特异性较强的检查,如位置试验及摇头试验等可以用于眩晕患者的初筛,以确定是否为前庭通路受损;如头脉冲试验、原地踏步试验及温度试验等,异常常提示外周受损可能性大;HINTS,全称为头脉冲 - 眼震 - 扭转偏斜检查(head impulse, nystagmus, test of skew),在鉴别 PICA 供血区小脑梗死和内耳疾病中有很大作用。而眼球运动检查,尤其一些特殊异常眼征的识别同样有助于寻找前庭中枢通路受损的证据,如眼偏斜反应(OTR)、方向变化性凝视性眼震、扫视过冲或欠冲、平滑跟踪试验异常、固视抑制失败等,常提示中枢受损可能性大。有助于中枢性血管源性眩晕的诊断。本例患者在入院后查体发现,患者存在中枢受损的证据,自发旋转性眼震及方向变化性凝视性眼震(小脑脑干受累)、走直线不能(前庭 - 小脑受累)、听力下降(耳蜗神经受损),同时复查头颅 MRI 检查后提示小脑及小脑中脚梗死,最终得以确诊。

思考 4　有助于识别孤立性中枢性眩晕的重点体格检查有哪些?

孤立性眩晕是指患者表现为发作性或持续性眩晕,可伴有自主神经功能紊乱如恶心、呕吐、多汗、心慌以及腹泻等,而不伴有其他神经系统症状或体征(眼震除外),如面部、肢体麻木、无力,复视以及构音障碍等。由于急性期眩晕患者恶心呕吐症状严重,有时难以配合全面的体格检查,掌握重点查体有助于快速鉴别中枢疾病导致的急性或发作性前庭综合征,床旁眼动检查尤其应关注。HINTS 有助于医生区分良性内耳疾病和危险的中枢疾病。如患者无法配合头脉冲试验或摇头试验,此时观察眼球运动(平稳跟踪和扫视运动)和眼球震颤尤为重要。水平方向变化性凝视性眼震、垂直性凝视性眼震、扭转性眼震(尤其不同方向凝视时扭转方向变化的眼震)常提示脑干(脑桥或延髓)或小脑病变。对于发作性眩晕患者,霍尔派克冷热试验诱发的上跳扭转型眼震常提示良性阵发性位置性眩晕,而对于急性持续性眩晕患者,相同的上跳扭转型眼震可能提示中枢性病变,通常为脑干卒中。因此,区分临床症状的同时,正确地解释查体结果也很重要。粗测听力简便易行,有助于发现突发听力下降的情况。此外,需注意姿势平衡障碍,急性脑干或小脑病变的患者姿势步态不稳较前庭外周病变更为严重。大多数脑干或小脑急性病变的患者都有姿势不稳的表现,因此,急性头晕/眩晕伴严重姿势不稳的患者,应尤为注意。

思考 5　HINTS 包括哪些内容,在急性持续性眩晕患者的诊断中有何临床价值?

HINTS,全称为头脉冲 - 眼震 - 扭转偏斜检查,由三部分组成,包括水平方向头脉冲试验(也称甩头试验)、眼震和眼偏斜反应。水平方向头脉冲试验阴性、出现随凝视方向改变而方向变化的眼震和眼偏斜反应阳性提示脑干或小脑病变,对于急性持续性眩晕患者常提示后循环卒中可能,需要进一步完善磁共振检查,尤其 DWI 和 ADC 序列。眼偏斜反应的灵敏度较差(30%),但对脑干病变特异性高(98%)。

思考 6　头脉冲试验如何操作? 临床意义是什么?

受试者取坐位、头前倾30°,测试者面向受试者,双手固定其头部,要求受试者双眼固视前方,以测试者鼻部为视靶。检查者以连续不断的、突然的、尽可能快的速度将受试者头部向两侧甩动,角度为 15°~30°,尽可能使受试者无法预测头部甩动方向和试验开始时间。甩动停止后,观察受试者眼球运动情况。

临床意义:头脉冲试验又称甩头试验,主要用于评估受试者双侧前庭眼反射是否对称,进一步判断是否有单侧高频段前庭功能下降。在水平方向进行的甩头试验,主要测试双侧水平半规管的功能状态。例如,当头部向左侧甩动时,双侧眼球出现同时向右的纠正性扫视运动,说明左侧甩头试验阳性,常提示左侧水平半规管功能(高频)下降(即提示前庭周围性异常)。

(鞠 奕 赵性泉)

参 考 文 献

[1] Lee H, Sohn S I, Cho Y W, et al. Cerebellar infarction presenting isolated vertigo: frequency and vascular topographical patterns. Neurology, 2006, 67(7): 1178-1183.

［2］Huh Y E, Kim J S. Patterns of spontaneous and head-shaking nystagmus in cerebellar infarction: imaging correlations. Brain, 2011, 134（Pt 12）: 3662-3671.

［3］Chen L, Todd M, Halmagyi G M, et al. Head impulse gain and saccade analysis in pontine-cerebellar stroke and vestibular neuritis. Neurology, 2014, 83（17）: 1513-1522.

［4］Lee H, Kim H A. Nystagmus in SCA territory cerebellar infarction: pattern and a possible mechanism. J Neurol Neurosurg Psychiatry, 2013, 84（4）: 446-451.

病例 11　前庭周围眩晕与前庭中枢眩晕共病

一、病历资料

（一）病史

患者女性，62 岁，因"发作性眩晕、头痛、左耳闷堵感 3 年，加重 2 个月"就诊。

患者 3 年前起无明显诱因出现发作性眩晕，视物旋转，持续数分钟至数小时，多数持续 1~2 小时，每 3~8 个月发作 1 次，发作前后或发作中可伴数分钟至数十分钟右侧颞部搏动性跳痛、左耳闷堵感、恶心，偶有呕吐，头动时眩晕加重，无耳鸣、无明显听力下降，静脉使用药物（具体不详）治疗，眩晕症状可缓解。2 个月前发作次数明显增多，发作期及发作间期口服甲磺酸倍他司汀，仍每月发作 2~3 次，伴左耳高调耳鸣、耳闷堵及轻度听力下降，眩晕缓解后耳鸣减轻，左耳闷堵感、听力下降自觉缓解。眩晕发作时无意识丧失，无黑蒙、视物模糊、复视、双眼红肿，无耳痛、耳部流脓，无畏声畏光，无口角歪斜及面部麻木，无声嘶、吞咽困难、无肢体无力或感觉障碍，无颈痛，无屏气、无咳嗽、强声或磕碰诱发眩晕，无猝倒发作。起病以来，精神睡眠尚可，食欲、二便正常。

患者自幼晕车。发作性右颞部为主的搏动性跳痛 40 余年，发作时怕光，喜黑暗安静环境，持续数小时至 1 天不等，严重时恶心、呕吐，影响工作，发作前无先兆症状，发作间隔不定，频繁时可每天数次，自服布洛芬等止痛药治疗可缓解，每年发作 1 次或数次不等。否认头痛家族史。否认高血压、糖尿病、脑梗死、冠心病、免疫系统疾病史。否认头部外伤及耳部手术史。无明确家族遗传病史。

（二）体格检查

体温 36.2℃，脉搏 76 次 /min，呼吸 18 次 /min，血压 136/78mmHg，心肺腹查体未见异常。

神经系统查体：神清，口齿清晰，高级皮质功能正常。双侧瞳孔等大等圆，直径 3mm，直接、间接对光反射灵敏，自发性右向水平眼震，向右注视时眼震增强，眼偏斜试验阴性，双侧鼓膜完整，粗测听力左耳较右耳差，林纳试验双侧气导＞骨导，韦伯试验偏右，伸舌居中，双侧软腭对称，面部及肢体触觉、痛觉、温度觉正常，四肢肌力 5 级，肌张力正常，双侧腱反射对称适中，双侧病理征未引出。双侧指鼻试验、跟 - 膝 - 胫试验稳准。闭目难立征睁眼正常，闭眼向左侧倾倒，原地踏步试验阳性（偏左）。脑膜刺激征阴性。头脉冲试验阴性，霍尔派克冷热试验（Dix-Hallpike test）阴性、滚转试验阴性。

（三）辅助检查

1. **纯音测听（眩晕发作期）**　左耳低中频感觉神经性耳聋，右耳听力正常。左耳骨导：60-60-55-50-25dB，右耳骨导：20-20-25-25-25dB（图 1-4-3）。

2. **声导抗（眩晕发作期）**　双耳 A 型（正常）。

3. **眼震及眼动检查、温度试验（眩晕发作期）**　自发性右向水平眼震，眼动系统检查未见明显异常。左侧水平半规管功能下降，半规管轻瘫值（canal paresis, CP）为 62%。

4. **血常规、超声心动图、颈动脉 + 椎动脉 + 锁骨下动脉超声、头颅 CT**　未见异常。

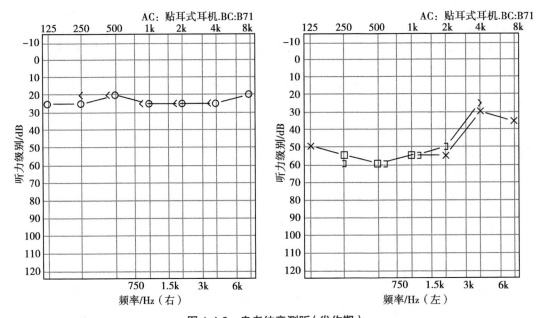

图 1-4-3 患者纯音测听（发作期）

左耳低中频感觉神经性耳聋，右耳听力正常。

思考 1 听力、前庭功能检查为何要关注检查时间？

针对眩晕患者，部分疾病的前庭、听力损伤可逐渐代偿恢复，发作期、间歇期甚至发作期的不同时间进行检查，均会影响部分检查结果，因此应标明检查时间，并在分析结果时将此因素考虑进去。

思考 2 无自觉听力下降还需要检查听力吗？

对于眩晕患者，尤其有耳部症状时，即使患者自觉无听力下降或自觉听力下降已恢复，也应建议行纯音测听、声导抗等听力学检查。主要原因包括①作为发作期检查的参考对照；②一些缓慢听力下降、轻度听力下降或低高频听力下降时，患者可能无明显自觉症状，但进行听力检查可发现异常。

二、病例分析

（一）病例特点

1. 老年女性，发作性病程，进行性加重。

2. 自幼晕车，发作性无先兆右侧中度搏动性头痛 40 余年，偶伴恶心、呕吐，每次持续数分钟至数十分钟，发作间隔不定，频繁时可 1 天数次。

3. 发作性眩晕、伴偏侧搏动性头痛、左耳闷堵感 3 年，每次持续数分钟至数小时，数月发作 1 次，搏动性头痛可出现在发作前后或发作中，2 个月前起发作频繁，发作期及发作间期口服甲磺酸倍他司汀，仍每月发作 2~3 次，伴高调耳鸣、左耳轻度听力下降。眩晕缓解后耳鸣减轻，左耳闷堵感、听力下降自觉缓解。

4. 查体可见自发性右向水平性眼震，向右注视时眼震增强。闭目难立征睁眼正常，闭眼左侧倾倒，原地踏步试验阳性（左偏）。

5. 纯音测听显示左耳低中频感觉神经性耳聋，前庭功能检查温度试验提示左侧水平半规管功能下降。

（二）诊断及诊断依据

1. 诊断

【定位诊断】前庭周围系统（内耳为主），前庭中枢系统（累及颅内外痛敏结构）。

【定性诊断】患者反复眩晕，每次持续数分钟至数小时，符合发作性前庭综合征的特征。患者多次发作后出现梅尼埃病典型症状，包括发作性眩晕、波动性听力下降、耳鸣、耳闷胀感，眩晕持续时间多为1~2小时，查体提示自发右向水平眼震，向右注视时眼震增强，闭目难立征睁眼正常，闭眼向左侧倾倒，原地踏步试验阳性（左偏），发作期纯音测听提示左侧低中频感觉神经性耳聋，骨导0.5kHz、1kHz、2kHz平均听阈较对侧耳提高32dB，符合梅尼埃病诊断标准（20分钟至12小时之间的眩晕2次或2次以上，耳鸣和/或耳闷胀感，纯音测听低到中频感音神经性听力丧失，骨导0.5kHz、1kHz、2kHz平均听阈较对侧耳提高30dB或以上）。

患者既往有无先兆偏头痛病史，根据发作性右侧颞部搏动性头痛40余年，伴畏光畏声，严重时恶心、呕吐，影响工作，持续数小时至数天不等，发作前无先兆症状，考虑为无先兆偏头痛。

近3年出现5次以上中重度持续时间5分钟至72小时前庭症状，眩晕发作前后或发作中有无先兆偏头痛发作，故诊断前庭性偏头痛。同时，前庭性偏头痛共病诊断也合理解释该患者部分眩晕发作时间少于20分钟，且近2个月连续口服甲磺酸倍他司汀仍频繁眩晕发作不符合梅尼埃病原因。

综上所述，患者定性诊断考虑为发作性前庭综合征，梅尼埃病（左耳）共病前庭性偏头痛。

思考3 为什么本例患者诊断确定的前庭性偏头痛？

前庭性偏头痛有明确和可能两个诊断标准，区别为在前庭性偏头痛的典型前庭症状同时，确定诊断需要满足偏头痛病史和发作期间的偏头痛特征至少两项。此患者单侧搏动性中、重度头痛，符合发作期间的偏头痛特征诊断标准。患者头痛时伴恶心、呕吐，但每次头痛只有数分钟至数十分钟，看似未完全满足偏头痛病史的诊断（头痛发作时间4~72小时，头痛时伴畏光、畏声或者恶心和/或呕吐），但此患者头痛有时1天数次，而偏头痛发作时间定义为反复短暂发作的总时间，频繁发作间期不能正常工作、生活的时间也应计算在内，同时患者头痛时会服用止痛药，也缩短了发作时间，综合考虑该患者头痛发作时间可以达到诊断标准，符合偏头痛病史的诊断，从而符合前庭性偏头痛诊断。

思考4 患者有梅尼埃病的典型症状，但纯音测听为重度全频听力下降或双侧神经性耳聋，是否可排除梅尼埃病的诊断？

梅尼埃病的听力损失，早期为低中频感觉神经性耳聋，骨导阈值患耳较对侧耳提高至少30dB，双耳最少35dB。多次发作可以导致全频听力下降，也可以一开始即为双侧，因此有典型病史但就诊时为双侧耳聋、全频重度聋的，不能否定梅尼埃病的诊断。但明确诊断病程中需至少有一次听力证实患耳有低中频感音神经性听力下降，否则只能为疑似诊断。

---

2. 入院诊断　发作性前庭综合征，梅尼埃病（左耳）共病前庭性偏头痛。

（三）鉴别诊断

发作性眩晕综合征伴耳部症状，患者无化脓性中耳炎或中耳手术史，无创伤、剧烈运动或抬举重物眩晕发作史，无自身免疫病史，无结膜炎表现，迷路炎、前半规管裂综合征、外淋巴瘘、科根综合征、自身免疫性内耳病等发生率低，主要需与以下疾病进行鉴别诊断：

1. 后循环短暂性脑缺血发作（transient ischemic attack，TIA）　多见于伴高血压、糖尿病、冠心病等危险因素的中老年患者。10%~40% 后循环 TIA 表现为孤立性眩晕,查体可无明显体征,易漏诊。大部分后循环 TIA 患者可伴有口面部及肢体无力麻木、头晕/眩晕、构音障碍、复视、共济失调、跌倒等症状,头部 MRA、CTA 等血管检查可提示椎-基底动脉狭窄。此患者无血管病危险因素病史,眩晕发作时无意识丧失、黑矇、视物模糊、复视,无肌力减弱,无共济失调及其他脑神经损伤的症状体征,此次就诊时眩晕处于发作期,查体虽然头脉冲试验阴性(单侧周围性前庭中重度损害时为阳性,阴性中枢多见。发作期前庭性偏头痛既可以表现为外周性,也可以表现为中枢性损害体征;梅尼埃病患者多数半规管功能无严重损害,可为阴性),但眼震符合亚历山大定律(原位可观察到右向水平眼震,右侧注视时眼震增强),无垂直性眼震,离心固视眼位未见眼震方向改变,眼偏斜试验阴性,考虑外周性眼震表现。后循环梗死或短暂性脑缺血发作等中枢"恶性"眩晕发生概率低。磁共振检查(尤其急性期 DWI 和 ADC 序列)可进一步协助鉴别诊断。

2. **迟发性膜迷路积水** 该病主要表现为先有重度感觉神经性耳聋,一至数年后出现梅尼埃病样眩晕、耳鸣、耳闷堵感反复发作,以听力下降在前、眩晕发作在后、听力下降重为特点,而梅尼埃病主要表现为反复多次眩晕发作后听力逐渐下降。本例患者既往无中重度耳聋病史,眩晕多年后逐渐听力下降,测听为低中频神经性聋,故病史及辅助检查不支持此诊断。

3. **突发性聋伴眩晕** 20%~30% 的突发性聋患者可伴眩晕,多为重度感觉神经性耳聋,纯音测听全频下降,听力损失快而严重,眩晕多数天后缓解,无波动性,与此患者眩晕反复发作、波动性低中频聋表现不符。

4. **前庭阵发症** 眩晕发作多刻板,多数每次持续时间不超过 1 分钟,至少 10 次,卡马西平或奥卡西平试验性治疗有效。此患者发作持续时间不符。

思考 5 伴有耳部症状的前庭性偏头痛与梅尼埃病如何鉴别?

前庭性偏头痛眩晕发作和偏头痛的关系不固定,部分患者只有偏头痛的既往史,38% 的患者眩晕时会伴耳鸣、耳闷堵感,甚至听力下降,与梅尼埃病不易鉴别,同时当多个眩晕疾病共病存在时,例如梅尼埃病与良性阵发性位置性眩晕(benign paroxysmal positional vertigo, BPPV)共病时,眩晕持续时间多变,更不易与前庭性偏头痛鉴别。但以下几点支持前庭性偏头痛诊断:①出现神经系统症状或体征,例如面部麻木、语言障碍,在发作或发作间期出现中枢眼动异常(持续性、变化性眼震);②伴发视觉相关性症状,如视觉先兆、视觉诱发眩晕、视震荡;③多为双侧听力下降的主观感受,一般无进行性听力下降,听力下降程度一般更轻(《梅尼埃病诊断和治疗指南(2017)》中梅尼埃病听力下降标准较 1995 年诊疗指南标准提高 10dB,需达到 30dB 以上);④可出现头或颈痛,可伴有畏声、畏光等;⑤眩晕发作时间变数较大,数分钟至数天;⑥发作期、缓解期常伴运动不耐受、不稳感、头晕、位置性头晕眩晕;⑦对眩晕的药物治疗欠佳,而治疗头痛药物对前庭症状控制有帮助。

三、诊治及检查经过

(一)治疗

1. 低盐饮食,做好心理咨询、精神心理评估和心理辅导工作。

2. 保存听力、减轻耳鸣及耳闷堵感方面治疗,参照《突发性耳聋诊断治疗指南(2015)》中低频下降型治疗方案,银杏叶提取物及糖皮质激素静脉给药,同时口服氢氯噻嗪、甲磺酸倍他司汀减轻内淋巴积水、改善内耳血供、控制眩晕(该患者眩晕已逐渐减轻,未使用异丙嗪等前庭抑制剂)。

3. 给予盐酸氟桂利嗪口服以改善前庭性偏头痛的眩晕症状。

(二)进一步检查

1. **红细胞沉降率、凝血功能、肝功能、肾功能、电解质、血脂相关检查** 未见明显异常。

2. **高低刺激率听性脑干诱发电位(眩晕后第 3 天)** 未见明显异常(前庭性偏头痛多见异常,梅尼埃病多正常）。

3. 耳蜗电图（眩晕后第3天） SP/AP振幅比0.37（≥0.4更支持膜迷路积水表现,此患者检查时眩晕已缓解,其他症状减轻,对检查结果有一定影响）。

4. 头颅 MRI 及 MRA 未见明显异常。

5. 1周后复查测听 左耳听力已恢复正常,左耳骨导25-25-25-25-25dB。

四、讨论和展望

（一）发作性前庭综合征临床诊断思路

眩晕疾病,首先通过发病形式分析诊断属于哪个综合征层面（根据前庭疾病国际分类第二层,图 1-4-4）,有利于缩小疾病的鉴别诊断范围。通过临床症状、体征及既往史进一步判断是前庭系统还是非前庭系统疾病（如眩晕症状多见于前庭系统疾病）,是前庭系统中枢受损还是周围受损,是否伴有耳部症状,结合相关检查,可再一次缩小诊断范围,排除一些疾病。然后依次进行常见病到少见病诊断标准比对,多能初步确定疾病层面患者最可能的几种病因诊断,继之综合进一步检查、试验治疗、甚至随访跟踪等多因素结果,印证、筛除或修改诊断。

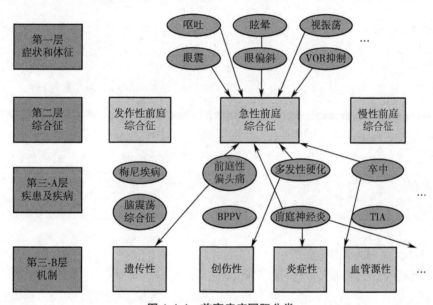

图 1-4-4　前庭疾病国际分类

> **思考6**　哪些表现提示中枢"恶性"眩晕可能?
>
> 1. 孤立性眩晕持续24小时以上,尤其持续大于72小时仍不缓解,查体发现随注视方向变化而改变的凝视性眼震、摇头眼震方向逆转,眩晕程度与眼震强度不一致。
>
> 2. 查体发现中枢神经系统损害的阳性体征。
>
> 3. 有多重心脑血管病危险因素的中老年患者,即使仅有头晕或眩晕表现,也应及时行磁共振检查除外后循环供血动脉存在严重狭窄及代偿不良等中枢"恶性"眩晕的可能。
>
> 4. 对于年轻人,伴有突然且严重的后颈部疼痛,眩晕、疼痛持续时间大于72小时,应注意除外椎动脉夹层的可能。

（二）眩晕疾病共病现象

眩晕疾病存在共病现象,治疗时未对共病同时进行治疗,会影响治疗效果,而出现一些"难治性"病例。梅尼埃病除单侧型、双侧型,还有共病型,梅尼埃病与前庭性偏头痛可共病,突发性聋或前庭神经炎或梅尼埃病均可以与 BPPV 共病,其他眩晕疾病与精神心理性疾病(如焦虑抑郁状态)共病也并不少见。既往"良性"前庭疾病病例,也可出现良、恶性眩晕疾病的共病可能,例如既往良性阵发性位置性眩晕反复发作史,再次出现发作性短暂眩晕,仍要详细检查和跟踪是否出现或后续出现其他神经系统症状和局灶性体征,避免疏忽"恶性"中枢性位置性眩晕(central paroxysmal positional vertigo, CPPV)可能。另外,眩晕疾病共病时,可两种眩晕疾病先后出现,也可发作期同时存在,从而加大了鉴别诊断的难度。诊断中禁忌惯性思维,如眩晕伴头痛,除了考虑眩晕疾病共病偏头痛的可能,还应分析共病紧张性头痛、丛集性头痛、三叉自主神经性头痛可能。如考虑梅尼埃病与 BPPV 共病,尤其是复位效果不佳时,要排除前庭性偏头痛可能。

(三)"难治性"梅尼埃病的治疗

梅尼埃病的治疗为阶梯治疗。治疗原则为去除诱因、调整生活方式、药物治疗、康复治疗,当涉及并发精神心理性头晕时,应给予抗焦虑抑郁药物及心理干预。对一部分保守治疗无效的"难治性"梅尼埃病,应再次分析病例,完善检查,确保诊断的正确性,对共病已给予相应治疗后,可尝试有创治疗方案,如鼓室内注射糖皮质激素、庆大霉素,鼓室置通气管后低压脉冲治疗,必要时还可选择手术治疗,包括内淋巴囊手术、三个半规管阻塞术、前庭神经切断术、迷路切除术等。

> **思考7** 梅尼埃病的诊断还需要注意些什么?
>
> 梅尼埃病的诊断还需注意以下几点:①只有发作性头晕和不稳感而没有眩晕则不能诊断梅尼埃病,虽然梅尼埃病患者多伴有长期头晕和不稳;②梅尼埃病眩晕、耳聋、耳鸣、耳闷堵感典型四大临床症状可以先后出现或存在交叉重叠,早期多不会同时出现;③患者的听力丧失计算骨导 0.5、1、2kHz 频率平均阈值,要达到 30dB 标准;④双侧同步感觉神经性耳聋(对称或非对称)可发生于某些梅尼埃病患者,但缓慢发展数年仍为轻度神经耳聋更倾向于前庭性偏头痛诊断;⑤梅尼埃病反复发作导致进行性永久性听力丧失,耳鸣也可能变为永久性,眩晕发作也可能不再与耳部症状相关;⑥突然跌倒或侧方倾倒的耳石危象,可见于梅尼埃病晚期。

(四)重视系统性回顾和跟踪随访

系统性回顾和跟踪随访,能更完整地了解病情、认识疾病,显著提高阳性体征发现率,尤其是异常眼动的概率以及患者对疾病症状描述的准确性,评定治疗效果,从而印证或修正诊断。如仅有头痛病史的前庭性偏头痛和早期梅尼埃病鉴别不清时,如果跟踪随访发现进行性听力下降,则支持梅尼埃病诊断。同时,随着病程延长,患者可能继发与精神心理性因素相关的头晕,应注意早期识别,早期干预。

(赵性泉 鞠 奕 李红艳)

参 考 文 献

[1] 中华耳鼻咽喉头颈外科杂志编辑委员会,中华医学会耳鼻咽喉头颈外科学分会. 梅尼埃病诊断和治疗指南(2017). 中华耳鼻咽喉头颈外科杂志, 2017, 52(3): 167-172.

[2] 中国卒中学会卒中与眩晕分会,中国医师协会神经内科医师分会眩晕专业委员会. 前庭性偏头痛诊疗多学科专家共识. 中华内科杂志, 2019, 58(2): 102-107.

[3] 中华耳鼻咽喉头颈外科杂志编辑委员会,中华医学会耳鼻咽喉头颈外科学分会. 突发性耳聋诊断治疗指南(2015). 中华耳鼻咽喉头颈外科杂志, 2015, 50(6): 443-447.

[4] Bisdorff A, Von B M, Lempert T, et al. Classification of vestibular symptoms: towards an international classification of vestibular disorders. J Vestib Res, 2009, 19(1-2): 1-13.

第五节 脑 出 血

病例 12 脑出血(偏向病因分析)

一、病历资料

(一)病史

患者男性,66 岁,因"突发头痛、双眼视物不清 6 小时"就诊。

患者 6 小时前散步过程中突发头痛,伴恶心,双眼视物不清、自觉左侧视力下降,家人发现其走路容易撞到左肩,自测血压 150/90mmHg,休息后不缓解且出现左侧肢体乏力,行走困难,家人送来我院。无意识障碍,无抽搐、无发热、无大小便失禁。

既往有高血压病史 10 年,规律服药,血压 140~150/80~90mmHg。否认家族同类疾病史。吸烟 10 年,10 支 /d,不饮酒。

(二)体格检查

体温 36.5℃,脉搏 86 次 /min,呼吸 25 次 /min,血压 160/90mmHg,心肺腹查体阴性,双下肢无水肿。

神经系统查体:神志清楚,口齿不清,双侧瞳孔等大等圆,直径 3mm,直接、间接对光反射均存在,双眼左侧同向偏盲。双侧额纹对称,左侧鼻唇沟浅,伸舌左偏。四肢肌张力正常,左侧上、下肢肌力 3 级,共济检查不能合作。左侧针刺觉减退,右侧深浅感觉检查正常。左侧腱反射减弱。左侧巴宾斯基征阳性。脑膜刺激征阴性。

(三)急诊辅助检查

1. **血常规、凝血功能相关指标检验、肝功能、肾功能、电解质** 未见异常。
2. **头颅 CT** 右侧颞顶叶出血,约 20ml,右侧脑室后角受压(图 1-5-1)。
3. **心电图** 窦性心律,心率 83 次 /min。

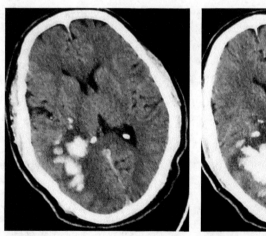

图 1-5-1 患者头颅 CT
头颅 CT 提示右侧颞顶叶出血,右侧脑室后角受压。

思考 1 脑出血患者的头颅 CT 包含哪些信息?
对于脑出血患者,头颅 CT 平扫可以及时明确诊断,明确脑出血的部位、出血量、血肿形状、水肿程度、出血是否破入脑室或蛛网膜下腔、是否导致中线移位、是否合并有脑梗死或肿瘤等,从而有助于我们判断脑出血的病因、后续血肿扩大的风险、脑疝的风险以及患者的预后,以便给予相应治疗措施。

二、病例分析

(一)病例特点

1. 老年男性,急性起病;有高血压病等脑卒中高危因素。
2. 头痛伴双眼视物不清 6 小时。
3. 血压 160/90mmHg,神志清楚,脑神经检查有双眼左侧同向偏盲,左侧偏瘫、偏身感觉减退。
4. 头颅 CT 提示右侧颞顶叶脑出血。

(二)诊断及诊断依据

1. 诊断

【定位诊断】患者,老年男性,活动状态下急性卒中样起病,查体有左侧同向偏盲,左侧偏瘫、偏身感觉减退,定位考虑在右侧颞顶叶。

【定性诊断】患者既往有高血压病史,活动中急性起病,有神经系统缺损症状及体征,结合头颅 CT 结果,考虑自发性脑出血,急性期。

【定因诊断】可能的病因诊断考虑为高血压性脑出血。但是结合年龄和出血部位,仍需考虑脑淀粉样血管病等其他可能。

2. 入院诊断 ①自发性脑出血(右颞顶叶);②高血压病(3 级,极高危)。

(三)鉴别诊断

因为头颅 CT 的辅助,脑出血诊断一般没有困难,临床上主要是要明确脑出血的病因。

1. 脑淀粉样血管病 患者为老年男性,单纯脑叶出血,虽然有高血压,但是平时服药,发病时血压也没有明显升高,因此,需要考虑脑出血第二位的病因——脑淀粉样血管病。脑淀粉样血管病好发于老年人,主要为脑叶出血,且容易发生在半球后部,故此,根据此患者的特点,应该首先鉴别脑淀粉样血管病的可能。脑淀粉样血管病的确诊需要活检,临床困难较大,但是可以通过磁共振 SWI 序列或 T_2 加权序列了解脑部皮质,尤其枕叶、颞叶等是否存在多发的微出血,如果有类似的改变,需要高度考虑脑淀粉样血管病的可能。

2. 瘤卒中 颅内或颅外来源的肿瘤侵蚀脑血管,可以导致血管破裂出血,出血掩盖了原发病变后,在发病早期有时难以与自发性脑出血鉴别,但是瘤卒中常常伴有病灶周围明显的水肿,且可能有比较明显的占位效应,病灶内部密度可能不均,且随着时间延长,病灶可能变大,增强 CT 或 MRI 有时可以发现内部明显的强化病灶。因此,对首次 CT 检查脑水肿就比较明显的患者需要考虑此种可能,可以通过增强 CT 或 MRI 进行鉴别,也可以通过定期随访出血病灶改变帮助诊断。颅外来源的肿瘤,有时可以伴随某些肿瘤标志物的明显升高。

3. 颅内静脉窦血栓形成 颅内静脉窦血栓患者多有头痛,可以伴有恶心、呕吐,部分患者可以发生脑出血,也多位于皮质,可以是单侧或双侧出血伴水肿。通常脑脊液压力明显升高。如果有导致血液高凝的诱因(如服避孕药)更需要考虑鉴别此疾病。头颅 MRV、头颅增强 MRI、头颅 CTV 或 DSA 可明确诊断。

4. 动静脉畸形(AVM)导致的脑出血 AVM 导致的脑出血也多发生于皮质,可以伴有癫痫发作,发病年龄多为青壮年,出血可以破入蛛网膜下腔。头颅 CT 尤其增强 CT 有时可以发现异常的血管团、迂曲的供血动脉和粗大的引流静脉;头颅 CTA、MRA 可以帮助诊断。DSA 为诊断"金标准"。

5. 凝血功能异常导致的脑出血 如果患者有血液病,如贫血、白血病等可以导致自发性脑出血,此类出血可以发生在脑叶,也可以发生在半球深部、脑干或小脑,通过病史、血常规和凝血功能检查等可以明确。肝硬化、肾功能不全等也可以因为凝血因子的缺乏等导致脑出血,因此,急诊检查肝、肾功能有助于诊断。

6. 抗栓药物相关的脑出血　华法林、新型口服抗凝药、阿司匹林等抗血小板药物都可以导致脑出血,此患者无相应疾病和服药史可以排除。

7. 海绵状血管瘤　也可以导致脑叶出血,但此类患者出血量多较小,一般不超过 5ml,好发部位为脑干、小脑、半球深部,患者病情较轻,多无头痛、呕吐。出血病灶多为圆形或类圆形,比较规则,很少有卫星灶,增强 MRI 可以见到病灶中心的强化,SWI 或 T_1 加权序列可以发现较大的圆形出血点,可以单个,可以多发(图 1-5-2)。

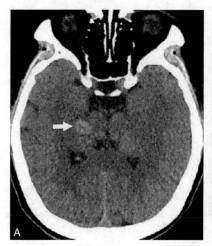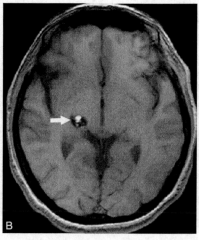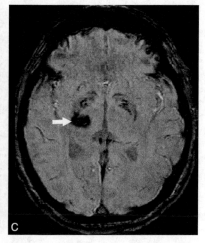

图 1-5-2　右侧丘脑海绵状血管瘤 CT 和 MRI 表现

A. 头颅 CT 示右侧丘脑稍高密度影(箭);B. T_1 加权序列示右侧丘脑混杂信号影(箭);C. SWI 序列示右侧丘脑低信号影(箭)。

> **思考 2**　脑出血最常用的病因分型是?
>
> 比较推崇的是 SMASH-U 和 H-ATOMIC 病因分型,尤其是对 SMASH-U 病因分型的研究和使用较多(表 1-5-1)。
>
> 表 1-5-1　脑出血 SMASH-U 分型
>
> | S——血管结构病变 | M——药物相关 | A——淀粉样血管病 | S——系统性或其他疾病 | H——高血压 | U——不明原因 |
> | --- | --- | --- | --- | --- | --- |
> | 动静脉畸形、海绵状血管瘤、烟雾病等 | 发病前 3 天内使用过华法林(且国际标准化比率 >2.0)或全剂量肝素,或非缺血性卒中患者接受过静脉溶栓治疗 | 脑叶、皮质或皮质-皮质下出血,年龄 ≥55 岁,且排除其他病因 | 全身性或其他明确病因引起的脑出血,不包括抗凝、高血压或淀粉样血管病 | 深部或幕下脑出血,且此次发病前有高血压病史 | 全面检查后仍未找到病因 |

三、治疗及检查经过

脑出血的治疗主要是控制颅内压,降低脑疝的风险,降低死亡率;控制血压、预防血肿进一步扩大;治疗和预防多种并发症,缩短住院时间;病情稳定后,积极寻找脑出血的病因,进行针对性的二级预防;尽早进行康复训练,减少残障。

（一）治疗原则

1. 颅内压的判断和治疗　脑出血以后，由于血肿的占位效应以及后续的水肿，多数患者存在颅内压升高，有脑疝形成的风险。国内外的指南建议对脑出血患者进行颅内压的监测，但是由于有创的颅内压监测在临床实践中采用得不多，因此我们需要根据患者的症状和体征进行颅内压的判断，如果患者持续头痛、呕吐，伴有视盘水肿、甚至出现意识障碍，需要考虑颅内压升高。出血量大小也有助于颅内压的判断，基底节区 30ml 以上的出血、大脑皮质 50ml 以上的出血以及小脑超过 10ml 或最大直径超过 3cm 的血肿容易导致脑疝形成。

此患者是颞顶叶 20ml 的出血，发生脑疝的风险极低，虽有头痛、恶心，但是可能为脑膜痛性结构受到出血刺激导致，非颅内压升高，因此，可以观察患者病情的发展，暂时不给予甘露醇等渗透性脱水剂治疗，由于发病 24 小时内患者有活动性脑出血可能，因此也是使用甘露醇的禁忌证。需要等待至少 24 小时后，根据是否仍然存在头痛、呕吐或病情进展等决定是否使用脱水剂。

思考 3　颅内压升高的定义？如何临床判断颅内压升高？控制颅内压的目标和方法？

颅内压升高是指颅内压（ICP）≥20mmHg 持续超过 5 分钟。

准确的颅内压一般是需要有创的监测设备才能获得，临床上常通过如下方法判断颅内压升高：①患者有持续头痛常伴有恶心或呕吐，严重者有意识障碍；②眼底检查有双侧视盘水肿；③血压升高、心率增快，可出现呼吸节律紊乱；④头颅 CT 可以发现脑沟变浅或消失、灰白质界限模糊、脑室系统变小或有受压迹象。

控制颅内压的目标是：维持脑灌注压（cerebral perfusion pressure，CPP）在 60~70mmHg、ICP<20mmHg。降低颅内压的方法主要有：抬高头位、脑室引流、渗透性脱水治疗、过度换气、静脉使用巴比妥类药物、手术减压、亚低温治疗等。

---

2. 控制血压，减少血肿的扩大　INTERACT Ⅱ等多个临床研究均显示控制血压能够减少患者血肿的进一步扩大，这有助于改善患者的预后。收缩压≥180mmHg，应该使用静脉降压药尽快控制血压，但是血压的目标仍存在争议。2015 年美国的脑出血相关指南根据 INTERACT 研究推荐：如果患者收缩压在 150~220mmHg 之间，积极降压到 140mmHg 以下似乎是安全且有效的。结合后续的 ATACH 2 研究，早期降压的速度和幅度应该有所控制。《中国脑出血诊治指南（2019）》建议是综合管理脑出血患者的血压，分析血压升高的原因，再根据血压情况决定是否进行降压治疗（160/90mmHg 可作为参考的降压目标值）。

由于平日使用降压药，此患者入院时血压为 160/90mmHg，故此，可以继续维持原来的降压治疗。

3. 使用止血药治疗，减少血肿扩大　对于脑实质出血，多年来止血药一直没有很好的临床证据。相反，长时间使用止血药，反而增加患者发生血栓栓塞事件的风险。直到 2018 年 *Lancet*（《柳叶刀》）发表了历时 4 年的氨甲环酸治疗脑出血的多中心研究（TICH-2）结果，该研究纳入 2 325 例发病 8 小时内的 NIHSS 平均 13 分（0~42）ICH 患者，氨甲环酸先团注 1g，随后 8 小时内持续滴注 1g，随访 90 天。治疗组血肿扩大的体积减小，有血肿扩大的患者比例降低，7 天时的死亡率略低于对照组（9% vs 11%，$p=0.04$）；治疗组在发病后 2 天、7 天和 90 天的严重不良事件率均低于对照组，但是最终 90 天的死亡率两组没有差异（22% vs 21%）。因此，氨甲环酸在发病 8 小时内开始使用，总量 2g，可以改善患者近期预后。

此患者由于发病 6 小时来院，后续仍有血肿扩大的风险，完成头颅 CT 检查后发病时间仍然在 8 小时内，故给予氨甲环酸治疗，方法同上。

思考4 血肿扩大的定义？血肿扩大的预测因素有哪些？

1997年美国学者Thomas Brott等发表的研究将血肿扩大定义为"头颅CT扫描发现血肿体积较前增加33%以上"，这一定义被广泛采用，成为判断血肿扩大的通用标准。

血肿扩大的预测因素有：发病距基线CT的时间是血肿扩大最重要的预测因素，其他的因素包括血肿量、血肿形状不规则、肝脏疾病、收缩压大于200mmHg、高血糖、酗酒、低纤维蛋白原血症、脑梗死病史、意识障碍程度等，这些因素还需要经过临床研究进一步证实。

4. 积极寻找脑出血的病因，进行二级预防 此患者由于有明确高血压病史，发病时血压略高于平时水平，虽是脑叶出血，仍然首先考虑高血压性脑出血。但是由于为老年人脑叶出血，所以必须进行进一步的检查，与CAA（淀粉样脑血管病）相鉴别。因为病情轻，所以我们入院后很快预约了SWI检查，提示患者存在基底节区少量微出血，与高血压动脉硬化有关，脑叶无明显微出血，故此初步排除CAA。又由于是脑叶出血，仍需排除动静脉畸形，因此申请了头颅CTA检查，结果CTA未见异常血管，颅内血管也没有明显的狭窄，排除动静脉畸形、动脉瘤和颅内大动脉粥样硬化。故此，仍诊断为高血压性脑出血。由于缺乏病理诊断，CAA尚不能完全排除，后续随访若在严格控制血压后再次出现脑叶出血仍需考虑CAA。高血压性脑出血的二级预防主要是控制血压，根据最新的指南要求，脑出血患者的血压应该控制在130/80mmHg以下。其他措施包括戒烟、适当运动等。

思考5 脑出血患者是否能够使用他汀类药物进行二级预防？

多数研究显示，脑出血患者再次发生脑卒中是以缺血性卒中为主，因此，是否应该使用他汀类药物进行二级预防在学术界存在争议。之前的一些研究提示，脑出血患者长期、大剂量使用他汀类药物可增加再出血风险，但是并无足够证据限制他汀类药物在脑出血患者中的使用。因此，脑出血的二级预防指南中建议，脑出血并非他汀类药物的禁忌证，应该根据患者未来缺血性卒中风险考虑是否应用他汀类药物。

5. 尽早进行康复训练，减轻残障 由于脑出血存活患者仅有20%能生活独立，此病导致的残障率非常高，积极的康复训练有助于改善预后。此患者仅有同向偏盲，运动和感觉功能未受损，预后较好。但是后期患者由于视力障碍、视物变形等，导致生活质量下降，因此尽早进行视觉康复训练非常必要。

（二）治疗方案

1. **一般处理** 该患者生命体征平稳，发病24小时内需要监测血氧、血压、体温、意识状态和神经功能的变化。

2. **控制并监测血压** 继续给予原控制血压的口服药，氨氯地平5mg口服，每日1次。

3. 发病24小时内给予呋塞米10mg静脉注射，每8小时1次；七叶皂苷20mg加入生理盐水250ml中静脉滴注，每日1次；24小时后给予甘露醇125ml静脉滴注，每8小时1次。同时补充钾、钠等电解质，保持出入液量平衡，之后根据患者头痛等情况进行调整，在发病1周后逐渐减量至停用减轻水肿和颅内压的药物。

4. **止血药物治疗** 氨甲环酸先团注1g，随后8小时内持续静脉滴注1g。

5. **他汀药物** 患者入院后检查血脂、颈动脉B超、头颅CTA，若有异常，提示存在高脂血症或严重动脉粥样硬化狭窄证据，可以考虑使用他汀类药物。

6. **其他药物治疗** 乳果糖10ml口服，每日3次，保持大便通畅。

7. **康复训练**

（三）进一步检查

1. **肝功能、肾功能、电解质、血脂相关检查** 胆固醇 5.84mmol/L（2.9~5.72mmol/L），低密度脂蛋白胆固醇 3.6mmol/L（1.89~3.1mmol/L）。

2. **糖化血红蛋白** 正常范围。

3. **凝血功能相关指标检验** 正常范围。

4. **血同型半胱氨酸** 正常范围。

5. **自身抗体、免疫常规** 未见异常。

6. **颈动脉 B 超** 双侧颈内动脉内、中膜增厚，右侧颈内动脉起始部有一低回声斑块，约 2.0mm×1.4mm。

7. **头颅 CTA** 血管走行如常，未见斑块和狭窄，未见瘤样扩张。

8. **头颅 SWI** 仅双侧丘脑见少量微出血点，右侧颞顶叶出血灶。

思考 6 脑出血的 MRI 表现？

MRI 在显示出血、判定脑出血时间方面有独特的优势，其信号强度与血肿成分的演变有关，可反映血肿内血红蛋白、氧合血红蛋白、脱氧血红蛋白、正铁血红蛋白、含铁血黄素的演变过程。不同时期，MRI 信号不同，由于血肿形成时间不同、血肿内成分的演变速度不同，故造成其信号较混杂。根据不同时期，脑出血 MRI 信号演变大致如表 1-5-2。

表 1-5-2 脑出血 MRI 信号演变

时间	MRI 信号特点
超急性期（<24h）	T_1 呈等信号，T_2 呈高信号
急性期（2~7d）	T_1 为等或略低信号，T_2 为低信号
亚急性期（8d~4 周）	T_1、T_2 均为周边环形高信号、病灶中心低信号
慢性期（>4 周）	慢性初期 T_1 和 T_2 表现为高信号血肿周围包绕一圈低信号环；血肿充分吸收，T_1 和 T_2 均表现为斑点样不均匀略低或低信号影；软化灶形成后 T_1 低信号，T_2 高信号，周边为低信号影环绕

（四）最终诊断

①脑出血（右侧颞顶叶，高血压性脑出血）；②高血压（3 级，极高危）；③高脂血症；④颈动脉粥样硬化。

四、讨论和展望

（一）急性脑出血的诊断流程

急性卒中样发作，伴有头痛、呕吐、血压升高或意识不清者需要考虑脑出血，头颅 CT 平扫发现脑实质内高密度影，CT 值多为 40~100Hu，排除钙化后，基本可以确定脑出血的诊断，根据病史排除外伤后，考虑原发性脑出血。随后是脑出血病因的确认，根据 SMASH-U 分型确定病因，给予针对性检查。病因一时不能确认的，需要随访观察。

（二）高血压性脑出血和脑淀粉样血管病脑出血的区别

高血压性脑出血好发部位依次为大脑半球深部基底节区、脑叶、侧脑室、小脑、脑干。发病时常常伴有血压明显升高、患者多有呕吐或很快出现意识障碍。而 CAA 相关脑出血主要位于大脑皮质，尤其是枕叶、颞叶皮质多见，很少或几乎不出现单纯的半球深部、脑干、脑室内出血，小脑出血也很少见。而且发病时头痛、恶心或呕吐等症状不突出，多出现局灶性功能缺损和意识障碍，血压可轻、中度升高。CAA 可以同时多个皮质出血，或反复皮质出血。而高血压性脑出血如果后续血压控制良好，短期内很少出血复发。SWI 或 T_2 加权上微出血的分布特点可以初步区分二者,确认需要活检,血管壁刚果红染色阳性提示有淀粉样物质沉积。近年来 ^{18}F-AV-45 标志物的 PET 检查也有助于诊断。

(三)哪些影像学特征可以预测脑出血后血肿扩大

通过对 CT、CTA 和 CTP 等影像学的研究,发现血肿扩大有许多影像学上的特点,临床可根据这些变化预测和判断血肿的扩大,包括以下 9 种特点:CT 血肿形状不规则、CT 混合征(blend sign)、CT 黑洞征(black hole sign)、CT 旋涡征、CT 出血征和液平、CT 岛征和卫星征、CTA 的点征(spot sign)、CTA 渗漏征(leakage sign)、CTP 的动态点征等方法可以预测血肿的扩大。

(四)动静脉畸形(AVM)相关脑出血的诊断依据

AVM 是多种原因所致胚胎时期血管发育异常,造成动静脉之间直接沟通持续存在,其间无毛细血管网相隔的一种先天性血管畸形。AVM 男性多于女性,发病年龄高峰为 16~35 岁。常见临床表现为头痛、脑出血、癫痫样发作和局灶性神经功能缺损。脑出血为最常见的症状,也是脑 AVM 最重要的致残、致死原因之一,有头痛、呕吐、意识障碍等症状;出血部位依次为脑实质、蛛网膜下腔、脑室。AVM 的诊断要点包括:①年轻患者,原因不明的脑出血应高度怀疑 AVM;②反复自发出血和顽固性癫痫发作;③CT 平扫上血肿边界不规则,边缘有凹入,或血肿区域有点状、爬虫状影像时更应高度怀疑;④怀疑 AVM 的患者应尽早行 DSA、CTA、MRA 等检查明确诊断。

(五)海绵状血管瘤(CCM)的诊断要点

CCM 指由众多薄壁血管组成的海绵状异常血管团,是一种缺乏动脉成分的血管畸形,占所有脑血管畸形的 8%~15%。无明显性别差异。CCM 主要临床表现依次为癫痫发作、脑出血、神经功能障碍和头痛。无症状者约占 12%。CT 平扫表现为边界清楚的圆形或类圆形等至稍高密度影,可合并斑点状钙化,周围一般无水肿。MRI 诊断 CCM 具有较高的特异性与敏感性。由于瘤巢内反复多次少量出血含有稀释、游离的正铁血红蛋白,使其在所有序列中均呈高信号,病灶内有条带状长 T_1、短 T_2 信号带分割而形成爆米花或网格状混杂信号团,周围环以低信号带,增强可见内部明显强化。GRE 或 SWI 序列呈明显的圆形低信号,可单个也可多发。诊断 CCM 不推荐 DSA(多为阴性),除非需要鉴别是否合并脑动静脉畸形。

(六)临床常存在的其他问题

1. 有高血压的患者发生脑出血后是否还需要按照流程进行病因的确认?

高血压的患病率很高,且脑出血后大多数患者血压升高,高血压又是脑出血第一位的病因,但是不应该以此作为病因诊断的唯一依据,脑出血后尽管存在血压升高,也应该进行相关生化、影像学(包括 SWI、头部 CTA)等检查,明确病因,以免出现脑出血病因的漏诊和误诊,并为二级预防奠定基础。

2. 高血压脑出血的 CT 平扫特点?

一般将脑出血 CT 演变过程分为急性期、亚急性期和慢性期。

(1)急性期:CT 平扫表现为脑内边界清楚、密度均匀的高密度区,基底节区是高血压脑出血最常受累的部位,位于外囊的出血常呈肾形,其他为类圆形或不规则形。CT 值 50~80Hu,周围绕以低密度的水肿带,大的血肿有占位表现,血肿可破入脑室及蛛网膜下腔。

(2)亚急性期:发病 3~7 天后血肿边缘开始吸收变模糊,密度减低,呈向心性缩小,周围脑水肿带增宽,占位效应明显,1 个月后呈等或低密度灶。

(3)慢性期:发病 2 个月后血肿完全吸收,形成脑脊液密度的囊腔,常称为"中风囊",伴有同侧脑室、脑池、脑裂、脑沟的扩大,同侧大脑脚可以发生萎缩。

总之,脑出血的诊断比较容易,但是一定不能忽视其病因的确认,因为病因与脑出血的复发、后续治疗和预防工作密切相关。如脑淀粉样血管病,随着人口老龄化,其发病率会不断增高,即便活检比较困难,我们仍可以根据 SWI 等检查进行分析和预测,给患者和家属合理的预期和判断。颅内静脉血栓形成相关脑出血则更需要尽快明确病因后进行合适的抗凝或其他抗栓治疗,否则会因延误诊断而增加预后不良风险。

(董 强 丁宏岩)

参 考 文 献

[1] Wu S, Wu B, Liu M, et al. Stroke in China: advances and challenges in epidemiology, prevention, and management. Lancet Neurol, 2019, 18(4): 394-405.

[2] Chalela J A, Kidwell C S, Nentwich L M, et al. Magnetic resonance imaging and computed tomography in emergency assessment of patients with suspected acute stroke: a prospective comparison. Lancet, 2007, 369(9558): 293-298.

[3] Meretoja A, Strbian D, Putaala J, et al. SMASH-U: a proposal for etiologic classification of intracerebral hemorrhage. Stroke, 2012, 43(10): 2592-2597.

[4] Zhang H L, Linn J, Bruckmann H, et al. Prevalence of superficial siderosis in patients with cerebral amyloid angiopathy. Neurology, 2010, 75(17): 1571.

[5] Wollenweber F A, Baykara E, Zedde M, et al. Cortical Superficial Siderosis in Different Types of Cerebral Small Vessel Disease. Stroke, 2017, 48(5): 1404-1407.

病例 13 脑出血(偏向治疗选择)

一、病历资料

(一)病史

患者女性,64 岁,因"突发头痛,右侧肢体麻木、无力 3 小时"就诊。

患者 3 小时前打麻将过程中突发头痛,右侧肢体麻木、无力,不能行走,伴呕吐,很快出现口角歪斜、言语含糊、反应迟钝,家人急送我院。无抽搐、无发热、无大小便失禁。

5 年前有风湿性心脏病二尖瓣换瓣手术史,生物瓣,长期口服华法林,近 3 个月未规律监测凝血功能,起病当日尚未服药。否认家族同类疾病史,无烟酒不良嗜好。否认其他病史。

(二)体格检查

体温 36.5℃,脉搏 96 次/min,呼吸 25 次/min,血压 200/120mmHg,心律不齐,第一心音强弱不等,双肺无干湿啰音,肝脾未触及,双下肢无水肿。

神经系统查体:嗜睡,高级智能检查不能合作。双侧瞳孔等大等圆,直径 2.5mm,直接、间接对光反射均存在,双眼向左侧凝视。双侧额纹对称,右侧鼻唇沟浅,口齿不清,伸舌右偏。右侧肢体肌张力低,右上肢肌力 0 级,右下肢肌力 2 级。右侧肢体腱反射减弱。深浅感觉检查不能合作。共济检查不能合作。右侧巴宾斯基征阳性,左侧病理征阴性。颈软,脑膜刺激征阴性。

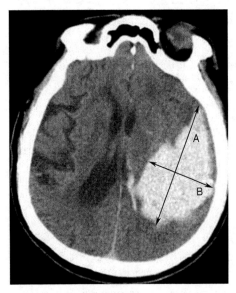

图 1-5-3 头颅 CT 显示左侧
基底节区出血
A:血肿的最大直径;B:血肿最大横径。

(三)辅助检查

1. **血常规** 正常范围。

2. **凝血检测** 凝血酶原时间 28s(10~15s),国际标准化比值 2.8,活化部分凝血活酶时间 40.6s(25~1.3s),D-二聚体 3.5mg/L(<0.5mg/L),纤维蛋白原 2.6μg/ml(2~4μg/ml)。

3. **Pro-BNP** 3 326pg/ml(0~100pg/ml)。

4. **肝功能、肾功能、电解质** 未见异常。

5. **头颅 CT** 左侧基底节区出血,约 40ml,少许破入脑室(图 1-5-3)。

6. **常规心电图** 房颤律,心率 93 次/min,V₁~V₃ 导联

ST-T 压低。

7. **超声心动图** 瓣膜未见赘生物,左心室射血分数 40%。

8. **四肢血管 B 超** 未见明显异常。

9. **头颅 CTA** 未见血管狭窄或斑块。

思考 1 头颅 CT 上脑出血体积的计算公式是什么?

脑出血量的 CT 计算公式参照球体的体积计算。具体计算方法为,出血量(ml)=血肿长径(cm)×血肿宽径(cm)×血肿高度(cm)/2。其中,其中血肿长径取 CT 上血肿面积最大的层面中血肿的长径。血肿宽径为与血肿长径垂直的最大宽径。血肿高度以 CT 层面进行计算:一般 CT 为 5mm 一个层面,用 0.5cm× 层数,即为高度;如果 1cm 一个层面,则用 1cm× 层数。

二、病例分析

(一)病例特点

1. 老年女性,急性起病;有风湿性心脏病换瓣手术史,生物瓣,一直服用华法林,近日未监测凝血功能。

2. 头痛伴右侧肢体麻木、无力 3 小时。

3. 血压升高 200/120mmHg,嗜睡,凝视障碍,不全性混合性失语,右侧中枢性面舌瘫,右上肢肌力 0 级,右下肢肌力 2 级,右侧腱反射减弱,右侧巴宾斯基征阳性。

4. 头颅 CT 提示半球深部脑出血。

(二)诊断及诊断依据

1. 诊断

【定位诊断】患者急性起病,有意识障碍、双眼球向左侧凝视、失语和右侧偏瘫,定位在左侧大脑半球。

【定性诊断】老年女性,激动状态下急性起病,有头痛、呕吐,有服用抗凝药物史,急诊凝血检测异常。结合头颅 CT,考虑为脑出血。

【病因诊断】华法林相关脑出血可能。

2. 入院诊断
①华法林相关脑出血(左侧大脑半球,40ml);②风湿性心脏病换瓣手术后,生物瓣;③心房颤动。

(三)鉴别诊断

此患者为老年女性,虽有服用抗凝药史,但是发病年龄大,血压明显增高,仍然需要与下列疾病进行鉴别:

1. **高血压性脑出血** 患者老年,虽无高血压病史,但是平时不经常测血压,发病时血压明显升高到 200mmHg,且出血部位为基底节区,为高血压脑出血好发部位,且虽然服用华法林,但是 INR 并没有明显高于异常,需要待病情稳定恢复后,观察血压状况,排除高血压可能,也可以通过头颅 MRI 尤其 SWI 了解半球深部微出血状况,推测是否可能存在高血压。

2. **肿瘤相关脑出血** 参考病例 12 相关内容。

三、治疗及检查经过

(一)治疗原则

1. **降低升高的颅内压** 由于此患者为半球深部出血,且出血量比较大,发病后很快出现意识障碍,提示存在颅内压(ICP)升高,有脑疝的风险,因此首先必须考虑如何降低 ICP。

思考 2 颅内压升高的治疗流程?

1. 如果格拉斯哥昏迷指数的评估 <8 分、有脑疝征象、明显的脑室出血或脑积水,可以进行有创颅内压监测,目标是颅内压低于 20mmHg,保证脑灌注压为 50~70mmHg。

2. 如果颅内压 >20mmHg,可进行脑脊液外引流。

3. 可同时使用渗透性脱水剂,如甘露醇、甘油果糖、高渗盐水治疗,血渗透压应维持 300~320mOsm/(kg·H_2O)。可使用 20% 甘露醇 250ml 静脉快速滴注,每天 2~4 次。与呋塞米(速尿)合用,可增加疗效。甘油果糖 250ml 缓慢静脉滴注,每天 2 次,或 23.4% 高渗盐水 30ml 团注。

4. 如果颅内压仍高于 20mmHg,可以使用止痛和镇静治疗,如异丙酚、依托咪酯、咪达唑仑、吗啡、阿芬他尼。或者使用神经肌肉阻滞治疗。或者轻度的过度换气治疗,使 $PaCO_2$ 维持在 30~35mmHg,但其治疗效应短暂。

5. 如果仍无效,可选择去骨瓣减压、亚低温和诱导巴比妥昏迷这些治疗方法。

6. 类固醇激素 现已不主张常规应用类固醇激素,对照研究证实激素对脑出血不仅无益,反而增加感染等并发症发生的风险。

若前述治疗无效,患者病情进一步加重,需要考虑外科治疗。根据病例 12 中所述手术的原则,应该在评估头部 CTA 或 MRA 后,选择微创手术进行治疗,预防脑疝。

思考 3 去骨瓣减压手术对脑出血患者是否有效?

2022 年美国脑出血相关指南指出,去骨瓣减压手术或可降低脑出血病死率,但其安全性及有效性仍不确定。去骨瓣减压在控制颅内压升高方面也有研究,但是指南未做具体推荐。2022 年美国脑出血相关指南指出,对于幕上脑出血伴有昏迷、大血肿伴有脑中线移位、药物治疗无效的颅内压升高患者,可考虑应用去骨瓣减压手术联合或不联合血肿清除术有可能降低死亡率,但其对功能结局改善与否仍不确定。

2. 控制血压,减少血肿的扩大 此患者血压达到 200/120mmHg,需要紧急静脉使用降压药。但是患者为老年女性,需要考虑降压幅度以及降压目标。有回顾性分析发现,快速降压(24 小时内下降 60mmHg)可增加死亡率。另外一个单光子发射断层扫描研究发现,如果血压下降超过 20%,脑血流量下降。此患者血肿量大,血肿周边很有可能存在血流下降甚至缺血的区域,如果将 200mmHg 的血压很快降到 140mmHg 以下,有加重缺血的可能。

2022 美国脑出血相关指南中的血压管理建议主要来源于 INTERACT II 的结果,而此研究针对的是平均出血量仅为 11ml 的轻型幕上脑出血,研究结果认为将收缩压在 150~220mmHg 的患者,在发病 6 小时内,急性降压的 SBP 目标值设定为 140mmHg 并维持在 130~150mmHg 之间,是安全的,且可能有利于改善功能结局。

但是另外一个急性脑出血降压治疗研究(the antihypertensive treatment in acute cerebral hemorrhage, ATACH 2)得出了不同的结论,此研究募集的是血肿量 <60ml 且 GCS ≥5 分的严重 ICH 患者,使用尼卡地平注射液严格血压控制组的目标为 SBP(收缩压)110~139mmHg,对照组是 SBP 为 140~179mmHg。结果严格的血压控制并没有改善患者发病后 3 个月的死亡和残障率(38.7% vs 37.7%),相反这一组患者肾脏功能受损的比例较高(9% vs 4%)。对比分析发现,在开始治疗 2 小时后,ATACH 2 研究积极降压组的血压降到了(128.9 ± 16)mmHg,较 INTERACT II 研究的积极降压组的平均血压还低了 21mmHg,较其自身对照组低了 12mmHg。

思考 4 可以静脉使用的降压药有哪些？

急性脑出血静脉降压治疗的药物及剂量见表 1-5-3。

表 1-5-3 急性脑出血静脉降压治疗的药物以及剂量

药物	静脉注射剂量	持续滴注剂量
拉贝洛尔	每 15 分钟 5~20mg	2mg/min（最大 300mg/d）
尼卡地平	NA	5~15mg/h
艾司洛尔	静脉注射负荷量 250μg/kg	25~300μg/（kg·min）
依那普利	每小时静脉注射 1.25~5mg	NA
肼屈嗪	每 30 分钟静脉注射 5~20mg	1.5~5μg/（kg·min）
硝普钠	NA	0.1~10μg/（kg·min）
硝酸甘油	NA	20~400μg/min

注：NA.no available，无推荐。

因此，应该区分不同部位、不同出血量甚至不同年龄患者，给予不同的降压目标。2022 年美国脑出血相关指南推荐：①对于需要急性降压的自发性脑出血患者，需谨慎滴定降压药剂量，力求持续平稳控制血压，避免收缩压（SBP）峰值和剧烈波动，有助于改善功能预后；②需要考虑急性降压的自发性脑出血患者，在 ICH 发病后 2 小时内开始治疗，且在 1 小时内达标，可减少血肿扩大风险并改善功能预后；③轻中度自发性脑出血合并有 SBP 升高（150~220mmHg）的患者，急性降压的 SBP 目标值为 140mmHg 并维持在 130~150mmHg 之间，是安全的，且可能有利于改善功能结局；④轻中度自发性脑出血且合并 SBP>150mmHg，急性期 SBP 降压低于 130mmHg 可能是有害的。

3. 逆转华法林的作用，预防血肿进一步扩大

思考 5 华法林抗凝机制？

华法林属双香豆素类药物，主要作用机制是抑制维生素 K 在肝细胞微粒体中羧化酶的活性，导致依赖维生素 K 的凝血因子 Ⅱ、Ⅶ、Ⅸ、Ⅹ 的谷氨酸基团侧链不能羧基化为 γ 羧基谷氨酸基团，影响这些因子与钙离子结合，从而起到抗凝的作用。

治疗的原则是：停用华法林，迅速改善凝血功能，防止血肿进一步扩大；然后重新评估继续抗凝的需求和可行性。

华法林可以导致脑出血后血肿量的增大。即便 INR 正常，仍可以发生华法林相关脑出血。因此，对于此患者，尽管 INR 并未超过 3.0，仍然需要考虑尽快逆转华法林的作用，降低后续血肿进一步扩大的可能。首先，应该停用华法林，其次，纠正凝血功能。药物有：维生素 K_1、新鲜冷冻血浆（fresh-frozen plasma，FFP）、凝血酶原复合物（porthrombin complex concentrates，PCCs）、重组凝血Ⅶ因子（rFⅦa）。维生素 K_1 静脉给予 10mg，因为它要经过 6 小时才能使 INR 正常，需要同时使用其他药物。PCCs 含有Ⅱ、Ⅶ、Ⅸ、Ⅹ 四种凝血因子，Ⅱ、Ⅶ、Ⅹ 是维生素 K 依赖的，用量比 FFP 小，速度快，效能高，可在数分钟内使 INR 恢复正常。虽可导致血栓栓塞性病变，但此类风险较低。目标 INR 值为 <1.5。

4. 病情稳定后，重启抗凝治疗的时间和药物选择 2017 年 *Stroke* 荟萃研究表明，华法林相关脑出血后 10 天 ~6 个月内重启抗凝治疗可以降低卒中和血栓栓塞风险。此患者有风湿性心脏病，换瓣手术，且有房颤，根据 CHA2DS2-VASC 评分 4 分，无疑是发生缺血性卒中的高危人群。何时恢复抗凝治疗，选择哪个药物，都是难题。

首先,患者是否能够恢复抗凝治疗?患者 64 岁,年龄较大,且出血累及脑叶,需要进行头颅 SWI,了解是否合并存在 CAA(淀粉样脑血管病)。若是排除 CAA,未来仍可以抗凝治疗。如果 SWI 提示很可能存在 CAA,则抗凝后再出血风险较高,应考虑改为抗血小板治疗。

其次,何时恢复抗凝治疗? 2020 年美国脑出血相关指南中推荐,脑出血伴房颤患者,若决定启动抗凝治疗,结合患者个体获益与风险,脑出血后 7~8 周可考虑开始。

此患者为生物瓣,且基底节区出血较严重,发病 7~8 周后再酌情重启抗凝治疗。

那么,再次抗凝时选用哪个药物呢?一般认为,除机械瓣以外,一旦发生华法林相关的脑出血,尤其是 INR 并未明显升高的患者,不宜再使用华法林治疗。对于无中重度二尖瓣狭窄或机械性心脏瓣膜的患者,推荐新型口服抗凝剂达比加群、利伐沙班、阿哌沙班、依度沙班用于预防缺血性卒中。

> **思考 6** 非瓣膜性房颤患者,华法林相关脑出血后何时恢复抗凝治疗?
>
> 随着人口老龄化,非瓣膜房颤患者越来越多,此类患者如果发生华法林相关脑出血,处理原则同前,一般也是在发病 4 周后,考虑重启抗凝治疗,一般也是首先新型口服抗凝剂,这类药物发生出血并发症的风险低于华法林。若存在抗凝的禁忌,考虑左心耳封堵术。

> **思考 7** 抗血小板治疗患者发生脑出血,是否需要输注血小板进行对抗?
>
> 2019 年中国指南的意见是:抗血小板治疗导致的脑出血,血肿扩大及临床结局与此类药物的使用是否相关,目前尚不清楚。对于使用抗血小板药物相关性脑出血,不推荐常规输注血小板治疗。
>
> 2016 年 PATCH 研究(治疗组 93 例,对照组 97 例)结果显示针对暴露于阿司匹林、双嘧达莫和 / 或氯吡格雷的自发性脑出血患者,输注血小板不但未改善预后,3 个月的预后更差。42% 输注血小板的患者有严重不良事件发生,对照组只有 29%。故此,抗血小板药物相关脑出血针对性输注血小板治疗尚无有力的证据。

5. 预防和治疗各种并发症 患者可能发生深静脉血栓、肺部感染、尿路感染、褥疮等各种并发症,针对深静脉血栓可以采用预防剂量的低分子肝素和间歇气压泵进行预防。及时应用抗生素治疗各类感染,补充营养,保持出入液量平衡和内环境稳定。

6. 及时进行康复训练,减轻残障 此患者有意识障碍、失语和偏瘫,病情稳定后的康复训练非常必要,促醒、语言和吞咽训练、肢体功能训练和日常生活能力的培养任务繁重。

(二)治疗方案

1. **一般处理** 观察和保持生命体征平稳,入住重症监护病房,持续监测血氧饱和度、心率、呼吸、血压、体温、意识状态、瞳孔和神经功能的变化。

2. 发病 24 小时后仍有意识障碍,给予鼻饲流质饮食,记录 24 小时出入液量。

3. **控制并监测血压** 如果收缩压持续在 180mmHg 以上,尼卡地平注射液 20mg+ 生理盐水 250ml 静脉滴注,控制滴速,血压下降幅度在 30% 左右,即目标血压约为 140mmHg,维持在 130~150mmHg 之间。

4. 因发病时间较短,后续有血肿扩大可能,故此,发病 24 小时内尽量不予甘露醇治疗,可以给予呋塞米 10mg(每 8 小时 1 次)、甘油果糖 250ml(每 12 小时 1 次)静脉滴注,发病 24 小时后给予甘露醇 125ml(每 6 小时 1 次),同时补充钾、钠等电解质,保持出入液量平衡,之后根据患者头痛等情况进行调整。

5. 如果内科药物治疗过程中意识障碍加重,需要外科会诊,是否行手术治疗。有条件可以进行有创颅内压监测,对伴有意识障碍的脑积水患者可行脑室引流以缓解颅内压增高。

6. **止血药物治疗** 维生素 K 10mg 静脉注射,同时 PCCs 10IU/kg 体重加入溶解液内滴注,15 滴 /min,

15 分钟后可以改为 40 滴 /min，60 分钟内滴完。监测凝血功能，INR 目标 <1.3。

7. **预防和治疗并发症** 预防应激性溃疡；监测心脏功能，预防心衰；因 D- 二聚体升高，监测其变化，48 小时后可以开始低分子肝素 4 100U 皮下注射，每日 1 次，预防血栓。

8. **其他药物治疗** 乳果糖 10ml 每日 3 次，保持大便通畅。

9. **双下肢气压泵治疗**

（三）进一步检查

1. **肝功能、肾功能、血脂相关检查** 正常范围。

2. **糖化血红蛋白** 5.5%。（4%~6%）

3. **血同型半胱氨酸** 正常。

4. **自身抗体及免疫常规** 未见异常。

5. **胸部正位片** 双下肺炎症。

6. **头颅 CTA** 未见点征，血管走行如常，未见斑块和狭窄，未见瘤样扩张。

7. **头部 SWI** 左侧基底节区出血改变，其他部位未见明显微出血。

（四）最终诊断

①脑出血（左侧基底节区，华法林相关脑出血）；②风湿性心脏病换瓣手术，生物瓣；③心房颤动，心功能不全；④肺部感染。

四、讨论和展望

（一）幕上半球深部脑出血手术治疗和保守治疗孰优孰劣

在各个部位的脑出血中，脑干出血虽然死亡率高，因系手术的禁区，一般只能采用内科治疗；小脑出血、皮质出血都明确有手术的指征，且手术效果较好；大脑半球深部是临床最常见的出血部位，治疗难度也最高，内科治疗效果差，外科手术因为损伤大等原因，效果也不佳。多年来，对这个类型的脑出血，内外科治疗均无明显治疗优势。2019 中国指南推荐意见为：发病 72 小时内、血肿体积 20~40ml、GCS≥9 分的幕上高血压脑出血患者，可应用微创手术联合或不联合溶栓药物液化引流清除血肿；40ml 以上脑出血患者由于血肿占位效应导致意识障碍恶化者，可考虑微创手术清除血肿；微创治疗应尽可能清除血肿，使治疗结束时残余血肿体积≤15ml。

思考 8 急性脑出血患者手术治疗适应证有哪些？

《中国脑出血诊治指南（2019）》建议：不主张无选择地常规使用外科或微创手术。以下临床情况，可个体化考虑选择外科手术或微创手术治疗：

1. 出现神经功能恶化或脑干受压的小脑出血者，无论有无脑室梗阻致脑积水的表现，都应尽快手术清除血肿（Ⅱ级推荐，B 级证据）；不推荐单纯脑室引流而不进行血肿清除（Ⅱ级推荐，C 级证据）。

2. 对于脑叶出血超过 30ml 且距皮质表面 1cm 范围内的患者，可考虑标准开颅术清除幕上血肿（Ⅱ级推荐，B 级证据）或微创手术清除血肿（Ⅱ级推荐，D 级证据）。

3. 发病 72 小时内、血肿体积 20~40ml、GCS>9 分的幕上高血压脑出血患者，在有条件的医院，经严格选择后可应用微创手术联合或不联合溶栓药物引流清除血肿（Ⅱ级推荐，B 级证据）。

4. 40ml 以上重症脑出血患者由于血肿占位效应导致意识障碍恶化者，可考虑微创手术清除血肿（Ⅱ级推荐，D 级证据）。

5. 病因未明确的脑出血患者行微创手术前应行血管相关检查（CTA、MRA、DSA）排除血管病变，规避和降低再出血风险（Ⅱ级推荐，D 级证据）。

（二）微创手术和经典开颅血肿清除术哪个更优

2006年的荟萃分析纳入12个关于幕上非动脉瘤性出血手术治疗的前瞻、随机、对照试验，结果显示手术效果略优于内科治疗，其中对此结果贡献最大的4个研究均是微创技术的结果，而传统的开颅手术均未显示出与内科治疗的差异。2018年一项基于16项临床研究1 912例患者的荟萃分析显示，微创方法与内科治疗相比能降低死亡率；与开颅术相比，能减少再出血和改善存活患者的功能预后。微创手术方法主要包括内镜血肿抽吸术和立体定向血肿抽吸。

内镜血肿抽吸术与内科治疗相比，能够降低死亡和残障率；与传统血肿清除术相比，病死率没有差异，但内镜手术存活患者的预后更好。

2006年Cho等报告了前瞻、随机、对照试验比较内镜血肿抽吸、立体定向血肿抽吸和开颅术治疗未昏迷的基底节区出血患者的效果，90例患者，每组30例，立体定向在手术前准备的时间最长，开颅术本身耗时最长；3个月时的死亡率：内镜（0）＜立体定向（6.7%）＜开颅术（13.3%）；并发症分别为3.3%、10%、16.6%；6个月神经功能恢复内镜抽吸优于开颅术，且治疗费用低于开颅术，提示内镜血肿抽吸可作为立体定向手术的替代，能为患者带来更好的治疗。

目前小规模研究和回顾性研究结果提示内镜血肿抽吸效果优于立体定向手术。

（三）新型口服抗凝剂导致的颅内外出血，有无特异性拮抗剂？

达比加群已经有特异性拮抗剂依达赛珠单抗，并且已经在我国临床使用。Andexanet alfa是一种重组的凝血因子Xa诱导蛋白，是Xa因子抑制剂的竞争性拮抗剂，2018年获美国FDA批准用于利伐沙班和阿哌沙班的抗凝逆转药。Ciraparantag是一种凝血酶和Xa因子抑制剂，可作为抗凝血剂的广谱逆转剂，包括低分子肝素、普通肝素和一些直接口服抗凝血剂，但不包括华法林，临床研究尚在进行中。

（四）脑出血是否应该给予神经保护剂治疗

凝血酶的拮抗剂、铁离子的螯合剂、谷氨酸盐拮抗剂、基质金属蛋白抑制剂等在理论上具有对脑出血的神经保护作用。2019年3月发表的多中心、双盲、随机、安慰剂对照试验，纳入294例发病24小时内的自发性脑出血患者，治疗组使用去铁胺治疗，对照组为常规治疗组。随访90天，结果两组死亡率均为7%，严重不良事件率也没有差异。针对脑出血后炎性反应的小规模的临床研究显示，芬戈莫德对脑出血有一定益处，但是尚未在大样本研究中得到证实。因此，目前尚缺乏公认有效的脑保护剂。

（五）脑出血后脑水肿存在的时间比较长，是否一直需要脱水剂进行治疗

脑出血后血肿周边的水肿多在发病24小时后出现，并逐渐加重，在病后5~7天达到高峰，此后水肿仍旧存在2~4周，甚至更长时间，有时甚至脑中线结构移位也同时存在，这是脑出血后的一个必然的病理生理过程，并不需要长期使用脱水剂，尤其是甘露醇等渗透性脱水剂，否则可能由于血脑屏障破坏，药物在组织间隙积聚，反而形成逆向渗透梯度，导致水肿恶化。因此指南推荐甘露醇使用5~7天后，应该逐渐减量停药。有研究显示白蛋白可以促进水肿吸收，可能甘露醇后使用白蛋白是合理的。

脑出血预后较差，死亡率为35%~55%，重症监护病房治疗降低了患者的死亡率，但存活者的生存质量仍很差，有效改善预后的治疗方法较少，应该重视一级预防和二级预防，降低发病率和复发率。

（董　强　丁宏岩）

参 考 文 献

［1］中华医学会神经病学分会，中华医学会神经病学分会脑血管病学组．中国脑出血诊治指南（2019）．中华神经科杂志，2019，52（12）：994-1005．

［2］Qureshi A I, Palesch Y Y, Barsan W G, et al. Intensive Blood-Pressure Lowering in Patients with Acute Cerebral Hemorrhage. N Engl J Med, 2016, 375（11）: 1033-1043.

［3］Hanley D F, Thompson R E, Rosenblum M, et al. Efficacy and safety of minimally invasive surgery with thrombolysis in intracerebral haemorrhage evacuation（MISTIE Ⅲ）: a randomised, controlled, open-label, blinded endpoint phase 3 trial.

Lancet, 2019, 393（10175）: 1021-1032.

[4] Murthy S B, Gupta A, Merkler A E, et al. Restarting Anticoagulant Therapy After Intracranial Hemorrhage: A Systematic Review and Meta-Analysis. Stroke, 2017（9）, 48: 1594-1600.

第六节　蛛网膜下腔出血

病例 14　蛛网膜下腔出血（偏向治疗选择）

一、病历资料

（一）病史

患者男性，36 岁，因"突发头痛、呕吐 2 小时"就诊。

患者 2 小时前工作过程中突发剧烈头痛，难以忍受，伴恶心、呕吐，呕吐物为胃内容，无咖啡样物，无意识不清，无抽搐，四肢活动可，无发热、无大小便失禁。

既往无特殊病史，无头痛病史。近日无外伤史。其伯父有脑出血病史，具体不详。吸烟 20 支 /d，偶尔少量饮酒。

（二）体格检查

体温 36.4℃，脉搏 83 次 /min，呼吸 26 次 /min，血压 143/76mmHg，心肺腹查体未见异常，双下肢无水肿。

神经系统查体：神志清楚，言语流利，双侧瞳孔等大等圆，直径 3.0mm，直接、间接对光反射均存在，眼球活动正常。双侧额纹对称，双侧上、下肢肌力 5 级，肌张力正常，腱反射正常，双侧病理征阴性。感觉检查正常。指鼻试验、跟 - 膝 - 胫试验正常。颈强直，颏胸距 4 横指，克尼格征阳性、布鲁辛斯基征阳性。

格拉斯哥昏迷指数的评估（GCS）评分 15 分。

（三）急诊辅助检查

1. **血常规、凝血功能相关指标检验、肝肾功能、电解质**　未见异常。

2. **头颅 CT**　鞍区、鞍旁、右侧外侧裂高密度影，蛛网膜下腔出血（图 1-6-1）。

3. **心电图**　窦性心律，心率 83 次 /min。

4. **头颅 CTA**　右侧后交通动脉右侧瘤样凸起（图 1-6-2）。

5. **全脑血管造影**　右侧后交通动脉瘤，同时行弹簧圈栓塞治疗。治疗后造影载瘤动脉通畅，动脉瘤不显影（图 1-6-3）。

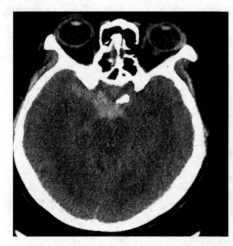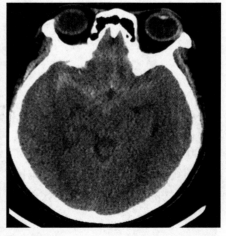

图 1-6-1　患者头颅 CT

头颅 CT 显示蛛网膜下腔出血，鞍区、鞍旁、右侧外侧裂高密度影。

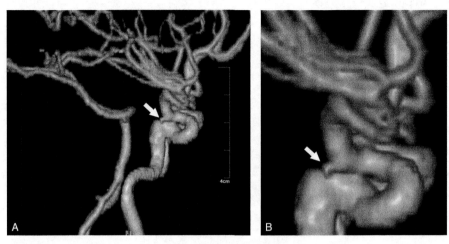

图 1-6-2　头颅 CTA

A. 全景图; B. 局部放大,右侧后交通动脉起始部动脉瘤(白箭)。

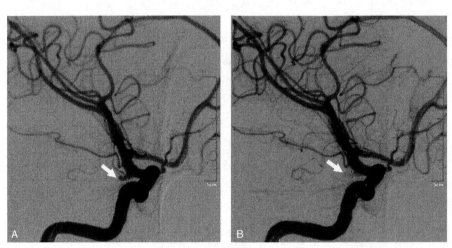

图 1-6-3　全脑血管造影(DSA)

DSA 证实右侧后交通动脉起始部动脉瘤(A,白箭)以及栓塞后改变(B,白箭)。

思考 1　蛛网膜下腔出血(subarachnoid hemorrhage, SAH)诊断依据有哪些?

头痛、呕吐,脑膜刺激征阳性,头颅 CT 提示蛛网膜下腔呈高密度影是经典的诊断标准。确诊的依据主要是头颅 CT 结果,但是临床如果怀疑蛛网膜下腔出血,CT 阴性者,需要腰穿检查确认。

二、病例分析

(一)病例特点

1. 青年男性,急性起病,既往无特殊病史,其伯父有脑内出血史。

2. 头痛伴呕吐 2 小时。

3. 查体可见颈强直,克氏征阳性、布氏征阳性。

4. 头颅 CT 提示蛛网膜下腔出血,CTA 发现右后交通动脉可疑动脉瘤。全脑血管造影证实诊断。

(二)诊断及诊断依据

1. 诊断

【定位诊断】根据头痛、脑膜刺激征阳性,无局灶性神经功能缺损定位脑膜系统。

【定性诊断】根据临床表现和 CT 平扫结果考虑为蛛网膜下腔出血。

【定因诊断】根据头颅 CTA 及全脑血管造影,考虑为动脉瘤性蛛网膜下腔出血。

2. 入院诊断　动脉瘤性蛛网膜下腔出血。

（三）鉴别诊断

依据头部 CT 平扫,绝大多数蛛网膜下腔出血均可以明确诊断,诊断后需要探究蛛网膜下腔出血的原因。85% 的蛛网膜下腔出血是动脉瘤导致,仍需与以下疾病鉴别:

1. **动静脉畸形导致的蛛网膜下腔出血**　临床表现除头痛、呕吐外,可发病早期甚至发病之前有局灶性神经功能缺损,痫样发作,如一侧肢体的麻木、无力或抽搐,CT 除蛛网膜下腔出血外,有时可见异常粗大的血管影。CTA 或 MRA 等可以发现畸形血管团、异常的供血动脉和粗大的引流静脉等。有时动脉瘤和动静脉畸形可以同时存在。确诊的"金标准"是 DSA。

2. **烟雾病**　由于大动脉狭窄导致颅底毛细血管烟雾状扩张,在儿童或青年,以缺血性卒中为主,中年尤其是女性可以发生脑出血或蛛网膜下腔出血,CTA 仅能发现颈内动脉末端、大脑中动脉和大脑前动脉的狭窄甚至闭塞,对烟雾状血管的发现不灵敏。DSA 可以明确诊断。

3. **颅内静脉窦血栓形成**　颅内静脉窦血栓形成患者多有头痛,可以伴有恶心、呕吐,部分患者由于横窦、乙状窦、直窦、上矢状窦或皮质静脉血栓形成,导致头部 CT 平扫发现相应区域的高密度征,有时可以误诊为蛛网膜下腔出血。但颅内静脉窦血栓形成起病通常没有蛛网膜下腔出血那样急骤,头痛、呕吐的程度也不似蛛网膜下腔出血那样剧烈,颈强直、克氏征等可以阳性,也可以阴性。少部分 CVST 可以导致半球凸面蛛网膜下腔出血,此时需要腰穿明确是否为血性脑脊液来判断是否颅内静脉窦血栓形成合并了蛛网膜下腔出血。CVST 的诊断需要 CTV、MRV 等,确诊需要 DSA。

4. **硬脑膜动 - 静脉瘘**　硬脑膜动 - 静脉瘘也可以 SAH 起病,但多伴有皮质水肿,起病较缓慢,头痛、呕吐相对较轻,患者年龄通常较大,年轻患者多有脑外伤诱因。DSA 可以发现动脉期早现的静脉或静脉窦。

5. **凝血功能异常导致的蛛网膜下腔出血**　如果患者有血液病,如贫血、白血病等可以导致蛛网膜下腔出血。血液检查可以帮助诊断。仍需要 CTA 等检查排除血管本身病变。

6. **脑淀粉样血管病相关半球凸面蛛网膜下腔出血**　伴有凸面蛛网膜下腔出血的脑淀粉样血管病主要表现为短暂性局灶性神经系统发作,即淀粉样发作,典型症状为播散性感觉异常,表现为肢体远端的刺痛或麻木向肢体近端或面部蔓延,可以没有明显头痛、呕吐,可能头昏、乏力,头部 CT 可以无异常发现,MRI 和 / 或 SWI 可以发现半球凸面蛛网膜下腔出血或铁沉积,皮质多发微出血等脑淀粉样血管病表现。

> **思考 2　颅内动脉瘤的患病率如何?**
> 动脉瘤性蛛网膜下腔出血的致死、致残性均很高,有必要了解颅内动脉瘤的患病率。应用 MRA 筛查 8 680 例无症状的普通人群发现,颅内动脉瘤患病率为 7.0%,而具有蛛网膜下腔出血家族史的人,动脉瘤的患病率升高至 10.5%。因此,对一级亲属中 2 例以上有动脉瘤或 SAH 病史的,可以通过 CTA 或 MRA 进行筛查,以便进行蛛网膜下腔出血的一级预防。

三、治疗及检查经过

蛛网膜下腔出血的治疗与病因密不可分,一旦临床确立此诊断,即需尽快查找病因。动脉瘤性蛛网膜下腔出血短期再出血的风险很高,再出血的死亡风险明显升高,因此,对病因的确认十分迫切。

思考3 动脉瘤性蛛网膜下腔出血的病死率如何？死亡相关因素有哪些？

动脉瘤性蛛网膜下腔出血患者的病死率较高，在出血第一周高达27%，两次出血的死亡率可达70%。在发病3个月内死亡率为45%~49%。死亡相关因素分为三类：患者因素、动脉瘤因素、医疗机构因素。患者因素包括早期出血的严重程度、年龄、性别、就诊时间及合并症。动脉瘤因素包括大小、形态及是否位于后循环。医疗机构因素包括是否有介入治疗技术、蛛网膜下腔出血患者接诊量及首选的检查。

（一）诊治原则

1. 蛛网膜下腔出血的影像学诊断流程 头颅CT平扫是蛛网膜下腔出血诊断的首选。在蛛网膜下腔出血发病后12小时内，CT的敏感性高达98%~100%，24小时内逐渐降至93%，6天内降至57%~85%。明确蛛网膜下腔出血后，需要尽快进行CTA或MRA检查，确认是否为动脉瘤性蛛网膜下腔出血。一旦发现动脉瘤，应该尽快做DSA，在进一步确诊的同时尽快干预治疗。

思考4 CTA和MRA在动脉瘤性SAH蛛网膜下腔出血检查中各有何优缺点？

CTA和MRA在动脉瘤性SAH检查中的优缺点比较见表1-6-1。

表1-6-1 CTA和MRA在动脉瘤性SAH检查中的优缺点比较

项目	敏感性/%	敏感性（动脉瘤直径≥5mm）/%	敏感性（动脉瘤直径<5mm）/%	优点	缺点
CTA	77~100	95~100	64~83	快速成像，普及率广，适用于急性重症患者	需使用碘造影剂、骨性伪影对成像质量有干扰、对远端小血管尚不可及
MRA	55~93	85~100	56	无放射性，适合儿童和孕妇	敏感性低、耗时、需要患者配合、判断动脉瘤颈与所属血管的关系不清晰

2. 病情评估和临床分级 蛛网膜下腔出血评分有助于判断预后及采取不同的治疗手段。蛛网膜下腔出血早期应该使用格拉斯哥昏迷评分（GCS）等工具进行评价。Hunt-Hess量表简单方便，临床常用于选择手术的参考。在判断预后方面，动脉瘤性蛛网膜下腔出血入院患者预后（prognosis on admission of aneurysmal subarachnoid haemorrhage, PAASH）比世界神经外科医师联盟（World Federation of Neurological Surgeons, WFNS）的效能更好。

3. 一般治疗和监测 保持呼吸道通畅，给予吸氧；蛛网膜下腔出血并发高血压的管理应更为严格，应该及时使用效果较强的药物，静脉推注或持续滴注，控制血压。目标是：保持SBP<160mmHg和平均动脉压>90mmHg；发病3天内的蛛网膜下腔出血患者66%出现心电图异常，主要表现为ST段抬高、水平下移或T波深度倒置。心电图异常与预后显著相关。因此建议对于急性蛛网膜下腔出血患者，应进行心电监护，采取积极的预防措施，保护心功能。

蛛网膜下腔出血后发生低钠血症的概率为10%~30%，这与过度的尿钠排泄和低血容量相关。而体液减少与脑血管痉挛存在一定联系。氟氢可的松可纠正低钠血症及体液平衡。此外，3%氯化钠溶液可有效改善低钠血症，5%的白蛋白也有纠正低钠血症的作用。

血糖升高也是蛛网膜下腔出血患者预后不良的相关因素，一般建议空腹血糖控制在10mmol/L以下。深静脉血栓形成和肺栓塞是蛛网膜下腔出血尤其是有意识障碍的危重患者的常见并发症，可以使用弹力袜、间断的充气压力装置进行预防。使用低分子肝素的时间应选择在动脉瘤手术或栓塞12小时以后。

4. 预防再出血的药物治疗和其他方法 预防再出血最根本的措施是针对病因治疗,去除动脉瘤等潜在的风险。其他措施包括卧床休息,直到病因解除;控制血压,收缩压低于160mmHg是合理的治疗目标;减轻疼痛;保持大便通畅等。

荟萃分析发现,抗纤溶类止血药物的应用降低了再出血的风险,但长时间应用会增加脑梗死等血栓事件,抵消其益处。一项院前急救研究纳入505例发病48小时内的蛛网膜下腔出血患者,首先给予1g的氨甲环酸,随后每6小时给予1g,直到动脉瘤得到治疗,最长治疗时间不超过72小时。结果发现这种早期、短疗程、足量的止血治疗能够使患者早期再出血率从10.8%降至2.4%,且死亡率也下降80%之多。因此,目前指南的意见是:若患者不愿手术或推迟手术,再出血风险大及没有禁忌证,可以早期、短疗程应用抗纤溶药物如氨基己酸或氨甲环酸治疗以减少再出血的发生。

5. 动脉瘤的治疗 动脉瘤一旦确认后,需要尽快治疗,以降低再次破裂出血的风险。治疗主要分为介入栓塞治疗和手术治疗两种方法。早在1991年国外报道可通过血管介入技术放置铂制电离可脱弹簧圈栓塞动脉瘤,弹簧圈可导致血栓形成,将动脉瘤与循环阻隔开来。但是弹簧圈栓塞过程中存在动脉瘤穿孔、缺血等风险,栓塞如果不完全,可能导致动脉瘤复发。动脉瘤夹闭手术也同样可以降低再出血风险,其效果与夹闭是否完全有关。目前首选栓塞术,以改善患者长期功能预后。

> **思考5** 如何个体化选择动脉瘤的治疗方法?
>
> 需要结合患者年龄、病情严重程度、动脉瘤位置等因素综合考量。
>
> 年龄超过70岁的患者更适合介入手术治疗;后循环动脉瘤尤其是基底动脉顶端动脉瘤用弹簧圈栓塞更佳;窄颈动脉瘤、单叶型动脉瘤,神经功能较差或有明确的脑肿胀但没有血肿占位效应的患者,医生会倾向于介入治疗联合去骨瓣减压手术治疗。
>
> 大脑中动脉动脉瘤形态不一,使用弹簧圈栓塞有一定困难,而外科手术夹闭的治疗效果则相对其他部位更好;胼胝体周围血管的动脉瘤、宽颈动脉瘤,动脉分支直接从动脉瘤囊发出,存在大面积的实质血肿具有占位效应时,倾向于开颅减压术去除血肿同时进行动脉瘤夹闭术;弹簧圈栓塞不能完全治愈的,亦需采用夹闭术治疗。

6. 血管痉挛的监测和治疗 动脉瘤性蛛网膜下腔出血主要的三个并发症包括再出血、血管痉挛和脑积水。动脉瘤性蛛网膜下腔出血发生后,血管造影可发现30%~70%患者出现血管痉挛,15%~20%的患者因血管痉挛导致迟发性、缺血性神经功能缺损,其临床表现与脑梗死过程类似,可出现偏瘫、感觉障碍、语言甚至意识障碍或死亡。50%做过手术但仍旧死亡的患者死因与血管痉挛有关。

血管痉挛多在SAH后的3~5天内开始出现,5~14天达到高峰,2~4周后逐渐缓解。新发的局灶性神经功能缺损,难以用脑积水或再出血解释时,应首先考虑为症状性血管痉挛。平均动脉压增高可能间接提示血管痉挛的发生。

> **思考6** 蛛网膜下腔出血后血管痉挛的治疗原则和方法?
>
> 血管痉挛的治疗原则是通过控制颅内压、减少需氧量、增加脑血流量达到减轻缺血性损害的目的。
>
> 既往使用"3H"方法(即血液稀释、高血压、高血容量),但通过进一步观察发现等容量、高血压的方法似乎更为有效。①常规口服或静脉滴注尼莫地平,可有效防止动脉痉挛。维持有效的循环血容量可预防迟发性缺血,不推荐预防性应用高容量治疗和球囊扩张。②动脉瘤治疗后,如发生痉挛性脑缺血,可以诱导高血压,除非血压已经很高或心脏情况不允许。③如动脉痉挛对高血压治疗没有反应,可酌情选择脑血管成形术和/或动脉内注射血管扩张剂治疗,多为钙通道阻滞剂,如法舒地尔。

7. 脑积水的治疗 脑积水分急性脑积水和恢复期后远期的并发症——慢性脑积水。急性脑积水（<72小时内）发生率在15%~87%之间，临床评分或Fisher评分较差的病例更易出现急性脑积水。如果脑积水导致病情恶化或有脑疝风险，需要尽快行脑室外引流或者腰穿放液治疗，使颅内压维持在10~20mmHg。

8. 永久性分流术 9%~48%慢性脑室扩大的患者需行永久性分流术。手术适合于年龄较大、早期脑室扩大、脑室内出血、临床情况差的患者以及女性。

（二）治疗方案

1. 该患者生命体征平稳，发病1周内需要监测血氧、血压、体温、头痛、意识状态和神经功能的变化。

2. 由于已经确认动脉瘤并行介入栓塞手术治疗，术后严密观察。

3. 每日床旁经颅多普勒监测脑血流；尼莫地平60mg口服、每日4次，预防血管痉挛。同时补充钾、钠等电解质，保持出入液量平衡。

4. 介入治疗前，如果等待时间长，可以使用1g的氨甲环酸，随后每6小时予1g，直到进行手术治疗。

5. 乳果糖10ml每日3次，保持大便通畅。如头痛严重，必要时给复方对乙酰氨基酚片1粒。

6. 栓塞术后24小时、72小时、7天复查头部CT，了解出血变化，以及有无脑积水发生。

7. 动脉瘤栓塞后尽早开始康复训练。

（三）进一步检查

1. 肝功能、肾功能、电解质、血脂相关检查 正常范围。

2. 糖化血红蛋白 正常范围。

3. 凝血功能相关指标检验 正常范围。

4. 血同型半胱氨酸 正常范围。

（四）最终诊断

动脉瘤性蛛网膜下腔出血。

四、讨论和展望

（一）针对年轻患者、前循环动脉瘤介入手术与夹闭术孰优孰劣？

针对这一问题，大型、前瞻性、随机对照试验ISAT进行了研究，从9 559例蛛网膜下腔出血（subarachnoid hemorrhage, SAH）患者中入选2 143例，术前评估，然后随机分为介入或夹闭手术治疗组，一年后随访。致死和/或致残率：夹闭组vs介入组为30.9% vs 23.5%（绝对危险增加7.4%，$p=0.000\ 1$），但是再出血率：介入组为2.9%，而手术组为0.9%；未完全性闭塞率及动脉瘤复发率：手术组显著低于介入组。由此可见，虽各有优缺点，但是介入治疗整体预后好于手术夹闭组。

（二）SAH后血管痉挛除根据临床症状判断以外，还有哪些客观标准？

DSA判断标准：DSA过程中发现大脑中动脉主干或大脑前动脉A1段直径小于1mm，或大脑中动脉和大脑前动脉的远端支直径小于0.5mm，可判断发生了血管痉挛。

TCD判断标准：目标血管平均血流速度超过100~120cm/s。Lindegaard比值（目标脑血管平均血流速度与同侧颈内动脉颅外段平均血流速度的比值）：颈内动脉鞍上段、大脑前动脉、中动脉、椎-基底动脉比值在5~6之间，说明存在重度血管痉挛。

（三）CTA和DSA未发现异常的SAH应该如何处理？

虽然动脉瘤性SAH占绝大多数，但是仍有少数患者经过仔细的CTA和DSA检查，仍未能发现与SAH相关的血管结构异常，也无凝血功能异常等其他原因，即病因不明的SAH，如中脑周围非动脉瘤性出血多数找不到确切的原因。针对第一次血管检查阴性的患者，指南推荐在发病2周后复查DSA，排除由于急性期血管痉挛、血肿干扰等造成的假阴性，再次明确是否有血管结构的异常。近来，有文献报道，有自发消失的动静脉畸形以及破裂后自愈的动脉瘤只能以内科治疗为主，随访影像学改变。

（四）脑脊液引流是否对 SAH 治疗有效?

在 SAH 出血较为严重的情况下,发生迟发性缺血性神经功能缺损的风险明显增加,2018 年一项大规模 RCT 研究以及之前的荟萃分析提示:持续腰大池脑脊液外引流或脑脊液分流术可以改善患者的远期预后,且对 DSA 发现的血管痉挛、症状性脑血管痉挛和痉挛相关脑梗死均有改善作用。国外通常只做脑脊液外引流,国内多采用腰穿生理盐水大量置换脑脊液,均显示对血管痉挛有一定的改善效果。

（五）SAH 未来研究的方向

1. SAH 动脉瘤栓塞方法或材料的进步 由于动脉瘤的部位、性质以及和供血动脉的关系等,栓塞技术有时会遇到很多困难,在栓塞方法和栓塞材料方面一些探索,比如结合支架的栓塞技术、栓塞弹簧圈的改进等,这些技术进步将提高栓塞的成功率,为患者带来福音。

2. 危重 SAH 患者是否可以从去骨瓣减压手术中获益?

除了去除病因外,SAH 本身的治疗也至关重要,危重患者多出血量较大,患者早期昏迷评分和 WFNS 评分较差,预后不佳。那么去骨瓣减压手术是否可以降低患者的死亡和残障率呢? 有回顾性分析研究显示,245 例 SAH 患者,危重患者能从早期去骨瓣减压(发病 24 小时内)中获益,其住院期间死亡率、CT 发现的脑梗死率和 6 个月时 mRS 预后良好的比例均有改善。但是延迟手术(发病 24 小时以后)的受益不明显。

2017 年发表的荟萃分析也提示对于 WFNS Ⅳ 或 Ⅴ 级的患者,早期去骨瓣减压有改善远期预后的趋势。从大面积脑梗死和脑出血的治疗进展中,我们可以看到,去骨瓣减压手术对危重患者的死亡和残障率有改善作用,故推测 SAH 的危重患者也可能从中获益,未来需要 RCT 研究进一步证实。

SAH 的预后较差,及时的检查、评估和治疗是降低病死率和致残率的关键,尽早血管造影检查,对因治疗;早期发现和预防多种并发症都是必不可少的环节。一级亲属有动脉瘤或 SAH,做 CTA 或 MRA 进行动脉瘤的筛查是一级预防的重点。

(董 强 丁宏岩)

参 考 文 献

[1] Molyneux A J, Kerr R S, Yu L M, et al. International subarachnoid aneurysm trial (ISAT) of neurosurgical clipping versus endovascular coiling in 2143 patients with ruptured intracranial aneurysms: a randomised comparison of effects on survival, dependency, seizures, rebleeding, subgroups, and aneurysm occlusion. Lancet, 2005, 366 (9488): 809-817.

[2] Jabbarli R, Oppong M D, Dammann P, et al. Time Is Brain ! Analysis of 245 Cases with Decompressive Craniectomy due to Subarachnoid Hemorrhage. World Neurosurg, 2017, 98: 689-694. e2.

[3] Alotaibi N M, Elkarim G A, Samuel N, et al. Effects of decompressive craniectomy on functional outcomes and death in poor-grade aneurysmal subarachnoid hemorrhage: a systematic review and meta-analysis. J Neurosurg, 2017, 127 (6): 1315-1325.

病例 15 蛛网膜下腔出血(偏向病因分析)

一、病历资料

（一）病史

患者女性,42 岁,因 "突发头痛、呕吐,发作性左侧肢体抽搐 3 小时" 就诊。

患者 3 小时前散步中突发头痛,伴恶心、呕吐,呕吐物为胃内容,无咖啡样物,无意识不清,左侧面部和肢体抽搐,持续约 3 分钟,自行缓解,目前左侧上肢活动乏力,无发热、无大小便失禁。发病前 1 个月有左侧肢体间断性麻木,每次持续几分钟,可完全缓解,未就诊。

既往无特殊病史。近日无外伤史。否认家族史,无不良嗜好。

（二）体格检查

体温 36.6℃,脉搏 73 次 /min,呼吸 22 次 /min,血压 155/83mmHg,心肺腹查体未见异常,双下肢无水肿。

神经系统查体:神志清楚,言语流利,双侧瞳孔等大等圆,直径 3.0mm,直接、间接对光反射均存在,眼球活动正常。双侧额纹对称,左侧鼻唇沟浅,左侧上肢肌力 3 级、下肢肌力 5 级,右侧肢体肌力 5 级,左侧肌张力略低,左侧腱反射减弱,左侧偏身浅感觉减退,左侧巴宾斯基征阳性。指鼻试验、跟 - 膝 - 胫试验不能配合。颈抵抗 3 指,克尼格征阳性、布鲁津斯基征阳性。

GCS（格拉斯哥昏迷指数）评分 15 分。

（三）急诊辅助检查

1. **血常规、凝血功能相关指标、肝肾功能、电解质** 未见异常。
2. **头颅 CT** 右侧额顶叶高密度影（CT 值 80Hu）伴蛛网膜下腔出血（图 1-6-4A）。

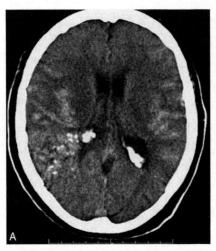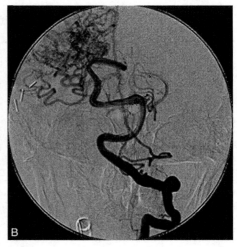

图 1-6-4 患者头颅 CT 及 DSA

A. 头颅 CT 右侧额顶叶出血伴蛛网膜下腔出血;B. DSA 示右侧额顶叶畸形血管团。

3. **心电图** 窦性心律,心率 73 次 /min。
4. **头颅 CTA** 右侧额顶叶附近畸形血管团可能,建议 DSA 检查。

二、病例分析

（一）病例特点

1. 42 岁女性,急性起病,既往无特殊病史,发病前 1 个月有反复左侧肢体间断性麻木,每次持续几分钟。
2. 突发头痛、呕吐,发作性左侧肢体抽搐 3 小时。
3. 血压 155/83mmHg,神志清楚,左侧中枢性面瘫,左侧上肢为主的偏瘫,左偏侧感觉减退,左侧巴宾斯基征阳性,脑膜刺激征阳性。
4. 头颅 CT 右侧额顶叶出血伴蛛网膜下腔出血,CTA 发现右侧额顶叶附近畸形血管团可能。

> **思考 1** 蛛网膜下腔出血有哪些相关的危险因素?
>
> 可干预的因素包括:吸烟、酗酒、高血压、低脂血症、治疗动脉瘤时不全栓塞、女性的激素替代治疗以及滥用多种药物（如可卡因和苯丙醇）;不可干预因素包括:性别（女性多）、年龄（40~60岁）、动脉瘤或 SAH 家族史、多发动脉瘤、脑动静脉畸形（arteriovenous malformation, AVM）、常染色体显性多囊肾。

（二）诊断及诊断依据

1. 诊断

【定位诊断】左侧中枢性面瘫伴上肢为主的偏瘫，病理征阳性，偏身感觉减退，定位右侧面神经核以上的皮质脑干束和脊髓丘脑束受损，病灶位于半球可能性大，且接近皮质；颈抵抗和脑膜刺激征阳性提示脑膜受累。提示既有深部病变也有脑膜病变。

【定性诊断】临床表现为卒中样发作伴痫性发作，伴有头痛，提示为出血性卒中，继发性癫痫，结合头颅 CT 平扫诊断为蛛网膜下腔出血、脑叶出血、痫性发作。

【病因诊断】动静脉畸形。

2. 入院诊断　①蛛网膜下腔出血；②动静脉畸形；③脑叶出血；④痫性发作。

（三）鉴别诊断

此患者有蛛网膜下腔出血合并右侧脑叶出血和继发性癫痫，CTA 提示 AVM 可能，需与以下疾病鉴别：

1. 颅内静脉窦血栓形成　颅内静脉窦血栓形成也是以头痛、痫性发作为主要表现，可以伴有恶心、呕吐，可有皮质出血，也可以有类似蛛网膜下腔出血样的 CT 改变，但颅内静脉窦血栓形成患者多有服用避孕药或血液病等高凝危险因素，发病后颅高压征象更为明显，CT 或 MRI 上看到静脉血栓征象，而 AVM 在 MRI 或 CT 上可见到紊乱或扩张的血管影。若颅内静脉窦血栓形成合并动静脉瘘，与 AVM 更难鉴别，CTV、MRV 有助于诊断，确诊需要 DSA。此患者脑叶出血周边并无明显水肿，且无脑室受压、脑沟变浅等征象，CVST 的可能性不大。

2. 硬脑膜动 - 静脉瘘（dural arteriovenous fistula，DAVF）　DAVF 也可以蛛网膜下腔出血起病，但多伴有皮质水肿，起病较缓慢，头痛、呕吐相对较轻，患者年龄通常较大，年轻患者多有脑外伤诱因。DSA 可以发现动脉期早现的静脉或静脉窦。

3. 外伤性蛛网膜下腔出血　外伤性蛛网膜下腔出血多位于皮质附近，可以伴有脑叶出血、硬膜下或硬膜外出血或对冲伤，依据外伤史、CT 和 CTA 改变可以排除。

4. 颅内转移瘤合并出血　肺癌等颅内转移瘤可以合并发生脑出血和蛛网膜下腔出血，病前也可以出现局灶性神经功能缺损，头痛可以早于就诊时间出现，CT 或 MRI 可以发现局灶性占位性病变，可以有附近脑组织受压、明显水肿等改变，增强 CT 或 MRI 有助于诊断。腰穿脑脊液可以发现恶性细胞。

其他疾病如可逆性脑血管收缩综合征（RCVS）、纤维肌发育不良、血管炎、凝血功能障碍和烟雾病等导致的蛛网膜下腔出血目前并无相关依据，暂不考虑。

三、治疗及检查经过

蛛网膜下腔出血的治疗首先是针对出血本身，其次是明确病因后针对病因进行的治疗。

（一）诊治原则

1. 蛛网膜下腔出血的治疗　针对蛛网膜下腔出血的影像学检查、病情评估、一般治疗和监测、预防再出血的药物治疗和措施、血管痉挛的预防等均参见病例 14。此患者需住院后行 DSA 检查，明确是否为 AVM。

2. 癫痫发作的治疗　蛛网膜下腔出血相关的痫样发作发生率为 6%~26%。大多数发作发生于就诊之前，在入院后予抗癫痫药治疗后则几乎不发作，迟发性癫痫约占 7%，其相关因素包括大脑中动脉动脉瘤、出血的厚度、伴发实质血肿、再出血、合并脑梗死、评分差以及有高血压病史。一旦发生，应尽快使用抗癫痫药物。

思考 2　蛛网膜下腔出血后癫痫发作的处理原则

1. 有明确癫痫发作的患者必须用药治疗，但是不主张预防性应用。

2. 不推荐长期使用抗癫痫药物。但对既往有癫痫病史、脑出血、脑梗死、大脑中动脉动脉瘤破裂的痫样发作的高风险人群，可考虑长期使用抗癫痫药物。

（二）该患者的治疗方案

1. 入院第三天 DSA 检查发现右侧额顶叶畸形血管团（图 1-6-4B）。拟择期进行 AVM 栓塞治疗。

2. 予奥卡西平片 300mg 每日两次，控制痫性发作。定期监测电解质。

3. 其余治疗同病例 14。

（三）进一步检查

1. 肝功能、肾功能、血脂相关检查、血糖、电解质　正常范围。

2. 抗链球菌溶血素 O、红细胞沉降率、类风湿因子、抗核抗体、抗 ENA 抗体、抗中性粒细胞胞质抗体、抗双链 DNA 抗体　未见异常。

3. 凝血功能相关指标检验　正常范围。

4. 人免疫缺陷病毒抗体、梅毒相关抗体　阴性。

5. 甲状腺功能、甲状腺抗体　正常。

6. 肿瘤标志物筛查　正常。

7. 脑电图检查　背景脑电基本正常，右侧半球颞叶附近有少许尖波。

思考 3　AVM 的诊断依据是什么

1. AVM 是一种先天性血管病，由供血动脉、引流静脉和两者之间畸形的血管团组成。

2. 临床表现为头痛、脑出血和 / 或 SAH 以及癫痫样发作。

3. CT 表现为 SAH 和 / 或脑出血。

4. DSA 可以明确供血动脉和引流静脉，以及相关的其他状态。如供血动脉的数量、来源以及血流相关性动脉瘤；引流静脉部位（表浅，较深或混合存在），引流静脉是否有狭窄、扩张或相关静脉窦的狭窄和梗阻。深部静脉引流是出血的高危因素。CTA、MRA 有时可以发现供血动脉和粗大的引流静脉，并提供 AVM 的周边结构关系。

四、讨论和展望

（一）Spetzler-Martin 分级的具体内容是什么？

动静脉畸形的 Spetzler-Martin 分级具体见表 1-6-2。

（二）AVM 的治疗选择有哪些？

AVM 的治疗主要分为以下几步：

1. 首先进行分级，其目的在于手术医生可以根据分级评分预测手术风险，避免出现手术并发症和神经功能障碍。

Spetzler-Martin 分级系统因简单实用被广泛采用，主要涵盖了畸形的大小、邻近是否有重要功能区及引流静脉的类型。

另外一种分型方法是根据 AVM 在脑内位置的不同分为 7 类：额叶、颞叶、顶枕叶、脑室、深部中央区、脑干、小脑。每种分类中，又根据病灶位于皮质表面或其他重要功能区，分为 4~6 种亚型。

2. 治疗主要分保守治疗和侵袭性治疗，后者包括显微外科手术、血管内栓塞和放射治疗。

表 1-6-2　动静脉畸形的 Spetzler-Martin 分级量表

病灶特点	分值
大小	
小（<3cm）	1
中（3~6cm）	2
大（>6cm）	3
部位	
非功能区	0
功能区	1
引流静脉	
表浅	0
深部	1

注：级别 =（血管畸形大小 + 部位 + 引流静脉）。Ⅰ级：积 1 分；Ⅱ级：积 2 分；Ⅲ级：积 3 分；Ⅳ级：积 4 分；Ⅴ级：积 5 分。较低的等级（较低的总分）表明治疗风险较低。

Spetzler-Martin 1 级或 2 级病变应给予显微外科手术治疗,但某些患者也可选择放射外科和血管内治疗。

Spetzler-Martin 4 级或 5 级病变可能保守治疗更合适,但对于有高出血风险如存在动脉瘤的患者部分血管内治疗也可获益。

Spetzler-Martin 3 级,深的、小病灶,特别是那些没有破裂的病灶,通常最好用放射外科治疗。而大的 3 级病变保守疗法和各种侵袭治疗效果没有明显差异。

(三) AVM 的预后如何?

AVM 所致出血的年发生率约为 3%,受临床特征和血管畸形部位的影响。如果患者先前有出血事件、畸形位于脑或脑干深处或有深静脉引流则脑出血的风险会增加。在最初出血后存活的患者中,大约 25% 最终没有神经功能障碍,30% 有轻至中度功能障碍,45% 有严重功能障碍。出血后 3 个月,20% 的初始幸存者已经死亡,三分之一的患者仍有中度残疾。

(四) AVM 相关基因有哪些?

染色体 9q21 改变与动静脉畸形密切相关,该部位决定了血管的表型,解释了 AVM 的发生与动脉瘤的联系。散发 AVM 中发现的一些可能有关的基因包括: ALK1, ENG, ITGB8, IL1B, ANGPTL4, GPR124, VEGF, MMP3。

预测未破裂或未治疗 AVM 患者出血的基因有 IL6、IL1B、EPHB4,可以作为预测散发人群出血的候选基因。ApoE2 等位基因、TNFA238 G>A 等位基因使再破裂的风险升高。BDNF 中 Val66Met 的变异与脑血管疾病的预后相关。

(五) AVM 的筛查和监测

散发 AVM 进行保守治疗的患者,推荐每 5 年进行一次 MRI 监测,直到 65 岁。监测过程中如果出现新的症状,需要及时检查。CTA、DSA 对临床状况稳定的患者没有很大的随访价值。散发 AVM 治疗后的影像学随访意义重大,尤其是栓塞和放射治疗后的患者,MRI 是首选方法。推荐儿童患者在完全切除后,间隔 5 年行一次血管造影,该人群复发的可能性最大。

AVM 总的预后较差,目前的干预措施仍不完善,未来临床研究的目标是制定能够特异性预测病程和治疗效果的量表,结合个人基因组测序,使 AVM 的基因型研究和风险因素评估更加深入。治疗方面,血管内介入治疗的地位将会越来越重要,随着栓塞材料和导管系统的不断更新,未来的治愈率会越来越高,而并发症会明显降低。

(董 强 丁宏岩)

参 考 文 献

[1] Cappelen-Smith C, Calic Z, Cordato D. Reversible Cerebral Vasoconstriction Syndrome: Recognition and Treatment. Curr Treat Options Neurol, 2017, 19(6): 21.

[2] Gornik H L, Persu A, Adlam D, et al. First International Consensus on the diagnosis and management of fibromuscular dysplasia. Vasc Med, 2019, 24(2): 164-189.

[3] Solomon R A, Connolly E S Jr. Arteriovenous Malformations of the Brain. N Engl J Med, 2017, 376(19): 1859-1866.

[4] Kato Y, Dong V H, Chaddad F, et al. Expert Consensus on the Management of Brain Arteriovenous Malformations. Asian J Neurosurg, 2019, 14(4): 1074-1081.

第七节 大脑静脉与静脉窦血栓形成

病例 16 颅内静脉系统血栓形成（偏向规范化诊治）

一、病历资料

（一）病史

患者女性，26 岁，因"突发头痛伴双眼视力下降 7 天，左上肢抽搐 3 小时"就诊。

患者 7 天前无明显诱因突发头痛，呈持续性全头部胀痛，疼痛程度尚可忍受，夜间明显，用力咳嗽或排便时加重。同时伴双眼视物模糊，无视物重影、头晕、恶心呕吐、言语不清、四肢麻木乏力等不适。一直未就医。3 小时前在哄婴儿睡觉时突发左上肢抽搐，神志清晰，持续 3 分钟左右可缓解。为进一步治疗由 120 送入我院急诊。发病以来，无畏寒、发热，无肢体乏力麻木、吞咽困难、饮水呛咳等，大小便正常。

否认高血压、糖尿病、心脏病史，否认头部外伤史。无吸烟、饮酒史。平时月经规律，10 余天前剖宫产一活体男婴。孕期无特殊，无明确家族遗传病史。

（二）体格检查

体温 36.5℃，脉搏 71 次 /min，呼吸 20 次 /min，血压 155/85mmHg，心率 71 次 /min，心肺体检阴性，肝脾未触及。

神经系统查体：神志清楚，精神可，言语清晰，定向力、记忆力、理解力正常。双眼视力检查（用远视力表）：左眼 4.5，右眼 4.6（起病前双眼视力 5.0），双侧瞳孔等大等圆，直径约 3mm，对光反射灵敏，双侧眼底视盘边缘不清，静脉淤血。双眼球各向活动充分。双侧鼻唇沟对称，伸舌居中。双侧肢体肌张力正常，肌力 5 级。感觉检查未见明确异常。双侧腱反射正常，未引出病理反射。脑膜刺激征阴性。

（三）辅助检查

1. **血常规、尿常规、大便常规** 未见异常。

2. **凝血功能** D- 二聚体 6.4μg/ml（<0.5μg/ml）；纤维蛋白原 7.0g/L（2~4g/L）。

3. **肝功能、肾功能、电解质** 未见异常。

4. **头颅 CT 及 CTA** 右侧顶叶，左侧枕叶多发脑出血，左侧额叶低密度灶，可见高密度三角征（图 1-7-1）；CTA 静脉期示上矢状窦和右侧横窦部分充盈缺损（图 1-7-2）。

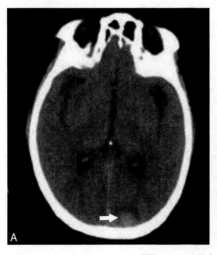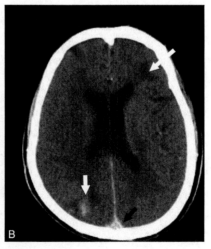

图 1-7-1 患者头颅 CT 平扫

右侧顶叶、左侧枕叶多发脑出血（白箭），左侧额叶低密度灶（白长箭），可见高密度三角征（黑箭）。

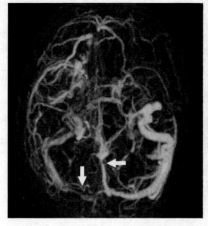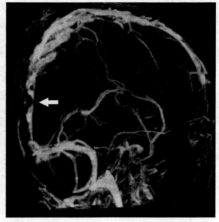

图1-7-2 患者头颅 CTA 静脉期

头颅 CTA 静脉期示上矢状窦和右侧横窦部分充盈缺损（箭），考虑静脉窦血栓形成。

5. **心电图** 正常范围心电图。

6. **胸部正位片** 未见明确异常。

> **思考1** 颅内静脉系统血栓形成（cerebral venous thrombosis，CVT）引起的脑梗死与脑动脉闭塞引起的脑梗死在影像学上如何鉴别？
>
> 颅内静脉系统血栓形成引起的脑梗死，病灶分布在一定程度上与特定的回流静脉相关。如额叶、顶叶和枕叶脑实质病变通常对应于上矢状窦血栓形成，颞叶实质病变对应于横窦和乙状窦血栓形成，深部脑实质病变，包括丘脑出血、水肿或脑室内出血，对应于 Galen 静脉或直窦血栓形成。而且，病灶一般跨过动脉的边界，表现为不符合动脉分布区域的多发性梗死灶，常合并出血。静脉性梗死的脑水肿常常更为严重，病情进展较快。当在影像学上发现上述征象时，应高度注意颅内静脉系统血栓形成导致的脑梗死，并行相关排查。

二、病例分析

（一）病例特点

1. 青年女性，急性起病；否认有高血压病等脑卒中高危因素。

2. 产褥期发病。

3. 以颅内压增高（头痛 + 视力下降）伴左侧上肢抽搐为主要临床表现。

4. 神经系统查体可见双眼视力较病前下降，双侧视盘水肿。

5. 辅助检查提示，D-二聚体和纤维蛋白原升高；头颅 CT 提示双侧大脑半球多发性脑出血，有高密度三角征和静脉性脑梗死病灶；CTA 静脉期提示颅内静脉窦多发充盈缺损。

> **思考2** 如何评价 D-二聚体升高在脑静脉系统血栓形成诊断上的应用价值？
>
> D-二聚体是纤维蛋白降解产物，对识别脑静脉系统血栓形成的敏感度较高，有助于诊断，若正常基本可排除。也有研究发现，有 10% 患者的 D-二聚体正常，尤其是慢性起病、病程较长的表现为孤立性头痛的颅内静脉系统血栓形成的患者，因此，D-二聚体正常并不能除外脑静脉系统血栓形成。汇总分析表明，D-二聚体增高对 CVT 诊断的平均敏感度为 93.9%，特异度为 89.7%。因此 D-二聚体可作为该病辅助诊断的重要指标之一，且对鉴别血栓与非血栓性局部静脉窦狭窄也有帮助。

（二）诊断

1. 诊断

【定位诊断】患者查体有明显的双侧视盘水肿,提示存在颅内压增高。左上肢抽搐定位右侧额叶运动皮质,头痛伴双眼视力下降和双侧视盘水肿,提示颅内压升高,结合影像学检查结果,定位诊断考虑在左侧额枕叶、右侧顶叶,为上矢状窦和右侧横窦静脉血回流区。

【定性诊断】青年产褥期女性,亚急性起病,急性加重,以颅内压增高和局灶性癫痫发作为主要临床表现,血液 D-二聚体和纤维蛋白原明显升高,头颅 CT 和 CTA 提示颅内静脉窦有充盈缺损并出血性脑梗死。故考虑颅内静脉系统血栓形成(上矢状窦和右侧横窦)。

2. 入院诊断 颅内静脉系统血栓形成并出血性脑梗死(上矢状窦和右侧横窦)。

（三）鉴别诊断

1. 脑出血 针对本例患者,首先主要与引起脑出血的其他疾病相鉴别,例如高血压脑出血。后者起病急骤,多在活动中或情绪激动时起病,有高血压病史,病情进展快,常见的出血部位在基底节区或脑桥。本例患者头颅 CT 显示的出血病灶为双侧性,位于静脉窦附近,非高血压脑出血的常见部位,另外头颅 CTA 也支持颅内多发静脉窦充盈缺损,故可排除。

2. 可逆性后部脑病综合征 本病可见于产妇,主要临床表现有头痛、抽搐、意识障碍和视力障碍。局灶性和全身性癫痫发作都非常常见,见于 2/3 的患者。视觉症状是枕叶的功能性损伤所致。高血压见于 50%~70% 的病例。影像学表现为可逆性皮质下血管性水肿的表现。本病例影像不符,可排除。

思考 3 脑静脉系统血栓形成导致脑出血的哪些重要临床症状,有助于鉴别其他原因导致的脑血管疾病?

相对于其他原因导致的脑血管病,脑静脉系统血栓形成的症状有以下特点:①局灶性或全面性癫痫发作较常见,见于 40.0% 的患者。②脑静脉引流的解剖特征决定了双侧脑部受累并不少见。尤其涉及深静脉引流的情况特别值得注意,此时病变可累及双侧丘脑,引起意识水平改变而无明显局灶性神经表现。上矢状窦血栓形成可引起双侧大脑半球受累,患者出现双侧运动或感觉障碍。③脑静脉系统血栓形成患者常表现出缓慢进展的症状,37% 患者为急性发病(48 小时),56% 患者为亚急性病程(48 小时~30 天),7% 患者为慢性病程(30 天)。

三、诊治及检查经过

该患者应该收入院进一步处理,下一步诊疗主要为以下三方面:

（一）**明确静脉窦血栓形成的可能病因和危险因素**

针对该患者,主要排除感染性和非感染性的原因,进一步完善相关检查如下:

1. 血常规、降钙素原等感染指标 未见异常。

2. 头面部常规检查 排除局部感染病灶。

3. 遗传病相关检查 抗凝血酶Ⅲ、蛋白 C、蛋白 S、同型半胱氨酸正常。

4. 免疫病相关检查 红细胞沉降率(简称血沉)、C 反应蛋白、类风湿因子、抗核抗体、抗 ENA 抗体谱、抗中性粒细胞胞质抗体、抗双链 DNA 抗体、抗链球菌溶血素 O 阴性。

5. 血液病相关检查 血细胞计数正常。

6. 肿瘤性疾病相关检查 肿瘤标志物阴性;腹部彩色多普勒检查、胸部 CT 检查未见异常。

7. 内分泌系统疾病 甲状腺功能正常,甲状腺球蛋白抗体阴性。

8. 妇产科常规检查排除产褥感染。

综合以上结果,该例患者感染性因素(包括头面部和产褥感染)可排除。可引起凝血功能障碍的遗传病、血液病、肿瘤、风湿免疫病等均可排除。该例患者处于产褥期,D- 二聚体和纤维蛋白原升高,无其他特殊病史,考虑最可能为产褥期所导致血液处于高凝状态。

(二)积极处理危险因素,选择合适的抗栓方案治疗

1. 一般处理　该患者存在颅内高压,密切监测神志、血氧、血压等生命体征。注意心脏功能及体温。

2. 病因治疗　结合病史,本例患者为产褥期引起血液黏滞度增高,血液呈高凝状态,可以适当补液,降低血液黏滞度。

3. 抗凝治疗　在和家属交代病情,充分知情同意后,予低分子肝素 0.4ml,皮下注射,每天两次。

4. 对症治疗　①予甘露醇、呋塞米等适当脱水降颅压,注意水电解质平衡,切忌脱水过度加重血液高凝状态;②予卡马西平抗癫痫治疗;③针对头痛、视力下降等颅高压症状,予适当止痛、镇静等对症处理。

(三)预后及随访

该患者予低分子肝素抗凝治疗 14 天后,复查头部 CT 出血灶明显吸收,头痛明显缓解,双眼视力有所恢复(左侧 4.9,右侧 5.0)。考虑病情好转,把低分子肝素皮下注射改为口服华法林 3mg 每日一次(与低分子肝素重叠应用 3~5 天)出院。定期监测凝血功能,维持 INR 值 2~3,门诊随访 3 个月未见复发,停用华法林。

四、讨论和展望

(一)颅内静脉系统血栓形成患者,如果出现出血性脑梗死,是否是抗凝治疗的禁忌证?

很多研究均支持急性期抗凝治疗的使用。因此,除非有显著的颅内压增高和脑出血,对于无抗凝禁忌的患者应及早接受抗凝治疗,伴发于 CVT 的少量脑出血和颅内压增高并不是抗凝治疗的绝对禁忌证。对于抗凝治疗前已存在的脑出血,有研究建议动态复查影像监测血肿大小,如果血肿逐渐减少,可给予抗凝治疗,否则应避免抗凝。

(二)如何评价新型抗凝剂在颅内静脉系统血栓形成中的应用价值?

新型口服抗凝药物,包括直接凝血酶抑制剂达比加群酯(Dabigatran)和 Xa 因子抑制剂利伐沙班(Rivaroxaban)、阿哌沙班(Apixaban)、依度沙班(Edoxaban)等在 CVT 治疗中的临床经验有限,尚缺乏与华法林比较的随机对照试验。近年的一些研究表明新型抗凝剂可取得与华法林相近的治疗效果,但其有效性和安全性仍需进一步评估。

(冯慧宇　曾进胜)

参 考 文 献

[1] 周立新,倪俊,朱以诚,等. 脑静脉血栓的影像诊断. 中国卒中杂志,2014(10):838-845.
[2] 范玉华,陈红兵,余剑,等. 中国脑血管病临床管理指南(节选版)——脑静脉系统血栓形成临床管理. 中国卒中杂志,2019,14(8):819-822.
[3] 中华医学会神经病学分会,中华医学会神经病学分会脑血管病学组. 中国颅内静脉系统血栓形成诊断和治疗指南 2015. 中华神经科杂志,2015,48(10):819-829.

病例 17 颅内静脉系统血栓形成（偏向治疗选择）

一、病历资料

（一）病史

患者女性，28 岁，因"突发头痛 12 天，加重伴抽搐 3 天"入院。

患者于 12 天前无明显诱因突然出现头痛，呈全头部持续性胀痛，伴恶心、视物模糊，无视物重影，未予特殊处理。后头痛渐加重，有时夜间痛醒。3 天前头痛明显加重，到当地医院就诊，期间突然出现呕吐胃内容物 1 次，随后出现神志不清，四肢抽搐，发作时双上肢屈曲，下肢伸直，伴口吐白沫、双眼上翻、小便失禁，持续约 2 分钟后缓解。当地医院给予抗癫痫药物治疗后（具体不详）抽搐终止，但依然存在头痛，伴多次喷射性呕吐。为进一步治疗转来我院就诊。病程中，患者无发热，无肢体乏力麻木、吞咽困难、饮水呛咳。

否认高血压、糖尿病、心脏病病史，否认头部外伤史。无吸烟、饮酒史。已婚未育，服用口服避孕药 4 年。无明确家族遗传病史。

（二）体格检查

体温 36.6℃，脉搏 68 次 /min，呼吸 23 次 /min，血压 160/95mmHg，心率 68 次 /min，心肺检查未见明显异常，肝脾未触及。

神经系统查体：神志清楚，精神可，言语清晰，定向力、记忆力、理解力正常。双侧瞳孔等大等圆，对光反射灵敏。眼底检查示：双侧眼底视盘边缘不清，静脉淤血（图 1-7-3，见文末彩图）。双眼球各方向活动好。双侧鼻唇沟对称，伸舌居中。双侧肢体肌张力正常，肌力 5 级。感觉检查未见明显异常。双侧腱反射对称正常，病理反射未引出。脑膜刺激征阴性。

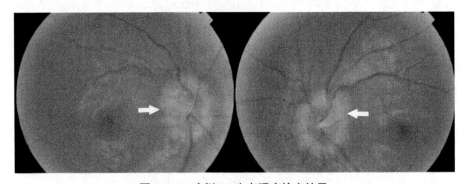

图 1-7-3 病例 17 患者眼底检查结果

双侧重度视盘水肿，视盘周围晕轮边界不清晰，静脉淤血。

（三）初步辅助检查

1. **血常规、尿常规、大便常规** 未见异常。

2. **出凝血常规检查** D- 二聚体 7.4mg/L，纤维蛋白原 5.0g/L；余肝肾功能、电解质未见异常。

3. **头颅 CT 平扫** 显示大脑半球肿胀明显，脑室受压，脑沟变浅消失，右额叶和左侧顶叶梗死灶；CTA 示静脉期上矢状窦充盈缺损（图 1-7-4）。

4. **心电图** 未发现异常。

5. **胸部 X 线检查** 未见明确异常。

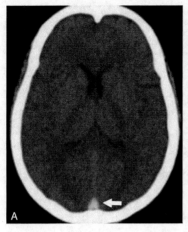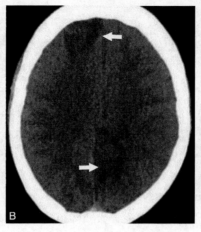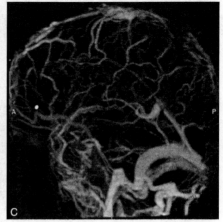

图 1-7-4 头颅 CT 及 CTV

A. 头颅 CT 平扫可见高密度三角征（箭），大脑半球肿胀明显，脑室轻度受压，脑沟变浅消失；B. 右侧额叶、左侧顶叶可见梗死灶（箭）；C. CTA 静脉期提示上矢状窦充盈缺损（箭）。

> **思考 1** 本病例头颅 CT 平扫有哪些征象提示颅内静脉窦血栓形成的可能？
>
> 患者的 CT 平扫显示弥漫脑组织肿胀（脑回肿胀、脑沟变浅和脑室轻度受压），提示脑水肿所致（静脉窦回流障碍的常见征象）。同时出现双侧脑叶（右侧额叶和左侧顶叶）的低密度病灶（位于皮质和皮质下，病灶不符合动脉分布），提示静脉性梗死病灶形成，符合上矢状窦静脉血引流区域。除此之外，还可以看到高密度三角征（为上矢状窦所形成的血栓）。然而，CVT 患者头颅 CT 扫描 20%~30% 正常，表现为单纯颅内压增高的患者高达 50% 头颅 CT 平扫无异常发现，因此对疑似患者复查颅内静脉系统 CT 成像就十分重要了。

二、病例分析

（一）病例特点

1. 青年女性，急性起病；否认既往有高血压病等脑卒中高危因素。

2. 有长期服用避孕药史。

3. 以突发头痛伴抽搐为主诉，眼底双侧视盘水肿，临床表现符合局灶性脑损害并颅内压增高的特点。

4. D- 二聚体和纤维蛋白原升高，提示血液呈高凝状态；头颅 CT 平扫提示脑肿胀，有高密度三角征和静脉性脑梗死病灶；CTA 静脉期提示上矢状窦充盈缺损。

（二）诊断及诊断依据

1. 诊断

【定位诊断】查体有明显的视盘水肿，提示存在颅内压增高。结合头颅 CT 定位诊断考虑在左侧额叶、右侧顶叶，与上矢状窦血液回流区域相符合。故定位在右侧额叶、左侧顶叶（上矢状窦血液回流区）。

【定性诊断】青年女性，静态下亚急性起病，否认高血压等脑卒中高危因素，有长期口服避孕药史，考虑定性诊断为颅内静脉系统回流障碍导致的缺血性脑血管病。患者以颅内压增高和癫痫发作为主要临床表现，血液 D- 二聚体和纤维蛋白原明显升高，头颅 CT 提示脑肿胀，有高密度三角征和静脉性脑梗死病灶，CTA 静脉期提示上矢状窦有充盈缺损，故考虑颅内静脉系统血栓形成（上矢状窦）。

2. 入院诊断 颅内静脉系统血栓形成（上矢状窦）。

思考2 颅内静脉窦血栓形成的临床表现有哪些?

颅内静脉系统血栓形成的临床表现主要取决于静脉(窦)血栓形成的部位、性质、范围、进展速度以及继发性脑损害的程度等因素。主要表现有以下几方面:①颅内高压和其他全脑损害:60%~90%病例可出现头痛,20%左右的患者因颅内压增高,入院时即有意识障碍,认知功能障碍可出现于30%的慢性颅内静脉系统血栓形成患者。②局灶性脑损害:可单侧或双侧,或左右交替的肢体瘫痪、感觉缺失、失语或偏盲等,见于40%~60%的患者。③痫性发作:30%~40%的患者可有痫性发作,单纯大脑皮质静脉血栓形成时,痫性发作可作为唯一症状。颅内静脉系统血栓形成的症状和体征并无特异性,因此,临床上对急性或反复发作的头痛、视物模糊、视盘水肿、一侧肢体的无力和感觉障碍、失语、偏盲、痫性发作、孤立性颅内压增高综合征,以及不同程度的意识障碍或认知障碍者,均应考虑颅内静脉系统血栓形成的可能,并行进一步检查。

(三)鉴别诊断

颅内静脉窦血栓形成主要需与以下疾病进行鉴别诊断:

1. **脑出血** 起病急骤,多在活动中或情绪激动时起病,患者常有高血压病史,病情进展快,起病时常伴有头痛、恶心、呕吐,常有意识障碍、偏瘫和其他神经功能缺损的症状和体征,头颅 CT 可见高密度影(出血病灶)。该患者头颅 CT 及 CTA 符合静脉窦血栓形成,未见高密度影,可以排除。

2. **蛛网膜下腔出血** 起病急骤,青壮年比较多见,多在动态时起病,头痛剧烈,多伴有恶心、呕吐,无局灶性神经功能缺损的症状和体征。脑膜刺激征阳性。头颅 CT 可见脑池、脑沟、蛛网膜下腔高密度出血征。脑脊液可为血性。该患者头颅 CT 未见出血,不考虑蛛网膜下腔出血。

3. **颅内占位性病变** 颅内肿瘤(特别是瘤卒中时)或脑脓肿也可急性发作,引起局灶性神经功能缺损,类似于急性缺血性脑卒中。但该患者无肿瘤病史,头颅 CT 未见占位性病变,故可排除。

4. **中枢神经系统感染** 一般急性起病,有明确感染病史,有发热、意识障碍、癫痫等临床表现,头颅 CT 和 MRI 有相应病灶等。与本例患者不相符,可排除。

三、诊治及检查经过

该患者应该收入院进一步处理,下一步诊疗经过主要为以下三方面:一是明确静脉窦血栓形成的病因和危险因素;二是积极处理危险因素,选择合适的抗栓方案治疗;三是确定出院后抗栓治疗的疗程。

(一)明确静脉窦血栓形成的可能病因和危险因素

针对该患者,主要排除感染性和非感染性的原因。进一步完善的检查如下:

1. **C 反应蛋白** 22.3mg/L。

2. **血常规、PCT 等感染指标** 未见异常。

3. **腰椎穿刺** 颅内压 350cmH$_2$O,脑脊液细胞学、生化均正常;脑脊液二代测序阴性。

4. 头面部常规检查排除局部感染病灶。

5. **遗传病相关检查** 抗凝血酶Ⅲ、蛋白 C、蛋白 S、同型半胱氨酸均正常。

6. **免疫病相关检查** 血沉、C 反应蛋白、类风湿因子、抗核抗体、抗 ENA 抗体谱、抗中性粒细胞胞质抗体、抗双链 DNA 抗体、抗链球菌溶血素 O 均为阴性。

7. **血液病** 血细胞计数正常。

8. **肿瘤性疾病** 肿瘤标志物阴性;腹部彩色多普勒超声检查、胸部 CT 检查未见异常。

9. **内分泌系统疾病** 甲状腺功能、甲状腺球蛋白抗体阴性。

综合以上结果,该例患者感染性因素可排除。可引起凝血功能障碍的遗传病、血液病、肿瘤、风湿免疫等疾病均可排除。结合患者有 4 年避孕药服用史,血清 D- 二聚体和纤维蛋白原明显升高,考虑避孕药所导致血液处于高凝状态为本次发病的主要原因。

思考3 颅内静脉系统血栓形成的病因与危险因素有哪些?

病因或危险因素可区分为感染性和非感染性,前者常继发于头面部或其他部位化脓性感染或非特异性炎症;后者则多与高凝状态、血液瘀滞、血管壁损伤以及各种颅内压过低等有关,部分原因不明。约85%以上的患者存在一种或多种危险因素,包括:各种遗传性或继发性的血栓形成倾向(如V因子 *Leiden* 突变、凝血酶 G20210A 突变、高同型半胱氨酸血症、蛋白C、蛋白S或抗凝血酶Ⅲ缺陷)、妊娠、产后或口服避孕药物、各种急慢性感染或炎性疾病、各种血液病、肿瘤或外伤等,但部分患者原因不明。

(二)积极处理危险因素,选择合适的抗栓方案治疗

1. 一般处理 该患者存在颅内高压,需监测神志、血氧、血压等生命体征。注意心脏功能及体温。

2. 病因治疗 结合病史,本例患者为长期服用避孕药引起血液黏滞度增高,血液呈高凝状态,因此即予停用相关药物,适当补充液体。

3. 抗凝治疗 患者体重45kg,按指南推荐给予低分子肝素皮下0.4ml皮下注射,每天2次。

思考4 颅内静脉系统血栓形成抗凝治疗有哪些需要注意的情况?

临床上常用的抗凝药物包括普通肝素、低分子肝素、华法林和新型口服抗凝药等,由于存在一定的出血风险,在临床应用过程中需进行相应的评估和监测,以达到更好的抗凝效果并降低出血风险。①无抗凝禁忌的患者应及早接受抗凝治疗,急性期使用低分子肝素,剂量为 90~100IU/kg 体重,每天2次皮下注射;或使用普通肝素治疗,应使部分凝血活酶时间延长 1.5~2.5 倍。疗程可持续1~4周。②低分子肝素与血浆蛋白的亲和力低,皮下注射损失小,抗凝效果更可预测,半衰期更长。严重肾功能不全(C_{cr}<30ml/min)时,应适当减量或禁用。在治疗范围内药代动力学与体重相关,体重超重、低体重(男<57kg,女<45kg)、肾功能损害、妊娠期妇女、高龄等特殊情况出血风险增加。③少量脑出血和颅内压增高并不是抗凝治疗的绝对禁忌证,此时需要和家属充分沟通,并密切监测出血风险。④急性期过后应继续口服抗凝药,常选用华法林,目标INR值保持在2~3之间。在华法林给药初期,需重叠使用肝素或低分子肝素5天,直至INR延长至有效治疗范围。⑤新型口服抗凝药达比加群的疗效和安全性与华法林类似,但比华法林使用方便。

4. 对症治疗

(1)予甘露醇、呋塞米等药物脱水降颅压,注意水电解质平衡,切忌脱水过度加重血液高凝状态。

(2)予丙戊酸钠抗癫痫治疗。

(3)针对头痛、呕吐等颅高压症状,予适当止痛、止吐、镇静等对症处理。

5. 患者抗凝3天后,神志逐渐模糊,右侧瞳孔较左侧大(右侧3.5mm,左侧2mm)抽搐发作频繁,即复查头部CT提示右侧顶叶出血性梗死(图1-7-5),经评估后行静脉窦内机械取栓术。术后1天、1周复查头部CTA提示静脉期上矢状窦充盈缺损明显好转(图1-7-6)。

6. 术后患者神志逐渐清醒,瞳孔等大,1周后抽搐停止,头痛逐渐缓解。

(三)预后及随访

患者住院28天后复查腰穿颅内压正常,头颅CT脑出血病灶明显吸收,低分子肝素应用14天后改口服华法林3mg每天一次(与低分子肝素重叠应用3~5天)。出院后继续服用华法林,并定期监测出凝血功能,维持INR值2~3,门诊随访3个月未见复发,停用华法林。

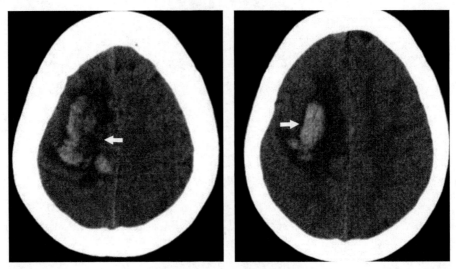

图 1-7-5 抗凝治疗后患者头颅 CT 平扫

可见右侧顶叶出血性梗死（箭）。

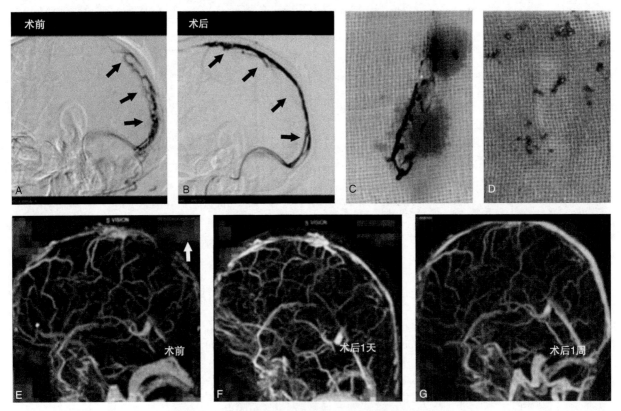

图 1-7-6 患者静脉窦内机械取栓术治疗前后复查情况

A、B. 术前术后 DSA 对比，可见术后上矢状窦血流回流良好；C、D. 机械取栓术中血栓；E~G. 术前，术后 1 天和 1 周 CTA 对比，可见静脉期上矢状窦血液回流良好，充盈缺损明显好转。

思考 5 为什么本例患者抗凝治疗维持 3 个月就足够了？

急性期抗凝治疗后，一般应继续口服抗凝药。常用药物为华法林。为了防止更换抗凝药物过程中患者出现病情波动，原则上，华法林与肝素重复使用 3~5 天，在 INR 值达到 2~3 后停止使用肝素，并定期根据监测指标调整华法林用量。口服抗凝药物治疗持续时间应根据个体遗传因素、诱发因素、复发和随访情况，以及可能的出血风险等综合考虑。对于原发性或轻度遗传性血栓形成倾向的 CVT，口服抗凝药物治疗应持续 6~12 个月；对于发作 2 次以上或有严重遗传性血栓形成倾向的 CVT，可考虑长期抗凝治疗；而对于有可迅速控制危险因素的 CVT，如本例患者，在停用口服激素类避孕药物后，临床症状缓解，抗凝治疗可在 3 个月内完全停用。影像学上如观察到闭塞静脉（窦）再通抗凝治疗持续时间的指导作用尚未明确。

四、讨论和展望

（一）颅内静脉窦血栓形成患者诊疗流程

颅内静脉窦血栓形成的诊断流程应包括如下 5 个步骤：

第一步 明确是否为静脉窦血栓形成，注意与能引起颅压高的所有疾病相鉴别。

第二步 完善相关检查，确定静脉窦血栓形成的病因和危险因素，尤其要分清楚感染与非感染原因。

第三步 去除诱因与危险因素，治疗原发病，感染导致者需积极抗感染治疗。

第四步 急性期治疗方案包括：选择合适的抗栓治疗、脱水降颅压、控制癫痫等。

第五步 根据具体危险因素和病因决定抗栓治疗持续的时间。

（二）经静脉窦机械取栓术的适应证是什么？

对抗凝治疗开始后症状持续加重、经溶栓治疗出现新发症状性出血、入院时有意识障碍或严重脑出血的 CVT 患者，在有神经介入条件的医院可以施行机械血栓碎取治疗。尽管机械取栓术可以迅速恢复静脉血流并改善神经功能，但对于其在 CVT 治疗中的地位尚有争议。目前认为，对于虽经其他方法积极治疗，但仍伴有严重神经功能缺损或恶化的 CVT，可以考虑外科血栓去除术。实验及临床研究结果显示，CVT 行血管内治疗的时间窗以发病 30 天内（急性和亚急性患者）为宜。然而，这些研究只是基于回顾性的病例报告，对于 CVT 机械取栓术和手术取栓术的有效性和安全性有待于进一步评估。

（冯慧宇 曾进胜）

参 考 文 献

[1] 范玉华,陈红兵,余剑,等. 中国脑血管病临床管理指南（节选版）——脑静脉系统血栓形成临床管理. 中国卒中杂志, 2019, 14(8): 819-822.

[2] 中华医学会神经病学分会,中华医学会神经病学分会脑血管病学组. 中国颅内静脉系统血栓形成诊断和治疗指南 2015. 中华神经科杂志, 2015, 48(10): 819-829.

[3] Saposnik G, Barinagarrementeria F, Brown R D, et al. Diagnosis and management of cerebral venous thrombosis: a statement for healthcare professionals from the American Heart Association/American Stroke Association. Stroke, 2011, 42(4): 1158-1192.

[4] Meng R, Wang X, Hussain M, et al. Evaluation of plasma D-dimer plus fibrinogen in predicting acute CVST. Int J Stroke, 2014, 9(2): 166-173.

第八节 血管性认知障碍

病例 18 脑小血管病相关性认知障碍

一、病历资料

（一）病史

患者男性，59 岁，因"记忆力下降 1 年余，加重 1 个月"就诊。

患者于 1 年前始出现记忆力下降，说过的话容易忘记，容易忘记刚发生的事情，做事情丢三落四，淡漠，与家人沟通少，1 个月前症状加重，不记得刚发生的事情，计算力下降，容易迷路，无头痛，无肢体无力，无肢体抽搐。

既往高血压病史 5 年余，最高血压 185/110mmHg，平素不规则服用氨氯地平治疗，血压波动于150~165/90~100mmHg。否认偏头痛、糖尿病和心脏病病史。高中毕业，无吸烟、饮酒史，无脑血管病、痴呆家族史。

（二）体格检查

体温 36.8℃，脉搏 76 次 /min，呼吸 20 次 /min，血压 145/90mmHg，心肺腹查体未见异常。

神经系统查体：神志清楚，言语清晰，反应稍迟钝。双侧鼻唇沟对称，伸舌居中，四肢肌张力正常，肌力 5 级。感觉检查正常。四肢腱反射正常，病理征未引出。颈无抵抗。

神经心理测验：简易智能精神状态检查（MMSE）23/30 分（表 1-8-1），蒙特利尔认知评估量表（MoCA）15/30 分（表 1-8-2），日常生活功能量表（ADL）51/100 分。

表 1-8-1 简易智能精神状态检查评分

MMSE	定向	记忆	注意力和计算	回忆能力	语言					结构模仿
					命名	复述	阅读	执行	书写	
得分 23/30	8/10	3/3	4/5	2/3	2/2	1/1	1/1	1/3	1/1	0/1

表 1-8-2 蒙特利尔认知评估量表评分

MoCA	视空间			命名	记忆	注意力	重复句子	语言流畅性	抽象能力	延迟回忆	定向力
	交替连线	复制立方体	画钟试验								
得分 15/30	0/1	0/1	1/3	3/3	—	3/6	1/2	0/1	1/2	2/5	4/6

（三）辅助检查

1. **头颅 MRA** 未见异常。

2. **头颅 MRI** 双侧额顶叶深部白质、双侧基底节区、双侧半卵圆中心多发腔隙灶，部分呈软化灶，T_1 呈低信号，FLAIR 呈高信号，SWI 见基底节区和颞枕叶多发微出血灶，轻度脑萎缩。全脑皮质萎缩（GCA）量表 1 级，内侧颞叶萎缩视觉（MTA）量表 1 分，顶叶萎缩评定量表 1 级，脑白质损害评定量表 Fazekas 3 级（图 1-8-1）。

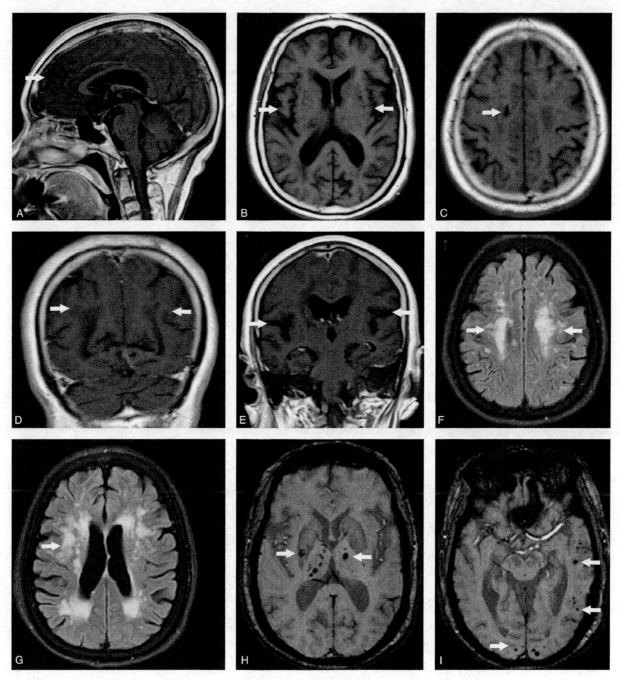

图 1-8-1 患者头颅 MRI

A. 矢状位 T_1 加权,额叶轻度萎缩(箭);B. 轴位 T_1 加权,双侧额叶、颞叶轻度萎缩,双侧基底节区见点状低信号(箭);
C. 轴位 T_1 加权,双侧额叶、顶叶轻度萎缩,右侧半卵圆区见软化灶(箭);D. 冠状位 T_1 加权,双侧顶叶轻度萎缩(箭);
E. 冠状位 T_1 加权,双侧外侧裂、脉络膜裂增宽(箭);F. 轴位 FLAIR,双侧半卵圆区片状高信号(箭);G. 轴位 FLAIR,双侧侧脑室旁斑片状高信号(箭);H、I. 轴位 SWI,双侧基底节区、双侧颞叶枕叶多发微出血(箭)。

二、病例分析

(一)病例特点

1. 中老年男性,慢性起病;有高血压病史,血压控制欠佳。

2. 记忆力下降 1 年。

3. 神志清楚,反应稍迟钝,对答切题,四肢肌力正常,双侧病理征阴性。

4. 认知功能评估 MMSE 23 分,MoCA 15 分,主要失分为定向力、视空间、注意力、执行和延迟记忆能力。

5. 头颅 MRI 见多发脑白质高信号（双侧额顶叶深部白质、双侧基底节区、双侧后脑及半卵圆中心）伴腔隙、脑微出血（基底节区、颞枕叶皮质和皮质下）。

> **思考 1** 脑小血管病相关性认知障碍常用认知功能评估量表有哪些？
>
> 脑小血管病认知功能障碍常累及注意力、信息处理速度和执行功能等认知域，而记忆受损相对较轻。对脑小血管病患者的认知功能域评估应包括记忆、执行/注意力、语言功能、视空间结构功能、日常生活能力及精神行为等，着重进行注意/执行功能的评估。除了用于初步筛查的评估量表，如 MMSE、MoCA、血管性痴呆评估量表（VaDAS-cog）、日常生活能力量表（ADL）等，还可选择不同认知领域的常用测验：如语言功能障碍选择举词流畅性测验和波士顿命名测验；注意力/执行功能的评估量表主要为 TMT 连线测验、数字符号转化测验、数字广度测验、色词干扰测验；检测视空间结构功能的量表有 Rey-Osterrieth 复杂图形测验、画钟试验、积木试验；记忆力评估可选择听觉词语学习测验、韦氏记忆量表、逻辑记忆测验；精神行为评估可用神经精神问卷（NPI）。

（二）诊断及诊断依据

1. 诊断

【定位诊断】记忆力下降、反应迟钝，定位于大脑皮质、皮质下白质联系纤维。

【定性诊断】中年男性，慢性起病，临床表现为记忆力下降、反应迟钝，认知功能评估提示包括定向力、视空间、注意力、执行和延迟记忆多个认知域损害，头颅 MRI 可见双侧额顶叶深部白质、双侧基底节区、双侧后脑及半卵圆中心多发腔隙灶、多发微出血灶等脑小血管病的影像特征，可诊断脑小血管病相关性认知障碍。

> **思考 2** 脑小血管病典型的影像特征有哪些？影像检查应行哪些序列？
>
> 脑小血管病可呈现典型的 MRI 影像学改变，包括新发皮质下小梗死、血管源性脑白质高信号、血管源性腔隙、扩大的血管周围间隙、脑微出血及脑萎缩等。头颅 MRI 是检查脑小血管病最重要的手段，推荐常规检查序列包括 T_1、T_2、T_2-FLAIR、SWI 和 DWI。

2. 病因学分类
结合影像学表现，该患者脑小血管病相关性痴呆，结合高血压病史，病因考虑小动脉硬化性可能性大。因患者相对年轻，头颅 MRI 可见多发脑微出血，尚应注意排除遗传性脑小血管病，如伴皮质下梗死和白质脑病的常染色体显性遗传性脑动脉病（CADASIL）的可能，但患者无偏头痛病史，亦无偏头痛和卒中家族史，头颅 MRI 颞极和岛叶等部位未受累不支持，可行 *NOTCH3* 基因检测进一步排除。

3. 入院诊断
①脑小血管病相关性认知障碍（脑小动脉硬化性可能）；②高血压病 3 级。

> **思考 3** 脑小血管病常见的病因有哪些？
>
> 脑小血管病常见的病因包括：小动脉硬化性、散发性或遗传性脑淀粉样血管病、其他遗传性脑小血管病变、炎症和免疫介导的小血管病、静脉胶原化疾病和其他脑小血管病等。

（三）鉴别诊断

脑小血管病相关性认知障碍主要需与以下疾病进行鉴别诊断：

1. 阿尔茨海默病
患者头颅 MRI 见多发腔隙灶而未见明显脑萎缩，不支持。

2. 路易体痴呆
患者无波动性认知功能障碍，无视幻觉和帕金森病症状，头颅 MRI 未见明显脑萎缩，不支持。

3. 卒中后认知障碍 患者发病前无明确脑卒中病史,不支持。

4. 其他病因引起的痴呆 如甲状腺功能减退、梅毒等,可行甲状腺功能、RPR 等检查以排除。

三、诊治及检查经过

(一)诊断经过

1. 进一步检查

(1)肝功能、肾功能、血脂相关检查:正常。

(2)血甲状腺功能:正常。

(3)快速血浆反应素试验、人免疫缺陷病毒抗体:阴性。

(4)抗核抗体、抗 ENA 抗体谱:阴性。

(5)遗传性脑小血管病基因检测:未见基因突变。

2. 脑小血管病相关性认知障碍的诊断标准 脑小血管病相关性认知障碍的诊断标准可参照《脑小血管病相关认知功能障碍中国诊疗指南(2019)》(表 1-8-3)。

表 1-8-3 脑小血管病相关性认知障碍的诊断标准

项目	依据
认知功能障碍 主观报告的认知功能下降和客观检查存在认知功能损害	轻度认知功能障碍: (1)出现一个或多个认知功能域的认知下降 (2)认知功能障碍不足以影响生活独立性 痴呆或重度认知功能障碍: (1)≥2 个认知域的障碍 (2)认知缺陷足以导致生活独立性受损
确定有脑小血管病,存在以下证据之一	(1)白质和深部灰质中有多处腔隙性梗死 (2)缺血性白质改变 (3)血管周围间隙扩大 (4)皮质微梗死和微出血
确定脑小血管病是引起认知功能损害的相关证据	1. 临床证据 ①认知损害与脑小血管病事件具有时间、部位相关性,脑血管事件证据:卒中病史记录,卒中体征;②无脑血管病事件发生但信息处理速度、复杂注意、执行功能显著受损,且同时存在以下至少 1 项症状:早期步态障碍、早期排尿控制障碍、人格情感障碍 2. 脑小血管病的影像学证据足以解释存在的认知功能障碍 ①存在 2 个以上脑干以外的腔隙性梗死,1~2 个关键部位的腔隙性梗死同时合并有广泛脑白质高信号;②广泛严重脑白质病变:广泛的脑室周围及深部脑白质损伤,广泛性的"帽"(平行脑室测量 >10mm),或不规则的"晕"(垂直脑室测量 >10mm 宽,脑室周白质病变呈不规则边缘并延伸到深部)及弥漫融合性的白质高信号(>25mm,不规则形状)或广泛的白质变化(无局灶性损伤的弥漫性白质高信号)及深部灰质的腔隙性梗死;③血管周围间隙扩大;④皮质微梗死和微出血:脑微出血数量≥3 个
排除标准	排除足以解释记忆或其他认知损害的其他影像学改变或疾病,如:无皮质和/或皮质下的非腔隙性梗死、脑出血;脑白质特殊病因(多发性硬化、结节病、脑部放疗);脑部病变(如阿尔茨海默病、路易体痴呆、额颞叶痴呆、帕金森病、肿瘤、脑积水、外伤、梅毒、获得性免疫缺陷综合征、克-雅病等);严重精神疾病及癫痫、酒精及药物滥用、中毒和代谢异常等

该患者主要表现为记忆力下降,认知功能评估存在 2 个以上认知域损害,MMSE 23 分,MoCA 15 分,头颅 MRI 符合脑小血管病影像表现,GCA 量表 1 级,MTA 量表 1 分,顶叶萎缩评定量表 1 级,Fazekas 3

级,且影像可以解释认知功能障碍,认知损害与脑血管病事件具有相关性,符合脑小血管病相关性认知障碍的诊断标准。

(二)治疗方案

1. 认知障碍的治疗　胆碱酯酶抑制剂多奈哌齐 5mg 口服,每日一次,丁苯酞 0.2g 口服,每日三次。

在血管性痴呆患者中皮质下缺血病变破坏了乙酰胆碱通路,因此应用胆碱能抑制剂可改善血管性痴呆患者的认知功能。一项关于血管性痴呆患者的 Meta 分析结果提示,纳入 5 项多奈哌齐的随机、双盲、安慰剂对照、多中心临床试验,多奈哌齐 5mg/d 组和 10mg/d 组阿尔茨海默病评估量表认知部分(ADAS-cog)评分显著优于安慰剂组;一项针对 168 例 CADASIL 患者的多奈哌齐双盲随机对照试验结果显示,VaDAS-cog 评分为中性结果,但在次要分析中执行功能显著获益。

2. 脑小血管病相关性认知障碍的预防　脑小血管病相关性认知障碍的预防措施主要包括改善生活方式、控制血管危险因素、治疗原发血管疾病等综合方法。可予氨氯地平 5mg 口服,每日一次控制血压。

《脑小血管病相关认知功能障碍中国诊疗指南》推荐意见:

1. 认知功能障碍的治疗　抗痴呆治疗药物胆碱酯酶抑制剂(多奈哌齐、卡巴拉汀、加兰他敏)临床研究证实对脑小血管病认知功能障碍患者有明确治疗作用(Ⅱa 级证据、A 级推荐)。美金刚可改善轻中度血管性痴呆的认知功能,但在脑小血管病认知功能障碍中的作用仍需大样本临床试验证实(Ⅱb 级证据、B 级推荐)。其他有循证医学证据治疗血管性痴呆的药物丁苯酞、养血清脑颗粒、奥拉西坦、胞磷胆碱、银杏叶制剂及尼莫地平等仍需进一步临床试验证实(Ⅱb 级证据、B 级推荐)。

2. 预防性干预措施　控制血管性危险因素对于脑小血管病认知障碍预防可能有益,但需要进一步大规模临床试验证实(Ⅱb 级证据、B 级推荐)。控制血压是预防年龄相关的脑小血管病发生和发展最有效的方法。将收缩压控制在 130mmHg 以下,可能会获得更好的效果。当脑小血管病与大动脉粥样硬化性血管狭窄同时存在时,降压程度相对要小。在预防和治疗脑小血管病时,建议使用抗血小板药物,但应注意脑小血管病具有易患脑梗死和脑出血的双向性,在使用抗血小板药物前,应该进行脑出血的风险评估。血压控制不好、血压变异性大、严重脑白质病变以及脑微出血数量多的患者应当慎用。

四、讨论和展望

(一)脑小血管病相关性认知障碍诊疗流程

脑小血管病相关性认知障碍的诊断流程应包括如下五个步骤:

第一步　是否存在痴呆或轻度认知功能障碍? 通过病史采集和认知功能评估证实。

第二步　是否存在脑小血管病的影像学证据? 进行头颅 MRI 和血管评估检查。

第三步　确定脑小血管病是引起认知功能障碍的主要因素。认知损害与脑小血管病事件具有时间、部位相关性;或脑小血管病的影像学证据足以解释存在的认知功能障碍。

第四步　确定导致脑小血管病的病因。

第五步　排除痴呆的非血管性病因。行相应的辅助检查排除退行性痴呆和其他病因导致的痴呆。

(二)脑小血管病相关性认知障碍诊断和预防面临的问题

脑小血管病相关性认知障碍具有高度异质性,目前尚缺乏统一的诊断标准,因此建立统一的诊断标准以及适用于我国患者的认知功能评估工具十分重要。从预防的角度,应寻找可预测痴呆发生的生物标志物及其遗传易感基因,并结合危险因素及生物标志物,建立一套对脑小血管病相关性认知障碍的风险评估体系,在痴呆发生前针对高危人群进行预防干预。

(三)脑小血管病相关性认知障碍治疗面临的问题

目前针对脑小血管病相关性认知障碍认知功能损害的治疗药物主要参照血管性痴呆的治疗,而专门针对脑小血管病相关性认知障碍的药物临床研究较少。对脑小血管病相关性认知障碍的临床治疗研究应充分考虑患者的异质性,针对不同病因学类型或不同认知领域损害的临床分型进行分层研究,针对潜在的病理生理学机制,筛选可能的药物和非药物治疗方式,如血管内皮保护药物、抗炎药物等,针对性地进行临床前期或者临床试验,以提供精准的预防及治疗证据。

（邹漳钰 陈晓春）

参 考 文 献

[1] 中华医学会老年医学分会老年神经病学组,脑小血管病认知功能障碍诊疗指南中国撰写专家组.脑小血管病相关认知功能障碍中国诊疗指南（2019）.中华老年医学杂志,2019,38（4）:345-354.

[2] 中华医学会放射学分会磁共振学组,北京认知神经科学学会.阿尔茨海默病 MR 检查规范中国专家共识.中华放射学杂志,2019,53（8）:635-641.

[3] 中华医学会神经病学分会,中华医学会神经病学分会脑血管病学组.中国脑小血管病诊治共识.中华神经科杂志,2015,48（10）:838-844.

[4] John T O'B, Alan T. Vascular dementia. Lancet, 2015, 386（10004）: 1698-1706.

病例 19 卒中后认知障碍

一、病历资料

（一）病史

患者男性,70 岁,因"记忆力下降、淡漠 2 个月"就诊。

患者于 2 个月前开始出现记忆力下降,说过的话容易忘记,做事情丢三落四,淡漠,不搭理旁人,不喜回答别人的问题,无发热,无头痛,无肢体无力,无肢体抽搐,症状无明显加重。

既往"2 型糖尿病"病史 10 余年,平素不规则服用阿卡波糖、二甲双胍治疗,血糖控制不佳;7 个月前因"突发右侧肢体无力"就诊于外院,经头颅 MRI 检查诊断脑梗死,当时无记忆力下降,治疗后症状好转出院。否认高血压和心脏病病史。初中毕业,无吸烟、饮酒史,无明确家族遗传病史。

（二）体格检查

体温 36.5℃,脉搏 72 次/min,呼吸 20 次/min,血压 139/88mmHg,双侧颈部未闻及血管杂音,心肺腹查体无特殊。

神经系统查体:神志清楚,言语流利,反应迟钝,理解力正常,对答尚切题。时间、空间定向力减退,注意力、计算力正常。双眼视力、双侧视野粗测正常,双侧鼻唇沟对称,伸舌居中,四肢肌力 5 级,肌张力正常。感觉检查大致正常。四肢腱反射正常,右侧巴宾斯基征阳性,左侧病理征阴性。脑膜刺激征阴性。

神经心理检测:简易智能精神状态检查（MMSE）25 分（表 1-8-4）,蒙特利尔认知评估量表（MoCA）14 分（表 1-8-5）,瑞氏听觉性言语学习测验（RAVLT）即刻测验 75 分、延迟测验 5 分,Rey-Osterrieth 复杂图形测验 4 分,神经精神科量表（NPI）18/144 分（表 1-8-6）。日常生活功能量表（ADL）61/100 分。Hachinski 缺血指数量表 8 分。

表 1-8-4 简易智能精神状态检查评分

MMSE	定向	记忆	注意力和计算	回忆能力	语言					结构模仿
					命名	复述	阅读	执行	书写	
得分 25/30	7/10	3/3	5/5	1/3	2/2	1/1	1/1	3/3	1/1	1/1

表 1-8-5 蒙特利尔认知评估量表评分

MoCA	视空间			命名	记忆	注意力	重复句子	语言流畅性	抽象能力	延迟回忆	定向力
	交替连线	复制立方体	画钟试验								
得分 14/30	0/1	1/1	2/3	2/3	–	6/6	0/2	0/1	0/2	0/5	3/6

表 1-8-6 神经精神科量表评分

NPI	抑郁 / 心境恶劣	情感淡漠	睡眠 / 夜间行为
得分 18/144	3	12	3

（三）辅助检查

1. 头颅 MRI 及 CTA（入院前 7 个月）　左侧丘脑、左侧枕叶后部可见 DWI 高信号病灶，双侧颈动脉分叉处、颈内动脉颅内段多发钙化斑，管腔轻度狭窄（图 1-8-2）。

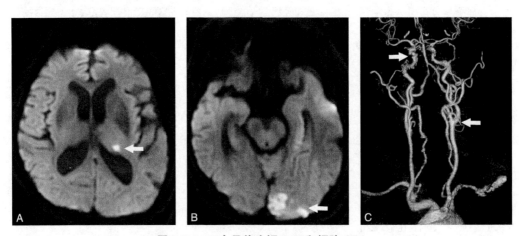

图 1-8-2　7 个月前头颅 MRI 和颅脑 CTA

A. 轴位 DWI，左侧丘脑高信号（箭）；B. 轴位 DWI，左侧枕叶后部高信号（箭）；C. 颅脑 CTA，双侧颈动脉分叉处、颈内动脉颅内段多发钙化斑，管腔轻度狭窄（箭）。

2. 头颅 MRI（此次入院）　轻度脑萎缩和脑白质病变，DWI 未见高信号病灶，SWI 未见微出血灶。脑白质损害（Fazekas）量表 2 分，全脑皮质萎缩（GCA）量表 1 级，内侧颞叶萎缩视觉（MTA）量表 1 分，顶叶萎缩评定量表 1 级（图 1-8-3）。

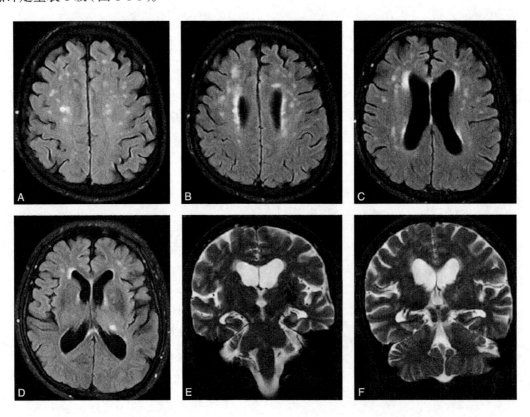

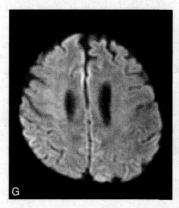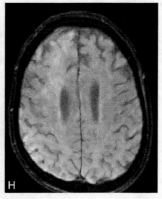

图 1-8-3　入院后头颅 MRI

A. 轴位 FLAIR，双侧额叶轻度萎缩，双侧半卵圆区点状高信号；B、C. 轴位 FLAIR，双侧侧脑室稍扩大，侧脑室旁点状高信号；D. 轴位 FLAIR，颞叶轻度萎缩，左侧丘脑高信号；E. 冠状位 T_2WI，双侧脉络膜裂增宽，双侧侧脑室轻度扩大；F. 冠状位 T_2WI，双侧顶叶轻度萎缩，双侧侧脑室轻度扩大；G. 冠状位 DWI，未见高信号灶；H. 冠状位 SWI，未见微出血灶。

二、病例分析

（一）病例特点

1. 老年男性，亚急性起病；有 2 型糖尿病病史，7 个月前有脑卒中病史。

2. 记忆力下降、淡漠 2 个月。

3. 神志清楚，血压 138/88mmHg，反应稍迟钝，对答切题，四肢肌力正常，右侧病理征阳性。

4. 认知功能评估 MMSE 25 分，MoCA 14 分，主要失分为时间定向力、语言、视空间、抽象和记忆能力。

5. 7 个月前头颅 MRI 见左侧丘脑、左侧枕叶亚急性梗死。

（二）诊断及诊断依据

1. 诊断

【定位诊断】既往右侧肢体无力、查体右侧病理征阳性，定位于左侧锥体束；记忆力下降、淡漠，查体反应迟钝，多维度认知功能下降，定位于大脑皮质及皮质下白质联系纤维可能；结合既往头颅 MRI 见左侧丘脑、左侧枕叶亚急性梗死，病变定位于左侧丘脑。

【定性诊断】老年男性，7 个月前脑卒中病史，当时无记忆力下降，此次慢性起病，临床表现为记忆力下降、淡漠，认知功能评估提示包括时间定向力、语言、视空间、抽象和记忆能力多个认知域损害。7 个月前头颅 MRI 可见左侧丘脑和枕叶亚急性脑梗死，符合左侧大脑后动脉供血区梗死，此次入院后头颅 MRI 见轻度脑萎缩、脑白质病变，未见新发梗死灶和微出血灶。Hachinski 缺血指数量表 8 分。综上，诊断考虑卒中后认知障碍。

> 思考 1　卒中后认知障碍常用的认知功能评估量表有哪些?
> 　　卒中后认知障碍患者的认知功能评估可针对注意力、语言、执行能力、社会认知功能（包括精神行为）、记忆及视空间觉等认知领域。除了用于初步筛查的评估量表，如 MMSE、MoCA、简易认知评估量表（Mini-Cog）、日常生活能力量表（ADL）等，还可选择不同认知领域的常用测验：如评估语言功能可选择举词流畅性测验和波士顿命名测验；评估执行能力的数字符号转化测验和 TMT 连线测验；瑞氏听觉词语学习测验修订版（RAVLT）检测事件记忆功能；Rey-Osterrieth 复杂图形测验可评估非言语记忆和视空间觉；神经精神问卷（NPI）评估行为障碍；汉密顿焦虑抑郁量表评估患者焦虑抑郁情绪等。

2. 病因学分类 结合影像,该患者卒中后认知功能障碍的病因考虑为大血管缺血性血管性痴呆。

思考2 卒中后认知障碍的病因学分类有哪些?

卒中后认知障碍的病因学分类包括大血管缺血性血管性痴呆、小血管缺血性血管性痴呆、低灌注性血管性痴呆、出血性血管性痴呆,以及脑血管病合并阿尔茨海默病。该患者检查无心源性因素,亦未查找到其他导致卒中的原因,既往头颅 MRI 可见左侧丘脑和枕叶亚急性脑梗死,符合左侧大脑后动脉供血区梗死,尽管 CTA 左侧大脑后管腔未见明显狭窄,结合患者老年、糖尿病病史,考虑左侧大脑后动脉或左椎动脉不稳定斑块可能,认知障碍病因考虑为大血管缺血性血管性痴呆。

---

3. 临床亚型 患者既往头颅 MRI 见左侧丘脑、左侧枕叶梗死,认知损害表现为多认知域损害,卒中后认知障碍的临床分型考虑关键部位梗死型。

思考3 卒中后认知障碍的临床亚型有哪些?

卒中后认知障碍的临床亚型包括以下 5 种:

1. 多发梗死型 皮质和皮质下多发大小不一的梗死灶,主要是由大 - 中等管径的动脉粥样硬化导致的血栓 - 栓塞或心源性栓塞造成,以突然起病、波动或阶梯样病程,认知障碍常表现为斑片状(某一功能明显受累而另一功能相对保留)。

2. 关键部位梗死型 以重要功能脑区的单发或多发梗死为特点,如丘脑、额叶皮质、基底前脑、内侧颞叶和海马、尾状核和角回的梗死。

3. 脑小动脉闭塞型(脑小血管病) 卒中以急性腔隙综合征为表现,有穿支动脉供血区域近期梗死神经影像证据,常伴有多发的陈旧性梗死灶和不同程度白质病变,认知表现以注意执行功能的突出受损为特点。

4. 脑出血型

5. 混合型 以上几种血管病变的混合。

该患者主要表现为记忆力下降,认知功能评估存在 2 个以上认知域损害,MMSE 25 分,既往头颅 MRI 见左侧丘脑、左侧枕叶梗死,认知损害与脑血管病事件具有相关性,符合卒中后认知障碍的诊断标准(表 1-8-7)。

表 1-8-7 卒中后认知障碍的诊断标准

核心特征	1. 患者或知情者或医生证实认知功能下降:经问诊、照料者报告或医生观察证实
	2. 存在 ≥2 个认知领域损害的客观证据
	3. 伴随或不伴随总体认知功能损害(MMSE ≤26 分)
	4. 工作或日常生活能力下降(ADL ≥16 分)
支持特征	1. 与临床一致的脑血管病影像学证据,影像学证实存在下列证据之一:
	1)≥2 个大血管梗死
	2)单个关键部位梗死(通常在丘脑或基底节)
	3)脑干外多发(≥3 个)腔隙性梗死,或≥2 个关键部位腔隙性梗死或伴中度以上白质病变
	4)广泛的和融合的白质病变
	5)分水岭区梗死伴中度白质脱失
	6)单个关键部位脑出血或≥2 个脑出血
	7)以上组合

续表

支持特征	2. 认知损害与脑血管病之间具有相关性,病史和检查证实下列特征之一: 1)突然起病,认知损害发生的时间与≥1 次脑血管事件有关,并在多次脑血管事件下呈波动样或阶梯样病程 2)逐渐起病,缓慢进展病程,存在信息处理速度、复杂注意力和 / 或额叶 - 执行功能显著损害的证据,且具备下列特征之一:①早期步态异常;②早期尿频、尿急、其他不能用泌尿系统或其他神经系统疾病解释的尿路症状;③人格和性格改变,或其他皮质下损害表现
排除标准	神经变性病:如 AD、PDD/DLB、FTD 等的认知、影像和 / 或生物标志证据 其他医学情况:如药物、酒精依赖、谵妄、肿瘤、多发性硬化、脑炎、重度抑郁

4. 入院诊断　①卒中后认知障碍(大血管缺血性血管性痴呆,关键部位梗死型);②脑梗死恢复期;③2 型糖尿病。

(三)鉴别诊断

卒中后认知障碍主要需与以下疾病进行鉴别诊断:

1. 阿尔茨海默病　患者亚急性起病,病程短,头颅 MRI 未见明显脑萎缩均不支持。

2. 路易体痴呆　患者无波动性认知功能障碍,无视幻觉和帕金森病症状,头颅 MRI 未见明显脑萎缩,不支持。

3. 脑炎　患者无发热,无头痛、恶心、呕吐等颅高压症状,不支持,可行脑电图,必要时腰穿行脑脊液检查进一步排除。

4. 其他病因引起的痴呆　如甲状腺功能低下、梅毒等,可行甲状腺功能、RPR 等检查以排除。

三、诊治及检查经过

(一)进一步检查

1. 甲状腺功能　正常。

2. 快速血浆反应素试验、人免疫缺陷病毒抗体　阴性。

3. 抗核抗体、抗 ENA 抗体谱　阴性。

(二)治疗方案

1. 认知障碍的治疗　胆碱酯酶抑制剂多奈哌齐 5mg 口服,每日一次,丁苯酞 0.2g 口服,每日三次治疗。

由于血管性痴呆和阿尔茨海默病在神经病理和神经化学机制方面存在一定重叠性,因此胆碱酯酶抑制剂也被用于卒中后认知障碍的治疗。对包括两项随机、双盲平行对照试验 1 219 例轻中度血管性痴呆患者的荟萃分析发现多奈哌齐治疗 6 个月可有效改善血管性痴呆患者的认知功能、临床整体功能和日常生活能力;一项纳入 786 例血管性痴呆患者的加兰他敏治疗临床研究表明加兰他敏可明显改善患者的执行功能。

2. 精神行为症状治疗　卒中后认知障碍可以出现精神行为症状,如抑郁、焦虑、妄想、幻觉、睡眠倒错、激越、冲动攻击行为等。治疗轻微精神行为症状首选非药物治疗方式,抑郁治疗推荐选择性 5- 羟色胺再摄取抑制剂,如帕罗西汀 20mg 口服,每日一次;抗精神病药物首选非典型抗精神病药物,如奥氮平 2.5mg 口服,每日一次或每日二次。

3. 卒中后认知障碍的非药物治疗　卒中后认知障碍的康复训练十分重要。康复训练应该个体化,并需要一个长期的目标,以尽可能地使者能够恢复一些生活能力(如自我照料、家庭和经济管理、休闲、驾车以及重归工作岗位等)。

4. 卒中后认知障碍的预防　卒中后认知障碍的危险因素包括脑卒中、原发性高血压、2 型糖尿病、高脂血症等,通过控制危险因素减少脑卒中可能预防卒中后认知障碍的发生。予格列齐特缓释片 30mg 口服,每日一次早餐前;二甲双胍片 0.5 口服,每日二次控制血糖。

除了对高血压、糖尿病、高脂血症的控制,还应积极改善生活方式,如合理膳食、适当运动、戒烟、戒酒等。芬兰老年人预防认知障碍和残疾的干预研究(FINGER)显示采用多模式干预,对高危人群进行血管危险因素的控制、均衡营养、认知训练和运动等,可预防认知功能的下降。

《卒中后认知障碍管理专家共识》推荐意见:

1. 认知障碍的药物治疗 多奈哌齐、加兰他敏可用于卒中后认知障碍的治疗,改善患者的认知功能和日常生活能力(Ⅰ级推荐,A级证据);美金刚的安全性和耐受性好,但认知及总体改善不显著(Ⅱa级推荐,B级证据);卡巴拉汀作用尚需进一步证实(Ⅱb级推荐,B级证据);尼麦角林、尼莫地平、丁苯酞对改善卒中后认知障碍可能有效(Ⅱb级推荐,B级证据);双氢麦角毒碱、胞磷胆碱、脑活素以及某些中成药对卒中后认知障碍的疗效不确切(Ⅲ级推荐,C级证据)。

2. 精神行为症状治疗 治疗轻微精神行为症状应首选非药物治疗方式(Ⅱb级推荐,B级证据);抑郁治疗推荐选择性5-羟色胺再摄取抑制剂(Ⅱb级推荐,C级证据);抗精神病药物首选非典型抗精神病药物,需充分考虑患者的临床获益和潜在风险(Ⅱb级推荐,C级证据)。

3. 康复治疗 康复训练应该个体化,并需要一个长期的目标,以尽可能地使患者能够恢复一些生活能力(Ⅱa级推荐,C级证据)。

4. 卒中后认知障碍的预防 积极控制高血压可减轻认知功能下降,推荐存在高血压病的患者积极控制血压(Ⅰ级推荐,A级证据);积极控制高血糖对预防卒中后认知障碍可能是合理的(Ⅱa级推荐,B级证据);积极控制高脂血症对预防卒中后认知障碍可能有益(Ⅱb级推荐,C级推荐)。

四、讨论和展望

(一)卒中后认知障碍的诊断流程

卒中后认知障碍的诊断流程应包括如下4个步骤:

第一步 是否存在认知障碍或痴呆? 通过病史采集和认知功能评估证实。

第二步 是否存在与临床特征一致的脑血管病影像学证据? 进行脑CT/MRI,血管评估检查。

第三步 确定认知损害与脑血管病之间是否具有相关性? 通过认知损害发生的时间、特点与脑血管事件的关系来确认。

第四步 排除痴呆的非血管性病因。 行相应的辅助检查排除退行性痴呆和其他病因导致的痴呆。

(二)卒中后认知障碍诊断和预防面临的问题

卒中后认知障碍具有高度异质性,目前尚缺乏统一的诊断标准,因此建立统一的诊断标准以及适用于卒中后认知障碍的认知功能评估工具十分重要。从预防的角度,应寻找可预测卒中后认知障碍发生的生物标志物及其遗传易感基因,并结合危险因素及生物标志物,建立一套对卒中后认知障碍的风险评估体系,在痴呆发生前针对高危人群进行预防干预。

(三)卒中后认知障碍治疗面临的问题

目前针对卒中后认知障碍认知功能损害的治疗药物主要参照阿尔茨海默病的治疗,而专门针对卒中后认知障碍的药物临床研究较少。对卒中后认知障碍的临床治疗研究应充分考虑患者的异质性,针对不同病因学类型或不同认知领域损害的临床分型进行分层研究,针对潜在的病理生理学机制,针对性地进行临床前期或者临床试验,以提供精准的预防及治疗证据。

(邹漳钰 陈晓春)

参 考 文 献

[1] 王延江,罗本燕,王俊.中国卒中后认知障碍防治研究专家共识.中国卒中杂志,2020,15(2):158-166.
[2] 中国卒中学会,卒中后认知障碍管理专家委员会.卒中后认知障碍管理专家共识.中国卒中杂志,2017,12(6):519-531.
[3] 田金洲,解恒革,秦斌,等.适用于中国人群的血管性痴呆筛查和诊断框架.中华内科杂志,2019,58(1):10-16.
[4] 中华医学会放射学分会磁共振学组北京认知神经科学学会.阿尔茨海默病MR检查规范中国专家共识.中华放射学杂志,2019,53(8):665-671.
[5] O'Brien J T, Thomas A. Vascular dementia. Lancet, 2015, 386(10004): 1698-1706.

第九节 脑卒中的预防

病例 20 颅内动脉狭窄性脑卒中

一、病历资料

(一)病史

患者男性,60岁,因"左上肢力弱2个月余,发作性言语不清1周"就诊。

2个月前患者突发左上肢力弱,无麻木,症状持续,不影响日常生活,未诊治。近1周出现反复发作性言语不清,可理解或表达语言,持续时间不超过10分钟,自行完全缓解,否认意识障碍,视物不清、呛咳、肢体麻木、走路不稳等症状。

既往高血压病史5年余,血压最高180/100mmHg,规律服用硝苯地平控释片30mg,每日一次,未监测血压。高脂血症病史5年,未监测血脂及服用药物治疗。否认糖尿病、冠心病、房颤、脑卒中史。不吸烟,少量饮酒。余个人史、家族史无殊。

(二)体格检查

体温36.0℃,脉搏100次/min,呼吸18次/min,血压175/100mmHg(未服降压药)。正常体型,神志清楚,心肺腹查体无阳性体征。

神经系统查体:神志清楚,言语清晰,高级智能粗测正常;左侧鼻唇沟浅,余脑神经检查无阳性体征;左上肢肌力4级,余肢体肌力5级,肌张力正常,共济运动、步态正常,四肢震动觉、痛觉对称存在,左侧肱二头肌反射较右侧活跃,左侧巴宾斯基征阳性;脑膜刺激征阴性。

NIHSS 1分;改良Rankin量表(mRS评分)1分。

(三)辅助检查

1. **血常规、肝功能、肾功能、血糖、电解质、凝血功能** 未见异常。
2. **糖化血红蛋白** 正常范围。
3. **血脂相关检查** 低密度脂蛋白胆固醇(LDL-C)3.3mmol/L(1.89~3.1mmol/L)。
4. **同型半胱氨酸** 正常范围。
5. **心电图、超声心动图** 正常。
6. **头颅MRI** 右侧侧脑室旁、皮质下陈旧缺血灶(图1-9-1)。
7. **头颈CTA** 颅内外动脉多发狭窄/闭塞(图1-9-2)。

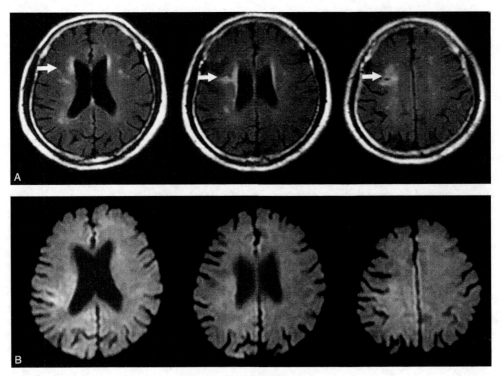

图 1-9-1　患者头颅 MRI

A. 头颅 MRI FLAIR 序列,显示右侧侧脑室旁、皮质下长 FLAIR 高信号(箭);B. DWI 序列无异常高信号。

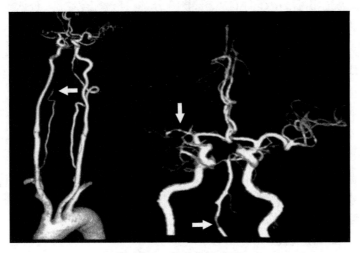

图 1-9-2　患者头颅 CTA

右侧大脑中动脉 M1 段重度狭窄,右侧椎动脉 V3 段闭塞,左侧椎动脉 V4 段重度狭窄(箭)。

思考 1　颅内动脉的影像评估内容及常用方法有哪些,各有何优缺点?

颅内动脉粥样硬化的影像评估内容包括血管形态、侧支循环及血流动力学。常用方法包括以下几种:

1. 经颅多普勒　廉价、可床旁使用、易重复操作。适用于颅内严重狭窄/闭塞性血管病变的筛查和诊断;可探测颅内动脉粥样硬化常见部位及主要侧支循环开放情况;微栓子监测可评估动脉粥样硬化易损性和卒中事件;在适当外源性刺激下(如乙酰唑胺、二氧化碳吸入),可评价颅内动脉的血管反应性。但检查准确度依赖操作者技术,对轻中度颅内动脉狭窄的敏感性不高,某些无颞窗患者无法检测。

2. CT/CTA/CTP　CT 平扫可观察颅内动脉高密度征。CTA 对颅内动脉狭窄 / 闭塞的诊断敏感度、特异度较高（分别 97.1% 和 99.5%），可同时评估心脏、颈部和颅内血管，可观察颅内动脉壁钙化；可评价脑梗死面积、侧支循环。CTP 可反映缺血半暗带，可定量评价相对脑血流量。但 CT 检查有放射线暴露、造影剂过敏、影响肾功能等缺点。

3. MRI/MRA/PWI　磁敏感序列（如 T_2 加权、SWI）显示"开花征"（blooming artifact）可提示血管内血栓形成。MRA 能较准确显示颅内动脉，无辐射、无需造影剂，便于随访；但可能过度估计颅内动脉狭窄程度，血管转折或迂曲、血流速度缓慢或过快，均可能造成 MRA 假阳性。磁共振灌注成像（PWI）序列无放射线损伤，与 DWI 联合可更好评价脑缺血半暗带。动脉自旋标记（ASL）无需造影剂，可显示单根血管供血区灌注情况，可评价脑侧支循环。磁共振检查时间较 CT 长，体内留置某些金属、有幽闭恐惧症的患者无法完成。

4. 高分辨 MRI　可显示颅内动脉管壁结构及腔内成分，可评估颅内动脉粥样硬化斑块的分布、斑块内出血、血管重塑率等指标，具有广泛应用前景。

5. DSA　是颅内动脉粥样硬化狭窄 / 闭塞诊断的"金标准"，但有创，对于有血管内治疗指征的患者可考虑应用。

二、病例分析

（一）病例特点

1. 老年男性，急性起病，病程 2 个月余。

2. 病初左上肢力弱，持续；后期出现发作性构音障碍，无遗留症状。

3. 既往有高血压病史。

4. 神经系统检查可见左上肢肌力减退，左侧腱反射减退，左侧巴宾斯基征阳性。

5. **辅助检查**　低密度脂蛋白升高 3.3mmol/L；心脏检查未见异常；头颅 MRI DWI 未见新发梗死灶，右侧侧脑室旁、皮质下陈旧缺血灶（右侧大脑中动脉供血区）；头颈 CTA 提示右侧大脑中动脉 M1 段重度狭窄，右侧椎动脉 V3 段闭塞，左侧椎动脉 V4 段重度狭窄。

（二）诊断及诊断依据

1. 诊断

【定位诊断】患者左上肢力弱，左侧锥体束征阳性，定位于右侧锥体束病变。结合构音障碍，累及右侧语言中枢，考虑病变部位较高，右侧大脑半球水平。累及右侧颈内动脉系统。结合影像学检查，可进一步定位于右侧大脑中动脉供血区。

【定性诊断】老年男性，有高血压病等心脑血管病危险因素，起病突然，出现局灶神经功能缺损症状，首先考虑脑血管病。起病初期，症状快速出现、持续，慢性期 MRI 显示陈旧性缺血灶，符合右侧大脑中动脉供血区缺血性脑梗死；后期，出现发作性症状，迅速缓解，急性期 MRI 未见新发梗死灶，考虑短暂性脑缺血发作。血糖、电解质、心脏检查未见异常。头颈 CTA 示右侧大脑中动脉重度狭窄。临床与影像（包括病灶与供血区）匹配。患者有高血压、高脂血症病史，无其他疾病，TOAST 分型考虑动脉粥样硬化性脑梗死。

2. **入院诊断**　①缺血性脑梗死（右侧颈内动脉系统）右侧大脑中动脉供血区，大动脉粥样硬化型；②短暂性脑缺血发作（右侧颈内动脉系统）；③多发头颈部动脉粥样硬化狭窄，右侧大脑中动脉重度狭窄，右侧椎动脉 V3 段闭塞，左侧椎动脉 V4 段重度狭窄；④高脂血症；⑤高血压病（3 级　极高危）。

思考2   颅内动脉粥样硬化导致卒中的机制是什么?

颅内动脉粥样硬化可通过多种机制导致缺血性卒中或TIA,包括:①原位血栓形成,导致血管闭塞;②动脉粥样硬化斑块脱落,导致动脉-动脉栓塞;③管腔显著狭窄导致低灌注;④动脉粥样硬化斑块堵塞穿支动脉口。梗死灶分布及大小与动脉狭窄程度、侧支循环及血流动力学因素有关。

思考3   症状性颅内动脉粥样硬化的诊断要点有哪些?

颅内动脉包括颈内动脉C6~7段、大脑中动脉、大脑前动脉、大脑后动脉、椎动脉V4段、基底动脉。颅内动脉狭窄指以上动脉出现50%~99%狭窄。

颅内动脉狭窄率计算公式:

颅内动脉狭窄率=(1-血管病变最窄处直径/病变血管近端正常处直径)×100%。

狭窄程度:50%以下为轻度,50%~69%为中度,70%~99%为重度。

症状性颅内动脉狭窄指近3个月或6个月内发生的缺血性卒中和/或短暂性脑缺血发作,伴中重度颅内动脉狭窄(狭窄率70%~99%),病灶位于责任动脉供血区,除外心源性及其他病因所致。

三、诊疗经过

症状性颅内动脉粥样硬化患者的急性期治疗见相关章节(第二节   急性缺血性脑卒中病例4),该患者脑卒中预防的诊疗重点主要包括以下两方面:

(一)评估病变血管、侧支循环及脑血流灌注

1. 血管结构影像   患者已完善头颈CTA,进一步高分辨血管磁共振(图1-9-3)可提供血管壁、管腔信息,对于颅内动脉粥样硬化的诊断、斑块易损性判断等有一定价值。

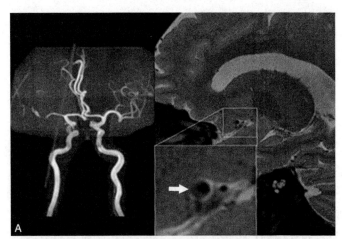

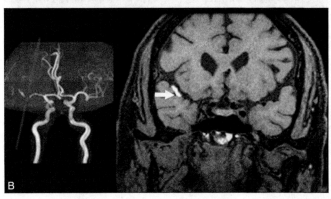

图1-9-3   患者高分辨血管磁共振图像
A. 右侧大脑中动脉M1段狭窄,前下壁偏心斑块(箭);B. M1远端闭塞,管腔内见血栓信号(箭)。

2. 功能影像　脑血流灌注可间接反映侧支循环状态,对评估易损血管的易损组织有一定价值。动脉自旋标记(ASL)无需注射造影剂,其中供血区 ASL(tASL)可显示单个血管供血范围,有助于判断侧支循环代偿情况(图 1-9-4,见文末彩图)。

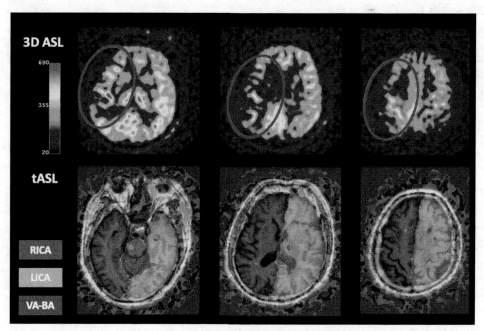

图 1-9-4　病例 20 患者动脉自旋标记图像

右侧大脑中动脉供血区 CBF 减低。

思考 4　脑侧支循环的分级标准和检查方法是什么?

根据《缺血性卒中脑侧支循环评估与干预中国指南(2017)》,脑侧支循环可分为三级:一级侧支循环指通过 Willis 环的血流代偿,二级侧支循环指通过眼动脉、软脑膜吻合支及其他相对较小的侧支与侧支吻合支之间的血流代偿,三级侧支循环属于新生血管即毛细血管代偿,部分病例在缺血后一段时间才可形成。

侧支循环的影像评估方法分为结构学评估和功能学评估。结构学评估包括 TCD、MRA、CTA 及 DSA,可评估一、二级侧支循环;功能学评估包括 TCD 血流储备功能、氙增强 CT、光电子发射 CT、正电子成像术、CT 灌注、磁共振灌注、动脉自旋标记等,这些技术通过脑血流状态间接反映侧支循环,需结合血管结构成像才能全面评估侧支循环状态。DSA 是不同级别侧支循环评估的"金标准",对于二级侧支循环的解剖学评估,CTA 优于 MRA(Ⅱb、C)。

侧支循环分级尚缺乏统一的评估体系,目前常用评估体系分为 2 大类。①基于 DSA:美国介入和治疗神经放射学会/介入放射学会(ASITN/SIR)侧支循环分级标准见表 1-9-1:0~1 级提示侧支循环较差;2 级提示侧支循环中等;3~4 级提示侧支循环较好。②基于 CT/CTA 的 Alberta 卒中项目早期 CT 评分(ASPECTS)侧支循环分级,具体标准见病例 4 图 1-2-3。

表 1-9-1　ASITN/SIR 分级系统

0 级	没有侧支血流到缺血区域
1 级	缓慢的侧支血流到缺血周边区域,伴持续的灌注缺陷
2 级	快速的侧支血流到缺血周边区域,伴持续的灌注缺陷,仅有部分到缺血区域
3 级	静脉晚期可见缓慢但是完全的血流到缺血区域
4 级	通过逆行灌注,血流快速而完全地灌注到整个缺血区域

（二）给予规范且个体化的缺血性脑血管病二级预防

根据目前指南，症状性颅内动脉严重狭窄以积极内科治疗为主。针对该患者，给予规范的、个性化二级预防方案，包括：

1. **改良生活方式**　低盐低脂饮食，适当体力活动。

2. **积极控制危险因素**　硝苯地平控释片 30mg 口服，每日一次，监测并控制血压，目标 <140/90mmHg。

3. **抗血小板药物**　早期联合阿司匹林 0.1g 口服，每日一次及氯吡格雷 75mg 口服，每日一次，如无不良反应，维持 90 天，此后改为阿司匹林或氯吡格雷单药。

4. **他汀类**　阿托伐他汀 40mg 口服，每晚一次，监测 LDL-C，目标 ≤1.8mmol/L（70g/dl）或降低 50%。

思考 5　颅内动脉粥样硬化狭窄的抗栓治疗原则是什么？

根据《中国缺血性脑卒中和短暂性脑缺血发作二级预防指南 2014》，发病 30 天内、症状性颅内动脉严重狭窄（70%~99%）、非致残性缺血性卒中或 TIA 患者，应尽早给予阿司匹林联合氯吡格雷治疗 90 天（Ⅱ级推荐，B 级证据），此后单用阿司匹林或氯吡格雷作为长期二级预防一线用药（Ⅰ级推荐，A 级证据）。《症状性颅内动脉粥样硬化性狭窄血管内治疗中国专家共识 2018》亦建议早期、联合应用阿司匹林和氯吡格雷，建议 1 周后重新评估，联合应用不超过 3 个月。

四、讨论与展望

（一）颅内动脉粥样硬化的影像评估

随着研究的深入开展，学者们对脑动脉的认识从传统的形态学评估发展到脑组织病理生理学评估。部分临床数据表明，无显著狭窄的颅内动脉粥样硬化也可能导致缺血性脑卒中或 TIA，严重狭窄的颅内动脉可能长期无症状，可能与易损斑块/血管/组织、侧支循环及脑血流状态等有关。

针对斑块稳定性的评估方法包括高分辨磁共振、分子影像学、血管内超声及光学相干断层扫描。针对脑血流动力学的评估方法包括病灶远端/近端相对信号强度比值、基于计算机血流动力学的分析方法、定量磁共振血管成像和应用压力导丝直接测量。这些影像评估方法的诊断标准、临床意义仍需进一步验证。

（二）颅内动脉粥样硬化狭窄的强化内科治疗仍待优化

1. **高血压**　对于颅内动脉狭窄患者启动降压时机、血压控制范围及降压药物选择等，尚缺乏循证医学证据，应全面考虑药物、脑卒中特点及患者 3 方面因素。鉴于其低灌注机制，启动降压时机较无狭窄者应更晚，降压过程应更平稳。研究发现钙通道阻滞剂、血管紧张素转换酶抑制剂、血管紧张素Ⅱ受体拮抗剂可能延缓甚至逆转颈动脉内中膜厚度，因此，颅内动脉粥样硬化患者可考虑选择这几类降压药物。推荐将血压降至 140/90mmHg 以下。

2. **脂代谢异常**　基于高分辨磁共振评估颈动脉粥样硬化相关研究，他汀类药物可能减轻斑块负荷；而他汀对颅内动脉斑块的影响，尚无研究证据。总体上，长期使用他汀类药物是安全的。目前推荐高强度他汀类药物长期治疗以减少脑卒中和心血管事件风险，推荐目标值 LDL-C≤1.8mmol/L 或降幅超过 50%，有脑出血史的患者应权衡风险和获益合理使用。

3. **糖代谢异常和糖尿病**　目前缺乏控制血糖对预防颅内动脉粥样硬化患者卒中复发的研究。对糖尿病或糖尿病前期患者进行生活方式和/或药物干预能减少缺血性脑卒中或 TIA 事件，推荐 HbA_{1c} 目标 <7%，但要进行个体化调整，避免低血糖危害。尚无足够证据来推荐哪一种降糖药物对预防脑卒中更有优势。

4. **抗栓治疗**　颅内动脉粥样硬化患者的抗栓治疗原则见思考 5。但是，部分患者可能存在抗血小板药物抵抗或其他原因导致的药物不耐受,可考虑换用其他抗血小板药物,如阿司匹林、双嘧达莫、西洛他唑、替格瑞洛或普拉格雷等,但其疗效需进一步证实。对于预防颅内动脉粥样硬化所致卒中,阿司匹林优于华法林,非维生素 K 口服抗凝药的效果尚无系统研究。

（三）颅内动脉粥样硬化狭窄的血管内治疗

1. 适应证与禁忌证

（1）《中国缺血性脑卒中和短暂性脑缺血发作二级预防指南 2014》

症状性颅内动脉严重狭窄的缺血性卒中或 TIA 患者,标准内科药物治疗无效时,可选择血管内治疗（Ⅲ级推荐、C 级证据）。

（2）《症状性颅内动脉粥样硬化性狭窄血管内治疗中国专家共识 2018》

适应证:症状性颅内动脉严重狭窄（狭窄率≥70%）,强化药物治疗无效或脑侧支循环代偿不良,责任血管供血区存在低灌注。

禁忌证:>80 岁或预期生存 <2 年;合并严重全身系统疾病或不适合 / 不耐受双联抗血小板药物治疗;本次卒中或 TIA 发作前存在严重神经功能障碍（mRS≥3）;2 周内曾发生心肌梗死;烟雾病、活动期动脉炎、不明原因等非动脉粥样硬化性狭窄;国际标准化比值（INR）>1.5;妊娠期女性。

2. 术前评估
根据《症状性颅内动脉粥样硬化性狭窄血管内治疗中国专家共识 2018》,术前评估内容如下:

（1）临床情况:存在与责任血管相关的严重神经功能障碍（mRS≥3）或影像学检查显示大面积脑梗死的患者不适合行血管内治疗。

（2）手术时机:在急性缺血性卒中 2 周后可能是安全的。

（3）狭窄程度:狭窄率≥70% 且存在供血区低灌注的患者可能从血管内治疗联合强化药物治疗中获益。

（4）侧支循环:应用结构影像学和功能影像学方法充分评估脑侧支循环,筛选血流动力学障碍引起缺血症状的患者,可能最适合血管内治疗。

3. 并发症及注意事项
颅内动脉狭窄的血管内治疗难度高,主要原因包括:颅内动脉走行迂曲,动脉壁薄、缺乏弹性,周围无组织包绕支撑,发出许多穿支供应深部脑实质,大多为终末动脉、侧支循环不完善。因此,其发生并发症的风险增高,包括:

（1）出血性并发症:原因有高灌注综合征、高血压、血管破裂、应用抗栓药物等。

（2）缺血性并发症:穿支动脉闭塞、支架内血栓形成、血管痉挛、残余狭窄、再狭窄。

为降低并发症风险,《症状性颅内动脉粥样硬化性狭窄血管内治疗中国专家共识 2018》建议:围手术期应用抗血小板药物,术中应用肝素,根据具体情况选择适宜麻醉方式,术前充分评估手术路径,测量靶血管直径,应用高分辨血管磁共振等充分评估穿支闭塞风险,进行规范的药物治疗及危险因素控制,允许治疗后一定程度的残余狭窄。

（洪月慧　倪　俊）

参 考 文 献

[1] Holmstedt C A, Turan T N, Chimowitz M I. Atherosclerotic intracranial arterial stenosis: risk factors, diagnosis, and treatment. Lancet Neurol, 2013, 12（11）: 1106-1114.

[2] 中国卒中学会科学声明专家组. 症状性颅内外动脉粥样硬化性大动脉狭窄管理规范——中国卒中学会科学声明. 中国卒中杂志, 2017, 12（1）: 64-71.

[3] 中国卒中学会科学声明专家组. 症状性颅内外动脉粥样硬化性大动脉狭窄管理规范——中国卒中学会科学声明（2）. 中国卒中杂志, 2017, 12（2）: 164-174.

[4] 中国卒中学会, 中国卒中学会神经介入分会, 中华预防医学会卒中预防与控制专业委员会. 症状性颅内动脉粥样硬化性狭窄血管内治疗中国专家共识 2018. 中国卒中杂志, 2018, 13（6）: 594-604.

[5] Qureshi A I, Caplan L R. Intracranial atherosclerosis. Lancet, 2014, 383 (9921): 984-998.

[6] 中华医学会神经病学分会, 中华医学会神经病学分会脑血管病学组. 中国缺血性脑卒中和短暂性脑缺血发作二级预防指南 2014. 中华神经科杂志, 2015, 48 (4): 258-273.

病例 21 无症状性颈动脉狭窄

一、病历资料

（一）病史

患者男性, 70 岁, 因"体检发现左侧颈动脉狭窄半个月"就诊。

患者平时无规律体检, 半个月前家属带之完善全身体检, 颈部血管超声报告提示"双侧颈动脉粥样硬化伴斑块形成, 左侧椎动脉阻力增高"。遂在当地医院进一步完善头颅 MRI、MRA、TCD 等检查, 携检查结果来我院门诊咨询。自述平时无眼前黑矇、言语不利、肢体无力等情况。

既往有高血压、高脂血症病史, 未规律服药控制。否认糖尿病、冠心病史。长期吸烟, 偶饮酒。有高血压家族史。

（二）体格检查

体温 36.2℃, 脉搏 89 次/min, 呼吸 16 次/min, 血压 177/95mmHg。神志清楚, 心肺听诊无特殊, 肝脾未触及。

神经系统查体: 神清语利, 高级智能正常。脑神经检查阴性, 四肢肌力 5 级, 肌张力不高, 共济运动、步态正常。四肢振动觉、针刺觉对称存在。四肢腱反射对称引出, 病理征未引出。闭目难立征阴性, 颈软, 未闻及颈部血管杂音。

（三）辅助检查

1. **头颅 MRI 及 MRA** 大脑多发点片状脑白质高信号, 考虑慢性缺血性改变; 头颅 MRA 提示左侧颈内动脉 C1 段纤细, C2~7 段、左侧大脑中动脉、大脑前动脉 A1 段明显狭窄或闭塞, 前交通动脉开放, 左侧大脑前动脉远段明显纤细; 右侧颈内动脉 C3~7 段管腔不规则, C6 段局部狭窄; 右侧大脑中动脉多发狭窄; 左侧椎动脉颅内段多发狭窄; 双侧大脑后动脉 P2 段狭窄 (图 1-9-5)。

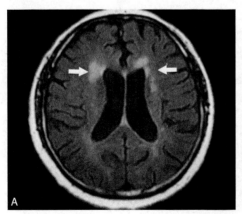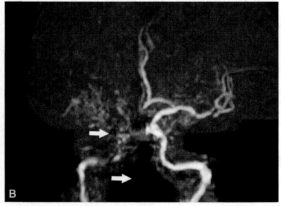

图 1-9-5 患者头颅 MRI 和 MRA

A. MRI, 可见大脑多发点片状脑白质高信号 (箭); B. 左侧颈内动脉 C1 段纤细, C2~7 段、左侧大脑中动脉、大脑前动脉 A1 段明显狭窄或闭塞, 前交通动脉开放, 左侧大脑前动脉远段明显纤细; 右侧颈内动脉 C3~7 段管腔不规则, C6 段局部狭窄; 右侧大脑中动脉多发狭窄; 左侧椎动脉颅内段多发狭窄; 双侧大脑后动脉 P2 段狭窄。

2. **颈部血管超声** 右侧颈总动脉及分叉处见数个强回声斑块。左侧颈总动脉及分叉处见数个强回声及低回声斑块, 该处管腔变细, 内径约 0.46cm, 原始管径 0.80cm。双侧颈内动脉显示频谱形态和流速未见异常。左侧椎动脉阻力增高。

3. **超声心动图** 左室收缩功能轻度减低,左室舒张功能减低,轻度主动脉瓣关闭不全。

4. **经颅多普勒** 左侧颈内动脉闭塞可能,左侧椎动脉闭塞不除外。

5. **血常规、凝血、肝功能、肾功能、同型半胱氨酸** 正常。

6. **血脂相关检查** 低密度脂蛋白胆固醇(LDL-C)3.49mmol/L(1.89~3.1mmol/L)。

7. **餐后 2 小时血糖** 15.1mmol/L(<10mmol/L)。

8. **糖化血红蛋白** 9.1%(4%~6%)。

思考 1 评估颈动脉狭窄的影像学方法主要有哪些,各有何优劣?

1. **颈部血管超声** 颈动脉双功能超声(CDUS)采用 B 型超声成像和多普勒超声,通过检测局部血流速度,以推测有无局部颈动脉狭窄。该方法无创、安全、价廉,对检测颈内动脉重度狭窄的敏感性和特异性分别为 81%~98% 和 82%~89%。但 CDUS 可能会遗漏极细的残余管腔,且对于识别 70% 以下狭窄可能准确性不足,只能评价颈部血管的颅外段,而且 CDUS 的准确度依赖于操作者的技术。

2. **TCD** 通过探测颅内血流动力学改变,提供颈部血管颅内段的信息,与 CDUS 互为补充。TCD 可能检测到源于颈动脉的微栓子。TCD 的准确性受骨窗和操作者技术影响较大。

3. **MRA** 常用的技术包括时间飞跃(TOF)MRA 和对比增强 MRA(CEMRA),识别颈动脉高度狭窄和闭塞的敏感性和特异性很高。CEMRA 相比 TOF 技术可获得更高质量的图像。MRA 还可能提供颈动脉斑块成分的信息。MRA 检查耗时较长,病情危重者可能无法完成检查。有幽闭恐惧症、有磁性植入物的患者无法实施 MRA 检查。

4. **CTA** 可以显示颈动脉管腔的解剖结构以及邻近的软组织和骨性结构。三维重建可以相对准确地测量残余管腔直径,尤其当 CDUS 结果不可靠(例如在颈动脉严重扭结、严重钙化、颈短或高分叉的情况下)或者需要血管区域的总体图像时,CTA 具有优势。缺点是存在辐射,需要推注造影剂,肾功能不全的患者检查受限。

5. **DSA** 是颈动脉成像的"金标准",同时可以动态评估头颈血管及侧支情况,但由于其属于有创操作、存在可能的风险,需要注射造影剂、存在辐射且花费较高,故一般不作为首选检查。

临床上,首先选用无创检查方法来评估颈动脉病变。通常首选 CDUS 和 TCD 进行筛查和动态随访。对狭窄程度≥50% 的患者,进一步采用 MRA 进行评估。若患者有 MRA 禁忌证,或 CDUS 和 MRA 的结果不一致,可以采用 CTA 检查。必要时进行 DSA 检查。

CDUS、TCD 和 MRA 的共同特点是通过探测血流速度的改变以推断狭窄程度,在血流速度极缓慢时可能会夸大对动脉狭窄程度的判断,并且 CDUS 和 TCD 还受到操作者技术的影响。相比之下,CTA 和 DSA 则是利用射线探测有无造影剂通过、有无充盈缺损,直观地观察动脉狭窄程度,理论上具有更好的准确度。

二、病例分析

(一)病例特点

1. 老年男性,无临床症状。

2. 既往高血压、高脂血症病史,未规律服药控制及监测;本次就诊新发现 2 型糖尿病;长期吸烟。

3. 头颅 MRI 可见多发脑白质高信号,符合慢性缺血性改变。

4. **血管评价** 颈部血管超声提示双侧颈动脉粥样硬化伴斑块形成,未发现血管重度狭窄或闭塞;TCD 提示左侧颈内动脉闭塞可能,左侧椎动脉闭塞不除外;头颅 MRA 提示颅内多发大动脉狭窄或闭塞,左侧颈内动脉段明显狭窄或闭塞,左侧椎动脉颅内段多发狭窄;几项检查结果存在矛盾。

（二）诊断及诊断依据

1. 诊断

【定位诊断】目前无临床症状,提示无明确神经系统定位损害。辅助检查示临床前病变,多发脑白质高信号。血管评估提示多发颅内血管狭窄。

【定性诊断】该患者具有多种脑血管病危险因素(老年、男性、吸烟、高血压、高脂血症、糖尿病、无症状性颈动脉狭窄)。患者无卒中相关临床症状。头颅影像学可见多发脑白质异常信号,血管评估发现多发颅内外血管狭窄、闭塞,支持脑血管病的诊断,考虑动脉粥样硬化性狭窄闭塞。

2. 入院诊断 ①脑血管病,无症状性颈动脉狭窄,多发颅内血管狭窄;②高血压病(3级,极高危);③2型糖尿病;④高脂血症。

思考2 对于该患者,可干预的脑血管病危险因素有哪些?

年龄和性别是不可干预的危险因素。除此之外,高血压、高脂血症、糖尿病、无症状性颈动脉狭窄、吸烟等危险因素均可干预。

干预措施方面,强调低盐低脂糖尿病饮食、戒烟、保持适量运动,药物控制血压、血糖和血脂。无症状性颈动脉狭窄方面,考虑到超声和MRA结果的不一致性,下一步应完善头颈CTA,明确动脉狭窄程度,以选择合适的治疗方式。

三、诊治经过

该患者进一步诊疗主要包括以下两方面:

（一）评估颈部血管狭窄程度

由于血管超声和MRA结果不一致,下一步应完善头颈CTA,明确动脉狭窄程度,以选择合适的治疗方式。

头颈CTA:左侧颈内动脉起始处中度狭窄,双侧颈内动脉C4段、双侧椎动脉颅内段中度狭窄。双侧大脑中动脉M1段、双侧颈总动脉起始处、双侧颈内动脉C3~7段轻度狭窄。未见头颈部大血管闭塞(图1-9-6)。

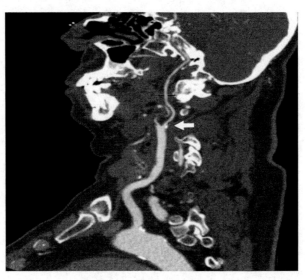

图1-9-6 患者头颈部CTA

左侧颈内动脉起始处中度狭窄(箭)。

思考3 2型糖尿病患者在接受CTA检查前后应注意什么？

对于正在服用二甲双胍的2型糖尿病患者，如果估算的肾小球滤过率（eGFR）≥60ml/（ml·1.73m²），检查前不需停用二甲双胍，用造影剂后停用2~3天，根据肾功能复查结果决定是否恢复用药；如果eGFR为30~59ml/（ml·1.73m²），检查前需停用二甲双胍48小时；如果eGFR<30ml/（ml·1.73m²），避免使用碘造影剂。

（二）规范脑血管病一级预防

对于该患者采用的治疗方案是在药物治疗的基础上评估手术干预指征。

1. 药物治疗

（1）一般处理：低盐低脂、糖尿病膳食，戒烟，限酒，规律运动。

（2）药物治疗：每日口服降压药，控制血压不超过140/90mmHg；给予口服降糖药，监测血糖水平；给予口服阿司匹林每日100mg口服，每日一次和他汀治疗。

2. 外科干预 该患者进一步至血管外科门诊就诊，评估左侧颈内动脉狭窄的手术指征。血管外科考虑该患者颈内动脉全程病变伴局部中度狭窄，同时合并颅内动脉多发狭窄。如果行颈动脉CEA手术，围手术期风险较高，且患者存在串联病变，疗效欠佳。经与患者及家属沟通，决定暂不行手术干预，继续内科药物治疗，血管外科长期密切随诊。

四、讨论和展望

（一）无症状性颈动脉狭窄的流行病学及卒中风险

颈动脉粥样硬化最常累及颈总动脉分叉处和颈内动脉起始部，动脉粥样硬化会导致管腔狭窄。无症状性颈动脉狭窄的定义为"在没有近期（通常是指过去6个月内）同侧颈动脉灌注区域缺血性卒中或TIA病史的个体中，存在的颅外颈内动脉粥样硬化性狭窄"。在一般人群中，无症状性颈动脉粥样硬化性疾病的患病率较低。一篇纳入2.3万例参与者数据的meta分析显示，在年龄小于50岁的男性和女性中，无症状性颈动脉狭窄（≥50%管径）的估计患病率分别为0.2%和0%，而80岁以上男性和女性的估计患病率分别为7.5%和5.0%。无症状性颈动脉狭窄的危险因素包括年龄、男性、糖尿病、高血压、高脂血症和吸烟等，年龄是最重要的危险因素。

思考4 颈动脉狭窄引起脑梗死的机制有哪些？

1. 血栓形成 在动脉粥样硬化性斑块形成的基础上，血小板黏附、聚集，血栓形成，严重时导致颈动脉闭塞。

2. 动脉到动脉的栓塞 不稳定动脉粥样硬化斑块脱落，形成栓子栓塞远端动脉。

3. 低灌注 当血管狭窄至一定程度时，在低血压等因素的作用下，同侧脑供血减少，栓子清除率下降，导致分水岭区易于发生梗死。

4. 混合机制 上述几种发病机制同时存在。

此外，脑大、小血管共同受到脑血管病危险因素和血流动力学的影响，它们之间也存在相互作用，大血管病变与脑小血管病之间往往具有严重程度的平行相关性。

无症状性颈动脉狭窄是脑卒中的独立危险因素，15%~20%的缺血性卒中由颈动脉狭窄导致（其中80%发生于无症状性颈动脉狭窄患者）。颈动脉狭窄起初是无症状性的，首次临床症状即可表现为TIA或卒中。无症状性颈动脉狭窄同样也是无症状脑梗死的重要危险因素。

根据动脉狭窄程度，可将颈动脉狭窄分为轻、中、重度狭窄。动脉狭窄50%以下为轻度狭窄，

50%~69% 为中度狭窄，70% 以上为重度狭窄。动脉狭窄程度越严重，同侧卒中风险越高。狭窄进展者的同侧卒中风险是无进展者的 2 倍。

颈动脉粥样硬化病变早期表现为局限性或弥漫性颈动脉内中膜（IMT）融合、增厚。颈动脉 IMT 增厚被视为系统性动脉粥样硬化的标志。美国心脏病协会已经将颈内动脉 IMT 增厚作为Ⅱa 级危险因素写入指南。IMT≥1.5mm 且凸出于血管腔内，或局部内膜增厚并高于周边 IMT 的 50%，可诊断颈动脉粥样硬化斑块形成。颈动脉超声可以通过测量颈内动脉 IMT，对颈动脉病变程度进行评估和随访。

除了管腔的狭窄程度之外，颈动脉斑块性质也是需要关注的内容。对于无症状性颈动脉狭窄患者而言，无论管腔狭窄程度如何，均可能出现斑块破裂，引起动脉到动脉栓塞。2003 年 Naghavi 等根据尸检资料提出了诊断易损斑块的主要标准和次要标准。主要标准包括：①斑块内活动性炎症；②薄纤维帽及大脂质核心；③内皮细胞脱落伴表层血小板聚集；④裂隙斑块与受损斑块；⑤严重狭窄。次要标准包括：①浅表钙化结节；②黄色斑块；③斑块内出血；④内皮功能异常；⑤延展重构。研究显示，斑块内出血、巨大富含脂质的坏死核心、纤维帽薄或破裂、不规则或溃疡形成、新生血管等斑块特征均与随后的卒中风险增加有关。出现这些斑块特征意味着应该及时干预。

颈动脉斑块的影像学特征有助于评估随后的卒中风险。颈动脉超声可将斑块分为高回声斑块、等回声斑块、低 / 无回声斑块及混合回声斑块。无回声斑块富含胆固醇，斑块大小容易发生改变，且与斑块内出血相关；而高回声斑块则多钙化或者富含纤维成分，提示斑块较稳定；混合回声斑块常提示为易损斑块。一篇纳入 7 项研究共 7 500 余例受试者的 meta 分析发现，对于所有程度的颈动脉狭窄，无回声斑块占主导与强回声斑块占主导相比，前者日后发生同侧脑卒中的风险更高（RR 2.3，95% 置信区间 1.6~3.4）。

思考5　对无症状人群，是否建议超声筛查颈动脉狭窄？

2015 年，美国预防服务工作小组（USPSTF）在 *JAMA* 杂志上发表指南，认为基于目前的研究证据，不支持对无症状人群进行颈动脉狭窄的筛查，且不提倡这种行为。美国心脏学会 / 美国脑卒中协会于 2014 年发布的脑卒中一级预防指南同样不推荐对低风险人群筛查是否存在无症状性颈动脉狭窄。

颈动脉狭窄的人群总体患病率不高（0~10.6%），重度狭窄患病率 0~3.1%。在真实世界中，颈动脉超声的准确性依赖于操作者。这意味着，大规模的筛查可能会导致很高的假阳性率，带来更多不必要的检查和过度治疗。

（二）无症状性颈动脉狭窄的治疗决策

无症状性颈动脉狭窄的最佳治疗方式目前尚无定论。1995 年的 ACAS 研究和 2005 年的 ACST 研究都得出类似结论：对于狭窄程度≥60% 的无症状性颈动脉狭窄，与药物治疗相比，CEA 显著降低了 5 年卒中发生率。然而，近年来，内科治疗方法取得了进步，强化内科治疗获得了越来越多的证据支持。强化内科治疗的手段包括：生活方式改变（运动、地中海饮食）、危险因素控制（控制"三高"、戒烟限酒、增加运动，等等）、抗血小板治疗、他汀治疗。然而，目前缺少随机对照试验以比较强化内科治疗与 CEA 的有效性。

他汀类药物治疗对无症状性颈动脉狭窄非常重要，主要适用于血液中总胆固醇及低密度脂蛋白胆固醇（LDL-C）增高为主的患者。他汀类药物通过降低血液中 LDL-C 水平，防止新的动脉粥样硬化斑块形成，将不稳定的斑块转变为相对更稳定的钙化斑块，从而达到降低脑卒中事件发生率的目的。但他汀类药物不能消除已有的动脉粥样硬化斑块。对于具有卒中高风险的颈动脉狭窄患者，建议控制低密度脂蛋白水平在 100mg/dl 以下。

在强化内科治疗过程中，需要对颈动脉狭窄进行监测，通常采用的方法是每年进行颈动脉超声检查。如果超声提示颈动脉的狭窄度≥70%，或存在狭窄病变处于不稳定状态的证据，预期寿命5年以上，则可以考虑血运重建治疗以预防远期卒中。

颈动脉血运重建术有两种方法：颈动脉内膜切除术（CEA）和颈动脉支架置入术（CAS），二者的远期结局相似。对于符合治疗指征的无症状性颈动脉狭窄患者，多数国际指南建议选择CEA，将CAS作为备选治疗。具体术式的选择也要参考患者所在医疗中心的围手术期并发症发生率和死亡率。

《中国脑血管病一级预防指南2019》对于无症状性颈动脉狭窄的推荐意见：

1. 无症状性颈动脉狭窄患者可服用他汀类药物和／或阿司匹林，并筛查其他可治疗的脑卒中危险因素，进行合理的治疗并改变不健康的生活方式，如戒烟、健康饮食、适当的身体活动（Ⅰ级推荐，C级证据）。

2. 对无症状性颈动脉狭窄患者（狭窄程度≥70%），在预期寿命大于5年的情况下，有条件的医院（围手术期脑卒中和死亡发生率<3%）可考虑行CEA或CAS（Ⅱ级推荐，B级证据）。行CEA或CAS的患者，如无禁忌证，围手术期与手术后应给予抗血小板治疗（Ⅱ级推荐，C级证据）。

3. 对无症状性颈动脉狭窄程度>50%的患者，建议在有条件的医院定期进行超声筛查和随访，评估狭窄的进展和脑卒中风险（Ⅱ级推荐，C级证据）。

2017年发表的《中国头颈部动脉粥样硬化诊治共识》对于无症状性颈动脉斑块的治疗的推荐意见：

对于颈动脉斑块患者，无缺血性脑卒中症状，建议控制高血压、糖尿病、血脂异常和吸烟、饮酒等相关危险因素。对于颈动脉不稳定性斑块或斑块伴狭窄50%以上者，无缺血性脑卒中症状，无论血脂是否异常，建议使用他汀类药物治疗，使LDL-C控制在1.8mmol/L以下（Ⅰ级推荐，B类证据）。对于颈动脉斑块伴狭窄50%以下的患者，无缺血性脑卒中症状，血脂在正常范围以内，可根据斑块的稳定性和用药的风险效益比个体化考虑是否选用他汀类药物治疗（Ⅲ级推荐，D类证据）。

2017年发表的《颈动脉狭窄诊治指南》中CEA手术的适应证和禁忌证：

绝对适应证：有症状性颈动脉狭窄，且无创检查颈动脉狭窄度≥70%或血管造影发现狭窄超过50%。

相对适应证：①无症状性颈动脉狭窄，且无创检查狭窄度≥70%或血管造影发现狭窄≥60%；②无症状性颈动脉狭窄，且无创检查狭窄度<70%，但血管造影或其他检查提示狭窄病变处于不稳定状态；③有症状性颈动脉狭窄，无创检查颈动脉狭窄度处于50%~69%。同时要求该治疗中心有症状患者预期围手术期卒中发生率和病死率<6%，无症状患者预期围手术期卒中发生率和病死率<3%，及患者预期寿命>5年。

禁忌证：①12个月内颅内自发出血；②30天内曾发生大面积脑卒中或心肌梗死；③3个月内有进展性脑卒中；④伴有较大的颅内动脉瘤，不能提前处理或同时处理者；⑤慢性完全闭塞无明显脑缺血症状者；⑥凝血功能障碍，对肝素以及抗血小板类药物有禁忌证者；⑦无法耐受麻醉者；⑧重要脏器如心、肺、肝和肾等严重功能不全者；⑨严重痴呆。

（倪　俊　彭　斌）

参考文献

[1] Kakkos S K, Nicolaides A N, Charalambous I, et al. Predictors and clinical significance of progression or regression of

asymptomatic carotid stenosis. J Vasc Surg, 2014, 59 (4): 956-967. e1.

[2] Meschia J F, Bushnell C, Boden-Albala B, et al. Guidelines for the primary prevention of stroke: a statement for healthcare professionals from the American Heart Association/American Stroke Association. Stroke, 2014, 45 (12): 3754-3832.

[3] Gupta A, Kesavabhotla K, Baradaran H, et al. Plaque echolucency and stroke risk in asymptomatic carotid stenosis: a systematic review and meta-analysis. Stroke, 2015, 46 (1): 91-97.

[4] de Weerd M, Greving J P, Hedblad B, et al. Prevalence of asymptomatic carotid artery stenosis in the general population: an individual participant data meta-analysis. Stroke, 2010, 41 (6): 1294-1297.

第二章　发作性疾病

第一节　癫　痫

病例 22 单纯部分性发作

一、病历资料

（一）病史

患者女性，9 岁，因"发作性右上肢麻木 3 年余"就诊。

患儿于 3 年多前无明显诱因出现发作性右上肢麻木、蚁走感，每次持续 1 分钟左右，每日发作 2~3 次；此外出现过发作性右上肢麻木后意识丧失，双眼上翻，摔倒在地，四肢抽搐 1 次。外院诊断为"癫痫"，予左乙拉西坦 500mg 口服，每日二次，未再出现倒地抽搐；但仍发作性右上肢麻木，发作频率未改变。加用奥卡西平口服，早 150mg，晚 300mg；发作频率减低，现每月发作 1~2 次，持续时间仍为 1 分钟左右。

患儿足月，因脐带绕颈剖宫产，出生时诊断为缺血缺氧性脑病。家属诉生长发育与同龄人无明显差异。否认高热惊厥史。否认颅内感染史，否认头部外伤史，否认家族史。

（二）体格检查

全身体格检查及神经系统查体未见异常。

（三）辅助检查

1. **脑电图**　发作间期右侧中央、中后颞区低中波幅尖波，尖慢波频繁发放；睡眠期可见左侧顶区低中波幅尖波，尖慢波单个发放。

2. **头颅 MRI**　左侧顶枕叶脑萎缩，局部软化灶形成伴胶质增生；左侧侧脑室三角区稍增宽，右侧枕叶及双侧侧脑室旁脑白质信号异常（图 2-1-1）。

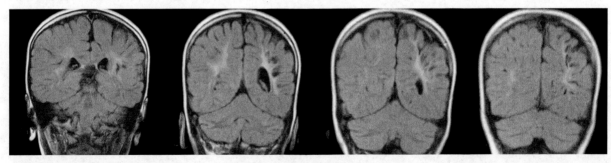

图 2-1-1　患者头颅 MRI

冠状位 FLAIR 提示左侧顶枕叶脑萎缩，局部软化灶形成伴胶质增生；左侧侧脑室三角区稍增宽，右侧枕叶及双侧侧脑室旁脑白质信号异常。

二、病例分析

（一）病例特点

1. 学龄期女性，慢性起病，病程较长。

2. 发作性右上肢发麻、蚁走感，发作形式刻板。

3. 出生时缺血缺氧性脑病。

4. 脑电图可见发作间期右侧中央、中后颞区低中波幅尖波，尖慢波频繁发放；睡眠期可见左侧顶区低中波幅尖波，尖慢波单个发放。

5. **头颅 MRI** 存在与临床表现一致的脑结构改变：左侧顶枕叶软化灶、胶质增生及脑萎缩；右侧枕叶及双侧侧脑室旁白质信号异常。患者突出的刻板发作表现为右上肢发麻，与左侧顶叶的功能异常对应。MRI 能够部分对应患者的发作表现，但是病灶范围显得更大，因此需要发作期脑电图明确具体起始部位，以决定是否有手术可能。

思考 1 怀疑癫痫的患者一般在门诊需要完善哪些辅助检查？

临床中遇到反复发作性刻板性临床表现或反复意识障碍的患者时，常需明确患者是否为癫痫。脑电图和头颅磁共振不仅可满足诊断及鉴别诊断的需要，而且对癫痫患者的药物选择及其他治疗措施选择的考虑至关重要。但是，门诊能够完成的脑电图一般时间较短，干扰较多，有时并不足以灵敏地发现癫痫相关异常，对诊疗的参考意义有限；因此，对于发作表现难以鉴别、发作频繁、药物治疗效果不佳、存在提示具体脑区累及的症状或者具有磁共振显示结构改变的患者，还需要考虑住院完善视频脑电监测甚至发作期脑电图，为用药调整或后续的手术可能提供依据。

（二）诊断及诊断依据

1. 诊断

【定位诊断】患者临床表现为右侧上肢感觉异常，可初步定位至左侧顶叶。但是 MRI 显示双侧病灶：左侧顶枕叶软化灶、胶质增生及脑萎缩；右侧枕叶及双侧侧脑室旁白质信号异常；并且发作间期外院脑电图见双侧癫痫样放电，因此并不能排除右侧顶叶或者更广泛的病灶区域也参与癫痫发作（痫灶），故定位至双侧顶枕叶。

【定性诊断】患者有明确的出生时缺血缺氧脑病史，因此为考虑为代谢性因素。此外，患者头颅 MRI 存在明显的颅内结构改变，因此也伴有脑结构损伤性。

2. 癫痫分类（2017 年国际抗癫痫联盟癫痫发作和癫痫新分类）
根据患者的发作表现，考虑发作有以下两种形式：①单纯感觉性发作（新分类为局灶知觉保留感觉发作）；②部分继发全面强直阵挛发作（新分类为局灶进展到双侧的强直阵挛发作），且每次发作存在固定的局灶相关症状，因此为局灶性癫痫。根据 2017 版的癫痫分类，患者的病因既为代谢性（出生缺血缺氧病史），也为结构性（颅内病灶）。

3. 入院诊断
①局灶性癫痫；②双侧顶枕叶及白质结构性异常。

思考 2 可能导致癫痫的常见原因有哪些？

癫痫可由各种病变影响脑结构或功能所致，如染色体异常或遗传病、皮质发育障碍、围生期损伤、感染、外伤、中毒、肿瘤、脑血管病、营养与代谢性疾病、变性疾病、脑病等。2017 版的癫痫新分类指出，病因分类总体从以下几个大方面考虑：结构、基因、感染、代谢、免疫及未知。以病因对癫痫进行分类，可引导临床医生充分思考患者产生癫痫的具体原因，更好地指导治疗。

（三）鉴别诊断

本例患者因为存在典型的发作性症状，并刻板、反复出现，且伴有脑电图癫痫样异常以及能够解释症状的 MRI 改变，因此癫痫诊断明确。在鉴别诊断中，主要需要考虑双侧顶枕叶的病变性质：结合既往病史，患者出生时存在明确的缺血缺氧脑病史。顶叶、枕叶对缺血缺氧敏感，出生时的缺血缺氧病史常造成双侧顶枕叶软化灶及白质改变。考虑患者顶枕叶病变最可能为既往缺血缺氧所致。需要鉴别既往缺血缺氧所致的颅内病变和局灶皮质发育不良（focal cortical dysplasia, FCD）等脑发育相关病变以及脑外伤性病变。

1. 局灶皮质发育不良　由脑皮质神经元移行障碍或细胞增殖障碍所导致，是皮质发育畸形的一种，可出现在大脑各个位置，但额叶、颞叶更为常见。局灶皮质发育不良主要局限性地累及皮质及皮质下区，常在 MRI（FLAIR 相最为敏感）上表现为局灶性皮质增厚、灰白质边缘模糊、脑回形态异常、脑回白质萎缩等；并且，皮质发育不良区域多呈锥形并指向脑室，呈现"穿通征"（transmantle sign）。目前，该患者的白质异常信号广泛，且出现在顶枕叶，暂不考虑为局灶皮质发育不良。

2. 脑外伤性病变　患者既往未诉有外伤史，且外伤所致病灶常呈现明显的不对称分布，一侧明显更重，因此不考虑 MRI 所见病变为外伤导致。

三、诊治及辅助检查

癫痫患者在入院期间需要常规完善血常规、肝功能、肾功能、电解质等生化指标，以排除一些代谢异常导致的癫痫或者抽搐表现；并且，一些抗癫痫药物也可能出现药物副作用，产生代谢异常，比如丙戊酸可能导致肝功能损害、钠离子通道抑制剂可能导致低钠血症等，也需要关注。对于本例患者，因为有刻板的和局灶相关的发作症状以及相关的 MRI 改变，最重要的是需要进行视频脑电图监测，尤其是发作期脑电图，以明确患者是否为单侧（局灶）起源，具体发作起源是否固定，用以指导临床用药及考量手术可能性。

（一）入院后进一步检查

1. 血常规、肝功能、肾功能、电解质　未见异常。

2. 长程视频脑电图

1）发作间期脑电图示睡眠和觉醒时右侧顶区、中后颞区阵发 2~4Hz 不对称慢波夹杂尖波、棘波、多棘慢波，右侧中后颞区显著；左侧顶枕、后颞区频繁阵发 3~4Hz 不对称慢波夹杂棘波、尖波（图 2-1-2）。

2）在监测期间共计出现 3 次发作，发作表现为：觉醒时突然感觉右手发麻，后双手交叉相握，头向右转，右侧卧位，张口发声，嘴角向左侧歪斜，双眼反复阵挛，左眼明显，左上肢上抬时伴强直，左侧肢体及头部反复阵挛 50 余秒，左上肢及嘴角反复小幅度阵挛直至发作结束。但是，监测的三次发作与临床表现类似，但未发现局灶起源，起源不一，左侧、右侧均有起源（图 2-1-3）。

（二）治疗方案与后续随访

患者目前发作表现较轻微，发作频率较前已有明显改善。MRI 显示颅内病变范围广，并且入院期间发作期脑电图记录到不同起源，因此考虑双侧病变均为痫灶，无法行切除性手术。为进一步控制发作，可考虑继续调整药物或采用神经调控治疗，如迷走神经刺激术（vagus nerve stimulation, VNS）。与患者家属沟通上述方案后，家属选择先尝试药物调整。将药物调整为左乙拉西坦 500mg 口服，每日二次，奥卡西平 300mg 口服，每日二次。嘱咐患者继续规律服用抗癫痫药物，每 3 个月于癫痫专科门诊复诊，且 1~2 年后再次复查头颅磁共振。

后续患者门诊随访，已 6 个月未再出现发作，一般情况良好，无药物相关不良反应等。

（三）最终诊断

①灶性癫痫；②双侧顶枕叶及白质结构性异常。

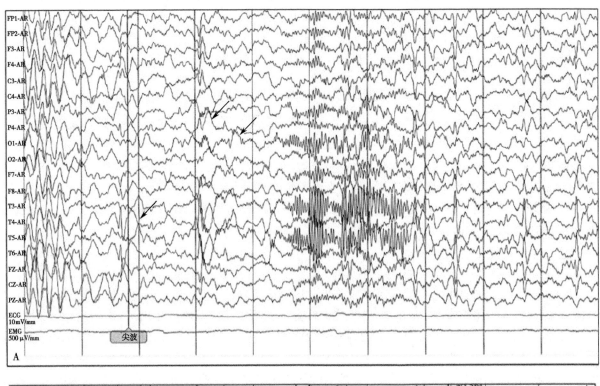

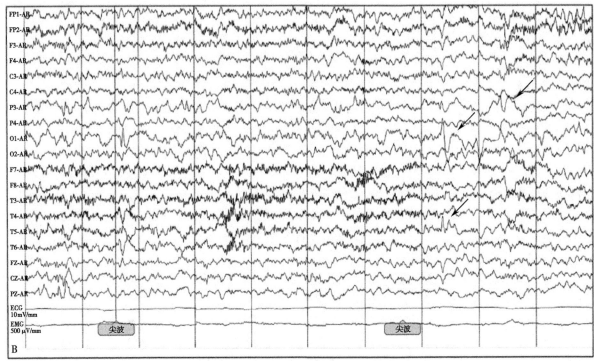

图 2-1-2　视频脑电监测发作间期脑电图

视频脑电监测发作间期脑电图可见双侧癫痫发作波，A. 左侧枕区，右侧顶区、中后颞区尖波（箭）；B. 左侧枕区、顶区及中后颞区尖波（箭）。

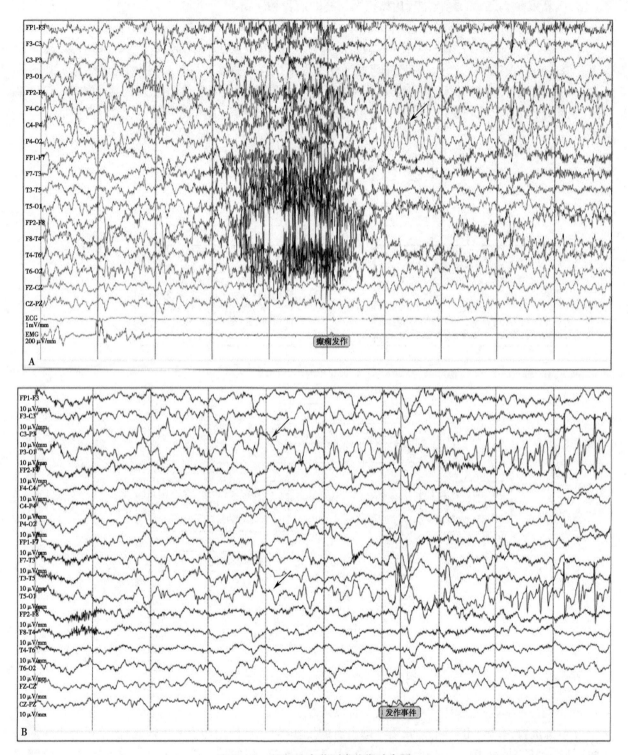

图 2-1-3 视频脑电监测发作期脑电图

A. 一次右侧中央顶区呈 6~7Hz 慢波活动起始的发作；B. 一次左侧顶枕、后颞区呈棘慢波活动起始的发作。

四、讨论和展望

（一）新发癫痫患者的药物治疗应该遵循怎样的流程和原则？

如图 2-1-4 所示，应严格按照患者的发作表现、脑电图及头颅磁共振等信息，结合癫痫的定义即 2 次间隔 >24 小时非诱发的痫性发作；或者 1 次痫性发作，其复发风险 >60% 进行综合评估，决定患者是否应该启动抗癫痫药物治疗。并且在药物治疗过程中推荐遵循以下原则：①诊断明确后尽早开始治疗；②根据发作类型和综合征选药；③首选单药治疗；④合理地联合用药；⑤治疗剂量个体化；⑥规律用药；⑦定期随访；⑧疗程要足，撤药要慢；⑨考虑合并用药和共病；⑩考虑不同年龄段患者生活习惯和偏好。

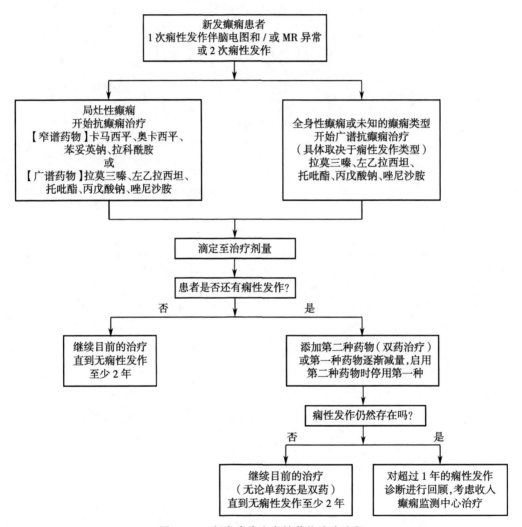

图 2-1-4　新发癫痫患者的药物治疗流程

（二）该患者调整药物时为何采取上述的调整方案？

在考虑抗癫痫药物用药调整时，需考虑患者的发作类型、已使用药物的疗效、目前使用药物剂量与 WHO 规定每日剂量（defined daily doses, DDD）（表 2-1-1）之间的关系等。在用药剂量方面，对于癫痫发作控制不佳的患者，用药剂量需至少达到 50%DDD（≥50%DDD）。

患者为部分性（局灶性）发作，且考虑与双侧顶枕叶的病变相关，因此使用针对局灶性癫痫的药物应效果较好。并且，患者既往单药使用左乙拉西坦时治疗效果不佳，目前该药剂量也已超过 50%DDD，加量空间不大；而奥卡西平添加治疗后发作频率有所下降，我院就诊前每日总量为 450mg，尚未达到 50%DDD，仍有加量空间。

表 2-1-1　常见抗癫痫药物的 WHO 规定每日剂量

药物名称	DDD/mg	50% DDD/mg
丙戊酸钠	1 500	750
左乙拉西坦	1 500	750
拉莫三嗪	300	150
托吡酯	300	150
卡马西平	1 000	500
奥卡西平	1 000	500
加巴喷丁	1 800	900

综上,所以本例患者继续增加奥卡西平的剂量,调整至 300mg,口服,每日二次。

（高　慧　周　东）

参 考 文 献

［1］Gavvala J R, Schuele S U. New-Onset Seizure in Adults and Adolescents: A Review. JAMA, 2016, 316（24）: 2657-2668.

［2］Brodie M J, Barry S, Bamagous G A, et al. Effect of dosage failed of first antiepileptic drug on subsequent outcome. Epilepsia, 2013, 54（1）: 194-198.

病例 23　复杂部分性发作

一、病历资料

（一）病史

患者男性,24 岁,因"发作性心慌及似曾相识感后愣神 7 年"就诊。

患者于 7 年前无明显诱因出现发作性心慌及似曾相识感,持续数秒钟;上述表现后出现意识障碍,双眼凝视,吞咽伴流涎,持续 1~2 分钟恢复正常,清醒后对上述凝视及吞咽动作无记忆。发作在清醒及睡眠中均有出现,3~4 次 / 月。既往曾服用左乙拉西坦、苯巴比妥治疗,但服药后出现双上肢、躯干、双下肢见少量红色斑丘疹伴发痒,遂停药。现服用奥卡西平 600mg 口服,每日二次,托吡酯 50mg 口服,每日二次,丙戊酸钠 500mg 口服,每晚一次,仍感控制不佳,发作频率基本同前。并且,患者诉近年来近记忆力下降明显、脾气暴躁、较难集中注意力。

患者系过期产儿（过期 4 周,顺产）,否认出生缺氧史;自述生长发育与同龄人无明显差异。曾在 8 月龄时出现过一次高热惊厥。否认颅内感染史,否认头部外伤史,否认家族史。

（二）体格检查

全身体格检查及神经系统查体未见异常。

（三）辅助检查

1. **普通脑电图**　右侧额极、额区、右前中颞区或右侧中后颞区散在 1~2Hz 中 - 高幅不对称慢波、尖慢波。

2. **头颅 MRI**　右侧海马体积缩小,信号增高（图 2-1-5）。

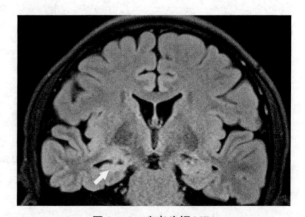

图 2-1-5　患者头颅 MRI

冠状位 FLAIR 示右侧海马较左侧缩小且信号增高。

二、病例分析

（一）病例特点

1. 青年男性，慢性起病，病程较长。

2. 发作表现刻板，反复，伴有意识障碍：表现为发作性心慌及似曾相识感后意识障碍，双眼凝视，吞咽及流涎，发作后对凝视及吞咽等动作无记忆。

3. 既往史异常：8 月龄时高热惊厥史。

4. 抗癫痫药物治疗效果不佳，仍频繁发作。

5. 脑电图存在癫痫相关异常：右侧额极、额区、右前中颞区或右侧中后颞区散在 1~2Hz 中 - 高幅不对称慢波、尖慢波。

6. 头颅 MRI 示右侧海马体积缩小及信号增高。

（二）诊断及诊断依据

1. 诊断

【定位诊断】患者发作先兆为心慌及似曾相识感，之后有口咽自动症表现，发作症状学提示颞叶癫痫可能。此外，视频脑电图记录到右侧颞区慢波活动起始的发作，MRI 提示右侧海马硬化；综合上述，本例患者可定位至右侧颞叶内侧。

【定性诊断】青少年起病，有高热惊厥史，头颅 MRI 示右侧海马较左侧缩小且信号增高，提示右侧海马硬化。目前国际上认为海马硬化为获得性结构性病变，与长期癫痫发作、尤其是早期的热性惊厥发作有关。手术海马硬化标本的病理学发现为海马神经元缺失及胶质增生，因此定性诊断考虑为变性。

2. 癫痫分类（2017 年癫痫和癫痫综合征分类） 局灶性癫痫（病因：结构性）。

患者的发作表现为复杂部分性伴自动症发作（新分类为局灶知觉保留认知发作进展至局灶知觉障碍自动症发作），脑电提示发作为单侧起始，且 MRI 示单侧病灶，因此为局灶性癫痫，病因分类为结构性。

3. 入院诊断 ①耐药性局灶性癫痫；②右侧海马硬化。

> **思考 1** 颞叶癫痫具有哪些临床特点？
>
> 颞叶癫痫的临床特点包括①常于儿童后期或青春期起病，是成人最常见的癫痫综合征。②常有高热惊厥病史，部分患者有阳性家族史。③几乎所有患者均有复杂部分发作的表现形式，部分患者可继发全面性发作。常有先兆，例如内脏异常感觉或精神相关症状。④在大多数病例，致痫灶位于颞叶中央结构，尤其是海马、丘脑、海马旁回。发作间期脑电图可见局限在颞叶的痫性尖波或棘波。⑤抗癫痫药物治疗效果不佳。

> **思考 2** 为何诊断为耐药癫痫？
>
> 患者满足癫痫耐药的定义：即使用两种或两种以上足量、足疗程合理选用的抗癫痫药物疗效不佳或无效。

（三）鉴别诊断

患者的发作表现存在心慌及似曾相识感的精神症状，因此需要和心因性非痫性发作（或称为假性发作）进行鉴别，心因性非痫性发作常有事件诱因，发作过程中伴流泪等情绪性特点；发作时常闭眼，对睁眼动作有抵抗；且发作时间长至数分钟至1小时。此外，假性发作一般不伴有同步的癫痫相关脑电图改变。本例患者发作表现刻板、反复，脑电存在癫痫样改变，并且存在能解释发作表现的颅内结构改变，因此考虑患者为癫痫而非假性发作。

三、诊治过程

（一）诊治及辅助检查

1. 血常规、肝功能、肾功能、电解质 未见异常。

2. 长程视频脑电图

1）发作间期脑电图示睡眠时右侧额极、额区、右前中颞区或右侧中后颞区频繁散在1~2Hz中-高幅不对称慢波、尖慢波，右侧前中颞区显著，偶见于觉醒时。

2）在监测期间共计出现5次发作，发作表现为：睡眠中或觉醒时，表情呆滞，反复眨眼，双眼呆视，反复吞咽有时见抬头或起身，有时见单或双手抓栏杆动作。全程持续1分钟30秒至2分钟；患者诉发作前有心慌及内心恐惧感。同步脑电图见5次发作期均以右侧颞区（F8/T4/T6）4~6Hz中幅慢波活动起始（图2-1-6、图2-1-7）。

3. 癫痫多学科会诊及PET-CT检查 患者癫痫诊断明确，且存在颅内病变和与之能够对应的症状学及脑电图改变，具有手术可能性。经患者同意，患者被推荐完成癫痫多学科会诊。会诊考虑，结合患者临床表现及相关辅助检查结果，痫灶位于右侧颞叶内侧的可能性大，具有手术可能性，建议完善头部 ^{18}F-FDG PET-CT后再作决策。后续 ^{18}F-FDG PET-CT检查提示右侧颞叶糖代谢水平较对侧降低（图2-1-8，见文末彩图），与之前的辅助检查结果及发作表现吻合，因此可进行切除性手术治疗。

4. 手术治疗与后续随访 患者于我院神经外科在全麻下行右侧前颞叶切除术。术后病理显示患者为海马硬化I型（海马硬化分型根据海马不同区域的神经元缺失情况定义）。

患者术后维持术前抗癫痫药物治疗。术后随诊6个月，未有发作。

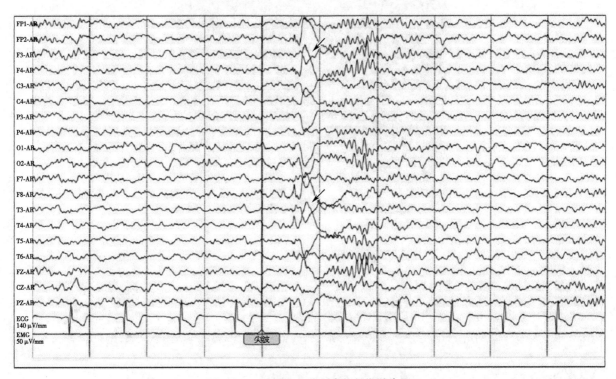

图 2-1-6 视频脑电监测发作间期脑电图

右侧额极、额区、右前中颞区或右侧中后颞区的散发1~2Hz中-高幅不对称尖慢波。

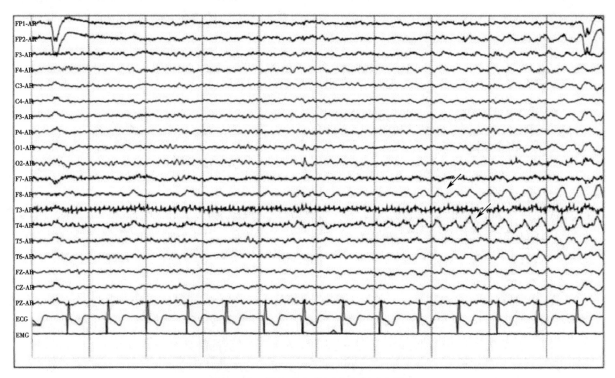

图 2-1-7 视频脑电监测发作期脑电图

视频脑电图监测发作期脑电图可见右侧颞区（F8/T4/T6）4~6Hz 中幅慢波活动起始。

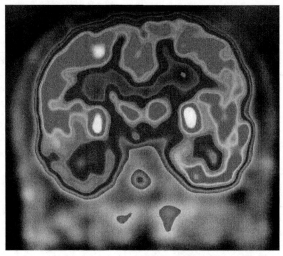

图 2-1-8 病例 23 患者 ^{18}F-FDG PET-CT 结果

^{18}F-FDG PET-CT 检查提示右侧颞叶糖代谢较对侧减低。

思考 3 为何还需要行 ^{18}F-FDG PET-CT 检查？

目前认为 ^{18}F-FDG PET 显像更适合病灶定侧，而不适合于准确定位，其显示的病灶范围往往大于实际异常的范围。如果 PET 定位的是单发病灶，又与 EEG 相吻合，则手术效果较好；若为多处病灶或与 EEG 不吻合则不应轻易手术。

（二）最终诊断

①耐药性局灶性癫痫；②右侧海马硬化；③右侧前颞叶切除术。

四、讨论和展望

（一）何时需要考虑推荐患者进入术前评估流程？

关于应该进入癫痫术前评估流程的经典标准为 1974 年由 Walker 等人提出，包含以下条件：①部分（局灶）发作起始；②耐药；③发作导致严重残障；④发作持续足够时间，一般来说持续至少两年，以能够评估耐药情况；⑤具有足够的一般精神健康状态，以能够进行术前、术中（必要时）和术后的配合。

虽然上述标准提出较早，仍能适应大部分现在的临床情况。欧洲的标准建议予以下修订：①对于确定的、可行手术的癫痫综合征可考虑尽早手术；②"姑息性"手术，如用于控制癫痫发作的迷走神经刺激术等神经调控手段；③尤其对于儿童"毁灭性癫痫（catastrophic epilepsies）"，即发作难以控制且发作与精神发育迟滞相关时，手术的适应证可更加宽泛。

综合而言，对于个体患者，是否需要建议行手术治疗的关键为平衡该手术干预的可能风险与获益。

（二）哪些常见抗癫痫药物在临床使用时需要考虑过敏的问题？

芳香族类抗癫痫药物，如苯巴比妥、苯妥英钠、卡马西平、拉莫三嗪等均需要考虑过敏问题。患者使用上述药物出现过敏时，大部分表现较轻，为麻疹样皮疹；少数出现严重皮肤不良反应，如 Steven-Johnson 综合征或者中毒性表皮坏死松解症等，甚至可能致死。2010 年，Wu 等针对中国西部人群的研究发现，卡马西平导致的严重皮肤不良反应发生率为 2.8‰，但病死率高达 40% 以上。*HLA-B*1502* 是诱导皮肤不良反应的易感基因，中国汉族人群阳性率为 8%，远高于欧美人群；并且，该基因阳性患者严重皮肤不良反应风险是阴性患者的 184 倍。因此，在上述芳香族类抗癫痫药物临床使用的过程中，一定注意使用初期可能出现的过敏反应；在有条件时，应在使用该类药物前进行 *HLA-B*1502* 基因筛查，对于该基因阳性患者应避免使用该类药物。

（高　慧　周　东）

参 考 文 献

[1] Kwan P, Arzimanoglou A, Berg A T, et al. Definition of drug resistant epilepsy: consensus proposal by the ad hoc Task Force of the ILAE Commission on Therapeutic Strategies. Epilepsia, 2010, 51（6）: 1069-1077.

[2] Pre-surgical evaluation for epilepsy surgery-European standards. European Federation of Neurological Societies Task Force. Eur J Neurol, 2000, 7（1）: 119-122.

[3] Wu X T, Hu F Y, An D M, et al. Association between carbamazepine-induced cutaneous adverse drug reactions and the *HLA-B*1502* allele among patients in central China. Epilepsy Behav, 2010, 19（3）: 405-408.

病例 24　全面强直阵挛发作

一、病历资料

（一）病史

患者男性，22 岁，因"发作性意识丧失伴倒地抽搐 6 年"就诊。

患者于 6 年前无明显诱因出现清醒状态下发作性倒地，双眼上翻，四肢抽搐，持续 1 分钟左右，有时伴舌咬伤或小便失禁；发作后对上述发作过程无法回忆。上述发作表现均出现在患者清醒状态下，每月 1~2 次,有时可出现 1 天之内连发 2~3 次,但发作之间患者意识清楚。3 年前开始给予丙戊酸钠 500mg 口服,每天 2 次治疗,至今未再发作。

患者系足月顺产,否认出生缺氧史;自述生长发育与同龄人无明显差异。否认颅内感染史,否认头部外伤史,否认家族史。

(二)体格检查

全身体格检查及神经系统查体未见异常。

(三)辅助检查

1. **脑电图** 正常脑电图。

2. **头颅 MRI** 未见异常。

二、病例分析

(一)病例特点

1. 青年男性,慢性起病,病程较长。

2. 发作表现刻板、反复,表现为无明显先兆下,意识丧失,倒地抽搐,发作期间意识能恢复。

3. 既往史、家族史等均无特殊,既往脑电图、头颅磁共振等癫痫相关辅助检查未见异常。

4. 抗癫痫药物治疗效果良好,3 年未发作。

(二)诊断及诊断依据

1. **诊断**

【定位诊断】患者发作无明显先兆,间期脑电图及磁共振均未见明显异常,因此倾向于全面性发作,起始于双侧大脑皮质。

【定性诊断】不明原因。患者的发作表现无定位提示,脑电图及头颅磁共振均未见异常,且既往史、家族史无特殊,因此病因不明。

2. **癫痫分类(2017 年癫痫和癫痫合征分类)** 全面性癫痫;病因:不明原因。

根据患者的病史及辅助检查,考虑患者为全面性强直阵挛发作。因为患者仅存在一种发作形式,且无支持局灶性发作的证据,因此考虑患者为全面性癫痫。

3. **入院诊断** 全面性癫痫。

思考 1 若患者为女性,使用丙戊酸钠治疗是否合适?

并不合适。丙戊酸钠影响女性内分泌,一般不建议用于育龄期女性癫痫的治疗。2011 年《抗癫痫药物应用专家共识》指出,拉莫三嗪为健康育龄期妇女特发性全面性癫痫与症状性部分性癫痫的首选用药;左乙拉西坦为全面性癫痫治疗的首选药物。在临床中,对于计划妊娠的患者,还需考虑抗癫痫药物对胎儿可能的致畸副作用。目前认为,对胎儿影响较大的药物有丙戊酸钠、托吡酯、苯巴比妥和苯妥英钠,其他药物证据尚不充分。

思考 2 在临床上广为使用的 1989 年癫痫和癫痫综合征的国际分类法中的特发性全面性癫痫如何对应 2017 年癫痫和癫痫综合征分类中的类别?

在 1989 年分类中,该患者应分类为特发性全面性癫痫。特发性全面性癫痫是一组以特殊临床表现、辅助检查和治疗反应为特点的癫痫。特发性的含义为可能与基因相关(很多基因尚未研究清楚),因此有时患者具有阳性家族史。特发性全面性癫痫包括良性婴儿肌阵挛性癫痫、伴肌阵挛 - 猝倒发作的癫痫、儿童失神性癫痫、伴有肌阵挛失神癫痫、伴不同表型的特发性全面性癫痫、青少年失神癫痫、青少年肌阵挛癫痫、仅有全面性强直 - 阵挛性发作的癫痫和伴热性癫痫发作的全面性癫痫等多种癫痫综合征。特发性全面性癫痫倾向于儿童早期或青少年时期发病，头颅磁共振常正常，发作间期脑电图也可呈正常脑电图。一般对治疗反应效果较好、预后较好。本例患者符合上述特点，因此在 1989 年分类下，进一步分类可为仅有全面性强直 - 阵挛性发作的癫痫。

在 2017 年新分类之下，特发性全面性癫痫总体可对应至全面性基因性癫痫或不明原因的全面性癫痫两大类。对于有足够证据提示与基因相关时，比如明确的阳性家族史，则应分类为全面性基因性癫痫；而无明确证据的，则应分类为不明原因的全面性癫痫。

（三）鉴别诊断

患者的发作表现需与晕厥及低钙抽搐进行鉴别。晕厥也存在意识障碍或意识丧失，可伴倒地，有时甚至也可出现肌肉抽搐，但大部分为四肢发软。此外，晕厥在倒地前常存在与大脑血供减少相关的症状，如头重脚轻感、出汗、皮肤苍白、视物模糊、恶心、呕吐等，老年人群和女性人群更为常见。低血钙性抽搐是各种原因导致的血液中钙离子浓度降低，从而导致神经肌肉兴奋性增强，最终以全身横纹肌、平滑肌不同程度的痉挛为临床表现的一组症状，严重时也可类似癫痫大发作表现。该患者为青年男性，发作前无特殊不适，发作时为四肢强直抽搐，且偶伴舌咬伤或小便失禁，血液生化指标未见异常，服用抗癫痫药物治疗有效等均支持癫痫诊断。

三、诊治结果

（一）诊治及辅助检查

1. **血常规、肝功能、肾功能、电解质** 未见异常。

2. **长程视频脑电图检查** 完善 24 小时脑电监测，未见发作期及间期病理波，为正常脑电图（图 2-1-9）。

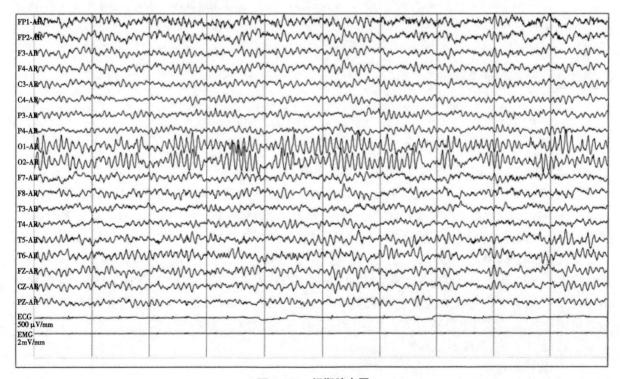

图 2-1-9 间期脑电图

发作间期采用单极导联显示正常脑电图。

（二）治疗

患者已 3 年未发作，间期脑电图及头颅 MRI 均为正常，与患者商讨后尝试进行减药。将患者的用药调整为丙戊酸钠口服，早 250mg，晚 500mg，嘱咐患者记录减药期间的具体情况，3 个月后定期复诊再考虑是否进行药物调整。

患者 3 个月后于我院癫痫门诊复诊，减药 3 个月以来无发作及特殊不适。因此继续调整药物至丙戊酸钠口服，早 250mg，晚 250mg，后续继续随访。

四、讨论和展望

（一）癫痫患者满足什么样的条件可以考虑减停抗癫痫药物？

对于癫痫患者的减停药问题，目前尚无统一的国际指南。一般认为当抗癫痫治疗后至少 2 年未发作可考虑减药，过早减药可能会导致患者复发。评估能否减药时，除了无发作的年数，还需要结合脑电图、癫痫病因等因素综合考虑。多个研究显示，若患者脑电图存在异常，存在头颅 MRI 异常、精神发育迟滞、围生期损伤、异常的神经系统体征、部分（局灶）性发作，复发风险可能更高。减停抗癫痫药物需要遵循个体化考虑的原则，是医生结合患者病情，与患者充分商讨后作出的综合决策。

（二）减停药过程中应遵循的原则？

目前尚无国际指南制定统一标准，但是一般认为减药过程要慢，整体减药期至少 6 个月。若患者为联合治疗（采用 ≥2 种药物治疗），则应逐个减停抗癫痫药物。需要注意的是，减药中可能存在复发风险，若患者出现复发，则应至少加至先前治疗剂量继续维持，并继续随访观察。

（高　慧　周　东）

参 考 文 献

[1] 中华医学会神经病学分会脑电图与癫痫学组 . 抗癫痫药物应用专家共识 . 中华神经科杂志，2011，44（1）：56-65.

[2] Beghi E, Giussani G, Grosso S, et al. Withdrawal of antiepileptic drugs: guidelines of the Italian League Against Epilepsy. Epilepsia, 2013, 54 Suppl 7: 2-12.

病例 25　难治性癫痫

一、病历资料

（一）病史

患者男性，33 岁，因"发作性肢体抽搐 24 年，加重 2 个月余"就诊。

患者 24 年前出现反复发作肢体抽搐，发作前感头晕、站立不稳，脑海里感觉周围物体在移动，发作由左上肢举起，很快发展为双上肢上举，想抓东西，想坐起来持续约数十秒结束。自述可回忆发作过程，发作时能听见周围人说话。当地医院曾诊断"部分性癫痫""难治性癫痫"，予"苯妥英钠 50mg 口服，每天 2 次、丙戊酰胺 400mg 口服，每天 2 次及卡马西平 200mg 口服，每天 2 次"治疗。2013 年 12 月起每天发作 1~5 次不等，发作症状基本同前。12 月 26 日于当地医院改服丙戊酰胺 400mg 口服，每天 2 次和卡马西平 200mg 口服，每天 2 次治疗，约每周发作 1 次。后患者规律服药，发作仍控制不佳，2016 年初发作更加频繁，每天发作在 3 次以上。于 2016 年 2 月 26 日就诊于我院。

既往史、个人史、家族史无异常。

（二）体格检查

全身体格检查及神经系统查体未见异常。

韦氏智力、韦氏记忆力及症状自评量表 SCL90 评估均正常。

（三）入院后相关辅助检查

1. **血常规、肝功能、肾功能、电解质、凝血功能** 正常范围。

2. **丙戊酰胺及卡马西平药物浓度** 正常范围内。

3. **常规心电图** 正常。

4. **脑电图** 发作间期可见散在痫性放电，右额区为著（图 2-1-10）。

5. **头颅 MRI** 左侧额叶灰白质结构稍模糊（图 2-1-11）。

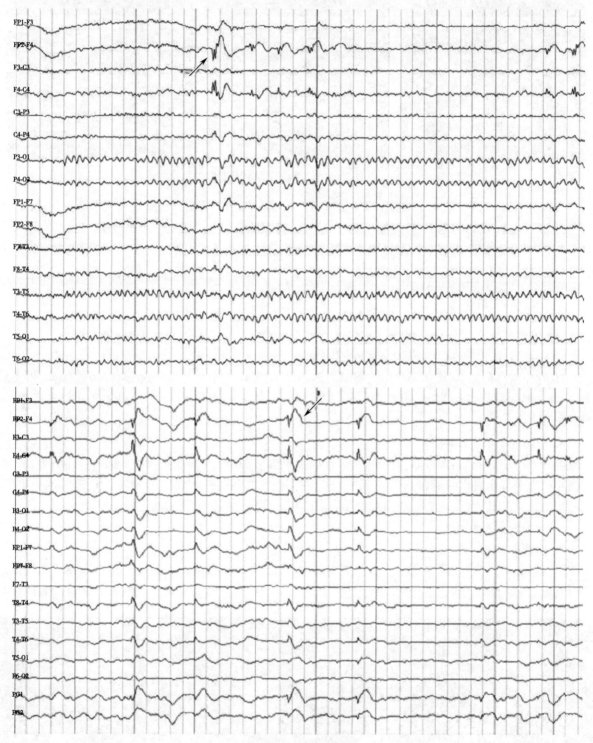

图 2-1-10 脑电图

患者发作间期的脑电背景上存在多棘慢波，棘（尖）慢波等痫性放电，右侧额区明显。

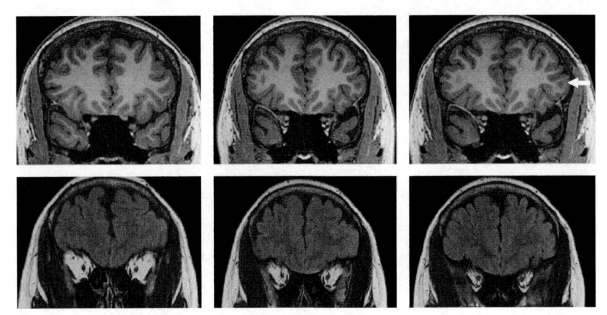

图 2-1-11　患者头颅 MRI

左侧额下回灰白质交界模糊不清（箭）。

6. **PET-CT（发作间期）**　左侧额颞顶叶代谢较对侧稍减低（图 2-1-12，见文末彩图）。

7. **24 小时视频脑电图**　发作间期可见散在痫性放电，发作期可见肌电干扰，发作后右侧半球慢波增多（图 2-1-13）。

二、病例分析

（一）病例特点

1. 中年男性，病程 24 年，临床表现为发作性。

2. 发作前有预感，有时脑海里感觉周围物体在移动，发作首先表现为左侧肢体肌张力障碍，以上肢为主，继而整个躯体扭动、挪动及髋部运动，口角歪斜，右侧肢体见自动运动。发作过程中神志清楚，能听见周围人说话。

3. 查体无明显阳性体征。

4. 头颅 MRI 可见右额叶灰白质交界模糊不清；PET-CT 可见左侧部分顶叶及颞叶代谢减低；24 小时视频脑电图提示发作间期右侧半球 δ 波增多；右侧额区局灶性异常放电，发作期放电起源定位不清；韦氏智力、韦氏记忆力及 SCL90 心理健康评估均正常。抗癫痫药物血药浓度正常。

（二）诊断及诊断依据

1. 诊断

【定位诊断】患者发作时的首发临床表现为左上肢上举，提示放电起源可能在右侧额叶上肢运动区，影像学可见右额叶灰白质交界模糊不清，头皮脑电图右侧半球为主可见长程 δ 电活动。颞顶枕叶

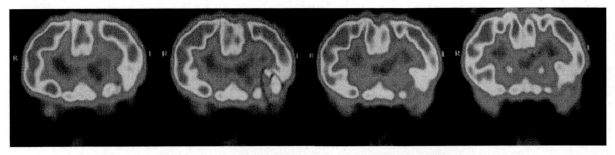

图 2-1-12　病例 25 患者 PET-CT 示左侧额颞顶叶低代谢灶

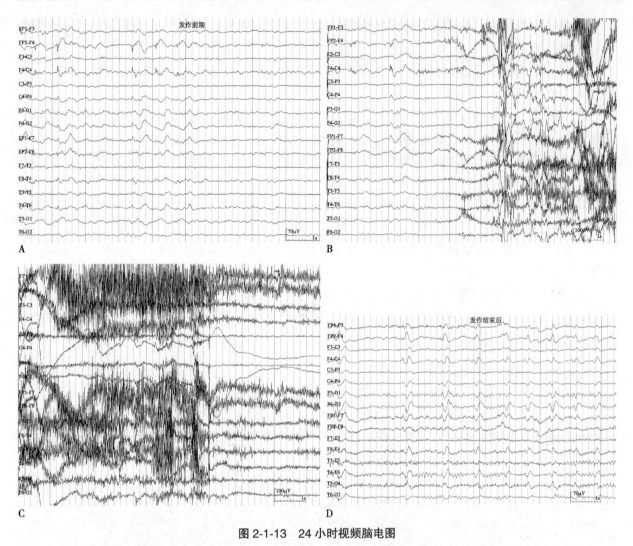

图 2-1-13　24 小时视频脑电图

发作期全导电压压低，伴有大量肌电干扰，发作结束后右侧半球为主可见长程 δ 电活动。

均有痫性放电可能为局灶性起源的异常放电泛化所致，虽然 PET-CT 示左侧颞区低代谢，但与结构影像及电生理结果不符，故需进一步完善立体定向脑电图明确致痫灶定位及范围。

【定性诊断】本患者病程长，曾多种药物单药或联合治疗，规律服药超过 2 年，控制依然不良，故诊断为难治性癫痫（局灶性）。

思考 1　难治性癫痫的诊断标准是什么？

不同的癫痫发作及癫痫综合征具有不同的临床特点及预后，即使是相同癫痫综合征的患者，预后也有差别。整体来说，1/3 左右的癫痫患者经过一段时间的单药治疗，甚至小部分患者不进行治疗也可以获得长期的缓解；另有 1/3 患者采用单药或者或合理的多药联合治疗，可以有效控制发作，获得满意的疗效。因此约 70% 患者预后良好。

多项研究证实，尽管予以合理的药物治疗，仍有 30% 左右的患者癫痫发作迁延不愈，称为难治性癫痫（intractable epilepsy）。目前对于难治性癫痫尚无统一定义，国内提出的有关难治性癫痫的定义为"频繁的癫痫发作至少每月 4 次以上，适当的抗癫痫药物（AEDs）正规治疗且药物浓度在有效范围内，只是观察 2 年，仍不能控制并且影响日常生活，除外进行性中枢神经系统疾病或者颅内占位者"。

2. 癫痫分类（2017年癫痫和癫痫综合征分类） 症状性癫痫，局灶性发作意识清楚运动性发作（病因：结构性可能）。

发作分类：患者反复肢体抽搐，发作前有先兆，首发表现为左上肢上举，故考虑为局灶性发作。患者发作过程中能听见周围人讲话，发作结束后可回忆发作过程，表明其意识清楚。

病因分类：患者头颅 MRI 示右额叶灰白质交界模糊不清，可能存在结构异常，但似乎左侧颞顶叶有代谢异常，故尚需进一步检查予以明确。

3. 入院诊断 难治性癫痫（右侧额叶可能，局灶性）。

（三）鉴别诊断

难治性癫痫主要需与以下疾病进行鉴别诊断：

1. 假性癫痫发作 又称癔症样发作，是由心理障碍而非脑电紊乱引起的脑部功能异常。可有运动、感觉或意识模糊等类似癫痫发作症状，发作时脑电图上无相应的痫性放电和抗癫痫治疗无效是鉴别关键。

2. 治疗不达标的癫痫发作 患者癫痫诊断无误，但药物治疗效果不佳，可能与治疗初期、抗癫痫药物选择是否合适、患者对医嘱的依从性不佳以及患者特殊生活诱因未予控制等因素相关。但此时尚不能诊断为难治性癫痫。

> **思考 2** 如何识别"假性药物难治性癫痫"？
>
> 在诊断药物难治性癫痫之前，应注意排除是否为"假性药物难治性癫痫"。重点考虑有无如下可能：①非癫痫性发作；②癫痫发作的分类错误（如将失神发作误诊为复杂部分性发作）；③针对发作类型的选药不当（如用卡马西平控制失神发作）；④药物剂量不足或给药方法不当；⑤患者服药依从性差；⑥加重发作的可控诱因（如过量饮酒、缺少睡眠等）；⑦其他可导致癫痫难治的病因（如维生素 B_6 依赖症、葡萄糖转运体 I 缺陷症等）。另外，有些癫痫患者可能同时存在癫痫发作和非癫痫发作，应注意鉴别，必要时行长程视频脑电图监测明确诊断。避免因为将发作性症状都误认为是癫痫发作，而不断增加药物剂量或频繁更换药物来控制"难治性癫痫"的情况。

三、诊治及检查经过

（一）精确定位致痫灶——立体定向脑电图

（1）电极放置：重点覆盖在右侧额叶，左侧额叶也增加电极以排除左侧来源可能，后方向枕叶延伸。

（2）立体定向脑电图监测结果（图 2-1-14，见文末彩图）：发作间期，以右额叶为著，节律性棘波；右顶叶 δ 波及尖慢波多见；其余部分可见散在尖波。发作期可见弥漫性快波改变；起源于右侧额区局部，与间期放电部位一致。PET-CT 提示代谢减低部位未见局灶性异常放电起源。

（二）手术治疗

最终手术切除右侧额叶异常放电起源区域。术后病理可见，（右额叶）皮质结构基本正常，区域稍紊乱，可见形态异常的神经元，考虑局灶性皮质发育不良 IIa 型。

（三）最终诊断

①难治性额叶癫痫；②局灶性皮质发育不良 IIa 型（右额叶）。

（四）随访

1. 术后患者规律服用奥卡西平 300mg 口服，每日二次；拉莫三嗪 50mg 口服，每日二次。

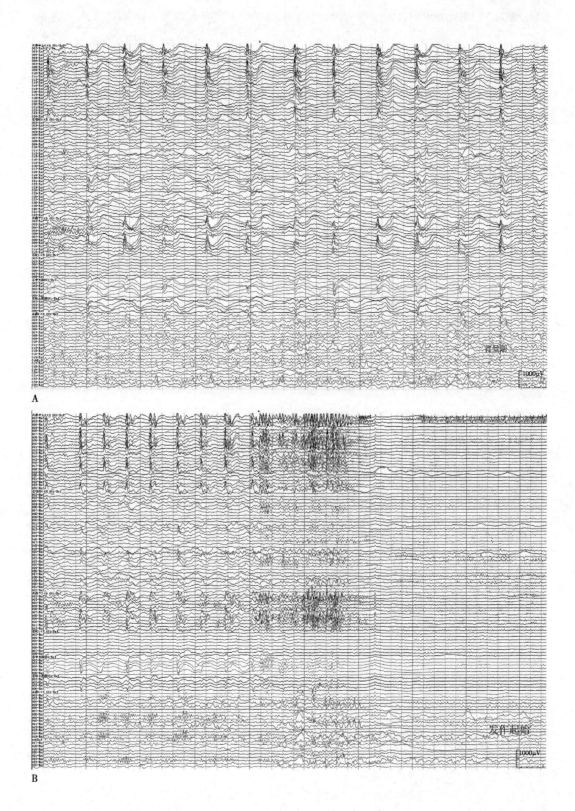

A

B

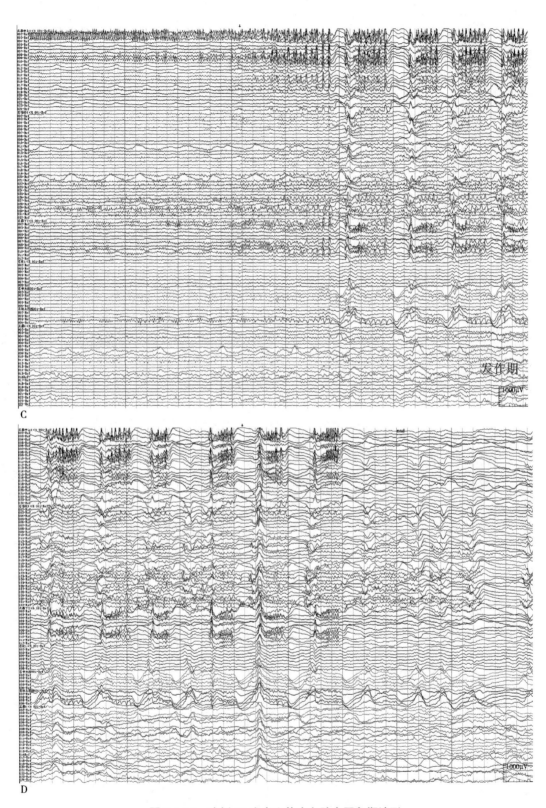

图 2-1-14 病例 25 患者立体定向脑电图各期波形

A. 发作间期,以右额叶为著,节律性棘波;右顶叶 δ 波及尖慢波多见;其余部分可见散在尖波;B. 发作期,弥漫性快波改变;起源于右侧额区局部,形成高频振荡,与间期放电部位一致;C. 发作期,高频振荡逐渐募集成棘波节律;D. 发作终止期,痫性放电逐渐减少。

2. 术后随访患者未再出现临床发作。患者肢体活动及言语表达可,智力及心理评估未见明显不良倾向。

四、讨论和展望

（一）癫痫药物性难治机制是什么?

难治性癫痫的一个普遍特征是对于不同作用机制的 AEDs 都呈现一定程度的耐药性。这种癫痫耐药性的假说可能涉及多种机制及因素。目前有两种假说越来越受到重视:

1. 目标假说(target hypothesis)　认为药物作用靶点目标的改变,造成对 AEDs 的敏感性低,这可能是形成癫痫耐药的基础。

2. 多药转运体假说(multidrug transporters)　认为由于先天或者获得性的原因导致了多药转运体的过度表达,使 AEDs 通过血脑屏障时被主动泵出增加,导致药物不能有效到达靶点,局部 AEDs 达不到有效治疗浓度,从而导致癫痫的难治性。

（二）药物难治性癫痫的早期识别

根据引起药物难治性癫痫的病因和综合征的不同,癫痫患者被诊为药物难治性的癫痫的时间是不等的:有些患者很早期就可以诊断(如伦诺克斯-加斯托综合征等),有些因发作少需要确认药物有效的时间较长,要观察随诊很长时间才能诊断为药物难治性癫痫。早期识别药物难治性癫痫,对患者及家属进行相关知识的宣教和准备,有利于医生和家属共同商讨,制定长期治疗随访计划,动态评估病情、尽早了解和考虑除药物治疗外的多种治疗方法,改善患者的预后。诊断为颞叶癫痫(尤其是伴有海马硬化的颞叶内侧癫痫)患者采用手术治疗获得发作完全缓解的概率明显高于长期服用药物治疗的患者,属于手术效果好的可预知的药物难治性癫痫,应尽早手术治疗。

早期识别药物难治性癫痫应从两方面考虑:

1. 易发展为难治性癫痫的综合征的早期识别　临床上有些癫痫患者从诊断一开始就很有可能是难治性癫痫,而不是随病情演变发展而来。这种难治性癫痫主要包括一些特殊类型的癫痫综合征:常见的有大田原综合征(早发性婴儿癫痫性脑病)、婴儿痉挛症、Lennox-Gastaut 综合征、Rasmussen 综合征、颞叶内侧癫痫、下丘脑错构瘤发笑发作等。

2. 易发展为药物难治性癫痫危险因素的早期识别　易于成为难治性癫痫的危险因素包括:①初始抗癫痫药物治疗效果差;②年龄依赖性癫痫性脑病;③在癫痫诊断和治疗前存在频繁发作;④出现过癫痫持续状态;⑤长期活动性癫痫发作;⑥海马硬化、皮质发育异常、肿瘤、外伤性软化灶、双重病理等明确的病因。

（肖　波　解媛媛）

参 考 文 献

[1]中国抗癫痫协会.临床诊疗指南:癫痫病分册.北京:人民卫生出版社,2015.

[2]Eskioglou E, Stähli C, Rossetti A O, et al. Extended EEG and non-convulsive status epilepticus:Benefit over routine EEG? . Acta Neurologica Scandinavica,2016,136(3):272-276.

病例 26　癫痫持续状态

一、病历资料

（一）病史

患者女性,61 岁,因"反复反应迟滞、少言少动 1 个月"就诊。

患者 1 个月前无明显诱因出现反复反应迟滞、少言少语,伴情绪低落、注意力涣散、睡眠时间增多,持续 1 天后症状稍好转。后持续时间逐渐延长,间期亦感头晕、烦躁不安、记忆力下降,无发热、呕吐,无抽搐,至当地医院就诊,考虑"脑动脉硬化、抑郁症",予以脑保护、改善循环、抗抑郁等治疗无好转,近几日患者上述症状持续不缓解,烦躁不安、精神恍惚、思睡等症状加重,并可见手摸索等动作,为求进一步诊治,至我院就诊。起病以来,患者精神差,食欲不振,睡眠多,体重减轻 5kg。

2 年前因"突起反应迟钝、记忆力减退、精神恍惚半天"至当地医院就诊,行 CT 等检查后诊断为"短暂性脑缺血发作",半天后上述症状缓解,口服相关药物治疗;后有多次类似症状,持续数分钟,仍按"短暂性脑缺血发作"诊治。有高血压病史。无吸烟、饮酒史。无明确家族遗传病史。

（二）体格检查

生命体征平稳,心肺腹阴性,四肢脊柱无畸形。

神经系统查体:神志模糊,情绪低落,言语欠流利,理解力稍差、定向力尚可,记忆力差,面部表情少,烦躁不安,偶见手摸索;双侧瞳孔等大等圆,对光反射灵敏,余脑神经体征阴性,四肢肌力肌张力正常,双侧腱反射正常,感觉检查欠合作,脑膜刺激征阴性,病理反射未引出;共济运动欠合作。

（三）辅助检查

1. 血常规、尿常规、肝肾功能、电解质、血脂、血糖、风湿免疫相关检查、人类免疫缺陷病毒抗体、梅毒、抗中性粒细胞胞质抗体、抗 ENA 抗体谱、乳酸、N- 甲基 -D 天冬氨酸相关抗体、副肿瘤综合征相关抗体 未见明显异常。

2. 脑脊液检查

1）压力 160mmH$_2$O（80~180mmH$_2$O）。

2）常规、生化、细胞学、病原学（抗酸染色、墨汁染色、细菌培养）、病毒相关检查、结核抗体未见异常。

3）抗 N- 甲基 -D 天冬氨酸受体抗体、副肿瘤综合征相关抗体阴性。

3. 心电图、胸片、腹部 B 超、妇科 B 超、乳腺 B 超 未见异常。

4. 颈部血管 B 超 右侧颈内动脉可见一 5mm × 4mm 大小高回声斑块。

5. 头颅 MRI 左侧海马硬化可能（图 2-1-15）。

6. 脑电图 中度异常脑电图,节律欠佳,可见散在痫性放电（图 2-1-16）。

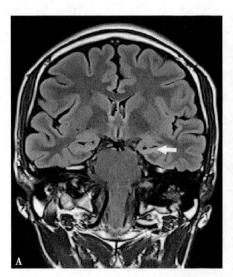
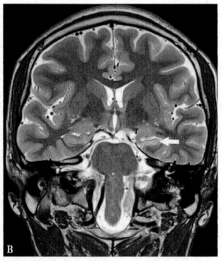

图 2-1-15 患者头颅 MRI

A. 头部 MRI 冠状位左侧海马体积略小（箭）; B. FLAIR 序列呈稍高信号（箭）。

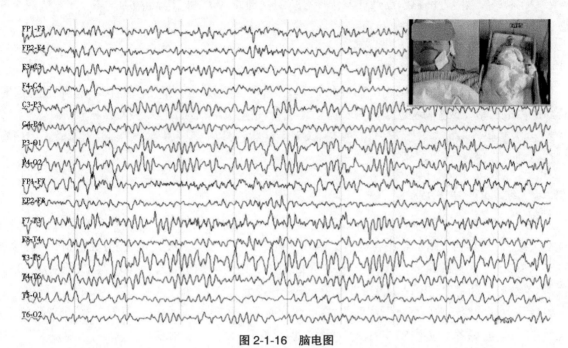

图 2-1-16 脑电图
基本节律欠佳,慢波稍多,左侧额、颞区散见单个尖波。

二、病例分析

(一)病例特点

1. 老年女性,慢性起病;有高血压病等卒中高危因素。

2. 发病初期为发作性症状,可自行缓解,在就诊初期均按照脑血管病诊疗;随着疾病进展症状转为持续性。

3. 存在意识障碍,有认知功能下降,并有摸索等手部自动症,余无明显神经功能缺损的定位体征。

4. 常规脑电图节律紊乱,可见散在痫性放电;头颅 MRI 示左侧海马体积缩小。

(二)诊断

1. 诊断

【定位诊断】患者意识障碍、记忆力下降且有不自主运动,定位于边缘系统;认知功能下降,异常放电可能泛化累及额叶。EEG 示左侧额、颞区见单个尖波;头颅 MR 可见左侧海马体积减小。综上,该患者定位考虑在边缘系统,左侧海马。

【定性诊断】患者症状为发作性、重复性,且每次发作症状基本类似,具有刻板性,初期发作较短暂,具备痫性发作的特点,且脑电图可见左侧额、颞区的散在痫性放电,故诊断癫痫。患者病程后期发作时间逐渐延长至不能缓解,考虑癫痫持续状态。因发作以意识模糊、认知功能受损为主,无明显强直-阵挛等惊厥性表现,故考虑非惊厥性癫痫持续状态(nonconvulsive status epilepticus, NCSE)。

癫痫分类(2017 年癫痫和癫痫综合征分类):症状性癫痫,局灶性发作伴有意识受损的认知性发作,自动症(病因:结构性)。

发作分类:患者的发作表现为意识模糊、认知功能受损及手部摸索,脑电提示痫性放电主要位于左侧,磁共振示单侧病灶,因此为局灶性癫痫。

病因分类:患者左侧海马略小,可能为海马硬化引起的颞叶癫痫,未予及时治疗引起的 NCSE,故病因分类为结构性。

2. 入院诊断 ①颞叶癫痫,局灶性发作伴有意识受损的认知性发作,自动症;②非惊厥性癫痫持续状态;③左侧海马硬化。

（三）鉴别诊断

非惊厥性癫痫持续状态主要需与以下疾病进行鉴别诊断:

1. 短暂性脑缺血发作 为发作性,症状较为刻板,通常在数小时内完全缓解,不遗留后遗症,有脑血管病的高危因素。该患者症状虽然为发作性,但不能完全缓解,后期症状为持续性。

2. 颅内感染 一般为急性起病,有发热、头痛等症状,可以表现为癫痫发作,意识障碍。体格检查存在脑膜刺激征,腰穿可以鉴别。

三、诊治及检查经过

入院后完善 24 小时视频脑电图,本次脑电监测到患者临床发作,表现为患者反应迟钝、烦躁不安、持续 2 天缓解,同步脑电图示左侧各区散见或阵发可见中 - 高波幅 θ 波为主,慢波夹杂负相位主尖波、棘波和 2.5~3.5c/s 尖慢综合波,仍以额、中央、颞区为主。期间分别给予患者生理盐水、地西泮 10mg 静脉注射。(注射各药物后脑电结果见图 2-1-17~ 图 2-1-19)。

患者住院期间给予地西泮静脉注射改善症状,同时予口服奥卡西平 0.3g,每天二次,患者症状好转。出院后半年随访,患者反应迟钝、少言少语等症状明显好转,记忆力仍稍差。

四、讨论和展望

（一）非惊厥性癫痫持续状态的概念

非惊厥性癫痫持续状态目前尚无统一定义:①中国抗癫痫协会（CAAE）《临床诊疗指南 - 癫痫病分册（2015 修订版）》:持续性脑电发作导致的非惊厥性临床症状,通常定义为 >30 分钟。②Raoul Sutter 等人 2016 年发表于 Nature review 的定义:非惊厥性癫痫发作超过 15 分钟,或者 5~30 分钟内的多次非惊厥性发作,其中发作间期感觉、运动、认知功能未能完全恢复。

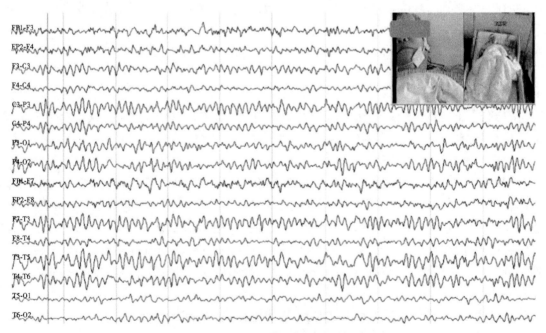

图 2-1-17 发作期视频脑电图

注射生理盐水,脑电图无明显改变。

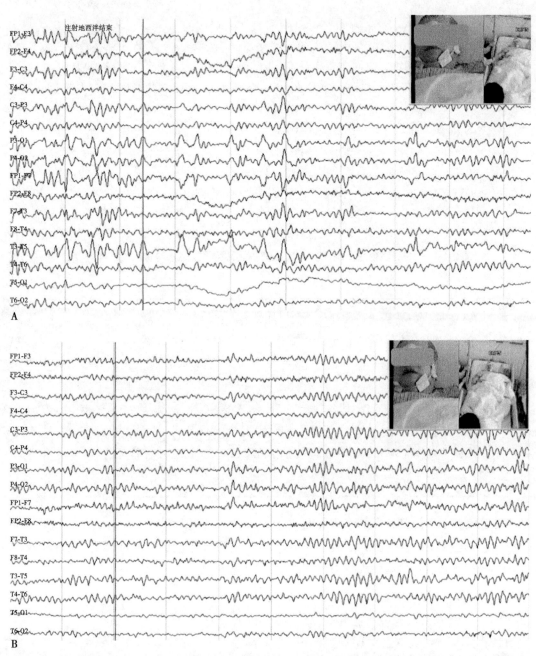

图 2-1-18　间隔 30min 后注射地西泮，注射结束后 30min 内左侧各区波幅降低，慢波和痫性波明显减少

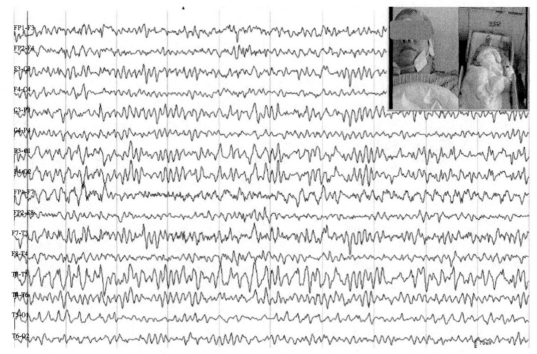

图 2-1-19　静脉注射地西泮 30min 后左侧各区又可见上述不对称的慢波和痫性波

> **思考 1**　全面性惊厥性癫痫持续状态（generalized convulsive status epilepticus，GCSE）有何特点？
>
> Lowenstein 等提出的临床实用的 GCSE 操作定义，即每次全身性强直一阵挛（generalized tonic-clonic seizure，GTC）发作持续 5 分钟以上，或 2 次以上发作，发作间期意识未能完全恢复。不区分原发性或继发性 GTC。
>
> GCSE 可分为 3 个阶段：GTC 发作超过 5 分钟，为第一阶段，启动初始治疗，最迟至发作后 20min 评估治疗有无明显反应；发作后 20~40 分钟属于第二阶段，开始二线治疗；发作后大于 40 分钟进入第三阶段，属难治性癫痫持续状态（refractory SE，RSE），转入重症监护病房进行三线治疗。

（二）非惊厥性癫痫持续状态的临床表现

非惊厥性癫痫持续状态的临床表现多样。典型表现为发作性认知功能障碍、面部和肢体细微抽搐、缄默、头部或眼球偏斜、自动症和行为改变，但症状通常轻微。

> **思考 2**　何为超级难治性癫痫持续状态（super-RSE）？
>
> 2011 年在英国牛津举办的第 3 届伦敦—因斯布鲁克 SE 研讨会上首次被提出。当麻醉药物治疗 SE 超过 24 小时，临床发作或脑电图痫样放电仍无法终止或复发时（包括维持麻醉剂或减量过程中），定义为 super-RSE。

（三）病因分类

1. 急性症状性　感染性、代谢性、中毒性或血管性等因素所导致的脑急性损伤（通常 <7 天）有关。

2. 远期症状性　既往脑损伤或先天皮质发育异常等静止性脑部病灶有关。

3. **进行性脑病** 进展性疾病累及脑部有关,如脑肿瘤、遗传代谢病、神经变性病、自身免疫病等。

4. **隐源性或特发性** 与基因有关或原因不明。

（四）非惊厥性癫痫持续状态的诊断

1. **临床症状** 临床表现多样,往往无特异性,仅依据症状很难做出诊断。

2. **发作期持续脑电变化** 明确诊断需要长程脑电图（EEG）监测,但不能完全依赖。

3. **对 AEDs 治疗的反应** 苯二氮䓬类药物治疗后临床症状或脑电图的改善有助于 NCSE 的诊断。但初始治疗反应可能差,需要数小时或数天恢复意识,治疗无反应不能排 NCSE。

（五）非惊厥性癫痫持续状态的脑电图诊断标准

非惊厥性癫痫持续状态的脑电图诊断标准为：①满足表 2-1-2 诊断标准中的 1 个主要标准及 ≥1 个次要标准；②痫性放电持续时间 ≥10 秒。

表 2-1-2 非惊厥性癫痫持续状态的脑电图诊断标准

主要标准	次要标准
①反复的局灶或广泛性的棘波、尖波、棘 - 慢复合波、尖 - 慢复合波,频率≥大于 3Hz	①波幅增加和 / 或频率增快或减慢
②反复的广泛性或局灶性棘波、尖波、棘 - 慢复合波、尖 - 慢复合波,频率 <3 次 /s。但同时符合次要标准④	②频率逐渐减慢或波幅降低
③连续性单一节律波且同时符合次要标准①、②和③,伴或不伴次要标准④	③异常放电后频率不断减慢或波幅降低
	④抗癫痫药物后,临床症状或基线脑电图明显改善

思考 3 该患者脑电图表现是否符合非惊厥性癫痫持续状态的脑电图诊断标准?

该患者脑电图所示基本节律欠佳,慢波增多,可见散在尖波,左侧额颞区为主,但频率未超过 3 次 /s,符合主要标准②;注射地西泮后,左侧各区波幅降低,慢波和痫性波明显减少,符合次要标准④;痫性放电时间长于 10 秒。故该患者的脑电图表型符合 NCSE 的脑电图诊断标准。

（六）启示

1. 非惊厥性癫痫持续状态的临床表现形式多种多样,容易误诊、漏诊。

2. 当患者出现不能解释的意识障碍、反应迟滞或认知功能障碍时应考虑到非惊厥性癫痫持续状态的可能,并进行长程脑电图监测。

3. 非惊厥性癫痫持续状态应注重病因诊断。

（解媛媛 肖 波）

参 考 文 献

[1] 中华医学会神经病学分会脑电图与癫痫学组 . 非惊厥性癫痫持续状态的治疗专家共识 . 中华神经科杂志,2013,46（ 2 ）: 133-137.

[2] 中国抗癫痫协会 . 临床诊疗指南: 癫痫病分册 . 北京: 人民卫生出版社,2015.

病例 27 癫痫（偏向手术治疗选择）

一、病历资料

（一）病史

患者男性，44 岁，因"发作性四肢抽搐、意识障碍 20 余年"入院。

20 余年前开始无明显诱因出现发作性四肢抽搐，意识模糊，伴有四肢不自主运动，表现为双手的摸索和整理动作，或四处走动、大声喊叫，无大小便失禁，每次发作持续大约 2 分钟后自行缓解，醒来后不能回忆当时情况。有自觉异常信号从背部传至头部等先兆。20 余年间每年发作 2~3 次，近 2 个月来发作较前频繁，每日发作 1~2 次。先后服用过卡马西平、丙戊酸钠片等药物，控制欠佳，近 8 年未服用抗癫痫药物。

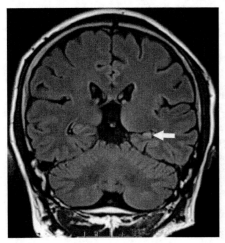

图 2-1-20 患者头颅 MRI
头颅 MRI 可见左侧海马体积缩小。

既往有"2 型糖尿病"病史 2 年，血糖未监测及控制，幼时曾有"高热惊厥"史。余个人史、家族史无异常。

（二）体格检查

全身体格检查及神经系统查体未见异常。

（三）入院后相关辅助检查

1. **血常规、尿常规、粪常规、肝功能、肾功能、电解质、凝血功能** 正常。

2. **常规心电图** 正常。

3. **头颅 MRI** 左侧海马硬化（图 2-1-20）。

思考 1 什么是海马硬化？

海马硬化（hippocampal sclerosis，HS）又称阿蒙角硬化（Ammon horn sclerosis，AHS）或颞叶中央硬化（mesial temporal sclerosis，MTS），它既可以是癫痫反复发作的结果，又可能是导致癫痫反复发作的病因，与癫痫治疗成败密切相关。海马硬化肉眼观察表现为海马萎缩/坚硬；组织学表现为双侧海马硬化病变多呈现不对称性，往往发现一侧有明显的海马硬化表现，而另一侧海马仅有轻度的神经元脱失；此外，也可波及海马旁回、杏仁核、钩回等结构。镜下典型表现是神经元脱失和胶质细胞增生，且神经元脱失在癫痫易损区更为明显，如 CA1 区、CA3 区和门区。

---

4. **PET-CT** 左颞叶内侧代谢异常（图 2-1-21，见文末彩图）。

5. **视频脑电图** 发作间期可见左侧部分导联出现痫性放电；发作期可见肌电干扰（图 2-1-22）。

二、病例分析

（一）病例特点

1. 中年男性，慢性病程；幼时有热性惊厥病史。

2. 发作性四肢抽搐、意识障碍，伴不自主运动 20 余年。

3. 生命体征平稳，神清语利，无明显神经系统阳性体征。

4. 影像学可见海马硬化，颞叶内侧代谢减低；视频脑电图可见异常放电，但无法准确定位致痫灶。

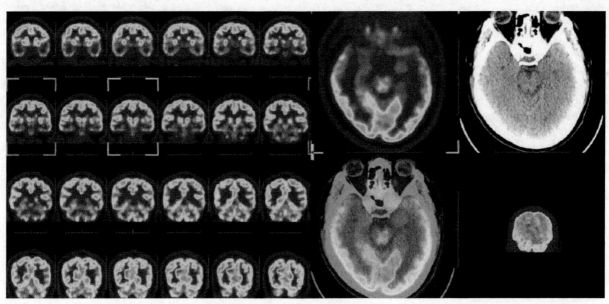

图 2-1-21 病例 27 患者 PET-CT

PET-CT 可见颞叶内侧低代谢。

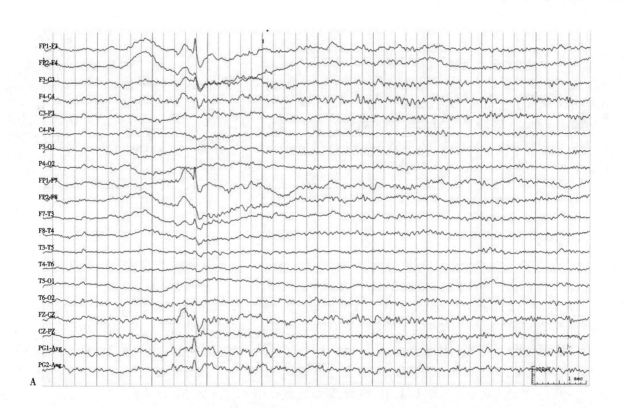

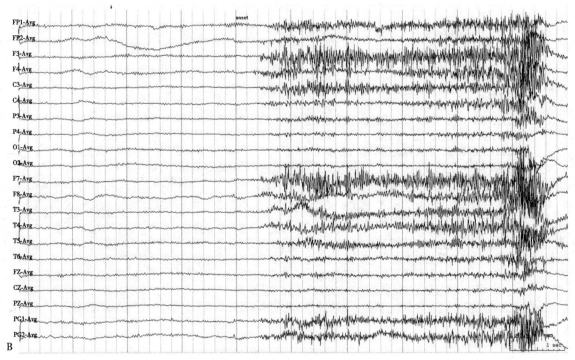

图 2-1-22 患者视频脑电图

A. 发作间期左侧前额、前颞、蝶骨电极可见散在痫性波；B. 发作初期全导电压压低，伴肌电干扰明显，数秒后在左侧前额可见 θ 波。

思考2 什么是癫痫病灶和致痫灶？

癫痫病灶是癫痫发作的病理基础，指可直接或间接导致痫性放电或癫痫发作的脑组织形态或结构异常，CT 或 MRI 通常可以显示病灶，有的需要在显微镜下才能发现；致痫灶是脑电图出现一个或数个最明显的痫性放电部位，研究表明直接导致癫痫发作的并非癫痫病理灶而是致痫灶。单个病灶产生的致痫灶多位于病灶边缘，广泛癫痫病灶所致的致痫灶常包含在病灶内，有时可以在远离癫痫灶的同侧或对侧脑区。

(二)诊断及诊断依据

1. 诊断

【定位诊断】患者有抽搐、意识障碍、自动症，为边缘系统异常放电表现，影像学可见左侧海马硬化，左侧颞叶内侧代谢减低；视频脑电可见异常放电。故考虑定位在左侧边缘系统。

【定性诊断】患者症状具有发作性、重复性、刻板性及短暂性，具备痫性发作的特点，且脑电图可见痫性放电，故诊断癫痫。影像学可见左侧边缘系统结构和代谢异常，故考虑局灶性发作，但仍需进一步完善立体定向脑电图确定痫性放电起源。患者发作结束后不能回忆，考虑有意识受损。患者有摸索等肢体不自主运动，考虑有自动症表现。患者已经多年多种药物治疗，发作仍控制不良，考虑药物难治性癫痫。综上，考虑患者定性诊断为难治性癫痫，局灶性癫痫（伴有意识受损，自动症）。

2. 癫痫分类（2017 年癫痫和癫痫综合征分类） 症状性癫痫，局灶性发作伴有意识受损的运动性发作，自动症（病因：结构性）。

发作分类：患者的发作表现为意识障碍、肢体抽搐及不自主运动，脑电提示痫性放电主要位于左侧，磁共振示单侧病灶，因此为局灶性癫痫。

病因分类：患者左侧海马硬化，故病因分类为结构性。

3. 入院诊断　①难治性颞叶癫痫；②左侧海马硬化；③2 型糖尿病。

思考 3　脑电图是否可作为诊断癫痫的绝对依据？

脑电图是诊断癫痫最重要的辅助检查方法。脑电图对发作性症状的诊断有很大的价值，有助于明确癫痫的诊断、分型和确定特殊综合征。理论上任何一种癫痫发作都能用脑电图记录到发作或发作间期痫性放电，常规头皮脑电图仅能记录到 49.5% 患者的痫性放电，重复 3 次或者采用过度换气等诱导方法还可以进一步提高脑电图阳性率，但仍有部分癫痫患者的脑电图检查始终正常。在部分正常人中偶尔也可以记录到痫性放电，因此不能单纯依据脑电活动的异常或正常来确定是否为癫痫。

（三）鉴别诊断

发作性运动障碍包括以下四种类型，均需要注意与癫痫发作鉴别。

1. 发作性运动诱发的运动障碍（paroxysmal kinesigenic dyskinesia，PKD）　是发作性运动障碍中最常见的类型，在儿童期或青少年期发病，由突然的运动诱发，常常出现在突然从坐位站起时，突然的惊吓、过度换气也可诱发。表现为姿势性肌张力不全或舞蹈手足徐动症，持续数秒至 1 分钟，一般不超过 5 分钟，每天可有多次发作，发作时意识清楚，一次发作后有短暂的恢复期，不能诱发第二次发作。发作间期神经系统检查无异常，发作间期及发作期脑电图正常，头颅 MRI 无异常。PKD 可为散发病例，但 65%~72% 的患者有家族史，部分患者本人或家系成员可有婴儿良性癫痫病史。已报道 PKD 的主要致病基因是 *PRRT2*。

2. 发作性非运动诱发的运动障碍（paroxysmal non-kinesigenic dyskinesia，PNKD）　PNKD 并不被突然的运动引起，可自发也可由饮酒、咖啡、茶、疲劳、饥饿、精神刺激等诱发，发作时的症状与 PKD 相似，发作持续时间较 PKD 长，常常持续 5 分钟以上，甚至数小时，发作频率较低，每天仅有 1~3 次，并且可有数月的间隔期，可有感觉异常"先兆"，发作时语言功能也可受累，但意识不受损害。随年龄增长发作减少的时间规律和 PKD 相似，但发病的年龄要早于 PKD。PNKD 可有家族史，但也可为散发病例，已发现 PNKD 的致病基因包括 *PRRT2*、*MR-1* 和 *KCNMA1*。

3. 发作性持续运动诱发的运动障碍（paroxysmal exercise-induced dyskinesia，PED）　通常在持续运动后特别是行走和跑步后出现发作性的肌张力不全，多持续 5~30 分钟，停止诱发活动后数分钟可缓解。PED 可有家族史，但也可为散发病例，已发现 PED 的病因为葡萄糖转运子 1 缺陷，致病基因为 *SLC2A1*。

4. 发作性夜发性运动障碍（paroxysmal hypnogenic dyskinesia，PHD）　表现为睡眠期反复出现肌张力不全、舞蹈手足徐动样动作，发作不超过 1 分钟，一夜可发作多次。PHD 的病因至今不明。有学者认为 PHD 是一种起源于额叶的癫痫，但因发作时和发作间期脑电图没有癫痫活动证据，没有得到认可。因 PHD 表现与 PKD 和 PNKD 相似，而将其作为阵发性运动障碍的一种。抗癫痫药卡马西平对多数 PHD 病例有很好的疗效。

三、诊治及检查经过

该患者的诊断考虑药物难治性癫痫，故后续治疗方案考虑手术治疗，需要进行专业的术前评估。癫痫外科术前综合评估结果的正确与否是确保癫痫手术成功的关键。术前评估程序可分为两个独立的不同阶段：非侵袭性评估和侵袭性评估。侵袭性评估需要在非侵袭性评估的基础之上进行。术前综合评估的目的是确定癫痫致痫区的准确部位及其周围大脑皮质重要功能区的分布。

思考4　癫痫外科手术的适应证和禁忌证?

适应证:①药物难治性癫痫;②病变相关性癫痫:应用现代神经影像学技术和电生理检测技术,能明确引起癫痫发作的"责任病变"。这些病变可以是先天性的,也可由后天获得,可以是单个病变,也可为多发病变。临床实践证明,即使药物可以控制发作,但今后停药后患者不发作的可能性很低,因此可以在安全的前提下,适当优先考虑进行手术治疗。

禁忌证:①有进展性神经系统变性疾病或代谢性疾病者;②合并严重的全身性疾病者;③合并有严重精神障碍、严重的认知功能障碍者;④由于身体某些器官问题和 / 或营养状况不能耐受手术者;⑤确诊为良性癫痫患者;⑥患者及其家属不同意手术。

(一)寻找致痫灶

1. 通过症状、体格检查、影像学及电生理寻找神经元异常放电起源　完整和详尽的病史对癫痫的诊断、分型和鉴别诊断都具有非常重要的意义,尤其要重视患者首次发作以及未予药物治疗时发作的症状、体征。由于患者发作时大多伴有意识障碍,难以描述发作情形,故应详细询问患者亲属或发作目击者。

脑电图是诊断癫痫的最重要辅助检查方法,有助于明确癫痫的诊断、分型和确定特殊综合征。近年来广泛应用的 24 小时长程脑电图监测和视频脑电图(VEEG)使发现痫性放电的可能性大为提高,后者可同步监测、记录患者发作情况及相应脑电图改变,可明确发作性症状及脑电图变化间的关系。但头皮脑电容易受到较多因素干扰,如电极脱落、肌电干扰以及脑深部异常放电泛化等,有时难以确定致痫灶。

神经影像学检查包括 CT 和 MRI,可确定脑结构异常或病变及其部位,对癫痫及癫痫综合征诊断和分类颇有帮助,有时可做出病因诊断,如颅内肿瘤、灰质异位等。MRI 较敏感,特别是冠状位和海马体积测量能较好地显示海马病变。功能影像学检查如 SPECT、PET 等能从不同角度反映脑局部代谢变化,辅助致痫灶定位。

2. 精准定位致痫灶　进一步完善立体定向脑电图(电极放置见图 2-1-23),并记录到一次痫性发作(脑电演变见图 2-1-24~ 图 2-1-28,见文末彩图)。

埋藏电极(左侧)					
电极	进针点	靶点	长度	导联	电极颜色
A	颞中回后部	海马尾部	50	16	1~8 蓝红,9~16 黄绿
B	颞上回后部	海马体	51	16	1~8 红蓝,9~16 绿黄
C	颞中回中部	内嗅皮质	44	12	1~6 蓝红,7~12 白绿
D	颞中回前部	杏仁核	49	14	1~8 红白,9~14 绿红
E	额盖	第二岛短回	31	8	1~8 蓝黄
F	额下回	直回后	51	16	1~8 绿红,9~16 蓝绿
G	额上回	直回前	61	16	1~8 白红,9~16 蓝绿
H	额中回后部	中扣带回	41	12	1~6 红黄,7~12 白蓝
I	中央后回	岛长回	84	16	1~8 绿蓝,9~16 红白
J	缘上回	后扣带回	65	16	1~8 黄红,9~16 绿蓝

图 2-1-23　立体定向脑电图电极定位分布

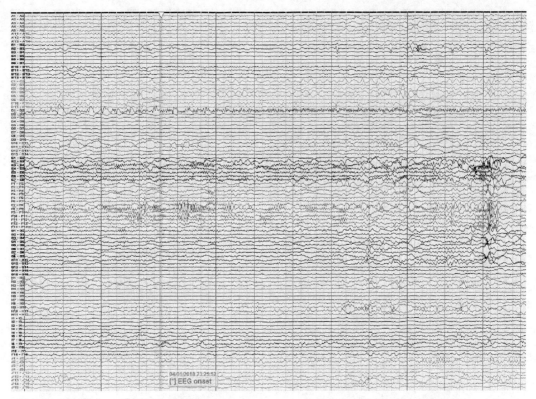

图 2-1-24 病例 27 患者脑电图电极 D1-2 可见最先出现快电募集，波幅逐步增大

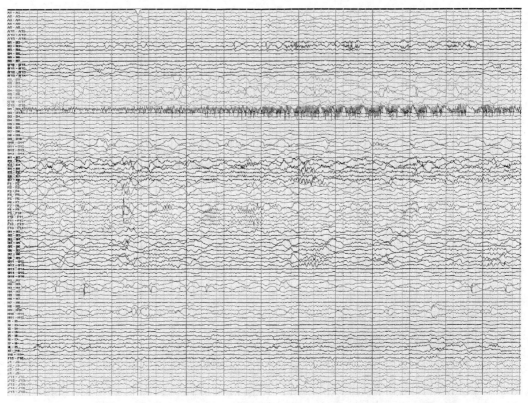

图 2-1-25 病例 27 患者脑电图 D1-2 频率增快，波幅增高，逐渐累及 B 小数位电极（深部）

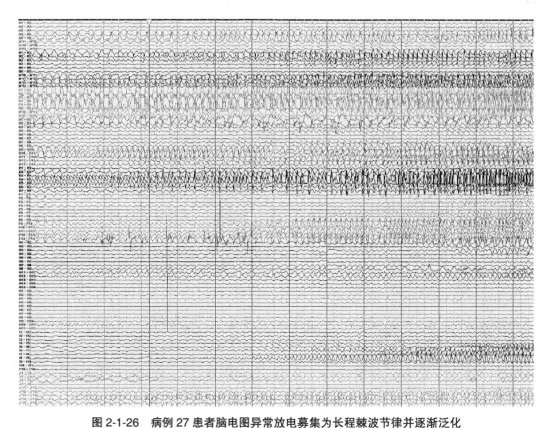

图 2-1-26　病例 27 患者脑电图异常放电募集为长程棘波节律并逐渐泛化

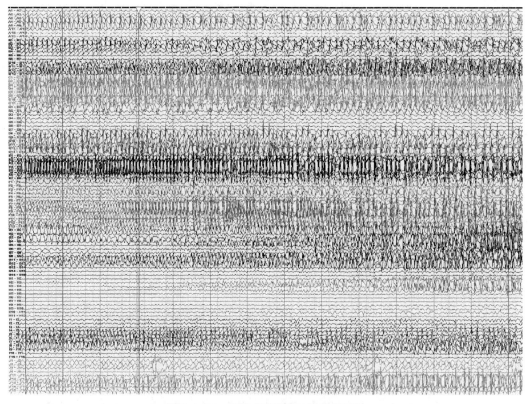

图 2-1-27　病例 27 患者脑电图强直期

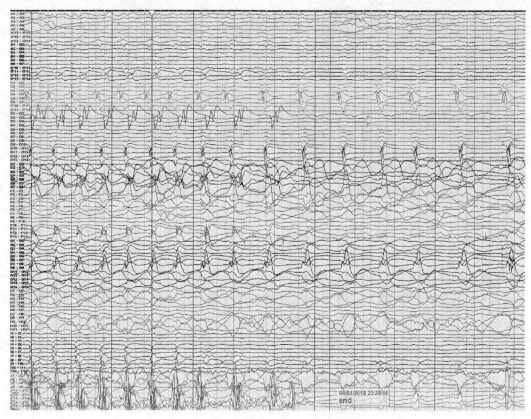

图 2-1-28　病例 27 患者脑电图阵挛期

（二）手术治疗

全麻下行左侧杏仁核癫痫病灶切除术。经治疗后，患者病情平稳、好转后出院。随访半年无明显发作。

四、讨论和展望

（一）常用的手术方法

1. 前颞叶切除术和选择性杏仁核、海马切除术
2. 颞叶以外的脑皮质切除术
3. 癫痫病灶切除术
4. 大脑半球切除术
5. 胼胝体切开术
6. 多处软脑膜下横切术

> **思考 5　癫痫手术治疗其他方式**
>
> 迷走神经刺激术：首先经由外科手术将线圈放在左颈部内的迷走神经上，并且将刺激装置埋在胸前，接着在每一次的患者就诊时，医护人员透过仪器来调整刺激装置中的参数与模式，机器就会依照设定好之模式，自动刺激迷走神经来达到控制癫痫发作的目的。如果患者的癫痫发作是有前兆，当患者在家中或是其他场合感觉有前兆出现时，尚可使用一个内部含有磁铁的小构造，将它在胸前划过，就可以产生额外的刺激，来中断即将发生的癫痫发作、减短发作时间或减轻发作的严重程度。

深部脑电刺激（deep brain stimulation, DBS）：通过电极靶向电刺激深部脑神经核团,使异常的神经元放电得以控制,能够快速恢复患者原有的部分生理功能。通过刺激丘脑前核达到控制癫痫发作的目的。

慢性小脑电刺激术、脑立体定向毁损术因临床疗效较有争议、副作用等原因,已逐渐被其他手术方式所替代。

（二）癫痫外科手术后的抗癫痫药物治疗

外科手术后均需要一段时间的抗癫痫药物维持与巩固治疗。

1. 手术后抗癫痫药物的早期治疗 手术后早期（多指术后 1 周内）,由于手术本身对大脑皮质的刺激以及手术导致的血液中抗癫痫药物浓度的波动,可能会出现癫痫发作,甚至癫痫持续状态,应该给予抗癫痫药物治疗。手术后并没有具体的药物选择标准,一般多参照抗癫痫药物的使用原则。可以继续使用术前的抗癫痫药物,也可以根据手术后可能出现的发作类型使用相对应的抗癫痫药物。

2. 手术后抗癫痫药物的长期治疗 其价值在于控制手术后可能残余的致痫区,防止有发作潜能的皮质（如刺激区）发展为新的致痫区：①手术后即使发作得到彻底控制,亦应坚持使用抗癫痫药物至少 2 年；②手术后长期抗癫痫药物的使用原则要参照术前用药进行调整,术后效果良好的患者,可将术前应用的药物种类减少,最好首先停用副作用大及术前药效较差的药物；③仅留先兆发作的患者,根据发作的频率、持续时间以及对患者的影响,参考脑电图情况考虑是否可以减药,并酌情延长术后服药时间；④如果术后效果不佳,则应长期服用抗癫痫药物治疗,或考虑再次行手术评估。

（肖 波 解媛媛）

参 考 文 献

[1] 中国抗癫痫协会. 临床诊疗指南: 癫痫病分册. 北京: 人民卫生出版社, 2015.
[2] West S, Nolan S J, Newton R. Surgery for epilepsy: a systematic review of current evidence. Epileptic Disorders, 2016, 18（2）: 113-121.

第二节 头 痛

病例 28 丛集性头痛

一、病历资料

（一）病史

患者男性, 31 岁,因"间断发作性偏侧头痛 20 年,再发 5 天"就诊。

患者自 20 年前起不明原因间断头痛发作,为左侧头痛,具体性质、程度、频率不详,休息及口服药物（不详）治疗,效果不佳,行头颅 MRI、颈部血管超声未见明显异常。近 10 年症状较为规律,为集中发作,每年 0~2 次（以 1 月、8 月为主）,每次发作期持续 1~2 个月,发作期基本每日发作 1~2 次,多在夜间或上午出现,每次持续 0.5~2 小时。头痛前出现打哈欠、唾液分泌增多症状,随后出现头痛。疼痛部位相对固定,为左侧颞顶部,疼痛性质无法描述,疼痛程度剧烈,视觉模拟评分（VAS）6~10 分,伴左眼流泪、结膜充血（图 2-2-1,见文末彩图）、眼球胀痛,伴左侧鼻塞流涕,唾液分泌增多,伴恶心、呕吐,畏光、畏声,频繁打哈欠,且烦躁不安,严重时辗转反侧、无法忍受。有时睡眠中疼醒。饮酒为最确切的诱发因素,其次为憋尿和饥饿;改变姿势,按摩头部、太阳穴或颈部头痛稍有缓解。发作时应用高流量吸氧明确有效,低流量吸氧及口服苯甲酸利扎曲普坦起初有效,但效果逐次下降,布洛芬缓释胶囊几乎无效。曾应用醋酸泼尼松 60mg 口服治疗,每三天减量 10mg,持续一个丛集期,头痛的频率、程度及持

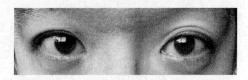

图 2-2-1　发作时左眼结膜充血,眼裂变小

续时间均无明显好转。近 7 年头痛发作及治疗情况见图 2-2-2。5 天前再发,性质同前,每天发作 1 次,于 2020 年 1 月 20 日我院头痛门诊就诊。

既往体健,2016 年 5 月 17 日诊断为"急性阑尾炎",行腹腔镜下阑尾切除术。无吸烟、饮酒史。父亲患高血压病;母亲患偏头痛、2 型糖尿病。

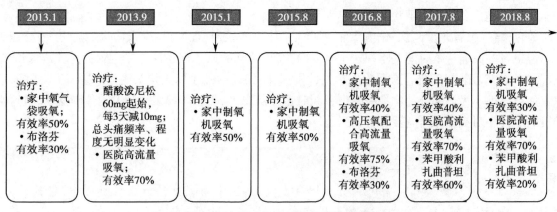

图 2-2-2　近 7 年头痛发作及治疗效果

治疗有效:治疗后头疼程度不超过 5 分视为有效;有效率:治疗有效占总治疗的比例,为回顾性评价。

(二)体格检查

体温 36.1℃,心率 68 次/min,血压 136/86mmHg,内科查体无异常。

神经系统查体:发作间期无异常。头痛发作时结膜充血,偶出现眼裂变小,额部多汗,但双侧瞳孔等大等圆,对光反射灵敏。

(三)辅助检查

1. **血常规、尿常规、肝功能 肾功能**　未见异常。

2. **头颅 MRI**　未见异常。

3. **心电图**　未发现异常。

二、病例分析

(一)病例特点

1. 青年男性,周期性丛集性发作。

2. 头痛程度剧烈,伴随头痛同侧的眼红、流泪、流涕、眼裂变小等自主神经症状。

3. 无神经系统定位体征。

4. 头颅 MRI 未见明显异常。

(二)诊断及诊断依据

1. 诊断

【定位诊断】头痛定位于三叉神经第一支即眼神经分布的颅内外痛敏结构。自主神经症状定位不明确,可能为与眼神经伴行的交感或副交感神经或下丘脑及其下行通路。

【定性诊断】青年男性,周期性发作,头痛部位相对固定,明显的自主神经症状,持续时间 15~180 分钟,丛集期内的频率 1 次/2d~8 次/d,定性诊断三叉神经自主神经性头痛,丛集性头痛。

2. 初步诊断 丛集性头痛。

> **思考1** 为什么丛集性头痛有相对规律的丛集期,以及丛集期内相对规律的发作时间?
>
> 丛集性头痛具有明显的规律性和季节性、较为刻板的复发 - 缓解形式,这些均提示下丘脑的功能障碍。研究发现丛集性头痛患者存在头痛同侧下丘脑的激活,下丘脑 - 突显网络静息态共活化降低,但丛集性头痛如何从无头痛状态发生目前仍不清楚。丛集性头痛多于夜间出现,可能与褪黑素的释放不足相关,但其关系尚未明确。

(三)鉴别诊断

丛集性头痛主要需与以下疾病进行鉴别诊断:

1. 偏头痛 患者儿童起病,偏侧头痛,伴恶心,伴畏光畏声,程度重,母亲偏头痛病史,需与偏头痛鉴别。但患者的头痛持续时间基本在4小时以内,有很明确的三叉神经自主神经症状,包括同侧的结膜充血、流泪、鼻塞、流涕,而且具有明确的丛集性发作,丛集期内几乎每天均头痛,非丛集期不头痛,故考虑偏头痛可能性不大。部分丛集性头痛患者同时也伴随畏光、畏嗅等偏头痛相关的伴随症状,且这类患者的发病年龄相对更早,发作持续时间更长。

> **思考2** 丛集性头痛与偏头痛的关系?
>
> 丛集性头痛和偏头痛在临床特征上均多为偏侧发病,有一些共同的诱发因素,包括压力、睡眠、饮酒、天气变化等,且伴随症状也常有恶心、畏光等表现,在疾病的病理生理学机制上存在重合,包括三叉神经血管系统的激活,降钙素基因相关肽(CGRP)、垂体腺苷酸环化酶激活肽(PACAP)的释放,应用曲普坦类药物及降钙素基因相关肽单克隆抗体均治疗有效,这些都提示两者存在内在联系。另外,少部分偏头痛患者也存在一定的丛集性发作形式以及轻度的自主神经症状。有学者认为两者为连续谱系疾病,也有学者认为两者的共同点均为三叉神经血管系统激活的结果,但两者的始动因素不同。

2. 其他三叉神经自主神经痛 伴三叉神经自主神经症状的头痛除丛集性头痛外,还有阵发性偏侧头痛、短暂单侧神经痛样头痛发作、持续性偏侧头痛。持续性偏侧头痛需要头痛时间超过3个月,该患者不符合。其他三种头痛的鉴别主要通过头痛的持续时间以及对吲哚美辛的反应。三叉神经痛的持续时间一般在15~180分钟,阵发性偏侧头痛持续时间为2~30分钟,短暂单侧神经痛样头痛发作持续时间为1~600秒,阵发性偏侧头痛对吲哚美辛绝对有效。该患者头痛持续时间为0.5~2小时,符合丛集性头痛的持续时间标准。

> **思考3** 什么是自主神经症状? 自主神经症状的发生机制是什么?
>
> 三叉神经自主神经痛的共同点为伴随自主神经症状,可以表现有交感神经功能抑制表现完全或不全的霍纳综合征(Horner syndrome),即瞳孔缩小、眼裂狭小、眼球内陷、同侧额部无汗,而眼球内陷少见;也可以表现为交感神经激活的表现,如额部出汗;也有副交感神经激活的表现,如流泪、流涕、结膜充血等。由于缺少器质性损害的证据,目前尚不能明确其损害或功能障碍的确切部位。
>
> 目前认为自主神经症状通过三叉神经自主神经反射介导产生。三叉神经脊束核尾部(TNC)与上泌涎核(SSN)存在功能连接,三叉神经系统激活导致SSN激活,副交感传出纤维的活化,信号传导至蝶腭神经节(SPG),产生了眼、鼻部的副交感神经症状,同时也导致脑膜血管扩张及三叉神经伤害感受纤维的活化。另外,下丘脑的调节功能障碍也可能参与自主神经症状的发生。

3. 继发性头痛 继发性头痛往往缺乏典型的周期性,每次头痛的间歇期往往存在一定程度的背景头痛,吸氧效果不佳,除眼睑下垂、瞳孔缩小等 Horner 综合征体征外,往往还存在其他的神经系统定位体征。其中重点需要鉴别的疾病如下:

（1）结膜炎、鼻窦炎:反复的结膜充血、流涕需与结膜炎、鼻窦炎鉴别,部分丛集性头痛的患者会首诊眼科或者耳鼻喉科,但结膜炎、鼻窦炎往往不会半小时缓解,并且每天日间反复发作,故排除。

（2）鞍旁占位:由于鞍旁海绵窦颈内动脉远端附近存在三叉神经痛觉纤维、交感神经、副交感神经汇合,故鞍旁脑膜瘤、垂体腺瘤、斜坡表皮样瘤、鼻咽癌等病变均可引起丛集性头痛样头痛。查体往往存在动眼神经、三叉神经、展神经等损伤的体征,头痛往往呈持续性。该患者呈发作性头痛,无其他脑神经受损体征,故暂不考虑。若为持续性头痛,普通头颅 MRI 平扫对海绵窦区病变不敏感,需行增强磁共振检查明确诊断。

4. 三叉神经痛 三叉神经痛常发生于三叉神经的第 2、3 支,性质多为短暂、剧烈的疼痛,多描述为放电样,常存在面部"扳机点",不伴随自主神经症状（如眼红、流泪等）。该患者的疼痛部位、性质及伴随自主神经症状均不支持此疾病。

三、诊治及检查经过

原发性头痛患者的治疗主要分为急性期治疗和预防治疗,丛集性头痛也不例外。

（一）急性期治疗

1. 氧疗 主要分为低流量吸氧、高流量吸氧及高压氧治疗。研究表明,高流量吸氧（12~15L/min）或吸 100% 纯氧可显著收缩脑血管、减少丛集性头痛发作期 CGRP 释放,抑制颅内副交感神经纤维,对 60%~70% 的患者有效。但事实上,吸高流量或纯氧一般都只能在医院完成,但并非每次发作均可于医院就诊吸氧,此治疗方案不便利。家中自购制氧机吸氧属于次选,效果不如高流量吸氧,但部分患者也有一定的效果,应用较为方便。高压氧治疗仅对急性发作有效,预防效果不确切,且成本较高,故不作推荐。

该患者分别应用了三种氧疗措施,其中高压氧效果最佳,但成本高,不方便,故仅使用一次。高流量吸氧效果好且成本不高,方便性略差。低流量吸氧虽临床证据不足,但在此患者有一定的效果,由于方便,也可作为急性期治疗的选择。

2. 曲普坦类药物 曲普坦类药物是丛集性头痛急性期最有效的药物,皮下注射和鼻喷剂因为起效快,作为首选。但皮下注射的剂型尚未在国内上市,鼻喷剂型大部分的医院药房及药店均无销售,故国内临床上仍较多应用口服剂型治疗,但由于其血药浓度上升较慢,如果头痛已经发生较长时间,服用后效果不佳,故提倡头痛初期即刻服用。

3. 止痛药和麻醉药 急性期口服止痛药和麻醉药几乎无效,当这些口服药物达到有效血药浓度时往往疼痛已经自发停止,故不建议使用,反复应用还容易引发药物过量性头痛的产生。

4. 利多卡因滴鼻 利多卡因局部滴鼻对丛集性头痛有效,其作用机制完全是依靠其局部麻醉作用,它通过与鼻腔黏膜以及蝶腭神经节中的痛觉环路相互作用,从而抑制三叉神经系统的传入活动。美国头痛协会指南推荐的利多卡因浓度为 10%,国内利多卡因浓度多为 2%,作用的时间及效果会相应减弱,另外利多卡因为针剂,购买存在一定限制。

2016 年美国头痛协会丛集性头痛急性期治疗推荐意见

A 级水平,明确有效

舒马曲坦（皮下注射）6mg;佐米曲坦（鼻喷剂）5mg 和 10mg;100% 氧气吸入 6~12L/min。

B 级水平,很可能有效

舒马曲坦（鼻喷剂）20mg;佐米曲坦（口服）5mg 和 10mg;蝶腭神经节刺激。

C 级证据,可能有效

10% 烟酸可卡因或 10% 利多卡因(鼻喷剂);奥曲肽 100μg(皮下注射)。

U 级证据,证据不足,没有足够的证据来提出推荐

双氢麦角胺 1mg;生长激素抑制剂 25μg;泼尼松 30mg。

(二)预防治疗

1. 治疗原则 预防性药物治疗的原则是,在丛集期的早期开始坚持每日用药,直至头痛消失后至少两周,逐渐减量到治疗结束,在下一个丛集期再重新给药。

2. 选药原则 一般而言,发作性丛集性头痛首选麦角胺,其次为维拉帕米。对顽固的丛集性头痛,推荐联用麦角胺和维拉帕米。糖皮质激素可短期使用,同时联用麦角胺或维拉帕米。对慢性丛集性头痛,首选维拉帕米、锂盐联用。对顽固的慢性丛集性头痛,可选择麦角胺或美西麦角与维拉帕米及锂盐三联药物。最后可选丙戊酸盐。

3. 神经阻滞或神经调节治疗 枕大神经处单次或多次注射含利多卡因的皮质类固醇激素进行神经阻滞治疗提示有明确效果;蝶腭神经节阻滞也可缓解丛集性头痛发作,但是复发率较高。多项研究着眼于神经调节治疗。非侵入性迷走神经刺激已证实对发作性丛集性头痛有效。针对慢性、难治性丛集性头痛,已有 RCT 研究显示蝶腭神经节刺激有效,侵入性枕神经刺激、下丘脑深部脑刺激等方法在开放标签研究中均显示有效,这些神经调节的方法给难治性丛集性头痛带来希望。

2016 年美国头痛协会丛集性头痛预防治疗推荐

A 级水平,明确有效

枕骨下单次或多次注射皮质类固醇。

B 级水平,很可能有效

珠卡赛辛(鼻喷剂)。

C 级证据,可能有效

锂 900mg;维拉帕米每日 360mg;华法林,国际标准化比值维持在 1.5~1.9;褪黑素 10mg 每晚服用。

U 级证据,证据不足,没有足够的证据来提出推荐

夫罗曲坦 5mg 每日服用;辣椒素(鼻内);耐受剂量的硝酸酯类药物;泼尼松 20mg 每隔一日服用。

B 级水平,阴性证据,很可能无效

丙戊酸钠每日 100~200mg;舒马曲坦 100mg 每日三次;深部脑刺激。

C 级水平,可能无效

西咪替丁 800~2 000mg 或氯苯那敏 16~20mg;米索前列醇 300μg。

(三)该患者的进一步诊治选择

该患者既往应用激素,效果不佳,该患者肥胖,故不首选激素治疗。预防给予维拉帕米 80mg/ 次,每日三次,口服,急性期给予苯甲酸利扎曲普坦治疗、氧疗,必要时利多卡因滴鼻。

患者于 2020 年 1 月 24 日起应用维拉帕米,起初约每日头痛 1 次,持续时间为 0.5~2 小时,自 2 月 2 日起头痛程度显著降低,自 2 月 10 日起头痛频率逐渐降低为隔日或隔多日 1 次,2 月 20 日出现心悸,2 月 21 日起停用维拉帕米,当日出现了两次中重度的头痛,后再次恢复到停用前水平,3 月 6 日为此次丛集期的最后一次发作。伴随症状包括结膜充血、流泪、流涕、打哈欠及唾液分泌增多,同时有时也会伴随恶心、呕吐、畏光、畏声,伴随症状的严重程度多与头痛的严重程度相关。患者于 2 月 6 日前间断低流量吸氧 6 次,效果均不佳,2 月 6 日当日头痛时低流量吸氧有效。1 月 26 日的第二次发作服用了一片

苯甲酸利扎曲普坦治疗。本丛集期未应用高流量吸氧及利多卡因滴鼻。患者此次丛集期总时长与之前类似,但重度头痛时间明显缩短(图 2-2-3,见文末彩图)。

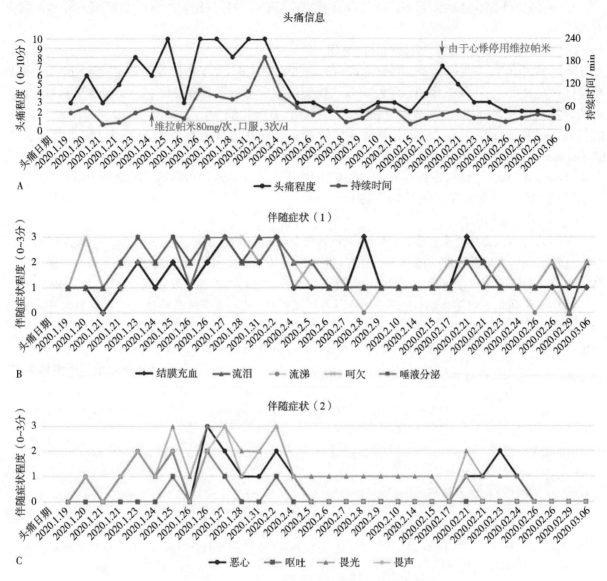

图 2-2-3　病例 28 患者头痛及伴随症状趋势图

A. 头痛程度按 VAS 评分,范围 0~10 分;B、C. 伴随症状程度评分,0 分:无,1 分:轻,2 分:中,3 分:重。

四、讨论和展望

(一)丛集性头痛的治疗困境

丛集性头痛是程度最重、失能性最高的头痛之一,但至今没有特别有效的治疗方法。高流量吸氧是有效率最高的急性治疗之一,但使用不方便,丛集性头痛往往突然发作,没有预兆,且程度极重,往往头痛时不愿活动,去医院很不方便,造成了吸氧的困难,而家用制氧机无法达到目标氧浓度及流量。曲普坦类药物的皮下或鼻喷剂型为目前效果最好的一线急性用药,但国内较难获取,价格昂贵。

枕大神经阻滞或蝶腭神经节阻滞是较好的预防性治疗手段,但是很多医院神经内科无法开展此项技术,而疼痛科可以开展,但疼痛科医生较难识别此类型头痛。所以需要神经内科医生与疼痛科医生交流,相互配合实施此项治疗。维拉帕米为临床上最常用的预防用药,其禁忌证包括严重左心室功能不全、低血压或心源性休克、病态窦房结综合征(已安装起搏器除外)、Ⅱ度或Ⅲ度房室传导阻滞、心房扑动或心房颤动合并房室旁路通道等,使用需谨慎,需行心电图排查后方可使用。糖皮质激素副作用较大,且治疗效果不确切,仅建议短期服用。

总而言之,目前不论是急性治疗还是预防治疗,均没有效果好且便利的治疗方案,进一步的研发很有必要。

(二)降钙素基因相关肽单克隆抗体的应用

降钙素基因相关肽(calcitonin-gene-related peptide,CGRP)为一种广泛分布于神经元和全身非神经区域的神经肽,在偏头痛和丛集性头痛的病理生理学机制上起重要作用。功能性阻断CGRP可以减轻神经源性炎症,降低疼痛传导通路的敏感性。目前功能性阻断CGRP的方式有两种,单克隆抗体(monoclonal antibodies,MABs)和受体拮抗剂(gepants)。目前已有两种CGRP的单克隆抗体(Galcanezumab和Fremanezumab)进行了丛集性头痛治疗的临床研究,Fremanezumab治疗的结果尚未公布,Galcanezumab的研究结果显示,较对照组相比,Galcanezumab显著降低了丛集性头痛患者的发作频率,耐受性及安全性良好,有望应用于临床。

(三)神经刺激治疗

有两项对照试验均证实非侵袭性迷走神经刺激(noninvasive vagus nerve stimulation,nVNS)对发作性丛集性头痛的预防及治疗有效且耐受性好,但对慢性丛集性头痛无效。蝶腭神经节刺激在慢性丛集性头痛的二期临床显示有效,且有较好的耐受性,此治疗为针对病因的治疗方式,有望推广至临床。

丛集性头痛是一种罕见的原发性头痛,但其程度极重,对患者生活影响极大。目前丛集性头痛的临床识别不足,大部分治疗的有效率均不高,可及性差,给患者带来极大的痛苦。此疾病有其特殊的发病形式,但机制尚不明确,有待进一步研究,探索更有针对性的有效治疗方案。

(张明洁　于生元)

参 考 文 献

[1] Hoffmann J, May A. Diagnosis, pathophysiology, and management of cluster headache. Lancet Neurol, 2018, 17(1): 75-83.

[2] May A, Schwedt T J, Magis D, et al. Cluster headache. Nat Rev Dis Primers, 2018, 4: 18006.

[3] Robbins M S, Starling A J, Pringsheim T M, et al. Treatment of Cluster Headache: The American Headache Society Evidence-Based Guidelines. Headache, 2016, 56(7): 1093-1106.

[4] Goadsby P J, Dodick D W, Leone M, et al. Trial of Galcanezumab in Prevention of Episodic Cluster Headache. N Engl J Med, 2019, 381(2): 132-141.

病例29 紧张型头痛

一、病历资料

(一)病史

患者女性,42岁,因"头痛2年2个月"就诊。

患者2年前出现间断头痛,头痛为双侧、颞部、非搏动性、钝痛,无恶心呕吐,无畏光畏声,无伴随的三叉神经自主症状,头痛前无先兆,日常活动不加重头痛,视觉模拟评分(VAS评分)5分,头痛平均持续3天,每月发作1~4次,服用感冒药、止痛药能缓解头痛,头痛多于睡眠不佳时出现,按摩休息后改善,曾行头颅CT和MRI检查未见明显异常。月经正常,头痛与月经来潮无相关性。否认家族史。

否认高血压、糖尿病、心脏病病史。无吸烟、饮酒史。无明确家族遗传病史。

(二)体格检查

体温36.1℃,脉搏70次/min,呼吸20次/min,血压130/80mmHg,意识清楚,心率70次/min,肝脾

未触及。

　　神经系统查体：颈部肌肉压痛阳性，余无阳性体征。

　　思考 1　紧张型头痛为什么会出现颅周肌肉压痛？

　　原发性头痛的颅周肌肉压痛与三叉颈复合体的传入系统的激活及中枢敏化有关。在紧张型头痛的分类里，无论是发作性还是慢性，都可以根据是否伴有颅周肌肉压痛分为紧张型头痛伴 / 不伴颅周肌肉压痛两种类型。

（三）辅助检查

1. **血常规、肝功能、肾功能、电解质、凝血功能、肿瘤标志物筛查**　未见异常。
2. **C 反应蛋白、红细胞沉降率、风湿病相关检查**　未见异常。
3. **头颅 CT**　未见异常。
4. **24 小时动态血压和颈椎 MRI**　未见异常。

　　思考 2　为何做头颅 CT 检查？

　　首次以头痛就诊的患者，尤其病程短或急性起病的患者，检查头颅 CT 可以排除常见的、以头痛为主要症状的致命性或不常见的继发性头痛病因，如脑出血、占位、蛛网膜下腔出血、颅骨板障障碍等。

二、病例分析

（一）病例特点

1. 中年女性，病程 2 年，呈复发缓解病程。
2. 紧张型头痛特点。
3. 神经系统查体颈部肌肉压痛阳性，余无阳性体征。
4. 辅助检查未见异常。

（二）诊断及诊断依据

1. 诊断

【定位诊断】头面部痛敏结构。

【定性诊断】中年女性，病程 2 年，反复发作缓解，符合紧张型头痛的头痛特征，神经系统查体阴性，排除其他的原发性头痛和符合紧张型头痛的头痛特征的继发性头痛，故定性考虑为频发紧张型头痛（伴颅周肌肉压痛）。

2. 初步诊断　紧张型头痛。

　　思考 3　紧张型头痛的头痛有什么特征？与偏头痛的关键鉴别点？

　　紧张型头痛多为双侧，压迫或紧箍样（非搏动），轻、中度疼痛，持续 30 分钟 ~7 天，日常活动不加重，无恶心呕吐，可伴畏光或者畏声。根据是否伴有颅周肌肉压痛，分为两种亚型。与偏头痛在诊断过程中的区别点包括疼痛程度、持续时间、疼痛性质、伴随症状、活动后是否加重、缓解因素、是否与月经相关、是否有家族史等。

思考4 紧张型头痛分型指什么？

紧张型头痛根据头痛发作的频率和每月头痛的累计时间,分为偶发性(每月 <1 天)、频发性(每月发作 1~14 天超过 3 个月)和慢性(每月 ≥15 天超过 3 个月),在三种分类之下,根据是否伴有颅周肌肉压痛,分为伴颅周肌肉压痛型和不伴颅周肌肉压痛型。

(三)鉴别诊断

紧张型头痛(伴颅周肌肉压痛)常需与以下疾病进行鉴别诊断:

1. **偏头痛** 患病率仅次于紧张型头痛的原发性头痛。男女比例 1:3。单侧为主,中重度,搏动性,伴恶心呕吐或者畏光畏声,活动后加重,持续 4~72 小时。部分偏头痛患者可以合并紧张型头痛,诊断时注意鉴别。尤其是慢性偏头痛患者,至少 8 天的头痛必须符合无先兆偏头痛的诊断。

2. **风湿性多肌痛** 多见于老年人,男女比例 1:2~3。以近端肌群和颈肌疼痛、僵硬为表现。伴血沉增快,风湿相关检查常阴性。可有发热、贫血、体重下降等非特异性全身症状。非甾体抗炎药能止痛,类固醇治疗有效。因疼痛的部位、女性好发、症状无特异性,需要与紧张型头痛注意鉴别,针对性的检查能有效排查。

3. **颈源性头痛** 由颈椎或颈部软组织的器质性或功能性疾病引起,以慢性、单侧头部疼痛为主,影像学可发现颈椎异常,在颈部疾病治疗后头痛症状可缓解,因手指按压颈部肌肉或者头部活动可诱发出典型头痛,容易归类为伴颅周肌肉压痛的偶发、频发和慢性紧张型头痛。头痛呈后部向前部放射,是一种牵涉痛。诊断性麻醉阻滞是诊断标准之一。

4. **继发于血压升高的头痛** 头痛与高血压之间的关系需要判断因果再对因治疗。在国际头痛分类的继发性头痛中,缘于血压增高的头痛有几种类型,其中容易与紧张型头痛相混淆且一旦误诊可能危及生命的是缘于嗜铬细胞瘤的头痛。嗜铬细胞瘤导致的头痛呈发作性,病程可能会比较长,血压不是典型的恶性增高者尤其容易误诊,需要进一步检查,必要时开腹探查也是必要的,需要谨慎对待。问诊时注意追问血压情况。

三、诊治及检查经过

该患者的诊疗可分为以下两个时期:

(一)头痛发作期的治疗

1. **非特异性药物** ①非甾体抗炎药(NSAID,解热镇痛药),包括对乙酰氨基酚、阿司匹林、布洛芬、萘普生等及其复方制剂;②巴比妥类镇静药;③可待因、吗啡等阿片类镇痛药及曲马多。

2. **复方制剂** 对乙酰氨基酚及咖啡因的复方制剂,双氯酚酸与咖啡因的复方制剂等。

3. **其他** 肌松药盐酸乙哌立松,中枢性止痛药加巴喷丁、普瑞巴林。

思考5 头痛发作期用药的注意事项?

尽量避免频繁使用 1、2 类止痛药,容易使紧张型头痛转化为药物过量性头痛,此外,频繁使用复方制剂中含咖啡因的止痛药,容易导致药物反跳性头痛。

伴有颅周肌肉压痛的紧张型头痛的患者,使用肌松剂效果好。

不论肌松剂还是中枢性止痛药,在开始使用时,需要注意对意识水平的影响,容易困倦、睡眠增多的,应避免开车、爬高等,以防意外。

(二)头痛发作间歇期的治疗

1. **规律运动** 颈肩部肌肉运动以蛙泳或者羽毛球最为推荐,每次 1 小时,3~4 次 / 周;瑜伽有利于身心放松、改善睡眠状态,结合颈肩部瑜伽,可以有效减少发作、发作期的头痛程度。

2. 调整工作生活压力,劳逸结合,改善睡眠质量,稳定情绪。

3. **常用药物** 可根据症状使用三环类抗抑郁药(如阿米替林)、去甲肾上腺素及特异性 5-HT 能抗抑郁药(如米氮平)、选择性 5-HT 和 NA 再摄取抑制剂(如文拉法辛、度洛西汀)、抗癫痫药(如丙戊酸、托吡酯)、非典型抗精神病药奥氮平(改善严重的或者对其他药物治疗无效的睡眠障碍,但不宜长期使用,必要时心理科就诊)。

> **思考 6** 头痛间歇期治疗的注意事项?
>
> 紧张型头痛是多因素致病,应关注患者可能存在的多方面诱因并注意避免。此外,这些因素的存在也是使头痛慢性化的主要原因,必要时应给予药物治疗。
>
> 1. 情绪调节 紧张型头痛的患者常合并抑郁和焦虑。
>
> 2. 睡眠障碍 有些情绪调节药镇静效果较好,可以优先选用,如米氮平、盐酸曲唑酮。阿米替林除了能调节情绪、改善睡眠,本身也被证明有镇痛效果,是第一选择,需要注意口干、心脏慢传导等副作用。
>
> 3. 长期伏案或者固定姿势的职业是紧张型头痛的易患病人群,如教师、会计、司机,在给予处方药物时,需要考虑职业的特殊性和药物的副作用。优先推荐运动处方和必要的诱因干预。
>
> 4. 改变生活方式、健康身心和规律运动是最好的治疗,需要很好的宣教。

四、讨论和展望

(一)诊断紧张型头痛前需要仔细思考的问题

由于紧张性头痛的临床症状缺乏特异性,需要做好鉴别诊断。对病程短的患者,要着重鉴别继发性头痛,而病程长的患者,主要鉴别原发性头痛中的偏头痛和一些少见的继发性头痛。在诊断各种类型原发性头痛前需要重点鉴别继发性头痛的红旗征同样适用于紧张型头痛患者。

> **思考 7** 头痛诊断的红旗征?
>
> 成年人尤其是 50 岁后的新发头痛;有高凝风险的患者出现的头痛;有肿瘤或艾滋病史者出现的新发头痛;突然发生的、迅速达到高峰的剧烈头痛(霹雳样头痛);与体位改变相关的头痛;伴有发热;伴有视盘水肿、神经系统局灶症状和体征(除典型的视觉、感觉先兆外)或认知障碍;疼痛性质变化。

(二)如何实现紧张型头痛治疗的个体化?

紧张型头痛目前发病机制尚不明确,神经科门诊的头痛患者很少单以紧张型头痛就诊,常与其他疾病共存,需要明确诊断。共病需要同治,否则单纯治疗头痛效果不好,容易反复,实现治疗个体化。

紧张型头痛患者常见的共病包括焦虑抑郁、睡眠障碍、颈椎病,在患者就诊时需要就上述共病存在的可能性做一些针对性的问诊,分析共病的潜在原因,争取明确因果关系,实现对因治疗。对因治疗也决定了治疗的时程。

紧张型头痛发病还存在一些职业因素,比如长期伏案的老师、会计、厨师,用颈习惯不良的司机、IT人员等都是紧张型头痛的高发人群,虽然研究表明,物理治疗与药物治疗在疗效上无显著性差异,但从事上述职业的紧张型头痛患者,尤其在执业过程中意识状态容易受到药物影响的,首先推荐物理治疗,包括锻炼和手法等。

（三）紧张型头痛的研究方向

紧张型头痛是最常见的原发性头痛。发病机制涉及内在和外在多种因素、周围和中枢多重作用。与所有原发性头痛的研究方向相同，发病机制和治疗优化仍是研究的主要方向。目前紧张型头痛缺乏拟合度好的动物模型，限制了其在分子层面的机制研究，现有研究主要是采取头颅 MR、脑电图、脑磁图、肌电图等可用手段对紧张型头痛患者进行临床研究。此外，紧张型头痛按照发作频率、是否伴有颅周肌肉压痛分为 6 种亚型，鉴于发病对致残的影响，频发、慢性紧张型头痛仍是治疗研究的主要目标。紧张型头痛的发病是多因素共同作用的结果，每个致病因素在整个发病中的作用部位、作用机制、针对性治疗靶点、长期存在对脑功能的影响、对共病发病的贡献及共同机制等都是研究的方向。紧张型头痛的治疗在肌松、抗慢性疼痛的基础上，也要析因治疗。与偏头痛不同，因机制研究的滞后，致目前没有像曲坦类、CGRP 拮抗剂之类的靶向治疗药物。

（王晓琳　于生元）

参 考 文 献

[1] Headache Classification Committee of the International Headache Society（IHS）The International Classification of Headache Disorders, 3rd edition. Cephalalgia, 2018, 38（1）: 1-211.

[2] Cassie S. Headache: Tension-Type Headache. FP essentials, 2018, 473: 17-20.

[3] Machado-Oliveira L, da Silva Gauto Y O, de Santana Neto F J, et al. Effects of Different Exercise Intensities on Headache: A Systematic Review. Am J Phys Med Rehabil, 2020, 99（5）: 390-396.

[4] Cho S J, Song T J, Chu M K. Sleep and Tension-Type Headache. Curr Neurol Neurosci Rep, 2019, 19（7）: 44.

[5] Ertsey C, Magyar M, Gyüre T, et al. Tension type headache and its treatment possibilities. Ideggyogy Sz, 2019, 72（1-2）: 13-21.

病例 30　偏头痛

一、病历资料

（一）病史

患者女性，49 岁，因"反复视物模糊、头痛 10 年"就诊。

近 10 年患者反复出现右侧视野模糊，伴条状散光，视物模糊持续约 20 分钟好转，随后出现一侧头痛眼痛，呈胀痛，右侧为主，视觉模拟评分法（VAS）8~10 分，伴恶心呕吐，呕吐后右枕部针扎样痛，需躺下休息，活动加重，持续 2 小时到 1 日不等后好转，每年发作 2~4 次，失眠、劳累、紧张易诱发。近 1 年频繁失眠，心情低落，烦躁，头痛发作频率增加至每月 2~5 次。

既往史无特殊。

（二）体格检查

体温 36.8℃，脉搏 77 次/min，呼吸 18 次/min，血压 121/70mmHg，心肺腹查体未见异常。

神经系统查体：右枕下肌肉压痛阳性，余无阳性体征。

思考 1　偏头痛患者伴颅周肌肉压痛有什么意义？

紧张型头痛分为伴或不伴颅周肌肉压痛的紧张型头痛，但偏头痛并无此分类。那么偏头痛伴颅周肌肉压痛是否有临床意义？约 76% 的偏头痛患者存在颈部疼痛，略低于紧张型头痛，较普通人群高。偏头痛的发生机制考虑与三叉神经血管系统的神经源性炎症有关，三叉神经第一支和上颈段神经根在三叉颈复合体相交汇,因而从解剖学上可以解释有些偏头痛患者存在枕颈部疼痛。反复颈痛的患者颈部肌肉压痛情况更常见,可能与外周痛觉敏化有关。对伴颅周肌肉压痛的偏头痛患者,肌松药、神经阻滞治疗、肉毒毒素等治疗是否更有效值得进一步研究。

(三)辅助检查

1. **血常规、肝肾功能、血脂** 正常。
2. **头颅 MRI** 未见新发梗死灶,FLAIR 可见散在点状和小片状白质高信号(图 2-2-4)。
3. **经颅多普勒超声** 未见异常。
4. **颈动脉超声** 未见异常。

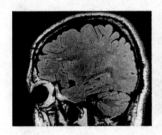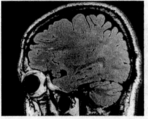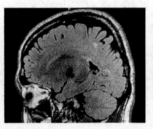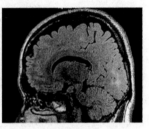

图 2-2-4 患者头颅 MRI

FLAIR 示皮质下多发点状和小片状白质高信号,未见新发梗死。

思考 2 偏头痛是否都需要做头颅影像学检查?颅内多发白质高信号是否和偏头痛有关?

对临床诊断为原发性头痛的患者,包括偏头痛患者,大多数证据表明和健康对照相比,这些患者的头颅影像学并没有更多的显著异常,因此头颅影像学检查并非必要。但对临床表现不典型的患者,或者头痛性质、强度、持续时间发生明显变化,或者第一次或最严重的偏头痛发作、出现典型先兆不伴头痛、仅有阴性症状(如偏盲)、先兆时间过长或过短、脑干先兆偏头痛、视网膜先兆偏头痛、50 岁以后首次出现头痛、局限一侧的头痛、创伤后头痛、伴有意识障碍、伴有运动症状或其他神经系统阳性体征都需要完善相关检查,排除继发性头痛。

有先兆偏头痛增加脑白质病变和卒中风险,并且更高的偏头痛频率和更严重的头痛可能与脑白质高信号总体积有相关性。脑白质病变被认为与微血管缺血损害有关。偏头痛引起脑白质病变的机制有多种假说,皮质扩布抑制、内皮功能损害、可逆性血管痉挛、高中心血压和颅内动脉低阻力、神经源性炎症、卵圆孔未闭等均可能与脑白质病变有关。

二、病例分析

(一)病例特点

1. 中年女性,病程 10 年,反复发作起病。
2. 表现为发作性序贯出现的视觉症状和偏侧头痛。
3. 查体右枕下肌肉压痛。
4. 头颅 MRI FLAIR 序列可见散在点状和小片状白质高信号。

(二)诊断及诊断依据

1. 诊断

【定位诊断】右侧视野视物模糊和条状闪光定位于左侧枕叶视觉皮质;头痛定位于颅内外痛敏

结构。

【定性诊断】发作性可逆性视觉症状和头痛,视觉症状主要为阳性视觉症状,持续时间在5~60分钟之间。头痛在视觉症状后60分钟内出现。符合国际头痛分类(ICDH-3 1.2.1)有典型先兆偏头痛的诊断。

思考3 什么是偏头痛先兆?偏头痛先兆的发生机制是什么?

在偏头痛或者不典型偏头痛出现前或同时出现的一过性神经系统症状,分为典型先兆(包括视觉、感觉、言语/语言症状)、脑干先兆、偏瘫型、视网膜先兆,这些症状可以单个出现,也可以多个序贯出现,一个症状持续5~60分钟,通常先兆症状结束后60分钟内出现头痛。有少数患者或少数情况出现典型偏头痛先兆后无头痛发作,称为不伴头痛的典型先兆。

皮质扩布抑制(cortical spreading depression, CSD)学说被认为是偏头痛先兆的主要发生机制。CSD是神经元和胶质细胞去极化及紧随的超极化形成的速度为3~5mm/min的扩布性慢波,CSD伴随短暂血流减慢后出现持续数分钟的高灌注、高代谢,随后是更久的低灌注和低代谢。功能磁共振发现典型先兆期具有显著CSD特征的缓慢扩布信号从纹外视皮质开始扩散,发作和结束时间与先兆的发生和结束完全相符,进一步验证了偏头痛先兆的CSD发生机制。但CSD如何激活三叉神经血管系统目前仍有争议。临床前研究显示CSD可能通过开放Pannexin1通道引起下游的炎症级联反应而持续激活三叉神经血管系统导致头痛。

2. 初步诊断 先兆偏头痛。

(三)鉴别诊断

1. 无先兆偏头痛 一半以上的偏头痛患者在头痛前可出现前驱症状,如困倦、疲惫、呵欠、情感异常、注意力不集中、颈部僵硬、畏光、畏声、嗅觉敏感、痛觉过敏、恶心等,通常在偏头痛发作前数小时内出现,无先兆偏头痛出现这些前驱症状时应区别有先兆偏头痛的先兆症状。而且无先兆偏头痛必须满足以下三项典型偏头痛的特点:

(1)头痛持续时间4~72小时。

(2)头痛性质具备以下至少两项:①单侧;②搏动性;③中重度;④活动加重头痛,或避免日常体力活动。

(3)至少有一项伴随症状:①恶心和/或呕吐;②畏光和畏声。有先兆偏头痛头痛性质可表现为典型偏头痛特点,也可以不符合典型偏头痛特点。该患者有典型先兆,因此诊断有典型先兆偏头痛。需注意,部分患者既有先兆偏头痛发作,又有无先兆偏头痛发作,这时两个同时诊断。

思考4 偏头痛前驱症状是怎么产生的?

功能影像学显示,偏头痛的前驱症状可能主要与下丘脑-脑干激活有关,进而通过脑干上行易化或失抑制作用于大脑其他网络。比如,下丘脑的功能改变可引起疲倦、呵欠、睡眠觉醒障碍;下丘脑-脑干激活影响到三叉神经尾状核中的三叉颈复合体,从而出现颈部僵硬和痛觉敏感;脑干-丘脑-枕叶的激活引起畏光;脑干孤束核的激活导致恶心;下丘脑-边缘系统激活引起情感改变、注意力不集中。这些影像学证据似乎提示前驱期症状已经启动了偏头痛发作的"大脑开关",但前驱症状又不是很特异,也不一定会发展成肯定的偏头痛。目前尚无对前驱症状进行治疗的推荐。对前驱期发生机制的深入研究可能有助于开发针对偏头痛治疗的短期预防新药。

2. 枕叶梗死 枕叶梗死的患者常表现为视野缺损和头痛,但枕叶梗死视觉症状和头痛可以同时出现,也可以先后出现。而有先兆偏头痛通常先兆症状在前,头痛在后,视觉先兆通常表现为闪光、水波纹等阳性症状,且反复发作,具有刻板性。当偏头痛先兆持续时间大于60分钟时需警惕偏头痛性脑梗死,头颅 MRI 可以明确是否有新发梗死灶。该患者未出现先兆持续时间大于60分钟,头颅 MRI 未见枕叶梗死灶,可排除。

> **思考5** 偏头痛患者发生缺血性卒中的风险有多大?
>
> 偏头痛增加约2倍的缺血性卒中风险,但也有研究发现偏头痛总体并未增加缺血性卒中的风险,仅有先兆偏头痛增加风险。这些差异可能与研究方法和患者的选择有关,比如有些是回顾性分析,有些是前瞻性研究,有些为医生所诊断的患者,可能偏头痛更严重,有些是基于症状的人群调查,轻重患者均纳入。

3. 枕叶癫痫 枕叶癫痫常表现为发作性的视觉异常,如盲点、视觉变形、彩色环状影,可出现运动症状,如偏转、强直、阵挛,伴或不伴意识障碍,持续时间通常数十秒到数分钟,约有一半的患者出现发作后头痛,并且癫痫患者比普通人群更易共患偏头痛。此外,少数患者在有先兆偏头痛发作期间或发作后1小时内出现癫痫发作,称为偏头痛先兆诱发的癫痫。该患者视觉症状持续时间较癫痫长,且从未出现癫痫的其他症状,不考虑存在枕叶癫痫,必要时可行脑电图进一步排查。

> **思考6** 偏头痛先兆为什么可能诱发癫痫?
>
> 偏头痛和癫痫都是发作性疾病,在许多临床特征和病理生理机制方面有共性,比如有共同的诱发因素、兴奋性神经递质、离子通道、预防用药,甚至基因层面。在偏头痛先兆期发生皮质扩布抑制(CSD)初始阶段,存在高同步性皮质神经元放电,这与癫痫类似,都有谷氨酸的参与,只是癫痫同步性神经元放电持续扩散开,偏头痛先兆很快转为扩布抑制,即神经元低兴奋和高兴奋序贯进行。因此谷氨酸介导的神经元兴奋性可能是偏头痛先兆诱发癫痫的一个原因。此外,家族性偏瘫型偏头痛三个基因型 *CACN1A*、*ATP1A2*、*SCN1A* 分别编码电压依赖 P/Q 钙通道、Na^+/K^+ 泵、电压门控 Na^+ 通道,均可以引起癫痫,因此遗传因素导致 CSD 和癫痫共同易感性也是一个原因。

三、检查和治疗经过

(一)进一步检查

1. 汉密尔顿焦虑量表8分;汉密尔顿抑郁量表14分。
2. **糖化血红蛋白、动态血压** 正常。
3. **经食管心脏超声** 卵圆孔未闭,直径3mm,右向左分流。
4. **超声右心声学造影** 心房水平存在大量右向左分流。

> **思考7** 卵圆孔未闭和偏头痛是否有关系?
>
> 卵圆孔未闭(patent foramen ovale, PFO)是最常见的右向左分流(right-to-left shunt, RLS)原因,见于50%的有先兆偏头痛患者,明显高于一般人群20%~30%的患病率,观察性研究和随机对照临床试验显示 PFO 封堵后可明显减少有先兆偏头痛的发作频率,甚至终止发作。因而认为 PFO 和有先兆偏头痛有关系,和无先兆偏头痛的关系尚不肯定。右向左分流容易产生矛盾微栓塞、未经肺代谢而导致浓度过高的化学物质(如5-羟色胺)、低血氧浓度,这些因素可以诱发皮质扩布抑

制,继而产生偏头痛先兆。此外,有些患者在进行卵圆孔封堵后出现新发偏头痛,一项回顾性研究发现新发偏头痛患者封堵器和缺损大小比值较无新发偏头痛患者更大,提示可能与较大的封堵器更多激活血小板和微血栓形成诱发偏头痛有关。

(二)最后诊断

①先兆偏头痛;②焦虑抑郁状态;③睡眠障碍;④卵圆孔未闭(大量右向左分流);⑤深部脑白质病变。

(三)治疗

1. 患者教育　告知患者偏头痛是一种常见的脑功能性疾病,难以根治但可以有效控制。患者的头痛并非"脑梗死"导致,但频繁偏头痛发作有增加脑缺血灶甚至脑梗死的风险。应尽量避免诱发因素,如过度紧张、劳累,改善睡眠。鼓励患者记头痛日记。卵圆孔未闭与有先兆偏头痛和隐源性卒中有关系,建议心内科就诊,封堵后可能对偏头痛有改善。

2. 急性期治疗　告知患者发作时采取卧床休息、按摩、热敷或冷敷等方式缓解急性期症状。患者拒绝口服对胃有影响的药物,因此未给予非甾体抗炎药。嘱先兆后头痛开始时可以口服苯甲酸利扎曲普坦片或使用市面上可获得的其他曲普坦类药物,鼻喷剂效果更好。

思考8　为什么建议患者先兆结束后头痛开始时才服用曲普坦?曲普坦类药物治疗偏头痛有什么注意事项?

先兆偏头痛在先兆期发生CSD,激活脑膜免疫细胞,释放降钙素基因相关肽(calcitonin gene-related peptide, CGRP)等炎性介质,扩张脑膜血管,产生头痛,曲普坦通过作用于三叉神经末梢突触前5-羟色胺1D受体抑制脑膜CGRP释放从而缓解头痛。曲普坦可能主要作用于伴随血管扩张的头痛发作阶段。先兆期由于存在CSD低灌注,曲普坦可能有加重脑缺血的风险,并且临床试验证实典型先兆期使用曲普坦并不预防头痛和改变先兆持续时间。

曲普坦在头痛开始尽早用药效果更好;一种曲普坦无效可以试用另一种曲普坦;可以和非甾体抗炎药联用提高疗效;用药24小时内头痛再次发作可以再用一次;1个月内使用曲普坦不宜超过9天;多数曲普坦不宜用于12岁以下儿童;避免用于偏瘫型和脑干型偏头痛;禁用于有心脑血管疾病的偏头痛患者,如脑梗死、短暂性脑缺血发作、心肌梗死、心绞痛、严重的外周血管病、缺血性肠病,禁用于心脏传导系统疾病,如预激综合征。

---

3. 预防治疗和随访　口服阿米替林25~27.5mg,每晚一次,患者睡眠明显改善,头痛频率减少至1~2次/月,程度减轻至VAS 4~6分,头痛持续时间2小时~0.5天,自觉较前明显减轻。

1年后于心内科行经导管双盘伞卵圆孔未闭封堵术,术后阿司匹林100mg联合硫酸氢氯比格雷75mg双联抗血小板半年,停用氯比格雷,随访三年视觉症状和头痛未再发作。

思考9　偏头痛患者发现卵圆孔未闭是否都需要封堵?

目前尚无指南推荐偏头痛患者卵圆孔未闭(PFO)的处理方案。但临床研究显示有先兆偏头痛大量右向左分流(RLS)(大量RLS指经胸超声心动图声学造影,左心腔可见>30个微泡/帧,或左心腔几乎充满微泡,心腔浑浊)发生率明显高于对照,而中小RLS(中量RLS,左心腔内10~30个微泡/帧;少量RLS,左心腔内1~10个微泡/帧)和对照无明显差异,而且只对大量RLS进行封堵术后有临床获益。目前已经完成的随机对照临床试验一般选择对两种以上偏头痛预防药物效果不好,伴中到大量 RLS 偏头痛患者作为受试对象进行 PFO 封堵术,部分研究显示有先兆偏头痛亚组的 50% 缓解率和完全缓解率明显高于对照。

四、讨论和展望

(一)偏头痛的发病机制

偏头痛的发病机制到目前为止仍不完全清楚。皮质扩布抑制(CSD)是偏头痛先兆的主要发病机制。三叉神经血管学说是偏头痛头痛阶段的主要发病机制。下丘脑 - 脑干可能是部分偏头痛患者的启动位点。基因组学显示偏头痛相关的基因大多与血管或平滑肌有关,提示偏头痛存在血管性疾病的遗传背景。家族性偏瘫型偏头痛异常基因位点提示此类疾病为离子通道病。多模态影像学发现偏头痛存在多个脑区结构和功能的改变,揭示偏头痛存在中枢的重塑。

难以通过血脑屏障的 CGRP 单克隆抗体治疗的有效性说明偏头痛存在外周机制。尚没有一种学说能完全解释偏头痛的发生和发展,比如 CSD 如何激活三叉神经血管系统目前在偏头痛患者身上仍不明确,理论上 CSD 引起对侧先兆症状和同侧脑膜血管炎症扩张从而同侧头痛,但本例患者头痛和视觉先兆症状位于同侧,就很难解释。目前针对三叉神经血管系统的急性期和预防治疗有效率也只有 60% 左右,意味着还有约 40% 的患者可能存在其他主要的发病机制和治疗靶点,需要进一步研究。

(二)偏头痛的诊断

本例患者临床症状典型,诊断明确。需注意有先兆偏头痛的诊断标准是基于先兆的类型、持续时间和头痛的时间关系制订的标准,对头痛性质未做要求。先兆症状有多种类型,一次发作可以有多种类型先兆序贯出现,大多数先兆出现在头痛前,也有的和头痛同时出现。头痛性质可以不符合偏头痛的特点,比如本例患者有时头痛持续 2 小时好转,低于偏头痛持续 4~72 小时的标准。而无先兆偏头痛头痛性质要完全符合偏头痛的特点,即①头痛持续时间 4~72 小时;②头痛特点具有以下至少两个:单侧、搏动性、中重度、避免日常活动或日常活动加重头痛;③至少以下一项伴随症状:恶心和 / 或呕吐,畏光和畏声。并且至少 5 次发作。有先兆偏头痛和无先兆偏头痛可以出现于同一个患者。有些无先兆偏头痛患者头痛前有前驱症状,不要误诊为有先兆偏头痛。

偏头痛有不典型表现时需进一步完善检查排除其他病因。排除其他病因后,有一条诊断标准不符合时可以诊断为可能的有 / 无先兆偏头痛。儿童出现周期性呕吐或腹痛,良性阵发性眩晕或斜颈,排除其他病因后要考虑和偏头痛有关,这些儿童可能也有偏头痛发作或者以后出现偏头痛。偏头痛患者连续至少 3 个月每个月出现 15 天以上的头痛,并且每个月至少有 8 天头痛符合偏头痛特点,诊断慢性偏头痛,需仔细寻找慢性化的可能原因,其中频繁服用急性期止痛药是偏头痛慢性化的最常见原因,慢性偏头痛患者每个月服用非甾体抗炎药至少 15 天,曲谱坦类或复合止痛药至少 10 天,就要同时诊断药物过量性头痛。偏头痛或先兆持续时间过长或先兆诱发的并发症统称为偏头痛并发症,包括偏头痛持续状态、不伴梗死的持续先兆、偏头痛性脑梗死、偏头痛先兆诱发的癫痫。

(三)偏头痛共病

偏头痛共病指在偏头痛患者中发病率较一般人群高,与偏头痛共存、有相关性的一类疾病。偏头痛共病包括焦虑和情感障碍、睡眠障碍、癫痫、缺血性卒中、不安腿综合征、特发性震颤、卵圆孔未闭、纤维肌痛症、颞颌关节紊乱、心绞痛和心肌梗死、哮喘、过敏性鼻炎等。引起共病的原因尚无一致的说法,有些共病可能与偏头痛有致病因果关系,比如有先兆偏头痛可能诱发脑梗死或癫痫,大的卵圆孔未闭可能是有先兆偏头痛的原因之一,封堵后部分患者偏头痛不再发作;有些共病和偏头痛可以互相诱发加重,比如焦虑、情感、睡眠障碍;有些共病和偏头痛可能存在共同的环境或遗传背景,比如偏瘫型偏头痛和癫痫；有些和偏头痛在发病机制中存在重叠的部分，比如哮喘、过敏性鼻炎、其他部位慢性疼痛等。

因此，在接诊偏头痛患者时，除了关注头痛本身病史外，还应仔细询问和筛查共病情况，在治疗选择时要考虑共病的治疗。本例患者存在焦虑抑郁、睡眠障碍共病，给予阿米替林预防治疗对共病和头痛都有改善。筛查发现大的卵圆孔未闭，进行封堵术后偏头痛未再发作，通过处理共病该患者治疗效果显著。

（四）偏头痛的治疗

偏头痛的治疗主要分为患者教育、急性期治疗、预防治疗。

1. 患者教育　患者教育在偏头痛的治疗中有很重要的作用，不少患者因常年头痛到处就医，坚信是"脑梗死"导致，也有患者长期口服大量止痛药而不正规就诊，促使转化成药物过量性头痛，也有患者希望到头痛中心来能根治头痛。因此，让患者认知到偏头痛的特点可以减少其过度焦虑和情感障碍，鼓励患者记录头痛日记，避免头痛诱因，改变生活行为方式，避免大量口服止痛药，告知头痛发作时可以采取哪些非药物治疗方法。

2. 急性期治疗　急性期药物治疗分为非特异性药物和特异性药物，分别以非甾体抗炎药（NSAID）和曲谱坦类药为核心药物。药物的选择应根据头痛的严重程度、伴随症状、既往治疗史、具体药物的不良反应及其他因素综合考虑。可采用阶梯法选择治疗药物，优先选择 NSAID，如效果不佳，再改用特异性药物。也可基于头痛程度、功能受损程度及之前对药物的反应采用分层法选药。急性发作期治疗应尽早使用，但不宜多用，以免造成药物过量性头痛。单一药物治疗反应不满意可联合用药。出现严重恶心、呕吐时，优先选择肠道外给药。常用的偏头痛发作期治疗有效性标准：①2 小时后无痛或疼痛改善，由中重度疼痛转为轻度或无痛（或 VAS 下降 50% 以上）；②疗效具有可重复性，3 次发作中有 2 次以上有效；③在治疗成功后的 24 小时内无头痛再发生或无需再次服药。

严重胃炎或胃溃疡的患者避免使用 NSAID。有脑干先兆的偏头痛、偏瘫型偏头痛避免使用曲谱坦，心脑血管病患者禁用曲谱坦类药物，以免增加缺血梗死风险。孕妇尽量非药物治疗，哺乳期用药选择对乙酰氨基酚、异布洛芬和苏马曲谱坦相对安全。大多数曲谱坦类不适合用于 12 岁以下儿童，儿童偏头痛可选择异布洛芬或对乙酰氨基酚。

由于现有急性止痛药不充分的疗效及副作用，学者们致力于偏头痛新药的研发。比如选择性作用于 5-HT 1F 受体的新药 Lasmiditan 以及新型 CGRP 受体小分子拮抗剂在临床试验中对急性偏头痛有效，且没有明显心血管副作用，有望给偏头痛患者提供更多的用药选择。

3. 预防治疗　选择药物应综合考虑头痛严重程度、共病情况、既往用药和药物的药理作用及副作用。通常，以下情况应考虑预防性治疗：①患者自觉生活质量、工作和学业严重受损；②每月发作频率 2 次以上；③急性期药物治疗无效、患者无法耐受或药物使用过量者；④存在频繁、长时间或令患者极度不适的先兆，或为偏头痛性脑梗死、偏瘫性偏头痛、伴有脑干先兆偏头痛亚型等；⑤偏头痛发作持续 72 小时以上等。通常首先考虑证据确切的一线药物，若一线药物治疗失败、存在禁忌证或患者存在以二、三线药物可同时治疗的合并症时，方才考虑使用二线或三线药物。对每种药物给予足够的观察期以判断疗效，一般观察期为 4~8 周。有效的预防性治疗需要持续约 6 个月，之后可缓慢减量或停药。

常用的预防药物包括：①钙通道阻滞剂，其中盐酸氟桂利嗪循证医学证据较多；②β 受体拮抗剂，其中普萘洛尔、美托洛尔有较多的循证医学证据；③抗癫痫药，如丙戊酸、托吡酯；④抗抑郁药，如阿米替林和文拉法辛；⑤抗 CGRP 单克隆抗体：Erenumab、Fremanezumab 以及 Galcanezumab 在临床试验中已证实其对偏头痛预防的疗效和安全性，对两种以上预防药物效果不好的难治性偏头痛选用该类药物也有效果；⑥其他：肉毒毒素 A 局部注射，大剂量维生素 B_2，镁剂，中药。孕妇尽量非药物治疗，儿童有循证医学支持的药物有托吡酯、普萘洛尔、阿米替林联合认知行为治疗。

非药物治疗包括放松、生物反馈、认知治疗、迷走神经电刺激、经颅磁刺激、针灸等,有待更多设计严密的临床试验去验证。

（五）展望

目前偏头痛发病机制有多种假说,但没有一种假说能完全解释偏头痛的全貌,皮质扩布抑制和三叉神经血管系统激活的关联机制也需进一步明确。目前虽然有多种偏头痛动物模型,但仍然没有一种能完全模仿人类自然的偏头痛发作。偏头痛脑网络影像学研究虽然发现在偏头痛发作的不同阶段有结构和功能改变,但一些现象是因还是果、是否有普遍性仍不明确。偏头痛有多种共病,其共病的关联机制和治疗仍需进一步研究。偏头痛尚不能根治,急性期和预防措施的效果也欠满意,即使新药抗 CGRP 单克隆抗体也不能让大多数患者获得完全缓解。因此,偏头痛发病机制的各个环节和关联仍需更多的研究去明确,进而寻找更多的治疗靶点。

（于生元）

参 考 文 献

[1] Wang R, Liu R, Dong Z, et al. Unnecessary Neuroimaging for Patients With Primary Headaches. Headache, 2019, 59（1）: 63-68.

[2] Lantz M, Sieurin J, Sjölander A, et al. Migraine and risk of stroke: a national population-based twin study. Brain, 2017, 140（10）: 2653-2662.

[3] Liu Y, Li S, Wang R, et al. A New Perspective of Migraine Symptoms in Patients with Congenital Heart Defect. Headache, 2018, 58（10）: 1601-1611.

[4] 中华医学会疼痛学分会头面痛学组. 中国偏头痛防治指南. 中国疼痛医学杂志, 2016（10）: 721-727.

[5] Oskoui M, Pringsheim T, Billinghurst L, et al. Practice guideline update summary: Pharmacologic treatment for pediatric migraine prevention: Report of the Guideline Development, Dissemination, and Implementation Subcommittee of the American Academy of Neurology and the American Headache Society. Neurology, 2019, 93（11）: 500-509.

第三节　运动障碍性疾病

病例 31　以震颤为主的帕金森病

一、病历资料

（一）病史

患者男性,65 岁,因"右上肢不自主抖动 6 年余"就诊。

患者 6 年前无明显诱因下出现右上肢不自主抖动,伴行动迟缓,穿衣、持筷等精细活动变差,有肌肉僵硬感,在当地医院诊断为"帕金森病",多巴丝肼片 62.5mg 口服,每日 3 次后症状较前改善。后患者症状逐渐累及右下肢及左侧肢体,2 年前出现尿失禁。患者 10 年前自觉有嗅觉减退及便秘,5 年前开始经常夜间噩梦,大喊大叫及拳打脚踢,一周 4~5 次,自行缓解。

既往有"心房颤动"病史 20 年,倍他乐克 12.5mg 口服,每日 1 次控制心率。否认高血压病、糖尿病等慢性病史,否认手术外伤史,否认食物药物过敏史。

（二）体格检查

体温:36.1℃;脉搏:78 次/min;呼吸:20 次/min;血压:（卧）137/88mmHg,（立）123/80mmHg;心率:86 次/min。全身皮肤巩膜无黄染,浅表淋巴结未触及明显肿大,房颤率,各瓣膜区未闻及明显杂音,双肺呼吸音清,未闻及明显干湿啰音。

神经系统查体：神志清，面具脸，口齿不清，对答切题，眼球各方向活动正常，双侧瞳孔等大等圆，直径约 2.5mm，对光反射灵敏，嗅觉减退，鼻唇沟对称存在，伸舌居中。四肢肌张力增高，右侧为著，右侧上肢动作缓慢，示指对指运动速度缓慢且幅度减小，四肢肌力 5 级，右侧上肢连带运动消失，启动困难，右侧肢体静止性震颤。双侧深浅感觉正常，腱反射对称存在，共济运动阴性，双侧巴宾斯基征阴性，脑膜刺激征阴性。

运动症状评分：帕金森病统一量表（unified Parkinson disease rating scale，UPDRS）Ⅰ 2 分；UPDRSⅡ 10 分；UPDRSⅢ 36 分；UPDRSⅣ 4 分；H-Y 分期 3 期。

（三）辅助检查

1. **血常规** 未见异常。

2. **肝功能、肾功能、电解质** 未见异常。

3. **头颅 MRI** 未见明显异常。

4. **常规心电图** 房颤心律。

5. **多导睡眠图** 记录到快速眼动睡眠（REM）睡眠期肌肉失弛缓现象（RWA），包括紧张性和时相性下颌肌电增高。符合快速眼动睡眠期行为障碍（RBD）表现。

思考 1 快速眼动睡眠期行为障碍（RBD）与帕金森病、多系统萎缩等共核蛋白病的关系。

RBD 与神经变性疾病密切相关，可作为神经变性疾病早期诊断标志，在明确 RBD 诊断后，RBD 发展成为神经变性疾病的 5 年的比例大概为 35%，10 年大概为 73%，14 年大概为 92%。RBD 发展成为某种明确的神经变性疾病很难预测。一般出现便秘、嗅觉减退、抑郁、轻度认知功能障碍，RBD 患者发展成帕金森病的概率会相对增高；然而，当 RBD 患者存在夜间喘鸣、自主功能障碍时发展成为多系统萎缩的概率会相对增高。

二、病例分析

（一）病例特点

1. 老年男性，慢性进展性病程。

2. 行动迟缓、静止性震颤、肌强直典型运动症状。

3. 同时存在嗅觉减退、RBD、小便失禁、便秘等非运动症状。无直立性低血压，无共济失调。

4. 左旋多巴治疗有效。

（二）诊断及诊断依据

1. **诊断**

【定位诊断】患者主要表现为运动迟缓、静止性震颤、肌强直，定位于锥体外系，黑质纹状体受损。患者存在 RBD，定位于脑桥蓝斑；患者有嗅觉减退，可定位于嗅球、前嗅核；患者有小便失禁、便秘症状，可定位于自主神经系统。

【定性诊断】患者老年男性，偏侧起病，进行性加重，对左旋多巴治疗反应良好，且存在嗅觉减退、RBD、小便失禁、便秘等非运动症状，故定性为神经系统变性疾病，帕金森病（Parkinson disease，PD）。

2. **诊断依据** 2015 年国际运动障碍协会的诊断标准。

符合 PD 的诊断：运动迟缓及肌强直

支持标准：①多巴胺能药物治疗具有明确且显著的有效应答；②存在嗅觉丧失。

排除标准：无

警示指标：在发病 5 年内出现严重的自主神经功能障碍，包括直立性低血压、尿潴留或尿失禁。

思考 2　2015 年国际运动障碍协会发布的诊断标准是什么？

符合帕金森病的诊断：运动迟缓并至少符合下述一项：①肌强直；②静止性震颤。

支持标准：

①单个肢体静止性震颤（既往或本次检查）。

②多巴胺能药物治疗具有明确且显著的有效应答。

③出现左旋多巴诱导的异动症。

④存在嗅觉丧失或心脏 MIBG 闪烁显像法显示存在心脏去交感神经支配。

排除标准：

①采用多巴胺受体阻滞剂或多巴胺耗竭剂治疗，且剂量和时间过程与药物诱导的帕金森综合征一致。

②发病超过 3 年仍局限在下肢的帕金森综合征的表现。

③向下的垂直性核上性凝视麻痹，或者选择性向下垂直扫视减慢。

④明确的小脑异常。

⑤在发病的前 5 年内，诊断为很可能的行为变异型额颞叶痴呆或原发性进行性失语。

⑥尽管病情至少为中等严重程度，但对高剂量的左旋多巴治疗缺乏可观察到的治疗应答。

⑦突触前多巴胺能系统功能神经影像学检查正常。

⑧明确的皮质性的感觉丧失（出现皮肤书写觉和实体辨别觉损害），明确的肢体观念运动性失用或者进行性失语。

⑨明确记录的可导致帕金森综合征或疑似与患者症状相关的其他疾病，或者专家认为可能为其他综合征，而不是 PD。

警示标准：

①在发病 5 年内出现快速进展的步态障碍，且需要规律使用轮椅。

②发病 5 年或 5 年以上，运动症状或体征完全没有进展；除非这种稳定是与治疗相关的。

③早期出现的球部功能障碍：发病 5 年内出现的严重的发音困难或构音障碍或严重的吞咽困难。

④吸气性呼吸功能障碍：白天或夜间吸气性喘鸣或者频繁的吸气性叹息。

⑤在发病 5 年内出现严重的自主神经功能障碍，包括直立性低血压、尿潴留或尿失禁。

⑥在发病 3 年内由于平衡损害导致的反复（>1 次 / 年）摔倒。

⑦发病 10 年内出现不呈比例地颈部前倾（肌张力障碍）或手足挛缩。

⑧即使是病程到了 5 年也不出现任何一种常见的非运动症状。

⑨其他原因不能解释的锥体束征。

⑩双侧对称性的帕金森综合征。

临床确诊的 PD 需要具备

1. 不存在绝对排除标准

2. 至少存在 2 条支持标准

3. 没有警示征象（red flags）

临床很可能的 PD 需要具备

1. 不符合绝对排除标准

2. 如果出现警示征象需要通过支持标准来抵消：

1 条警示征象，必须至少 1 条支持标准

2 条警示征象，必须至少 2 条支持标准

3 条以上警示征象，则诊断不能成立

3. **入院诊断** ①帕金森病；②快速眼动睡眠期行为障碍；③心房颤动。

（三）鉴别诊断

帕金森病主要需与以下疾病进行鉴别诊断

1. **继发性帕金森综合征** 共同特点是有明确病因可寻，如感染、药物中毒、脑动脉硬化、外伤等，相关病史是鉴别诊断的关键。老年人基底核区多发性腔隙性梗死可引起血管性帕金森综合征，患者有高血压、动脉硬化及卒中史，步态障碍较明显，震颤少见，常伴锥体束征。

2. **伴发于其他神经系统变性疾病的帕金森综合征** 不少神经变性疾病具有帕金森综合征表现。这些神经变性疾病各有特点，除程度不一的帕金森样表现，还有其他征象。另外这些疾病所伴发的帕金森病症状，常以强直、少动为主，静止性震颤很少见，大多以双侧起病，对左旋多巴治疗不敏感。

3. **原发性震颤** 发病年龄早，姿势性或动作性震颤为唯一表现，无肌强直和运动迟缓，饮酒和服用普萘洛尔震颤显著减轻。

4. **抑郁症** 可伴有表情缺乏、言语单调、随意运动减少，但无肌强直和震颤，抗抑郁药治疗有效。

思考 3 该患者诊断尤其需要同哪种疾病鉴别？

该患者诊断需要同多系统萎缩鉴别。因该患者出现一项警示指标：在发病 5 年内出现了尿失禁，但该患者没有出现其他自主神经功能障碍，包括直立性低血压等，且患者具有两条支持标准：①多巴胺能药物治疗具有明确且显著的有效应答；②存在嗅觉丧失。故诊断为很可能的帕金森病。

多系统萎缩除有帕金森征样症状，同时应具有以下表现：

1. **自主神经功能障碍** 尿失禁伴男性勃起功能障碍，或直立性低血压（站立 3 分钟内血压较平卧时下降≥20/10mmHg）。

2. **下列两项之一** ①对左旋多巴类药物反应不良的帕金森综合征（动作迟缓，伴强直，震颤或姿势反射障碍）；②小脑功能障碍，表现为步态共济失调，伴小脑性构音障碍、肢体共济失调或小脑性眼动障碍。

该例患者无明显直立性低血压，对左旋多巴反应较好，查体亦未见共济失调，所以暂不考虑多系统萎缩。

三、诊治经过

（一）治疗经过

患者对左旋多巴反应良好，保持多巴丝肼片 125mg 口服，每日 3 次不变，将普拉克索从 0.125mg 口服，每日 3 次，渐增加至 0.25mg 口服，每日 3 次，患者病情稳定出院，出院后药物方案为：多巴丝肼片 125mg 口服，每日 3 次，普拉克索 0.25mg 口服，每日 3 次。

（二）帕金森病常见运动功能的评估方法

1. **帕金森病统一评分量表（unified Parkinson's disease rating scale，UPDRS）** 包括 4 个部分，第 1 部分用于判断帕金森病的精神活动和情感障碍；第 2 部分用于判断帕金森病患者的日常生活能力；第 3 部分用于判断帕金森病患者的运动功能；第 4 部分用于判断帕金森病患者治疗的并发症。通过该量表的评判，可对患者的运动、日常生活能力、病程发展程度和并发症等方面做出客观的评判。每一项计分分为 5 个等级（0~4 分），零分为正常，4 分最重。

2. **帕金森病病情程度分级评定** "Hoehn 和 Yahr 分级"是对功能障碍水平和能力障碍水平进行综合评定的方法。

思考 4 "Hoehn 和 Yahr 分级"的具体描述？

0 期：无症状

1 期：单侧疾病

1.5 期：单侧，躯干受累

2 期：双侧疾病，无平衡障碍

2.5 期：轻微双侧疾病，后拉试验可恢复

3 期：轻中度双侧疾病，某种姿势不稳，可独立生活

4 期：严重疾病，仍可独立行走或站立

5 期：在没有他人帮助的情况下，只能卧床或坐轮椅

四、总结与展望

帕金森病是老年人常见的神经系统退行性疾病，其典型病理改变为 α- 突触核蛋白聚集分布于全身多个器官和多巴胺能神经元缺失，从而导致运动和非运动症状。结合病理改变及其发展程度，以及临床运动和非运动症状可将帕金森病分为①临床前期（preclinical stage）：仅有帕金森病病理改变而无任何相关症状；②前驱期（prodromal stage）：出现非运动症状，乃至轻微运动症状，但还不足以符合帕金森病临床诊断标准，未来 10 年内发展为帕金森病风险极高；③临床期（clinical stage）：存在运动症状并达到临床诊断标准。据报道从出现第一个疾病相关的非运动症状到符合临床诊断标准，被诊断为帕金森病之前的前驱期阶段可长达 20 年。帕金森病潜伏期较长，有一定诊断难度，与其他帕金森叠加综合征易混淆，尤其是多系统萎缩。而且帕金森病确诊的患者多已进入中晚期，脑内病理损害不可逆转，治疗最佳时机普遍延误，因此，如何早期诊断和精准诊断帕金森病成为目前该领域的研究热点。

帕金森病的诊断目前主要还是依赖于临床表现，结合帕金森病的非运动症状以及一些辅助检查，包括颅脑超声显像和心脏 MIBG 检测等，但病程 5 年以内的误诊率仍较高。因此，帕金森病的早期诊断和精准诊断仍需要更多的诊断方法。目前也有一些新的技术手段来协助诊断，包括基因检测、脑脊液标志物的检测，以及 PET 核素显像、功能磁共振等影像学的诊断方法，将来有希望提高帕金森病的确诊率。以下将重点对帕金森病的基因检测及影像学做具体描述。

（一）基因检测

自从 1997 年对 *SNCA* 突变的认识以来，对帕金森病基因突变的认识更加深入，目前已经证实的 PD 致病基因有 20 余个，包括常染色体显性遗传致病基因（*LRRK2*、*SNCA* 等）、常染色体隐性遗传致病基因（*PARK2*、*PINK1*、*DJ-1* 等）及 X 连锁致病基因等。还有许多风险基因或多态性位点被报道与 PD 相关，这进一步提示遗传因素在 PD 研究中的重要性。不同的基因表型不同，例如 *Parkin* 突变的患者首发症状多为震颤（65%）和运动迟缓（63%），发病年龄早（大多数患者发病 < 40 岁），病情进展缓慢，病程长，左旋多巴所致的剂末效应、开关现象、异动症等药物副作用较常见。*Parkin* 突变的患者更易有冲动控制障碍。*LRRK2* 突变的患者通常发病年龄较晚，病程长，药物剂量相对来说更大，但在嗅觉、焦虑抑郁、认知功能等非运动症状方面两者并没有明显的差距。*GBA* 突变的患者认知功能障碍、痴呆和幻觉的频率要明显高于非携带者。*SNCA* 突变的 PD 患者震颤的发生率较低，但发病年龄更早且病程进展更快，同时会伴有痴呆、低血压、自主神经功能障碍、嗅觉减退以及 RBD，并且嗅觉减退以及 RBD 通常是先于运动症状出现的。

（二）影像学

影像学检查手段可以了解帕金森病患者的脑部病理生理改变，同时还可以进行帕金森病患者严重程度和进展风险评估。帮助鉴别不同运动障碍疾病患者的脑内解剖学病变部位（定位）和功能障碍原

因,并有助于临床药物疗效评价及预后判断。我国多位知名运动障碍疾病专家和神经影像专家系统总结了对帕金森病进行影像学检查的原则,提出专家共识:

1. 用于解剖学显像的常规 CT 检查和 MRI 检查对于帕金森病并无特异性,故并不能作为有效诊断和鉴别运动障碍性疾病的方法。

2. MRI 弥散加权成像、弥散张量成像、灌注加权成像、MRI 波谱及功能性 MRI 等特殊成像手段已在临床研究中得到广泛应用,但并不能作为所有患者的常规检查选项。其中,磁敏感加权成像(susceptibility weighted imaging,SWI)是具备较大应用潜力的一项技术。

3. 正电子发射计算机断层成像术(包括 PET 和 PET-CT)和单光子发射计算机断层成像术(single photon emission computed tomography,SPECT)有重要的辅助诊断价值。特异放射性示踪剂的运用可以探查到 PD 患者多巴胺能递质系统的功能异常,从而实现疾病诊断和疾病严重程度评估的目的。

4. 经颅超声显像以及心脏间位碘代苄胍(metaiodoenzylguanidine,MIBG)闪烁显像可在帕金森病的早期诊断和鉴别诊断中发挥重要作用。图 2-3-1 为专家共识推出的影像诊断流程。从流程中可看到对于疑似患者,我们可以综合利用颅脑超声显像、MIBG 做诊断及鉴别诊断,而颅脑超声显像我们目前已广泛用于临床上,甚至颅脑超声结果在中国帕金森病诊断相关指南中作为一项重要的支持标准用于 PD 的诊断,MIBG 在中国使用则较少。有条件的单位可以使用 PET、SPECT 做精准诊断。

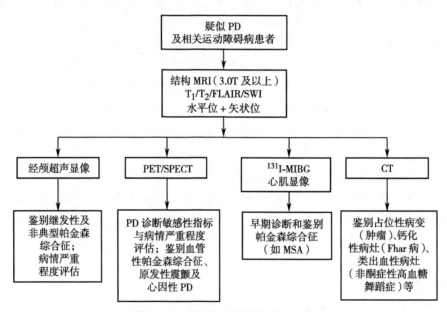

图 2-3-1　帕金森病的影像诊断流程

（金　宏　刘春风）

参 考 文 献

[1] Postuma R B, Berg D, Stern M, et al. MDS clinical diagnostic criteria for Parkinson's disease. Mov Disord, 2015, 30(12): 1591-601.

[2] 崔海伦,张一帆,管晓军,等.帕金森病及相关运动障碍的神经影像学诊断专家共识.内科理论与实践,2018;13(5): 320-324.

[3] Kim C Y, Alcalay R N. Genetic Forms of Parkinson's Disease. Semin Neurol, 2017, 37(2): 135-146.

病例 32 以步态障碍为主的帕金森病

一、病历资料

(一) 病史

患者男性,63 岁,因"右上肢不自主抖动伴行动迟缓 6 年余"就诊。

患者 6 年前开始无明显诱因下逐渐出现右上肢不自主抖动,静止时明显,紧张时加重,睡眠时消失,伴行动迟缓;随后逐渐累及左上肢及双下肢,病情逐渐进展。来我院门诊就诊,诊断为"帕金森病",予"多巴丝肼片 125mg,口服,每日 3 次;吡贝地尔 50mg,口服,每日 1 次"治疗症状改善。2 年前患者自觉行走不稳,起步及转身时诉粘在地上,多次因此摔倒,近日感症状加重再次入我院,患者目前服药方案为"多巴丝肼片 187.5mg,口服,每日 3 次;吡贝地尔 50mg,口服,每日 3 次"。病程中患者情绪低落,夜眠时有大喊大叫及拳打脚踢,便秘,小便正常。

否认高血压病、糖尿病等慢性病史,否认卒中史,否认手术外伤史,否认食物药物过敏史。

(二) 体格检查

体温:36.3℃;脉搏:72 次/min;呼吸:18 次/min;血压:(卧位) 120/88mmHg,(立位) 115/80mmHg,全身皮肤巩膜无黄染,浅表淋巴结未触及明显肿大,双肺呼吸音清,未闻及明显干湿啰音,心率 72 次/min,律齐,未闻及明显杂音。

神经系统查体:神志清,对答切题,面具脸,嗅觉减退,双侧眼球活动正常,双侧鼻唇沟对称,伸舌居中,咽反射存在;颈部及四肢肌张力增高,右侧肢体联带运动减少,四肢肌力 5 级,双上肢静止性震颤,右侧为著,冻结步态。双侧腱反射对称降低,双侧病理征阴性,双侧浅感觉对称存在,共济运动正常,脑膜刺激征阴性。

运动功能评分:帕金森病统一量表(UPDRS) I 2 分;UPDRS II 8 分;UPDRS III 40 分;UPDRS IV 3 分;H-Y 分期 3 期。

思考 1 帕金森病的步态异常主要有哪几类?此患者为何种步态异常?

帕金森病的典型步态异常包括①慌张步态:在行走过程中常表现为起步后,步伐越来越快,不能急停或转弯,身体向前倾,如同追逐前方某样事物一般,慌慌张张地向前冲,是帕金森病患者典型的"慌张步态"。这种步态在通过较狭窄的地方或有障碍物的房间时尤为明显。而且,由于重心不稳和碎步前冲,加上没有手臂的协调和平衡动作,患者常常容易跌倒。②冻结步态:定义为"企图行走时或前进过程中步伐短暂、突然地中止或明显减少",主要表现为运动的短暂性阻滞,步态常呈非对称性,单侧下肢偶发起始,患者起始犹豫,不能行走或行走时感觉自己的脚像"粘"在地板上或被地板吸住,抬脚、迈步困难,一般持续数秒,偶尔也可长达 30 秒,最严重时,患者任何时候行走均出现,需要他人或拐杖辅助,可伴有一定程度的双腿颤抖。结合患者病史,此患者主要为冻结步态。

(三) 辅助检查

1. **血常规** 未见异常。

2. **肝功能、肾功能、电解质** 未见异常。

3. **头颅 MRI** 未见明显异常。

4. **颅脑超声** 双侧中脑黑质线样强回声(图 2-3-2)。

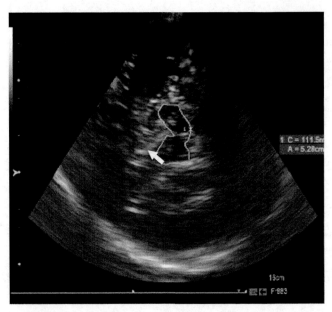

图 2-3-2 经颅脑超声可见双侧中脑黑质线样强回声（箭）

思考2 颅脑超声显像在 PD 诊断中的作用？

颅脑超声显像在中国广泛应用于 PD 的诊断中，我国 2016 年帕金森病及运动障碍学组和专家委员会制定的帕金森病临床诊断标准中提出帕金森病的支持标准包括：①患者对多巴胺能药物的治疗明确且显著有效；②出现左旋多巴诱导的异动症；③临床体检观察到一个肢体的静止性震颤（既往或本次检查）；④存在嗅觉减退或丧失，或头颅超声显示黑质异常高回声（>20mm），或心脏间碘苄胍闪烁显像法显示心脏去交感神经支配。其中第四条也是与国际帕金森病及运动障碍学会提出的支持标准不同之处。

5. 多导睡眠图 记录到快速眼动睡眠（REM）睡眠期肌肉失弛缓现象（RWA），包括紧张性和时相性下颌肌电增高。符合快速眼动睡眠期行为障碍（RBD）表现（图 2-3-3，见文末彩图）。

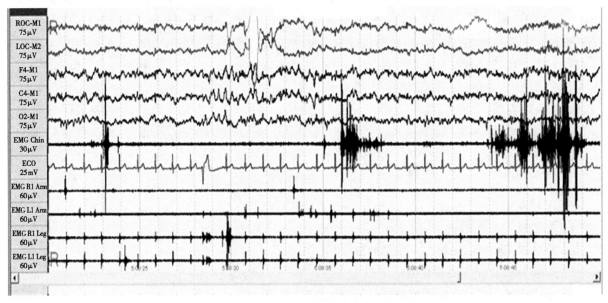

图 2-3-3 病例 32 患者 REM 睡眠期肌肉失弛缓现象（RWA）

二、病例分析

（一）病例特点

1. 老年男性,慢性进展性病程。
2. 行动迟缓、静止性震颤、姿势步态异常典型运动症状。
3. 嗅觉减退、RBD、情绪低落、便秘等非运动症状。
4. 左旋多巴治疗反应良好。

> **思考3**　冻结步态与帕金森病有何种联系?
>
> 冻结步态在 PD 中的发生率为 20%~60%,可以累及双侧或者单侧。早期帕金森病患者冻结步态发生率为 33.53%,主要表现为起步困难和转身困难;中晚期患者发生率则高达为 78.7%~91.4%。同时以下肢运动障碍起病的患者通常更易出现冻结步态。通常患者在出现冻结步态开始,5 年内会使用轮椅,而且因为容易跌倒,患者通常会减少活动,甚至卧床,从而引起肺炎、褥疮等一系列并发症,患者在出现反复跌倒后,平均生存时间为 7 年,这一症状显著降低了患者生存率。

（二）诊断及诊断依据

1. 诊断

【定位诊断】患者主要表现为运动迟缓、静止性震颤、步态异常,定位于锥体外系,黑质纹状体受损。患者存在 RBD,定位于脑桥蓝斑。患者有嗅觉减退,可定位于嗅球、前嗅核;患者有便秘症状,可定位于自主神经系统;患者存在情绪低落,可定位于中缝核 5- 羟色胺能神经元。

【定性诊断】患者老年男性,偏侧起病,进行性加重,对左旋多巴有明确及显著应答,且存在嗅觉减退、RBD、情绪低落、便秘等非运动症状,故定性为神经系统变性疾病,帕金森病(PD)。

2. 诊断依据　2015 年国际运动障碍协会诊断标准

符合帕金森病的诊断:运动迟缓及静止性震颤。

支持标准:①多巴胺能药物治疗具有明确且显著的有效应答;②存在嗅觉丧失。

排除标准:无。

警示指标:无。

3. 入院诊断　帕金森病。

（三）鉴别诊断

本例帕金森病主要需与以下可能引起步态障碍的疾病进行鉴别:

1. **血管性帕金森病**　患者有高血压、动脉硬化及卒中史,通常对称起病,以下肢症状突出,多以僵直 - 少动起病、步态障碍为首发症状,震颤少见,常伴面瘫、偏瘫、语言障碍,偏身感觉障碍等神经系统定位体征。MRI 多有多发腔隙性脑梗死,其中以基底节、脑室周围多见,明显多于其他部位,且以双侧病损为多。脑萎缩、白质高信号也显著多于帕金森病。同时对左旋多巴治疗不敏感。

2. **进行性核上性麻痹(PSP)**　以脑桥和中脑神经元变性以及出现神经元纤维缠结(NFT)为主要病理改变的一种进行性神经系统变性病。临床特征主要表现为姿势步态不稳、眼球上下运动障碍、运动迟缓、认知功能下降。常在发病三年内出现平衡障碍,反复跌倒。MRI T_1WI 矢状面可见特异性的"蜂鸟征",即中脑嘴侧的萎缩和中脑上缘平坦或凹陷,导致中脑嘴侧类似蜂鸟的喙,67% 病理确认 PSP 患者中可见。目前尚无有效的治疗方法,治疗帕金森病的药物有时可减轻其症状。

3. **正常颅压性脑积水**　多有颅底或脑半球表面蛛网膜下腔阻塞所致脑脊液吸收受阻的病史,如蛛网膜下腔出血、颅脑外伤、蛛网膜炎或脑膜炎等。因扩大的脑室前部压迫大脑前动脉,头颅 CT 可见扩大的脑室,典型病例呈现下列"三联症":①以智能障碍为主的精神症状。可仅有轻度记忆力及计算力减退,常伴有迟钝、淡漠、缄默等。重者可呈痴呆。②步态障碍。常在精神症状出现后逐渐开始,有起步困难,行走缓慢不稳。肌张力和腱反射常增高,病理反射阳性。③尿便障碍。尿便频繁、失禁或困难,有时仅在晚期出现。

4. 原发性冻结步态　以冻结步态为主要表现,可有肢体联带运动减少,身体前屈,无跌倒和姿势不稳,无运动迟缓、上视麻痹等症状,可能有言语和智能障碍,但不突出,患者在冻结步态解除后步态恢复正常。冻结步态在极早期出现,在数年内是始终突出的甚至唯一的症状。头颅 MRI 多无明显异常。

三、治疗经过

患者入院时治疗方案为多巴丝肼片 187.5mg 口服,每日 3 次,吡贝地尔 50mg 口服,每日 3 次,因患者步态障碍明显,此次入院加用了司来吉兰 5mg 口服,每日 2 次。出院半年后对患者进行随访,患者仍有冻结步态,主要表现为起步及转身时,但较半年前症状改善,同时目前配合步态康复治疗。

四、总结与展望

(一) PD 患者出现冻结步态的机制

这例患者在疾病早期帕金森病诊断明确,且对药物效果反应较好,但当患者出现冻结步态后,患者对于治疗的效果始终不满意。PD 患者出现冻结步态的原因目前并不明确,认为可能的机制包括:

1. 额叶皮质受损　基底节受累,导致运动的自动性减弱,大脑高级功能更多地参与到步态中以代偿基底节功能,而大脑高级功能受损可引起冻结步态的形成,其中额叶皮质(主要负责运动的设计规划、步态控制和协调随意以及自主运动)受损引起冻结步态的相关研究较多。磁共振影像也提示 PD 冻结步态患者的额叶皮质较非冻结患者明显萎缩。

2. 基底节 - 脑干环路异常　因外周感觉、情绪、情感对冻结步态的影响,人们认为除基底节外的感觉、边缘系统亦参与到冻结步态的形成,也就提出了基底节 - 脑干(负责感觉运动整合)假说,其中脚桥核备受关注。脚桥核和基底节多巴胺能神经元的胆碱能与非胆碱能联系参与起步前姿势、步伐调整等运动整合,使姿势步态一致以避免步态冻结。此外,脚桥核还参与非运动功能如控制行为觉醒、注意和提示,这可以解释外周提示可以改善患者冻结步态。

3. 皮质 - 基底节环路异常　基底节是运动调节的重要皮质下结构,在运动调节中的作用与运动程序选择有关,主要是抑制不必要的干扰程序,易化目标运动。纹状体接受大脑皮质运动区及其他广泛皮质传入,整合来自大脑皮质运动区等部位的信息,最终通过调节苍白球内侧部 / 黑质网状部(GPi/SNr)GABA 能神经纤维抑制性输出对运动程序进行选择。大脑皮质在启动一项运动任务时,可以同时把运动信息传递至基底节,经皮质 - 基底节环路等对大脑皮质运动区进行调节以确保运动精确协调。基底节环路紊乱导致大脑皮质运动区和中脑行走区激活不足,可能是冻结步态的关键环节。

4. 感知过程受损　患者在通过狭小空间时出现的步态异常可能与患者脑内视觉通路联络纤维损伤有关,常合并大脑皮质运动区联络纤维的传导阻滞。

(二) 冻结步态的治疗方法

尽管目前对机制的阐述并不明确,但是冻结步态的发生严重影响患者的生活质量,所以对于患者冻结步态的治疗是需要临床医生关注的,有效治疗帕金森病患者冻结步态,改善患者生活质量。在治疗上,无论冻结步态的轻重,所有患者均应被宣教,告知跌倒风险,易诱发冻结步态的环境,以及可能的预防措施,除了宣教以外,目前冻结步态的治疗方法主要包括药物治疗、脑深部电刺激手术治疗、经颅磁刺激以及康复训练。

1. 药物治疗　90% 的患者冻结步态出现在"关"期,而且"关"期冻结步态持续时间明显长于"开"期,因此对于冻结步态的治疗,正确选择多巴胺能药物是治疗的关键。左旋多巴目前仍然是冻结步态治疗的 I A 级推荐。除了左旋多巴以外,单胺氧化酶抑制剂(包括司来吉兰、雷沙吉兰)对治疗冻结步态同样有效。使用司来吉兰或者加大司来吉兰的剂量以及服用雷沙吉兰可以有效改善患者的冻结步态,提高行走能力,生活质量也将随之改善。

2. 脑深部电刺激手术治疗　通过规范的药物治疗,帕金森病患者早期症状可得到控制,但随着疾病的进展,患者症状逐渐加重,仅靠药物治疗不能缓解患者症状,研究表明脑深部电刺激手术治疗可以有效改善帕金森病患者运动症状,包括逐渐加重的冻结步态。但目前尚不能确定哪个神经核团是最佳的刺激靶点,调控主要依据临床医师的治疗经验。

3. 经颅磁刺激治疗　作为一种无创的脑刺激治疗方法被广泛用于帕金森病的治疗,对改善患者抑郁、睡眠障碍等均具有良好的效果。目前研究认为经颅磁刺激治疗可以有效改善帕金森病患者冻结步态。

4. 康复训练　是治疗帕金森病患者冻结步态的重要辅助措施,尤其是针对药物治疗效果不理想、手术指征不明确的冻结步态患者。传统的训练方法例如提示训练可以通过声音刺激、视觉刺激等外周刺激克服患者的冻结步态,也可以利用一些平板踏车训练等物理方法帮助患者改善冻结步态。同时一些新的训练方法例如机器人辅助训练、激光鞋、水障碍训练,不仅可以改善患者的步态冻结和姿势不稳,提高患者的行走速度,还可以保护患者的安全。

帕金森病冻结步态严重影响患者的生活质量,对于冻结步态的治疗仍充满挑战。这也要求当患者出现冻结步态时,医生要综合管理患者,认真评估,并根据病情变化调整治疗方法,提高患者生活质量。

（金　宏　刘春风）

参 考 文 献

［1］Höglinger G U, Respondek G, Stamelou M, et al. Clinical diagnosis of progressive supranuclear palsy: The movement disorder society criteria. Mov Disord, 2017, 32（6）: 853-864.

［2］Barthel C, van Helvert M, Haan R, et al. Visual cueing using laser shoes reduces freezing of gait in Parkinson's patients at home. Mov Disord, 2018, 33（10）: 1664-1665.

［3］Huang C, Chu H, Zhang Y, et al. Deep Brain Stimulation to Alleviate Freezing of Gait and Cognitive Dysfunction in Parkinson's Disease: Update on Current Research and Future Perspectives. Front Neurosci, 2018, 12: 29.

［4］Chang W H, Kim M S, Cho J W, et al. Effect of cumulative repetitive transcranial magnetic stimulation on freezing of gait in patients with atypical Parkinsonism: A pilot study. J Rehabil Med, 2016, 48（9）: 824-828.

［5］Kang M G, Yun S J, Shin H I, et al. Effects of robot-assisted gait training in patients with Parkinson's disease: study protocol for a randomized controlled trial. Trials, 2019, 20（1）: 15.

病例 33　帕金森病的起始治疗药物选择

一、病历资料

（一）病史

患者女性,51 岁,因"进行性四肢不自主抖动 3 年"就诊。

患者 3 年前无明显诱因下出现右侧上肢不自主抖动,静息及活动时均可出现,情绪激动时明显,渐蔓延右下肢,未予治疗。1 年前累及左上肢以及左下肢不自主抖动,行动迟缓,情绪低落,不和家人交流,不愿意外出,门诊拟"帕金森病"收住入院。病程中,患者有嗅觉减退,无吞咽困难及饮水呛咳,无便秘,无幻觉,夜眠中无大喊大叫及肢体乱动,体重无明显下降。

否认既往高血压病、糖尿病、冠心病病史,否认手术及外伤史,否认食物及药物过敏史,否认输血史,预防接种随社会。否认工业毒物接触史,否认家族遗传史。

（二）体格检查

体温: 36.3℃;脉搏: 70 次 /min;呼吸: 18 次 /min;血压:（卧位）110/70mmHg,（立位）105/70mmHg。全身皮肤巩膜无黄染,浅表淋巴结未触及明显肿大,双肺呼吸音清,未闻及明显干湿啰音,心率 70 次 /min,

律齐,未闻及明显杂音。

神经系统查体:神志清楚,对答切题,轻度面具脸,伸舌居中,脑神经检查阴性。颈部和四肢肌张力增高,右侧明显,右上肢连带运动消失,四肢肌力5级,四肢静止性震颤,四肢深浅感觉对称存在,双侧病理征阴性。

运动功能评分:关期帕金森病统一量表(UPDRS)Ⅲ评分42分,H-Y分期3期。开期UPDRSⅢ评分26分,H-Y分期2期。

(三)辅助检查

1. **血常规、凝血功能、肝功能、肾功能、甲状腺功能、铜蓝蛋白** 未见异常。

2. **头颅MRI** 未见异常。

3. **颅脑超声(TCS)** 双侧中脑黑质线样强回声。

4. **帕金森病相关基因(LRRK2、GBA、PARK2、DJ-1等常见基因)检测** 未见明显异常。

二、病例分析

(一)病例特点

1. 中年女性,慢性起病,病程较长。

2. 肢体不自主抖动3年。

3. 神志清楚,轻度面具脸,四肢静止性震颤,颈部和四肢肌张力增高,右侧明显,右上肢无摆臂。

(二)诊断及诊断依据

1. 诊断

【定位诊断】患者主要表现为运动迟缓、静止性震颤、肌强直,定位于锥体外系,黑质-纹状体受损。患者有嗅觉减退,可定位于嗅球、前嗅核。

【定性诊断】患者中年女性,偏侧起病,进行性加重,逐渐发展至对侧,且存在嗅觉减退等非运动症状,故定性为神经系统变性疾病,帕金森病。

2. 诊断依据 2015年国际运动障碍协会诊断标准。

符合帕金森病的诊断:运动迟缓、肌强直及静止性震颤。

支持标准:①存在单个肢体的静止性震颤;②存在嗅觉减退。

排除标准:无。

警示指标:无。

3. 入院诊断 ①帕金森病;②抑郁状态(根据病史:情绪低落,不和家人交流,不愿意外出)。

思考1 抑郁和帕金森病有何关系?

抑郁是帕金森病常见的非运动症状之一,在帕金森病的早中晚期都会存在,有些甚至早于帕金森病的运动症状,贯穿帕金森病的整个病程中。临床上可以采用量表评估,如汉密尔顿抑郁量表等。帕金森病的抑郁发生机制包括内源性生物学因素和外源性心理因素。内源性因素主要是与脑内某些神经环路功能障碍有关,通过多种神经递质如多巴胺(DA)、5-羟色胺(5-HT)、去甲肾上腺素(NE)的调控来实现对情感反应、认知功能的调节。上述结构功能紊乱及神经递质水平降低均会导致抑郁的产生。外源性因素主要是因为帕金森病是一种进行性发展的变性疾病,目前尚无治愈方法,疾病的这一特点对帕金森病患者尤其是面临沉重压力的低龄患者来说,会产生沮丧、无望感。随着疾病进展,运动功能障碍逐渐加重、社会功能减退、适应能力下降等均会导致抑郁的发生。

三、诊治经过

患者入院后进行了常规的量表评估,非运动症状量表评估(Non-Motor Symptoms Questionnaire,

NMSQ）13 分，汉密尔顿抑郁量表（Hamilton Depression Rating Scale, HAMD）13 分（可能有抑郁），汉密尔顿焦虑量表（Hamilton Anxiety Scale, HAMA）14 分（可能有焦虑），简明认知功能量表（Mini-Mental State Exam, MMSE）26 分，不存在认知功能障碍。

该患者年龄≤65 岁，无明显的认知功能减退，予多巴胺受体激动剂普拉克索作为起始治疗药物，在改善运动症状的同时有助于改善抑郁情绪，并起到一定的修饰治疗作用。治疗方案：第一周普拉克索 0.125mg，口服，每日 3 次，第二周普拉克索 0.25mg，口服，每日 2 次，第三周普拉克索 0.25mg，口服，每日 3 次，每周增加 0.25mg，增加至 0.5mg，口服，每日 3 次，患者自觉运动症状和抑郁情绪较前明显改善。

思考 2　如何选择帕金森病起始治疗的药物？

对于 <65 岁的帕金森病患者，临床症状轻的患者可选择多巴胺受体激动剂或单胺氧化酶 B 的抑制剂作为首选治疗，而对于临床症状较重及需要恢复工作能力或生活要求高的患者也可以选择左旋多巴类药物；而对于≥65 岁的患者，首选左旋多巴类药物治疗，必要时可联合多巴胺受体激动剂或 / 及单胺氧化酶 B 抑制剂或 / 及儿茶酚 - 氧位 - 甲基转移酶。

四、讨论和展望

（一）帕金森病的治疗原则

帕金森病患者一旦确诊，应尽早治疗，推荐具有修饰作用的药物治疗。初始治疗需兼顾控制帕金森病的临床症状，以及预防运动并发症的发生，另外也要尽可能提高患者的生活质量。针对运动症状较轻的患者，可以采用单药起始治疗，如单胺氧化酶 B 抑制剂和多巴胺受体激动剂等；而对于运动症状较重的患者，推荐多药联合治疗，如多巴丝肼片加单胺氧化酶 B 抑制剂和 / 或多巴胺受体激动剂。针对中晚期的患者，更要把改善症状放在第一位，及时、合理地联合治疗，同时也要充分考虑到药物的副作用。

（二）帕金森病目前的治疗方法

目前帕金森病的治疗主要包括药物治疗、手术治疗、康复治疗及干细胞治疗等。药物治疗是帕金森病最基本的治疗方法，治疗药物种类较多，根据患者的情况选择不同的药物治疗方案。手术治疗目前主要采用脑深部电刺激术治疗，此外还有磁共振引导的聚焦超声苍白球毁损术也可用于帕金森病的治疗。康复治疗有经颅磁刺激治疗，对帕金森病的运动症状和非运动症状都具有改善的作用。干细胞治疗目前基本处于临床研究阶段，目前在国内外都在开展相关的研究，真正大规模用于临床还需要更多的研究数据。此外，还有光疗等方法对帕金森病的症状也具有改善作用，但是其作用机制还有待深入的研究。

（三）帕金森病的治疗药物

1. **抗胆碱药物（苯海索）**　是治疗帕金森病的经典药物，在复方多巴类药物问世之前，抗胆碱药物是少数能治疗帕金森病的药物之一。随着复方多巴、多巴胺受体激动剂、B 型单胺氧化酶抑制剂等药物被广泛用于帕金森病治疗，抗胆碱药物的应用逐渐减少。

2. **金刚烷胺**　是一种温和的间接多巴胺能药物，通过促进纹状体神经元多巴胺的释放起作用，可能阻断突触前末梢对多巴胺的再摄取。同样表现出部分抗胆碱作用，也有谷氨酸受体阻断活性作用。早期患者 2/3 有效，优点是起效较快。但对帕金森病患者来说，在没有联合左旋多巴时，这种作用几个月就会消失。其原因可能与末梢的多巴胺枯竭，导致金刚烷胺的作用减退有关。此外由于其抗谷氨酸活性的作用，可以减轻异动症。

3. **左旋多巴**　是目前改善帕金森病运动症状最好的药物。适合于各种年龄、不同时期、不同严重程度的患者，价格相对低廉。运动并发症概率增加，特别是异动症，而且蛋白质对左旋多巴的吸收影响大。

4. 多巴胺受体激动剂 包括普拉克索、吡贝地尔、罗替戈汀和罗匹尼罗等,对 70 岁以下而且运动症状较轻的患者,可以作为单药起始治疗;而运动症状较重的患者,先使用左旋多巴治疗或联合使用左旋多巴;正在使用左旋多巴或单胺氧化酶 B 抑制剂的患者,疗效不满意时,可以添加多巴胺受体激动剂。

5. 单胺氧化酶 B 抑制剂 包括司来吉兰和雷沙吉兰,司来吉兰通常和其他药物联合使用,单药改善运动症状的效果稍弱。雷沙吉兰改善运动症状的疗效强于司来吉兰,此外还具有一定的神经保护作用。

6. 儿茶酚 -O- 甲基转移酶抑制剂 目前临床上用的主要是恩他卡朋,可以抑制外周左旋多巴的降解,增加体内左旋多巴的含量。

(陈 静 刘春风)

参 考 文 献

[1] 中华医学会神经病学分会帕金森病及运动障碍学组,中国医师协会神经内科医师分会帕金森病及运动障碍专业委员会. 中国帕金森病的诊断标准(2016 版). 中华神经科杂志, 2016, 49(4):268-271.
[2] Connolly B S, Lang A E. Pharmacological treatment of Parkinson disease: a review. JAMA, 2014, 311(16):1670-1683.

病例 34 伴发异动症的帕金森病药物治疗方案

一、病历资料

(一)病史

患者男性,62 岁,因"行动迟缓伴肢体不自主抖动 15 年"就诊。

患者 15 年前开始出现动作迟缓,行走脚步拖地、转弯变慢,日常动作逐渐变慢,约半年后出现右侧肢体不自主抖动,诊断帕金森病,予"多巴丝肼片 125mg,口服,每日 3 次"治疗,症状好转。5 年前患者病情逐渐加重,药物疗效仅能维持 1~2 小时,生活不能自理,夜间翻身困难,调整治疗方案"多巴丝肼片 250mg,口服,每日 4 次;息宁 250mg 口服,每晚 1 次",症状较前有所改善。近 1 年患者出现全身不自主扭动,药物起效时明显,疗效减退时扭动消失,但患者无法行走。病程中患者长期便秘,约 20 年,大便 3~4 日 1 次;约 10 年前出现夜间睡眠时大声梦语、手舞足蹈,曾踢及同床者,睡眠差;夜间出汗、流涎较多;近几年语调降低、言语减少,不愿交流;无明显记忆力下降,无幻觉,无体位改变时头晕。

否认既往高血压病、糖尿病、冠心病病史,否认手术及外伤史,否认食物及药物过敏史,否认输血史,预防接种随社会。否认工业毒物接触史,否认家族遗传史。

> **思考 1** 什么是帕金森病的运动并发症?
>
> 运动并发症是指随疾病进展和药物治疗,出现的运动过少或运动过多现象,包括症状波动和异动症。症状波动包括剂末现象,开关现象,关期不可预测和开期反应丧失。异动症是指各种发生在左旋多巴直接作用下的不自主运动,包括多动、摇头、怪脸、唇舌异动,特别是肢体、颈部及躯干的舞蹈样动作和肌张力障碍等,分为剂峰异动、剂末异动和双相异动。

(二)体格检查

体温:36.0℃;脉搏:68 次 /min;呼吸:20 次 /min;血压:(卧位)130/80mmHg,(立位)128/76mmHg。心肺腹查体阴性。

神经系统查体:神志清楚,言语流利,对答切题,面具脸,伸舌居中,双侧瞳孔等大等圆,直径 3mm,对光反射灵敏,颈部和四肢肌张力增高,右侧明显,四肢肌力 5 级,双上肢静止性震颤,四肢深浅感觉对称存在,双侧病理征阴性。

运动功能评分:关期帕金森病统一量表(unified Parkinson disease rating scale,UPDRS)Ⅲ评分 84 分,H-Y 分期 5 期。开期 UPDRSⅢ评分 40 分,H-Y 分期 4 期。

(三)辅助检查

1. **血常规、凝血功能、肝肾功能、甲状腺功能、铜蓝蛋白** 未见异常。

2. **头颅 MRI** 未见明显异常。

3. **颅脑超声** 双侧中脑黑质线样强回声。

二、病历分析

(一)病例特点

1. 老年男性,慢性起病,病程较长。

2. 行动迟缓伴肢体不自主抖动 15 年。

3. 面具脸,双上肢静止性震颤,颈部和四肢肌张力增高,右侧明显。

(二)诊断及诊断依据

1. 诊断

【定位诊断】患者主要表现为运动迟缓、静止性震颤、肌张力障碍,定位于锥体外系,黑质 - 纹状体受损。患者存在睡眠障碍,表现为夜间睡眠时大声梦语、肢体动作,曾有踢及同床者,考虑存在 RBD(快速眼动睡眠期行为障碍),定位于脑桥蓝斑;患者有便秘症状,可定位于自主神经系统。

【定性诊断】患者老年男性,偏侧起病,进行性加重,对左旋多巴有明确及显著应答,存在左旋多巴诱导的异动症,且有睡眠障碍、便秘等非运动症状,故定性为神经系统变性疾病,帕金森病(Parkinson disease,PD)。

2. 诊断依据 2015 年国际运动障碍协会诊断标准。

符合帕金森病的诊断:运动迟缓、肌强直及静止性震颤。

支持标准:①存在单个肢体的静止性震颤;②出现左旋多巴诱导的异动症;③多巴胺能药物治疗具有明确且显著的有效应答。

排除标准:无。

警示指标:无。

3. 入院诊断 帕金森病。

三、诊治经过

患者此次因帕金森病的运动并发症入院,包括症状波动和异动症,异动症明显,严重影响日常生活,入院后予调整帕金森病治疗方案,"多巴丝肼片 125mg+ 卡左双多巴缓释片 0.5 片,口服,每日 4 次",同时加用"普拉克索 0.125mg,口服,每日 3 次"并逐渐滴定至"0.25mg,口服,每日 3 次",加用"金刚烷胺 0.1g,口服,每日 2 次(早上和中午)",1 周后患者药物疗效维持时间 3~4 小时,异动症较前减轻。

> **思考 2** 该患者为何会出现严重的运动并发症?
>
> 运动并发症的危险因素包括起病年龄较轻、病程长、体重轻、左旋多巴的日剂量较高等。该患者起病年龄较轻,起始药物为左旋多巴,左旋多巴的日剂量超过 600mg,可能同严重运动并发症的发生有一定关系。年轻患者早期选择多巴胺受体激动剂或单胺氧化酶 B 抑制剂,或者联合使用小剂量左旋多巴,有可能延迟或减少运动并发症的出现。

四、讨论和展望

（一）运动并发症与哪些因素有关？

运动并发症的确切机制尚不明确，但现在认为主要与疾病进展和多巴胺能药物治疗有关。运动波动发生的机制包括突触前机制和突触后机制：突触前机制主要与多巴胺释放率增加相关。随着神经元变性的加重，帕金森病患者突触前神经元单个囊泡内多巴胺水平降低，导致代偿性出现囊泡多巴胺释放率增加，而患者脑内突触前多巴胺神经元重摄取能力受损，无法处理释放速率增加的多巴胺，未被重摄取的多巴胺被代谢，导致左旋多巴临床获益时程缩短。突触后机制（多巴胺脉冲样刺激）主要与黑质多巴胺能神经元退化以及外源性左旋多巴有关，多巴胺脉冲样刺激引起通路多巴胺受体复合物的解剖和功能改变，从而引起突触后膜多巴胺能受体水平和功能异常，导致运动并发症（运动波动）的发生。运动并发症的发生与疾病本身的进展有关，发病年龄越早越容易出现运动并发症；病程越长发生运动并发症的风险也越高；疾病越严重，也越容易诱发运动并发症。此外高剂量的左旋多巴药物治疗也是帕金森病运动并发症的独立危险因素，左旋多巴治疗时间越长也越容易导致运动并发症。

（二）如何评估帕金森病的运动并发症？

对于帕金森病早期运动并发症的识别，主要依靠临床医生的问诊和量表的评估。对于剂末现象，推荐的量表评估包括 Wearing-off-32 项自评问卷（WOQ-32）、Wearing-off-9 项自评问卷（WOQ-9）等，此外 UPDRS 第三部分、运动波动日记也可以作为早期识别症状波动的方法。而 WOQ-9 量表简单易操作，在临床上能够减少漏诊，其主要包括 9 个剂末现象症状：震颤、任何迟缓行为、任何僵直、肌肉痉挛、灵活性降低、焦虑和惊恐、情绪变化、情绪低落/思维迟钝和疼痛/酸痛共 9 项。

（三）帕金森病患者运动并发症的处理策略有哪些？

症状波动的处理原则：可以选择增加复方左旋多巴次数，或者换用复方左旋多巴控释片，加用儿茶酚氧位甲基转移酶（catechol-O-methyltransferase, COMT）抑制剂或单胺氧化酶 B 抑制剂，加用多巴胺受体激动剂或者转换多巴胺受体激动剂，换用复方左旋多巴水溶剂，也可以考虑脑深部电刺激术治疗。

异动症的处理原则：减少复方左旋多巴的总剂量，增加服用复方左旋多巴的次数同时减少每顿复方左旋多巴的剂量，可以加用多巴胺受体激动剂，或者减少复方左旋多巴的剂量而加用 COMT 抑制剂，加用金刚烷胺，加用非典型神经安定剂（如氯氮平），也可以考虑脑深部电刺激的手术治疗。

（四）如何延迟和减少帕金森病的运动并发症的发生？

在帕金森病早期选择初始治疗药物时，使用长半衰期的药物，提供持续多巴胺能刺激，或者联合使用药物，减少左旋多巴使用剂量，有可能延迟或减少运动并发症的发生。

（陈　静　刘春风）

参 考 文 献

［1］中华医学会神经病学分会帕金森病及运动障碍学组，中国医师协会神经内科医师分会帕金森病及运动障碍学组. 中国帕金森病治疗指南（第四版）. 中华神经科杂志，2020，53（12）：973-986.

［2］Antonini A, Martinez-Martin P, Chaudhuri R K, et al. Wearing-off scales in Parkinson's disease：critique and recommendations. Mov Disord, 2011, 26（12）：2169-2175.

病例 35　帕金森病的非运动症状

一、病历资料

（一）病史

患者男性，75 岁，因"行动迟缓 20 余年，加重伴头晕 3 个月"就诊。

患者 20 年前无明显诱因下出现行动迟缓,切菜及穿衣等动作减慢,当时未予重视,症状逐渐加重,15 年前出现右肢不自主抖动,影响日常生活,遂至当地医院门诊就诊,诊断"帕金森病",予"苯海索1mg,口服,每日 3 次;多巴丝肼片 187.5mg,口服,每日 3 次"治疗,症状较前改善。10 年前患者出现症状加重,反应变慢,药物维持时间约 2 小时,药物失效时生活无法自理,夜间翻身困难,需家人帮助,夜眠差,无法入睡,遂至我院就诊,调整帕金森病治疗药物,予"多巴丝肼片 125mg,口服,每日 4 次;卡左双多巴控制片 0.5 片,口服,每日 4 次;普拉克索 0.25mg,口服,每日 4 次 + 卡左双多巴控制片 1 片,口服,每晚 1 次",症状控制较好。3 个月前患者出现头晕,站立和走路时明显,有幻觉,以夜间为著,严重影响患者生活,为进一步诊治,门诊拟"帕金森病"收住入院。病程中,患者有嗅觉减退二十余年,有便秘,夜眠中无大喊大叫及肢体动作,近来有吞咽困难及饮水呛咳,体重无明显下降。

否认既往高血压、糖尿病、冠心病病史,否认手术及外伤史,否认食物及药物过敏史,否认输血史,预防接种随社会。否认工业毒物接触史,否认家族遗传史。

（二）体格检查

体温:36.2℃;脉搏:72 次 /min;呼吸:21 次 /min;血压:（卧位）110/70mmHg,（立位）78/55mmHg。心肺腹查体未见异常。

神经系统查体:神志清楚,面具脸,对答切题,脑神经检查正常,颈部和四肢肌张力增高,四肢肌力5 级,四肢静止性震颤,四肢深浅感觉对称存在,双侧病理征阴性。

关期:UPDRSⅢ评分 86 分,H-Y 分期 5 期。开期:UPDRSⅢ评分 51 分,H-Y 分期 4 期。

（三）辅助检查

1. 血常规、凝血功能、肝功能、肾功能、电解质、甲状腺功能　未见异常。

2. 头颅 MRI　未见明显异常。

二、病历分析

（一）病例特点

1. 老年男性,慢性起病,病程较长。

2. 行动迟缓 20 余年,加重伴头晕 3 个月。

3. 卧位血压 110/70mmHg,立位血压 78/55mmHg,神志清楚,面具脸,四肢静止性震颤,颈部和四肢肌张力增高。

（二）诊断及诊断依据

1. 诊断

【定位诊断】患者主要表现为运动迟缓、静止性震颤、肌张力障碍,定位于锥体外系,黑质 - 纹状体系统。患者有嗅觉减退,定位于嗅球、前嗅核;患者存在便秘,定位于自主神经功能症状;患者存在幻觉,定位于广泛皮质。

【定性诊断】患者老年男性,偏侧起病,进行性加重,对左旋多巴有明确及显著应答,且有嗅觉减退、便秘、幻觉等非运动症状,故定性为神经系统变性疾病,帕金森病（Parkinson disease, PD）。

2. 诊断依据　2015 年国际运动障碍协会诊断标准。

符合帕金森病的诊断:运动迟缓、肌强直及静止性震颤。

支持标准:①存在单个肢体的静止性震颤;②多巴胺能药物治疗具有明确且显著的有效应答;③存在嗅觉减退的非运动症状。

排除标准:无。

警示指标:无。

3. 入院诊断　帕金森病。

> **思考1** 帕金森病有哪些非运动症状?
>
> 帕金森病除了经典的运动症状(运动迟缓、肌强直、静止性震颤)以外,还有很多非运动症状,包括精神症状(包括抑郁、焦虑、幻觉、认知障碍或痴呆等)、睡眠障碍(包括失眠、快动眼睡眠期行为障碍、白天过度嗜睡)、胃肠道症状(包括便秘、胃排空障碍、味觉缺失、反流等)、自主神经功能障碍(包括泌尿系统障碍和直立性低血压等)、感觉障碍(包括嗅觉减退、疼痛或麻木)以及一些其他症状(疲劳、视物不清、体重改变)。这些非运动症状可以出现在疾病的不同阶段,需要加以识别和处理。

三、诊治经过

患者近年来出现明显的幻觉,主要表现为看到墙上有蛇及家里不存在的人,考虑一方面和帕金森病病程相关,另一方面和抗帕金森药物有关,故给予普拉克索减量至 0.25mg,口服,每日 2 次,同时加用喹硫平 50mg 口服,每晚 1 次。1 周后患者夜间睡眠较前改善,幻觉基本消失。

> **思考2** 哪些药物可能导致帕金森病的幻觉?
>
> 抗帕金森病药物可能导致幻觉,如抗胆碱能药物(如苯海索)、金刚烷胺、单胺氧化酶 B 抑制剂(司来吉兰、雷沙吉兰)、多巴胺受体激动剂(普拉克索、吡贝地尔等)。

患者还存在明显的头晕,与体位变化有关,其收缩压血压差≥30mmHg,故考虑存在直立性低血压,予加用屈昔多巴 1 片口服,每日 1 次,患者自觉头晕症状改善不明显,故予屈昔多巴加量至 1 片口服,每日 3 次,患者感头晕较前有好转,但仍无法独立行走,测卧立位血压:卧位血压 130/80mmHg,立位血压 88/60mmHg。加用醋酸泼尼松片 15mg 口服,每日 1 次,多潘立酮 10mg 口服,每日 3 次,1 周后患者自觉头晕症状较前改善,能自己行走。

> **思考3** 帕金森病直立性低血压的诊断标准是什么?
>
> 帕金森病患者需停用帕金森病药物 12 小时,于次日上午进行血压测量,首先仰卧位进行血压测量,然后站立 3 分钟后再次测量血压,若该患者站立位收缩压下降 20mmHg 和 / 或舒张压下降 10mmHg,则该患者存在直立性低血压。

四、讨论和展望

(一)帕金森病的非运动症状是否都需要药物治疗?

非运动症状是帕金森病固有的一部分,在临床上需要细心识别,谨慎处理。新症状出现时,首先要考虑是否是其他药物的副作用。非运动症状的一线治疗是非药物治疗,对于难治性症状可以考虑药物治疗。

(二)帕金森病合并幻觉该如何处理?

首先考虑新调整的药物,再依次逐减或停用以下抗帕金森药物:抗胆碱能药物(如苯海索),金刚烷胺,单胺氧化酶 B 抑制剂(司来吉兰、雷沙吉兰),多巴胺受体激动剂(普拉克索、吡贝地尔等)。

氯氮平可以改善帕金森病患者视幻觉、谵妄等精神病性症状,且不加重帕金森病运动症状,推荐用于治疗帕金森病患者伴发的精神病性症状,但需监测血常规,关注有无粒细胞减少。喹硫平可改善帕金森病精神病性症状,不加重锥体外系症状,也可以考虑应用于帕金森病患者的精神病性症状治疗。不推荐奥氮平用于帕金森病精神病性症状的治疗。

（三）帕金森病患者为什么会出现直立性低血压?

首先,和帕金森病患者的节后交感神经受累有关,由于压力反射通路中出现突触核蛋白导致的病灶,使患者在体位改变时正常的代偿性血管收缩反应减弱或消失。其次,在患者进食及饱餐后也容易出现直立性低血压,可能与大量血液进入消化系统有关。最后,和一些帕金森病的药物有关,如左旋多巴和多巴胺受体激动剂等,也会导致血压的下降。

（四）帕金森病合并直立性低血压的处理原则是什么?

帕金森病患者在疾病早期有可能出现直立性低血压,随着疾病逐渐进展到中晚期,发生直立性低血压的比例明显增高。直立性低血压治疗的目的并非令立位血压达标,而是缓解直立性低血压症状、改善生活质量、减少并发症及降低死亡率。

首先,纠正加重直立性低血压的潜在因素。利尿剂、血管扩张剂(西地那非、硝酸盐)及阻断神经血管接头去甲肾上腺素释放及活性的药物(α受体拮抗剂、中枢α_2受体激动剂和三环类抗抑郁药)均可加重直立性低血压,需尽量避免应用。左旋多巴和多巴胺受体激动剂也可致血压降低,必要时需根据风险 - 获益比调整剂量。此外,需评估患者是否存在贫血,对于合并贫血的直立性低血压患者,促红细胞生成素联合铁剂治疗有可能使患者获益。

其次,采用非药物治疗和患者教育。运动调节:体育锻炼,应在半卧位或坐位进行,推荐进行横卧式固定自行车及划船器练习;游泳,因静水压作用,患者在泳池中站立活动时不易出现低血压。饮食调节:进餐可致血液集中在消化系统,患者在进餐 2 小时内可出现严重的低血压(餐后低血压);少食多餐并减少碳水化合物的摄入可明显改善餐后低血压。辅助调节:弹力袜可产生至少 15~20mmHg 的压力进而增加静脉回流而升高血压。弹性腹带是一个很好的替代品。近期研发的仅在站立位时自动膨胀加压的弹性腹带也可应用。

最后,直立性低血压严重影响帕金森病患者生活时,可以考虑药物治疗,包括米多君、屈昔多巴和氟氢可的松等药物(表 2-3-1)。①氟氢可的松:人工合成的盐皮质激素,增加肾脏对钠离子及水的重吸收进而增加血容量。每日用量不应不超过 0.2mg。②米多君:α_1肾上腺素受体激动剂,可收缩血管并升高血压,在美国、欧洲及亚洲均被获批用于症状性直立性低血压的治疗。米多君治疗起始剂量一般推荐2.5~5mg/ 次,最大剂量可达 10mg/ 次,3 次 /d。③屈昔多巴:口服人工合成的氨基酸,在体内可转化为去甲肾上腺素。屈昔多巴的剂量波动在 100~600mg,3 次 /d。④吡斯的明:胆碱酯酶抑制剂,可增强交感及副交感神经节内的胆碱能神经传递。一项双盲研究发现吡斯的明可增加立位收缩压均值约 4mmHg。60mg 吡斯的明联合 5mg 米多君的升压效果明显优于单用吡斯的明。

表 2-3-1　治疗帕金森病直立性低血压的药物

药物 / 干预	疗效	临床实践意义	安全性
氟氢可的松	证据不足	可能有效	证据不足
米多君	证据不足	可能有效	证据不足
多潘立酮	证据不足	调查研究中	需特殊监测可接受风险
育亨宾	无效	调查研究中	证据不足
屈昔多巴	有效	可能有效	需特殊监测可接受风险

（陈　静　刘春风）

参 考 文 献

[1] 赵然,卢宏 . 帕金森病直立性低血压研究进展 . 中华神经科杂志,2017,50（1）: 59-63.

[2] Palma J A, Kaufmann H. Treatment of autonomic dysfunction in Parkinson disease and other synucleinopathies. Mov Disord, 2018, 33（3）: 372-390.

[3] Seppi K, Ray C K, Coelho M, et al. Update on treatments for nonmotor symptoms of Parkinson's disease-an evidence-based medicine review. Mov Disord, 2019, 34（2）: 180-198.

病例 36 帕金森病的手术治疗

一、病历资料

（一）病史

患者男性, 50 岁, 因"行动迟缓 7 年余"就诊。

患者 7 年余前无明显诱因下出现右上肢无力, 僵硬感, 穿衣、解扣等精细动作完成差, 未予重视。5 年前逐渐累及右下肢, 出现右下肢行走拖步, 行动较前迟缓, 曾于当地医院就诊, 予"多巴丝肼片 125mg, 口服, 每日 3 次, 吡贝地尔 50mg, 口服, 每日 2 次"治疗, 自觉症状明显改善。2 年前患者出现右上肢抖动, 并逐渐累及右下肢及左侧肢体, 遂至外院就诊, 完善头颅 PET 检查, 提示左侧纹状体多巴胺受体分布减少, 诊断为"帕金森病", 予"多巴丝肼片 125mg, 口服, 每日 4 次; 息宁 1/2 片口服, 每日 4 次; 恩他卡朋 200mg, 口服, 每日 4 次; 吡贝地尔 50mg, 口服, 每日 4 次"治疗, 症状控制平稳。近 1 年患者自觉症状较前加重, 药物起效时间约 1 小时, 开期维持 2 小时余, 在药物起效时出现全身不自主扭动, 疗效减退时无法行走, 现为进一步评估病情及手术适应证收住入院。病程中, 患者有嗅觉减退, 夜眠差, 有入睡困难、早醒, 无吞咽困难及饮水呛咳, 小便正常, 无便秘, 无幻觉, 体重无明显下降。

否认既往高血压、糖尿病、冠心病病史, 否认手术及外伤史, 否认食物及药物过敏史, 否认输血史, 预防接种随社会。

（二）体格检查

体温: 36.5℃; 脉搏: 70 次 /min; 呼吸: 20 次 /min; 血压: 卧位 134/92mmHg, 立位 130/90mmHg。心肺腹查体无异常。

神经系统查体: 神志清楚, 对答切题, 面具脸, 脑神经正常。身体前倾, 颈部和四肢肌张力增高, 右侧明显, 行走无摆臂, 慌张步态, 四肢肌力 5 级, 双上肢静止性震颤, 四肢深浅感觉对称存在, 双侧病理征阴性。

运动功能评分: 关期帕金森病统一量表（unified Parkinson disease rating scale, UPDRS）Ⅲ评分 30 分, H-Y 分期 3 期; 开期 UPDRSⅢ评分 14 分, H-Y 分期 2 期。

（三）辅助检查

1. 血常规、凝血功能、肝肾功能、甲状腺功能、铜蓝蛋白　未见异常。

2. 头颅 MRI　未见明显异常。

3. 颅脑超声　双侧中脑黑质强回声。

二、病历分析

（一）病例特点

1. 中年男性, 慢性起病, 病程较长。

2. 行动迟缓 7 年余。

3. 神志清楚, 身体前倾, 面具脸, 双上肢静止性震颤, 颈部和四肢肌张力增高, 右侧明显, 行走无摆臂, 慌张步态。

4. 辅助检查颅脑超声　双侧中脑黑质强回声。

（二）诊断及诊断依据

1. 诊断

【定位诊断】患者主要表现为运动迟缓、静止性震颤、肌张力障碍、步态障碍, 定位于锥体外系, 黑质 - 纹状体受损。患者有嗅觉减退, 定位于嗅球、前嗅核。

【定性诊断】患者中年男性, 偏侧起病, 进行性加重, 对左旋多巴有明确及显著应答, 存在左旋多巴诱导的异动症,且有嗅觉减退、失眠等非运动症状,故定性为神经系统变性疾病,帕金森病。

2. 诊断依据 2015 年国际运动障碍协会诊断标准。

符合帕金森病的诊断:运动迟缓、肌强直及静止性震颤。

支持标准:①存在单个肢体的静止性震颤;②出现左旋多巴诱导的异动症;③多巴胺能药物治疗具有明确且显著的有效应答;④存在嗅觉减退的非运动症状。

排除标准:无。

警示指标:无。

3. 入院诊断 帕金森病。

三、诊治经过

该患者长期服用抗帕金森病药物治疗,对左旋多巴类药物治疗效果好,但出现明显的运动并发症,包括症状波动和异动症,符合深部脑电刺激(deep brain stimulation,DBS)手术适应证,建议行 DBS 手术治疗。

思考1 哪一些帕金森病患者适合接受 DBS 手术?

DBS 的手术适应证包括:①诊断明确的原发性帕金森病,排除帕金森综合征,因为帕金森综合征手术治疗无效;②长期服用左旋多巴有良好的效果,但近期疗效下降,增加剂量后效果不佳或出现药物副作用如剂末现象、开关现象、异动症等;③病史至少 5 年以上;④H-Y 分期在 2.5~4 期;⑤没有严重的认知和精神障碍,如痴呆、焦虑、抑郁。

该患者进行了常规的术前评估,行多巴丝肼片负荷试验改善率 53.3%(服药前 UPDRSⅢ评分 30 分,服药后 14 分),非运动症状量表评估(NMSQ)10 分,汉密尔顿抑郁量表(HAMD)20 分(可能有抑郁),汉密尔顿焦虑量表(HAMA)10 分(可能有焦虑),简明认知功能量表(MMSE)28 分,不存在认知功能障碍。

在完成术前评估后,通过 MRI 定位靶点,患者进行了丘脑底核(STN)DBS 的治疗,术后患者情况良好,运动症状和非运动症状较术前明显改善,运动并发症也得到了控制。

思考2 如何选择 DBS 手术的靶点?

手术靶点的选择:

1. 丘脑底核(STN) 帕金森病手术最常选用的治疗靶点,对于运动波动和/或异动有改善,对药物难治性震颤有明确的治疗作用。

2. 苍白球腹外侧核(GPi) 国外常用的手术靶点,对异动症有良好的效果,对运动波动也有改善。

3. 丘脑腹内侧中间核(Vim) 治疗震颤性疾病的靶点,对于原发性震颤及帕金森病合并难治性震颤的患者具有很好的效果。

4. 大脑脚间核(PPN) 对于帕金森病合并步态障碍的患者具有一定的改善作用,目前还处于临床研究阶段。

四、讨论和展望

(一)如何评估帕金森病患者对左旋多巴药物治疗有效?

负荷试验通常在"关期"进行评估,评估前需停用左旋多巴制剂 12 小时以上(多巴丝肼片、卡左双多巴控释片、恩他卡朋双多巴片等),停用多巴受体激动剂 48~72 小时(吡贝地尔、普拉克索、罗匹尼罗、罗替戈汀等),服用药物首选"多巴丝肼片"。清晨空腹,可嘱患者在服用多巴丝肼片前 30 分钟服用多潘立酮 10mg。试验开始时请患者服用既定剂量多巴丝肼片（口服左旋多巴 / 苄丝肼 300/75mg 或者顿剂量的 1.5 倍左旋多巴等效剂量），采用 UPDRS 第三部分评分评估帕金森病患者的运动症状，口服左旋多巴约 30 分钟开始起效，有效半衰期 1~3 小时，大部分患者于服药 45~90 分钟时达到最佳疗效，在患者最佳状态时再次评估运动症状。根据患者服药后 UPDRS 第三部分（运动评分）最低评分计算"最大改善率"，最大改善率 =（基线评分 – 服药后最低评分）/ 基线评分。当运动症状评分的最佳改善率超过 30% 时，才认为患者对左旋多巴具有良好的反应。

（二）DBS 最佳的手术时间窗？

DBS 最佳的手术时间窗是帕金森病病程的 5~20 年，在帕金森病早期（特别是病程前 5 年），患者主要变性为运动迟缓、静止性震颤和肌强直等，对左旋多巴类药物治疗效果好。而随着疾病进展，帕金森病患者会出现运动并发症，药物疗效减退，导致生活质量的下降，建议可以进行 DBS 治疗。但在病程 20 年之后，帕金森病患者会出现严重的认知功能障碍、步态障碍以及对左旋多巴类药物失去应答等，DBS 手术效果不佳，且术后程控难度较大，故不建议 DBS 手术治疗。

（三）DBS 治疗能改善帕金森病患者哪些临床症状？

DBS 能够减少帕金森病患者的关期时间，改善临床症状的严重程度，改善异动症、肌强直、震颤和冻结步态，提高患者的生活质量，减少肌张力障碍和异动症的发生，减少帕金森病药物的剂量。

（四）什么是 DBS 术后程控？

术后程控是帕金森病患者 DBS 疗法的重要环节，规范化的术后程控可以明确最佳刺激参数，缓解患者的症状，从而提高帕金森病患者的生活质量。对程控的患者，在详细询问其病史的基础上，还应进行充分的查体、评估，以明确其真实的、客观的状态，排除患者心理因素的影响。帕金森病患者开机后 3~6 个月可能需要数次程控以优化刺激参数、电极触点并进行药物的调整，总体目标是缓解症状和防止不良反应，原则上应以最小的刺激强度和最少的药物剂量获得临床症状最大程度的改善。

（陈 静 刘春风）

参 考 文 献

［1］中国帕金森病脑深部电刺激疗法专家组 . 中国帕金森病脑深部电刺激疗法专家共识 . 中华神经科杂志，2012，28（7）：855-857.

［2］中华医学会神经外科分会功能神经外科学组 . 帕金森病脑深部电刺激疗法术后程控中国专家共识 . 中华神经外科杂志，2016，32（012）：1192-1198.

［3］Abbes M, Lhommée E, Thobois S, et al. Subthalamic stimulation and neuropsychiatric symptoms in Parkinson's disease：results from a long-term follow-up cohort study. J Neurol Neurosurg Psychiatry, 2018, 89（8）：836-843.

［4］Dayal V, Grover T, Limousin P, et al. The Effect of Short Pulse Width Settings on the Therapeutic Window in Subthalamic Nucleus Deep Brain Stimulation for Parkinson's disease. J Parkinsons Dis, 2018, 8（2）：273-279.

第四节　肌张力障碍

病例 37　梅热综合征

一、病历资料

（一）病史

患者女性，70 岁，因"口周肌肉不自主运动 11 个月，加重半个月"入我院。

患者 11 个月前无明显诱因下出现口周肌肉不自主运动，有不自主努嘴、咧嘴，近半个月加重，出现咀嚼困难,常需触摸下巴、压迫颌下部时症状明显缓解,紧张、讲话、咀嚼时加重,休息时减轻,睡眠时消失。自诉曾就诊于外院,考虑肌张力障碍,予巴氯酚、卡马西平治疗,效果欠佳。起病来,患者饮食、睡眠、大小便正常。

既往体健,否认高血压、糖尿病、心脏病史,否认家族史。否认吸烟、饮酒史。否认精神类药物服用史。否认家族遗传病史。

(二)体格检查

体温:36.8℃,脉搏:70 次/min,呼吸:15 次/min,血压:132/80mmHg,心肺腹查体阴性。

神经系统查体:神志清,不自主努嘴、咧嘴,伸舌张口困难,余脑神经正常;四肢肌张力正常,肌力 5 级,肌张力正常,步态正常,肢体无不自主运动;腱反射四肢对称存在,双侧巴宾斯基征阴性。患者用手触摸其下巴及手掌按压颌下部时口周不自主运动明显缓解。

> **思考 1** 口周的不自主运动需考虑哪些疾病范畴?
>
> 大脑皮质运动区及其下行纤维、基底节、脑干、小脑、脊髓、周围神经以及肌肉各部的病变均可引起不自主运动。不自主运动可因生理或精神因素引起,但大多为器质性病变所致,主要见于感染、中毒、变性、遗传和家族性发育异常等疾病,也可见于脑血管病、外伤、肿瘤等。该患者病程较长,非急性发病,有特定动作缓解现象,首先要考虑锥体外系疾病,尤其是肌张力障碍相关疾病,需完善相关检查,待进一步明确诊断。

(三)入院辅助检查

1. **血常规、尿常规、肝功能、肾功能、电解质、血脂相关检查、凝血功能、自身抗体、铜蓝蛋白** 正常。
2. **常规心电图** 正常。
3. **脑电图** 正常。
4. **头颅 MRI** 未见明显异常。

二、病例分析

(一)病例特点

1. 患者老年女性,慢性病程。
2. 主要表现为不自主努嘴,逐渐加重,出现咀嚼困难,伸舌张口困难,触摸下巴、压迫颌下部症状能明显缓解,紧张、讲话、咀嚼时加重,休息时减轻。
3. 查体可见不自主努嘴、咧嘴,伸舌张口困难,四肢肌力 5 级,肌张力正常,无不自主运动。
4. 血液学、脑电图、头颅 MRI 均未见明显异常。

(二)诊断及诊断依据

1. 诊断

【定位诊断】患者的临床症状主要表现为口周肌肉不自主运动,其余的神经系统查体未及明显阳性体征。锥体外系涉及结构较复杂,涉及脑内许多结构,包括大脑皮质、纹状体、背侧丘脑、底丘脑、中脑顶盖、红核、黑质、脑桥核、前庭核、小脑和脑干网状结构等,主要为随意运动做准备、调节肌张力、维持躯体的运动姿势,与不随意运动有关,总体来说可以概括为肌张力增高-运动减少症候群和肌张力减低-运动增多症候群两大类。因此该患者定位于锥体外系。

【定性诊断】患者口周肌肉的持续性不自主运动,排除继发原因,结合临床受累为口周,考虑为局灶性肌张力障碍。

2. 诊断及依据 患者存在口面部肌肉不规则收缩,存在感觉诡计(Tricks 现象:患者不自主努嘴、咧嘴在触摸下巴、压迫颌下部时能明显缓解),并且排除了其他继发性原因,诊断考虑梅热综合征

（Meige's syndrome）。

3. **入院诊断** 梅热综合征。

（三）鉴别诊断

1. **特发性面肌痉挛** 面肌痉挛与梅热综合征是不同的两种疾病。面肌痉挛表现为阵发性单侧面肌的不自主抽搐，即一种间歇、不随意、不规则的阵发样面部肌肉收缩。大多数限于一侧，常发于眼睑，可波及面部肌肉，发作严重者终日抽搐不停。常在疲倦、精神紧张、自主运动时加剧。1次抽搐短则数秒，长可至10分钟，间歇期长短不定。不少患者于抽搐时伴有面部轻度疼痛，一些患者可伴有同侧头痛、耳鸣。双侧面肌痉挛更需要与梅热综合征鉴别，一般情况下前者异常肌反应呈阳性。

2. **布鲁热综合征** 布鲁热综合征有张大口症状，在肌张力障碍发作间歇期阵发性呼吸深快，同时伴发眼球震颤，其发病部位定位在丘脑。

3. **重症肌无力** 梅热综合征与重症肌无力均有睁眼困难症状，但后者为提上睑肌肌力异常，常有晨轻暮重现象，新斯的明试验阳性；而前者为眼轮匝肌阵发性挛缩或强直性收缩导致的眼睑闭合，提上睑肌肌力正常。

4. **抽动秽语（综合征）** 抽动一般首发于面部，表现为眼和面肌迅速、反复不规则抽动，如眨眼、鼻子抽动、扮鬼脸，以后出现其他部位的运动性抽动，如甩头、点头、颈部快速而短促伸展、耸肩，症状可逐渐向上肢、躯干或下肢发展，出现肢体或躯干短暂的、暴发性的不自主运动，如上肢投掷运动、踢腿、下跪、屈膝、顿足或躯干弯曲、扭转动作等。时常在抽动时不自主发声，呈现为咒骂状。易与梅热综合征鉴别。

> **思考2** 面肌痉挛和梅热综合征都存在眼睑抽搐，两者的病因是否相同？
> 面肌痉挛发生的原因之一是高血压。理论上高血压导致动脉硬化促进血管扩张，这是大多数患者眼睑抽搐的根本原因。而梅热综合征本质上是一种肌张力障碍，可能与早期出现并持续发展的多巴胺/胆碱信号失衡有关。

三、治疗

考虑患者曾进行药物治疗，效果欠佳，因此患者入院后，在肌电图引导下予A型肉毒毒素多点注射治疗，总剂量100U，注射部位为双侧翼内肌、翼外肌、二腹肌及下颌下肌等肌群。治疗1周开始患者自觉症状开始改善，3周时症状基本缓解，偶有咀嚼无力感，6周时症状完全消失，无力感也消失，疗效持续约4个月，患者逐渐再次出现不自主努嘴、咧嘴的症状，但较前明显减轻，自诉可忍受，告知患者必要时可再次行A型肉毒毒素注射治疗。

> **思考3** 梅热综合征的治疗方法有哪些？可以根治吗？
> 梅热综合征的治疗有口服药物治疗、肉毒毒素注射治疗、手术治疗等。目前尚无根治治疗方法，临床以对症治疗、提高生活质量为主要目的。

四、问题与展望

（一）梅热综合征临床表现类型有哪些？病因是什么？

1. **梅热综合征临床表现** 梅热综合征可以分为以下4型：

（1）眼睑痉挛型：表现为眼睑持续或阵发的强直性痉挛。双侧眼睑痉挛是梅热综合征最常见的临床表现，影响患者工作、阅读、行走、社交，甚至可导致功能性"失明"。眼肌受累者在发展为典型的眼睑痉挛前常出现眼睑刺激感、畏光、瞬目频繁、眼干。眼睑痉挛多在强光刺激、注视、阅读、紧张、驾驶时加重；在触摸眶周、唱歌、说话、休息、打哈欠时减轻，被称为"感觉诡计"。

（2）眼睑痉挛合并口下颌肌张力障碍型：表现为眼睑痉挛和口唇、下颌肌肉的不自主收缩，此型亦被称为梅热综合征的完全型。随着时间的推移，眼睑痉挛可波及下面部和咀嚼肌，表现为缩唇、咀嚼、推挤下颌、鬼脸、张口闭口、磨牙、吞咽困难、构音障碍。咬牙签、触摸下巴、嘴唇、枕后，嚼口香糖等动作可以缓解。

（3）口下颌肌张力障碍型：仅表现为口唇、下颌、颜面部肌肉的不自主收缩，而无眼睑痉挛。

（4）其他型：在以上 3 型的基础上合并颈部肌肉的痉挛。

2. 梅热综合征病因　梅热综合征可能与早期出现并持续发展的多巴胺 / 胆碱信号失衡有关。目前关于肌张力障碍疾病的病理生理机制研究主要存在以下 3 种学说：①中枢神经系统不同水平的抑制缺失导致患者运动过度。其中，脊髓、脑干、基底核和大脑皮质均可出现这种抑制能力的改变。肌张力障碍患者直接通路过度兴奋，纹状体通过其到达苍白球的抑制性输出增强，导致苍白球平均放电率降低、输出减少，皮质运动功能过度易化，进而出现运动过度现象。②丘系感觉运动整合路径存在错误加工现象。肌张力障碍患者常出现"感觉诡计"，即轻触身体特定部位可改善肌肉痉挛症状，表明感觉传入信息可影响运动调节功能。③神经可塑性存在异常。在运动记忆形成的过程中，稳态调节机制可微调皮质可塑性水平以减少后续运动之间的行为干扰，从而避免巩固多余的运动组合。当这个过程出错时，会导致多余的肌肉兴奋异常运动记忆被巩固，最终出现明显的肌张力障碍。此外，药物、头部创伤、核黄疸、脑血管意外、脑积水、双侧丘脑切除、脑炎后、脑缺氧、遗传易感性等因素也可能与本病的发生有关。

（二）梅热综合征的治疗方法有哪些?

除肉毒毒素注射外，还包括口服药物、手术等。原则上一般对早期患者首先采取口服药物治疗，并可结合局部注射治疗；对病程较长、局部注射治疗效果不佳、患者日常生活明显受到影响者，可考虑手术治疗，国际上多选择苍白球内侧部作为手术靶点。方法的选择建议逐步升级，循序渐进。

1. 口服药物治疗　口服药物可用于治疗各种类型梅热综合征，对眼睑痉挛的疗效优于对口下颌肌张力障碍的疗效。药物包括：①多巴胺受体拮抗剂，如氟哌啶醇、盐酸硫必利、肌苷等；②γ- 氨基丁酸类药，如阿普唑仑、丙戊酸钠等；③抗胆碱能药，如苯海索等；④安定类药，如地西泮、氯硝西泮等；⑤抗抑郁药，如阿米替林、阿普唑仑、舍曲林等；⑥其他药物：如 γ- 氨基丁酸受体激动剂巴氯芬，抗癫痫药物托吡酯、左乙拉西坦、中医中药等。个案报道和小样本研究结果显示，口服上述药物治疗对部分梅热综合征患者有效。临床可尝试应用上述药物，从小剂量起始，也可联合应用不同种类的药物。

2. A 型肉毒毒素（BTX-A）局部注射治疗　BTX-A 注射可以与口服药物同时进行，也可以在口服药物疗效不满意时选用。该方法对眼睑痉挛的疗效优于对口下颌肌张力障碍的疗效。同样该方法的不良反应包括注射局部组织肿胀、面瘫、眼睑下垂等；症状缓解一般持续 3~6 个月；患者需要反复注射，但多次注射可产生耐药性。

3. 外科手术治疗　深部脑电刺激术（deep brain stimulation, DBS）：DBS 是随着立体定向技术的发展应运而生的一种新型治疗梅热综合征的方法。对于口服和 / 或注射药物疗效不满意或对药物不良反应不耐受、症状较重影响日常生活的患者，DBS 具有微创、可逆、可调控、个性化特征。国际上多采用苍白球内侧部为治疗靶点，但缺点是手术费用高，存在①手术相关并发症，包括术后早期癫痫发作和精神异常、电极移位、脑出血、切口感染、脑脊液漏等；②设备相关并发症，包括电极导线断裂等，尤其对于累及颈部的肌张力障碍患者，术中要妥善固定电极和延长导线连接头，建议使用钛片压紧；③与刺激相关的并发症，包括感觉异常、肌肉抽搐、头晕、视幻觉、发音困难、异动症等，通常通过程序性控制可消除或得到缓解。

（毛成洁　刘春风）

参 考 文 献

[1] Scarduzio M, Zimmerman C N, Jaunarajs K L, et al. Strength of cholinergic tone dictates the polarity of dopamine D2 receptor modulation of striatal cholinergic interneuron excitability in DYT1 dystonia. Exp Neurol, 2017, 295: 162-175.

[2] 中华医学会眼科学分会神经眼科学组. 我国 Meige 综合征诊断和治疗专家共识（2018 年）. 中华眼科杂志, 2018（2）: 93-96.

[3] Pandey S, Sharma S. Meige's syndrome: History, epidemiology, clinical features, pathogenesis and treatment. J Neurol Sci, 2017, 372: 162-170.

[4] 彭彬, 张申起, 董红娟, 等. 面肌痉挛的过去、今天和明天. 神经损伤与功能重建, 2017, 12（4）: 346-349.

病例38 获得性肌张力障碍相关震颤

一、病历资料

（一）病史

患者男性, 22 岁, 因"头部不自主抖动 10 个月余"就诊。

患者 11 个月前遭遇车祸, 当时仅有皮外伤, 未见明显骨折及脑出血。1 个月后出现头部不自主抖动, 表现为左右摇晃, 平卧时晃动有所好转, 但抖动不会消失, 紧张时加重。曾就诊多家医院, 行头颅 MRI 及颈椎 MRI 均未见明显异常, 考虑"震颤待查", 曾给予阿罗洛尔、普萘洛尔、托吡酯、多巴丝肼、苯海索均无改善, 给予氯硝西泮 0.5mg 口服, 每日 3 次, 稍有改善, 但效果不满意。发病以来, 行走如常, 饮食可, 两便正常, 因长期四处就医, 症状无明显改善, 影响日常工作及生活, 有轻微焦虑情绪。

既往体健, 否认手术史及特殊病史, 既往足月顺产, 无缺氧史, 否认脑炎病史。

> **思考 1　震颤问诊注意点?**
>
> 在对表现为震颤的患者中, 尤其是头部震颤的患者, 需要注意震颤频率, 加重缓解因素, 动作性、静止性或任务相关性, 另外还需要注意发病年龄、用药史, 是否伴随有其他神经系统症状。同时注意是否存在感觉诡计、零点效应、镜像现象等特征。

（二）体格检查

体温: 36.5℃, 脉搏: 70 次/min, 呼吸: 19 次/min, 血压: 140/80mmHg, 心肺腹查体阴性。

神经系统查体: 神志清, 高级智能正常, 头部不自主左右晃动, 频率 6~8Hz, 双侧头夹肌、颈夹肌、胸锁乳突肌肥厚, 四肢肌张力正常, 肌力 5 级, 肌张力正常, 共济检查阴性, 无肢体不自主运动。行走时头部仍有左右晃动, 其余行走动作步态正常。双侧病理征未引出, 脑膜刺激征阴性。

> **思考 2　有震颤患者, 体格检查有哪些需要特别注意的内容?**
>
> 在对表现为震颤的患者中, 让患者执行简单的认知任务（如从 100 倒数）可引出轻微震颤; 要求患者手画螺旋, 画出小螺旋的是 PD, 越画越差的为动作性震颤; 让患者写字观察是否手抖及字体大小; 让患者做一些复杂动作, 一些与肌张力障碍异常姿势相关的震颤在特定的姿势或动作时出现。同时注意确定是否有其他锥体外系体征（肌张力增高、运动缓慢）、眼球震颤、眼球活动障碍; 检查足部腱反射和感觉来筛查周围神经病; 观察患者行走的步态, 如迈步时上臂摆动减少（PD）、共济失调（小脑病变）和足下垂（周围神经病）, 有助于锚定震颤病因。

（三）入院辅助检查

1. **血常规、尿常规、凝血功能、肝功能、肾功能、电解质、铜蓝蛋白**　正常范围。

2. **头颈 MRI**　MRI 平扫未见脑实质明显异常。

3. **肌电图**　双侧头夹肌、颈夹肌、胸锁乳突肌肥厚可及 6~8Hz 阵发性强直放电（图 2-4-1）。

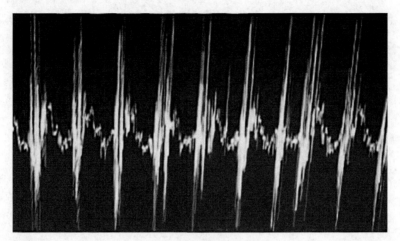

图 2-4-1　患者肌电图

患者行 A 型肉毒毒素注射治疗前表现为与震颤频率相同步的双侧颈夹肌的不自主强直放电。

> **思考3**　患者必须行头颅 MRI 检查吗？
> 　　虽然常规头颅 MRI 在一些伴有震颤的疾病中［如 ET（原发性震颤）、PD］无明显异常表现，但一些颅内疾病同样可以引起震颤，如 Holmes 震颤、小脑性震颤等。因此，对于有震颤的患者，建议常规行头颅 MRI 检查。

二、病例分析

（一）病例特点

1. 青年男性、亚急性病程。

2. 患者 11 个月前车祸后出现头部不自主左右晃动，当时无骨折及颅内病变，平卧后好转，紧张时加重。

3. 既往无类似发作史，亦无脑外伤脑炎病史，顺产，无缺氧。

4. 体格检查提示头部不自主左右晃动，双侧头夹肌、颈夹肌、胸锁乳突肌肥厚。

5. 肌电图示双侧头夹肌、颈夹肌、胸锁乳突肌肥厚可及 6~8Hz 阵发性强直放电。

（二）诊断及诊断依据

1. **诊断**

【定位诊断】患者青年男性，主要表现为头部不自主抖动为主的运动过多，其余的神经系统查体未及明显阳性体征，因此定位考虑锥体外系。

【定性诊断】患者亚急性起病，车祸后引起，表现为头部不自主左右晃动，呈 "摇头样 -no" 震颤，肌电图呈现受累肌肉阵发性强直放电收缩，定性考虑为局灶性肌张力障碍。

2. **诊断依据**　根据患者亚急性起病，车祸后引起，表现为头部不自主左右晃动，呈 "no" 样，体检示双侧头夹肌、颈夹肌、胸锁乳突肌肥厚，肌电图进一步提示与晃动频率同步的阵发性强直放电。且此患者无其他神经系统受损体征，排除遗传性及神经系统病因后，考虑为获得性肌张力障碍相关震颤，诱因为车祸。

3. **入院诊断** 获得性肌张力障碍相关震颤。

思考4 对于该患者,如何确定诊断,作为肌张力障碍震颤有何特殊之处?

传统肌张力障碍定义为一种间歇性或持续性肌肉痉挛性收缩所导致的重复异常运动、姿势异常或两者均有的运动障碍疾病。主要特征为模式化的扭转样不自主异常运动,可伴震颤,伴肌肉活动的过度/溢出。其他特征包括①任务特异性:某些主动运动诱发或加重;可存在缓慢技巧;某些活动或某些部位触摸改善症状;②零点效应:某一种姿势或状态,肌张力暂时消失或明显缓解;③镜像现象:正常侧随意运动时可诱发患侧肌张力障碍。因此,早期患者就诊时考虑"震颤",并且使用了一些治疗原发性震颤相关的药物,但是治疗效果差,这就提醒临床医生需要重新考虑诊断的正确性。

2018年国际帕金森及运动障碍协会工作组关于震颤分类的共识声明中指出,一般原发性震颤患者表现为"点头样-yes"震颤,而肌张力障碍相关震颤,表现为"摇头样-no"震颤,这也是这个患者"震颤"的突出要点,也提醒临床医生需要考虑是否为肌张力障碍相关震颤,结合体检发现颈部肌肉的肥厚及肌电图的结果,进一步要求临床医生需要是否考虑为肌张力障碍相关震颤。

(三)鉴别诊断

1. **原发性震颤** 原发性震颤可始于任何年龄,平均发病年龄45岁,患病率随年龄增长而增加。可以散发或常染色体显性遗传,男女发病率基本相同。一般有家族史,典型原发性震颤病程很长,对日常生活无严重影响,但随着年龄增加,震颤幅度会逐渐增大,并影响社会活动和生活能力,包括书写、饮水、进食、穿衣、言语和操作,震颤频率(8~10Hz)一般为动作性和姿势性震颤,少量饮酒后原发性震颤症状可适当改善。

2. **帕金森病** 一般多见于老年人,典型帕金森病震颤是单侧、不对称性上肢静止性震颤,频率(3~4Hz)显著低于多数原发性震颤,中等强度,常见搓丸样动作,再现性震颤也是其特征性表现(在执行认知任务或行走时增加,手臂伸出后震颤很快消失,但数秒后再次出现)。临床患者除震颤外,帕金森病还有运动迟缓、强直和姿势不稳等特征性表现。另外还有一些典型非运动症状的表现,如便秘、嗅觉减退、快动眼睡眠行为异常等。

3. **生理性震颤** 正常情况下仅在维持某种姿势时出现,在某些情况如焦虑、紧张、恐惧、低血糖或使用特殊药物时,可加重并成为一种症状,频率为6~12Hz,一般有相应的心理或病史特点,去除触发因素症状即可消失。

4. **药源性震颤** 药源性震颤通常是姿势性震颤,危险因素为老年人和多药联用。诱发震颤的药物包括β受体激动剂、茶碱、抗抑郁药物、锂、甲状腺素和胺碘酮等,还有一些与生活方式相关,如咖啡因和酒精等。丙戊酸钠常引起原发性震颤样震颤,也可出现静止性震颤。阻断或抑制多巴胺能药物也可引起静止性震颤及其他帕金森病相关症状,这些药物包括抗精神病药物(氟哌啶醇、氟哌噻醇、喹硫平、利培酮、奥氮平)、止吐药(甲氧氯普胺)、多巴胺耗竭剂丁苯那嗪以及钙通道阻滞剂(桂利嗪和氟桂利嗪)。应仔细询问患者用药史,尤其要询问近期是否加量对诊断药源性病史有益。

5. **心因性震颤** 心因性震颤并不少见,可为静止性、姿势性或动作性,也可三者共存。鉴别心因性与器质性震颤的关键在于心因性震颤的振幅、频率具有可变性。震颤在体检时常加重,而分散注意力后可减轻,且常有其他"非器质性"神经体征,如后退无力、自主运动缓慢等。

思考5 震颤频率是否有助于疾病的指向性?

震颤频率对于疾病的指向性参见表 2-4-1。

表 2-4-1 震颤频率对于疾病的指向性

频率	震颤类型
非常慢(2~5Hz)	红核震颤
慢(4~6Hz)	帕金森病震颤
中等(4~12Hz)	特发性震颤
快(7~12Hz)	生理性或增强的生理性震颤
非常快(14~18Hz)	直立性震颤
频率变化	精神性震颤

三、治疗经过

1. 目前对于肌张力障碍主要治疗手段有病因治疗、对症治疗,包括药物治疗、肉毒毒素治疗、深部脑电刺激(DBS)手术治疗三种主要治疗手段,同时可辅以康复治疗等措施。口服药物有抗胆碱能药物、抗多巴胺能药物、多巴胺受体激动剂、γ-氨基丁酸能激动剂、苯二氮䓬类、抗癫痫药物等。肉毒毒素注射有一些注射相关不良反应,且需要反复注射。DBS手术价格昂贵,且有一些手术相关不良反应。

2. 考虑到患者药物反应差,家庭经济条件等一些原因后,给予患者在肌电图引导下行肉毒毒素注射治疗,同时建议逐渐加大氯硝西泮剂量 1mg 口服,每日 3 次,1 个月后随访,患者症状明显减轻,抖动几乎消失,只有在紧张时略有抖动。

3. 肉毒毒素治疗的有效性更加支持了该患者的"震颤"为"肌张力障碍相关震颤"。

四、讨论和展望

(一)震颤的诊断流程?

震颤的诊断流程见图 2-4-2。

(二)DBS 用于治疗肌张力障碍有哪些适应证?

《肌张力障碍脑深部电刺激疗法中国专家共识》归纳总结了肌张力障碍 DBS 疗法的适应证主要有:

1. 口服药物和肉毒毒素等非手术疗法无法有效改善致残性运动症状、日常生活能力和剧痛的单纯型(特发性或遗传性)全身性肌张力障碍、单纯型(特发性或遗传性)节段性肌张力障碍。

2. 口服药物和肉毒毒素等非手术疗法治疗无法有效改善致残性运动症状、日常生活能力的单纯型(特发性或遗传性)局灶性肌张力障碍(如颈部肌张力障碍、口下颌肌张力障碍、书写痉挛等)。

3. 对于诊断明确的 DYT1 全身性、节段性肌张力障碍可以首先考虑 DBS。

4. 部分非手术治疗效果不佳的中重度获得性肌张力障碍,主要指药物迟发性全身性、节段性、局灶性肌张力障碍。

5. 部分非手术药物治疗效果不佳,以肌张力障碍(全身型、节段型、局灶型)为突出表现伴或不伴其他运动障碍疾病症状的神经系统变性疾病可以谨慎尝试 DBS,如脑铁沉积的神经变性病、棘红细胞病等。

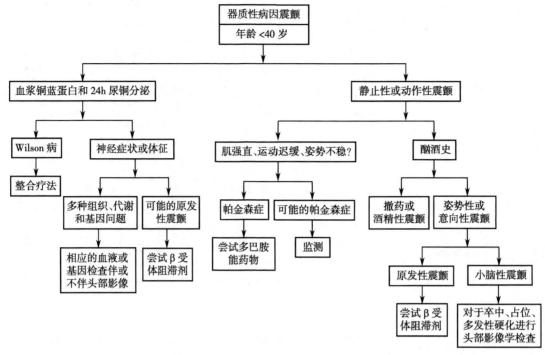

图 2-4-2　震颤诊断流程图

（毛成洁　刘春风）

参 考 文 献

［1］Bhatia K P, Bain P, Bajaj N, et al. Consensus Statement on the classification of tremors. from the task force on tremor of the International Parkinson and Movement Disorder Society. Mov Disord, 2018, 33（1）: 75-87.

［2］马俊, 王琳, 万新华. 肌张力障碍基于临床特征分类的遗传学进展. 中华神经科杂志, 2018, 51（10）: 839-845.

［3］万新华. 临床实践中肌张力障碍的诊治难点. 中华神经科杂志, 2013, 46（3）: 145-147.

［4］胡兴越, 王莉, 蔡华英. 肌张力障碍的诊断与治疗策略. 浙江医学, 2019, 41（14）: 1457-1460.

［5］中国医师协会神经外科医师分会功能神经外科专家委员会, 中华医学会神经外科学分会功能神经外科学组, 中国医师协会神经调控专业委员会, 等. 肌张力障碍脑深部电刺激疗法中国专家共识. 中华神经外科杂志, 2018（6）: 541-545.

病例39 斜颈

一、病历资料

（一）病史

患者女性, 29 岁, 因"头颈不自主向左扭动 1 个月"就诊。

患者 1 个月前无明显诱因下出现头颈部向左扭转, 逐渐加重, 无肢体麻木乏力, 无头痛, 无恶心呕吐。20 天前患者头颈部向左扭动进一步加重, 伴明显颈部及肩背部疼痛, 情绪激动紧张时症状加重, 放松睡眠时症状减轻。起病来, 患者饮食、睡眠、大小便良好。否认不良情绪刺激史。

既往体健, 否认高血压、糖尿病、冠心病等慢性病史, 否认肝炎、结核等传染病史, 否认重大手术及外伤史, 否认脑炎病史, 否认输血史, 否认食物药物过敏史。无吸烟、饮酒史。无明确家族遗传病史。

（二）体格检查

体温: 36.2℃, 脉搏: 76 次 /min, 呼吸: 18 次 /min, 血压: 112/67mmHg, 心肺腹查体阴性。

神经系统查体：神志清，头颈向左侧偏斜，无明显屈颈及头部后仰，右侧胸锁乳突肌痉挛性紧张，较左侧明显肥厚，行走时头偏向左侧。其余神经系统查体无阳性体征。

> **思考 1　斜颈体格检查中的注意事项有哪些？**
>
> 在对有斜颈的患者体格检查过程中，需要注意患者是否存在颈部前屈及后仰，一般以双侧外耳和下颌三点相连组成的正中冠状面为准。斜颈面向前倾称前屈型斜颈；该面向后仰称后仰型斜颈；颈部肌肉痉挛无规律，头颈姿态多变称为混合型斜颈。

（三）入院辅助检查

1. **血常规、凝血功能、肝功能、肾功能、电解质、血脂、铜蓝蛋白、甲状腺功能、自身抗体**　正常范围。
2. **头颅 MRI、颈椎 MRI**　未见明显异常。
3. **脑电图**　正常范围脑电图。

二、病例分析

（一）病例特点

1. 患者青年女性，亚急性病程。
2. 1 个月前无明显诱因下出现头颈部向左扭转，否认外伤情绪等原因，伴明显颈部及肩背部疼痛，左手触碰左颈部时症状能减轻，情绪激动紧张时症状加重，放松睡眠时症状减轻。否认外伤情绪诱因等。
3. 查体可见头颈部向左扭转，无明显屈颈及头部后仰，右侧胸锁乳突肌痉挛性紧张。
4. 头颈椎 MRI 平扫未见明显异常。

> **思考 2　斜颈还有哪些临床表现？**
>
> 颈肌疼痛在斜颈较为常见。疼痛既可作为颈部姿势异常的伴随症状出现；也可作为斜颈的前驱症状，在颈部姿势异常前出现。疼痛通常累及颈肩区域，持续或间断性，可放射至受累肌肉对侧。肉毒毒素注射后疼痛可以明显缓解。斜颈根据临床表现可分为①旋转型：即头绕身体纵轴不自主向一侧旋转。根据头与纵轴有无倾斜又可以分为水平旋转、后仰旋转和前屈旋转 3 种亚型。旋转型是本病最常见的一种类型。此外根据肌肉收缩情况，又可分为颈肌痉挛和阵挛 2 种。②后仰型：即头部不自主后仰，面部朝天。③前屈型：即头部不自主向胸前屈曲。④侧倾型：即头部偏离纵轴不自主向左或右倾斜，严重者耳、颞部与肩膀靠近，常伴同侧肩膀上抬现象。多数斜颈患者临床表现为多种类型异常姿势组合。

（二）诊断及诊断依据

1. 诊断

【定位诊断】患者青年女性，主要表现为头颈部肌肉间断不自主收缩，导致颈部向左扭曲、歪斜、姿势异常，其余的神经系统查体未及明显阳性体征，因此定位考虑锥体外系。

【定性诊断】表现为头颈部肌肉间断不自主收缩，在运动或情绪激动、焦虑时加重，安静时减轻，睡眠中消失，因此定性考虑是颈部局灶性肌张力障碍。

2. 诊断依据

患者无明显诱因下出现头颈部向左扭转，伴明显颈部及肩背部疼痛，情绪激动紧张时症状加重，放松睡眠时症状减轻，左手触碰左颈部时症状能减轻（感觉诡计）。否认外伤情绪诱因等，排除继发性原因，考虑斜颈（水平旋转型）。

3. 入院诊断 斜颈(水平旋转型)。

思考3 斜颈有"感觉诡计"吗？

多种因素可加重或缓解斜颈的症状,通常精神压力、疲劳、紧张、应激可加重症状,而放松、睡眠、"感觉诡计(sensory trick)"可使症状减轻。存在"感觉诡计"是斜颈的临床特征之一,即用手或物品碰触头面部、颈部等相应部位可使斜颈减轻的现象。

(三)鉴别诊断

1. 癔症性斜颈 常突发起病,有致病的精神因素,头部及颈部活动呈多变性。与感觉不适同时出现,无感觉诡计,经暗示治疗后可好转。

2. 继发性斜颈 有明确的病因,如脑外伤、颅内感染、毒物接触等。多起病突然,病程进展迅速。除颈部肌张力障碍外常伴随有其他神经系统体征。

3. 全身性肌张力障碍 斜颈可以为全身肌张力障碍的初始表现,也可以为全身性肌张力障碍的一部分,根据疾病的转归和症状的广泛性可以与其区别。

4. 其他 包括颈椎病、关节炎、先天性颈肌力量不对称、帕金森病、颞下颌关节综合征等。

三、治疗经过

患者入院后,曾给予巴氯酚、地西泮治疗,嗜睡明显,予苯海索治疗后口干明显,但口服药物治疗效果均欠佳。与患者充分沟通A型肉毒毒素的作用时间、有效率、局部不良反应,需重复治疗等情况后,患者决定接受A型肉毒毒素治疗。后给予患者颈夹肌、左侧胸锁乳突肌、前中斜角肌等颈部肌群多点"A型肉毒毒素"注射治疗,注射总量200U。

思考4 斜颈可以出现颈部以外肌肉受累吗？

约20%的患者病程中可出现颈部以外肌肉受累,如合并口下颌张力障碍、眼睑痉挛、书写痉挛、全身性肌张力障碍,发病年龄越小,病情进展出现颈外肌肉受累的可能性越大。一项随访7.7年的研究显示,约1/3的斜颈患者进展为节段性肌张力障碍,累及部位依次为双臂(16.7%)、下颌(11.1%)、躯干(6.9%)。约1/3斜颈患者合并姿势性震颤(肌张力障碍性震颤)。

四、问题与展望

斜颈有哪些治疗方法,各自优缺点？

1. 口服药物 抗胆碱能药物、抗多巴胺能药物、多巴胺受体激动剂、γ- 氨基丁酸能激动剂、苯二氮䓬类、抗癫痫药物等可用于斜颈的治疗。有研究显示,在早期给予小剂量地西泮、巴氯芬、抗胆碱能药物可改善斜颈症状。但长期大量应用以上药物可导致众多不良反应,包括智能减退、口感、困倦、排尿困难等。一般而言,口服药物改善症状的作用程度有限,持续时间短暂,疗效欠佳。

2. 肉毒毒素注射 A型肉毒毒素用于治疗斜颈具有起效快、作用时间长、有效率高、局部不良反应轻微、重复治疗效果良好等优点,是目前治疗斜颈的首选方法。多数研究显示有效率达90%~95%。部分患者在单次治疗后可获数年、甚至10余年的症状缓解。常见不良反应有吞咽困难、颈部无力和注射部位疼痛;少见不良反应包括头晕、口感、流感样症候群、全身无力和发音困难等。少数可产生抗体,疗效减退。通过肌电图引导选择靶肌肉有助于提高斜颈的疗效。重复注射间期应不短于3个月,以免增加抗体形成的风险。肉毒毒素治疗可与口服药物、心理治疗、物理康复治疗和外科手术联合应用,以最大程度地改善运动功能、提高生活质量。

3. 外科治疗　斜颈的外科治疗包括选择性周围神经切断术、痉挛肌肉切除术、深部脑电刺激（DBS）等。

（1）选择性周围神经切断术：选择性周围神经切断术在外科治疗斜颈中应用较多，方法为选择性切断支配痉挛肌肉的神经，使该肌肉去除神经支配，从而缓解肌肉紧张。据报道该手术可使约 88% 的患者显著缓解症状，主要不良反应为去除神经支配区域的感觉丧失、麻木、神经源性疼痛和吞咽困难。由于研究中受试者随访时间、疗效评估方法及手术方式差异较大，有效性有待评估。

（2）痉挛肌肉切除术：选择性地痉挛肌肉离断可部分改善斜颈症状，但术后复发率高，加之局部解剖发生变化，瘢痕组织形成，会对下一步治疗造成一定困难。

（3）DBS：DBS 是近年来治疗肌张力障碍的一个热点，可有效治疗全身性肌张力障碍和头颈部肌张力障碍，主要用于药物治疗反应不佳或肉毒毒素注射无效者。据报道 DBS 治疗斜颈长期有效。

斜颈是临床上成人肌张力障碍的最常见形式，多于青壮年发病。发病机制与遗传易感性及皮质可塑性应答过程异常有关，目前尚无根治方法，A 型肉毒毒素注射治疗是目前治疗痉挛型斜颈的首选，综合口服药物、康复理疗手段，必要时采用脑 DBS 治疗，可明显改善斜颈的预后，提高劳动能力及生活质量。

（毛成洁　刘春风）

参 考 文 献

［1］马凌燕,万新华 . 痉挛性斜颈及其诊疗 . 协和医学杂志, 2012, 3（3）: 332-336.

［2］肉毒毒素治疗应用专家组,中华医学会神经病学分会帕金森病及运动障碍学组 . 中国肉毒毒素治疗应用专家共识 . 中华神经科杂志, 2018, 51（10）: 779-786.

［3］Shaikh A G, Zee D S, Crawford J D, et al. Cervical dystonia: a neural integrator disorder. Brain, 2016, 139（Pt 10）: 2590-2599.

［4］Jahanshahi M, Marion M H, Marsden C D. Natural history of adult-onset idiopathic torticollis. Arch Neurol, 1990, 47（5）: 548-552.

病例40　多巴胺反应性肌张力障碍

一、病历资料

（一）病史

患者女性, 25 岁,因"行走姿势步态异常 16 年"就诊。

9 岁行走时出现左足内翻。十几岁时累及双足。走路姿势明显异常,有头后仰动作,迈步时感到紧张恐惧,害怕摔倒,但从未摔倒过,症状在上午晨起后、午睡后好转,在夜晚或光线不好的地方加重。平卧睡眠时消失。曾被诊断为"先天性畸形""痉挛性截瘫",对症治疗后无好转。

否认家族史及特殊疾病史。否认父母近亲结婚病史。

（二）体格检查

体温: 36.3℃,脉搏: 80 次 /min,呼吸: 16 次 /min,血压: 123/78mmHg,心肺腹查体未见异常。

神经系统查体:神志清楚,查体合作,定向力正常,计算力、理解力、记忆力正常。脑神经检查未见 K-F 环,其他脑神经检查未见异常。左下肢肌张力稍高,右上肢及双下肢肌张力正常,四肢肌力 5 级,双下肢腱反射活跃,双侧踝阵挛未引出,未见明显肌肉萎缩。双侧指鼻试验、跟 - 膝 - 胫试验正常,闭目难立征阴性,双侧病理征阴性。面部及四肢针刺觉对称存在,双侧足趾运动觉、音叉振动觉对称存在。行走时双足内翻,左侧明显,并有头颈部后仰动作。

(三)入院辅助检查

1. **血常规、尿常规、肝功能、肾功能、电解质、心肌酶谱** 未见异常。
2. **肿瘤指标、自身抗体、血管炎相关检查** 未见明显异常。
3. **铜蓝蛋白、血清铜** 正常范围。
4. **头颅及颈椎、胸椎、腰椎 MRI、肌电图** 未见明显异常。

> **思考1** 为什么进行铜蓝蛋白检测?
>
> 儿童青少年起病,表现为锥体外系疾病,需要排除肝豆状核变性可能。少儿期肝豆状核变性往往能发现肌张力改变或病理反射等中枢神经系统阳性体征,再进一步行铜代谢检查,可获得早期诊断和及时治疗,因此需要作为鉴别诊断之一。

二、病例分析

(一)病例特点

1. 青年女性,儿童期发病,慢性病程,身高较矮;否认有家族遗传病史及父母近亲结婚史。
2. 行走姿势步态异常,晨起后、午睡后好转,夜晚或光线不好的地方加重。
3. 行走时出现双足内翻跖屈,并有头颈部后仰动作、左下肢肌张力稍高。
4. 常规血液学及器械检查未见明显异常。

(二)诊断及诊断依据

1. 诊断

【定位诊断】患者青年女性,主要表现为行走姿势步态异常,晨起后、午睡后好转,夜晚或光线不好的地方加重,行走时出现双足内翻跖屈,并有头颈部后仰动作、左下肢肌张力稍高,因此定位锥体外系。

【定性诊断】患者儿童期就发病,病程有 16 年,行走时表现为足内翻,并有头颈部后仰等肌张力障碍等表现,有晨轻暮重现象,因此考虑遗传病。

【病因分型】原发性肌张力障碍。

> **思考2** 肌张力障碍如何分型?
>
> 目前肌张力障碍可根据起病年龄、临床表现、病因、遗传基础、药物反应等因素综合分类。根据年龄发病,早发型≤20 岁,晚发型 >20 岁。根据症状分布分型:局灶型、节段型、多灶型、全身型、偏身型。根据病因分型:原发性或特发性、肌张力障碍叠加、遗传变性病、发作性肌张力障碍、继发性或症状性。

2. 入院诊断 多巴胺反应性肌张力障碍。

> **思考3** 如何确定此病例的原因?
>
> 由于患者儿童期发病,身高较矮,表现为肌张力增高,有行走足内翻、头颈部后仰等肌张力障碍等表现,有晨轻暮重现象,入院实验室及器械检查未见明显异常。考虑遗传病,随着基因诊断技术的发展,下一步我们可以考虑的检查手段是基因检测以明确病因。

3. 进一步检查结果 基因检测结果 *GCH1* 基因 1 号外显子发生突变。

（三）肌张力障碍的鉴别诊断

1. 青少年帕金森病 帕金森病以动作减少及静止性震颤起病,均有肌张力增高,常有表情改变或面具脸。随疾病进展,可出现自主神经功能障碍、精神症状及认知改变,无晨轻暮重现象。PET 显示多巴胺摄取率下降,对小剂量多巴胺制剂反应不敏感。

2. 肝豆状核变性 肝豆状核变性为常染色体隐性遗传的铜代谢障碍性疾病,主要见于青少年,可表现为肌张力障碍、震颤、耸肩、挤眉弄眼、伸舌等症状,但客观检查示血清铜蓝蛋白低、血清铜低、尿铜高及双眼特征性的 K-F 环等可以鉴别。

3. 功能性疾病（如神经症） 症状出现有一些诱因及生活事件,无晨轻暮重及休息和睡眠时症状缓解及消失的特点,部分患者可因劳累、紧张、生气等因素致症状加重,有一些特定的安慰剂反应。

三、诊治经过

（一）肌张力障碍的诊断流程

肌张力障碍的诊断流程,见图 2-4-3。

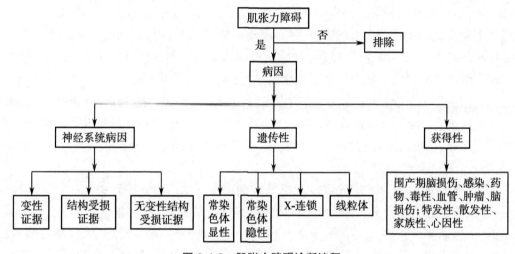

图 2-4-3 肌张力障碍诊断流程

（二）肌张力障碍诊断过程中的注意事项

1. 肌张力障碍的诊断和分类与临床上恰当的处置、预后判断、遗传咨询及其治疗高度相关。

2. 由于缺乏特异性的诊断手段,推荐专家观察意见。转诊给运动障碍病专家可增加诊断的准确性。

3. 神经系统检查仅能临床上鉴别原发性肌张力障碍与肌张力障碍叠加综合征,不能区别遗传变性病和继发性肌张力障碍的不同病因形式。

思考4 多巴胺反应性肌张力障碍诊断标准?

①绝大多数患者在婴儿及儿童期（1~12 岁）起病,女性多见,可有家族遗传史;②表现为肢体的肌张力障碍,尤其常见于下肢,出现行走不稳,缓慢进展为四肢僵硬、活动困难,部分患者有肢体震颤、吞咽困难和言语不清,并可见症状波动的表现;③四肢肌张力齿轮状或铅管样增高,腱反射亢进;④服用小剂量左旋多巴有戏剧性显著疗效,且应用左旋多巴长期治疗无副作用;⑤排除脑瘫、脑炎引起的锥体外系功能障碍及少年型帕金森病等其他锥体外系疾病。

4. 经过基因确诊,考虑患者多巴胺反应性肌张力障碍,给予小剂量多巴丝肼片62.5mg口服,每日3次,患者症状明显缓解,随访2年,未出现开关现象,不需要增加多巴丝肼剂量症状依然控制良好。

> **思考5** 多巴胺反应性肌张力障碍预后如何?
>
> 本病总体预后良好,小剂量左旋多巴1~1.5g/d有显著疗效,且作用持久恒定,对有些延迟至成年才治疗的病例仍有长期疗效。早诊断、早治疗,可避免长期姿势步态异常导致的永久畸形。

四、讨论和展望

(一)肌张力障碍的定义及分类

肌张力障碍(dystonia)最早可追溯到1652年Tulpius对痉挛型斜颈的描述。1911年德国神经病学家Oppenheimsh首次提出变形性肌张力障碍(dystonia musculorum deformans)一词以强调其肌张力变化的特征。但人们也认识到该病尚有异常运动、姿势扭转、逐渐进展等特点,可能是一种遗传性、器质性病变,故Flatau与Sterling建议称之为进行性扭转痉挛(progressive torsion spasm)。肌张力障碍是位列帕金森病、原发性震颤之后的第三大运动障碍疾病,致残率高,严重影响患者的生活质量。

肌张力障碍的定义为一种间歇性或持续性肌肉痉挛性收缩所导致的重复异常运动、姿势异常或两者均有的运动障碍疾病。主要特征为模式化的扭转样不自主异常运动,可伴震颤,伴肌肉活动的过度/溢出。其他特征包括①任务特异性,某些主动运动诱发或加重;②可存在缓慢技巧;③某些活动或某些部位触摸改善症状;④零点效应,某一种姿势或状态,肌张力暂时消失或明显缓解;⑤镜像现象,正常侧随意运动时可诱发患侧肌张力障碍。上述特点均有助于区分肌张力障碍与其他运动障碍表现。

肌张力障碍疾病谱复杂,其临床分类也随着研究的进展和认识的提高而变化。早在1976年,Fahn和Eldridge首次将肌张力障碍分为原发性(有或无遗传性)、继发性(有其他遗传性神经系统疾病或明确病因)和心因性肌张力障碍。Fahn等分别于1987年和1988年提出以发病年龄(早发型≤26岁、晚发型>26岁)、症状分布(局灶性、节段性、多灶性、偏身性、全身性)和病因(原发性肌张力障碍、继发性肌张力障碍、肌张力障碍叠加综合征、遗传变性肌张力障碍、其他神经系统疾病表现)为基础的分类方法。2004年,Bressman将病因分类精简,仅分为原发性(包括常染色体显性遗传性或其他遗传因素导致)和继发性(包括肌张力障碍叠加综合征和变性病相关、病因复杂和/或病因不明、其他获得性肌张力障碍)。2011年,欧洲神经科学协会联盟(EFNS)指南将肌张力障碍根据病因分为原发性(包括单纯原发性、叠加性原发性和发作性原发性肌张力障碍)、遗传变性和继发性(或其他系统性疾病相关)肌张力障碍。随着原发性肌张力障碍遗传因素的阐明,据基因连锁定位的先后顺序,将遗传因素导致的肌张力障碍命名为*DYTn*,目前已明确27种亚型,即*DYT1~27*。

(二)哪些特征提示继发性肌张力障碍?

以下情况提示可能存在继发性肌张力障碍:

1. 起病突然,病程早期进展迅速。
2. 持续性偏身性肌张力障碍。
3. 早期出现固定的姿势异常。
4. 除肌张力障碍外存在其他神经系统体征。
5. 早期出现显著的延髓功能障碍,如构音障碍、口吃和吞咽困难。
6. 混合性运动障碍,即肌张力障碍叠加帕金森病、肌强直、肌阵挛、舞蹈动作及其他运动。

7. 成人单个肢体的进展性肌张力障碍。

8. 成人发病的全身性肌张力障碍。

（三）基因检测在肌张力障碍诊断中的作用

目前发现肌张力障碍相关基因已超过 200 个,其中单纯性肌张力障碍致病基因已明确有 5 个,复合性肌张力障碍致病基因已明确有 10 个。

1. 已明确的单纯性肌张力障碍致病基因包括:*DYTl1*(*TOR1A*)、*DYT6*(*THAP1*)、*DYT24*(*ANO3*)、*DYT25*(*GNAL*)、*DYT28*(*KMT2B*)。其中表现为全身型常见基因的有 *DYT1*、*DYT6*、*DYT28*,表现为局灶型/节段型常见基因的有 *DYT6*、*DYT24*、*DYT25*。

2. 已明确的复合性肌张力障碍致病基因包括:肌张力障碍合并帕金森病致病基因有 *DYT3*(*TAF1*)、*DYT5*[*DYT5a*(*GCH1*)、*DYT5b*(*TH*)、*DYT12*(*ATP1A3*)、*DYT16*(*PRKRA*)],发作性运动障碍基因有 *DYT10*(*PRRT2*)、*DYT8*(*PNKD*)、*DYT18*(*SLC2A1*),肌张力障碍合并肌阵挛致病基因主要有 *DYT11*(*SGCE*)及 *SPR*。

3. 复杂性肌张力障碍的患者,肌张力障碍作为表型之一,经常观察到其他神经系统体征的表型。复杂性肌张力障碍的相关基因异常也可以肌张力障碍为唯一或主要表现,尤其是疾病早期,诊治过程中要警惕这类疾病。相关的致病基因包括:NBIA 的 *PKAN*,SCA(*SCA2*、*SCA3*、*SCA17* 三者最为常见,*SCA1*、*SCA6*、*SCA14*、*SCA8*、*DRPLA* 等)痉挛性截瘫的 *SPG48*(*AP5Z1*)、*SPG35*(*FA2H*)、*SPG*(*B4GALNT1*),棘红细胞病的 VPS13A,亨廷顿病的 *HTT*、类亨廷顿病 2 的 *JPH3*,肝豆状核变性的 *ATP7B*,线粒体病的 mtDNA、核基因,生物素 - 硫胺素反应性基底神经核疾病的 *SLC19A3* 及其他代谢相关的基因等。

临床提示可能与 *DYT* 基因相关肌张力障碍临床线索,包括:早发型,缓慢进展,日间波动性或发作性,首先,受累肢体或躯干的肌张力障碍或全身性肌张力障碍,单纯性肌张力障碍可伴震颤,合并其他运动障碍如肌阵挛、帕金森病等,阳性家族史,多巴丝肼片、卡马西平等疗效良好,无其他运动障碍模式,无其他神经系统和全身系统症状和体征,无中枢神经影像结构异常,不伴有神经系统退行性或其他获得性病变的证据。但肌张力障碍存在基因型与临床表型高度异质性的现象,一种基因异常可表现有不同表型,同一表型又可由许多不同的基因导致。肌张力障碍临床特征分类相关基因如图 2-4-4 所示。

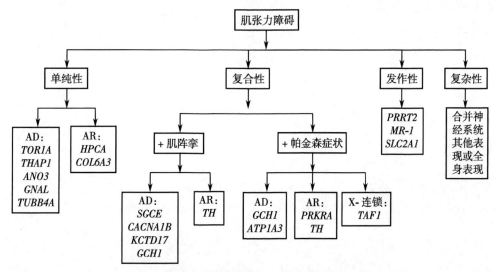

图 2-4-4 基于肌张力障碍临床特征分类的相关基因

AD:常染色体显性遗传;AR:常染色体隐性遗传。

参 考 文 献

［1］Albanese A，Bhatia K，Bressman S B，et al. Phenomenology and classification of dystonia：a consensus update. Mov Disord，2013，28（7）：863-73.

［2］Bhatia K P，Bain P，Bajaj N，et al. Consensus Statement on the classification of tremors. from the task force on tremor of the International Parkinson and Movement Disorder Society. Mov Disord，2018，33（1）：75-87.

［3］马俊，王琳，万新华. 肌张力障碍基于临床特征分类的遗传学进展. 中华神经科杂志，2018，51（10）：839-845.

［4］胡兴越，王莉，蔡华英. 肌张力障碍的诊断与治疗策略. 浙江医学，2019，41（14）：1457-1460.

［5］张媛，杨楠楠，严伟倩，等. 肌张力障碍诊断与治疗研究进展. 中国现代神经疾病杂志，2017，17（1）：18-22.

第三章　周围神经疾病与神经肌肉接头疾病

第一节　急性炎性脱髓鞘性多发神经根神经病

病例 41　急性炎性脱髓鞘性多发性神经根神经病

一、病历资料

（一）病史

患者女性,30 岁,因"四肢麻木无力伴右眼闭合不全 13 天"就诊。

患者于入院前 13 天出现双足麻木伴双足尖上抬困难,未予重视,双下肢麻木逐渐上升至双膝以下。10 天前,患者开始出现双手麻木,且双手持物力弱。上述症状逐渐加重,5 天前患者已无法自行站立、无法穿衣,并出现口角向左侧歪斜,右眼闭合不全,不伴大小便失禁,无呼吸困难,无吞咽困难及饮水呛咳。

患者起病前 1 周有发热伴腹泻病史,予对症治疗后好转。否认高血压、糖尿病、心脏病病史。无吸烟史、饮酒史。无明确家族遗传病史。

（二）体格检查

体温:36.6℃,心率:102 次 /min,呼吸:20 次 /min,血压:120/80mmHg,心肺腹查体阴性。

神经系统查体:神志清楚,言语清楚,高级智能检查正常,双侧瞳孔等大等圆,直径 3mm,对光反射灵敏,眼球各向活动到位。右眼闭合不全,右侧额纹及鼻唇沟变浅,软腭上抬有力,咽反射存在,伸舌居中。四肢肌张力减低,双上肢近端肌力 3 级,远端肌力 4 级,双下肢肌力 3 级,四肢腱反射消失。四肢远端呈手套、袜套样针刺痛觉减退,音叉振动觉、位置觉正常。双侧病理征未引出。

（三）辅助检查

1. 血常规、凝血功能、肝功能、肾功能、电解质、尿常规、TORCH 感染相关指标、肿瘤标志物筛查、甲状腺功能、抗核抗体、抗 ENA 抗体谱、抗中性粒细胞胞质抗体、抗双链 DNA 抗体、抗链球菌溶血素 O、副肿瘤综合征抗体谱　未见异常。

2. 脑脊液检查（病程 13 天）

（1）脑脊液常规:有核细胞计数 $4.0 \times 10^6/L$（$<5.0 \times 10^6/L$）。

（2）脑脊液生化:蛋白 2.1g/L（$<0.5g/L$）,糖、氯化物正常。

（3）脑脊液病毒学、细菌学检测:正常。

> **思考 1**　该患者脑脊液检查结果提示什么?
>
> 此处脑脊液检查提示蛋白 - 细胞分离现象,即脑脊液蛋白含量增高,而白细胞数正常或仅轻度增加的现象,白细胞数一般 $<10 \times 10^6/L$。常见于急性炎性脱髓鞘性多发性神经根神经病或椎管严重梗阻。

3. 神经电生理检查（图 3-1-1）

（1）运动神经传导速度（MCV）：双侧正中神经、尺神经、胫神经及腓总神经运动传导速度明显减慢、末端潜伏期延长；右侧腓总神经远端刺激波幅正常，近端刺激波幅较远端降低 57.6%，考虑存在传导阻滞，其余运动神经波幅正常。

（2）感觉神经传导速度（SCV）：双侧正中神经、尺神经、腓肠神经感觉传导速度减慢。

（3）F 波：双侧尺神经 F 波出现率下降。

（4）针极肌电图：双侧胫前肌及拇短展肌未见失神经改变。

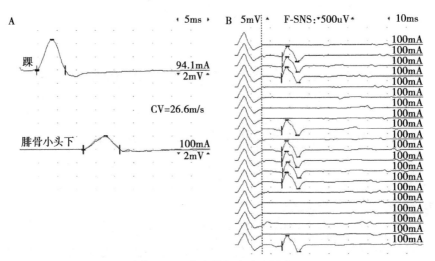

图 3-1-1　患者神经电生理检查

A. 右侧腓神经运动传导速度减慢伴传导阻滞；B. 左侧尺神经 F 波出现率下降。

思考 2　该患者神经电生理检查提示什么？

脱髓鞘的电生理特点包括：运动传导速度减慢、传导阻滞、异常波形离散、远端潜伏期延长、F 波和 H 反射延长或缺如。

该患者的神经电生理检查结果提示运动神经传导阻滞、传导速度减慢、F 波出现率下降。因此，上述神经电生理检查结果提示患者存在周围神经（运动神经）脱髓鞘。

二、病例分析

（一）病例特点

1. 青年女性，急性起病，病前 1 周有胃肠道感染史。
2. 表现为右眼闭合不全，四肢对称性肌无力，由远端向近端发展，同时出现四肢远端麻木感。
3. 神经系统查体示右侧周围性面瘫，四肢对称性弛缓性瘫痪，伴轻度手套 - 袜套样痛觉减退。
4. 脑脊液检查提示脑脊液蛋白 - 细胞分离；神经电生理检查提示周围神经（运动神经）节段性脱髓鞘。

（二）诊断及诊断依据

1. 诊断

【定位诊断】右侧面神经、四肢周围神经（右侧周围性面瘫，四肢对称性弛缓性瘫痪，四肢远端呈手套、袜套样痛觉减退）。

【定性诊断】自身免疫性（青年女性，急性起病，病前有感染史）。

【定因诊断】青年女性，病前有前驱感染史；急性起病，表现为多发性周围神经病；辅助检查提示脑脊液蛋白 - 细胞分离现象，神经电生理检查提示周围神经节段性脱髓鞘。考虑为急性炎性脱髓鞘性多发性神经根神经病。

2. 入院诊断　吉兰 - 巴雷综合征(Guillain-Barrè syndrome,GBS),亚型急性炎性脱髓鞘性多发性神经根神经病(acute inflammatory demyelinating polyneuropathies,AIDP)。

思考 3　AIDP 的神经电生理诊断标准是什么?

运动神经传导测定在 AIDP 的诊断中具有关键性作用。而在 AIDP 的运动神经传导诊断标准中,要求至少有 2 根运动神经存在下述参数中的至少 1 项异常:①远端潜伏期较正常值上限延长 25% 以上;②运动神经传导速度较正常值下限下降 20% 以上;③F 波潜伏期较正常值上限延长 20% 以上和 / 或出现率下降等,F 波异常往往是最早出现的电生理改变;④运动神经部分传导阻滞:周围神经常规测定节段的近端与远端比较,复合肌肉动作电位(compound muscle action potential,CMAP)负相波波幅下降 20% 以上,时限增宽小于 15%;⑤异常波形离散:周围神经常规测定节段的近端与远端比较,CMAP 负相波时限增宽 15% 以上。

除此之外,2019 年《中国吉兰 - 巴雷综合征诊治指南》AIDP 的神经电生理诊断标准中还包括①感觉神经传导:感觉神经传导速度明显减慢,常伴有感觉神经动作电位波幅下降,部分患者可以见到腓肠神经感觉传导正常,而正中神经感觉传导异常的现象;②针电极肌电图:单纯脱髓鞘病变肌电图通常正常,如果继发轴索损害,在发病 10 天至 2 周后肌电图可出现异常自发电位。随着神经再生则出现运动单位电位时限增宽、高波幅、多相波增多,大力收缩时运动单位募集减少。

(三)鉴别诊断

1. 低钾性周期性麻痹　迅速出现的四肢弛缓性瘫痪,无感觉障碍,呼吸肌、脑神经一般不受累,脑脊液正常,血清钾低,可有反复发作史。补钾治疗有效。该患者无低钾血症,且存在脑神经损伤,脑脊液异常,不符合低钾性周期性麻痹诊断标准。

2. 重症肌无力　受累骨骼肌病态疲劳性、症状波动、晨轻暮重,新斯的明试验可协助鉴别。该患者临床特点也不符合重症肌无力表现。

3. 急性脊髓炎　急性脊髓炎的麻痹也可呈上升趋势,应与 AIDP 进行鉴别。急性脊髓炎在脊髓休克期(持续 2~4 周)可有损害平面以下的弛缓性瘫痪,但为截瘫,伴传导束性感觉障碍,持续性括约肌功能障碍明显。休克期后将出现上运动神经元瘫痪表现。该患者四肢均为下运动神经元瘫痪,且无传导束性感觉障碍,无括约肌功能障碍,故不考虑急性脊髓炎。

三、诊治及检查经过

吉兰 - 巴雷综合征的治疗原则可分为免疫治疗、一般治疗、营养神经治疗以及康复治疗。

1. 免疫治疗　该患者在入院后第 2 天即开始血浆置换治疗(40ml/kg,隔日 1 次,共进行 5 次)。

思考 4　吉兰 - 巴雷综合征的免疫治疗策略是什么?

根据 2019 年《中国吉兰 - 巴雷综合征诊治指南》推荐,GBS 的免疫治疗包括 IVIg 和血浆交换,二者均为一线治疗方式且疗效无明显差异。

1. 静脉注射免疫球蛋白(intravenous immunoglobulin,IVIg)　大剂量 IVIg 为患者提供中和病毒抗体、抗毒素抗体直接发挥作用,也可抑制 T 淋巴细胞和 B 淋巴细胞减少自身抗体的产生发挥作用。成人剂量为 0.4g/kg,1 次 /d,静脉滴注,连续 3~5 天。禁忌证包括免疫球蛋白过敏或先天性 IgA 缺乏患者。

2. **血浆置换(plasma exchange, PE)**　目前认为血浆置换可清除血液循环中的抗体、补体和免疫复合物等,急性期 PE 治疗可较早改善肌力、减少对机械通气的需要并能达到较好的恢复。每次交换血浆量为 30~50ml/kg,或者 1~1.5 倍血浆容量计算。根据病情,每周 2~4 次。禁忌证包括严重感染、心律失常、心功能不全及凝血功能障碍等。其不良反应为血流动力学改变,可能造成血压变化、心律失常,使用中心导管可引发气胸和出血以及可能合并败血症。

3. 对于 IVIg 或 PE 治疗后病情仍进展或出现症状波动的患者,可在第 1 个疗程治疗结束后 2 周再次予以 IVIg 治疗,但目前尚缺乏充分的循证证据支持,建议根据具体临床情况个体化选择。IVIg 治疗后不建议再使用血浆交换,因后者会将近期输入的 IgG 清除。

2. **一般治疗**　在入院后,患者神经系统症状进行性加重至四肢完全瘫痪,予以心电监护、并严密监测患者呼吸功能,并加强吸痰及防止误吸。患者未出现明显呼吸困难、肺活量降低、血氧分压降低等表现,故未行机械辅助通气。此外,在入院后,患者出现轻度吞咽困难及饮水呛咳,故予以鼻饲饮食、营养支持治疗,防治水电解质紊乱处理。

3. **营养神经治疗**　该患者入院后,予以维生素 B_1 及维生素 B_{12} 营养神经治疗。

4. **康复治疗**　患者在入院 2 周后临床症状稳定并开始逐渐好转。在积极的康复治疗下,在发病 6 周后患者可以自行进食、自行站立,发病 2 个月后能够独立行走。

四、讨论和展望

(一)GBS 患者脑脊液出现蛋白 - 细胞分离的机制是什么?

1. 脑脊液中蛋白增高的机制

(1)脱髓鞘:周围神经髓鞘破坏,髓鞘成分中的一些蛋白进入脑脊液中。

(2)免疫球蛋白:由于体液免疫应答,产生对某些病毒或髓鞘成分的抗体,即免疫球蛋白。

(3)梗阻:由于周围神经根充血水肿,使神经根周围的蛛网膜下腔有不同程度的闭塞,脊髓部位的脑脊液蛋白重吸收受阻,故蛋白浓度增高。

2. 细胞数相对正常的机制　免疫应答过程中有细胞免疫应答,细胞数也会有所增加,但这些免疫活性细胞主要作用于周围神经髓鞘,非游离于脑脊液中,因此脑脊液中细胞数相对正常。

(二)快速进展的四肢瘫痪的诊断流程如何?

在数天或数周内进行性进展的四肢瘫痪是相对较常见的神经系统表现,在很多疾病可以出现,诊疗思路如下:

1. 首先确定是上运动神经元瘫还是下运动神经元瘫(弛缓性瘫痪或软瘫)。

2. 如为上运动神经元瘫需要定位脊髓受损平面,明确髓内或髓外病变。

3. 如为下运动神经元瘫,需要确定是神经源性、肌源性还是肌肉接头病变。

4. 病因诊断,该病例是进展的四肢弛缓性瘫痪,常见原因见表 3-1-1。

表 3-1-1　急性四肢弛缓性瘫痪的常见原因

多发性肌炎
皮肌炎
横纹肌溶解(药物、毒物、剧烈运动、创伤、代谢性疾病等所致)
肌膜疾病
家族性周期性瘫痪
继发性低钾性周期性麻痹(甲状腺功能亢进、吸收不良、钡盐中毒以及利尿剂、泻药过量)

重症肌无力
肉毒毒素重度
药物所致的神经肌接头阻滞
中毒（有机磷、神经毒气、黑寡妇蜘蛛、蛇毒）
代谢性（高镁血症、低磷血症）

周围神经 / 神经根病变
吉兰 - 巴雷综合征
急性间歇性血卟啉症
白喉所致多发性神经病
血管炎性周围神经病
急性重金属中毒（铊、砷）
弥漫性多发性神经根病（感染、肿瘤）

脊髓前角细胞病变
横贯性脊髓炎
脊髓压迫症
脊髓梗死（脊髓前动脉综合征）

脑干病变
脑桥中央髓鞘溶解
脑桥梗死（基底动脉闭塞）

而针对急性进展的四肢瘫痪，我们也可以从以下几个方面进行分析：

1. 受累部位及肌无力的进展速度　详细的病史和神经系统查体对诊断非常有帮助。例如：肉毒毒素中毒的首发症状通常是不对称性的眼睑下垂或视物成双，紧接着出现吞咽困难、构音障碍，最终出现呼吸窘迫和肢体无力。而经典型 GBS 的患者，通常首发症状是双下肢对称性无力、平衡障碍及麻木，后面逐渐进展为呼吸衰竭，有时会出现双侧面瘫或复视。

2. 腱反射　腱反射的检查对急性四肢瘫痪非常重要。一般来说，周围神经病变早期即出现腱反射减弱，而神经肌接头疾病及肌病的腱反射通常保留。然而，当肌无力非常严重时，患者的腱反射也会消失。比如说，肉毒毒素中毒患者的腱反射一开始正常，但当患者出现严重的肢体无力时，患者的腱反射会出现减弱或消失。而 GBS 的患者即便肌无力十分轻微，其腱反射也是减弱或消失的。

3. 肌无力是否对称　一般来说，亚急性起病的多发性周围神经病和肌病通常肌无力是对称性的；而亚急性起病的神经肌接头疾病、多发性神经根病以及脊髓前角细胞病变在疾病早期通常是非对称性的。例如，GBS、多发性肌炎以及周期性麻痹一般是对称性肌无力；而血管炎性周围神经病是非对称起病。

4. 眼外肌麻痹　眼外肌麻痹在神经肌肉接头疾病中常见，特别是肉毒毒素中毒及重症肌无力。而在多发性周围神经病中非常少见，在亚急性疾病或脊髓前角细胞病变中不会出现。此外，延髓麻痹，特别是吞咽困难，在大多数的神经肌肉接头疾病中十分常见。

5. 感觉障碍　患者若存在感觉障碍，则可排除亚急性起病的肌病、神经肌接头疾病以及脊髓前角细胞疾病。感觉障碍在多发性周围神经病和多发性神经根病中常见。

6. 自主神经功能障碍　在多发性周围神经病、多发性神经根病及肉毒毒素中毒中自主神经功能障碍较常见。自主神经功能障碍主要包括直立性低血压、心动过速、心动过缓、肠梗阻、尿潴留或便秘，以及瞳孔异常。

7. 血清电解质　对于快速进展的四肢无力，血钾、血镁和血磷的检测是必须的。患者心电图在低钾血症（QT 间隙延长、T 波低平、U 波）和高钾血症（T 波高尖）中异常。

8. 血清肌酸激酶测定　血清肌酸激酶水平升高提示原发性肌肉疾病。急性横纹肌溶解可导致严重的肌无力,同时肌酸激酶水平显著升高,可达到正常值的 1 000~2 000 倍。而在多发性肌炎中,肌酸激酶升高一般在正常值的 100~200 倍。此外,肌酸激酶在 GBS 和脊髓灰质炎中可轻度升高。

9. 脑脊液检查　一般来说,在所有的肌病以及神经肌肉接头疾病中,脑脊液检查是正常的;而在大多数亚急性多发性周围神经病、多发性神经根病以及脊髓前角细胞病变中,脑脊液检查通常是异常的。其中,脑脊液蛋白升高最为常见。

10. 电生理检查　在急性或亚急性起病的四肢瘫痪的患者中,神经传导速度、神经重复电刺激,以及针极肌电图是非常重要的辅助检查手段。通常而言,在急性起病的四肢瘫痪中,神经传导和神经重复电刺激检查比针极肌电图更为重要。值得注意的是,如果神经传导速度正常,我们通常会考虑肌肉、神经肌肉接头、脊髓神经根或脊髓前角细胞病变,但在亚急性多发性周围神经病患者发病早期(起病的 1~2 周内),神经传导检查也可能是正常的。此外,在肉毒毒素中毒、药物所致的神经肌肉接头阻滞、严重的重症肌无力以及严重的坏死性肌病中,CMAP 的波幅会有所降低。

(三)糖皮质激素在吉兰 - 巴雷综合征治疗中的价值?

国外多项临床试验结果均显示单独应用糖皮质激素治疗吉兰 - 巴雷综合征无明确疗效。糖皮质激素和 IVIg 联合治疗与单独应用 IVIg 治疗的效果也无显著差异。因此,国外的吉兰 - 巴雷综合征指南均不推荐应用糖皮质激素。但对于危重患者,糖皮质激素的疗效还有待于进一步研究。

AIDP 目前尚未发现肯定的抗体,这应该是未来进展的方向之一。

(吴绮思　秦新月)

参 考 文 献

[1] 中华医学会神经病学分会,中华医学会神经病学分会周围神经病协作组,中华医学会神经病学分会肌电图与临床神经电生理学组,等 . 中国吉兰 - 巴雷综合征诊治指南 2019. 中华神经科杂志,2019,52(11):877-882.

病例 42　米勒 - 费希尔综合征

一、病历资料

(一)病史

患者男性,54 岁,因"视物成双伴行走不稳 7 天"就诊。

患者入院前 7 天前开始出现头晕、视物成双,伴双眼睑下垂及行走不稳,行走时如"醉酒样",无晨轻暮重,无四肢麻木无力,无胡言乱语,无意识障碍,无大小便失禁。

患者起病前 10 天有腹泻病史,未重视,后腹泻好转,进食正常。否认高血压、糖尿病、心脏病病史。无吸烟史、饮酒史。无明确家族遗传病史。

(二)体格检查

体温:36.5℃,心率:78 次 /min,呼吸:20 次 /min,血压:120/72mmHg,心肺腹查体阴性。

神经系统查体:神志清,言语清晰,定向力、记忆力、理解力正常。双眼睑下垂,右侧眼裂 4mm,左侧眼裂 1mm,双侧瞳孔等大等圆,直径 4mm,对光反射灵敏,左眼球固定,右眼球可向下及内收。双侧额纹及鼻唇沟对称,伸舌居中,转颈耸肩正常。四肢肌张力正常,四肢肌力 5 级,腱反射未引出。双侧指鼻试验及跟 - 膝 - 胫试验欠稳准。浅、深、复合感觉无异常。双侧病理征阴性。

(三)辅助检查

1. **头颅 MRI**　未见明显异常。

2. **血常规、凝血功能、肝功能、肾功能、电解质、尿常规、TORCH 感染相关检查、肿瘤标志物筛查、甲状腺功能、抗核抗体、抗 ENA 抗体、抗中性粒细胞胞质抗体、抗双链 DNA 抗体、抗链球菌溶血素 O、**

副肿瘤综合征抗体谱　未见异常。

3. 脑脊液检查（起病第7天）

（1）脑脊液常规：有核细胞计数 $2.0 \times 10^6/L$（ $<5.0 \times 10^6/L$ ）。

（2）脑脊液生化：蛋白 0.40g/L（ <0.5g/L ），糖与氯化物正常。

（3）脑脊液病毒学、细菌学检测无特殊。

4. 脑脊液及血清免疫学检查　血清抗 GQ1b IgG 阳性，脑脊液抗 GQ1b IgG 阳性。

5. 肌电图检查　未见异常。

思考1　何种疾病与抗 GQ1b 抗体相关？

神经节苷脂是一类含有唾液酸的复合糖磷脂，以神经系统细胞膜的外表面含量最丰富，主要参与并维持神经细胞膜的构成及稳定性，其分子由神经酰胺和低聚糖基两部分构成。根据其糖基结合唾液酸分子的数目及部位进行分类，含1、2、3、4个分子唾液酸分别被称为 GM、GD、GT 和GQ；再根据含己糖的种类和数目分为 GM1、GM2、GM3、GM4 等。

大量研究表明在 GBS 谱系疾病患者血清中检测到抗神经节苷脂抗体，其中 IgG 抗体具有诊断意义。抗 GQ1b 抗体主要与米勒 - 费希尔综合征（Miller-Fisher syndrome, MFS）相关。超过90% 的 MFS 患者中可检测到抗 GQ1b 抗体的存在。有研究在第Ⅲ、Ⅳ、Ⅵ对脑神经中发现 GQlb 含量很高，并且主要分布在除延髓外的髓鞘部分，由此认为抗 GQ1b 抗体和眼肌麻痹关系密切。此外，随着研究的进展，发现除 MFS 外，伴有眼外肌麻痹的 GBS、Bickerstaff 脑干脑炎、咽 - 颈 - 臂无力、急性眼肌麻痹均与抗 GQ1b 抗体密切相关，是拥有共同发病机制的连续疾病谱。因此上述疾病被统称为抗 GQ1b 抗体综合征。抗 GQ1b 抗体对这类疾病的诊断具有很高的特异性和灵敏性。

二、病例分析

（一）病例特点

1. 中年男性，急性起病，病前有胃肠道感染史。
2. 临床表现为视物成双、上睑下垂伴行走不稳。
3. 神经系统查体可见双侧眼外肌瘫痪、共济失调和腱反射消失。
4. 头颅磁共振正常，血清及脑脊液抗 GQ1b IgG 抗体阳性。

（二）诊断及诊断依据

1. 诊断

【定位诊断】双侧Ⅲ、Ⅳ、Ⅵ对脑神经、周围神经（双侧眼肌麻痹、四肢腱反射消失）。

【定性诊断】自身免疫性（急性起病，病前有消化道感染史，抗 GQ1b 抗体阳性）。

【定因诊断】急性起病，病前有前驱感染史；以双侧眼外肌瘫痪、共济失调和腱反射消失为主要表现；血清及脑脊液抗 GQ1b 抗体阳性，综上考虑为 Miller-Fisher 综合征。

思考2　该患者脑脊液检测为何没有吉兰 - 巴雷综合征特征性的蛋白 - 细胞分离现象？

吉兰 - 巴雷综合征患者脑脊液蛋白升高是在疾病进展到一定阶段时才出现，而非疾病初期。所以，患者脑脊液蛋白于起病1周内往往正常，2周后蛋白增高，2~4周升高最明显，到12周后绝大多数又恢复正常。该患者行脑脊液检查时间在起病1周左右，所以这时还未出现蛋白 - 细胞分离现象。

2. 入院诊断 吉兰 - 巴雷综合征,亚型 Miller-Fisher 综合征。

> **思考 3** 该患者电生理检查无异常为何可以诊断 MFS?
>
> MFS 的运动神经传导和针极肌电图一般无异常。因此,电生理检查并非诊断 MFS 的必需条件,而患者的临床表现对诊断 MFS 则更为重要。

(三)鉴别诊断

Miller-Fisher 综合征需要鉴别的疾病主要包括以下几种:

1. 神经肌肉接头疾病 包括肉毒毒素中毒、重症肌无力、兰伯特 - 伊顿综合征(Lambert-Eaton syndrome)等,均可表现为急性肌无力,但这些疾病均无感觉症状或体征。此外,肉毒毒素中毒可出现无反应的大瞳孔和便秘,一部分 MFS 患者可能出现类似的瞳孔异常。电生理检查(包括重复神经电刺激)以及适当的实验室检查有助于鉴别 MFS 与神经肌肉接头疾病。该患者存在共济失调,且 GQ1b 抗体阳性,故不考虑神经肌肉接头疾病。

2. 糖尿病眼肌麻痹 MFS 临床特点表现为多发性脑神经病变,而糖尿病引起的脑神经麻痹以单神经病变为主,故可予以鉴别。此外,该患者无糖尿病病史,血糖检测正常,故不考虑糖尿病眼肌麻痹。

3. 韦尼克脑病(Wernicke encephalopathy) 该病是硫胺素(维生素 B_1)缺乏所致的神经系统并发症,其临床特征为脑病、眼肌麻痹、步态共济失调三联征。Wernicke 脑病患者通常有眼球震颤,同时存在意识改变或认知障碍,而 MFS 患者没有以上特征。此外,通过影像学检查可发现 Wernicke 脑病患者存在间脑、中脑和脑室周围区域的病变。该患者无意识改变,并且头颅影像学正常,故不考虑 Wernicke 脑病。

4. Bickerstaff 脑干脑炎 Bickerstaff 脑干脑炎的临床特征为脑病和反射亢进伴有 MFS 的特征(如眼肌麻痹和共济失调)。Bickerstaff 脑干脑炎不仅在临床上与 MFS 有关,而且抗神经节苷脂 GQ1b 抗体阳性。该患者无 Bickerstaff 脑干脑炎的病理征、意识障碍和影像学异常,因此不考虑 Bickerstaff 脑干脑炎。

5. 脑干卒中 患者有脑血管疾病危险因素,起病急,神经影像学检查有助于鉴别 MFS 与脑干卒中。该患者影像学表现正常,故不考虑脑干卒中。

三、诊治及检查经过

MFS 的治疗原则与 AIDP 一致。该患者的治疗也经历了免疫治疗、一般治疗、营养神经治疗以及康复治疗阶段。

1. 免疫治疗 静脉注射丙种球蛋白 0.4g/kg,每日 1 次,静脉滴注,连续 5 天。

2. 一般治疗

1)心电监护:该患者在住院期间,严密监测心率、血压,未发现明显自主神经功能受损的表现(如直立性低血压、高血压、心动过速、心动过缓、严重心脏传导阻滞、窦性停搏)。

2)呼吸道管理:该患者在住院期间,严密监测其呼吸功能,并加强吸痰及防止误吸。在病情进展阶段,患者无明显呼吸困难、肺活量降低、血氧分压降低等表现。

3)营养支持:患者在住院期间无明显吞咽困难和饮水呛咳表现,故予以经口进食。

3. 神经营养治疗 该患者入院后,予以维生素 B_1 和维生素 B_{12} 营养神经治疗。

4. 康复治疗 由于该患者存在明显的共济失调及眼肌麻痹,故在入院后,给予了早期神经功能康复治疗。经积极治疗后,患者在发病 4 周后其头晕及眼部症状明显减轻,双眼眼动较前充分。3 个月后随访,患者症状好转,未遗留明显后遗症。

四、讨论和展望

(一)如何理解 MFS 患者出现的共济失调?

MFS 患者的共济失调主要累及躯干部,一般认为是小脑性共济失调。共济失调定位于小脑及联系纤维,可能累及脑干内的小脑传出通路,或是由于肌梭的本体感觉的传入冲动与关节运动感觉冲动分离造成。眼外肌麻痹也可以引起共济失调,但也有报道认为脊神经后根的损伤与患者的共济失调密切相关。

(二)MFS 的诊断标准是什么?

2014 年, *Nature Review of Neurology* 列出了新的 Miller-Fisher 综合征的诊断标准,新诊断标准沿用了临床核心特征和支持特征的表述,并提出经典型 MFS 需满足以下核心临床症状:眼外肌麻痹、共济失调、腱反射减低 / 消失;支持性特征为:病前感染症状、脑脊液蛋白细胞分离以及血清检测到抗 GQ1b 抗体。

《中国吉兰 - 巴雷综合征诊治指南(2019)》指出, MFS 的诊断标准为:①急性起病,病情在数天内或数周内达到高峰;②以眼外肌瘫痪、共济失调和腱反射减低为主要症状,肢体肌力正常或轻度减退;③脑脊液出现蛋白 - 细胞分离;④病程有自限性。

(三)非典型 MFS 的概念

除了典型 MFS 外,患者可有非典型 MFS 表现。依据临床症状非典型 MFS 可分为以下亚型:

1. 缺乏某些体征的不完全性 MFS 不伴共济失调的为"急性眼外肌麻痹",不伴眼外肌麻痹的为"急性共济失调性神经病"。

2. 出现单一体征的不完全性 MFS 眼睑下垂提示"急性眼睑下垂",瞳孔散大提示"急性瞳孔散大"。

3. 而对于伴随肢体无力的患者,则提示 MFS 与吉兰 - 巴雷综合征重叠。

（吴绮思　秦新月）

参 考 文 献

[1] Wakerley B R, Uncini A, Yuki N, et al. Guillain-Barré and Miller Fisher syndromes--new diagnostic classification. Nat Rev Neurol, 2014, 10(9): 537-544.

[2] 中华医学会神经病学分会,中华医学会神经病学分会周围神经病协作组,中华医学会神经病学分会肌电图与临床神经电生理学组,等 . 中国吉兰 - 巴雷综合征诊治指南 2019. 中华神经科杂志, 2019, 52(11): 877-882.

病例 43　急性运动轴索性神经病

一、病历资料

(一)病史

患者男性, 35 岁,因"双上肢无力 15 天,加重伴双下肢无力 5 天"就诊。

患者入院前 15 天出现腹泻,予以对症治疗后好转,但患者出现双上肢无力,逐渐加重至不能持物,伴轻度肌肉萎缩。5 天前患者出现双下肢无力,不能自行行走。无肢体麻木疼痛,无晨轻暮重,无意识丧失,无二便障碍。

否认高血压、糖尿病、心脏病病史。无吸烟史、饮酒史。无明确家族遗传病史。

（二）体格检查

体温：36.2℃，心率：70次/min，呼吸：18次/min，血压：134/81mmHg，意识清楚，心肺腹未见异常。

神经系统查体：神清，对答切题，高级智能检查正常，脑神经正常。双手大小鱼际肌轻度萎缩，四肢肌张力减低，双上肢肌力2级，双下肢肌力3级，四肢腱反射消失，全身深、浅感觉正常。双侧病理征未引出。

（三）辅助检查

1. 头颅及颈椎MRI　未见明显异常。

2. 血常规、凝血功能、肝功能、肾功能、电解质、尿常规、TORCH感染相关检查、肿瘤标志物筛查、甲状腺功能、抗核抗体、抗ENA抗体、抗中性粒细胞胞质抗体、抗双链DNA抗体、抗链球菌溶血素O、副肿瘤综合征抗体谱　未见异常。

3. 脑脊液检查（起病第17天）

（1）脑脊液常规：有核细胞计数3.0×10^6/L（$<5.0 \times 10^6$/L）。

（2）脑脊液生化：蛋白0.86g/L（<0.5g/L），糖与氯化物正常。

（3）脑脊液病毒学、细菌学检测无特殊。

4. 血清及脑脊液免疫学检查　血清抗GM1 IgG抗体阳性；脑脊液抗GM1 IgG抗体阳性。

5. 肌电图检查

（1）运动神经传导速度（MCV）：右侧腓总神经运动传导未引出，双侧正中神经、尺神经、胫神经、左侧腓总神经运动传导波幅明显降低。左侧正中神经、尺神经、腓总神经运动传导速度稍减慢（图3-1-2）。

（2）感觉神经传导速度（SCV）：双侧正中神经、尺神经、腓肠神经感觉传导速度及波幅均正常。

（3）F波：双侧尺神经、胫神经F波未引出。

（4）针极肌电图：双侧胫前肌、拇短展肌和小指展肌可见大量的纤颤电位、正锐波，运动单位电位时限、波幅大致正常。

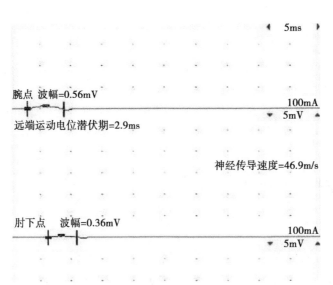

图3-1-2　患者电生理结果

尺神经运动传导复合肌肉动作电位波幅明显降低、传导速度稍减慢。

思考 1　该患者电生理检查提示什么？

该患者电生理检查结果提示运动传导 CMAP 波幅明显下降,感觉神经传导正常,针极肌电图上下肢肌肉见大量自发电位,运动单位电位时限、波幅大致正常。上述神经电生理检查结果提示患者存在周围神经运动轴索损害。

二、病例分析

(一)病例特点

1. 青年男性,急性起病,病前有前驱感染史。

2. 临床表现为四肢对称性迟缓性肌无力,无明显感觉异常,无自主神经功能障碍。

3. 神经系统查体可见四肢对称性弛缓性(软)瘫,四肢腱反射消失。

4. 脑脊液蛋白 - 细胞分离;神经电生理检查提示周围神经运动轴索损害;血清及脑脊液抗 GM1 IgG 抗体阳性。

(二)诊断及诊断依据

1. 诊断

【定位诊断】周围神经(四肢对称性软瘫,四肢腱反射消失)。

【定性诊断】自身免疫性(青年患者,急性起病,病前有前驱感染史,血清及脑脊液抗 GM1 抗体阳性)。

【定因诊断】青年男性,急性起病,病前有前驱感染史;临床表现为多发性周围神经病,且仅表现为运动受累,无明显感觉异常,无自主神经功能障碍;脑脊液蛋白 - 细胞分离;神经电生理检查提示周围神经受损,以运动轴索为主,血清及脑脊液抗 GM1 抗体阳性。

2. 入院诊断　吉兰 - 巴雷综合征,亚型:急性运动轴索性神经病(acute motor axonal neuropathy,AMAN)。

思考 2　AMAN 与哪些神经节苷脂抗体相关?

AMAN 和急性运动感觉轴索性神经病(AMSAN)可统称为轴索型吉兰 - 巴雷综合征。在所有的神经节苷脂抗体中,抗 GM1 及 GD1a 抗体免疫攻击的主要靶点是轴突膜,是与轴索型吉兰 - 巴雷综合征密切相关的抗体。因此,血清和脑脊液抗 GM1 或 GD1a 抗体阳性有助于诊断轴索型吉兰 - 巴雷综合征。

(三)鉴别诊断

AMAN 与急性炎性脱髓鞘性多发神经根神经病(acute inflammatory demyelinating polyneuropathies,AIDP)一样,仍需要与低钾性周期性麻痹、重症肌无力、急性脊髓炎等鉴别(见病例 41,AIDP 鉴别诊断)。

思考 3　AMAN 与 AIDP 的主要鉴别点是什么?

AMAN 的临床特点与 AIDP 基本相同,但 AMAN 具有起病更急、进展更快、达高峰时病情更重、较常累及呼吸肌/需要机械通气等特点。早期鉴别、尽早诊断对 AMAN 患者的意义重大。而电生理诊断对区分 AMAN 与 AIDP 有非常重要的意义。AMAN(轴索变性)的电生理诊断标准为:

1. 运动神经传导　①远端刺激时 CMAP 波幅较正常值下限下降 20% 以上，严重时引不出 CMAP 波形，2~4 周后重复测定，CMAP 波幅无改善。②除嵌压性周围神经病常见受累部位外，所有测定神经均不符合 AIDP 标准中脱髓鞘的电生理改变（至少测定 3 条神经）。

2. 感觉神经传导测定　通常正常。

3. 针电极肌电图　早期即可见运动单位募集减少，发病 1~2 周后，肌电图可见大量异常自发电位，此后随神经再生则出现运动单位电位的时限增宽、波幅增高、多相波增多。由此可见，AMAN 突出特点是神经电生理检查提示近乎纯运动神经受累，并以运动神经轴索损害明显。

三、诊治及检查经过

AMAN 目前的治疗原则与 AIDP 相同，分为免疫治疗、一般治疗、营养神经治疗以及康复治疗。

该患者于住院后第 2 天开始予以血浆交换治疗 1 个疗程（每次置换量为 40ml/kg，隔天 1 次，共 5 次）。患者病情未得到明显改善，并在血浆交换治疗期间出现呼吸困难，咳嗽力弱，查体：呼吸 40 次/min，血氧饱和度 87%，呼吸浅快，伴口唇发绀，双肺呼吸音粗，双下肺呼吸音低。查血气分析提示呼吸衰竭。遂转入我科重症监护病房行经口气管插管、呼吸机辅助呼吸、抗感染、营养支持、B 族维生素营养神经等治疗。在血浆置换结束后 2 周，再次予以丙种球蛋白 0.4g/（kg·d）静脉冲击治疗 5 天。后患者病情稳定并开始逐渐好转。在积极的康复治疗下，发病 10 周后患者可以自行站立，发病 4 个月后能够独立行走。

四、讨论和展望

（一）AMAN 的分型

相关研究表明，AMAN 是继发于空肠弯曲菌肠炎的一种免疫病。空肠弯曲菌诱发产生的抗体与周围运动神经轴索的交叉反应导致了 AMAN 的发生，其典型病理改变为轴索变性而无髓鞘脱失。但在一些因严重的肌无力导致呼吸衰竭的 AMAN 患者的神经活检中，仅发现了轻微的病理改变，因此推测位于郎飞结的传导阻滞可能是潜在的病理生理改变。郎飞结的可逆性病理改变可以解释传导阻滞的消失和快速的临床症状好转，而这一过程不能用节段性脱髓鞘、髓鞘再生和轴索变性来解释。

因此，AMAN 包括两种类型：一种为运动神经轴索变性，一种为运动神经可逆性传导阻滞。前者病情通常较重，预后差；后者在免疫治疗后可以较快恢复，预后相对较好。以可逆性运动神经传导阻滞为主的亚型与轴索变性型 AMAN 不同之处在于前者运动神经传导测定可见传导阻滞，免疫治疗 2~4 周后重复测定，随着临床的好转，传导阻滞和远端 CMAP 波幅可有明显改善。

（二）AMAN 免疫治疗的进展

静脉滴注免疫球蛋白和血浆置换治疗已被多个大规模随机对照试验证实为 GBS 的有效治疗。然而这些试验大部分对象为 AIDP 患者。有研究表明与 PE 相比，IVIg 对 AMAN 患者更为有效。此外，补体抑制剂如依库丽单抗（Eculizumab），可能减少轴膜攻击复合物的形成而减轻 AMAN 患者的神经损害，有望成为治疗 GBS，特别是 AMAN 的更好选择。但其有效性和安全性尚待大规模临床药物试验研究。

（三）AMAN 的一般治疗需特别注意什么？

根据《中国吉兰-巴雷综合征诊治指南（2019）》推荐，GBS 的一般治疗包括：

1. 心电监护　①对有明显的自主神经功能障碍者，应给予心电监护；出现直立性低血压、高血压、心动过速、心动过缓、严重心脏传导阻滞、窦性停搏时，须及时采取相应措施处理。对于存在心动过缓的患者，需评估安装临时心脏起搏器的指征。②由于自主神经损伤后，对药物的反应较为敏感，使用减慢心率或降压药物需慎重。

2. 呼吸道管理　①有呼吸困难和延髓支配肌肉麻痹的患者应注意保持呼吸道通畅,尤其注意加强吸痰及防止误吸。②对病情进展快,伴有呼吸肌受累者,应该严密观察病情,若有明显呼吸困难,肺活量明显降低,血氧分压明显降低,应尽早进行气管插管或气管切开,机械辅助通气。

3. 营养支持　延髓支配肌肉麻痹者有吞咽困难和饮水呛咳,需给予鼻饲,以保证营养,防止电解质紊乱。合并有消化道出血或胃肠麻痹者,则给予静脉营养支持。

4. 其他对症处理　①患者如出现尿潴留,可留置尿管以帮助排尿。②对有神经痛的患者,适当应用药物缓解疼痛。③如出现肺部感染、泌尿系感染、褥疮、下肢深静脉血栓形成,注意给予相应的积极处理,以防止病情加重。④因语言交流困难和肢体严重无力而出现抑郁时,特别是使用气管插管呼吸机支持时,应给予心理支持治疗,必要时给予抗抑郁药物治疗。

（四）如何早期识别存在呼吸衰竭风险的 GBS 患者?

AMAN 是 GBS 中最容易发生呼吸肌受累的亚型,约 25% 的患者在入院后需要机械通气。因此,临床医生应尽早识别存在呼吸衰竭风险的 GBS 患者,以制定其个体化治疗方案。Erasmus GBS 呼吸功能不全评分(erasmus GBS respiratory insuffciency score, EGRIS)就是为这个目的而提出的(表 3-1-2)。EGRIS 总分为 7 分:0~2 分提示机械通气低风险(4%),3~4 分提示机械通气中风险(24%),≥5 分提示机械通气高风险(65%)。患者入院时,临床医生应通过 EGRIS 评分系统计算出患者在 1 周内需要机械通气的概率,以评估患者的呼吸功能不全风险。针对高风险患者,及早转入监护病房,严密监测呼吸功能(肺活量和呼吸频率),必要时使用机械通气。

表 3-1-2　Erasmus GBS 呼吸功能不全评分量表

项目	分类	得分
起病至入院间隔时间	>7d	0
	4~7d	1
	≤3d	2
入院时面瘫和 / 或延髓麻痹	无	0
	有	1
入院时肌力 MRC 总分	60~51	0
	50~41	1
	40~31	2
	30~21	3
	≤20	4
EGRIS	NA	0~7

注:NA. not applicable,不适用;MRC. British Medical Research Council,英国医学研究理事会;肌力 MRC 总分包括以下肌肉 MRC 分级评分之和:双侧肩外展肌力、屈肘肌力、伸腕肌力、屈髋肌力、伸膝肌力和踝背屈肌力(0~5 级)。

（吴绮思　秦新月）

参 考 文 献

[1] 中华医学会神经病学分会,中华医学会神经病学分会周围神经病协作组,中华医学会神经病学分会肌电图与临床神经电生理学组,等 . 中国吉兰 - 巴雷综合征诊治指南 2019. 中华神经科杂志,2019,52(11):877-882.

[2] 张刚,秦新月.急性运动轴索性神经病的研究进展.中华临床医师杂志(电子版),2014,(10):1925-1928.

[3] Misawa S, Kuwabara S, Sato Y, et al. Safety and efficacy of eculizumab in Guillain-Barré syndrome: a multicentre, double-blind, randomised phase 2 trial. Lancet Neurol, 2018, 17(6): 519-529.

[4] Walgaard C, Lingsma H F, Ruts L, et al. Prediction of respiratory insufficiency in Guillain-Barré syndrome. Ann Neurol, 2010, 67(6): 781-787.

[5] Leonhard S E, Mandarakas M R, Gondim F A A, et al. Diagnosis and management of Guillain-Barré syndrome in ten steps. Nat Rev Neurol, 2019, 15(11): 671-683.

第二节　慢性炎性脱髓鞘性多发性神经根神经病

病例 44 慢性炎性脱髓鞘性多发性神经根神经病

一、病历资料

(一)病史

患者男性,60岁,因"四肢麻木1年,双下肢无力6个月"就诊。

患者于1年前无明显诱因出现双足麻木,呈持续性,并逐渐进展至双手麻木不适。6个月前,患者开始出现双下肢乏力伴行走困难,开始时仍可自行行走,后逐渐需拄拐行走,并出现上下楼梯困难及下蹲后起立困难。无明显加重和缓解因素,无明显肌肉萎缩,无肉跳,无饮水呛咳、吞咽困难,无大小便障碍,无口角歪斜、言语不清等不适。现为求进一步诊治,于我院就诊,收治入院。

否认糖尿病、饮酒史及药物毒物接触史。无明确家族遗传病史。

(二)体格检查

体温:36.5℃,脉搏:89次/min,呼吸:20次/min,血压:123/80mmHg,心肺腹查体未见异常。

神经系统查体:神志清楚,口齿清晰,对答切题,脑神经正常。无肌肉萎缩,四肢肌张力减低,双上肢近端肌力5级,远端肌力4级,双下肢肌力3级,四肢腱反射消失。四肢远端呈手套、袜套样针刺觉减退。双侧病理征未引出。

(三)辅助检查

1. 血常规、凝血功能、肝功能、肾功能、电解质、尿常规、TORCH感染相关检查、肿瘤标志物筛查、血尿免疫固定电泳及游离κ、λ轻链、内分泌激素(甲状腺激素、性激素、垂体激素)、抗核抗体、抗ENA抗体谱、抗中性粒细胞胞质抗体、抗双链DNA抗体、抗链球菌溶血素O、副肿瘤综合征抗体谱　未见异常。

2. 头颅、颈椎以及臂丛神经MRI　未见明显异常。

3. 脑脊液检查

(1)脑脊液常规:有核细胞数 $2.0 \times 10^6/L$($<5.0 \times 10^6/L$)。

(2)脑脊液生化:蛋白1.85g/L(<0.5g/L),糖与氯化物正常。

(3)脑脊液病毒学、细菌学检测无特殊。

4. 肌电图检查

(1)运动神经传导速度(MCV):双侧正中神经、尺神经、胫神经及腓总神经运动传导速度减慢、末端潜伏期延长;右侧胫神经远端刺激波幅正常,近端刺激波幅降低64.4%,考虑存在传导阻滞,其余运动神经波幅正常(图3-2-1)。

(2)感觉神经传导速度(SCV):双侧正中神经、尺神经、腓肠神经感觉传导速度减慢。

(3)F波:双侧胫神经、尺神经F波出现率下降。

(4)针极肌电图:双侧拇短展肌可见失神经改变,运动单位电位时限增宽,余双侧小指展肌、胫前肌及腓肠肌未见明显异常。

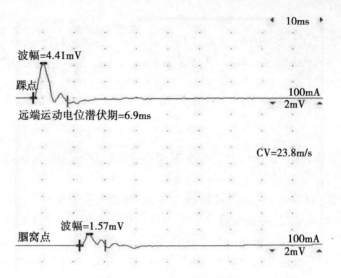

图 3-2-1　患者电生理结果

右侧胫神经运动传导速度明显下降,远端运动电位潜伏期延长,存在传导阻滞

二、病例分析

(一)病例特点

1. 老年男性,隐匿性起病。

2. 临床症状自双足开始向上发展,表现为不同程度的对称性肢体麻木伴无力,持续进展超过 8 周。

3. 神经系统查体可见四肢弛缓性瘫痪,腱反射消失,四肢远端呈手套、袜套样痛觉减退。

4. 辅助检查提示脑脊液蛋白 - 细胞分离;神经电生理检查提示周围神经节段性脱髓鞘。血尿免疫固定电泳及游离 κ、λ 轻链、血糖、内分泌激素(甲状腺激素、性激素、垂体激素)、抗核抗体谱、抗中性粒细胞胞质抗体、副肿瘤抗体均未见异常。

(二)诊断及诊断依据

1. 诊断

【定位诊断】周围神经(四肢对称性软瘫,四肢远端呈手套、袜套样痛觉减退)。

【定性诊断】自身免疫性(老年患者,血糖、内分泌激素、副肿瘤抗体均未见异常。否认糖尿病病史,否认药物毒物接触史,否认遗传病史)。

【定因诊断】患者定位考虑为周围神经病,且未找到明确继发于肿瘤、代谢、药物、毒物的因素,神经电生理检查提示周围神经节段性脱髓鞘,故综合考虑为慢性炎性脱髓鞘性多发性神经根神经病(chronic inflammatory demyelinating polyradiculoneuropathy,CIDP)可能性大。

2. 入院诊断　慢性炎性脱髓鞘性多发性神经根神经病。

思考 1　患者在病程中无力症状为何进行性加重?

CIDP 可分为慢性进展型和缓解复发型。发病年纪轻的,缓解复发型多见,预后较好;发病年龄大的,慢性进展型多见,预后较差。

思考 2　该患者为何行血尿免疫固定电泳和游离轻链检测?

CIDP 属于慢性获得性脱髓鞘性多发性神经病(chronic acquired demyelinating polyneuropathy,CADP),是 CADP 中最常见的一种类型。其他的 CADP 还包括单克隆丙种球蛋白病相关性周围神经病、多灶性运动神经病、人类免疫缺陷病毒（human immunodeficiency virus，HIV）相关性周围神经病、抗髓鞘相关糖蛋白（myelin associated glycoprotein，MAG）抗体相关性周围神经病等。而血尿免疫固定电泳和游离轻链检测可以帮助鉴别单克隆丙种球蛋白病相关性周围神经病。

（三）鉴别诊断

CIDP 的诊断为排除性诊断，作为慢性获得性脱髓鞘神经病变，CIDP 应首先与其他 CADP 和遗传性脱髓鞘性周围神经病进行鉴别。

1. 单克隆丙种球蛋白病相关性周围神经病 单克隆丙种球蛋白病（副蛋白血症）是一组以浆细胞单克隆性增生为特征的疾病，这种浆细胞产生免疫同质性免疫球蛋白，通常称为副蛋白或单克隆蛋白（M 蛋白）。而常见的单克隆丙种球蛋白病包括沃尔登斯特伦氏巨球蛋白血症、多发性骨髓瘤、骨硬化性骨髓瘤（POEMS 综合征）、免疫球蛋白轻链淀粉样变性以及意义未定的单克隆丙种球蛋白病（monoclonal gammopathy of undetermined significance，MGUS）。患者同时存在两组临床症状、体征，即单克隆丙种球蛋白病所导致的多系统病变表现，以及周围神经受损害出现的周围性运动、感觉自主神经功能障碍表现。血尿免疫固定电泳和游离轻链是帮助鉴别 M 蛋白相关周围神经病的关键。其中，POEMS（Polyneuropathy，Organomegaly，Endocrinopathy，M protein，Skin abnormality Syndrome）综合征是极容易与 CIDP 混淆的疾病。POEMS 综合征是一种病因和发病机制不清的、罕见的多系统疾病，主要表现为 P：多发性神经病变（包括四肢麻木无力，以下肢远端无力为主）；O：器官肿大［包括肝脾大、淋巴结肿大，淋巴结活体组织病理检查常为卡斯尔曼病（Castleman disease）表现］；E：内分泌异常（包括性功能减退、甲状腺功能减退、肾上腺皮质功能不全、糖尿病等）；M：血清中存在 M 蛋白（经蛋白电泳或免疫固定电泳证实，一般都为 IgG 或 IgA-λ 型）；S：皮肤改变（皮肤颜色变黑变硬、体毛增多变硬）；其他表现还有腹腔积液、胸腔积液和水肿、肺动脉高压、视盘水肿等。几乎所有病例都合并浆细胞增生性疾病，最常见为骨硬化性骨髓瘤，其次为髓外浆细胞瘤，溶骨性多发性骨髓瘤少见。多发性周围神经病是 POEMS 综合征患者主要临床表现，又常是首发症状，该病患者几乎全部具有脑脊液蛋白细胞分离现象，极易误诊。但 CIDP 患者不会出现 POEMS 的异常 M 蛋白、血管内皮生长因子升高，骨影像学检查、骨髓穿刺检查以及皮肤的改变可以区分两者。

> **思考 3** POEMS 病的诊断标准是什么？
>
> POEMS 综合征的诊断标准于 2017 年提出。强制性主要诊断标准：①多发性神经病变；②单克隆浆细胞异常增殖。其他主要诊断标准：①Castleman 病（CD）；②硬化性骨病变；③血 VEGF 升高。次要诊断标准：①视盘水肿；②内分泌病变；③皮肤改变；④脏器肿大；⑤水肿／浆膜腔积液；⑥红细胞／血小板增多。符合两项强制性主要诊断标准、至少 1 项其他主要诊断标准以及至少 1 项次要诊断标准，可诊断该病。

2. 多灶性运动神经病（multifocal motor neuropathy，MMN） MMN 是一种获得性、免疫介导的、慢性脱髓鞘性周围神经病。临床表现为缓慢进展的不对称性肢体无力，而感觉并不受累。多灶性运动神经传导阻滞是 MMN 的特征性神经电生理改变，可与典型的 CIDP 进行鉴别。

3. 雷夫叙姆病 雷夫叙姆病（Refsum disease）是因植烷酸氧化酶缺乏引起植烷酸沉积而导致的遗传性运动感觉周围神经病，可发生在青少年或成人，主要表现为周围神经病、共济失调、耳聋、视网膜色素变性及鱼鳞皮肤等，脑脊液蛋白明显升高，易误诊为 CIDP。血浆植烷酸明显增高可诊断该病。

4. 腓骨肌萎缩症（Charcot-Marie-Tooth disease，CMT） CMT 是重要的遗传性周围神经病，其主

要表现为进行性对称性远端肌无力和肌肉萎缩、腱反射减弱或消失、轻到中度远端感觉减退。相关遗传病家族史、基因检测、运动神经传导检查无获得性脱髓鞘证据（传导阻滞）以及腓肠神经活检可用于两者间的鉴别。

> **思考 4**　除其他类型 CADP 及遗传性脱髓鞘性周围神经病外，CIDP 还需与其他哪些周围神经病相鉴别？
>
> CIDP 的诊断目前为排除性诊断。除需与获得性及遗传性脱髓鞘性周围神经病进行鉴别外，还需要与代谢性、营养障碍性、药物性、中毒性所致慢性多发性周围神经病以及血管炎性周围神经病进行鉴别。上述疾病多以轴索受累为主，只要有规范的电生理检查和血生化检查，加上详细询问病史，鉴别并不难。此外，腓肠神经活检可用于与血管炎性周围神经病进行鉴别。

三、诊治及检查经过

患者入院后第 2 天，予以甲泼尼龙 1 000mg/d 静脉滴注冲击治疗 3 天，后开始予以口服泼尼松片 70mg/d 口服治疗。同时，给予其 B 族维生素营养神经治疗及肢体康复训练。患者经过上述治疗后，2 周后四肢麻木无力改善并出院。出院后加用硫唑嘌呤 150mg/d 口服治疗，泼尼松逐渐减停。目前口服硫唑嘌呤维持治疗，定期于我科门诊随访。

四、讨论和展望

（一）CIDP 的治疗策略如何？

根据《中国慢性炎性脱髓鞘性多发性神经根神经病诊治指南 2019》推荐，CIDP 的治疗策略如下：

1. 免疫抑制和免疫调节治疗　CIDP 首选激素或静脉注射免疫球蛋白（IVIg），如两者均无效，可考虑血浆置换（或双膜法血液过滤）。需要注意的是，血浆置换和 IVIg 通常不同时使用。

（1）糖皮质激素使用方法

1）对于症状较为严重的患者可选用激素短期冲击后改口服的方法：甲泼尼龙 500~1 000mg/d 静脉滴注，连续 3~5 天后改为泼尼松 1~1.5mg/（kg·d）晨顿服。维持 1~2 个月后渐减，一般每 2~4 周减 5~10mg/d，至 20mg/d 后每 4~8 周减 5mg/d，或小剂量维持。

2）其他患者也可直接选择激素口服治疗：口服泼尼松 1~1.5mg/（kg·d）晨顿服。维持和减量方法同前。

3 个月症状无改善可认为激素治疗无效。在使用激素过程中注意补钙、补钾和保护胃黏膜。一般激素疗程为 1.5~2 年。

（2）IVIg 使用方法：400mg/（kg·d）静脉滴注，连续 5 天，每月 1 次，一般需要连续治疗 3 个月，3 个月后症状完全缓解或稳定时可停用，改善不充分或无法使病情稳定时可每月复治 1 次（剂量可减半）或使用小剂量激素维持。

（3）血浆置换（或双膜法血液过滤）：一般一个疗程 3~5 次，间隔 2~3 天，每次交换量为 30ml/kg，每个月进行 1 个疗程。需要注意的是，在应用 IVIg 后 3 周内，不要进行血浆置换治疗。约 80% 的患者对以上 3 种治疗有不同程度的改善。

（4）患者如出现一线治疗无效、激素依赖或激素无法耐受等情况，可选用或加用硫唑嘌呤、环磷酰胺、环孢素、吗替麦考酚酯等。对于顽固病例，尚可考虑使用利妥昔单抗。治疗过程中需随访肝、肾功能及血常规等，并密切观察可能并发的感染。

2. 对症治疗及神经营养治疗　维生素 B_1、B_{12}（甲钴胺等）是较常应用的神经营养药物。针对伴神经痛的患者,可使用加巴喷丁、普瑞巴林、卡马西平、阿米替林等药物。

3. 功能锻炼及康复　功能训练、足部支具、健康积极的生活态度和生活方式等有益于 CIDP 患者功能的恢复。

（二）多发性周围神经病是神经内科的常见疾病,其病因复杂。当面对多发性周围神经病的患者,我们的诊断策略应该是怎样的呢?

1. 起病形式　多发性神经病的起病是急性 / 亚急性或慢性起病? 如果慢性起病,病情是进行性进展还是复发缓解?

（1）亚急性或急性起病:需考虑吉兰 - 巴雷综合征（Guillain-Barré Syndrome, GBS）、卟啉病、白喉、药物或毒物所致。

（2）慢性起病,病程呈复发缓解:需考虑 CIDP、药物或毒物所致。

（3）慢性起病,病情进行性进展:需考虑 CIDP、代谢性疾病、营养障碍以及毒物所致。

2. 累及部位　多发性周围神经病是累及肢体远端、近端或者同时累及? 患者是否合并足部或脊柱畸形（高足弓或脊柱后侧凸）? 多发性周围神经病是呈对称性还是非对称性分布? 如果是非对称性,受累肌分布是否呈现单神经病或者多数单神经病的特点?

（1）肢体远端受累:需考虑代谢性疾病、维生素缺乏、毒物或药物、遗传病。

（2）肢体远端及近端均受累:需考虑 GBS、CIDP、卟啉病。

（3）非对称分布:需考虑血管炎性周围神经病、多灶性获得性髓鞘性感觉运动神经病［刘易斯 - 萨姆纳综合征（Lewis-Sumner syndrome, LSS）］以及遗传性压力易感性周围神经病（hereditary neuropathy with liability to pressure palsies, HNPP）。

（4）受累肌分布呈现单神经病特点:需考虑 MMN、HNPP、血管炎性周围神经病以及麻风病。

（5）存在高足弓或脊柱侧弯:需考虑 CMT、HNPP。

3. 受累的神经纤维　是运动神经、感觉神经还是运动及感觉神经均受累? 是感觉神经小纤维、粗纤维还是均受累? 自主神经是否受累?

（1）感觉神经粗纤维受累:需考虑干燥综合征、抗 Hu 副肿瘤综合征、维生素 E 缺乏、维生素 B_6 中毒。

（2）感觉神经小纤维受累:需考虑糖尿病、淀粉样变、HIV 感染、代谢性疾病、毒物或药物。

（3）自主神经受累:需考虑 GBS、代谢性疾病、淀粉样变以及 HIV 感染。

4. 家族史　患者是否有多发性神经病的家族史? 是否有足部畸形（高足弓）或脊柱畸形（脊柱后侧凸）家族史?

（1）常染色体显性遗传:需考虑 *CMT1*、*CMT2*、*CMT3*、*HNPP*。

（2）X 连锁遗传:需考虑 *CMTX*。

（3）常染色体隐性遗传:需考虑 *CMT3*、*CMT4*。

5. 既往史及毒物药物接触史　周围神经病发病时患者是否有疾病或毒物药物暴露史? 消除疾病或毒物药物暴露后是否能够阻止多发性周围神经病的进展?

（1）既往疾病史:糖尿病、慢性肾功能不全、甲状腺功能减退症、HIV 感染、结缔组织疾病、骨髓增殖性疾病（可能合并单克隆丙种球蛋白病）、乳糜泻及副肿瘤综合征。

（2）药物暴露史:长春新碱、紫杉醇、顺铂、胺碘酮、肼苯哒嗪、异烟肼、甲硝唑、呋喃妥因、戒酒硫、萨利多安、维生素 B_6 中毒。

（3）毒物暴露史:乙醇、砷、铊、丙烯酰胺、一氧化氮、环氧乙烷、正己烷、甲基正丁基甲酮。

6. 原发性病理改变（轴索还是脱髓鞘）　多发性周围神经病是原发性轴索损害或是脱髓鞘病变? 如果是脱髓鞘病变,是节段性（多灶性）还是单一性?

（1）轴索损害:需考虑代谢性疾病（糖尿病、尿毒症、甲状腺疾病等）、毒物或药物、*CMT2*、*CMT4*。

（2）脱髓鞘病变（节段性）:需考虑 GBS、CIDP、CIDP 合并单克隆丙种球蛋白病、HNPP。

（3）脱髓鞘病变（单一性）：需考虑 *CMT1*、*CMT3*、*CMTX*、*CMT4*。

（三）针对慢性获得性脱髓鞘性周围神经病，至少应进行哪些检查？

CADP 主要包括 CIDP、单克隆丙种球蛋白病相关性周围神经病、MMN、HIV 相关性周围神经病、抗 MAG 抗体相关性周围神经病等。因此，以下检查是必须的：

1. 全血细胞计数、血清钙、肌酐和尿素氮。

2. 脑脊液检查。

3. HIV 抗体（特别是高危人群和 CSF 有核细胞 >50）。

4. MAG 抗体（特别是感觉受累为主者）。

5. GM1 抗体（特别是单纯累及运动者）。

6. 血清蛋白电泳和免疫固定电泳、尿免疫固定电泳。

7. 血清游离轻链检测。

（四）神经影像在 CIDP 中的应用

1. **神经超声** 周围神经超声可以对臂丛以及神经干进行测定，沿神经走行连续扫描时，在部分患者可见神经横截面积节段性增粗，也有表现为普遍轻微增粗或正常者，可能与 CIDP 病程、严重程度等因素有关。

2. **磁共振周围神经成像（MRN）** MRN 对周围神经的显示能力是无可比拟的。其主要成像技术包括基于 T_2WI 脂肪抑制技术成像、基于扩散加权技术成像（diffusion-weighted imaging，DWI）、基于动态对比增强技术成像等。T_2WI 可见神经根和神经丛粗大，而增强 MRI 可有神经根或马尾神经轻至中等程度的强化。此外，扩散张量成像（diffusion tensor imaging，DTI）是 DWI 技术的扩展，是目前唯一可活体直观地、无创地显示纤维束的方法，可客观、定量地评估外周神经变性及组织微观结构。通过各向异性分数（fraction anisotropy，FA）、表观扩散系数（apparent diffusion coefficient，ADC）、平均扩散系数（mean diffusivities，MD）和径向扩散系数（radial diffusivities，RD）等定量指标评价纤维束的形态特点及病理生理改变。在 DTI 参数中，FA 运用得最为广泛且敏感度较高。一般认为，FA 值与轴突的密度和直径、髓鞘的密度和厚度有关，但与前者的关系更为密切。髓鞘及轴突的完整性是纤维束内水分子产生各向异性的重要原因。髓鞘长期反复脱失和修复，或轴索变性，导致水分子沿着神经长轴的扩散优势消失，从而 FA 值降低。大多数研究认为 FA 比 ADC 等其他 DTI 指标更能敏感地反映周围神经改变的状况，可以作为管理 CIDP 的 MRN 的生物标志物。

（五）CIDP 相关抗体的研究进展

近年来研究发现，郎飞结的结构组分是 CIDP 患者中自身抗体攻击的关键靶区。郎飞结是有髓神经纤维的重要结构，包括结区、结旁区、近结旁区和结间区 4 个区域。其中，结旁区的重要结构是由位于轴膜端的接触蛋白（contactin-1，CNTN1）、接触蛋白相关蛋白（contactin-associated protein-1，CASPR1）和神经束蛋白（neurofascin，NF）155 组成的复合体，是完成跳跃式神经传导的结构基础。而近期发现，结旁区抗体 NF155 及 CNTN1 与 CIDP 的特殊亚型相关，已成为 CIDP 的特异性生物学标志物。

每种自身抗体相关的 CIDP 亚型都有其相对独特的表现。NF155 抗体阳性 CIDP 的临床特征包括：起病年龄早、足下垂、步态异常、震颤（姿势性及意向性，高振幅，低频率）、感觉性或小脑性共济失调、远端获得性脱髓鞘性对称性神经病的发生率高。此外，在 NF155 抗体阳性 CIDP 患者中，约 8% 合并中枢神经系统脱髓鞘改变。因此，对于伴有中枢神经系统脱髓鞘改变的 CIDP 患者应注意筛查此抗体。而 CNTN1 抗体阳性 CIDP 的临床特征以感觉性共济失调最为突出，此外还包括发病年龄较晚、进展较快、以运动系统受累为主、可伴有震颤。因进展较快，该型患者需与 GBS 鉴别，而 CNTN1 抗体则可作为鉴别 GBS 与 CIDP 的指标。

另外，值得注意的是，由于 NF155 抗体及 CNTN1 抗体主要以免疫球蛋白 G4（immunoglobulin G4，IgG4）亚型为主，因此 NF155 抗体与 CNTN1 抗体阳性的 CIDP 患者对 IVIg 治疗反应均较差。而目前认为,血浆置换联合免疫抑制剂利妥昔单抗序贯治疗对这两种亚型的 CIDP 患者有较好的疗效。

（吴绮思　秦新月）

参 考 文 献

[1] French CIDP Study Group, Recommendations on diagnostic strategies for chronic inflammatory demyelinating polyradiculo-neuropathy. J Neurol Neurosurg Psychiatry, 2008, 79: 115-118.

[2] 中华医学会神经病学分会,中华医学会神经病学分会周围神经病协作组,中华医学会神经病学分会肌电图与临床神经电生理学组,等. 中国慢性炎性脱髓鞘性多发性神经根神经病诊治指南 2019. 中华神经科杂志,2019,52(11): 883-888.

[3] 中华医学会神经病学分会,中华医学会神经病学分会周围神经病协作组,中华医学会神经病学分会肌电图与临床神经电生理学组,等. 中国 POEMS 综合征周围神经病变诊治专家共识. 中华神经科杂志,2019,52(11): 893-897.

[4] 冯园,卢祖能. 慢性炎性脱髓鞘性多发性神经根神经病发病机制的研究进展. 中华神经医学杂志,2020,19(03): 316-319.

[5] Devaux J J, Miura Y, Fukami Y, et al. Neurofascin-155 IgG4 in chronic inflammatory demyelinating polyneuropathy. Neurology, 2016, 86(9): 800-807.

[6] 粟小芸,孔祥泉,郑传胜. 磁共振周围神经成像在多发性神经病中的研究进展. 临床放射学杂志,2019,38(11): 2216-2219.

第三节　遗传性感觉运动性周围神经病

病例 45　沙尔科 - 马里 - 图思图病 1A 型

一、病历资料

（一）病史

患者男性,46 岁,因"双手足肌肉萎缩 6 年、无力 4 年、麻木 3 年"就诊。

患者 6 年前发现双手、双足肌肉萎缩,4 年前双手无力,敲键盘、提重物费力,跑步不如前自如,双手足无力萎缩逐渐加重,3 年前行走时脚抓不住地、足尖抬起困难。并出现双手、双踝以下麻木感。

2 型糖尿病病史 10 余年,血糖控制可,体检超声诊断脂肪肝。1 岁会走路,运动能力同同龄人,但自幼蹲下足跟不能着地。曾饮白酒 10 年,大于 250ml/d,大于 4 次 / 周,8 年前已戒。否认家族中有类似疾病史。

（二）体格检查

体温:36℃,脉搏:88 次 /min,呼吸:20 次 /min,血压:157/81mmHg,心肺体检阴性,肝脾未触及。

神经系统查体:神清,口齿清楚,脑神经体检正常。双上肢近端肌力 5 级,远端伸指 4 级,分并指、小指外展 1 级,拇外展 2 级;双下肢近端肌力 5 级,远端右足及足趾背伸跖屈 2 级,左足跖屈 2 级,足背伸及足趾背伸跖屈 0 级。无弓形足。双侧指鼻、跟 - 膝 - 胫试验阴性。闭目难立征阳性。跨阈步态。双手腕以下、双足踝以下针刺觉减退,四肢远端音叉振动觉略减退,关节位置觉、皮质复合觉存在。四肢腱反射消失。病理征阴性,脑膜刺激征阴性。

（三）入院前辅助检查

1. **肝功能、肾功能、血脂相关检查、血糖、电解质**　空腹血糖 7.8μmol/L,其余正常范围。

2. **神经传导**　上下肢周围神经损害(脱髓鞘为主,合并轴索损害,感觉运动纤维均受损);节段性运动神经传导未见传导阻滞(图 3-3-1、图 3-3-2)。

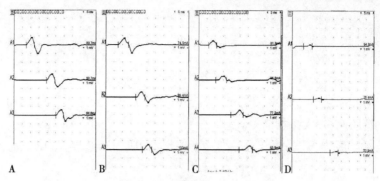

图 3-3-1 患者神经传导速度检查

A. 右侧正中神经；B. 左侧正中神经；C. 右侧尺神经；D. 左侧尺神经

运动神经及位置	潜伏期 /ms	波幅 /mV	传导速度 /（m/s）
右侧正中神经			
腕部	7.3	1.8	
肘部	19.5	1.5	15.6
腋部	25.2	1.3	17.1
左侧正中神经			
腕部	7.2	1.7	
肘部	18.0	1.3	17.5
腋部	22.1	1.2	19.5
右侧尺神经			
腕部	5.9	0.8	
肘下	10.4	0.7	17.7
肘上	19.4	0.8	17.2
腋部	24.5	0.7	19.6
左侧尺神经			
腕部	6.9	0.2	
肘下	13	0.2	14.7
肘上	23.1	0.2	16
右侧胫后神经			
踝部	—	—	
左侧胫后神经			
踝部	—	—	
右侧腓神经			
踝部	—	—	
左侧腓神经			
踝部	—	—	

图 3-3-2 患者运动传导速度检查

运动神经传导可见双侧正中神经、尺神经运动传导远端潜伏期延长，传导速度减慢，波幅降低，未见波形离散、传导阻滞，双侧胫后神经、腓神经未引出肯定波形；感觉神经传导：上下肢均未引出肯定波形。

思考 1 运动神经传导的哪些表现提示脱髓鞘，哪些表现提示轴索损害？

运动传导远端潜伏期明显延长、传导速度明显减慢、异常波形离散、运动神经部分传导阻滞提示脱髓鞘，波幅降低而传导速度正常或轻度减慢提示轴索损害。

二、病例分析

（一）病例特点

1. 中年男性，隐匿起病，慢性病程。自幼蹲下足跟不能着地。
2. **临床表现**　四肢远端肌肉萎缩 6 年、四肢无力 4 年、手足发木 3 年，呈逐渐加重趋势。
3. **既往病史**　糖尿病，较大量饮酒史。
4. **体征**　四肢远端肌肉萎缩，四肢近端肌力 5 级，远端肌力 0~2 级，腱反射消失，病理征阴性。四肢远端深浅感觉减退。
5. **辅助检查**　肌电图示上下肢周围神经损害，脱髓鞘为主，合并轴索损害，未见传导阻滞。

（二）诊断及鉴别诊断

1. **诊断**

【定位诊断】四肢远端为主的无力、肌肉萎缩，较对称的感觉障碍，腱反射消失，锥体束征阴性，定位于周围神经，结合神经传导检查，提示感觉及运动纤维均受损，脱髓鞘为主合并轴索损害。

【定性诊断】患者中年男性，临床诊断慢性脱髓鞘为主的多发性周围神经病，尽管在临床上常从可以治疗的观点出发，需首先考虑获得性病因，但结合本患者特点，病程长，进展慢，病因方面做如下考虑：

（1）遗传性周围神经病：包括 *CMT1*、*CMT4*、*CMTX*、Krabbe 病、Refsum 病、家族性淀粉样变性、线粒体病等。支持点为患者自幼既有蹲下时足跟不能着地，病程长进展慢，四肢远端受累较为对称，远端肌力差而对生活功能影响小，无阳性感觉症状，神经传导所示运动神经传导速度减慢较均匀，无传导阻滞、波形离散。不支持点为患者否认家族史，无弓形足。患者无中枢神经系统或其他系统受累表现，上肢 MCV 15~20m/s，*CMT1* 或 *CMT4* 可能性大。

（2）慢性炎性脱髓鞘性多发神经根周围神经病（CIDP）：CIDP 是最常见的可治性慢性脱髓鞘性周围神经病。患者否认家族史，需鉴别 CIDP。不支持点为患者神经传导所示运动神经传导速度减慢较均匀，无传导阻滞。下一步可完善腰穿查脑脊液蛋白、周围神经超声进行进一步鉴别。

（3）单克隆球蛋白血症：包括 POEMS、MGUS、多发性骨髓瘤、淀粉样变性等。患者病程 6 年，一般情况好，无其他系统受累症状，不支持 POEMS、多发性骨髓瘤、淀粉样变性等。可完善血清蛋白电泳、免疫固定电泳检查是否有或合并 MGUS。

（4）其他原因：患者有糖尿病、饮酒史，但糖尿病、酒精相关周围神经病多为轴索为主损害；副肿瘤综合征，患者病程 6 年，不支持；系统性自身免疫病相关周围神经病，多为多发性单神经病，轴索损害为主，不支持。

思考 2　CMT 与获得性周围神经病的鉴别要点？

1. 起病年龄及病程　CMT 通常在青少年或幼年起病，起病年龄晚需警惕获得性周围神经病。CMT 多起病隐匿、数年内缓慢加重。
2. 家族史　有阳性家族史支持 CMT，但家族史阴性不能排除。
3. 临床表现　CMT 多表现为对称性远端无力，无阳性感觉症状，可能有弓形足、锤状趾、鹤腿。
4. 电生理　脱髓鞘型 CMT 的运动神经传导速度通常均匀减慢，若出现明显的波形离散、传导阻滞，通常提示 CIDP 可能性大。但 CMTX1 也可能出现波形离散甚至传导阻滞。
5. 实验室检查　CMT 的脑脊液蛋白可轻度升高，但若明显升高（如 >1g/L）则需考虑 CIDP 等获得性周围神经病可能。

---

2. **入院诊断**　①多发性周围神经病；②2 型糖尿病；③高血压病（1 级，中危）；④脂肪肝。

三、检查及诊治经过

（一）入院后辅助检查

该患者的诊疗经过主要是针对周围神经病病因的确定。

1. 空腹血糖 8.8mmol/L（3.89~6.1mmol/L），糖化血红蛋白 6.9%（4%~6%），余代谢、免疫、肿瘤筛查、M 蛋白未见异常。

2. **脑脊液生化**　常规正常，蛋白 0.79g/L（<0.5g/L），寡克隆区带阴性。

3. **神经超声**　所检神经均匀性增粗（图 3-3-3）。

4. **基因检查**　可见 *PMP22* 基因重复突变（图 3-3-4）。

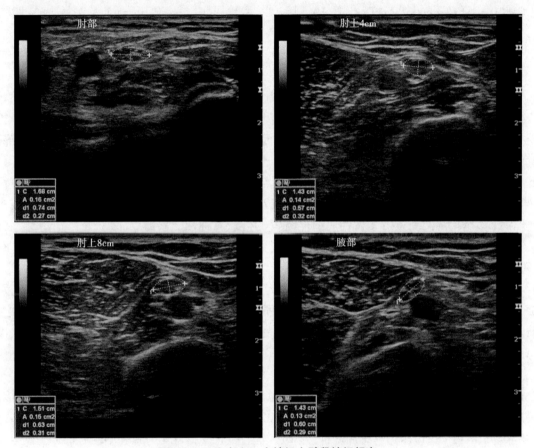

图 3-3-3　患者左正中神经上臂段神经超声

正中神经上臂段神经超声，可见均匀增粗。

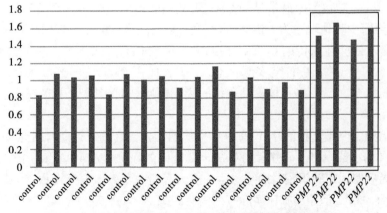

图 3-3-4　基因检测结果示患者 *PMP22* 基因存在重复突变

（二）诊治经过

患者辅助检查提示存在糖尿病,糖化血红蛋白6.9%,提示血糖控制尚可接受,近期无血糖明显波动病史,其周围神经病主体不考虑为糖尿病相关周围神经病。肿瘤筛查无阳性发现,结合病程,不考虑副肿瘤综合征。M蛋白阴性,无MGUS等单克隆球蛋白血症相关周围神经病证据。脑脊液蛋白略增高,但<1g/L,神经超声提示周围神经均匀性增粗,均支持CMT(脱髓鞘亚型)而非CIDP。最后,行基因检测,诊断CMT1A。

治疗方面,由于目前没有改善该疾病的特异性药物,故予患者支持治疗,嘱患者配置支具鞋,改善行走步态;监测、控制血糖及戒酒、避免使用可能加重CMT的药物;患者育有1子,体健,否认家族中类似疾病患者,告知其在家属知情、建议带其父母及子女门诊查体,遗传咨询。

（三）最终诊断

①CMT1A型(Charcot-Marie-Tooth病1A型);②2型糖尿病;③高血压病(1级,中危);④脂肪肝。

四、讨论和展望

（一）周围神经病患者诊疗流程

1. 确定是否为周围神经病变　需鉴别"假性周围神经病",如脊髓病等,并排除功能性疾病。如有以下情况时,需警惕是否为"假性周围神经病":在明显振动觉/关节位置觉丧失时腱反射活跃(提示后侧索受损),患者主诉下肢僵硬/发沉,伴有锥体束损害,或下肢感觉异常已累及近端而不伴手部受累。必要时可借助肌电图协助定位。

2. 根据临床和电生理特征来确定病变分布特点　局灶性病变:如单神经病;神经根病(节段性受累);神经根病/神经丛病/神经根神经丛病(单肢/局部/多个节段受累);多发性单神经病或多灶性周围神经病(多个单神经受累);多发性周围神经病(弥漫、对称性受累)。

3. 根据临床及电生理表现判断受累纤维种类　如感觉纤维,运动纤维,自主神经,是单纯某种纤维受累,还是混合多种纤维受累。

4. 根据临床和电生理特征来明确是轴索损害为主,脱髓鞘为主,轴索合并脱髓鞘,还是神经元病。

5. 周围神经病定性判断　根据起病年龄,病程时相(急性、亚急性、慢性、单相、发作性、复发-缓解),前驱因素、治疗反应;周围神经受累特点伴随症状(如中枢或系统性症状),既往史、个人史以及家族史,必要的辅助检查,判断周围神经病的病因。

（二）CMT分型

CMT(Charcot-Marie-Tooth,沙尔科-马里-图思图病)是一组遗传性周围神经病。根据遗传方式、临床表现以及电生理,其主要分为CMT1~4以及CMTX亚型,此外还有CMT5~7、dHMN(远端型遗传性运动神经病)、HNPP(遗传压迫易感周围神经病)。电生理上,CMT1/4为脱髓鞘性CMT(上肢运动神经传导速度<38m/s),CMT2为轴索性(正中或尺运动传导速度>38m/s),CMTX为中间型(上肢运动神经传导速度25~45m/s)。CMT的亚型中,最常见的为CMT1、CMT2、CMTX。CMT1为常染色体显性遗传的脱髓鞘性CMT,其中CMT1A为最常见的CMT亚型(占40%~50%),其突变基因为*PMP22*(通常为*PMP22*重复突变导致,少数情况下为*PMP22*点突变导致);CMT1B占CMT1的3%~5%,其突变基因为*MPZ*(点突变)。X连锁显性遗传的CMTX1为第2常见的CMT亚型(占10%),其突变基因为*GJB1*。CMT2为轴索性CMT,其中常见的突变基因包括*MFN2*(占CMT2的20%)、*MPZ*(占CMT2的5%)、*NEFL*和*GDAP1*等。CMT4为常染色体隐性遗传的脱髓鞘性CMT,其最常见的突变基因为*GDAP1*。

（三）治疗

目前CMT的治疗主要是支持治疗,没有改善疾病的特异性药物。近期有研究者用病毒介导的基因治疗来治疗CMT4C的小鼠模型。研究者们对*Sh3tc2*基因敲除的CMT4C小鼠鞘内注射含*Sh3tc2* cDNA的慢病毒载体,8周后发现实验组较对照组的运动能力有所改善。该研究提示,针对施万细胞的基因治疗有可能用于治疗CMT4C,但距离临床实际应用尚有距离。

（牛婧雯　刘明生　彭　斌）

参 考 文 献

[1] Fyfe I. Gene therapy is effective for CMT in mice. Nat Rev Neurol, 2019, 15(6): 308.

[2] Pareyson D, Marchesi C. Diagnosis, natural history, and management of Charcot-Marie-Tooth disease. Lancet Neurol, 2009, 8(7): 654-667.

[3] Rossor A M, Polke J M, Houlden H, et al. Clinical implications of genetic advances in Charcot-Marie-Tooth disease. Nat Rev Neurol, 2013, 9(10): 562-571.

[4] Schiza N, Georgiou E, Kagiava A, et al. Gene replacement therapy in a model of Charcot-Marie-Tooth 4C neuropathy. Brain, 2019, 142(5): 1227-1241.

病例 46　转甲状腺素蛋白相关家族性淀粉样变

一、病历资料

(一) 病史

患者男性,20 岁,因"便秘、性功能障碍 4 年,发作性言语障碍 3 年"就诊。

入院 4 年前患者出现便秘,每 3~5 天排便 1 次,大便干,排便费力;曾有一次伴腹胀、呕吐,外院就诊查腹部立位片提示小肠肠管积气扩张,未见气液平面,予以短期禁食水、灌肠、肠外营养后症状缓解。偶有腹泻,每日 4~5 次,量少,糊状。于 3 年前劳作中突发言语障碍,仅能说出单个词语,无法完整表达意愿,能听懂别人说话,不伴意识障碍,不伴肢体麻木无力,不伴大小便失禁,半小时后自行好转;2 年前劳作中(刷墙漆)有一次类似发作;2 个月前再次发作,之后每十日左右出现一次类似发作。近 2 个月来发作无明显诱因。近 1 个月曾有数次晚间睡眠中突然醒来,发现无法言语、伴右手麻木;发作时多次查血糖 3.2~5.2mmol/L,心电图正常。患者近 1 个月来精神差,睡眠多,小便正常,唾液、汗液极少,进食干食需水送服,体重无明显下降。病后性功能异常,无法勃起。

无其他慢性疾病病史,与伴侣同居 4 年余,初期性生活正常,伴侣曾怀孕后人工流产,目前无子女。

其祖母 50 余岁死于全身水肿、腹水,父辈兄弟姐妹 7 人,其中 4 人有类似症状,均为 20 余岁后出现便秘、性功能障碍,之后腹围增大、全身水肿去世(诊治不详);另有 3 个堂姐妹、1 个堂哥于相近年龄发病并去世。

(二) 体格检查

血压:卧位 87/59mmHg,立位 62/43mmHg;心率:87 次 /min,皮肤干燥。心律齐,主动脉第二听诊区 4 级收缩期杂音,肺部听诊呼吸音清,腹软无压痛,肝脾肋下未触及。双下肢无水肿。

神经系统查体:神清,口齿清楚,舌体大,表面光滑,脑神经查体正常,双上肢肌力 5 级,双下肢远端肌力 4 级,远端肌力 5 级,手套、袜套样针刺觉减退,四肢腱反射减低,病理征阴性。

二、病例分析

(一) 病例特点

1. 青年男性,慢性起病,病程 4 年。

2. **主要表现**　患者临床表现有两部分:①全身表现,包括便秘、肠梗阻和勃起功能障碍;②发作性症状,主要表现为言语障碍,仅能说出单个词语,无法表达意愿,能听懂他人言语,每次发作约半小时缓解,曾有发作时伴右手麻木。

3. **查体**　立位血压降低(卧位血压 87/59mmHg,立位血压 62/43mmHg),舌体大,表面光滑,主动脉第二听诊区 4 级收缩期杂音,神经系统异常体征:双下肢远端肌力减退(4 级),手套、袜套样针刺觉减退,四肢腱反射减低,未引出病理征。皮肤干燥。

4. 个人史及家族史 家族中祖母 50 余岁死于全身水肿、腹水,父辈兄弟姐妹 7 人,其中 4 人有类似症状,均为 20 余岁后出现便秘、性功能障碍,之后腹围增大、全身水肿去世(诊治不详);另有 3 个堂姐妹、1 个堂哥于相近年龄发病并去世。

(二)诊断及诊断依据

1. 诊断

【定位诊断】①便秘、肠梗阻、勃起功能障碍、出汗异常、直立性低血压等,定位于自主神经系统;②双下肢远端肌力减退,四肢腱反射减低,手套、袜套样针刺觉减退,定位于感觉运动性周围神经;③言语障碍,仅能说出单个词语,无法表达意愿,无理解障碍,考虑不全运动性失语,定位于左侧额下回后部运动性语言中枢;右手麻木,可由感觉传导通路任何部位病变所致,但结合其言语障碍,定位于传导通路较高水平受累,左侧大脑半球水平可能大;④主动脉第二听诊区 4 级收缩期杂音,提示心脏受累。综合定位包括心血管系统、运动、感觉及自主神经在内的全身多部位受累。

【定性诊断】患者年轻男性,病程 4 年,主要表现为便秘、肠梗阻、勃起功能障碍、出汗异常、直立性低血压等自主神经症状,考虑小纤维神经病。从小纤维神经病的原因考虑,通常包括获得性和遗传性,本患者缺乏获得性因素的基础疾病,如糖尿病、糖耐量异常、酒精中毒、系统性淀粉样变、血管炎、干燥综合征、人类免疫缺陷病毒(HIV)感染等。结合患者可能的家族病史,需考虑遗传性因素的可能性,如家族性淀粉样变、常染色体隐性遗传性周围神经病、遗传性感觉性自主神经病、Fabry 病、Fridreich 共济失调等;查体可见患者舌体大,考虑遗传性淀粉样变可能更大。但是发作性症状在淀粉样变疾病中少见,且淀粉样变的诊断需要病理证据,可进一步寻找淀粉沉积证据。

患者近 3 年来以发作性不完全运动性失语为主要表现,曾伴有右手麻木,每次发作约半小时症状可完全缓解,考虑短暂性脑缺血(TIA)发作。青年卒中的鉴别诊断,除了早发性动脉粥样硬化,尚有心源性因素,如卵圆孔未闭、瓣膜病变、心律失常、烟雾病(Moyamoya disease)、动脉夹层、动脉炎、血液病等;但以上病因难以解释患者自主神经受累,且难以解释其家族史。癫痫也可出现发作性症状,但该患者每次发作症状持续时间长,表现为言语障碍,非典型癫痫表现,且癫痫也难以解释患者全身表现。可进一步行相关检查(如 EEG)等除外。

2. 入院诊断 遗传性淀粉样变。

思考 1 小纤维神经病的定义是什么?常见病因有哪些?

周围神经根据纤维直径及传导速度不同可分为不同类型。小纤维是指直径小于 $7\mu m$ 的神经纤维,包括传导皮肤痛觉、温度觉的 Aδ 有髓纤维和交感神经节后 C 类无髓纤维。小纤维神经病(small fiber neuropathies, SFN)是指主要累及小的有髓纤维和无髓纤维而大纤维不受累或很少受累的周围神经病。

SFN 的常见病因包括遗传性因素,如家族性淀粉样变、常染色体隐性遗传性周围神经病、遗传性感觉性自主神经病、Fabry 病、Fridreich 共济失调等;获得性因素,如糖尿病、糖耐量异常、酒精中毒、系统性淀粉样变、血管炎、干燥综合征、人类免疫缺陷病毒(HIV)感染等。

三、诊治及检查经过

1. 血、尿、便常规检查 未见异常。

2. 血沉、血糖、血脂相关检查、免疫及感染筛查、凝血功能 未见异常。

3. 头颅 MRI 平扫及增强 未见明显异常。

4. 头颅 MRA 左侧大脑前动脉略细,考虑先天发育所致;前交通动脉及左侧后交通动脉开放。

5. 脑电图 正常范围脑电图。

6. **颈部血管超声**　未见明显异常。

7. **24 小时动态心电图**　窦性心律,10 次室性期前收缩,3 次成对,未见 ST-T 改变。

8. **超声心动图**　EF 71%(50%~80%),心肌肥厚,左右心室肥厚。

至此,相关检查中的阳性发现仅有超声心动所见心室壁肥厚,联系到患者明确的自主神经症状——腹泻、口干、出汗异常、直立性低血压,查体有舌体肥大,有明确家族史,故考虑遗传性淀粉样变可能。下一步需要三方面的工作:从病理上寻找淀粉沉积证据;明确其他脏器受累情况;明确淀粉类型。

(一)寻找淀粉沉积的证据

1. **齿龈活检病理**　上皮下可见粉染无定形物质沉积,刚果红染色在偏光显微镜下见少许苹果绿双折光物质,刚果红阳性,高锰酸钾化刚果红阳性。

2. **舌活检病理**　上皮下可见少许粉染无定形物,刚果红染色在偏光显微镜下可见少许苹果绿双折光物质,病变符合淀粉样变性。刚果红阳性,高锰酸钾化刚果红阳性。

3. **腹壁脂肪活检病理**　PAS 染色阴性,刚果红阴性,高锰酸钾化刚果红阴性。

至此,齿龈及舌体活检均发现淀粉样物质沉积,明确淀粉样病诊断。

(二)明确其他脏器受累情况

淀粉样变累及多脏器,对相关脏器的系统性评价非常重要。该患者有心脏受累、自主神经病变、舌淀粉样变,相关检查未有肾脏受累、肝脾受累证据,拟进一步排除有无其他脏器受累。

1. **甲状腺超声及甲状腺功能**　未见异常。

2. **眼科检查**　未见玻璃体混浊。

3. **脑脊液检查**　颅压正常,脑脊液常规正常,蛋白 0.90g/L(<0.50g/L)。

4. **肌电图检查**　运动神经传导检测可见双侧胫神经以及右侧腓总神经 CMAP 波幅下降,感觉神经传导检测可见右侧正中神经 SNAP 波幅下降,左侧正中神经感觉 NCS 减慢。针极肌电图可见上下肢以及脊旁肌大量纤颤电位、正锐波,复合肌肉动作电位时限增长、波幅增宽,提示广泛运动神经轴索损害或者前根损害。上下肢 SSR 异常提示自主神经损伤(图 3-3-5~ 图 3-3-7)。

神经(记录部位) 刺激部位	末端潜伏期 /ms	波幅 /mV	速度 /(m/s)
右正中神经(腕) 拇短展肌	3.2(正常)	13.8(正常)	
左正中神经(腕) 拇短展肌	3.0(正常)	15.1(正常)	
右尺神经(腕) 小指展肌	2.8(正常)	9.1(正常)	
左尺神经(腕) 小指展肌	2.8(正常)	9.3(正常)	
右胫神经(拇短屈肌) 踝	4.1(正常)	3.3(82%↓)	
左胫神经(拇短屈肌) 踝	3.8(正常)	5.5(71%↓)	
右腓总神经(趾短伸肌) 踝 腓骨小头	4.0(正常) 11.4(正常)	2.1(63%↓) 2.0(56%↓)	 38.5(正常)
左腓总神经(趾短伸肌) 踝 腓骨小头	3.9(正常) 11.1(正常)	5.8(正常) 4.9(正常)	 44.4(正常)

图 3-3-5　运动神经传导检查

图中空白格表示未做相应刺激

神经（记录部位） 刺激部位	末端潜伏期 /ms	波幅 /mV	速度 /(m/s)
右正中神经（腕） 指1 指3	2.4（正常） 2.7	10（85%↓） 12（正常）	50.0（正常） 61.1（正常）
左正中神经（腕） 指1 指3	2.7 3.3	26 14	42.6（28%↓） 48.5（21%↓）
右尺神经（腕） 指5	2.2（正常）	9.0（正常）	54.5（正常）
左尺神经（腕） 指5	2.2（正常）	9.0（正常）	54.5（正常）
右胫神经（内踝） 趾1	4.6（正常）	1.5（正常）	43（正常）
左胫神经（内踝） 趾1	5.1（正常）	1.1（正常）	40.2（正常）
右腓浅神经（踝） 腓骨小头	5.4（正常）	1.9（正常）	50.9（正常）
左腓浅神经（踝） 腓骨小头	5.4（正常）	2.4（正常）	56.9（正常）

图 3-3-6 感觉神经传导速度检查

肌肉	静息状态	小力收缩			大力收缩 （波幅，mV）
		时限 /ms	波幅 /mV	多相波 /%	
右三角肌	未见波形	12.7 （17%↑）	642 （115%↑）	7	混合相（4.2）
右股四头肌	正锐 1+	13.4 （14%↑）	979 （20.4%↑）	8	混合相（4.2）
右胫前肌	正锐 3+	15.2 （23%↑）	1029 （189%↑）	20	混合相（5.1）
右排肠肌	正锐 3+ 纤颤 1+				单混相（6.3）
右小指展肌	正锐 4+ 纤颤 1+	12.9 （27%↑）	1080 （270%↑）		混合相（6.1） 近干扰相（2.6）
右胸锁乳突肌	未见波形	12.2 （34%↑）	640 （58%↑）	0	混合相（2.2）
左腓肠肌	正锐 3+				混合相（7.4）
左胫前肌	正锐 4+	15.1 （22%↑）	1015 （185%↑）	22	混合相（3.7）
右脊旁肌（T_{11}）	正锐 3+ 纤颤 1+				
右脊旁肌（T_{10}）	正锐 1+ 纤颤 1+				

图 3-3-7 针电极肌电图检测结果

5. 为明确周围神经受累情况,并明确有无外周神经的淀粉沉积,行腓肠神经活检。

苏木精 - 伊红染色(HE 染色)和 Masson 染色:神经外膜、神经束膜及神经内膜未见明显异常。髓鞘染色:可见数个神经束,各神经束形态改变基本一致,有髓神经纤维密度轻 - 中度减低,大中有髓纤维丰富,小有髓纤维中度减少,可见个别轴索变性,未见薄髓纤维,未见"洋葱球样"肥大纤维,未见再生纤维。

刚果红染色:神经内膜个别局部小斑片均质无结构区。病理诊断:轻度轴索性神经病,可见淀粉样物质沉积。

6. **肌肉活检**　可见少数肌纤维萎缩,非特异性酯酶染色(NSE)染色可见多个局部沿束周分布的肌纤维周边深染,可疑淀粉样物质沉积。抗 C5b-9 抗体免疫组化染色可见多个局部束周或内膜肌纤维周边阳性染色(图 3-3-8,见文末彩图)。

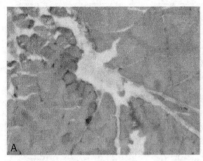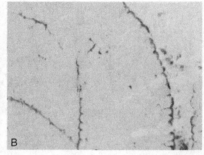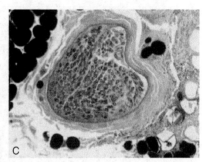

图 3-3-8　病例 46 股四头肌肌肉活检

A. NSE 染色可见多个局部沿束周分布的肌纤维周边深染;B. 抗 C5b-9 抗体免疫组化染色可见多个局部束周或内膜肌纤维周边阳性染色;C. 腓肠神经活检,髓鞘染色可见有髓神经纤维密度轻 - 中度减低,大中有髓纤维丰富,小有髓纤维中度减少。

(三)明确淀粉类型

思考 2　什么是淀粉样变性?常见类型有哪些?

淀粉样变性(amyloidosis)是一组蛋白质以异常的纤维结构沉积于细胞之间,造成组织器官结构与功能改变引起相应临床表现的异质性疾病。由于其化学特性类似淀粉(如与碘反应),故命名为"淀粉样变性"。淀粉样物的沉积可以为全身性或局限于某一组织。

根据前体蛋白种类不同,淀粉样变性包括免疫球蛋白轻链型淀粉(也称原发性淀粉样变性)、淀粉样蛋白 A 型(AA 型)以及遗传性淀粉变性,包括转甲状腺素蛋白型、载脂蛋白 A1型等。

对于此患者,其明确的家族史使诊断更倾向于转甲状腺素蛋白(transthyretin, TTR)相关家族性淀粉样变。而之后进行的免疫固定电泳、蛋白电泳、血尿轻链等检查均未有异常,不支持轻链型淀粉沉积病;而患者并无明确慢性炎症或者感染等因素存在,不支持血清淀粉样蛋白 A 型淀粉沉积病。

基于以上考虑,行 TTR 基因检测,结果显示第 2 外显子检测出突变,c.199G>C,造成氨基酸改变 *p.Gly67Arg*,为已报道的致病突变(图 3-3-9,见文末彩图)。

(四)最终诊断

转甲状腺素蛋白相关家族性淀粉样变。

(五)治疗

给予二氟尼柳 250mg,每日 2 次,口服。

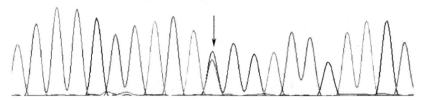

图 3-3-9　病例 46 患者基因检查提示 c.199G>C

思考 3　什么是 TTR？TTR-FAP 的临床表现有哪些？

转甲状腺素蛋白（transthyretin，TTR）是一种血浆转运蛋白，主要由肝脏合成，以四聚体形式与甲状腺素和视黄醇结合并进行转运。TTR 是一种稳定的可溶性四聚体蛋白质，而基因突变产生异常的 TTR 蛋白，易从四聚体解离为单体，聚集形成淀粉样物质沉积在各个脏器，引起相应临床表现。转甲状腺素蛋白淀粉样变是常染色体显性遗传病，周围神经、心脏和肾脏是主要受累脏器。

转甲状腺素蛋白相关家族性淀粉样多发性神经病（transthyretin related familial amyloid polyneuropathies，TTR-FAP）常以小纤维早期受累为突出表现，可以有显著的自主神经功能障碍，包括便秘、腹泻或者腹泻与便秘交替、出汗异常、性功能障碍以及直立性低血压等。感觉减退以痛觉、温度觉减退为主，可伴有疼痛。之后随病情进展，渐出现深感觉障碍及运动受累。

四、讨论

随着临床认识的提高以及基因检测技术的广泛应用，国内已有较多 TTR 相关家族性淀粉样变报道。

该患者神经活检可见小有髓纤维减少，而大中有髓纤维相对保留，与电生理感觉纤维受累轻相一致，因为常规传导速度检测主要是反映大中有髓纤维的功能。该患者肌电图改变的另一突出特点是针极肌电图广泛异常，考虑运动轴索病变突出，也不除外同时有前根受累。

患者临床及肌电图无肌病提示，肌肉活检未见显著神经源性或肌源性损害，但 NSE 染色可见多个局部沿束周分布的肌纤维周边深染。关鸿志等的报道中，肌肉活检行免疫组化染色，可见转甲状腺素蛋白在骨骼肌的沉积分布主要沿肌内膜呈连续性或者局灶型分布，在邻近肌束膜的肌内膜沉积更明显。对于该患者，可行肌肉 TTR 免疫组化染色及刚果红染色进一步证实。

本例患者发病时表现为 TIA 样发作，曾使诊断面临困扰。查找文献，中枢神经系统受累在 TTR-FAP 中并不少见。2015 年 Maia LF 的研究中，87 例行肝移植的 V30M 突变 ATTR 患者中，27 例有中枢神经系统受累，其中 1 例脑出血，4 例脑梗死，6 例表现为偏头痛先兆发作，8 例患者出现癫痫发作，11 例表现为 TIA 样发作，出现偏瘫、偏身感觉障碍、一过性双眼全盲、失语等表现，症状反复发作，每次发作持续时间小于 60 小时。除表现为双侧全盲的患者头 CT 可见小脑梗死，其余患者头 CT 均未发现病灶（因心脏起搏器置入无法行头 MRI）。27 例患者中，7 例取得脑组织病理。刚果红染色发现淀粉样物质沉积于脑膜血管，随病程延长，深入皮质的血管也有淀粉样物质沉积，而病程更长的患者于脑表面也发现淀粉样物质沉积，而这些淀粉样物质的 Aβ 免疫组化染色阴性。我院报道的 13 例 TTR 相关淀粉样变中，4 例以晕厥或 TIA 样症状起病。淀粉样物质可沉积于脑膜，增强 MRI 出现软脑膜增厚及强化，腰椎穿刺可有蛋白升高而细胞数正常。而淀粉样物质沉积于脑动脉的中层和外膜,可以出现 TIA 样发作。该患者 TIA 样发作起病,脑脊液蛋白高,细胞数正常,影像上虽未有软脑膜病变证据,仍考虑中枢神经系统有受累。

> **思考 4　TTR-FAP 的治疗包括哪些?**
> TTR-FAP 的治疗包括对症治疗和病因治疗。目前的疾病修饰治疗包括:①稳定 TTR 四聚体,包括二氟尼柳和氯苯唑酸;②降低突变 TTR 的合成,包括肝移植和基因沉默治疗;③清除淀粉样物质,代表药物为多西环素、牛磺熊去氧胆酸。

目前对于 TTR-FAP 治疗包括:

1. 二氟尼柳　为非甾体抗炎药,可与 TTR 四聚体上甲状腺素结合位点结合,从而减少 TTR 分解和错误折叠而形成淀粉样原纤维。250mg,每日两次口服,可显著缓解周围神经和自主神经功能缺损。长期使用的副作用是消化道出血、肾损害和心衰。

2. 氯苯唑酸(Tafamidis)　为口服 TTR 稳定剂,它通过与 TTR 的特异性结合,稳定 TTR 的四聚体形态,从而延缓淀粉样蛋白的沉积。2011 年在欧盟已获准治疗转甲状腺素蛋白淀粉样变多发神经病,目前已获得国家药品监督管理局批准,用于治疗转甲状腺素蛋白淀粉样变多发神经病。

3. 肝移植　TTR 主要由肝脏产生,肝移植可以使基因突变的 TTR 合成降低。肝移植不可逆转周围神经和自主神经损害,但是可延缓病情进展。同时,肝移植后视网膜上皮细胞和脉络丛仍可合成 TTR。

4. 基因沉默治疗　①Patisiran 是小干扰 RNA(siRNA)药物,将 siRNA 包裹在脂质纳米颗粒中,在输注治疗中将药物直接递送至肝脏,其作用机制是通过使致病基因"沉默",阻止 TTR 的产生,减少周围神经中淀粉样沉积物的积累,改善症状。APOLLO 试验中,纳入 225 名 ATTR 周围神经病患者,148 名患者被随机分配接受 Patisiran 输注,每三周一次,共 18 个月,另外 77 名患者接受相同频率的安慰剂输注。结果显示,与接受安慰剂输注的患者相比,接受 Patisiran 治疗的患者神经病变有好转,包括运动感觉和自主神经症状。②Inotersen 是一种抑制转甲状腺素蛋白(TTR)合成的反义寡核苷酸药物,它通过与编码 TTR 蛋白的 mRNA 相结合,引起 mRNA 的降解,从而降低 TTR 蛋白水平。NEURO-TTR 研究纳入 172 名患者 ATTR 周围神经病患者,治疗组 112 例,对照组 60 例。试验结果表明,Inotersen 显著改善患者的神经功能和生活质量;同时,Inotersen 显著降低患者体内的 TTR 水平。

(钱　敏　刘明生　彭　斌)

参 考 文 献

[1] Murakami T, Maeda S, Yi S, et al. A novel transthyretin mutation associated with familial amyloidotic polyneuropathy. Biochem Biophys Res Commun, 1992, 182(2): 520-526.

[2] 关鸿志, 柳青, 陈琳, 等. 转甲蛋白相关家族性淀粉样周围神经病的临床、病理与遗传学研究. 中华神经科杂志, 2015, 48(1): 7-12.

[3] Maia L F, Magalhes R, Freitas J, et al. CNS involvement in V30M transthyretin amyloidosis: clinical, neuropathological and biochemical findings. J Neurol Neurosurg Psychiatry, 2015, 86(2): 159-167.

[4] Coelho T, Maia L F, AMD S, et al. Tafamidis for transthyretin familial amyloid polyneuropathy A randomized, controlled trial. Neurology, 2012, 79(8): 785-792.

[5] Benson M D, Waddington-Cruz M, Berk J L, et al. Inotersen Treatment for Patients with Hereditary Transthyretin Amyloidosis. N Engl J Med, 2018, 379(1): 22-31.

第四节 重症肌无力

病例 47 眼肌型重症肌无力

一、病历资料

（一）病史

患者女性,45 岁,因"双侧眼睑下垂伴视物成双 3 个月余,加重 2 周"就诊。

患者于入院前 3 个月余无明显诱因出现双侧眼睑下垂,呈交替性发作,抬举费力,视物成双,自觉有晨轻暮重现象,易疲劳,休息后可缓解,不伴言语含糊、饮水呛咳、吞咽困难,无肢体无力,无头晕、头痛等症状,曾自行服用"维生素"症状无缓解,入院前 2 周眼睑下垂稍加重,病程中睡眠、饮食、二便正常。

5 年前曾患甲状腺功能亢进症,经治疗好转后停药。否认高血压、糖尿病、心脏病病史,无吸烟、饮酒史,无明确家族遗传病史。

（二）体格检查

体温 36.5℃,脉搏 85 次 /min,呼吸 18 次 /min,血压 135/85mmHg,心肺查体阴性,肝脾未触及。

神经系统查体:神志清楚,语言流利,高级神经功能正常。视力、视野粗测正常,双侧眼睑下垂,双眼睑 8~4 点(平视 60 秒时钟表位),右眼内收不全(留白 3~4mm),余眼球运动自如,无眼震,双侧瞳孔等大等圆,光反射灵敏,四肢肌肉无萎缩,四肢肌力、肌张力正常,腱反射对称存在,共济运动、感觉系统无异常,双侧巴宾斯基征阴性,脑膜刺激征阴性。

（三）辅助检查

1. **血常规、肝功能、肾功能、电解质、心肌酶** 正常范围。

2. **常规心电图** 未见异常。

3. **眼肌疲劳试验** 连续眨眼 50 次,20 次时可见变小,已睁不开。

4. **头颅 MRI** 腔隙性脑梗死,DWI 未见弥散受限信号;头颅 MRA 未见明显异常。

5. **胸部 CT** 右肺上叶结节。

6. **面部肌电图及神经传导速度** 所检面肌肌电正常,面神经潜伏期正常,眼轮匝肌低频重复电刺激衰减 20%~30%(图 3-4-1,见文末彩图)。

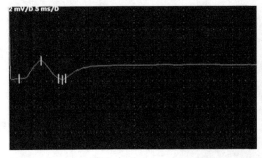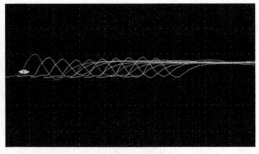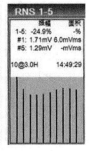

图 3-4-1 病例 47 右眼轮匝肌低频重复电刺激
右眼轮匝肌低频重复电刺激可见衰减 20%~30%。

二、病例分析

（一）病例特点

1. 中年女性,慢性起病,既往甲亢病史。

2. 患者于入院前三个月无明显诱因出现双侧眼睑下垂,抬举费力,并逐渐加重,伴有视物成双,自觉有晨轻暮重现象,呈波动性病程。

3. 查体可见双侧眼睑下垂,双眼睑 8~4 点（平视 60 秒时钟表位）,右眼内收不全（留白 3~4mm）,余眼球运动自如。

4. 肺 CT 显示右肺上叶结节;眼肌疲劳试验阳性;面神经重复神经电刺激衰减 20%~30%。

（二）诊断及诊断依据

1. 诊断

【定位诊断】患者波动性病程,眼外肌受损症状,伴有晨轻暮重,低频重复神经电刺激衰减 20%~30%,可考虑为神经肌肉接头病变。

【定性诊断】自身免疫性。

2. 入院诊断　重症肌无力（眼肌型）（ocular myasthenia gravis, OMG）。

思考 1　OMG 有哪些临床特征?

OMG 表现为眼外肌疲劳或无力和/或上睑下垂,但视力、瞳孔和感觉功能正常。在大约 10% 的 OMG 患者中,上睑下垂是唯一的表现。上睑下垂可以通过被动提高对侧眼睑而减轻,当患者长时间向上注视时,上睑下垂和眼外肌无力可能明显。也可出现 Cogan 眼睑颤动征,即向下方注视后迅速向正前方注视,会出现上睑一过性向上方收缩,然后又恢复至原来的上睑下垂位置。这种表现是由于健侧眼睑的过度刺激,试图补偿对侧的下垂所致。这种体征也可能见于 Lambert-Eaton 肌无力综合征、甲状腺眼病、年龄相关上睑下垂、Miller-Fisher 综合征和动眼神经麻痹等。OMG 对眼外肌的损害选择并不固定,但通常都会影响内直肌。对于不累及瞳孔、伴或不伴上睑下垂的任何无痛、单侧或双侧眼肌麻痹患者,在鉴别诊断中均应考虑 OMG。

（三）鉴别诊断

眼肌型重症肌无力主要需与以下疾病进行鉴别:

1. **Graves 眼病**　属于自身免疫性甲状腺病,表现为自限性眼外肌无力、眼睑退缩,不伴眼睑下垂。眼眶 CT 显示眼外肌肿胀,甲状腺功能亢进或减退,抗促甲状腺激素受体抗体阳性或滴度高于界值。

2. **Miller-Fisher 综合征**　属于吉兰-巴雷综合征变异型,表现为急性眼外肌麻痹、共济失调和腱反射减弱或消失;肌电图示神经传导速度减慢;脑脊液有蛋白-细胞分离现象,部分患者血和脑脊液可检测到抗 GQ1b IgG 抗体。

3. **线粒体脑肌病**　慢性进行性眼外肌麻痹（CPEO）和 Kearn-Sayre 综合征（KSS）:多呈散发出现,部分有家族史,对新斯的明不敏感;除外眼外肌麻痹外,KSS 还有心脏传导阻滞、视网膜色素变性等表现,肌肉活检或基因检查可明确诊断。

4. **眼咽型肌营养不良**　常染色体显性遗传或散发,临床表现为眼睑和眼外肌呈进行性瘫痪,部分患者出现双侧面瘫和咬肌无力、上肢肌肉受累等,但出现较晚。血清中磷酸肌酸激酶可有轻度升高。肌电图呈肌源性损害或正常。

5. **多发性脑神经损害**　各种病因（肿瘤、炎症、血管病及外伤等）导致单侧或双侧多数脑神经病变,临床多表现为多种脑神经损害综合征。

6. 糖尿病性多发性脑神经病 急性或亚急性起病,临床表现为受损神经相应支配区域的感觉、运动障碍,肌电图以神经传导速度减慢为主。病程可持续数周到数月。

三、诊治及检查经过

该患者的诊疗经过可分为两个阶段,第一个阶段是进一步完善相关辅助检查、明确诊断;第二个阶段是药物治疗并进行健康宣教。

(一)辅助检查

1. 新斯的明试验 新斯的明 1mg 肌内注射,每 10 分钟观察 1 次,30 分钟后眼睑下垂明显改善、复视好转(图 3-4-2)。

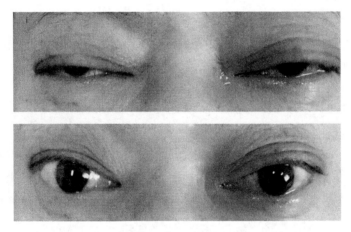

图 3-4-2 新斯的明试验

新斯的明 1mg 肌内注射,30 分钟后眼睑下垂明显改善、复视好转。

2. 冰水试验 将冰袋放置在眼睑上数分钟,患者出现上睑下垂症状短暂改善。

3. 甲状腺彩色多普勒超声检查 甲状腺实质回声增强。

4. 眼部彩色多普勒超声检查 无异常。

5. 血乳酸 正常范围。

6. 甲状腺功能、肿瘤标志物筛查、叶酸、维生素 B_{12}、血沉、C 反应蛋白、抗核抗体、抗 ENA 抗体、抗双链 DNA 抗体 正常。

7. 抗 AChR 抗体、抗 titin 抗体、抗 MuSK 抗体、抗 RyR 抗体 阴性。

8. 胸腺 CT 正常。

(二)药物治疗

1. 胆碱酯酶抑制剂 胆碱酯酶抑制剂是 OMG 的一线对症治疗药物。给予溴吡斯的明 60mg,每 6 小时 1 次。

2. 糖皮质激素 给予醋酸泼尼松 10mg 开始,每 5 天增加 5mg 直到症状改善。该患者增至 60mg 明显好转,持续 6 周后症状基本改善,之后即可递减剂量,以最小维持量治疗。要预防相关不良反应,给予患者口服保护胃黏膜、补充钙离子预防骨质疏松、给予钾离子维持内环境稳定。

3. 其他免疫抑制剂 硫唑嘌呤可减少 OMG 发展为全身型 MG 的概率。但患者因免疫抑制剂的副作用较大,且不愿频繁监测血常规、肝肾功能等,拒绝应用。环孢素 A 可用于治疗全身型和眼肌型 MG,可早期与糖皮质激素联合使用,副作用较少,需监测血压、环孢素 A 的药物浓度及肝肾功能、血常规等。

思考 2　如何避免 OMG 向全身型转化?

胆碱酯酶抑制剂是 OMG 的一线对症治疗药物,胆碱酯酶抑制剂对眼睑下垂的疗效优于复视,但并不能阻止其向全身型发展;糖皮质激素可以改善 MG 的眼肌症状,并且能阻止其向全身型发展。与未使用免疫抑制剂者相比,硫唑嘌呤可以减少 OMG 发展为全身型 MG 的概率。在激素不能很好地缓解症状或者需长期使用大剂量激素者,可添加硫唑嘌呤来降低激素的剂量,如有糖皮质激素禁忌证的患者,建议使用硫唑嘌呤进行治疗,同时建议在开始服用前应接受硫唑嘌呤甲基转移酶活性检测,低活性会增加其副作用的风险。

(三)健康宣教

患者应遵医嘱用药,避免自行停药或更改剂量,尽量避免发展为全身型重症肌无力,并且注意眼部局部防护,预防眼部并发症。

四、讨论与展望

眼肌型重症肌无力的定义为可有眼闭合无力或任何眼外肌无力,常表现为晨轻暮重,但面肌、球部肌肉和四肢肌肉肌力均正常。该疾病的诊断要点主要包括以下五个方面:

1. **临床表现**　任何形式的眼外肌麻痹,伴或不伴有眼睑下垂,但瞳孔不受累。
2. **诊断试验**　疲劳试验已经广泛应用于临床,但其特异性并不是 100%。
3. **血清抗体检测**　眼肌型重症肌无力患者的抗 AChR 抗体仅有 50% 的阳性率。
4. **物理检查**　99% 的重症肌无力患者表现出单纤维肌电图异常抖动,敏感度很好。
5. 4% 的眼肌型重症肌无力患者存在胸腺瘤,所以纵隔影像学检查同样必要。近期有研究表明前庭测试可能有助于眼肌型重症肌无力的诊断,通过记录眼前庭诱发肌源性电位(oVEMP)评估眼外肌活动,对于诊断孤立的眼肌型重症肌无力的敏感度很好。

碱酯酶抑制剂是 OMG 的一线对症治疗药物,但并不能阻止其向全身型发展;糖皮质激素、硫唑嘌呤可降低 OMG 发展为全身型 MG 的概率。在激素不能很好地缓解症状或者需长期使用大剂量激素者,可添加硫唑嘌呤来减少激素的剂量,如有糖皮质激素禁忌证的患者,建议使用硫唑嘌呤进行治疗,同时建议在开始服用前应接受硫唑嘌呤甲基转移酶活性检测,低活性会增加其副作用的风险。而其他免疫抑制剂对 OMG 的治疗效果尚不明确。眼肌型重症肌无力患者在选择药物治疗时,如何权衡利弊,仍需要我们在临床工作中不断探索与总结。

(李国忠　钟　镝)

参 考 文 献

[1] Kerty E, Elsais A, Argov Z, et al. EFNS/ENS Guidelines for the treatment of ocular myasthenia. Eur J Neurol, 2014, 21(5): 687-693.

[2] Valko Y, Rosengren S M, Jung H H, et al. Ocular vestibular evoked myogenic potentials as a test for myasthenia gravis. Neurology, 2016, 86: 660-668.

[3] Smith S V, Lee A G. Update on Ocular Myasthenia Gravis. Neurol Clin, 2017, 35(1): 115-123.

[4] 中华医学会神经病学分会神经免疫学组,中国免疫学会神经免疫学分会. 中国重症肌无力诊断和治疗指南 2015. 中华神经科杂志, 2015, 48(11): 934-940.

病例 48 全身型重症肌无力

一、病历资料

（一）病史

患者女性，36 岁，因"双眼睑下垂伴四肢无力 1 年，加重伴咀嚼无力 1 个月余"就诊。

患者 1 年前无明显诱因出现双侧眼睑下垂，逐渐加重，并出现四肢无力，抬臂、梳头困难，蹲起、上楼梯困难，上午较轻，活动后加重，休息后可略缓解，在当地医院就诊，未明确诊断。近 1 个月上述症状加重，平地行走略困难，伴咀嚼无力，进食较慢，说话带鼻音，口齿不清，无复视，无明显呼吸困难。病程中无肢体麻木，无二便障碍，无发热，无明显体重减轻。

平素常有荨麻疹，"感冒"后易出现喘息、咳嗽等症状。否认高血压、糖尿病、心脏病等病史。无吸烟、饮酒史。无明确家族遗传病史。

（二）体格检查

体温：36.3℃，脉搏：93 次 /min，呼吸：16 次 /min，血压：116/78mmHg，心肺腹未见异常。

神经系统查体：神志清楚，精神与高级皮质功能正常。正常交谈 1 分钟后吐字不清，但尚不影响交流，双侧眼睑下垂，双眼睑 9-3 点（平视 60 秒时钟表位），双上睑疲劳试验 8 秒，双侧闭目埋睫征不全，眼球运动自如，咽反射存在，双上肢侧平举 35 秒，双下肢屈髋屈膝 90° 各 15 秒，四肢肌容积、肌张力正常，四肢腱反射对称存在，感觉查体正常，双侧巴宾斯基征阴性，脑膜刺激征阴性。

（三）门诊辅助检查

1. **血常规、心肌酶** 未见异常。

2. **肌电图及重复神经电刺激** 重复神经电刺激可见右小指展肌低频波幅衰减 29%~37%（图 3-4-3，见文末彩图），右三角肌低频波幅衰减 24.4%；上下肢所检近端肌肉肌电图正常；上下肢神经运动及感觉传导速度、潜伏期、波幅均正常。

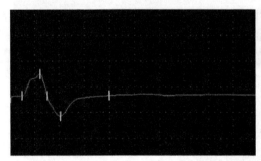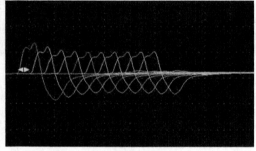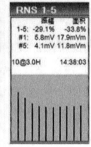

图 3-4-3　病例 48 右小指展肌低频重复电刺激

右小指展肌低频波幅衰减 29%~37%。

3. **胸腺 CT** 前纵隔致密影，考虑为胸腺组织增生（图 3-4-4）。

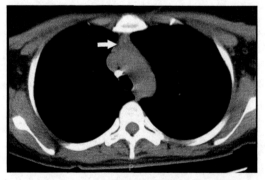

图 3-4-4　胸腺 CT 显示前纵隔致密影（箭）

> **思考1　肌电图及重复神经电刺激的诊断价值如何？**
>
> 　　肌电图和神经传导速度是神经系统的重要辅助检查,在脊髓前角细胞及以下病变的定位诊断中有重要价值。其中肌电图可以用于神经源性损害和肌源性损害的诊断和鉴别;神经传导速度用于周围神经病的诊断和鉴别;重复神经电刺激(RNES)则反映神经-肌肉接头的功能。
>
> 　　单纤维肌电图通过特殊的单纤维针电极测量同一运动单位内的肌纤维产生动作电位的时间是否延长,从而反映神经-肌肉接头处的功能,尤其适用于眼肌型或轻度全身型的患者。因此项检查对操作技术要求较高,较费时间,且需患者很好配合,故低频重复电刺激结果阳性的患者可不再行此项检查。

二、病例分析

(一)病例特点

1. 青年女性,慢性起病;既往荨麻疹病史。

2. 眼睑下垂伴四肢无力1年,咀嚼无力1个月余,累及近端肌肉,波动病程,具有晨轻暮重及易疲劳特点。

3. 查体可见构音障碍,双侧眼睑下垂,双眼睑9-3点(平视60秒时钟表位),双上睑疲劳试验8秒,双侧闭目埋睫征消失,双上肢侧平举35秒,双下肢屈髋屈膝90°各15秒。

4. 辅助检查提示所累及肌肉低频重复神经电刺激可见波幅衰减10%以上;肺CT发现胸腺致密影。

(二)诊断及诊断依据

1. 诊断

【定位诊断】病变累及眼外肌、四肢肌群及咽喉肌多个肌群,出现肌无力、腱反射存在、病理征阴性的表现,为弛缓性瘫痪;低频重复神经电刺激可见波幅衰减10%以上,病变定位于神经-肌肉接头。

【定性诊断】患者肌无力呈对称性分布,表现出晨轻暮重、活动后加重、休息后缓解的特点,感觉系统不受累,首先定性诊断为重症肌无力(myasthenia gravis, MG)。

2. 临床分型　根据改良Osserman分型,该患者为ⅡB中度全身型;MGFA分型为Ⅲa型。

> **思考2　MG是如何进行分型的？**
>
> 　　根据受累范围和严重程度,对MG有两种临床分型系统:Osserman分型和MGFA分型。近年来出现了以免疫学为基础的多维度分型,包括抗AchR抗体阳性早发型MG、抗AchR抗体阳性晚发型MG、胸腺瘤相关性MG、抗MuSK抗体相关性MG、抗LRP4抗体相关性MG、抗体阴性全身型MG、眼肌型MG。

　　该患者四肢肌群中度受累,伴眼外肌受累,有咀嚼困难,无咽喉肌及呼吸肌受累,生活自理困难,Osserman分型为ⅡB中度全身型;主要累及肢体,同时有轻微的口咽肌受累,MGFA分型为Ⅲa型。

3. 入院诊断　①重症肌无力(Osserman ⅡB中度全身型,MGFA Ⅲa型);②胸腺增生。

(三)鉴别诊断

重症肌无力(全身型)主要需与以下疾病进行鉴别:

1. Lambert-Eaton肌无力综合征　累及突触前膜的钙离子通道和Ach囊泡释放区,肌无力特点为短暂用力收缩后肌力反而增强,而持续收缩后又呈疲劳状态,多见于男性,约2/3伴发癌肿,也可伴发其他自身免疫病。常累及四肢近端肌肉,但脑神经支配的肌肉很少受累,约半数患者伴有自主神经症状,低频重复神经电刺激时波幅变化不大,高频重复神经电刺激波幅增高可达200%以上,血清抗AChR抗体阴性。

2. 吉兰 - 巴雷综合征 免疫介导的急性炎性周围神经病,表现为弛缓性肢体肌无力,腱反射减低或消失。肌电图示神经传导潜伏期延长、传导速度减慢、阻滞、异常波形离散等。脑脊液有蛋白 - 细胞分离现象。

3. 肌营养不良 为遗传性肌肉变性疾病,隐匿起病,症状无波动,病情逐渐加重,肌萎缩明显,血肌酶明显升高,新斯的明试验阴性,抗胆碱酯酶药物治疗无效,电生理表现为肌源性损害。该患者无家族史,肌无力呈波动性,不伴肌萎缩,血清激酶正常,肌电图未见肌源性损害,不考虑肌营养不良。

4. 多发性肌炎 表现为进行性加重的四肢弛缓性肌无力,多伴有肌肉压痛,无晨轻暮重的波动现象,病情逐渐进展,血清肌酶明显升高,肌电图可见纤颤电位、正向锐波,呈肌源性损害,新斯的明试验阴性,糖皮质激素治疗有效。

5. 肉毒杆菌中毒 肉毒杆菌作用在突触前膜,阻碍了神经 - 肌肉接头的传递功能。患者多有肉毒杆菌中毒的流行病学史,数小时 ~ 数天的潜伏期后急性起病,累及眼外肌、咽喉肌、颈肌及肢体近端等,可伴明显的自主神经症状,如腹泻、便秘、尿潴留等。该患者无相关流行病学史,慢性起病,无自主神经症状,故可排除。

三、诊治及检查经过

该患者的诊疗经过可以分为以下四个阶段:

(一)进一步检查,排除可能的并发疾病

1. 新斯的明试验 新斯的明 1mg 肌内注射,每 10 分钟观察一次,观察 60 分钟。

患者 10 分钟后眼睑下垂略有改善,至 30 分钟后症状改善最明显。轻度构音障碍,双眼 10-2,双睑疲劳试验 32 秒,双眼闭目埋睫征不全,进食正常,双上肢侧平举超过 110 秒,双下肢屈髋屈膝 90° 各 65 秒。

按照 MG 临床绝对评分标准,该患者注射新斯的明前双上睑无力计分 4 分,双上睑疲劳试验评分 6 分,面肌评分 2 分,双上肢评分 4 分,双下肢评分 6 分,咀嚼评分 2 分,总分为 24;注射后上述肌群评分分别为 2 分、2 分、1 分、2 分、2 分、0 分,总分为 9 分。根据相对评分计算公式,相对评分为 62.5%。根据结果判定标准,该患者新斯的明试验判断为阳性。

> **思考 3** 新斯的明试验注意事项有哪些?
>
> 1. **准备工作** 如病情允许,试验前需停用胆碱酯酶抑制剂至少 6~8 小时,但病情严重者不能停药,以免加重无法完成,可以在服药后 3~4 小时进行。检查前让患者吃饭,适当休息,避免因饥饿或者过度劳累而出现的假阴性。
>
> 2. **用药剂量** 成人按新斯的明 0.02mg/kg 体重计算,通常总量为 1.0~1.5mg,儿童按 0.02~0.03mg/kg,最大剂量不超过 1.0mg。
>
> 3. **观察时间** 注射后每 10 分钟记录一次,持续记录 60 分钟。
>
> 4. **结果判定** 选取肌无力症状最明显的肌群,以改善最显著时的单项绝对分数,按照公式计算相对评分:相对评分 =(试验前该项记录评分 – 注射后每次记录评分)/ 试验前该项记录评分 × 100%。其中 ≤25% 为阴性,25%~<60% 为可疑阳性,≥60% 为阳性。

> **思考 4** MG 临床绝对评分标准是什么?
>
> 该评分系统为 1992 年许贤豪等人提出,经过一段时间的临床应用,于 1997 年进行改良。按照不同的肌群进行评分,总计 60 分,具体评分方法见图 3-4-5。

主要症状	内容	说明
1. 眼睑下垂	L：0=11–1 点□　R：0=11–1 点□ 1=10–2 点□　1=10–2 点□ 2=9–3 点□　2=9–3 点□ 3=8–4 点□　3=8–4 点□ 4=7–5 点□　4=7–5 点□	患者平视正前方，观察上睑遮挡角膜的水平，以时钟位分别记录左右眼
2. 上睑疲劳	L：0=>60□　R：0=>60□ 1=31–60□　1=31–60□ 2=16–30□　2=16–30□ 3=6–15□　3=6–15□ 4=≤15□　4=≤15□	令患者持续睁眼向上方注视，记录诱发出眼睑下垂的时间（s）。（眼睑下垂：以上睑遮挡角膜 9-3 点为标准）
3. 眼球活动受限	L：0=≤2mm，无复视□　R：0=≤2mm，无复视□ 1=≤4mm，有复视□　1=≤4mm，有复视□ 2=>4~8mm□　2=>4~8mm□ 3=>8~12mm□　3=>8~12mm□ 4=>12mm□　4=>12mm□	患者向左、右注视，记录外展、内收露白的毫米数，同测眼外展露白毫米数与内收毫米数相加
4. 上肢肌无力	L：0=>120□　R：0=>120□ 1=61–120□　1=61–120□ 2=31–60□　2=31–60□ 3=11–30□　3=11–30□ 4=0–10□　4=0–10□	两臂侧平举，记录诱发上肢疲劳的时间（s）
5. 下肢肌无力	L：0=>120□　R：0=>120□ 1=61–120□　1=61–120□ 2=31–60□　2=31–60□ 3=11–30□　3=11–30□ 4=0–10□　4=0–10□	患者仰卧位，双下肢同时屈髋、屈膝各 90°，记录诱发下肢疲劳的时间（s）
6. 面肌无力	0= 正常□ 1= 闭目力稍差，埋睫征不全□ 2= 闭目力差，能勉强合上眼睑，埋睫征消失□ 3= 闭目不能，鼓腮漏气□ 4= 噘嘴不能，面具样面容□	
7. 咀嚼、吞咽功能	0= 能正常进食□ 2= 进普食后疲劳，进食时间延长，但不影响每次进食量□ 4= 进普食后疲劳，进食时间延长，已影响每次进食量□ 6= 不能进普食，只能进半流量□ 8= 鼻饲管进食□	
8. 呼吸肌功能	0= 正常□ 2= 轻微活动时气短□ 4= 平地行走时气短□ 6= 静坐时气短□ 8= 人工辅助呼吸□	

图 3-4-5　MG 临床绝对评分标准

2. **常规心电图**　正常。

3. **甲状腺功能**　均正常。

4. **肿瘤标志物筛查**　正常。

5. **抗乙酰胆碱受体抗体（抗 AchR）阳性；抗肌联蛋白抗体（抗 titin）、抗肌肉特异性激酶抗体（抗 MuSK）、抗兰尼碱受体抗体（抗 RyR）　阴性。**

6. **抗甲状腺过氧化物酶（ATPO）抗体、抗甲状腺球蛋白抗体（TGAb）　正常范围。**

7. **抗核抗体、抗心磷脂抗体、抗中性粒细胞胞质抗体　阴性。**

8. **肝功能、肾功能、电解质、凝血功能　正常。**

（二）药物治疗

1. 溴吡斯的明 60mg 每 4 小时服用 1 次。

思考 5　溴吡斯的明的作用机制是什么？不良反应及处理方法如何？

溴吡斯的明是胆碱酯酶抑制剂，能抑制胆碱酯酶活性，使突触间隙的乙酰胆碱浓度增加。乙酰胆碱受体分为毒蕈碱样（M）受体和烟碱样（N）受体，其中 M 受体分布于胆碱能神经节后纤维所支配的效应器，如心脏、胃肠平滑肌、膀胱逼尿肌、瞳孔括约肌和各种腺体；N 受体有 Nn 型和 Nm 型，Nn 型受体位于自主神经节突触后膜，可引起自主神经节的节后神经元兴奋，Nm 受体位于骨骼肌终板膜，可引起运动终板电位，导致骨骼肌兴奋。当突触间隙的乙酰胆碱浓度增加，Nm 受体兴奋，骨骼肌兴奋，肌无力得到缓解，同时 M 受体兴奋，出现副交感兴奋的表现，如恶心、腹泻、胃肠痉挛、心动过缓、流泪、流涎等不良反应。溴吡斯的明出现上述不良反应时，可用 M 受体阻断剂阿托品来缓解。

---

2. 醋酸泼尼松片 20mg 晨起顿服，每 3 日增加 5mg，至 60mg/d。

3. 奥美拉唑肠溶片 20mg/ 次，每日 1 次口服；氯化钾缓释片 1g/ 次，每日 1 次口服；钙尔奇 D 600mg 每日 2 次口服，以预防激素相关不良反应。

思考 6　如何应用糖皮质激素治疗 MG？

糖皮质激素具有强大的抗炎及免疫抑制作用，广泛应用于 MG 的治疗，临床常用的有醋酸泼尼松、甲基泼尼松龙、地塞米松（糖皮质激素剂量换算关系为：5.0mg 醋酸泼尼松 =4mg 甲基泼尼松龙 =0.75mg 地塞米松）。使用方法：醋酸泼尼松 0.5~1.0mg/（kg·d）晨顿服；或 20mg/d 晨顿服，每 3 日增加醋酸泼尼松 5.0mg 直至足量（60~80mg）。通常 2 周内起效，6~8 周效果最为显著。如病情危重，在良好医患沟通的基础上并做好充分机械通气准备下，可用糖皮质激素冲击治疗，其使用方法为：甲基泼尼松龙 1 000mg/d，连续静脉滴注 3 天，然后改为 500mg/d，静脉滴注 2 天；冲击治疗后改为醋酸泼尼松或者甲基泼尼松龙，晨顿服。如病情稳定并趋好转，可维持 4~16 周后逐渐减量；一般情况下逐渐减少醋酸泼尼松用量，每 2~4 周减 5~10mg，至 20mg 左右后每 4~8 周减 5mg，酌情隔日服用最低有效剂量。

使用糖皮质激素期间须严密观察病情变化，40%~50% 的 MG 患者肌无力症状在 4~10 天内一过性加重并有可能促发肌无力危象，因此，对病情危重、有可能发生肌无力危象的 MG 患者，应慎重使用糖皮质激素。

---

4. 该患者为全身型 MG，建议与一线免疫抑制剂硫唑嘌呤（100mg/d，分 2~3 次口服）联合使用，以短期内有效减少糖皮质激素的用量，但该患者因惧怕免疫抑制剂的副作用，且不愿频繁监测血常规、肝

肾功能等,拒绝应用。

> **思考 7**　除了硫唑嘌呤,还可推荐哪些免疫抑制剂?
>
> 除硫唑嘌呤外,尚有以下选择:
>
> 1. **环孢素**　该药用于治疗全身型和眼肌型 MG,可早期与糖皮质激素联合使用,可显著改善肌无力症状,疗效和硫唑嘌呤相当。使用过程中需监测血压、环孢素的药物浓度及肝肾功能、血常规等。
>
> 2. **他克莫司**　本药适用于不能耐受糖皮质激素和其他免疫抑制剂副作用或对其疗效差的 MG 患者,也可与糖皮质激素早期联合使用。
>
> 3. **环磷酰胺**　用于其他免疫抑制药物治疗无效的难治性 MG 患者及胸腺瘤伴 MG 的患者。该患伴胸腺瘤,可与糖皮质激素联合使用。
>
> 此外,尚有吗替麦考酚酯、利妥昔单抗等二线药物。

　　患者住院 11 天后,醋酸泼尼松片增加至 35mg(7 片)/d,症状有所缓解。查体:双眼 10-2,双侧闭目埋睫征轻度不全,交谈约 3 分钟出现咬字不清,双上肢侧平举 80 秒,双下肢屈髋屈膝各 90°58 秒。病情有所缓解,入院 13 天后从神经内科出院,嘱其规律口服药物,并尽早于胸外科行胸腺切除术,定期随访。

　　(三)危象及其处理

　　1. 病情变化及急诊就诊情况　患者出院后,继续服用溴吡斯的明及甲基泼尼松龙,未行胸腺切除。约 1 个月后,患者生活可自理,但仍不能正常工作生活。因面部痤疮、皮肤潮红等不良反应,自行停用激素,后肌无力症状略有加重,服用新斯的明后短时间可缓解,但缓解程度不佳。约半年后,患者受凉后出现发热、咳嗽、眼睑下垂及四肢无力加重,在家附近诊所静点左氧氟沙星,口服止咳药物,3 天后四肢无力加重,抬举困难,伴呼吸困难,急来我院。

　　急诊查体:体温 38.6℃,脉搏 102 次/min,呼吸 40 次/min,血压 158/86mmHg,心率 102 次/min,嗜睡,双肺呼吸音弱,左肺下叶可闻及湿啰音。双眼睑抬举困难,双瞳孔等大等圆,直径约 3.5mm,四肢肌力 2 级,肌张力减低。急诊测血气分析,氧分压 PaO_2 58mmHg,二氧化碳分压 $PaCO_2$ 48mmHg,血氧饱和度 85%。

　　急诊处置:立即给予面罩吸氧、加大吸氧流量,即刻推入门诊 ICU,行气管插管术。

　　2. 入 ICU 诊疗情况

　　(1)入院诊断:①I 型呼吸衰竭;②重症肌无力危象;③左肺炎;④胸腺增生。

　　(2)入院辅助检查:①血常规 WBC 13.56×10^9/L,N 88%;②肝肾功能正常;③胸部 CT 左肺下叶炎症,前纵隔致密影。

　　(3)治疗措施

　　1)辅助通气:即刻给予气管插管、机械通气(压力同步间歇指令通气模式,潮气量 450ml,呼吸频率 16 次/min,吸氧浓度 60%,呼吸末正压 5cmH₂O,压力支持 8cmH₂O),根据血气分析结果调整参数。

　　2)进一步明确 MG 危象类型:该患者四肢无力,心率增快,无肌束震颤,瞳孔正常,服用溴吡斯的明每日剂量为 240mg,未超过最大剂量,因此考虑为肌无力危象。给予新斯的明 1mg 肌内注射,患者肌无力短暂好转,支持为肌无力危象。

　　3)一般治疗:丙泊酚镇静,防褥疮垫、震动排痰、穿弹力袜、留置胃管进行肠内营养。

　　4)抗感染、化痰:患者发热、咳嗽,左肺下叶闻及湿啰音,考虑为肺炎,需抗生素治疗,首选青霉素或头孢类药物,皮试阴性后给予哌拉西林他唑巴坦 4.5g/次,每 8 小时 1 次。盐酸氨溴索注射液 30mg/次,每日 2 次静脉注射。

5）胆碱酯酶抑制剂：暂停溴吡斯的明，待撤机时重新启动。

6）丙种球蛋白：0.4g/kg，每日 1 次，静脉滴注 5 日。

7）激素冲击治疗：充分沟通后，待丙种球蛋白静脉滴注 3 日起效后，给予甲基泼尼松龙 1 000mg/d，每 3 日减半量，根据病情调整激素减量方案。

8）免疫抑制剂：患者曾经糖皮质激素治疗出现不良反应，为减少激素剂量及时间，再次建议其联合应用免疫抑制剂，充分沟通后患者家属同意，给予其硫唑嘌呤 25mg/ 次，每日 2 次口服，每 2 日增加 25mg，直至 50mg/ 次，每日 2 次。1 周后监测肝肾功能、血常规。

9）对症治疗：钙尔奇 D 600mg/ 次，一日 2 次鼻饲管注入；注射用奥美拉唑钠 40mg/ 次，每日 1 次静脉滴注。

1 周后患者呼吸功能逐渐好转，逐步脱机后转入神经内科普通病房。继续甲基泼尼松龙每 3 日减半量，直至 60mg/d 时，改为醋酸泼尼松片 60mg/d，晨起顿服；硫唑嘌呤 50mg/ 次，每日 2 次口服；溴吡斯的明 60mg/ 次，每 6 小时 1 次口服，服药后 1 小时进餐。继续抗炎化痰、补钙、补钾、抑酸等对症治疗。1 周后患者病情进一步缓解，吞咽无明显障碍，四肢可抬举，但仍行走困难。查体：双眼睑 9-3，双上睑疲劳试验 <5 秒，左上肢侧平举 12 秒，右上肢侧平举 28 秒，双下肢屈髋屈膝 90° 各 8 秒，于 2 周后出院。经充分沟通，患者及家属同意 1 个月后复查，并同意行胸腺切除术。

思考 8 何为 MG 危象？如何分型？该患者为何突然出现 MG 危象？

MG 所致的肌肉无力累及呼吸肌，导致严重的呼吸困难，危及生命，需要进行人工辅助呼吸来支持通气或保护气道称为危象。

MG 危象包括肌无力危象、胆碱能危象和反拗危象。肌无力危象是胆碱能递质相对不足所致，常在 MG 病情加重时出现，或由感染、手术、应激、月经、药物等因素诱发。反拗危象可能是由于 Ach 受体敏感性丧失导致胆碱酯酶抑制剂突然失效，可列入肌无力危象的范围。胆碱能危象系过度使用胆碱酯酶抑制剂所致，目前已极为少见，因临床上限制胆碱酯酶抑制剂的使用剂量（一般日总剂量不超 480mg）。肌无力危象、胆碱能危象的鉴别要点见表 3-4-1。

表 3-4-1 肌无力危象和胆碱能危象的鉴别诊断

鉴别点	肌无力危象	胆碱能危象
心率	心动过速	心动过缓
肌肉	肌肉无力	肌肉无力和肌束震颤
瞳孔	正常或变大	缩小
皮肤	苍白、可伴发凉	潮红、温暖
腺体分泌	正常	增多
新斯的明试验	肌无力症状改善	肌无力症状加重

该患者出现 MG 危象主要有三个原因：①因患者依从性差，未能进行规范治疗，未尽早切除胸腺肿物，且自行骤然停用糖皮质激素导致病情加重；②患者发热、咳嗽，左肺湿啰音，提示肺炎，而呼吸道感染是重症肌无力加重最常见的原因；③患者接受了喹诺酮类药物左氧氟沙星抗感染治疗，这是加重 MG 的另一个重要原因。

思考 9 喹诺酮药物加重 MG 的机制？还有哪些药物可能加重 MG？

喹诺酮类药物加重 MG 的机制有：①有拟箭毒作用，与乙酰胆碱争夺受体位点，使递质对运动终板膜不能产生极化作用；②降低运动终板膜对乙酰胆碱的敏感性及其反应性；③促进乙酰胆碱的免疫原性，提高其受体滴度；④与 Ca^{2+} 形成复合物，从而直接抑制突触前膜乙酰胆碱的释放。

凡是影响突触间隙 Ach 浓度或阻碍神经 - 肌肉传导的药物都可能会引起 MG 症状加重，包括以下几类：①钙通道阻滞剂，通过阻滞突触前膜的电压门控钙通道，抑制 Ca^{2+} 内流，减少 Ach 释放，如硝苯地平、氨氯地平、维拉帕米、氟桂利嗪等；②钠通道阻滞剂，通过阻滞突触后膜的电压门控钠通道，抑制 Na^+ 内流，延长动作电位时程，降低除极速率，减少肌纤维收缩，如胺碘酮、利多卡因、卡马西平、丙戊酸钠等；③N_M 受体拮抗剂，作用于神经 - 肌肉接头后膜的 N_M 胆碱受体，产生神经肌肉阻滞作用，如琥珀胆碱、筒箭毒碱、多库铵等；④抗生素类，氨基糖苷类如链霉素、妥布霉素等；喹诺酮类如左氧氟沙星、环丙沙星等；抗真菌药物如两性霉素 B 等；⑤镇静催眠药，可增强 GABA 的抑制功能，包括苯二氮䓬类、巴比妥类、非苯二氮䓬类，如艾司唑仑、苯巴比妥、右佐匹克隆等；⑥β 受体拮抗剂，可能阻滞支气管平滑肌的 β_2 受体，导致呼吸阻力增加，如普萘洛尔；⑦其他，如抗精神病药物、抗抑郁症药物均可能加重 MG。

思考 10 该患者考虑为肌无力危象，为什么反而停用溴吡斯的明？

肌无力危象为胆碱酯酶抑制剂剂量不足或疾病进展所致，治疗上应增加剂量，但该患者现在机械通气起始阶段，对该类药物敏感性较差，此阶段停药可恢复机体对药物的敏感性。待进入撤机阶段，重启该药可充分发挥作用，协助成功撤机。

（四）胸腺增生的治疗

1 个月后来院复查。查体：双眼睑抬举 10-2，双眼睑疲劳试验 25 秒，左上肢侧平举 56 秒，右上肢侧平举 70 秒，双下肢屈髋屈膝 90°43 秒，血常规、肝功、肾功无明显异常。患者病情趋于平稳，经患者及家属同意，给予胸腔镜下胸腺切除。

思考 11 MG 胸腺切除适应证？

临床上对于伴有胸腺增生的 MG 患者，症状相对较重的 MG 患者（Osserman 分型Ⅱ~Ⅳ），特别是全身型合并 AChR 抗体阳性的 MG 患者可能在手术治疗后临床症状得到显著改善。胸腺摘除手术后通常在 2~24 个月病情逐渐好转、稳定，用药剂量亦减少。部分 MG 患者经胸腺摘除手术治疗后可完全治愈；也有部分 MG 患者胸腺摘除术后几年、甚至数年后 MG 症状复发，但总体来说多数胸腺异常的 MG 患者能从手术中获益。

在 MG 初期病情较轻或病情严重但治疗后减轻且临床稳定者行胸腺切除，可明显降低围手术期肌无力危象的发生率。

该患者为青年女性，为全身型，抗 AChR 抗体阳性，伴胸腺增生，能从胸腺切除术中显著获益。此阶段患者病情平稳，适合手术。

该患者术后病理示胸腺组织增生。术后继续应用溴吡斯的明、醋酸泼尼松片、硫唑嘌呤。术后 1 个月症状减轻，逐渐减停硫唑嘌呤，溴吡斯的明、醋酸泼尼松片继续维持口服。术后 3 个月症状进一步减轻,可生活自理,醋酸泼尼松片每两周减 5mg,至 20mg/d 时维持口服;溴吡斯的明减为 60mg/ 次,每日 3 次。术后 1 年,电话随访,患者生活自理,可胜任轻体力的工作、生活,但下午时仍有乏力感,眼睑抬举仍未完全正常,醋酸泼尼松片已减至 10mg/d,溴吡斯的明 60mg/ 次,每日 3 次口服。继续随访。

四、讨论和展望

(一)如何提高人们对重症肌无力的认识,达到早期诊治的目的?

为了促进更多组织及有关人员关注重症肌无力,2006 年,美国重症肌无力基金会(MGFA)将 6 月作为本土的重症肌无力宣传月;由克罗地亚、丹麦、意大利、罗马尼亚、英国发起的欧洲重症肌无力联盟则旨在提高重症肌无力、副肿瘤综合征、先天性肌无力综合征以及其他神经 - 肌肉接头疾病患者的生活质量;我国自 2014 年起,将每年的 6 月 15 日定为"重症肌无力关爱日"。这些措施都致力于提高人们对于重症肌无力的认识,为重症肌无力患者提供支持。为了提高医务人员对重症肌无力的诊治水平,我国将其纳入 2019 年首批罕见病目录,并制定了相关诊疗流程,如图 3-4-6。但是如何提高基层医生及非神经科医生对该病的识别,达到早期转诊、早期治疗的目的,仍需我们继续努力。

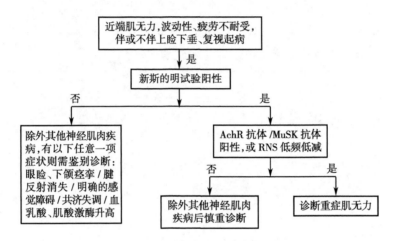

图 3-4-6 重症肌无力诊疗流程图

(二)如何早期识别 MG 危象?

约 20% 的患者在发病 1 年内出现 MG 危象,如不及时抢救可危及生命。虽然危象凶险,但经过专业系统的治疗,大部分患者仍然能够回归正常的生活。因此快速识别危象,对挽救患者的生命具有重要意义。需要引起重视的重症肌无力危象前兆症状包括:①呼吸困难或呼吸困难加重;②严重吞咽功能障碍、甚至流涎;③有呼吸肌无力的征象,如音调低、言语间断、呼吸急促、辅助呼吸肌参与呼吸、矛盾呼吸;④潮气量下降(低于 30ml/kg× 理想体重),即使没有呼吸窘迫(此项需医生评估)。因此,加强对患者及其家属的培训,做到早期识别 MG 危象,积极干预,及时送至医院救治,这对患者的预后至关重要。

(三)胸腺瘤切除术在 MG 治疗中的作用?

AChR 抗体阳性的全身型 MG 患者,即使不伴胸腺瘤,也可能从胸腺切除术中获益,因此美国神经科学院建议临床医生应与非胸腺性 AChR 抗体阳性 + 全身型 MG 且年龄在 18~65 岁之间的患者讨论胸腺切除术,讨论中应明确指出该治疗的预期收益和风险,并讨论这些收益和风险程度的不确定性(B 级)。且尚不能明确采取微创胸腺切除术和经胸骨胸腺切除是否同样有效(B 级)。而对于 MuSK 抗体阳性的患者,胸腺切除术效果报道不一:有报道胸腺切除术前后 MuSK 抗体滴度并未发生变化,而另有报告称部分 MuSK-MG 患者在胸腺切除术后可完全缓解,病情稳定。因此,尚不能得出"胸腺切除术对 MuSK-MG 没有价值"的结论。尚需大量的研究来进一步确定哪些 MG 患者可以从胸腺切除术中获益,确定哪种手术方式更为有效。

　　总而言之,在重症肌无力的防治上还有许多需要解决的问题,如何早期识别、早期诊治、降低危象发生率,如何应对难治性重症肌无力,哪些患者适合行胸腺切除术等,都需要神经科临床及基础科研工作者努力探索。

(钟 镝 李国忠)

参 考 文 献

[1] Sanders D B, Wolfe G I, Benatar M, et al. International consensus guidance for management of myasthenia gravis: Executive summary. Neurology, 2016, 87 (4): 419-425.

[2] Sanders D B, Wolfe G I, Narayanaswami P, et al. Developing treatment guidelines for myasthenia gravis. Ann N Y Acad Sci, 2018, 1412 (1): 95-101.

[3] Gronseth G S, Barohn R, Narayanaswami P. Practice advisory: Thymectomy for myasthenia gravis (practice parameter update): Report of the Guideline Development, Dissemination, and Implementation Subcommittee of the American Academy of Neurology. Neurology, 2020, 94 (16): 705-709.

[4] 中华医学会神经病学分会神经免疫学组,中国免疫学会神经免疫学分会. 中国重症肌无力诊断和治疗指南 2015. 中华神经科杂志, 2015, 48 (11): 934-940.

[5] Gilhus N E, Verschuuren J J. Myasthenia gravis: subgroup classification and therapeutic strategies. Lancet Neurol, 2015, 14 (10): 1023-1036.

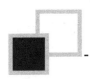

第四章　中枢神经系统脱髓鞘疾病

多发性硬化

一、病历资料

（一）病史

患者男性,28 岁,因"右手麻木 1 年余,四肢麻木无力 6 天"就诊。

患者 1 年余前无明显诱因出现右手麻木疼痛感,入当地医院就诊,查颈椎 MRI 见"C6 水平颈髓内异常信号灶",未行头颅 MRI 及腰椎穿刺等检查,未予特殊治疗,后麻木症状缓解,遗留有右手小指及环指痛觉减退。6 天前,患者出现双手指尖麻木感,次日出现由四肢末端向近端进展的麻木感,并出现四肢无力、大便困难、排尿不尽、腹部紧箍感,症状逐渐加重,出现上肢抬举困难,不能独立行走,偶有视物重影,昨日起出现吞咽困难,为进一步诊治入我科。患者发病前无咽痛、发热、腹泻,起病以来精神可,胃纳差,大便困难、排尿不尽感,体重变化不详。

否认高血压、糖尿病、心脏病病史。无吸烟、饮酒史。家族史无特殊。

（二）体格检查

体温:36.4℃,脉搏:72 次 /min,呼吸:18 次 /min,血压:110/75mmHg,心肺腹无特殊。

神经系统查体:神志清楚,构音欠清,粗测双眼视力正常,双侧瞳孔等大等圆,直径 3.0mm,直接及间接对光反射灵敏,左眼上下视不到位,右视时可引出细小水平眼震,右侧鼻唇沟稍浅,双侧软腭上抬无力,悬雍垂居中,咽反射存在,伸舌右偏,四肢肌力 4 级,肌张力正常,双侧指鼻试验、跟 - 膝 - 胫试验欠稳准,右侧明显。右手环指、小指痛觉减退,四肢音叉振动觉正常。双侧腱反射活跃,双侧病理征阳性。颈软,脑膜刺激征阴性。

（三）辅助检查

1. **血常规**　正常。

2. **凝血功能、肝功能、肾功能、血糖、电解质**　正常。

3. **常规心电图**　正常。

二、病例分析

（一）病例特点

1. 青年男性,复发 - 缓解病程,既往史无特殊。

2. **主要临床症状**　肢体麻木,力弱,视物重影,二便功能障碍。

3. **查体**　眼球运动障碍、中枢性面舌瘫、双侧锥体束征、共济失调,右手环指、小指痛觉减退。

（二）诊断及诊断依据

1. **诊断**

【定位诊断】四肢无力,肌张力正常,腱反射活跃,双侧病理征阳性,定位于双侧锥体束;四肢麻木,右手环指、小指痛觉减退,四肢音叉振动觉正常,定位于双侧脊髓丘脑束;视物重影、吞咽困难,查体见左眼上下视不到位,右视时可引出细小水平眼震,右侧中枢性面舌瘫,双侧软腭上抬无力,定位于双侧皮质脑干束;双侧共济运动差,右侧明显,定位于小脑;二便功能障碍,腹部紧箍感,定位于脊髓。综合定位于脑干、小脑、脊髓等。

【定性诊断】青年男性,复发 - 缓解病程,查体发现中枢神经系统多发损害,定性考虑炎性脱髓鞘疾病,高度怀疑多发性硬化。

2. **入院诊断** 肢体麻木乏力查因:多发性硬化(multiple sclerosis)?

（三）鉴别诊断

1. **视神经脊髓炎谱系疾病** 患者青年男性,复发 - 缓解病程,表现为四肢麻木无力、视物重影、吞咽困难及二便障碍等,查体见眼球运动障碍,四肢肌力 4 级,肌张力正常,四肢腱反射活跃,双侧病理征阳性,考虑存在中枢神经系统多灶性损害,符合视神经脊髓炎谱系疾病的表现;但不支持点是,患者病程中无明显视力下降。拟需完善头颅及脊髓 MR、血清 AQP4-IgG 等检查以明确。

2. **Bickerstaff 脑干脑炎** 患者青年男性,存四肢麻木无力、视物重影、吞咽困难、二便障碍与共济失调等症状,查体见眼球运动障碍,四肢肌力 4 级,肌张力正常,四肢腱反射活跃,共济失调,双侧病理征阳性,考虑存在脑干、小脑病变,需考虑 Bickerstaff 脑炎可能,但患者无意识障碍,有二便障碍。需完善头颅及脊髓 MR、腰椎穿刺检查,血清 GQ1b-IgG 等检查以明确。

三、诊治过程

该患者的诊疗经过分为三个阶段,第一个阶段是完善相关检查明确诊断;第二个阶段是急性期的治疗;第三个阶段是缓解期的疾病修饰治疗。

（一）完善辅助检查

1. **尿常规、大便常规** 正常。

2. **维生素 B_{12}、维生素 D 水平** 正常。

3. **血抗核抗体谱、抗中性粒细胞质抗体** 阴性。

4. **甲状腺功能及甲状腺相关抗体** 正常。

5. **乙肝相关检查、丙肝、梅毒、人类免疫缺陷病毒、EB 病毒抗体** 阴性。

6. **脑脊液检查** 脑脊液压力 $135mmH_2O$,脑脊液常规:白细胞 $10 \times 10^6/L$,脑脊液生化:蛋白 0.46g/L,氯 120.2mmol/L。

7. **寡克隆区带分析** 脑脊液免疫球蛋白 G 弱阳性,血清免疫球蛋白 G 阴性。

8. **血清 AQP4-IgG、MOG-IgG** 阴性。

9. **视诱发电位、脑干听觉诱发电位正常,双下肢体感诱发电位异常。**

10. **头颅 MRI 平扫及增强** 右侧额顶叶及左侧额叶皮质、右侧半卵圆中心及放射冠、双侧侧脑室旁、延髓多发异常信号影,T_1 加权呈稍低或等信号,T_2 加权及 T_2FLAIR 呈高信号(图 4-0-1),增强扫描部分病灶边缘可见强化,DWI 上右侧半卵圆中心、左侧侧脑室旁部分病灶呈高信号(图 4-0-2)。

11. **颈胸腰髓 MRI** 延髓及 C6 水平颈髓可见斑片状等 T_1 长 T_2 信号影(图 4-0-3),增强扫描强化不明显,胸髓、腰髓 MRI 未见明确异常。

（二）最终诊断

本例患者有两次临床发作,符合时间多发,第一次发作为 C6 水平的脊髓炎,第二次发作表现为脑干、小脑症状,症状符合空间多发。头颅和脊髓 MRI 提示皮质、脑室旁、脑干、小脑、颈髓多发脱髓鞘病灶,即满足皮质 / 近皮质、脑室旁、幕下和脊髓 4 个部位的病灶,符合影像学空间的多发,诊断为 MS（复发缓解型）。

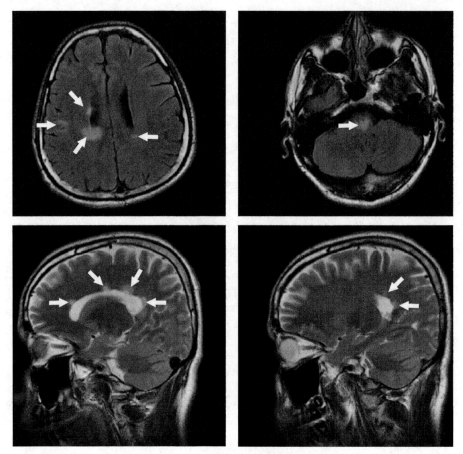

图 4-0-1 患者头颅 MRI 平扫

轴位 T$_2$WI 可见右侧额顶叶及左侧额叶皮质、右侧半卵圆中心及放射冠、双侧侧脑室旁、延髓多发高信号影（箭），部分病灶与侧脑室垂直（Dawson finger sign）。

> **思考 1 什么是 Dawson finger sign？**
>
> Dawson 手指征（Dawson finger sign）为头颅 MRI 上，T$_2$WI/FLAIR 显示侧脑室旁白质内多发条状、卵圆形、指状或火焰样高信号病灶，其长轴垂直于侧脑室边缘（矢状位也可见病灶累及胼胝体），类似于手掌五指张开的表现。

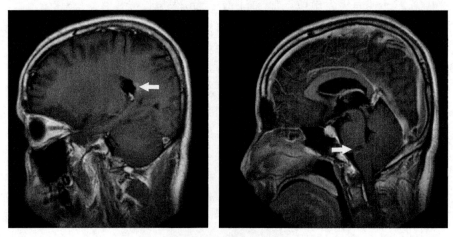

图 4-0-2 头颅 MRI 增强

轴位 T$_1$ 增强扫描见侧脑室旁病灶及延髓病灶边缘强化（箭）。

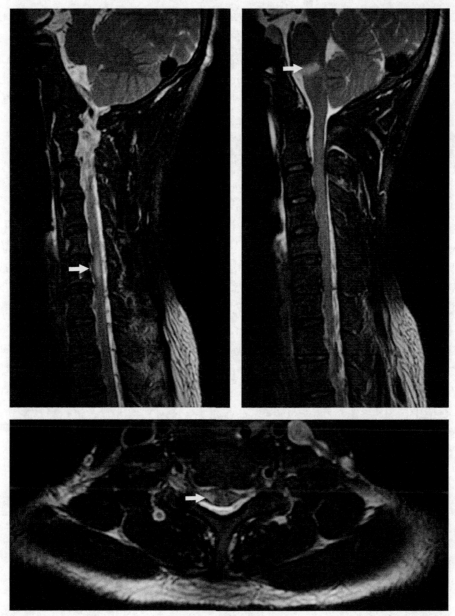

图 4-0-3　颈髓 MRI 平扫

延髓及 C6 水平颈髓可见斑片状等 T_1 长 T_2 信号影。

1. 多发性硬化的 MRI 影像学诊断标准

（1）MRI 空间多发性诊断标准：根据 MS 诊断 McDonald 标准 2010 修订版，空间多发的定义是在 4 个特征部位（近皮质、脑室旁、幕下和脊髓）中至少累及 2 个部位，且每个受累部位出现至少 1 个病灶。2010 年诊断标准提高了诊断的敏感度，但特异度显著下降。2016 年 MAGNIMS 标准改进了 2010 年的标准，将脑室旁病灶数目从 1 个增加至 3 个及以上，并且增加 1 个关键部位即视神经，将空间多发的病灶部位从 4 个增加为 5 个，满足 5 个部位（皮质 / 近皮质、脑室旁、幕下、脊髓和视神经）中的 2 个及以上即满足空间多发标准。专家组建议应用 2016 年欧洲 MS 磁共振协作组（MAGNIMS）标准诊断 MS 的 MRI 空间多发，需满足 CNS 以下 5 个区域中的 2 个区域：①3 个以上脑室旁病灶；②1 个以上幕下病灶；③1 个以上脊髓病灶；④1 个以上视神经病灶；⑤1 个以上皮质 / 近皮质病灶。

脑室旁病灶：单一的脑室旁病灶不能作为脑室旁区域受累的特异性病灶，而且单个脑室旁病灶作为空间多发的证据也并未得到验证。健康人或其他神经系统疾病的患者如偏头痛患者也会偶发脑室旁病灶。依据经典的 Barkhof 标准以及对于临床孤立综合征（clinically isolated syndrome, CIS）大规模的随访结果,发现至少 3 个脑室旁病灶对患者进展为 MS 有很高的预测价值。因此,3 个以上脑室旁病灶被推荐作为空间多发标准的条件之一。

　　幕下病灶:MS 的幕下病灶主要指脑干和小脑病灶,最常见的位置在小脑中脚。

　　脊髓病灶:MS 脊髓病灶的特点包括病灶 >3mm 且 <2 个椎体节段,横断面上 <1/2 脊髓面积,水肿一般较轻。亚洲和拉丁美洲 MS 患者的脊髓病灶长度可能 ≥2 个椎体节段,而水通道蛋白 4(AQP4)抗体的检测有助于鉴别视神经脊髓炎(neuromyelitis optica,NMO)。

　　视神经病灶:视神经炎的 MRI 证据有 T_2WI 信号增高、钆对比增强和视神经增粗。支持 MS 的视神经病灶特点包括范围较短,一般不累及视交叉,视神经萎缩(或既往视神经炎病史)或无症状的视神经炎性特征性影像(MRI 病灶或视神经纤维层变薄)。以上 MRI 表现均可作为空间多发的条件之一。

　　皮质 / 近皮质病灶:病理学研究结果显示 MS 大脑皮质广泛受累,根据病灶在皮质位置不同,可分为软脑膜下、皮质内、灰 - 白质交界处的混合病灶。常规 MRI 的序列很难显示皮质病变。DIR 成像发现超过 30% 的 CIS 患者有皮质病灶。对一组 80 例 CIS 患者随访 4 年的研究显示,初始 MRI 扫描中发现 1 个以上皮质病灶,使 MS 诊断准确性增加。皮质病变可能有助于 MS 与其他相似疾病的鉴别诊断,例如有脑白质病灶的偏头痛或 NMO 患者,后二者一般无皮质病灶,此外健康对照组也罕见皮质病灶。由于在临床中常规 MRI 不能准确区分皮质内与近皮质病灶,而这些病灶均代表皮质受累,共识小组推荐将之统一描述为皮质 / 近皮质病灶,并作为诊断病灶空间多发性的标准之一。

　　(2)MRI 时间多发性诊断标准:专家组推荐应用 2010 年的 McDonald 标准中的时间多发标准如下:①与基线 MRI 比较,在随访中出现 1 个以上新的 T_2 或增强病灶,对随访时间无特殊要求;②在任何时间同时存在强化和非强化病灶。依据时间多发标准单次强化的 MRI 可提示时间多发,而对随访时间并无特殊要求,但中国 MS 影像诊断专家协作组推荐在 1~3 个月对 CIS 患者进行首次随访,以显示新增病灶并证实时间多发。

　　2. 多发性硬化的诊断标准　　目前 MS 最新的诊断标准为 2017 年 McDonald 诊断标准,见表 4-0-1。

表 4-0-1　2017 年 McDonald MS 诊断标准

临床表现	诊断 MS 所需辅助指标
≥2 次发作;有 ≥2 个以上客观临床证据的病变	无[*]
≥2 次发作;1 个(并且有明确的历史证据证明以往的发作涉及特定解剖部位的一个病灶[+])	无[*]
≥2 次发作;具有 1 个病变的客观临床证据	通过不同中枢神经系统部位的临床发作或 MRI 检查证明了空间多发性
1 次发作;具有 ≥2 个病变的客观临床证据	通过额外的临床发作或 MRI 检查证明了时间多发性或具有脑脊液寡克隆带的证据[#]
1 次发作;存在 1 个病变的客观临床证据	通过不同中枢神经系统部位的临床发作或 MRI 检查证明了空间多发性,并且通过额外的临床发作或 MRI 检查证明了时间多发性或具有脑脊液寡克隆带的证据
提示 MS 的隐匿的神经功能障碍进展(原发进展型 MS)	疾病进展 1 年(回顾性或前瞻性确定)同时具有下列 3 项标准中的 2 项: (1)脑病变的空间多发证据:根据 MS 特征性的病变区域(脑室周围、皮质 / 近皮质或幕下)内 ≥1 个 T_2 病变 (2)脊髓病变的空间多发证据:根据脊髓 ≥2 个 T_2 病变 (3)脑脊液阳性(等电聚焦电泳显示寡克隆区带)

　　注:[*]不需要额外的测试来证明空间和时间上的多发性。所有考虑诊断为 MS 的患者均应接受脑 MRI 检查,除非 MRI 不可用。此外,临床证据不足而 MRI 提示 MS,表现为典型临床孤立综合征以外或具有非典型特征的患者,应考虑脊髓 MRI 或脑脊液检查。如果完成影像学或其他检查(如脑脊液)且结果为阴性,则在做出 MS 诊断之前需要谨慎,并且应该考虑替代的诊断。

　　[+]基于客观的 2 次发作的临床发现做出诊断是最保险的。在没有记录在案的客观神经学发现的情况下,既往 1 次发作的合理历史证据可以包括具有症状的历史事件,以及先前炎症脱髓鞘发作的演变特征;但至少有一次发作必须得到客观结果支持。在没有残余客观证据的情况下,诊断需要谨慎。

　　[#]脑脊液特异性寡克隆带的存在本身并没有体现出时间多发性,但可以作为这项表现的替代。

> **思考2**　MS 的临床分型有哪些?
>
> 1. 复发缓解型 MS(relapsing remitting multiple sclerosis,RRMS)　此型疾病表现为明显的复发和缓解过程,每次发作后均基本恢复,不留或仅留下轻微后遗症。MS 患者 80%~85% 最初病程中表现为本类型。
>
> 2. 继发进展型 MS(secondary progressive multiple sclerosis,SPMS)　约 50% 的 RRMS 患者在患病 10~15 年后疾病不再有复发缓解,呈缓慢进行性加重过程。
>
> 3. 原发进展型 MS(primary progressive multiple sclerosis,PPMS)　此型病程大于 1 年,疾病呈缓慢进行性加重,无缓解复发过程。约 10% 的 MS 患者表现为本类型。
>
> 4. 其他类型　根据 MS 的发病及预后情况,有以下 2 种少见临床类型作为补充,其与前面国际通用临床病程分型存在一定交叉。
>
> (1)良性型 MS(benign MS):少部分 MS 患者在发病 15 年内几乎不留任何神经系统残留症状及体征,日常生活和工作无明显影响。目前对良性型 MS 无法做出早期预测。
>
> (2)恶性型 MS(malignant MS):又名暴发型 MS(fulminant MS)或 Marburg 变异型 MS(Marburg variant MS),疾病呈暴发起病,短时间内迅速达到高峰,神经功能严重受损甚至死亡。

(三)急性期治疗

1. 治疗目标　MS 的急性期治疗以减轻恶化期症状、缩短病程、改善残疾程度和防治并发症为主要目标。

2. 治疗适应证　并非所有复发均需处理。有客观神经缺损证据的功能残疾症状,如视力下降、运动障碍和小脑 / 脑干症状等方需治疗。轻微感觉症状无需治疗,一般休息或对症处理后即可缓解。

3. 主要药物及用法

(1)糖皮质激素(以下简称"激素"):一线治疗。几项研究证实,激素治疗期内能促进急性发病的 MS 患者神经功能恢复,但延长激素用药时间对神经功能恢复无长期获益。治疗原则:大剂量,短疗程。推荐用药方法:大剂量甲泼尼龙冲击治疗,具体用法如下:①成人从 1g/d 开始,静脉滴注 3~4 小时,共 3~5 天,如临床神经功能缺损明显恢复可直接停用。如临床神经功能缺损恢复不明显,可改为口服醋酸泼尼松或泼尼松龙 60~80mg,1 次 /d,每 2 天减 5~10mg,直至减停,原则上总疗程不超过 3~4 周。若在减量的过程中病情明确再次加重或出现新的体征和 / 或出现新的 MRI 病变,可再次给予甲泼尼龙冲击治疗或改用二线治疗。②儿童按 20~30mg/(kg·d),静脉滴注 3~4 小时,1 次 /d,共 5 天,症状完全缓解者,可直接停用,否则可继续给予口服醋酸泼尼松或泼尼松龙,1mg/(kg·d),每 2 天减 5mg,直至停用。口服激素减量过程中,若出现新发症状,可再次甲泼尼龙冲击治疗或给予 1 个疗程静脉注射免疫球蛋白(IVIg)治疗。激素治疗的常见不良反应包括电解质紊乱,血糖、血压、血脂异常,上消化道出血,骨质疏松,股骨头坏死等。

(2)血浆置换:二线治疗。急性重症或对激素治疗无效者可于起病 2~3 周内应用 5~7 天血浆置换。

(3)人免疫球蛋白:缺乏有效证据,仅作为一种备选治疗手段,用于妊娠或哺乳期妇女不能应用激素治疗的成人患者或对激素治疗无效的儿童患者。推荐用法为:静脉滴注 0.4g/(kg·d),连续用 5 天为 1 个疗程,5 天后,如果无效,则不建议患者继续使用,如果有效但疗效不是特别满意,则可继续每周用 1 天,连用 3~4 周。

> **思考3**　急性期治疗主要是针对急性期复发的治疗,临床上有时会遇到假性复发,如何鉴别假复发?

假复发是指在感染或其他导致体温升高的状态、压力或疲劳下出现神经系统异常症状,但查体无新体征、影像学检查无客观病灶的现象。典型假复发症状一般持续 <24 小时,但个别情况下(如感染未控制、持续处于高温状态、长时间压力较大和长期睡眠剥夺等),也可持续超过 24 小时。治疗上除消除引起假复发的诱因外,无须其他治疗。

患者排除糖皮质激素使用禁忌证后,予甲基泼尼松龙 1g 加入生理盐水 500ml 静脉滴注,每天 1 次,连用 5 天后逐渐减量;同时予保护胃黏膜、补钙、补钾及营养神经、康复锻炼治疗。治疗 1 周后患者无明显构音不清、吞咽困难、走路不稳、肢体无力,仍有双手轻微麻木感,大便困难感。查体:神清语利,对答切题,双侧瞳孔等大等圆,对光反射灵敏,眼球各向运动到位,双侧鼻唇沟对称,伸舌居中,四肢肌力 5 级,双侧指鼻试验、跟 - 膝 - 胫试验正常。

(四)缓解期治疗

1. 治疗目标 MS 为终生性疾病,其缓解期治疗以控制疾病进展为主要目标,推荐使用 DMT 治疗。

2. 主要药物及用法 国际上现已经批准上市的 DMT 药物共有十多种。目前我国已经批准国内上市的 DMT 药物有口服特立氟胺(Teriflunomide)和注射用重组人 β-1b 干扰素。

(1)特立氟胺:为 DMT 中的一线口服治疗药物。已确诊的复发型 MS 患者(RRMS 和有复发的 SPMS 患者)可给予特立氟胺治疗。治疗原则:早期、长期。推荐用法:基于 TOWER 研究结果,中国患者推荐 14mg,口服,1 次 /d。

常见不良反应及处理:常见不良反应为腹泻、呕吐、头发稀疏、丙氨酸氨基转移酶(ALT)水平升高。腹泻和呕吐可适当给予对症处理。重度肝损伤患者不应给予特立氟胺治疗。开始治疗前,应检测患者 ALT 和胆红素水平,开始治疗后,应每月监测 ALT 水平,至少持续 6 个月。因特立氟胺具有潜在致畸性,因此,妊娠或正在计划妊娠患者禁用。特立氟胺可以通过药物加速消除程序,在 11 天内达到风险最小的血药浓度(0.02mg/L)。开始用药前,育龄女性应行妊娠试验,阴性者方可开始用药。开始治疗后,发现妊娠的患者或者计划妊娠的女性和男性患者应停用特立氟胺,并连续 11 天采用考来烯胺或活性炭粉治疗,以加速药物清除,血清特立氟胺浓度 <0.02mg/L 之前应避免妊娠。

(2)注射用重组人 β-1b 干扰素:为 DMT 中的一线治疗药物。有可能发展为 MS 的高危 CIS(不满足 MS 诊断标准但 MRI 病灶高度提示 MS)或已确诊的 RRMS 或仍有复发的 SPMS 患者可给予注射用重组人 β-1b 干扰素治疗(Ⅰ级推荐)。注射用重组人 β-1b 干扰素对临床无复发的 SPMS 患者的疗效不清。治疗原则:早期、序贯、长期。推荐用法:推荐剂量为 250μg,皮下注射,隔日 1 次。起始剂量为 62.5μg,皮下注射,隔日 1 次,以后每注射 2 次后,增加 62.5μg,直至推荐剂量。

常见不良反应及处理:①注射部位反应。常见,严重者甚至可引起注射局部坏死。注射前 30 分钟将药物从冰箱取出、用药前后冰敷、变更注射部位、注射部位皮肤避免直接日照和加强无菌注射技术等可有效改善注射部位反应。②流感样症状。常见于首次注射或增加剂量时。随着注射时间的延长,流感样症状可逐渐减轻直至完全消失。应从小剂量开始、睡前给药和适当应用解热镇痛类药物(如对乙酰氨基酚、布洛芬等)可改善流感样症状。应注意避免常规使用对乙酰氨基酚,因其可能增加注射用重组人 β-1b 干扰素相关肝功异常的发生。③无症状肝功能异常。多为一过性,减量或停药后可恢复正常。应注意定期监测肝功能。④其他。部分患者还可出现白细胞减少和甲状腺功能异常,应注意定期监测血常规和甲状腺功能,推荐开始用药的前 6 个月每月进行检查。

(3)米托蒽醌(Mitoxantrone):第一个被 FDA 批准用于治疗 MS 的免疫抑制剂。几项研究证实,米托蒽醌治疗可以减少 RRMS 患者的复发率;延缓 RRMS、SPMS 和 PRMS 患者的疾病进展,但由于其严重的心脏毒性和白血病等不良反应,建议用于快速进展、其他治疗无效的患者。推荐用法:8~12mg/m²,静脉注射,每 3 个月 1 次,终生总累积剂量限制在 104mg/m² 以下,疗程不宜超过 2 年。

主要不良反应及处理：主要不良反应为心脏毒性和白血病，使用时应注意监测其心脏毒性，每次注射前应检测左室射血分数（LVEF），若 LVEF<50% 或较前显著下降，应停用米托蒽醌。此外，因米托蒽醌的心脏毒性有迟发效应，整个疗程结束后，也应定期监测 LVEF。

3. 治疗策略　①DMT 应在能给患者提供随访、评估、监测药物不良反应及毒性作用和及时妥善处理治疗中问题的临床机构开展。②对于不满足 MS 诊断标准但 MRI 病灶高度提示 MS 的 CIS 患者给予注射用重组人 β1-b 干扰素治疗。③活动性 RRMS 患者（复发或 MRI 检查发现强化病灶、新发 T_2 病灶或原 T_2 病灶容积增大）应尽早开始 DMT。④对于仍有复发的 SPMS 患者，在充分沟通药物疗效的不确定性、安全性和耐受性后可给予注射用重组人 β-1b 干扰素或米托蒽醌治疗。

4. 治疗评价　患者在接受正规 DMT 过程中，疾病出现频繁复发或病情恶化（>3 次 / 年），EDSS 评分在 1 年内增加 1 分以上或颅内活动病变数量较前明显增加，界定为治疗无效或失败。评价治疗失败的最短治疗时间为 6~12 个月。

患者采用特立氟胺 14mg 口服，每日 1 次，作为缓解期治疗方案。门诊随诊，目前病情稳定无复发。

四、讨论和展望

过去，MS 治疗的目标是降低患者复发率，减缓神经系统残疾进展。现在和未来 MS 治疗的目标将不仅仅是延缓疾病进展，更重要的是停止甚至逆转患者的神经功能残疾，以达到 "无病状态（freedom from disease）"，即患者无再次复发、神经系统残疾进程终止、在影像学上不再出现新发的活动性病灶。目前一些大型临床试验已经初步证实某些药物，例如那他珠单抗、阿仑珠单抗，可以达到这一目标。另一方面，目前 DMTs 药物主要作用于抑制 MS 的早期免疫应答，对于阻止和修复疾病后期的神经损伤作用有限。因此逆转 MS 患者的神经功能残疾、改善患者的长期预后，更需要神经保护和神经修复药物的发展。未来，药物临床试验将对可能有神经保护作用的药物进行研究，例如钾离子通道阻滞剂、谷氨酸盐拮抗剂等。

（邱　伟　陆正齐）

参 考 文 献

［1］邱伟, 徐雁. 多发性硬化诊断和治疗中国专家共识（2018 版）. 中国神经免疫学和神经病学杂志, 2018, 25（06）：387-394.

［2］刘亚欧. 多发性硬化影像诊断标准：中国专家共识. 中华放射学杂志, 2017, 51（02）：81-85.

［3］Thompson A J, Banwell B L, Barkhof F, et al. Diagnosis of multiple sclerosis: 2017 revisions of the McDonald criteria. Lancet Neurol, 2018, 17（2）: 162-173.

病例50　视神经脊髓炎谱系疾病

一、病历资料

（一）病史

患者女性，16 岁，因 "双眼视力下降 5 个月，肢体麻木乏力 10 天" 就诊。

患者 5 个月前无明显诱因出现双眼视力下降，视物模糊，左侧明显，无肢体麻木无力。在外院眼科就诊，完善视力、视野、眼底检查，诊断 "视神经炎"，予甲泼尼龙 500mg 静脉滴注，每天一次，连用 5 天后逐渐减量，并予营养神经、改善循环治疗，患者视力有所好转出院，遗留左眼视力下降（视力约 0.1），出院后口服激素逐渐减停。10 天前无明显诱因出现双下肢麻木，乏力感，行走稍费力，7 天前左下肢无力加重，行走拖步，并出现左上肢无力，仅能轻微活动不能持物。大小便困难。

既往史、个人史与家族史无特殊。

（二）体格检查

体温：36.8℃，脉搏：87 次 /min，呼吸：20 次 /min，血压：121/84mmHg，心肺腹无特殊。

神经专科查体：神清，口齿清楚，高级神经功能正常。左眼视力 0.1，右眼视力粗测正常。左侧视盘苍白，右侧视盘色淡红，边界清晰。瞳孔等大正圆，对光反射灵敏。双侧鼻唇沟对称，伸舌居中。双侧软腭抬升可，咽反射存在。左侧肢体肌张力减退，右侧肢体肌张力正常。左上肢肌力 1 级，左下肢肌力 4 级，右上肢肌力 5 级，右下肢肌力 4 级。左侧指鼻试验不配合，右侧指鼻试验及双侧跟 - 膝 - 胫试验正常。T6 以下深浅感觉减退。四肢腱反射亢进，双侧巴宾斯基征阳性。颈软，脑膜刺激征阴性。

（三）辅助检查

颈髓 MRI 平扫示延髓、C1~T4 水平脊髓病变，考虑炎性脱髓鞘性病变可能性大（图 4-0-4）。

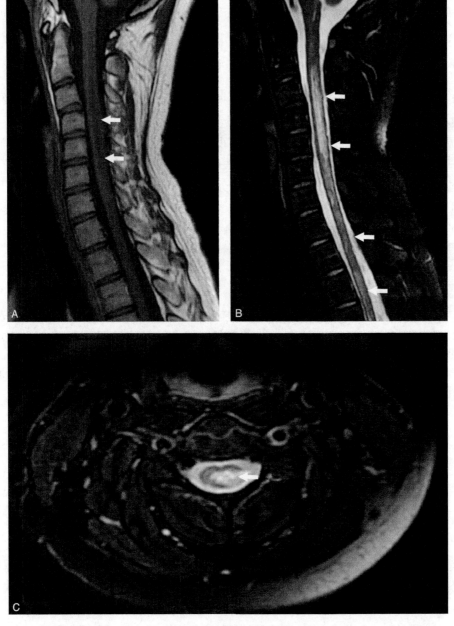

图 4-0-4　颈髓 MRI 平扫

A. 矢状位可见 C1~T4 段长节段 T_1 低信号（箭）；B. T_2 高信号长节段病灶（箭），病灶处脊髓增粗；C. 轴位显示病灶位于脊髓中央灰质及部分白质（箭）。

二、病例分析

（一）病例特点

1. 年轻女性，急性起病，复发缓解病程。

2. 临床症状为双眼视力下降及四肢麻木无力，二便障碍。

3. 神清语利，左眼视力下降，左上肢肌力 1 级，左下肢肌力 4 级，右下肢肌力 4 级。四肢腱反射亢进，双侧巴宾斯基征阳性。T6 以下深、浅感觉减退。

4. 颈髓 MRI 示延髓、C1~T4 水平脊髓病变，考虑炎性脱髓鞘性病变可能性大。

思考 1 患者首次发病表现为视神经炎，应想到临床孤立综合征。什么是临床孤立综合征？

临床孤立综合征是指单次发作的中枢神经系统炎性脱髓鞘事件组成的临床综合征。临床上可表现为孤立性的视神经炎、脑干脑炎、脊髓炎或某个解剖部位受累后的临床事件（通常不包括脑干以外的其他脑炎），亦可出现多部位同时受累的复合临床表现。常见的有视力下降、呃逆、恶心、呕吐、吞咽困难、肢体麻木、肢体无力、尿便障碍等；病变表现为时间上的孤立，并且临床症状持续 24 小时以上。

（二）诊断及诊断依据

1. 诊断

【定位诊断】双侧视力下降，定位于视神经；左侧肢体与右下肢肌力减退，四肢腱反射亢进，双侧病理征阳性，定位于双侧锥体束，存在 T6 感觉平面与大小便障碍，定位于脊髓，结合颈髓 MRI，综合定位于视神经、延髓与脊髓。

【定性诊断】青年女性，急性起病，复发 - 缓解病程，激素治疗好转，脊髓 MRI 提示延髓、C1~T4 水平炎性脱髓鞘病变，定性诊断炎性脱髓鞘疾病。

2. 入院诊断 视神经脊髓炎谱系疾病（neuromyelitis optica spectrum disorders，NMOSD）。

（三）鉴别诊断

1. **多发性硬化** 患者为年轻女性，急性期病，复发缓解病程，表现为视神经炎和脊髓炎，但多发性硬化脊髓病灶多为长度小于 2 个脊髓节段的短病灶，多偏心分布，头颅 MRI 多有典型的垂直于侧脑室的多发卵圆形病灶，脑脊液寡克隆带可为阳性，血清 AQP4 抗体阴性。本例患者脊髓病灶为长节段脊髓炎，病灶居中，可能性不大，需进一步完善头颅 MRI、血清 AQP4 抗体、脑脊液寡克隆带进一步鉴别。

2. **急性播散性脑脊髓炎** 患者为年轻女性，急性期病，复发缓解病程，表现为视神经炎和脊髓炎，但 ADEM 有脑病的临床表现如意识障碍、认知下降、癫痫等，头颅 MRI 有双侧广泛受累的多灶性、弥漫性白质脱髓鞘病灶。本例患者无脑病的临床表现，可能性不大，需完善头颅 MRI、血清 AQP4 抗体、脑脊液寡克隆带进一步鉴别。

3. **结缔组织病相关脊髓损伤** 患者为年轻女性，急性期病，复发缓解病程，表现为视神经炎和脊髓炎，但本例患者既往无结缔组织病病史，需进一步完善风湿免疫相关抗体检测进一步排除。

4. **感染性脊髓病** 本例患者急性期病，表现为视神经炎和脊髓炎，还需排除感染性视神经脊髓炎，如病毒、梅毒螺旋体、结核分枝杆菌感染等，本例患者无发热、盗汗等感染表现，必要时需进一步完善血清及脑脊液相关病原学检查。

三、检查和治疗经过

（一）辅助检查

1. **血常规、尿常规、大便常规** 正常。

2. **肝功能、肾功能、电解质、凝血功能与 C 反应蛋白** 正常。

3. **抗核抗体** 阳性，1∶80。

4. **抗中性粒细胞胞质抗体、抗双链 DNA 抗体、抗 ENA 抗体谱、类风湿因子** 正常。

5. **甲状腺功能及抗体** 正常。

6. **乙肝、丙肝、梅毒、人免疫缺陷病毒抗体** 阴性。

7. **血清单纯疱疹病毒、巨细胞病毒、EB 病毒抗体** 阴性。

8. **血清 T-Spot** 阴性。

9. **血清 AQP4 抗体** 阳性（1∶32），MOG、MBP 抗体阴性。

10. **脑脊液检查** 脑脊液压力正常，脑脊液常规、生化与细胞学正常，细菌、真菌培养阴性。脑脊液寡克隆带阴性，IgG 指数正常。

11. **视觉诱发电位、脑干听觉诱发电位正常，双下肢体感诱发电位** 异常。

12. **头颅 MRI** 未见明显异常（图 4-0-5）。

13. **眼科检查** 左眼视力 0.1，右眼视力 0.8。左眼管状视野，视神经萎缩。右眼视野及眼底大致正常。

14. **视神经 MRI** 双侧视神经少许 T_2 高信号及强化（图 4-0-6）。

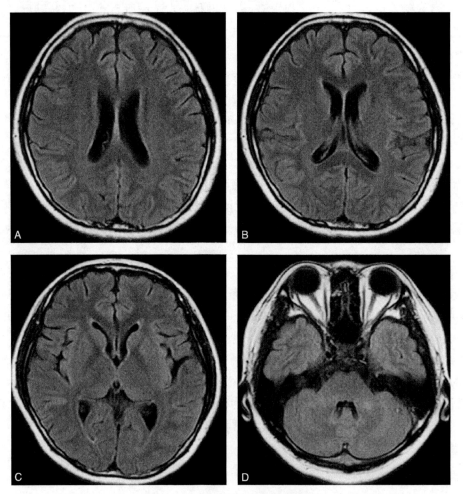

图 4-0-5 头颅 MRI 未见明显异常

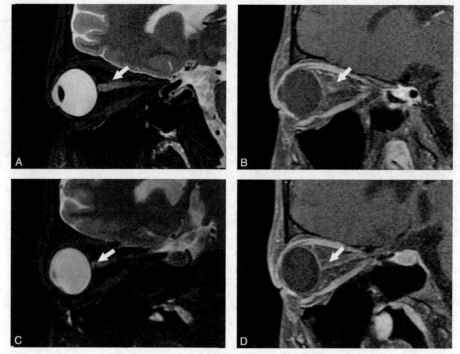

图 4-0-6 视神经 MRI 平扫 + 增强

A. 右眼矢状位 T₂ 序列可见视神经表面 T₂ 高信号（箭）；B. 右眼矢状位 T₁ 增强可见视
神经部分强化（箭）；C. 左眼 T₂ 序列可见视神经表面 T₂ 高信号（箭）；D. 左眼 T₁ 增强
可见视神经轨道样强化（双轨征，箭）。

（二）诊断

NMOSD 的诊断原则为以病史、核心临床症候及影像特征为诊断基本依据，以 AQP4-IgG 进行诊断
分层，并参考其他亚临床及免疫学证据做出诊断，还需排除其他疾病可能。目前国际上广为应用的相关
诊断标准主要有以下几种：

1. 2006 年 Wingerchuk 等制定的 NMO 诊断标准

（1）必要条件：①视神经炎；②急性脊髓炎。

（2）支持条件：①脊髓 MRI 异常病变超过 3 个椎体节段以上；②头颅 MRI 不符合 MS 诊断标准；
③血清 NMO-IgG 阳性。具备全部必要条件和 2 条支持条件，即可诊断 NMO。

2. 2015 年国际 NMO 诊断小组（IPND）制定的 NMOSD 诊断标准（表 4-0-2） 新的标准将 NMO
纳入 NMOSD 统一命名，以 AQP4-IgG 作为分层指标，分为 AQP4-IgG 阳性与阴性组，列举了 6 大临床
特征性表现，其中视神经炎（optic neuritis, ON）、急性脊髓炎及延髓最后区综合征最具特征性。强调影
像学特征与临床特征的一致性，对 AQP4-IgG 阴性 NMOSD 提出了更加严格的 MRI 附加条件。此外，
伴随自身免疫病或自身免疫抗体阳性患者，CSF 细胞数轻度升高及视神经轴索损害等证据亦提示支持
NMOSD 诊断，最后强调了除外其他可能疾病。

表 4-0-2 NMOSD 诊断标准（IPND，2015）

AQP4 抗体阳性的 NMOSD 诊断标准
（1）至少 1 项核心临床特征
（2）用可靠的方法检测 AQP4 抗体阳性（推荐 CBA 法）
（3）排除其他诊断
AQP4 抗体阴性或 AQP4 抗体未知状态的 NMOSD 诊断标准
（1）在 1 次或多次临床发作中，至少 2 项核心临床特征并满足下列全部条件：①至少 1 项临床核心特征为 ON、急性 LETM 或延髓最后区综合征；②空间多发：2 个或以上不同的临床核心特征；③满足 MRI 附加条件
（2）用可靠的方法检测 AQP4 抗体阴性或未检测
（3）排除其他诊断

核心临床特征

（1）ON

（2）急性脊髓炎

（3）最后区综合征,无其他原因能解释的发作性呃逆、恶心、呕吐

（4）其他脑干综合征

（5）症状性发作性睡病、间脑综合征,脑 MRI 有 NMOSD 特征性间脑病变

（6）大脑综合征伴有 NMOSD 特征性大脑病变

AQP4 抗体阴性或未知状态下的 NMOSD MRI 附加条件

（1）急性 ON:需脑 MRI 有下列之一表现。①脑 MRI 正常或仅有非特异性白质病变;②视神经长 T_2 信号或 T_1 增强信号 >1/2 视神经长度,或病变累及视交叉

（2）急性脊髓炎:长脊髓病变 >3 个连续椎体节段,或有脊髓炎病史的患者相应脊髓萎缩 >3 个连续椎体节段

（3）最后区综合征:延髓背侧 / 最后区病变

（4）急性脑干综合征:脑干室管膜周围病变

注:IPND. 国际 NMO 诊断小组;NMOSD. 视神经脊髓炎谱系病;AQP4 抗体 . 水通道蛋白 4 抗体;ON. 视神经炎;LETM. 长节段横贯性脊髓炎。

思考 2 NMOSD 的脊髓病灶特点是什么？该患者是否符合 NMOSD 脊髓病灶特点？

NMOSD 脊髓病变多较长,纵向延伸的脊髓长节段横贯性损害是 NMOSD 最具特征性的影像表现,矢状位多表现连续病变,其纵向延伸往往超过 3 个椎体节段以上,少数病例可纵贯全脊髓,颈髓病变可向上与延髓最后区病变相连。轴位病变多累及中央灰质和部分白质,呈圆形或 H 形,脊髓后索易受累。急性期,病变可以出现明显肿胀,呈长 T_1 长 T_2 表现,增强后部分呈亮斑样或斑片样、线样强化,相应硬脊膜亦可强化。慢性恢复期:可见脊髓萎缩、空洞,长节段病变可转变为间断、不连续长 T_2 高信号。少数脊髓病变首次发作可以小于 2 个椎体节段,急性期多表现为明显肿胀及强化。该患者脊髓病灶纵向延伸超过 3 个椎体节段,轴位病变累及中央灰质,符合 NMOSD 脊髓病灶特点。

本例患者有视神经炎和急性脊髓炎 2 种临床核心症状,脊髓炎为超过 3 个锥体节段的长节段脊髓炎,血清 AQP4 抗体阳性,并且头颅 MRI、血清学检查、腰穿检查排除了多发性硬化、结缔组织病、感染性疾病等可能,确诊为 NMOSD（血清 AQP4 抗体阳性）。

（三）急性期治疗

1. **主要目标** NMOSD 的急性期治疗目的是减轻急性期症状、缩短病程、改善残疾程度和防治并发症。

2. **适应对象** 有客观神经功能缺损证据的发作或复发期患者。

3. **主要药物及用法**

（1）糖皮质激素（以下简称激素）:激素治疗短期内能促进 NMOSD 急性期患者神经功能恢复,延长激素用药对预防 NMOSD 的神经功能障碍加重或复发有一定作用。

1）治疗原则:大剂量冲击,缓慢阶梯减量,小剂量长期维持。

2）推荐方法:大剂量甲基泼尼松龙冲击治疗能加速病情缓解,具体用法如下:甲泼尼龙 1g 静脉滴注,1 次 /d,共 3 天;500mg 静脉滴注,1 次 /d,共 3 天;240mg 静脉滴注,1 次 /d,共 3 天;120mg 静脉滴注,1 次 /d,共 3 天;泼尼松 60mg 口服,1 次 /d,共 7 天;50mg 口服,1 次 /d,共 7 天;顺序递减至中等剂量 30~40mg/d 时,依据序贯治疗免疫抑制剂作用时效快慢与之相衔接,逐步放缓减量速度,如每 2 周递减 5mg,至 10~15mg 口服,1 次 /d,长期维持。

3）注意事项：部分 NMOSD 患者对激素有一定依赖性，在减量过程中病情再次加重，对激素依赖性患者，激素减量过程要慢，可每 1~2 周减 5~10mg，至维持量（每天 5~15mg），与免疫抑制剂长期联合使用。

大剂量激素治疗可引起心律失常，应注意激素冲击速度要慢，每次静脉滴注应持续 3~4 小时，以免引起心脏副作用，一旦出现心律失常应及时处理，甚至停药。应用质子泵抑制剂预防上消化道出血，对于年龄较大或有卒中危险因素的患者应进行卒中预防。激素其他常见副作用包括电解质紊乱，血糖、血压、血脂异常，上消化道出血，骨质疏松、股骨头坏死等。激素治疗中应注意补钾补钙，应用维生素 D，较长时间应用激素可加用二膦酸盐。尽量控制激素用量和疗程，以预防激素引起的骨质疏松、股骨头坏死等并发症。

（2）血浆置换（plasma exchange，PE）：部分重症 NMOSD 患者尤其是 ON 或老年患者对大剂量甲基泼尼松龙冲击疗法反应差，用 PE 治疗可能有效，对 AQP4 抗体阳性或抗体阴性 NMOSD 患者均有一定疗效，特别是早期应用。建议置换 5~7 次，每次用血浆 1~2L。

（3）静脉注射免疫球蛋白（intravenous immunoglobulin，IVIg）：对大剂量甲基泼尼松龙冲击疗法反应差的患者，可选用 IVIg 治疗。免疫球蛋白用量为 $0.4g/(kg \cdot d)$，静脉滴注，连续 5 天为 1 个疗程。

本例患者排除禁忌后，予甲基泼尼松龙 1.0g，静脉滴注，每天 1 次，连用 3 天，后减量为 500mg，静脉滴注，每天 1 次，连用 3 天，再减量为 240mg，用法同前，连用 3 天，再减量至 120mg，用法同前，连用 3 天。并加用制酸、补钙、补钾处理。但患者激素冲击治疗后肢体麻木无力症状恢复不明显，又予血浆置换治疗 5 次，每次置换 2L 血浆，每周 2~3 次。患者肢体麻木无力症状有所恢复，左上肢肌力 2 级，左下肢肌力 5 级，右侧肢体肌力 5 级，T6 感觉平面下降至 T10。

（四）缓解期治疗

1. 治疗目的 为预防复发，减少神经功能障碍累积。

2. 适应对象 对于 AQP4 抗体阳性的 NMOSD 以及 AQP4 抗体阴性的复发型 NMOSD 应早期预防治疗。临床上应该谨慎评估，目前尚无有效手段区分单时相及多时相 NMOSD；反之，将单时相 AQP4 抗体阴性的 NMOSD 进行过度免疫干预也是不必要的。

3. 治疗药物 一线药物包括硫唑嘌呤、吗替麦考酚酯、甲氨蝶呤、利妥昔单抗（rituximab）等。二线药物包括环磷酰胺、他克莫司、米托蒽醌，定期 IVIg 也可用于 NMOSD 预防治疗，特别适用于不宜应用免疫抑制剂者，如儿童及妊娠期患者。

（1）硫唑嘌呤：能减少 NMOSD 的复发和减缓神经功能障碍进展。

1）推荐用法：按体重 $2~3mg/(kg \cdot d)$ 单用或联合口服泼尼松［按体重 $0.75mg/(kg \cdot d)$］，通常在硫唑嘌呤起效以后（4~5 个月）将泼尼松渐减量至小剂量长期维持。

2）注意事项：由于部分患者用硫唑嘌呤可引起白细胞降低、肝功能损害、恶心呕吐等胃肠道副作用，应注意定期监测血常规和肝功能。有条件的医院在应用硫唑嘌呤前建议患者测定硫代嘌呤甲基转移酶（TMTP）活性或相关基因检测，避免发生严重不良反应。

（2）吗替麦考酚酯：能减少 NMOSD 的复发和减缓神经功能障碍进展。

1）推荐用法：1~1.5g/d，口服。

2）注意事项：起效较硫唑嘌呤快，白细胞减少和肝功能损害等副作用较硫唑嘌呤少。其副作用主要为胃肠道症状和增加感染机会。

（3）利妥昔单抗：利妥昔单抗是一种针对 B 细胞表面 CD20 的单克隆抗体，临床试验结果显示 B 细胞消减治疗能减少 NMOSD 的复发和减缓神经功能障碍进展，具有显著疗效。

1）推荐用法：按体表面积 $375mg/m^2$ 静脉滴注，每周 1 次，连用 4 周；或 1 000mg 静脉滴注，共用 2 次（间隔 2 周）。国内治疗经验表明，中等或小剂量应用对预防 NMOSD 仍有效，且副作用小，花费相对较少。用法为，单次 500mg 静脉滴注，6~12 个月后重复应用；或 100mg 静脉滴注，1 次 / 周，连用 4 周，6~12 个月后重复应用。

2）注意事项：为预防静脉滴注的副作用,治疗前可用对乙酰氨基酚、泼尼松龙;利妥昔单抗静脉滴注速度要慢,并进行监测。大部分患者治疗后可维持 B 淋巴细胞消减 6 个月,可根据 CD19/CD20 阳性细胞或 CD27⁺ 记忆细胞监测 B 淋巴细胞,若 B 淋巴细胞再募集可进行第 2 疗程治疗。既往有文献报道采用利妥昔单抗治疗肿瘤或类风湿关节炎时发生进行性多灶性白质脑病,但所报道的病例大多合用了其他免疫抑制剂。

（4）环磷酰胺：小样本临床试验表明,环磷酰胺对减少 NMOSD 复发和减缓神经功能障碍进展有一定疗效。为二线药物,可用于其他治疗无效者。

1）推荐用法：600mg 静脉滴注,1 次 /2 周,连续 5 个月;600mg 静脉滴注,每个月 1 次,共 12 个月。年总负荷剂量不超过 10~15g。

2）注意事项：监测血常规、尿常规,白细胞减少应及时减量或停用,治疗前后嘱患者多饮水。主要副作用有恶心、呕吐、感染、脱发、性腺抑制、月经不调、停经和出血性膀胱炎。预防出血性膀胱炎可同时应用美司钠（Uromitexan）注射,恶心和呕吐可适当应用止吐药对抗。

（5）米托蒽醌：临床试验表明米托蒽醌能减少 NMOSD 复发。为二线药物,对于反复发作而其他方法治疗效果不佳者可选用。

1）推荐方法：按体表面积（10~12）mg/m² 静脉滴注,每个月 1 次,共 3 个月,后每 3 个月 1 次再用 3 次,总量不超过 100mg/m²。

2）注意事项：其主要副作用为心脏毒性和治疗相关的白血病,据报道应用米托蒽醌治疗致使发生心脏收缩功能障碍、心功能衰竭和急性白血病的风险分别为 12%、0.4% 和 0.8%。使用时应注意监测其心脏毒性,每次注射前应检测左室射血分数（LVEF）,若 LVEF<50% 或较前明显下降,应停用米托蒽醌。此外,因米托蒽醌的心脏毒性有迟发效应,整个疗程结束后,也应定期监测 LVEF。

（6）激素：小剂量泼尼松维持治疗能减少 NMOSD 复发,可以联合免疫抑制剂使用。

（7）甲氨蝶呤：小样本临床研究表明,甲氨蝶呤单用或与泼尼松合用能减少 NMOSD 复发和功能障碍进展,其耐受性和依从性较好,价格较低,适用于不能耐受硫唑嘌呤的副作用及经济条件不能承担其他免疫抑制剂的患者。推荐 15mg/ 周单用,或与小剂量泼尼松合用。

（8）IVIg：间断小剂量 IVIg 治疗能减少 NMOSD 的复发,但仅有开放临床试验报道有效,尚缺乏大样本随机对照研究。

（9）环孢素 A：推荐剂量 2~3mg/（kg·d）,每日两次,通过监测血药浓度调整剂量,注意肾毒性。

本例患者住院期间甲泼尼龙逐渐减量后改为口服泼尼松 60mg 口服,每日一次,出院时减量至 40mg,每日一次,出院后泼尼松逐渐减量至 10mg 口服,每日一次,小剂量维持,并加用吗替麦考酚酯 500mg 口服,每日两次。经随访病情尚稳定,无复发。

（五）对症治疗

痛性痉挛可选用卡马西平、加巴喷丁、普瑞巴林、巴氯芬等药物;慢性疼痛、感觉异常等可应用阿米替林、普瑞巴林、选择性 5- 羟色胺再摄取抑制剂（SSRI）、去甲肾上腺素再摄取抑制剂（SNRI）及去甲肾上腺素能与特异性 5- 羟色胺能抗抑郁药物（NaSSA）。乏力、疲劳可用莫达非尼（Modafinil）、金刚烷胺。震颤可应用盐酸苯海索、盐酸阿罗洛尔等药物。尿失禁可选用丙咪嗪、奥昔布宁、哌唑嗪,盐酸坦索罗辛等;尿潴留应导尿,便秘可用缓泻药,重者可给予灌肠处理。下肢痉挛性肌张力增高可用巴氯芬口服,也可用肉毒毒素 A。

（六）康复治疗

对伴有肢体、吞咽等功能障碍的患者,应早期在专业医生的指导下进行相应的功能康复训练。

四、讨论和展望

（一）NMOSD 诊断标准的演变

随着一个多世纪的发展,尤其是 AQP4-IgG 里程碑式的发现,NMO 的概念不断得到更新,NMOSD

的临床谱得到进一步扩大,一些非视神经脊髓临床及影像表现得到公认。NMOSD 的诊断标准也随之得到不断完善。与 2006 年的 NMO 诊断标准相比,2015 年新的诊断标准将 NMOSD 疾病谱进一步扩大,不仅包括早期诊断标准定义的同时有视神经炎和脊髓炎的经典 NMO,也包含仅表现为视神经炎或脊髓炎的限定型 NMO,以及非视神经脊髓临床表现的 NMOSD 如延髓极后区综合征、急性间脑综合征、急性脑干综合征等。并且新的诊断标准将 NMOSD 根据血清 AQP4 抗体进行分层,因此 NMOSD 诊断的敏感性及特异性进一步提高。然而血清 AQP4 阴性的 NMOSD 仍存在许多未知。部分 AQP4 抗体阴性的 NMOSD 中发现了新的自身免疫性抗体——MOG 抗体,而这类 MOG 抗体阳性的 NMOSD 有着与 AQP4 抗体阳性的 NMOSD 不同的临床特征。今后可能还会在这类 AQP4 抗体阴性的 NMOSD 患者中发现更多新的抗体,NMOSD 也许需要被重新定义,更加需要对这类 NMOSD 进行系统观察研究。

(二) NMOSD 急性期治疗的新观点和新药物

NMOSD 急性发作通常有较高的致残率,急性期治疗可以减少急性发作的严重程度,防止不可逆的神经功能损伤。目前 NMOSD 急性期一线治疗推荐大剂量甲泼尼龙冲击治疗。虽然大剂量甲泼尼龙冲击治疗可以加速神经损伤的修复,改善残疾程度,然而仍有部分患者急性期大剂量甲泼尼龙冲击治疗无效,而对于大剂量甲泼尼龙冲击治疗无效的急性期 NMOSD 二线治疗的选择仍十分有限。目前指南仅推荐 IVIg 和 PE 可作为大剂量甲泼尼龙冲击治疗无效的 NMOSD 急性期的二线治疗,是否有一些新的治疗方案或者药物可以提高 NMOSD(尤其是大剂量甲泼尼龙冲击治疗无效的 NMOSD)急性期治疗的效果仍然是值得探讨的话题。目前一些学者对 NMOSD 急性期的治疗提出了一些新的观点,有研究表明早期同时给予大剂量甲泼尼龙冲击和 PE 治疗与单纯大剂量甲泼尼龙冲击治疗以及激素无效后再使用 PE 治疗相比,能够显著降低 EDSS 评分。一些新药有望成为 NMOSD 急性期激素治疗的添加治疗,例如补体 1-酯酶抑制剂(阻止补体系统激活)、Bevacizumab(抗血管内皮生长因子的单克隆抗体,可稳定血脑屏障)作为急性期激素治疗的添加治疗已在 1 期临床试验中显示了良好的耐受性,Ublituximab(抗 CD20 单抗能够清除 B 细胞)作为激素治疗的添加治疗也正在研究中(NCT02276963)。仍然需要对这些添加治疗的药物进行随机对照试验证实其疗效。

(三) NMOSD 缓解期治疗的现状及展望

除了减少急性期神经功能损伤,加速恢复之外,降低 NMOSD 的复发同样十分重要,因为每次新的复发都可能部分缓解,并遗留新的残疾。目前有关 NMOSD 维持治疗的推荐主要基于回顾性病例报道,仍然是经验性的,主要包括利妥昔单抗、硫唑嘌呤、吗替麦考酚酯、环磷酰胺和米托蒽醌。迄今尚无有关于 NMOSD 维持治疗的随机对照试验的报道,因此迫切需要开展设计合理的安慰剂对照临床药物试验来指导 NMOSD 的长程治疗。除了上述提到的免疫抑制剂,一些新药正在临床试验阶段,主要用于常规免疫抑制剂治疗疗效欠佳或者严重复发的 NMOSD 患者。Tocilizumab 是一种人源化的 IL-6 受体单抗,可降低浆细胞的存活率及 AQP4 抗体产生,现有的小样本量回顾性研究和一项前瞻性探索性试验显示所有患者 ARR 均有改善。Eculizumab 是一种人源化的单抗,可中和补体 C5 并阻止补体级联激活。一项开放性临床研究显示 Eculizumab 可以降低 NMOSD 复发频率,并改善其残疾程度。目前正在进行这些单抗药物的 3 期临床试验验证其疗效及安全性。在一项开标的探索性试验中,骨髓间充质干细胞治疗 NMOSD 似乎安全并可降低 NMOSD 的复发率,更进一步的临床试验(NCT00787722)正在进行中。临床前数据显示非致病性 AQP4 单抗能够结合 AQP4,阻断内源性 AQP4 抗体致病。此外还有一些之前用于其他疾病的药物如西替利嗪、Silvestat、Bortezomib 等也在动物实验或小样本病例中显示出潜在的疗效。

今后 NMOSD 的治疗将有更多的选择,更为严格的临床试验及新的治疗模式正在研究及摸索中,有望更新现有 NMOSD 的治疗方案。

(邱 伟 陆正齐)

参 考 文 献

[1] 中国免疫学会神经免疫学分会,中华医学会神经病学分会神经免疫学组,中国医师协会神经内科分会神经免疫专业委员会.中国视神经脊髓炎谱系疾病诊断与治疗指南.中国神经免疫学和神经病学杂志,2016,23(3):155-166.

[2] Wingerchuk D M, Banwell B, Bennett J L, et al. International panel for NMO diagnosis. International consensus diagnostic criteria for neuromyelitis optica spectrum disorders. Neurology, 2015, 85(2):177-189.

[3] Kazuo F. Neuromyelitis Optica Spectrum Disorders:Still Evolving and Broadening. Curr Opin Neurol, 2019, 32(3):385-394.

[4] Duchow A, Paul F, Bellmann-Strobl J. Current and Emerging Biologics for the Treatment of Neuromyelitis Optica Spectrum Disorders. Expert Opin Biol Ther, 2020, 20(9):1061-1072.

[5] Bruscolini A, Sacchetti M, La Cava M, et al. Diagnosis and management of neuromyelitis optica spectrum disorders-An update. Autoimmun Rev, 2018, 17(3):195-200.

[6] Romeo A R, Segal B M. Treatment of Neuromyelitis Optica Spectrum Disorders. Curr Opin Rheumatol, 2019, 31(3):250-255.

病例51 抗髓鞘少突胶质细胞糖蛋白免疫球蛋白G抗体相关疾病

一、病史资料

(一)病史

患者男性,45岁,因"记忆力下降1个月,左侧肢体乏力2周"就诊。

患者入院前1个月无明显诱因出现表情淡漠,记忆力、计算力下降,理解力、定向力尚正常,无发热、头痛,未予重视。2周前出现头晕、头痛,左侧肢体乏力,无四肢抽搐、恶心呕吐等,在外院查头颅MRI发现颅内多发病灶,诊断颅内肿瘤可能性大(淋巴瘤?高级别星形细胞瘤?)。为进一步诊治,遂收入我科。发病以来,患者自觉疲乏,睡眠一般,小便可,大便干结,体重无明显变化。

既往有2型糖尿病病史,未正规治疗,否认高血压史,无吸烟、饮酒史,无明显家族遗传史。病前无感冒、疫苗接种史。

(二)体格检查

体温:36.3℃,脉搏:79次/min,呼吸:20次/min,血压:120/79mmHg,内科查体未见阳性体征。

神经系统查体:神清,言语清晰,计算力、记忆力下降,双侧额纹对称,左侧鼻唇沟变浅,伸舌左偏,咽反射存在。左上肢肌力1级,左下肢肌力2级,左侧肢体肌张力高,右侧肢体肌张力正常。左侧指鼻不配合,右侧指鼻试验正常。四肢腱反射亢进,左侧霍夫曼征阳性,左侧踝阵挛阳性,左侧巴宾斯基征阳性,右侧巴宾斯基征阴性。颈软,脑膜刺激征阴性。

简易智能精神状态检查量表(MMSE)评分15分。EDSS评分7.5分。

(三)辅助检查

1. 糖化血红蛋白 6.4%(<6.2%)。

2. 血脂相关检查 正常范围。

3. 同型半胱氨酸 21.25μmol/L(<15μmol/L)。

4. 肿瘤标志物筛查 正常。

5. 甲状腺功能 正常范围。

6. 免疫指标 阴性。

7. 乙肝相关检查、梅毒螺旋体颗粒凝集试验、丙肝抗体、人免疫缺陷病毒抗体 阴性。

8. **脑脊液检查** 脑脊液压力、常规、生化均正常，结核、隐球菌、寄生虫相关检查均阴性。

9. **头颅 MRI 平扫及增强** 右侧额、颞叶、胼胝体异常信号，病灶不均等强化（图 4-0-7）。

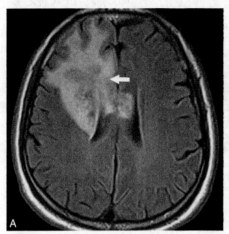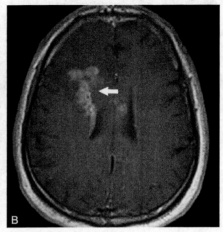

图 4-0-7 头颅 MRI 平扫及增强
右侧额、颞叶、胼胝体异常信号，病灶不均等强化。

二、病例分析

（一）病例特点

1. 中年男性，亚急性起病，既往有糖尿病史。
2. 临床特点表现为记忆力下降、中枢性面舌瘫、偏瘫。
3. 外院头颅 MRI 提示右侧大脑存在占位性病灶，且有明显强化病灶。
4. 腰穿提示脑脊液压力、常规、生化均正常，结核、隐球菌、寄生虫均正常。

（二）诊断及诊断依据

1. 诊断

【定位诊断】高级认知下降，左侧中枢性面舌瘫、左侧不对等偏瘫，左侧病理征阳性，结合头颅 MRI 结果，定位于右侧额叶、颞叶、胼胝体及锥体束。

【定性诊断】中年男性，亚急性起病，既往有糖尿病史。以智能下降、偏瘫为主要临床表现，外院头颅 MRI 可见颅内多发病灶，且有强化，定位诊断考虑：①炎症脱髓鞘；②肿瘤性；③免疫性。

2. 入院诊断 ①颅内病变查因：脱髓鞘脑病？颅内淋巴瘤？自身免疫性脑炎？ ②2 型糖尿病。

> **思考 1** 颅内占位性病变常需考虑哪些病？
> 首先，需要考虑原发中枢神经系统肿瘤，包括淋巴瘤、胶质瘤等；其次，需考虑炎性脱髓鞘疾病，比如多发性硬化、急性播散性脑脊髓炎等；另外，肉芽肿性血管炎也需排除。

（三）鉴别诊断

1. 急性播散性脑脊髓炎（ADEM） ADEM 常发生于感染或疫苗接种后，好发于儿童，成人也发病，多单相病程，起病急且凶险，常伴有发热、精神症状、意识障碍等脑和脊髓弥漫性损害表现，头颅 MRI 常表现为大量广泛两侧不对称的白质受损，也可累及深部灰质。此例患者为中年男性，且发病前无感染或疫苗接种史，发病过程无发热。

2. 多发性硬化（MS） MS 多发于成人，女性多于男性，病程为多时相，典型 MS 患者全脑受损症状不突出，MRI 通常可见垂直侧脑室旁白质病灶（矢状面上可见手指征），脑脊液常可见寡克隆带阳性。

此患者无缓解复发病程,头颅 MR 病灶分布也不符合典型 MS 特点。

3. **原发性中枢神经血管炎(PACNS)** PACNS 可发生于任何年龄,男性略多见,约 60% 的患者呈急性或亚急性起病,有些患者可呈缓慢进展的智能衰退,以及局灶性神经损害的病程在疾病的早期症状可自行缓解。临床常见症状是头痛,约 80% 的患者出现中枢神经系统损害的症状与体征。脑组织活检对 PACNS 的诊断有决定性意义,病理可见软脑膜小血管有节段性坏死或肉芽肿性血管炎。此患者有认知障碍、偏瘫等症状。

4. **自身免疫性脑炎** 自身免疫性脑炎可发生于任何年龄,多呈急性或亚急性起病,常见症状有认知下降、精神症状、癫痫等,头颅 MRI 多累及颞叶、海马等部分,脑脊液自身免疫抗体有一定的鉴别价值。

5. **原发中枢神经系统淋巴瘤** 可发生于任何年龄,但发病高峰在 40~50 岁,临床表现多有颅内高压症状、神经系统症状及智力降低和行为异常。头颅 MRI 可显示脑实质占位性病灶,增强效应明显。脑活检可明确诊断。

三、诊治经过

(一)进一步完善相关检查

1. **复查脑脊液** 脑脊液常规、生化及感染相关指标均正常;血、脑脊液寡克隆带(OCB)及自身免疫性脑炎相关抗体均阴性。

2. **血抗水通道蛋白 -4(AQP4)抗体** 阴性。

3. **血抗 MOG 抗体** 阳性,1:32(图 4-0-8,见文末彩图)。

4. **头颅 MRI 及 MRA** T_2 FLAIR 仍可见右侧额叶、颞叶、胼胝体异常信号,增强扫描可见不均等强化,MRA 提示脑动脉未见明显异常(图 4-0-9)。

5. **右额叶病变神经导航无框架立体定向穿刺活检** 病理结果考虑脱髓鞘病变(图 4-0-10,见文末彩图)。

(二)最终诊断

①抗髓鞘少突胶质细胞糖蛋白免疫球蛋白 G 抗体相关疾病(anti-myelin oligodendrocyte glycoprotein-IgG associated disorders,MOGAD);②2 型糖尿病。

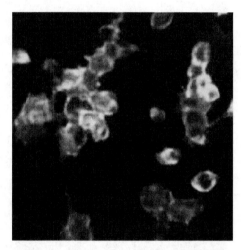

图 4-0-8 病例 51 患者血清 MOG 抗体阳性 细胞法(cell-based assay,CBA 法)检测患者血清,MOG 抗体 1:32。

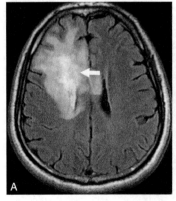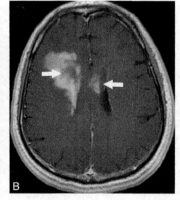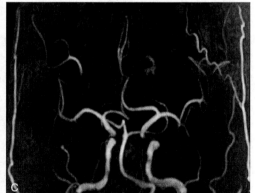

图 4-0-9 患者头颅 MRI 及 MRA

A. T_2 FLAIR 右侧额叶、颞叶、胼胝体异常信号;B. T_1 增强可见不均匀强化;C. MRA 未见异常。

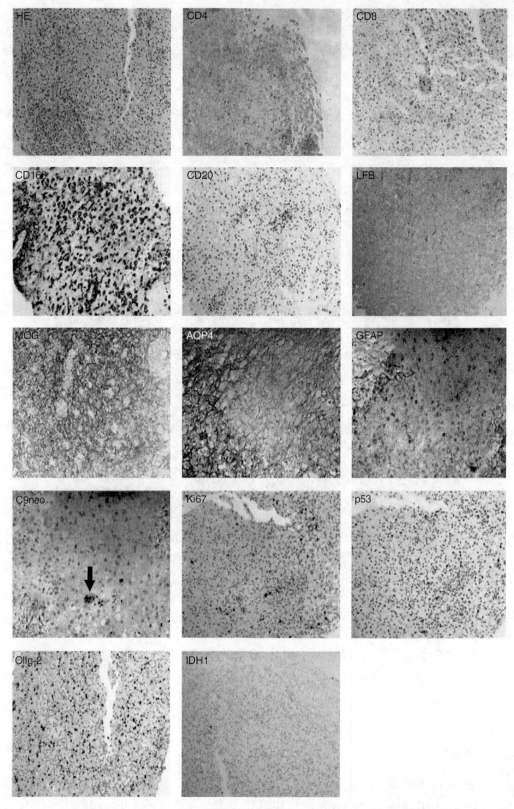

图 4-0-10　病例 51 患者右额叶病变神经导航无框架立体定向穿刺活检

HE 结果：灶性淋巴细胞浸润，淋巴细胞主要围绕血管周围分布，并可见较多量胞质泡沫状细胞，细胞界限清晰。髓鞘染色（LFB）显示部分区域髓鞘脱失。免疫组化结果提示大量的 CD4$^+$T 细胞、CD8$^+$T 细胞，CD163 巨噬细胞及少量 CD20B 细胞浸润脑部血管周围及部分脑实质。病灶中有补体 C9neo（+）沉积及 GFAP（胶质细胞 +）表达，但 AQP4 及 MOG 蛋白表达减少；同时存在散在的 Ki67（5%+），少量的 p53（部分细胞 +），Olig-2（胶质细胞 +），无 IDH1 蛋白表达。（HE 染色，CD4，CD8，CD163，CD20，LFB，MOG，Ki67，p53，Olig-2，IDH1 均为 200 倍；AQP4，GFAP，C9neo 均为 400 倍）。

思考 2　什么是抗髓鞘少突胶质细胞糖蛋白免疫球蛋白 G 抗体相关疾病？MOGAD 分型有哪些？

MOGAD 是炎性脱髓鞘疾病的一种类型，其血清中存在 MOG 抗体，病变可累及视神经、大脑、脊髓等部分。其分型有视神经炎、脑膜脑炎、脑干脑炎、横贯性脊髓炎、其他特殊类型如脱髓鞘假瘤型。

（三）治疗

1. 甲泼尼龙冲击一个疗程（1g×5 天；0.5g×3 天）；随后予利妥昔单抗 600mg/ 月（RTX，375mg/m²）治疗 2 个疗程。

2. 同时予营养神经、调整血糖等治疗。

（四）预后

患者症状明显好转，可自行爬楼，EDSS 评分为 2.5 分。5 个月后再次复查头颅 MRI 平扫及增强：病灶明显缩小，无强化病灶，病情无复发（图 4-0-11）。

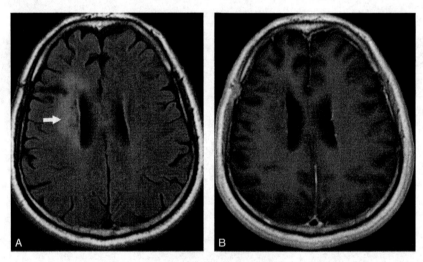

图 4-0-11　治疗后复查头颅 MRI 平扫及增强

A. 轴位 T_2 Flair 右侧额叶、颞叶、胼胝体异常信号较前明显减少；B. 轴位 T_1 增强扫描未见强化。

思考 3　MOGAD 如何治疗？

基于中国专家共识及指南，MOGAD 的治疗分为急性期治疗和缓解期治疗。急性期有激素 / 丙种球蛋白冲击、血浆置换等治疗，缓解期有小剂量激素维持、辅以免疫抑制剂，以及利妥昔单抗等治疗。

四、讨论与展望

（一）MOGAD 诊断标准是什么？

目前尚无特征性的临床症状可以直接提示 MOGAD 诊断。在血清 MOG-IgG 阳性基础上，以病史、临床表现为依据，结合辅助检查，尽可能寻找亚临床和免疫学证据辅助诊断。同时，需要排除其他疾病可能。根据 2020 年《MOGAD 诊断和治疗中国专家共识》，MOGAD 诊断标准的推荐建议需符合以下所有标准：

1. 用全长人 MOG 作为靶抗原的细胞法检测血清 MOG-IgG 阳性。

2. 临床有下列表现之一或组合：①视神经炎（ON），包括慢性复发性炎性视神经病变；②横贯性脊髓炎（TM）；③脑炎或脑膜脑炎；④脑干脑炎。

3. 与 CNS 脱髓鞘相关的 MRI 或电生理（孤立性 ON 患者的 VEP）检查结果。

4. 排除其他诊断。

此例病例存在脑炎的临床表现，血 MOG-IgG 阳性，头颅 MRI 提示脱髓鞘，且病理排除淋巴瘤等疾病，因此最终诊断 MOGAD。

（二）MOGAD 临床分型有哪些？

MOGAD 临床分型异质性很强，可分为：

1. ON　ON 是 MOGAD 最常见的临床分型，在成年患者中视神经累及率可高达 90%。

2. 脑膜脑炎　除脑部局灶性定位症状外，意识障碍、认知障碍、行为改变或癫痫发作是 MOGAD 的常见脑部症状，可伴随脑膜炎症状。

3. 脑干脑炎　30% 的 MOGAD 可出现脑干脑炎表现，如呼吸功能衰竭、顽固性恶心和呕吐、构音障碍、吞咽困难、动眼神经麻痹和复视等。

4. 横贯性脊髓炎　MOGAD 出现脊髓炎者占 20%~30%。MOGAD 脊髓炎可为长节段性 TM，也可见短节段脊髓炎，可出现肢体乏力、感觉障碍和二便障碍等自主功能症状。

5. 其他特殊类型　MOGAD 也可呈脱髓鞘假瘤型表现。根据假瘤累及部位，患者可出现多种不同的临床表现。

此病例即属于其他特殊类型临床分型，即炎性脱髓鞘假瘤型。

（三）MOGAD 治疗有哪些？

目前，MOGAD 治疗研究数据有限，治疗推荐均来自一些小样本、回顾性研究，并借助其他自身免疫病的经验。因此，MOGAD 没有标准统一治疗方法，基于 2020 年我国专家共识，MOGAD 的治疗分为急性期治疗和缓解期治疗。

急性期治疗主要药物及疗法：

1. 大剂量激素冲击　成人甲泼尼龙 1g 静脉注射，每天一次，共 3~5 天；逐渐减量，改为泼尼松 60mg 口服，1 次 /d；递减至中等剂量 30~40mg/d 时，依据免疫抑制剂起效快慢与之衔接，逐步放缓减量速度，如每 2 周递减 5mg，至 10~15mg 口服，每天一次，长期维持，一般维持 6 个月至 1 年。儿童起始剂量为甲泼尼龙静脉注射 20~30mg/（kg·d），参考成人方案阶梯减量。

2. 静脉注射免疫球蛋白（IVIg）　借鉴其他自身免疫病的治疗措施，对大剂量激素冲击治疗疗效差的 MOGAD 患者，可试用 IVIg 治疗，剂量 0.4g/（kg·d），连续用 5 天为 1 个疗程。

3. 血浆置换（PE）　小样本研究显示，对激素治疗无效的 MOGAD 患者行 PE 后显示较良好的预后。建议行 PE 治疗 5~7 次，每次置换血浆 1~2L。临床应避免 PE 与 IVIg 同时进行。

缓解期治疗需因病情、临床分型等而定。对于已出现复发的 MOGAD 患者应进行缓解期预防复发的治疗，对于初次发作的 MOGAD 患者是否需要长期免疫调节治疗有待进一步观察，需要根据患者受累部位、病情轻重、MOG-IgG 滴度和阳性持续时间等综合评估。不同免疫药物包括小剂量激素维持、硫唑嘌呤、吗替麦考酚酯、氨甲蝶呤、利妥昔单抗等，可能会降低 MOGAD 患者的复发风险，特别是当治疗持续 3 个月以上时。此外，小样本量研究提示，一些 MOGAD 患者对利妥昔单抗治疗有效。然而，利妥昔单抗使用方法尚未统一，目前最常用方法是按体表面积 375mg/m^2 计算剂量，第 1 天及第 15 天分别静脉注射。大部分患者利妥昔单抗治疗后 B 淋巴细胞消减可维持 6 个月，若 B 淋巴细胞再募集可进行第 2 疗程治疗。

本例患者是特殊类型的 MOGAD，急性期给予激素冲击治疗，在缓解期也予利妥昔单抗治疗，最终患者明显获益，临床表现好转，病情无再复发。

总而言之，尽管 MOGAD 与 MOG 抗体有关，但 MOG 抗体的致病性仍不明确，有待继续临床结合基础研究，打开 MOGAD 病因及发病机制之谜。

（邱　伟　陆正齐）

参 考 文 献

［1］中国免疫学会神经免疫分会,邱伟,徐雁. 抗髓鞘少突胶质细胞糖蛋白免疫球蛋白 G 抗体相关疾病诊断和治疗中国专家共识 . 中国神经免疫学和神经病学杂志,2020,27（2）:86-95.

［2］Hennes E M, Baumann M, Lechner C, et al. MOG spectrum disorders and role of MOG—antibodies in clinical practice. Neuropediatrics, 2018, 49（1）: 3-11.

［3］Hamid S, Whittam D, Saviour M, et al. Seizures and Encephalitis in Myelin Oligodendrocyte Glycoprotein IgG Disease vs Aquaporin 4 IgG Disease. JAMA Neurol, 2018, 75（1）: 65-71.

［4］Shu Y, Long Y, Wang S, et al. Brain histopathological study and prognosis in MOG antibody-associated demyelinating pseudotumor. Ann Clin Transl Neurol, 2019, 6（2）: 392-396.

病例 52 急性播散性脑脊髓炎

一、病历资料

（一）病史

患者男性,48 岁,因"头晕、进行性肢体乏力 12 天,意识障碍伴二便失禁 2 天"就诊。

患者 12 天前无明显诱因出现头晕,未予处理。10 天前感左下肢麻木乏力,尚能活动,在当地医院查头颅 CT 示"左额叶稍低密度影",按"缺血性卒中"治疗,病情无改善。7 天前肢体乏力加重,行走困难。5 天前完全不能行走,行头颅 MRI 示"双侧大脑半球、基底节广泛异常信号"。2 天前出现意识障碍加重伴二便失禁,考虑"脱髓鞘脑病",收入我科。

患者平素体健,否认高血压、2 型糖尿病病史;无吸烟、饮酒史;否认家族遗传病史。

（二）体格检查

体温:36.2℃,脉搏:100 次 /min,呼吸:20 次 /min,血压:100/90mmHg,心肺腹未见明显异常。

神经系统查体:浅昏迷,双眼向右侧凝视,双瞳孔等圆等大,直径 2.5mm,对光反射迟钝,角膜反射消失,左侧中枢性面瘫,余脑神经查体不合作,四肢肌张力降低,右侧肢体可见无意识活动,左侧肢体未见活动(坠落试验阳性),共济、感觉查体不配合。腱反射未引出,腹壁、提睾反射消失,双侧巴宾斯基征阳性;颈软。

（三）辅助检查

头颅 MRI 平扫及增强示双侧大脑半球、基底节广泛异常信号（图 4-0-12）。

二、病例分析

（一）病例特点

1. 中年男性,急性起病,进行性加重;既往体健。

2. 无诱因出现头晕,左下肢麻木乏力,乏力进行性加重,后意识障碍加重伴二便失禁。

3. 浅昏迷,双眼向右侧凝视,双瞳孔等圆等大,对光反射迟钝,角膜反射消失,左侧中枢性面瘫,余脑神经查体不合作;四肢肌张力降低,右侧肢体可见无意识活动,左侧肢体未见活动(坠落试验阳性),腱反射未引出,腹壁、提睾反射消失,双侧巴宾斯基征阳性;颈软。

4. 头颅 MRI 可见双侧大脑半球、基底节广泛异常信号。

（二）诊断及诊断依据

1. 诊断

【定位诊断】双眼向右凝视,左侧中枢性面舌瘫,左侧肢体无力,双侧巴宾斯基征阳性,定位于双侧锥体束,意识障碍、角膜反射消失、二便失禁,定位于上行网状激活系统、皮质;结合头颅 MRI 提示双侧大脑半球、基底节广泛异常信号,考虑多灶性病变,综合定位于双侧大脑半球、基底节。

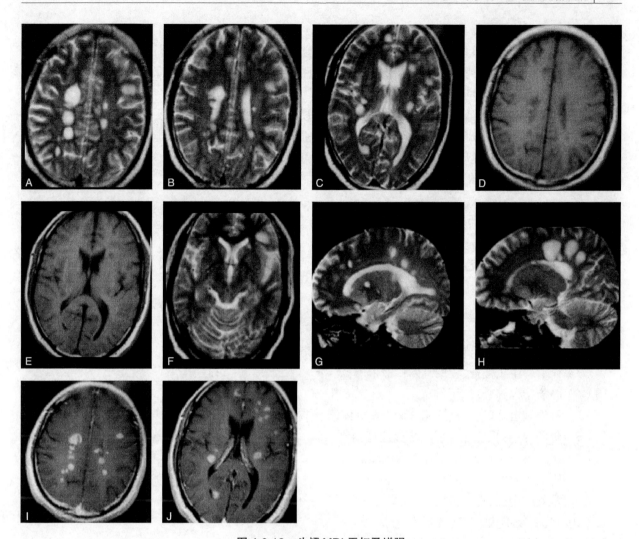

图 4-0-12 头颅 MRI 平扫及增强

双侧大脑半球、基底节广泛异常信号。

【定位诊断】中年男性,急性起病,进行性加重,头颅 MRI 提示多灶性病变,主要位于脑白质区域,病灶周边无水肿,显著强化,定性考虑炎性脱髓鞘性疾病。

2. **入院诊断** 急性播散性脑脊髓炎(acute disseminated encephalomyelitis,ADEM)。

思考 1 急性播散性脑脊髓炎的诊断标准

急性播散性脑脊髓炎是除外性诊断,2013 年国际儿童 MS 研究小组的急性播散性脑脊髓炎诊断标准要求包括以下四项:①第一次发生的、多灶性的、中枢神经系统临床事件,考虑病因为炎性脱髓鞘;②脑病:不能用发热、系统性疾病及癫痫发作后状态解释的意识障碍或精神行为异常;③急性期(3 个月之内)MRI 表现符合脱髓鞘;④起病 3 个月之后没有新的临床症状或 MRI 异常。

(三)鉴别诊断

1. **多发性硬化(MS)** 与 MS 相比,ADEM 多有明显诱因,发病更急,为单时相病程,早期从局灶性症状开始,但很快进展成脑病。极少复发,预后较好;而 MS 为多时相病程,反复发作,预后差,寡克隆区带出现率较高。MRI 表现:ADE 除白质外也可累及灰质;而 MS 多仅累及脑室周围白质,极少累及丘脑。

脑灰质特别是丘脑是否受累可作为二者的重要鉴别点之一。MRI 增强扫描也有一定的帮助,ADEM 在急性期病灶通常有增强恢复期常无增强;而 MS 具有多时相的特点,其新旧病灶常同时存在,表现为新灶增强而旧病灶不增强(首次发病的 MS 例外),还有的病灶中间是不增强的旧病灶,而周围边缘性强化是其特点,要和脓肿鉴别。

2. 病毒性脑炎　病毒性脑炎主要累及皮质及皮质下,以双侧颞、额、顶叶受累最为多见;病灶较大(直径≥5cm 多见),多为斑片状、团片状及脑回状;增强后多为片状、结节状或脑回状强化,可伴有脑膜强化。ADEM 主要累及皮质下及侧脑室周围白质区,可见"垂直脱鞘征";病灶较小(直径 <5cm),不均匀环形强化、无脑回状强化和脑膜强化。

三、诊治及检查经过

该患者的诊疗经过可分为三个阶段。

(一)急性期检查与治疗

1. 进一步检查

(1)脑脊液检查:压力 180mmH₂O, WBC 0×10⁶/L, RBC 0×10⁶/L, 葡萄糖 5.93mmol/L, 蛋白 0.48g/L, 氯 129.2mmol/L。

(2)血常规、肝功能、肾功能、血脂、电解质、免疫指标:均正常范围。

(3)血清寄生虫检查、囊虫抗体:阴性。

(4)肿瘤指标筛查:均正常。

(5)红细胞沉降率、抗核抗体、抗 ENA 抗体谱、抗中性粒细胞胞质抗体、抗双链 DSA 抗体:阴性。

(6)骨髓穿刺:反应性粒细胞增多症骨髓象。

(7)普通脑电图:轻 - 中度异常脑电图。

(8)听觉诱发电位:双侧中枢段损害。

(9)常规心电图、胸部正位片:无异常。

(10)胸部及甲状腺 CT:无异常。

(11)脊髓 MRI:颈髓、胸髓、腰髓未见异常。

> **思考 2**　急性播散性脑脊髓炎的脑脊液特点?
>
> 42%~72% 儿童 ADEM 患者脑脊液细胞数正常。脑脊液细胞增多者也比较轻微,主要是单个核细胞比例增多。23%~62% 儿童 ADEM 患者脑脊液蛋白升高(可高达 1.1g/L)。ADEM 患者寡克隆带罕见(1.9%),阳性者往往也非鞘内合成。脑脊液感染相关的指标一般是阴性。

> **思考 3**　急性播散性脑脊髓炎神经影像学特征
>
> 磁共振 T₂ 加权和液体衰减反转恢复序列(FLAIR)通常显示多个双侧高信号、不对称的斑片状和边缘不清的病变。同一患者中通常可以看到不同大小的病变。也可出现周围水肿的肿瘤样病灶。典型的急性播散性脑脊髓炎病变累及皮质下、中央白质和皮质的灰质 - 白质交界处、丘脑、基底节、小脑和脑干。多达 1/3 的患者有脊髓受累,通常表现为累及多个节段的大片融合病变,有时还伴有脊髓肿胀。30% 的患者可出现钆增强。

2. 治疗　该患者在应用激素联合丙种球蛋白冲击治疗后(甲泼尼龙 1.0g,每天一次,连用 5 天;丙种球蛋白 20.0g,每天一次,连用 5 天),开始从浅昏迷状态转为意识模糊状态,逐渐呈昏睡状态,能有意识睁闭眼,1 个月后神志恢复清醒,可进食、发音。患者于转入后 45 天时,出院。

思考4 急性播散性脑脊髓炎治疗方法有哪些?

1. 免疫抑制　大剂量激素及丙种球蛋白冲击治疗,早期使用足量糖皮质激素能减轻脑和脊髓的充血和水肿,保护血脑屏障,抑制炎性脱髓鞘过程。体质量30kg以下儿童为10~30mg/(kg·d),30kg以上者为1 000mg/d,连用5天,对糖皮质激素治疗欠佳或病情较重患者也可联合使用免疫球蛋白0.4g/(kg·d),连用5天,但其时机和疗效尚缺乏大规模的随机对照研究;如对糖皮质激素疗效不佳者,可考虑血浆置换。

2. 血浆置换　美国血浆置换协会对ADEM采用血浆置换为Ⅱ级推荐,C级证据,每次置换血浆量按40ml/kg或1~1.5倍血浆容量计算,隔天一次,连续5次,可直接清除这些炎症反应因子,减轻患者症状。

(二)康复治疗

出院时患者言语部分恢复,简单发音,能自行进食,大小便正常。体格检查:神志清楚,左侧轻度中枢性面瘫,左侧上下肢体肌力3级,右侧肢体肌力5级,双下肢病理征阳性。回当地康复医院行康复治疗。

(三)随诊

出院继续使用激素(口服泼尼松渐减量),自行输注丙种球蛋白(0.4g/kg,3天,每月1次,共1年;0.4g/kg,3天,每3个月1次,共1年),并服用中药及进行康复锻炼。患者言语功能逐渐恢复,认知功能改善,智能恢复正常,左侧肢体肌力恢复至4级(走路轻度左侧偏瘫步态),能正常工作生活。

(四)影像学随访

发病3个月后复查头颅MRI显示大部分病灶完全消失,部分病灶转变为T_1黑洞,出现明显脑实质萎缩(图4-0-13)。

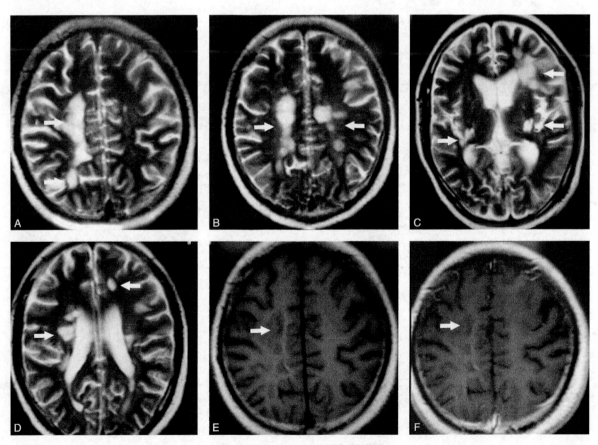

图4-0-13　头颅MRI平扫及增强

头颅MRI显示大部分病灶完全消失,部分病灶转变为T_1黑洞,出现明显脑实质萎缩。

思考5 影像学随访的意义

回顾分析系列磁共振成像在 ADEM 诊断中有重要意义。根据定义,单相 ADEM 与发病后 3 个月以上新病变的发展无关。大多数患者的 MRI 异常已被描述为完全或部分转为正常。专家建议至少再用 2 次 MRI(例如,临床发病后 3 个月和 9~12 个月)重新评估患者,以排除其他诊断。然而,复查 MRI 的频率和时间需要考虑到年龄和临床特征,对于需要镇静剂进行磁共振成像的无症状幼儿,可以推迟重新成像的频率和时间。

四、讨论和展望

(一)急性播散性脑脊髓炎与 MOG 抗体的关系

ADEM 缺乏特异性实验室指标,但近年来越来越多的研究探讨 MOG 抗体在 ADEM 的作用。研究表明,儿童持续性血清 MOG-IgG 抗体阳性患者,其炎症性脱髓鞘障碍的复发率较高,MOG-IgG 血清评估对估计患儿预后具有重要的临床意义。有报道称,64.3% 的 ADEM 患儿血清 MOG 抗体阳性,ADEM 复发患儿的血清 MOG 抗体阳性率高达 96%。

(二)急性播散性脑脊髓炎发病机制

关于 ADEM 的发病机制,目前研究认为可能有两种发病机制。①分子模拟理论:微生物(或疫苗)的蛋白质与人体髓鞘蛋白某些肽段结构相似,分享共同抗原,触发自身免疫反应。②炎症瀑布反应理论:微生物引起神经组织损伤,导致封闭抗原通过受损的血脑屏障溢出到外周循环系统,继发自身免疫反应,反过来损害 CNS。

(三)急性播散性脑脊髓炎临床分型

各学者对 ADEM 临床分型存在争议。目前认为存在多种变异型,以单向型 ADEM 最多见(表 4-0-3)。

表 4-0-3　ADEM 及其复发变异型

诊断	临床标准
单时相 ADEM	单次多灶性中枢神经系统事件,伴有脑病,推定为炎性脱髓鞘,发病后 3 个月无新的疾病活动(临床或 MRI)
多时相 ADEM	ADEM 在 3 个月之后出现第二次 ADEM 发作,但没有进一步的 ADEM 或非 ADEM 脱髓鞘事件
ADEM-MS	ADEM 在 3 个月之后出现非 ADEM 脱髓鞘复发和新的 MRI 病变符合空间多发的标准
ADEM-NMOSD	ADEM 在 3 个月之后出现发生了包括视神经炎、长节段横贯性脊髓炎或极后区综合征等,符合 NMOSD 修订诊断标准的 MRI 要求
ADEM-ON	ADEM,MDEM 或多时相 ADEM 出现视神经炎

(四)诊断急性播散性脑脊髓炎是需注意哪些问题?

ADEM 的临床表现多种多样,且缺乏特异的生物标志物,其诊断为排除鉴别诊断,诊断时需注意一些有警示性的临床特征(表 4-0-4)。

表 4-0-4　不典型 ADEM 的特征

不典型的 ADEM 临床特征	可能原因
持续性脑膜体征或头痛	感染性脑炎、全身性自身免疫病(如神经结节病、系统性红斑狼疮)、中枢神经系统血管炎
卒中样事件	中枢神经系统血管炎、抗磷脂抗体综合征、线粒体疾病(如 MELAS、POLG 相关疾病)

续表

不典型的 ADEM 临床特征	可能原因
反复癫痫	感染性或自身免疫性脑炎
肌张力障碍或帕金森病	感染性或自身免疫性脑炎
神经精神症状	系统性红斑狼疮,自身免疫性脑炎
进行性病程	遗传/代谢紊乱,大脑胶质瘤病,神经结节病
发育迟缓或其他神经系统异常病史	遗传/代谢紊乱反复脑病事件遗传/代谢紊乱
反复发生的脑病事件	遗传/代谢障碍、全身性自身免疫病、自身免疫性脑炎和急性坏死性脑病
不典型的 ADEM 脑脊液特征	**可能原因**
细胞计数 >50/mm^3 或中性粒细胞占优势或蛋白质 >100mg/dl	中枢神经系统感染(如单纯疱疹病毒、EBV、肠道病毒、西尼罗河病毒、支原体)、NMOSD、SLE
不典型的 ADEM 影像特征	
弥漫性、对称性脑损害	遗传/代谢紊乱;脑白质营养不良、线粒体紊乱、中毒性(如 CO)
缺血性损害伴弥散受限	卒中、线粒体紊乱、中枢神经系统感染、抗磷脂抗体综合征、中枢神经系统血管炎
颞叶内侧病变	自身免疫性脑炎

(五) ADEM 与 MS MRI 特征的区别

ADEM 与 MS 都可以累及大脑半球、小脑、脑干及脊髓,尤其是首次发作的 MS 与 ADEM 的鉴别有一定困难,但是二者的预后不同,早期诊断有利于治疗方案的确定。与 MS 相比,ADEM 的主要区别特征是脑室周围保留和不存在垂直于心室边缘的脑室周围卵圆形病变(Dawson 手指)。表 4-0-5 总结了 ADEM 和 MS 的 MRI 特征,但没有绝对的影像学标准来区分 ADEM 和 MS。

表 4-0-5 ADEM 与 MS 的 MRI 特征

MRI 特征	ADEM	MS
深部灰质和皮质受累	是	否
双侧弥漫性病变	是	否
边界不清的病变	是	否
大的球状病变	是	否
脑室周围病变	否	是
垂直于胼胝体长轴的病变	否	是
卵圆形病变	否	是
局限于胼胝体的病变	否	是
仅有界限清晰的病变	否	是
黑洞(在 T$_1$ 序列上)	否	是

(六) 如何根据 MRI 特征鉴别 ADEM

诊断 ADEM 最常用的工具为头颅 MRI,表 4-0-6 列出如何基于 MRI 特点对 ADEM 进行鉴别诊断。

表 4-0-6 基于 MRI 特点对 ADEM 进行鉴别诊断

MRI 模式	疾病
多灶性白质病变	多发性硬化
	原发性中枢神经系统血管炎
	继发性中枢神经系统血管炎（如 CNS 狼疮、Behçet 病）
	神经结节病
	桥本脑病（SREAT）
	线粒体；POLG 相关疾病
	后部可逆性脑病综合征
双丘脑或双侧纹状体病变	急性坏死性脑病 1 型
	生物素 - 硫胺素反应性基底节疾病
	线粒体（例如，Leigh 综合征）
	脑深静脉血栓
	日本脑炎
	西尼罗河病毒脑炎
	EB 病毒脑炎
	桥外髓鞘溶解症
	双丘脑胶质瘤
双侧弥漫性大片白质病变	脑白质营养不良
	中毒性白质脑病
	噬血细胞淋巴组织细胞增多症
	脑胶质瘤病
肿瘤性病变	星形细胞瘤
	淋巴瘤
	脓肿 / 感染

（七）磁共振新技术在 ADEM 诊断中的应用

MRI 弥散序列显示 ADEM 病灶内弥散受限还是减弱的报道是不一致的。最近，有人报道了 17 例 ADEM 患儿中大多数（70%）的表观弥散系数值增加，提示为血管源性水肿。ADEM 的磁共振波谱资料有限。在一份儿科病例报告中，在病灶内检测到 N- 乙酰天冬氨酸峰降低，并在随访时恢复正常。与健康对照组相比，ADEM 在正常外观脑组织中测量的磁化转移和扩散张量成像结果没有差异，可能表明 ADEM 的病理保留了正常外观的脑组织。

（八）ADEM 如何治疗

目前尚无 ADEM 药物治疗的大样本多中心随机对照临床试验。糖皮质激素被认为是本病的一线治疗药物，但药物种类、剂量和减量方法至今尚未统一。丙种球蛋白是本病的二线用药。但临床中，特别是未除外糖皮质激素禁忌证时，可采用丙种球蛋白早期冲击治疗，能够迅速减轻免疫反应，改善预后。如果没有效果，改用血浆置换或免疫吸附治疗等。因此，针对 ADEM 的不同治疗方案的随机试验可能更有助于进一步明确不同治疗方案的疗效。

总而言之，ADEM 可能不是单一的特异性疾病，而是一种免疫介导的炎性脱髓鞘性中枢神经系统综合征。ADEM 的病因及发病机制尚需进一步研究，包括针对 CNS 蛋白（如水通道蛋白或 MOG）的抗体，有望增强我们对该疾病的了解，并有助于治疗决策。由于 ADEM 的发病率相对较低，需要进行多中心研究，以提供更多关于发病机制、生物标志物、鉴别诊断和治疗选择的信息，最终目标是促进有效和特定的治疗方法，改善疾病的长期预后。

（邱 伟 陆正齐）

参 考 文 献

[1] Krupp L B, Tardieu M, Amato M P, et al. International Pediatric Multiple Sclerosis Study Group criteria for pediatric multiple sclerosis and immune-mediated central nervous system demyelinating disorders: revisions to the 2007 definitions. Mult Scler, 2013, 19(10): 1261-1267.

[2] Huppke P, Rostasy K, Karenfort M, et al. Acute disseminated encephalomyelitis followed by recurrent or monophasic optic neuritis in pediatric patients. Mult Scler, 2013, 19(7): 941-946.

[3] Verhey L H, Branson H M, Shroff M M, et al. MRI parameters for prediction of multiple sclerosis diagnosis in children with acute CNS demyelination: a prospective national cohort study. Lancet Neurol, 2011, 10(12): 1065-1073.

[4] Erol I, Ozkale Y, Alkan O, et al. Acute disseminated encephalomyelitis in children and adolescents: a single center experience. Pediatr Neurol, 2013, 49(4): 266-273.

[5] Zuccoli G, Panigrahy A, Sreedher G, et al. Vasogenic edema characterizes pediatric acute disseminated encephalomyelitis. Neuroradiology, 2014, 56(8): 679-684.

[6] Pohl D, Alper G, Van H K, et al. Acute disseminated encephalomyelitis: Updates on an inflammatory CNS syndrome. Neurology, 2016, 87(9 Suppl 2): S38-45.

病例53 脑桥中央髓鞘溶解症

一、病历资料

（一）病史

患者女性,55 岁,因"进行性意识障碍半个月"就诊。

患者 1 个月前于我院诊断"宫颈癌",半个月前行"顺铂 + 紫杉醇"化疗治疗,次日开始出现精神差、胃纳差、反复呕吐,上述症状逐渐加重,出现淡漠,不与他人交流,无发热,无头痛,无肢体抽搐,无胡言乱语。10 天前至当地医院就诊,查血钠 99mmol/L,经补钠治疗后,次日复查血钠 120mmol/L,患者出现意识障碍加重,难以唤醒,头颅 MRI 提示双侧尾状核及豆状核异常信号,为进一步诊疗收治。

（二）体格检查

体温:36.7℃,脉搏:89 次 /min,呼吸:18 次 /min,血压:110/79mmHg,心肺腹部查体未见异常。

神经系统查体:昏睡,双侧瞳孔等大等圆,对光反射灵敏,余脑神经查体不配合。四肢肌张力升高,四肢肌力检查不配合,共济运动不配合。深浅感觉检查不配合。双侧上下肢对称性腱反射减弱,双侧巴宾斯基征阳性。颈软,脑膜刺激征阴性。

（三）急诊辅助检查

1. **血常规** 未见异常。

2. **凝血功能、肾功能、电解质** 未见异常。

3. **常规心电图** 正常。

4. **脑电图** 弥漫性低波幅慢波。

5. **脑干听觉诱发电位** I2V 波或Ⅲ2V 波间潜伏期显著延长。

6. **脑脊液检查** 脑脊液压力正常,白细胞总数 6×10^6/L,生化正常。

7. **头颅 MRI** 双侧尾状核、豆状核稍肿大,T_2 加权及 T_2 FLAIR 序列呈对称性、弥漫性稍高信号,DWI 呈稍高信号;双侧脑桥内对称性"三叉"形长 T_1 稍长 T_2 异常信号,T_2FLAIR、DWI 呈稍高信号(图 4-0-14)。

二、病例分析

（一）病例特点

1. 中年女性,"化疗"后起病,进行性加重;有低钠血症并快速纠正低钠病史。

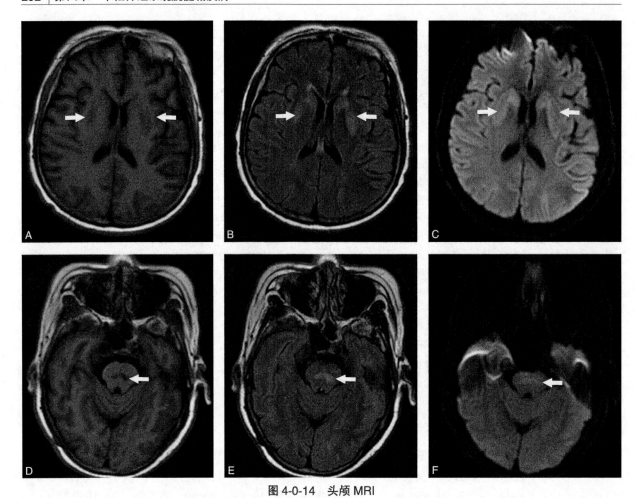

图 4-0-14 头颅 MRI

A~C. 双侧尾状核、豆状核稍肿大，T_2FLAIR 呈对称性、弥漫性稍高信号，DWI 呈稍高信号；D~F. 双侧脑桥内对称性"三叉"形长 T_1 稍长 T_2 异常信号，T_2FLAIR、DWI 呈稍高信号。

2. 进行性意识不清半个月。

3. 昏睡状，肌力等检查不能合作，双侧病理征阳性，脑膜刺激征阴性。

4. 头颅 MRI 见双侧尾状核、豆状核、脑桥中央病灶。

（二）诊断及诊断依据

1. 诊断

【定位诊断】进行性加重的意识障碍，四肢瘫痪，双侧病理征阳性，结合头颅 MRI 多发病灶，定位于双侧尾状核、豆状核、脑桥。

【定性诊断】中年女性，急性起病，化疗病史，有快速纠正低钠血症病史，意识障碍合并四肢瘫痪，头颅 MRI 表现为双侧基底节区与脑桥对称性病变，符合脑桥中央髓鞘溶解症及脑桥外髓鞘溶解症特点，定性考虑代谢性疾病。

2. 入院诊断 ①脑桥中央髓鞘溶解症（central pontine myelinolysis，CPM）；②脑桥外髓鞘溶解症；③宫颈癌化疗后。

思考 1 脑桥中央髓鞘溶解症（CPM）的临床表现是什么？

CPM 可发生于任何年龄，男女皆可发病。半数以上为慢性酒精中毒晚期、严重烧伤的患者。本病临床表现多样，最常见的表现为突然发生锥体束受累症状，如四肢弛缓性瘫，咀嚼、吞咽及言语障碍，有些可见眼球震颤、眼球凝视障碍等。首发症状常为声音嘶哑和发音困难。病灶累及中脑出现瞳孔对光反射消失、眼运动障碍，某些患者呈缄默和四肢瘫，意识清楚，感觉正常，表现完全或不完全性闭锁综合征。脑桥病变较小时可无临床症状,仅在尸检时偶被发现。较大病变也可缺少四肢瘫及延髓麻痹等典型症状。辅助检查方面,脑电图见弥漫性低波幅慢波,但无特异性;脑干听觉诱发电位见I2V波或III2V波间潜伏期显著延长,有助于确定脑桥病变,但不能确定病灶范围;脑脊液检查可见蛋白及髓鞘碱性蛋白增高。

思考2 如何诊断 CPM?

所有近期有快速升高血钠浓度史的患者突然新发的神经系统症状均应怀疑 CPM;这种情况如果发生在慢性酒精中毒、肝移植术后、营养不良及其他严重疾病的患者中更应该高度怀疑。头颅 MRI 上显示特征性病灶即可明确诊断。

思考3 脑桥中央髓鞘溶解症(CPM)的典型影像学表现是怎样的?

患者双侧豆状核、尾状核,脑桥中央见 T_1 加权低信号,T_2 加权、T_2FLAIR 高信号、DWI 高信号病灶。其中脑桥病灶呈"三叉"形或"蝙蝠翅"样,无强化,无占位效应。

CPM 可能在出现临床症状数天到两周之后才出现 MRI 影像学改变。特征性 MRI 表现为脑桥中央的 T_1 加权低信号,T_2 加权、质子密度加权成像、FLAIR 序列高信号病灶。由于病变一般不累及脑桥腹外侧、脑桥被盖部及皮质脊髓束,典型病灶多呈"三叉"形或"蝙蝠翅"样,不强化或少数有边缘强化,无占位效应。如果出现脑桥外脱髓鞘病灶,则成为脑桥外髓鞘溶解症(extrapontine myelinolysis, EPM),约占 CPM 病例的 10%,病灶通常是双侧对称的,多位于小脑脚、苍白球、丘脑、外侧膝状体和壳核。DWI 对 CPM 病灶的敏感性较 MRI 大,可以在症状发生的早期检测到病灶,对 CPM 的早期诊断有很大帮助。CPM 的影像学改变与临床症状的严重程度不完全相关,随着临床症状的缓解,影像学病灶的体积和强度可能会减少,但也有可能即使患者已经达到临床康复,影像学病灶依然可以长期存在。

(三)鉴别诊断

1. 脑桥肿瘤 脑桥部常见的肿瘤包括表现为局灶性病变的胶质细胞瘤、原始神经外胚层肿瘤(primitive neuroectodermal tumor, PENT)、脑转移瘤、皮样囊肿和表皮样囊肿,以及表现为弥漫性病变的脑胶质瘤病、淋巴瘤等。局灶性肿瘤在影像学上常有较清晰的界限,有明显的占位效应,其临床症状除与其累及部位有关的神经系统症状外,还往往伴有由占位效应带来的脑积水及颅内压升高表现,如呕吐、头痛、视盘水肿等,以及由于肿瘤浸润带来的后组脑神经受损表现,如复视、面瘫等,本例患者无上述症状,且存在双侧尾状核、豆状核病灶,因此不支持。弥漫性肿瘤在影像学上则多无明显界限,根据其特殊的发病年龄(如脑胶质瘤病在儿童期起病,而淋巴瘤在中老年患者中发病率较高)、占位效应、特殊的影像学表现(如脑胶质瘤病在增强扫描上一般不强化,淋巴瘤一般有其特征性的强化;脑胶质瘤病一般可沿基底动脉、脑桥腹侧形成外生型浸润,而淋巴瘤多伴有幕上结构的累及等)可与 CPM 鉴别,本例患者为中年女性,影像学表现不符合以上特点,因此可以排除。

2. 高血压脑病 在严重高血压,即平均收缩压超过 230mmHg、平均舒张压超过 140mmHg 的情况下,可出现头痛、恶心、呕吐、视物模糊、步态异常、昏迷、癫痫发作、偏瘫等临床症状。高血压脑病的高发年龄多为 50~70 岁,但高血压脑病累及脑干则多见于 40~50 岁的患者。其 MRI 影像学表现为广泛的弥漫性病灶伴脑干区域广泛的水肿,甚至出现幕上区域的水肿。高血压脑病具有症状和影像学表现分离的特点,往往影像学表现较重,但临床症状可能仅有轻度的头痛、头晕、步态不稳、轻偏瘫等。本病预后较好,通常在降压治疗 5 天左右出现显著的改善。本例患者无血压严重升高病史,临床表现以意识障碍为主,症状持续时间较长,不符合高血压脑病特点。

3. 中枢神经系统炎性脱髓鞘疾病 MS、NMO、ADEM 等中枢神经系统炎性脱髓鞘疾病患者常伴有脑桥的病变,其脑桥病灶多位于第四脑室底及脑桥表面,可能伴有强化。MS 及 NMO 多于青中年发病,病程呈缓解 - 复发型,通过影像学上合并有幕上病灶,特别是特征性的侧脑室旁病灶、近皮质病灶等可将 MS 与 CPM 相鉴别,本例患者病灶符合 MS 病灶特点;而 NMO 多存在复发性视神经炎、脊髓炎情况,通过其影像学上特征性长节段脊髓病灶及视神经病灶,及脑脊液及血清水通道蛋白 4(aquaporin-4,AQP4)-IgG 阳性可将其与 CPM 相鉴别,本例患者无明确视神经炎及脊髓炎表现,基本可排除。ADEM 是一种多灶性中枢神经系统炎性脱髓鞘疾病,常在感染或疫苗接种后 1~3 周出现临床症状,多为单一病程,少数也表现为缓解 - 复发病程。ADEM 临床表现通常较重,多表现为类似脑炎的症状,即伴有意识障碍、癫痫发作以及假性脑膜炎的症状。ADEM 的病灶通常较大,多累及大脑及脑干双侧,但双侧不对称,形状不规则;如果合并有病灶内出血,则支持 ADEM 的诊断。本例患者存在大脑及脑干病灶,但病灶为对称性,形状较规则,无明显病灶内出血表现,因此不符合 ADEM 颅内病灶特点。

4. 脑桥梗死 脑干梗死约占脑梗死的 10%,其中脑桥梗死最为常见。脑桥梗死多发于 45 岁以上患者,这些患者多存在心脑血管病的危险因素(如高血压、糖尿病、吸烟、高脂血症、心脏疾病等)。脑桥梗死的临床症状多表现为急性的、与病变部位相关的神经功能缺失。梗死病灶与血管支配区域有关,多见于 4 个部位:前内侧、前外侧、外侧和后侧,梗死病灶通常边界清晰,多只累及脑桥一侧,不越过中线。急性梗死多呈 DWI 高信号、ADC 低信号改变,一般在梗死发生 14 天后,ADC 转为与正常组织类似的信号。根据病灶分布特点及年龄、基础疾病特点将脑桥梗死与 CPM 相鉴别。本例患者颅内病灶为双侧对称性,不符合脑血管病特点。

5. 放射性脑病 放射性脑病以颞部受累较多见,单独发生在脑干的较少。脑干病灶多发生于脑桥基底部,可延伸至延髓、脑桥、基底节等部位,其病灶特点为病灶表现多样,与受照射脑干的体积、总剂量、分次剂量、脑组织敏感性等有关,一般位于脑干偏腹侧,类圆形,边缘清楚,占位效应不明显,T_1 加权为低信号、等信号或混杂信号,T_2 加权呈高信号,增强扫描呈斑点状、环状或不规则环状强化。本例患者无鼻咽癌放疗史等病史,因此可以排除。

三、诊治经过

入院后予营养神经、预防和控制感染等对症支持治疗。入院 20 天后患者神志逐渐改善,入院 1 个月后患者神志转清,不能言语,四肢可遵嘱活动,四肢肌力粗测正常。复查头颅 MRI 提示颅内病灶较前明显吸收好转(图 4-0-15)。

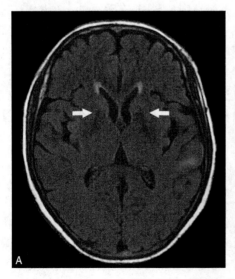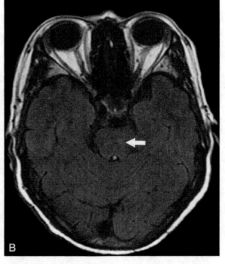

图 4-0-15 患者复查头颅 MRI 较前好转

思考4 脑桥中央髓鞘溶解症的治疗原则是什么？其预后如何？

CPM目前尚缺乏有效的疗法，以对症支持治疗为主，对于已经出现CPM的患者，治疗上首先应积极处理原发病及预防并发症发生。血浆置换及静脉注射免疫球蛋白可能可以改善患者预后。其他治疗方案包括急性期使用甘露醇、呋塞米等脱水剂减轻脑水肿，糖皮质激素冲击疗法，以及针对神经系统症状及精神症状的对症治疗，如使用多巴胺能药物处理运动症状，使用抗精神病药物处理精神症状等。

合并慢性乙醇中毒患者应戒酒并给予维生素 B_1，如有营养不良可适当地补充营养，感染者可应用抗生素，全身衰竭患者给予静脉补液及能量支持。

出现症状的CPM患者多数预后较差，死亡率高，但也有部分患者症状可明显改善，甚至完全康复。多数患者可能长时间遗留有认知功能障碍。影像学上表现的病灶大小并不能预测实际病情的严重程度。一般认为，早期低Glasgow评分、血钠水平低、有低钾血症表现往往提示预后较差；基础情况差、出现免疫抑制及肝移植术后的患者往往预后较差。

四、讨论

（一）快速纠正低钠血症史与脑桥中央髓鞘溶解症是什么关系？

动物实验证明脑桥中央髓鞘溶解症是由快速纠正低钠血症［一般指纠正速度 >10mmol/（L·d）］引起的，但其具体机制至今尚不清楚。可能的发病机制是，低钠血症出现早期，渗透压变化导致水由血液进入脑细胞内，造成细胞水肿，由于存在水通道蛋白，胶质细胞的水肿较神经细胞更为明显。早期脑细胞可通过减少细胞内无机物（电解质）浓度快速调节细胞内外渗透压，恢复正常细胞容积，此时如果快速纠正水电解质平衡，细胞内外电解质平衡可以快速调节至正常，一般不会对脑细胞造成损伤。但如果低钠血症持续存在，脑细胞会产生保护性适应反应，细胞内产生一些有机小分子，如肌醇、牛磺酸、谷氨酸等以维持细胞体积，由于有机小分子的移动没有无机物迅速，此时如果迅速纠正低钠血症，细胞外渗透压骤增，无机物和有机物的渗透压平衡被打破，可引起脑细胞的急速脱水、皱缩。一般认为，这一过程可直接导致少突胶质细胞损害，从而损伤髓鞘。也有观点认为，渗透压的急剧变化可造成血-脑屏障受损，血管内皮细胞之间的紧密连接松解，导致损伤性物质（如补体等）进入大脑，造成髓鞘溶解；血管内皮细胞也可能在渗透压改变下释放一些物质（如纤溶酶原激活物、细胞因子等）造成髓鞘损伤。

CPM最早在慢性酒精中毒及营养不良的人群中发现，这可能与这些患者缺乏维生素B，影响髓鞘合成，在低钠血症的基础上更容易出现髓鞘损伤有关。随着对CPM的认识逐渐增多，发现CPM可继发于各种导致低钠血症的原因，包括肝移植术后、肾功能不全、肝功能不全、胃肠道疾病、妊娠剧吐、神经性厌食、抗利尿激素、盐皮质激素等异常分泌、肿瘤、严重烧伤、精神疾病、放疗后、化疗后等，其中最常见的原因是慢性酒精中毒和肝移植术后。

（二）如何预防脑桥中央髓鞘溶解症的产生？

当患者由于各种原因出现低钠血症（即血清钠离子浓度 <135mmol/L）时，其治疗方案应考虑患者基础情况（包括基础疾病、营养状况及水电解质异常等）、低钠血症的严重程度、急性恶化的风险，以确定短期使用高张盐水快速纠正还是使用生理盐水缓慢纠正低钠血症。为防止CPM形成，钠离子浓度纠正速度最好不超过 0.5mmol/h，在补液期间应密切监测血电解质水平。在纠正低钠血症的过程中可以应用抗利尿激素受体拮抗剂。

（邱 伟 陆正齐）

参 考 文 献

[1] Singh T D, Fugate J E, Rabinstein A A. Central pontine and extrapontine myelinolysis: a systematic review. Eur J Neurol, 2014, 21 (12): 1443-1450.

[2] Alleman A M. Osmotic demyelination syndrome: central pontine myelinolysis and extrapontine myelinolysis. Semin Ultrasound CT MR, 2014, 35 (2): 153-159.

[3] Örgel A, Hauser T K, Nägele T, et al. Image Findings in Central Pontine Myelinolysis (CPM) and Extrapontine Myelinolysis (EPM). Rofo, 2017, 189 (2): 103-107.

[4] Tavare A N, Murray D. Images in Clinical Medicine. Central Pontine Myelinolysis. N Engl J Med, 2016, 374 (7): e8.

[5] Crivellin C, Cagnin A, Manara R, et al. Risk factors for central pontine and extrapontine myelinolysis after liver transplantation: a single-center study. Transplantation, 2015, 99 (6): 1257-1264.

第五章　中枢神经系统感染及自身免疫性脑炎

第一节　中枢神经系统感染

病例 54 单纯疱疹病毒性脑炎

一、病历资料

（一）病史

患者男性,25 岁,因"发热 5 天,发作性抽搐 10 小时"就诊。

患者 5 天前出现发热,体温最高 39.1℃,伴有寒战、头痛,于当地诊所就诊(具体用药不详),入院前 10 小时突然出现尖叫后抽搐,表现为四肢强直抽搐,双眼上翻,口吐白沫,伴舌咬伤,二便失禁,持续 1~2 分钟后停止,至就诊前共发作 6 次,每次间隔时间 1~2 小时,发作间期出现烦躁,不认识人,最后一次发作后出现意识不清,遂就诊于我院,行头 CT 提示双侧颞叶低密度影,脑组织肿胀。病程中无咳嗽、咳痰,无恶心、呕吐,发病前 1 个月余有口唇部疱疹史,已痊愈,近期体重未见明显增减。

既往体健,否认手术外伤史,个人史无特殊。父亲有高血压病史。

（二）体格检查

体温:39.1℃,脉搏:106 次 /min,呼吸:22 次 /min,血压:170/102mmHg,心肺查体正常,肝脾未触及。

神经系统查体:浅昏迷,定向力和认知功能检查不合作。双侧瞳孔等大等圆,直径约 3.0mm,直、间接对光反射略迟钝,无凝视,双侧额纹、鼻唇沟对称等深。四肢肌力检查不配合,肌张力正常,双侧指鼻试验、跟 - 膝 - 胫试验、闭目难立征检查不合作,感觉查体无法配合,四肢腱反射对称引出。双侧巴宾斯基征及查多克征阴性。颈强直(颏胸距 4 横指),脑膜刺激征阴性。

（三）急诊辅助检查

1. **血常规**　白细胞 8.80×10^9/L(3.5×10^9/L~9.5×10^9/L),单核细胞百分比 0.11(0.03~0.10),淋巴细胞百分比 0.58(0.20~0.50)。

2. **D- 二聚体**　1.82μg/ml(0~1.00mg/L)。

3. **心肌损伤标志物**　肌酸激酶同工酶(CK-MB)15.20ng/ml(0~3.38),肌钙蛋白 I 0.138ng/ml(0~0.034),肌红蛋白 3 943.0ng/ml(0~121)。

4. **凝血常规、肾功能、电解质**　未见异常。

5. **头颅 CT**　脑组织高度肿胀,脑沟脑回变浅,脑室变小,双侧颞叶低密度影(图 5-1-1)。

6. **常规心电图**　正常。

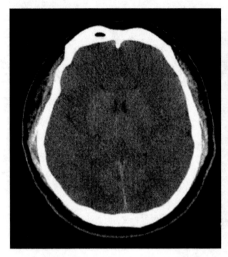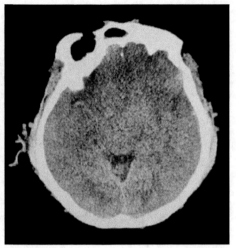

图 5-1-1 患者头颅 CT

> **思考 1** 单纯疱疹病毒性脑炎早期头颅 CT 检查意义和常见表现
>
> 头颅 CT 在作为急诊最常用的检查,虽然早期很多呈现阴性,但在严重的病例出现出血坏死或脑组织肿胀,仍有提示作用,同时排除后颅窝病变,为腰椎穿刺做准备。
>
> 发病 1 周内多正常,其后可见单或两侧颞叶至岛叶、额叶、顶叶的大脑白质和皮质低密度区,边界不清,其中可有不规则的高密度点和片状出血,严重者可有占位效应,增强 CT 扫描病变不强化或线样、脑回样强化。

二、病例分析

(一)病例特点

1. 青年男性,急性起病,既往体健,否认癫痫病史。

2. 临床表现以发热、发作性抽搐及意识障碍为主,发病前 1 个月余有口唇部疱疹病史。

3. 查体可见高热,浅昏迷,颈强直(颏胸距 4 横指),提示脑膜受累。

4. 辅助检查提示血淋巴细胞比例增高;D- 二聚体及心肌损伤标志物轻度增高。

5. 头颅 CT 可见脑组织高度肿胀,脑沟脑回变浅,脑室变小,双侧颞叶低密度影。

(二)诊断及诊断依据

1. 诊断

【定位诊断】意识障碍、发作性抽搐,脑组织高度肿胀,双侧颞叶低密度影,定位于脑皮质、脑实质;颈强直(颏胸距 4 横指)定位于脑膜。

【定性诊断】青年男性,急性起病,以发热、发作性抽搐及意识障碍为主要症状,血常规示淋巴细胞比例增高,头颅 CT 提示脑组织高度肿胀,双侧颞叶低密度影,发病前 1 个月有口唇部疱疹病史,定性诊断考虑:①感染性,优先考虑病毒性感染,如单纯疱疹病毒;②自身免疫性,常见的是抗 NMDAR 脑炎,可表现为发热头痛、精神异常、痫性发作,颞叶受累;③脱髓鞘性,如急性播散性脑脊髓炎,常有前驱感染或疫苗接种史,可表现为意识障碍、痫性发作。

2. 入院诊断 ①发热、抽搐待查:感染性? 免疫性? 脱髓鞘性? ②继发性癫痫,癫痫持续状态。

(三)鉴别诊断

1. 根据临床症状如发热、意识障碍及抽搐进行鉴别诊断

(1)中枢神经系统感染:包括病毒性、细菌性、结核性与新型隐球菌性,病毒性与细菌性通常急性

起病,结核性亚急性起病,新型隐球菌性通常隐匿起病,脑脊液压力、常规、生化均有特征性改变,确诊有赖于病原学检查。

（2）自身免疫性脑炎:常见如抗 NMDA 受体抗体脑炎,是一种与 NMDA 受体抗体介导的自身免疫性脑炎,属于副肿瘤性边缘叶脑炎,常常发生在伴有畸胎瘤的年轻女性患者中,表现为显著精神症状,抽搐发作,记忆受损,意识水平降低,伴发热,常出现低通气,需要气管插管呼吸机辅助呼吸。血及脑脊液中可以检测到抗 NMDA 受体抗体,免疫治疗有效。

（3）急性播散性脑脊髓炎:多在感染或接种疫苗后急性起病,可表现为脑实质、脑膜、脑干、小脑和脊髓等部的症状和体征,重症患者也有意识障碍和精神症状,头颅 CT 或 / 和 MRI 正常或散在脑白质脱髓鞘病变。

2. 依据头颅 CT 双侧颞叶低密度影及脑肿胀进行鉴别诊断

（1）颞叶脑梗死:中老年患者多见,多有高血压病、糖尿病、动脉粥样硬化病史,静态卒中样起病,数小时及数天病情可达高峰,梗死病灶一般同血管供应区一致,如一侧大脑中动脉或前动脉闭塞可产生颞、额、顶交界区的病变,临床表现为对侧肢体瘫痪、癫痫、头痛,影像学上可见该区域的软化。其与单纯疱疹病毒脑炎的鉴别在于:脑梗死没有全身中毒的症状及脑脊液的炎性改变,且发病短期内达到高峰。

（2）恶性胶质瘤:额或颞叶的恶性胶质瘤可出现局部坏死和出血性改变。应该注意与单纯疱疹病毒脑炎相鉴别。重点在于脑恶性胶质瘤患者发病相对缓慢,没有发热,脑脊液检查没有明显的炎症改变表现,影像学检查提示局部占位效应非常明显。

三、诊治及检查经过

早期诊断及早期治疗是降低病死率的关键。该患者的诊疗经过主要分为以下几步:

（一）进一步辅助检查和确诊

1. 脑脊液（CSF）检查

1）脑脊液常规:压力 300mmH$_2$O（80~180mmH$_2$O）,脑脊液外观无色透明。

2）脑脊液生化:蛋白 0.58g/L（0.15~0.45g/L）,糖 3.5mmol/L（2.3~4.6mmol/L）（随机血糖 6.0mmol/L）,氯 119mmol/L（117~127mmol/L）。

3）脑脊液细胞学:白细胞 45×10^6/L [（0~8）×10^6/L],淋巴细胞 44%,单核细胞 40%,中性粒细胞 10%。

4）脑脊液细菌学检查:脑脊液结核分枝杆菌涂片、结核分枝杆菌培养、一般细菌、真菌培养,特殊菌涂片（墨汁染色）未见异常。

5）脑脊液自身免疫性脑炎抗体谱、副肿瘤综合征抗体谱:阴性。

6）脑脊液脱落细胞学:未见异形细胞。

思考 2　单纯疱疹病毒性脑炎脑脊液改变的特点

①脑脊液压力正常或稍增高,重症者可明显增高,一般均匀无色透明。

②脑脊液白细胞增多,一般在（50~500）×10^6/L,早期以多形核细胞为主,迅速转变为淋巴细胞居多。

③伴出血坏死者,发病早期可有红细胞（50~500）×10^6/L,颜色也可变黄。

④蛋白多增高,0.5~2.0g/L 之间,糖及氯化物正常。

⑤有 5%~15% 病例早期脑脊液检查可完全正常。

⑥CSF 变化在恢复期可持续数周。

2. **脑电图** 全脑弥漫性异常,其中双侧颞叶局灶性放电波。

> **思考3** 脑电图在单纯疱疹病毒性脑炎的特征性表现
>
> 弥漫性异常的背景上出现一侧或两侧颞叶或额叶为主的局灶性 θ 波和 / 或 δ 波;或表现为高度弥漫的高幅 θ 和 δ 波,伴阵发性额发放,偶有同步节律或三相波的出现。EEG 改变与临床观察指标一致,与病情严重程度呈平行关系,病情越重,EEG 异常率和异常程度越显著,病性放电的发生率亦较高。

3. **ELISA 法检测血清中特异性单纯抗原** 阳性;送检两次血清 HSV 特异性 IgM、IgG 抗体滴度均较正常值增高 4 倍以上。

4. **PCR 法检测血和脑脊液 HSV 病毒核酸** 阳性。

5. **血肿瘤标志物筛查、感染性疾病筛查(乙肝相关检查、丙肝抗体、快速血浆反应素试验、梅毒螺旋体颗粒凝集试验,艾滋病抗体等)** 未见异常。

6. **尿常规、便常规、肝功能、血糖、骨盆平片、心电图、超声心动图** 未见异常。

7. **头颅 MRI** 双侧颞叶、岛叶 T_1 低信号,T_2、FLAIR 高信号,见"刀切征"(图 5-1-2 箭)。

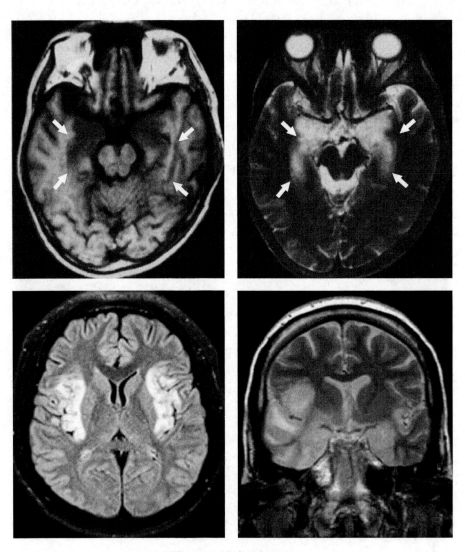

图 5-1-2 患者头颅 MRI

（二）最终诊断

①Ⅰ型单纯疱疹病毒性脑膜脑炎（herpes simplex virus encephalitis，HSE）；②继发性癫痫，癫痫持续状态。

思考 4　单纯疱疹病毒及 HSE 分型

单纯疱疹病毒（HSV）是一种嗜神经性的双链 DNA 包膜病毒，根据其抗原性的不同单纯疱疹病毒被分为 HSV-1 和 HSV-2 两型。单纯疱疹病毒 1 型（herpes simplex virus type1，HSV-1）在儿童和成人中可导致口腔、角膜疱疹和脑炎。单纯疱疹病毒 2 型（herpes simplex virus type 2，HSV-2）会导致生殖器疱疹和新生儿脑炎。单纯疱疹病毒脑炎（HSE）通常分为Ⅰ型和Ⅱ型，90% 属于Ⅰ型，感染人群多为成人。

思考 5　单纯疱疹病毒脑炎头颅 MRI 的典型表现

1. 病灶多呈多发、散在、大小不一，少数病例为单发。DWI 是用于诊断急性期单纯疱疹病毒脑炎最敏感的序列，其典型表现是 DWI 呈高信号；在单纯疱疹病毒脑炎的亚急性期（>10 天），表观扩散系数（apparent diffusion coefficient，ADC）值下降，且 DWI 不如 T_2 加权和 T_2 FLAIR 敏感。

2. 额、顶、颞、枕、基底核、丘脑、脑干及小脑各部位，皮质及白质均可受累，但以双侧颞脑岛及海马、额、顶叶受累最多见，且多数病变与豆状核分界清楚，"刀切征"为其较典型的表现，单纯疱疹病毒脑炎相关的频繁癫痫发作也可能导致患者丘脑 T_2FLAIR 呈可逆的高信号，孤立的脑干受累很少见。

3. 严重的单纯疱疹病毒脑炎表现为皮质和皮质下出血性坏死，病灶以多发局限性或大片异常信号为主，内可伴出血，脑叶血肿很少见。

4. 占位效应不明显，T_1WI 呈稍低信号，T_2WI、FLAIR 呈高信号。

5. 病灶呈无明显强化，线状、斑点、片状或结节状强化，脑回状强化或可伴有脑膜强化。

思考 6　单纯疱疹病毒性脑炎的流行病学特征

HSE 是单纯疱疹病毒引起的一种急性中枢神经系统病毒感染性病变。单纯疱疹病毒最常侵犯大脑颞叶、额叶及边缘系统，导致脑组织出血性坏死及 / 或变态反应性脑损害，又称为急性坏死性脑炎或出血性脑炎。发病率为（0.4~1）/10 万，占所有病毒性脑炎的 20%~68%。各种族、年龄、性别、季节均可发病，但更常见于 >40 岁和 <20 岁的人群，男女患病比例 2∶1，夏季和雨季为好发季节。

思考 7　HSE 的感染途径

原发性或隐匿性 HSV 感染均可造成 HSE，但以隐匿感染后再激活多见。HSV 先引起 2~3 周的口腔和呼吸道原发性感染，然后沿三叉神经分支经轴突逆行至三叉神经半月神经节或脊神经节内，潜伏下来，当机体免疫功能下降，非特殊性刺激触发病毒使之活化，再活化的病毒沿三叉神经中枢支逆行向内到达邻近的脑基底部的脑膜，造成的脑炎也多局限于颞叶和额叶的眶部。仅 25% 病例是由原发感染所造成，病毒经嗅球和嗅束首先感染额叶眶部，而后再播散累及颞叶。

思考8 单纯疱疹病毒性脑炎的临床表现

1. 潜伏期2~21天,平均6天。前驱期常表现为非特异性症状,如头痛、头晕、肌痛、恶心、呕吐,以及咽喉痛、全身不适等上呼吸道感染症状。少数患者有口唇疱疹病史。

2. 多急性起病,发病后体温可高达40~41℃,持续1周左右,之后出现神经系统症状。

3. 首发症状可表现为精神异常,智能障碍,人格改变,定向力下降、幻觉或幻想等。约50%有头痛、恶心、脑膜刺激征;约75%出现精神症状,如缄默、呆滞、言语错乱、幻觉、烦躁、偏执或行为异常;约85%有局灶性神经损害症状,如偏瘫、失语、偏身感觉障碍、锥体外系和小脑的症状,如手足徐动舞蹈样动作或共济失调等;约33%可出现部分性或全身性痫性发作;约32%出现脑神经功能障碍,如眼球协同功能障碍、展神经麻痹等。癫痫发作,约有2/3患者可有癫痫发作,可表现为局灶型、全身型或混合型,严重者呈癫痫持续状态。

4. 多数患者有意识障碍,如意识模糊、嗜睡、谵妄及精神错乱、甚至昏迷等。重症患者可因广泛脑实质坏死和脑水肿引起颅内高压,甚至脑疝形成而死亡。

(三)抗病毒治疗

阿昔洛韦是治疗疱疹病毒感染的首选药物,具有强力的抗HSV作用,阿昔洛韦的蛋白结合率低(9%~33%),能透过血脑屏障,脑脊液中阿昔洛韦的浓度约为血浆的50%。在肝内代谢,半衰期2.5小时,主要经肾小球滤过和肾小管分泌由尿液排出。血脑屏障透过率约为50%,对正在复制的病毒有抑制其DNA合成作用,因预后与开始治疗时间有很大关系,所以一旦临床怀疑HSE时,应立即使用阿昔洛韦治疗。常用剂量是10mg/(kg·d),分3次静脉滴注,连续用14天;对有免疫抑制的患者应连续用21天以防其复发。阿昔洛韦副作用有注射部位静脉局部刺激、谵妄、震颤、皮疹、血尿及血清转氨酶暂时升高,一过性肾功损害等,出现肾功能损害者须减量。输液时避免浓度过高和速度过快,否则易引起静脉炎及局部疼痛,不能肌内注射和直接静脉注射。

(四)免疫学治疗

患者有意识障碍,病情较重,脑脊液压力明显增高,蛋白稍增高,影像学提示脑组织水肿明显,排除肺活动性结核后可考虑使用糖皮质激素抑制渗出及炎症反应,另一方面可降低颅内压,减轻脑水肿。该患者在抗病毒治疗同时,给予甲基泼尼松龙500mg,每天1次静脉滴注,逐渐减量(每3天减半,直至减完),同时给予丙种球蛋白0.4g/(kg·d),连用5天。

(五)对症支持治疗

1. **一般处理** 该患者存在意识障碍及高热,监测生命体征(血压、血氧、呼吸、脉搏、体温);患者频繁抽搐,外周血氧饱和度下降,给予气管插管、呼吸机辅助通气维持呼吸。对于颅内高压时,高渗性脱水药甘露醇是首选药物,一般选用20%甘露醇。

2. **抗癫痫、镇静治疗** 对高热患者可采用物理降温及药物降温的方法来维持体温的稳定;抽搐、精神错乱、躁动不安者,可分别给予地西泮、苯巴比妥、咪达唑仑等药物控制抗癫痫、镇静等对症处理。对于合并癫痫持续状态的青壮年重症HSE患者,早期运用丙泊酚联合亚低温治疗可有效控制癫痫发作、减轻脑组织损伤、改善预后;但对儿童及老年患者的呼吸循环系统有较强的抑制作用,故不推荐年龄较小的危重患儿及老年患者使用。

3. **营养支持与护理** 重症及昏迷患者,应加强护理,注意口腔卫生,保持呼吸道通畅,防治褥疮、肺炎及泌尿系感染等并发症,注意维持营养及水、电解质平衡。其他治疗包括营养脑神经、康复训练及中医中药等治疗,对改善预后有较好的治疗作用。

(六)预后

经治疗后,复查头颅CT提示双侧颞叶、海马、额叶低信号,脑组织肿胀较前减轻。患者出院后偶有局灶性癫痫发作,表现为一侧肢体伸直抖动,长期口服抗癫痫药,认知能力轻度下降,生活基本可自理。

四、讨论和展望

（一）单纯疱疹病毒性脑炎患者诊疗流程

HSE 的诊治流程应包括如下 5 个步骤:

1. 明确是否为中枢神经系统感染性疾病。

2. 根据患者病史及临床特征,脑脊液检查及头部影像学改变判断感染类型。

3. 若临床怀疑 HSE,应尽早启动抗病毒治疗。

4. 脑脊液检查排除肿瘤性、自身免疫性脑炎。

5. 处理各种并发症。

（二）单纯疱疹病毒性脑炎的诊断方法

病毒性脑炎的诊断主要依据病史、体格检查、脑脊液检查、影像学检查、脑电图及血清学检测、血和脑脊液中病原微生物基因二代测序技术、PCR 检测技术等进行综合判断。

（三）HSE 抗病毒治疗策略

（1）阿昔洛韦:阿昔洛韦是治疗疱疹病毒感染的首选药物,具有强力的抗 HSV 作用,是一种强效、特异、耐受性好的鸟嘌呤衍生物,进入疱疹病毒感染的细胞后,与脱氧核苷竞争病毒胸苷激酶或细胞激酶,药物被磷酸化成活化型阿昔洛韦三磷酸酯,然后通过两种方式抑制病毒复制:①干扰病毒 DNA 多聚酶,抑制病毒的复制;②在 DNA 多聚酶作用下,与增长的 DNA 链结合,引起 DNA 链的延伸中断。对病毒有特殊的亲和力,但对哺乳动物宿主细胞毒性低,抑制 HSV-DNA 聚合酶的作用。若大剂量治疗应用 14~21 天,将明显降低 HSV 脑炎的复发率;阿昔洛韦应用后 HSE 复发可能不是由于病毒再激活、复制所引起,其具体机制尚不清楚。对于阿昔洛韦静脉用药后是否继以阿昔洛韦口服还有不同的观点。

（2）更昔洛韦:更昔洛韦属于广谱抗病毒 DNA 药物,抗 HSV 疗效是阿昔洛韦的数倍,有更广谱、更强的抗疱疹病毒作用,对阿昔洛韦耐药和发生 DNA 聚合酶变异的 HSV 突变株仍敏感。更昔洛韦为无环核苷类抗病毒药,它可竞争性抑制 DNA 多聚酶,并掺入病毒及宿主细胞的 DNA 中,从而抑制 DNA 合成。对病毒 DNA 多聚酶的抑制作用较对宿主细胞多聚酶强。半衰期 2.9 小时,主要通过肾小球滤过以原型排出。用量是 5~10mg/(kg·d),间隔 12 小时重复用药 1 次,疗程 10~14 天,静脉滴注。主要副作用是肾功能损害和骨髓抑制,为剂量相关性,停药后可恢复。

（3）泛昔洛韦、伐昔洛韦和喷昔洛韦:泛昔洛韦是 90 年代中期研制成功的开环核苷类抗疱疹病毒药物,在体内迅速转化为有抗病毒活性的化合物喷昔洛韦,后者抑制 HSV 的 DNA 合成和复制。伐昔洛韦是阿昔洛韦的前体药,进入人体后水解成阿昔洛韦。成人用量 0.2g,2 次 /d 口服,一般用 7~10 天。

（4）解旋酶引发体抑制剂:是最近发现的一类新的化合物,体外试验证实其可以从不同机制抑制 HSV,并且在动物实验中也确认其具有高效、低耐药的特性,成为最有希望的药物候选。

（5）阿糖腺苷:易通过血脑屏障,主要抑制 DNA 聚合酶进而抑制病毒复制。用量 15mg(kg·d),疗程为 10 天,静脉滴注。副作用有上消化道出血、胃肠道反应及皮疹。

（6）膦甲酸钠:主要作用是抗 CMV 和抗 HSV 的活性,也适用于对阿昔洛韦耐药的 HSV 株,用法用量为 0.18mg/(kg·d),分 3 次静脉注射,1 个疗程为 14 天。临床疑诊 HSE,但阿昔洛韦治疗无效时,要想到病毒对其耐药的可能,及时改用更昔洛韦或膦甲酸钠进行治疗。膦甲酸钠可选择性抑制病毒特异性 DNA 多聚酶和逆转录酶,不被病毒胸苷激酶磷酸化,故对阿昔洛韦耐药的 HSV 和 VZV 均有效。

（四）免疫治疗

（1）糖皮质激素:在本病治疗中的应用尚有争议。激素具有非特异性抗炎作用,能降低毛细血管的通透性,保护血脑屏障,解毒和消除脑水肿;还能稳定溶酶体系统,防止颅内病毒抗原与抗体反应时释放的有害物质。但也有人认为此类药物能破坏或减少淋巴细胞,对抗 B 细胞和 T 细胞的功能,抑制干扰素和抗体的形成,可能增加病毒复制,导致感染扩散。对于轻中度 HSE 应慎用糖皮质激素,对于重症或伴有顽固性颅内高压患者早期短疗程应用激素可减少炎症等并发症的发生,用法:地塞米松 10~20mg/ 次,或甲泼尼龙每次(1~2)mg/kg,每天一次,静脉滴注,连用 10~14 天,然后改为口服减量停药。对于急性重症脑炎急性期可遵循短期大剂量冲击疗法,达到保护脑细胞、缩短病程的目的。

(2)丙种球蛋白:静脉大剂量免疫球蛋白治疗 HSE,可能与免疫抑制和免疫调节双重作用有关。可提高激素受体结合能力,对激素有协同作用,0.3~0.4g/(kg·d),连用 5 天。或大剂量使用,(1~2)g/(kg·d),1~2 次用药即可。

(3)干扰素及其诱生剂:干扰素是细胞经病毒感染后产生的一组高活性糖蛋白,具有广谱抗病毒活性,其治疗 HSE 的疗效尚有待于进一步证实,包括 α_2 干扰素和 β_2 干扰素。IFN-α 常用于抗病毒治疗。用法:肌内注射 IFN(100~300)万 IU,1 次 /d,连用 3~5 天,目前部分研究者认为这种药物存在很大的副作用,对机体免疫系统有抑制作用,在临床上的应用应保持谨慎的态度。

(五)脑电图、CT、头颅 MRI 在单纯疱疹病毒性脑炎早期诊断中的准确性

有研究显示脑电图诊断准确率为 96.67%,疱疹病毒性脑炎早期即出现脑电波异常,广泛性脑电异常占比 86%,局灶性脑电异常占比 76%~81%。在疱疹病毒性脑炎早期诊断中,脑电图具有较高的诊断价值,但仍需要结合患者的脑脊液检查、病原学检查、临床表现等进行综合诊断,以尽可能提高诊断准确度。

(六)预后及展望

预后与疾病的严重程度、诊断和治疗是否及时有关。近年来成人单纯疱疹病毒性脑炎的诊断和治疗已取得很大进展,使治愈率上升、死亡率下降,但存活者约有 10% 留有不同程度的后遗症,包括精神异常、智能障碍、癫痫、瘫痪等,因此,HSE 仍然是严重危害人类健康的疾病,应当引起神经科医生的重视,做到早期诊断、早期治疗,降低死亡率及致残率。随着分子病毒学研究的迅速发展,使得神经系统病毒感染性疾病的发病机制研究有了长足的进步,血和脑脊液中病原微生物基因二代测序技术、PCR 检测技术广泛应用于病毒性脑炎的病原学诊断,具有更高的敏感度和特异度,为诊断病毒性脑炎提供了病原学依据,具有广阔的应用前景。

(崔 俐 申平平)

参 考 文 献

[1] 冯绵烨,娄燕.病毒性脑炎的诊治研究进展.中华诊断学电子杂志,2019,7(1):66-70.
[2] 王雨薇,郭爱松,蔡俊燕,等.病毒性脑炎发病机制的研究进展.中国实用神经疾病杂志,2019,22(17):1967-1972.
[3] 刘梦奇,李德优.疱疹病毒性脑炎早期诊断方法研究.当代医学杂志,2018,24(9):134-135.

病例55 结核性脑膜炎

一、病历资料

(一)病史

患者女性,45 岁,因"发热、头痛 20 天加重伴意识障碍 1 天"就诊。

患者 20 天前无明显诱因出现发热,多以午后为主,体温波动在 37.3~38℃之间,伴全头部胀痛,3 天前头痛症状加重,出现恶心、呕吐,呕吐为喷射性,呕吐物为胃内容物,1 天前家属发现其睡眠较前增多。病程中伴有乏力、盗汗,无肢体活动不灵及抽搐发作。近 2 个月来体重下降 5kg。

否认高血压、糖尿病、"心脏病"病史。无吸烟、饮酒史。无明确家族遗传病史。肺结核病史20年余,自诉已治愈。

（二）体格检查

体温:37.5℃,脉搏:86次/min,呼吸:20次/min,血压:126/72mmHg,心肺腹查体未见异常。

神经系统查体:嗜睡,定向力、记忆力和计算力检查不合作。双侧瞳孔等大等圆,直径3.0mm,对光反射存在,无凝视,双侧额纹、鼻唇沟对称,伸舌居中,四肢肌力5级,肌张力正常,指鼻试验、跟-膝-胫试验、闭目难立征检查不能合作。感觉检查欠配合。腱反射对称引出,病理征未引出。颈强直(颌胸距3横指),克尼格征、布鲁津斯基征阳性。

（三）急诊辅助检查

1. **血常规** 白细胞10.8×10^9/L(3.5×10^9~9.5×10^9/L),中性粒细胞百分比38%(40%~75%),淋巴细胞百分比58%(20%~50%)。

2. **凝血功能、肾功能、电解质** 未见异常。

3. **头颅CT** 未见异常。

4. **心电图** 未发现异常。

5. **脑脊液检查**

（1）脑脊液常规:外观黄色磨玻璃样,压力360mmH$_2$O(80~180mmH$_2$O)。

（2）脑脊液细胞学:白细胞460×10^6/L(0~8×10^6/L),淋巴细胞54%,单核细胞30%,中性粒细胞16%。

（3）脑脊液生化:蛋白2.88g/L(<0.5g/L),糖1.8mmol/L(随机血糖6.0mmol/L),氯100mmol/L(117~127mmol/L)。

（4）脑脊液细菌学检查:脑脊液结核分枝杆菌涂片、特殊菌涂片(墨汁染色)、结核分枝杆菌培养及脑脊液细菌培养未见异常。

> **思考1** 为何做头颅CT检查?
> 对于头痛患者,头颅CT平扫是常规检查,其目的主要在于①排除脑出血;②初步判断颅内压力,如脑室有无增大、脑沟是否消失;③排除后颅窝病变,为腰椎穿刺做准备。

二、病例分析

（一）病例特点

1. 中年女性,亚急性起病,既往肺结核病史20年余。

2. 以发热、头痛伴意识障碍为主要症状。

3. 查体可见嗜睡,颈强直,脑膜刺激征阳性。

4. 辅助检查提示脑脊液压力显著升高,细胞数显著升高,呈混合细胞反应,蛋白显著升高,糖和氯化物降低。

（二）诊断及诊断依据

1. 诊断

【定位诊断】发热、头痛,颈强直,脑膜刺激征阳性,定位于脑膜;意识障碍,查体不配合,定位于脑实质。

【定性诊断】中年女性,亚急性起病,既往有结核病史,临床表现为发热、头痛、意识障碍,脑脊液检查压力高,白细胞数、蛋白高,糖及氯化物低;综上,考虑定性为中枢神经系统感染性疾病,脑膜炎(结核性可能性大)。

思考2 该患者为何考虑中枢神经系统感染性疾病?

中枢神经系统感染性疾病是病原微生物侵犯中枢神经系统的实质、被膜及血管等引起的急性或慢性炎症性疾病。该患者以发热起病,出现头痛、意识障碍等脑实质受累表现,查体进一步证实脑膜、脑实质受累,辅助检查脑脊液的改变存在炎症反应,因此,该患者考虑中枢神经系统感染性疾病。

2. 入院诊断 脑膜炎(结核性可能性大)。

思考3 结核性脑膜炎的脑脊液特点是什么,演变过程是什么?

结核性脑膜炎在不同阶段有不同的脑脊液改变。典型的脑脊液外观多为无色透明或混浊呈毛玻璃状,放置数小时后可有薄膜形成。颅内压常升高,增高可达400mmH$_2$O以上,脑脊液白细胞数增高至(50~500)×10^6/L,在疾病早期,脑脊液以中性粒细胞为主,恢复期以淋巴细胞为主。糖和氯化物含量降低,脑脊液葡萄糖与血糖的比值通常小于0.5,氯化物降低比其他性质的脑膜炎明显。蛋白含量多中度增高,通常为1~2g/L。

(三)鉴别诊断

1. 化脓性脑膜炎 大多急性起病,出现发热、头痛及意识障碍,查体有脑膜刺激征,脑脊液压力增高,白细胞数增高明显,多以中性粒细胞为主即应考虑此病。脑脊液涂片或脑脊液细菌培养可见细菌。该患者亚急性起病,压力高,白细胞数及蛋白高,糖和氯化物低,但细胞学改变以淋巴细胞为主,还有待于病原学结果。

2. 隐球菌性脑膜炎 本病常见于细胞免疫缺陷的患者,隐匿性起病,以发热、头痛、呕吐及脑膜刺激征为主要临床表现,脑脊液压力高、蛋白高和糖低,脑脊液墨汁染色或阿利新蓝染色检出隐球菌和免疫学检查荚膜抗原阳性可确诊。该患者脑脊液生化特点与此相似,但病原学检查并未发现隐球菌。

3. 脑膜癌病 多隐匿起病,多无发热,头痛及脑膜刺激征较重,既往可有恶性肿瘤病史,脑脊液中可找到异型细胞,该患者为中年女性,亚急性起病,且病程中有发热,脑脊液检查中未发现异型细胞,有待于筛查肿瘤相关检测指标进一步排除。

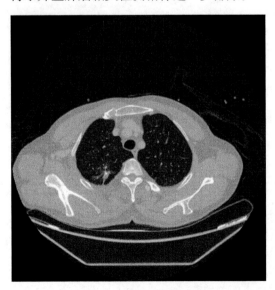

图 5-1-3 患者胸部 CT

三、诊治及检查经过

脑脊液涂片发现抗酸杆菌或培养出结核分枝杆菌是诊断结核性脑膜炎(tuberculous meningitis,TBM)的"金标准",但其阳性率很低。由于TBM早期的临床特征及脑脊液改变不典型,而且缺乏特异的有效诊断方法,容易误诊,延误治疗,死亡率高。因而提高对TBM的认识以及综合判断各种临床资料的价值至关重要,早期诊断和及时合理的抗结核治疗等是改善TBM临床转归的关键。

(一)进一步检查与确诊

1. 胸部CT 右肺上叶陈旧性肺结核(图5-1-3)。

2. 头颅磁共振平扫及增强 结果显示脑积水、脑膜强化(图5-1-4)。

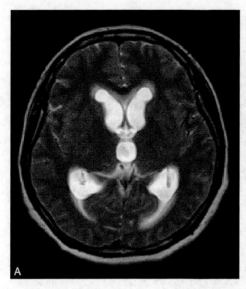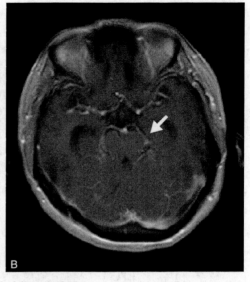

图 5-1-4　患者头颅 MR 结果

A. 轴位 T_2 加权,侧脑室、第三脑室增大,提示脑积水;B. 轴位增强 T_1WI,脑膜强化(箭)。

思考 4　中枢神经系统结核的影像学特点有哪些?

颅内结核病变的磁共振有赖于病理基础,非干酪样结核球为 T_1 低信号, T_2 高信号, T_1 均一性增强;干酪样坏死结节 T_1 低或等信号, T_2 低或等信号,边缘强化;液化的干酪样坏死灶中心区 T_1 低信号, T_2 高信号,边缘强化,与脓肿信号一样;脑膜改变可见基底池及外侧裂 T_1 稍高、 T_2 高信号,增强可见颅内脑膜及外侧裂池呈不规则条状、结节状强化,脑神经增粗;DWI 可显示合并脑梗死的影像改变;还可发现脑积水造成的脑室扩张和脑室旁异常信号。

3. **外周血结核感染 T 细胞检测(T-spot)**　阳性。

4. **红细胞沉降率**　56mm/h(0~20mm/h),超敏 C 反应蛋白 22mg/L(0~3.5mg/L)。

5. **血和脑脊液结核分枝杆菌及利福平耐药检测**　阳性。

6. **肿瘤标志物、乙肝感染相关检查、丙肝抗体、梅毒螺旋体颗粒凝集试验、人免疫缺陷病毒抗体**　未见异常。

7. **肝功能、血糖、骨盆平片、心电图、超声心动图、尿常规、便常规、腹部 CT**　未见异常。

8. **脑脊液隐球菌抗原**　阴性。

(二)最终诊断

根据患者的病史、体征、脑脊液特点、头颅磁共振平扫和增强结果及外周血结核检测结果,最终诊断为结核性脑膜炎。

(三)抗结核治疗

该患者的治疗可以分为三个方面:抗结核治疗;根据患者病情决定是否应用糖皮质激素;处理各种并发症。

1. **一般处理**　该患者存在意识障碍,监测生命体征(血压、血氧、呼吸、脉搏、体温)。注意维持营养及水、电解质平衡,保持呼吸道通畅。

2. 抗结核治疗方案

> **思考5** 何时开始启动抗结核治疗?
>
> TBM 治疗绝大多数是诊断性或试验性抗结核药物治疗,在怀疑 TBM 时,即可启动诊断性抗结核药物治疗,治疗原则是早期、规律、足疗程、联合用药。延误治疗会导致患者的死亡率或致残率增加。但在诊断性或试验性抗结核药物治疗期间,不能够放松继续排除其他疾病,如隐球菌性脑膜炎、化脓性脑膜炎、脑膜癌瘤病,以及其他少见菌引起的脑膜炎等。

该患者有发热,头痛、恶心、呕吐、乏力、盗汗等症状,既往有肺结核病史,脑脊液常规生化白细胞数高、蛋白含量高,糖、氯明显降低,结合细胞学分类提示结核分枝杆菌感染,立即启动抗结核治疗,同时观察抗结核治疗疗效也可进一步明确诊断。常用的方案是异烟肼 [$10\sim20mg/(kg\cdot d)$,或 600mg/d,静脉或口服] + 利福平 [$10\sim20mg/(kg\cdot d)$,或 $450\sim600mg/d$,口服] + 乙胺丁醇 [$15\sim20mg/(kg\cdot d)$,或 750mg/d,口服] + 吡嗪酰胺 [$20\sim30mg/(kg\cdot d)$,或 1 500mg/d,分三次口服] 治疗 2 个月,继而以异烟肼 + 利福平 10 个月,总疗程 12 个月,但要注意药物副作用。异烟肼易导致周围神经病,应联合维生素 B_6,利福平、吡嗪酰胺、乙胺丁醇有肝脏毒性,应监测肝功能。此外,还有加用链霉素 [$2\sim30mg/(kg\cdot d)$,或 750mg/d,肌内注射] 治疗的,但应注意该药对前庭神经的损伤。在治疗过程中,还应进一步排除其他疾病。

> **思考6** 抗结核治疗后,治疗效果不满意有什么原因?
>
> 目前临床的主要问题是如何尽早判断结核分枝杆菌的耐药性,国内多依赖临床疗效来判断。临床高度怀疑 TBM,当治疗效果不满意时,要考虑是否出现耐药,当怀疑此原因时,要尽快加用氟喹诺酮类药物或加用利奈唑胺等二代抗结核药物,并适当延长疗程。

3. 糖皮质激素治疗

> **思考7** TBM 患者糖皮质激素治疗的适应证?
>
> 糖皮质激素因具有较强的抗炎作用而用于 TBM 的治疗。糖皮质激素可以降低颅压、改善颅内血管炎,降低 TBM 患者脑缺血发作。据此推测,在 TBM 患者中,糖皮质激素可能使具有过度炎症反应的 TBM 患者获益,但首先应排除肺结核,同时应注意激素的减量时机,避免病情反复或者加重,同时使用激素也会加重潜在的感染或中枢神经系统以外的机会致病菌感染。

患者有意识障碍,病情较重,脑脊液压力明显增高,蛋白增高,影像学提示脑积水、软脑膜强化,排除肺活动性结核可考虑使用糖皮质激素抑制渗出及炎症反应,另一方面可降低颅内压,减轻脑水肿。该患者在抗结核治疗同时,给予醋酸泼尼松片 30mg 鼻饲,每日一次,前 2 周内每周减 5~10mg,后 3~8 周逐渐减量,每周减 2.5mg,直至停药。

4. 各种并发症的处理 TBM 最主要的并发症是脑积水和脑梗死,影响预后甚至导致死亡。脑积水主要为交通性脑积水,治疗方法多选择内科保守治疗,如甘露醇、呋塞米、乙酰唑胺等。对于内科治疗无效的或非交通性脑积水可行脑室穿刺引流。对于脑梗死,有报道应用阿司匹林可以降低脑梗死发生率。此外,高热和抽搐会消耗大量氧,使脑组织缺氧更加严重,从而加剧脑水肿,有效的降温和解痉亦很重要。常用的解痉剂包括地西泮、水合氯醛、苯巴比妥钠及口服药物等。

四、讨论和展望

（一）结核性脑膜炎患者诊疗流程

结核性脑膜炎的诊治流程应包括如下 5 个步骤：

1. 明确是否为中枢神经系统感染性疾病。

2. 根据患者病史及临床特征，脑脊液检查判断感染类型。

3. 评估患者一般状态及神经功能缺损程度。

4. 启动抗结核治疗，评估是否使用糖皮质激素治疗，进一步排除其他感染等。

5. 处理各种并发症。

（二）如何提高诊断特异性？

结核性脑膜炎典型脑脊液改变为三高两低，即压力高、白细胞数高、蛋白高，糖和氯化物降低，但临床工作中，不典型脑脊液很多见，不容忽视，总结如下：①糖正常者约占 23%；②氯化物不低；③蛋白正常，约占 9%；④早期以中性粒细胞为主；⑤ TBM 诊断的"金标准"是脑脊液涂片或培养出结核分枝杆菌，但临床发现阳性率不高且培养时间长，对临床确诊 TBM 有一定困难。改良抗酸染色法经过集菌、涂片、恢复耐药结核分枝杆菌的抗酸性，使病理检测中的阳性率大大提高，提升了病理诊断的准确性。脑脊液二代测序作为一种新兴的检测病原体的方法，可以快速、灵敏地检测病原体，做到早期诊断、早期治疗。但因测序数据的判读没有统一标准、高质量的临床研究不足等原因，目前仍较少用于临床。结核分枝杆菌及利福平耐药检测用于临床标本中结核分枝杆菌的检测及利福平耐药相关突变的检测，出现阳性可以明确诊断，阴性仍不能排除。T-SPOT.TB 较基于临床体征的诊断标准对 TBM 的诊断价值更高，尤其在脑脊液中阳性更能提示 TBM。目前，临床医生往往根据脑脊液常规生化细胞学检查，进行辅助诊断。因此，对于脑脊液不典型者，视病情的发展，有必要多次腰穿取脑脊液进行常规化验，并将检查隐球菌作为常规检测项目，进行鉴别诊断。

（三）抗结核药物治疗过程中所面临的问题

结核耐药有原发耐药以及治疗中出现继发耐药两种情况。针对耐药结核分枝杆菌的治疗，目前尚无统一方案，但一般认为，应根据体外药敏试验，选择不少于 3 种以上的药物，疗程至少 1.5 年；值得注意的是，一些二线抗结核药物有良好的脑脊液渗透率，包括氟喹诺酮类、乙硫异烟胺、环丝氨酸、利奈唑胺。

（四）影像技术在 TBM 诊断中的指导作用

脑影像学检查一直是 TBM 诊断中的一部分。增强 CT 或 MRI 显示基底膜强化是 TBM 的特征性表现，也提示预后较差。除此之外，脑积水、脑梗死三者同时出现，提高诊断的特异性。但这些表现在疾病早期并不明显，因而对于诊断的灵敏度降低。此外，影像学检查对于治疗效果的评价、观察颅内病变好转情况也至关重要，除了脑脊液快速恢复，足疗程且影像学检查确定病变稳定后才可停药。

（五）鞘内注射治疗

关于鞘内注射治疗的利弊尚缺乏大量的病例报道及循证医学的研究。有人认为，在以下情况可考虑在全身治疗基础上采用鞘内注药：①顽固高颅压，颅压估计 >400mmH$_2$O，用 20% 甘露醇 250ml 静脉滴注，每 6 小时 1 次，效果不佳；以及口服药物效果不佳，患者仍有高颅压症状者；②脑脊液蛋白含量超过 3g/L；③脑脊髓膜炎，有早期椎管梗死者；④病情较重患者，昏迷者；⑤在抗结核药物治疗过程中，出现肝功能异常，致使部分药物停用，治疗药物组合不够强时；⑥复发、复治患者病情较重或估计有耐药者。异烟肼及地塞米松为常用药物，每周 2~3 次，病情稳定后，逐渐减少给药次数，直至减完。

（崔　俐　苗　晶）

参 考 文 献

[1] Galal El-Din M, Sobh E, Adawy Z, et al.Diagnostic utility of geneX-pert in the diagnosis of tuberculous pleural effusion. Infect Dis（Lond）, 2019, 51（3）: 227-229.

[2] 汪晓凤, 陈南晖, 等 . 结核性脑膜炎的诊疗进展 . 中国临床新医学, 2019, 12（6）: 687-692.

[3] 马艳, 高徽徽 . 结核性脑膜炎治疗中存在的若干问题与看法 . 中国防痨杂志, 2019, 41（4）: 371-376.

病例 56　神经梅毒

一、病历资料

（一）病史

患者女性, 53 岁, 因 "记忆力、反应力下降半个月" 就诊。

患者半个月前无明显诱因出现记忆力、反应力下降, 表现为记不起自己的年龄和家庭住址, 对刚做过的事情即可忘记, 对亲属或以往熟识的人叫不出名字, 半个月来病情逐渐加重, 未予治疗。病程中无发热, 否认咽痛、咳嗽、咳痰及腹泻, 无明显肢体活动障碍, 无视物模糊及双影, 无吞咽困难及饮水呛咳, 无意识丧失及肢体抽搐发作。发病来饮食可, 小便如常, 大便偶有失禁, 近期体重无明显变化。

既往有高血压病 10 年, 血压最高 160/90mmHg; 否认糖尿病及冠心病等病史; 否认外伤及输血史; 否认肝炎、结核、梅毒等传染病及密切接触史; 否认吸烟、饮酒史; 否认相关疾病家族遗传史。

（二）体格检查

体温: 36.6℃, 脉搏: 78 次 /min, 呼吸: 16 次 /min, 血压: 119/71mmHg, 心肺腹查体未见明显异常。

神经系统查体: 神志清醒, 言语清晰, 时间、空间定向力障碍, 记忆力及计算力障碍。视野无缺损, 眼底视盘边界清, 动静脉比例 2:3; 双侧眼睑无下垂, 眼球各方向活动自如, 双侧瞳孔等大等圆, 直径 3mm, 对光反射灵敏; 双侧额纹、鼻唇沟对称, 闭目、鼓腮、露齿正常, 口角无偏斜; 双侧转颈、耸肩自如有力; 伸舌居中, 无舌肌萎缩及震颤。四肢肌张力正常, 四肢肌力 5 级; 未见共济失调及不自主活动; 全身深、浅感觉正常。深、浅反射对称存在。病理征未引出。脑膜刺激征阴性。

简易精神状态检查量表（MMSE）评分 12 分。

（三）辅助检查

1. **血常规**　白细胞计数 8.9×10^9/L（3.5×10^9~9.5×10^9/L）, 中性粒细胞百分率 39%（40%~75%）, 淋巴细胞百分率 57%（20%~50%）。

2. **肝功能、肾功能、电解质及甲状腺功能**　未见异常。

3. **血清梅毒螺旋体特异性抗体检测**　20.21 S/CO（参考值 <1 S/CO）。

4. **梅毒快速血浆反应素试验**　1:32, 阳性。

5. **头部 CT 平扫**　未见明显异常征象。

思考 1　急性起病的认知障碍常见原因有哪些? 为什么要查梅毒抗体及艾滋病抗体?

该患者为急性起病的认知障碍, 血管性因素、代谢性因素、免疫性因素及感染性因素均有可能。患者发病半个月行头部 CT 检查, 未见明显异常, 与脑梗死、脑出血等常见血管性因素导致的认知障碍的特点不符; 导致认知障碍的常见代谢因素包括甲状腺功能异常、肝功能、肾功能及离子水平异常, 但该患者无上述异常。自身免疫病导致的中枢神经系统病变也可引起快速进展的痴呆, 需进一步完善自身免疫相关指标进行排查。此外, 感染性因素也可导致快速进展的痴呆, 但患者无发热、呼吸道感染以及疱疹等常见细菌、病毒感染的临床表现, 故考虑可能存在梅毒螺旋体、HIV 等特殊病原体感染可能。因此应筛查血清梅毒抗体及艾滋病抗体。

> **思考 2**　下一步建议采取什么检查手段？需要重点送检哪项检查？
>
> 　　患者应进行腰椎穿刺，行脑脊液压力测定，并进行常规、生化、病原学检测。由于患者血清梅毒螺旋体抗体阳性，应警惕梅毒螺旋体累及中枢神经系统的可能，故应重点完善脑脊液 RPR 测定。此外，应警惕自身免疫性脑炎，根据脑脊液化验情况，必要时进行自身免疫性脑炎抗体检测。

6. 脑脊液检查

（1）脑脊液常规：压力 165mmH$_2$O。

（2）脑脊液细胞学：白细胞数 55×10^6/L（<5×10^6/L），单个核细胞百分比 98%，多个核细胞百分比 2%；红细胞：0×10^6/L。

（3）脑脊液生化：蛋白 1.18g/L（<0.5g/L）；氯 118mmol/L，葡萄糖 3.2mmol/L。

（4）脑脊液细菌学：一般细菌涂片、墨汁染色、结核分枝杆菌抗酸染色、结核 IgG 抗体均未见异常。

（5）脑脊液梅毒快速血浆反应素试验：1∶8，阳性。

（6）脑脊液梅毒螺旋体特异性抗体检测：19.89 S/CO（参考值 <1 S/CO）。

二、病例分析

（一）病例特点

1. 女性，亚急性起病；否认前驱感染史。

2. 记忆力、反应力下降半个月。

3. 查体可见时间、空间定向力障碍，记忆力、计算力下降，病理征阴性，脑膜刺激征阴性。

4. 血清梅毒螺旋体特异性抗体检测阳性。脑脊液细胞数轻度增高，且以单个核细胞为主，蛋白轻度升高。脑脊液梅毒快速血浆反应素试验阳性，梅毒螺旋体特异性抗体检测阳性。

（二）诊断及诊断依据

1. 诊断

【定位诊断】时间、空间定向障碍，记忆力障碍、计算力障碍，定位于颞叶、额叶。

【定性诊断】中年女性，亚急性起病，主要表现为认知障碍，无发热、呼吸道感染等常见病毒、细菌感染表现，脑脊液细胞数轻度升高，且以单个核细胞为主，蛋白轻度升高，血清梅毒螺旋体抗体阳性。脑脊液梅毒快速血浆反应素试验：1∶8 阳性；梅毒螺旋体特异性抗体检测阳性。故定性为神经梅毒。

2. 入院诊断　神经梅毒。

（三）鉴别诊断

1. **血管性痴呆**　丘脑、海马等认知障碍相关的关键部位脑卒中，患者可表现为认知障碍。关键部位脑卒中导致的痴呆多见于伴有高血压病、糖尿病等脑血管病危险因素的老年人，起病急骤，头部 CT 及磁共振可见相应异常影像。该患者发病半个月的头部 CT 未见丘脑、海马等认知功能关键部位的梗死灶，故排除关键部位脑卒中导致的认知障碍。此外，颅内皮质下和 / 或皮质多发梗死也可导致痴呆，但头部影像学可见多发梗死病灶，且患者多伴有运动和 / 或感觉障碍等症状，该患者头部影像学检查不具备上述征象，且不伴有偏瘫、失语等症状，不支持颅内梗死性痴呆。

2. **代谢性疾病导致的认知障碍**　肝功能、肾功能严重受损或甲状腺功能显著异常时可诱发精神症状、认知障碍，该患者肝肾功能及甲状腺功能检测正常，暂不支持常见的代谢性因素导致的认知障碍。

3. **感染性因素导致的认知障碍**　患者起病较急，同时伴有前驱感染史、发热等急性感染症状，脑脊液可见白细胞计数增高、蛋白、糖、氯化物等水平异常。但同时需警惕梅毒、HIV 感染等导致的中枢神经系统感染,此类感染多无发热症状,且起病呈亚急性过程。该患者血液、脑脊液梅毒快速血浆反应素试验阳性,因此支持梅毒导致的麻痹性痴呆的诊断。

4. **自身免疫性脑炎** 常累及脑实质,出现精神症状、认知障碍等表现,脑脊液细胞数可轻度升高,蛋白含量可轻度升高,糖、氯化物含量变化不明显,患者存在畸胎瘤等病史更加支持诊断,脑脊液中抗 NMDA 抗体、抗 GABA 抗体等自身免疫性脑炎抗体阳性可确诊。该患者应进一步进行自身免疫性脑炎抗体检测,排查自身免疫性脑炎。

三、诊治及检查经过

(一)进一步检查与确诊

1. **头部磁共振平扫及增强** FLAIR 可见双侧颞叶内侧面、额叶皮质下异常信号,无强化(图 5-1-5)。

2. **脑电图** 颞叶、额叶散在慢波。

3. **脑脊液自身免疫性脑炎抗体** 阴性。

4. **肿瘤标志物、心电图、超声心动图、尿常规、便常规** 未见异常。

(二)最终诊断

神经梅毒

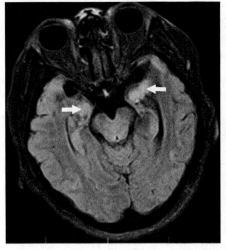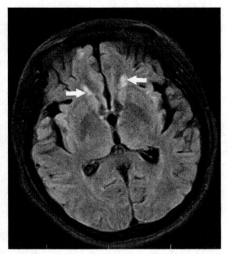

图 5-1-5 患者头颅 MRI 结果

轴位 FLAIR,见双侧颞叶、额叶异常高信号(箭)。

(三)诊疗经过

1. 患者治疗上以驱梅治疗为主,首先给予泼尼松 20mg,口服,每日 1 次,连续 3 日。

> **思考3 为什么要先给予激素?**
>
> 预防赫氏反应(Herxheimer reaction)。赫氏反应是指在梅毒患者第一次使用抗生素后,其症状反应加重,并出现寒战、高热、头痛、呕吐、全身不适、多汗,甚至休克。一般在首剂注射后 14~16 小时发生,这是由于抗生素杀死了大量螺旋体,而释放大量异性蛋白质及内毒素导致机体的过敏反应。在应用抗生素之前先使用皮质激素能减少赫氏反应的发生。

2. 应用激素 3 天后,给予水剂青霉素 G 300 万 U,静脉滴注,每 4 小时 1 次,连续 14 天。继以苄星青霉素 G 240 万 U,肌内注射,每周 1 次,共 3 次。

思考4　还有哪些治疗方案可供选择？如果青霉素试敏阳性采用什么治疗方案？
亦可采用以下方案：

1. 普鲁卡因青霉素 G，240 万 U/d，1 次肌内注射，同时口服丙磺舒，每次 0.5g，每天 4 次，共
10~14 天。必要时，继以苄星青霉素 G240 万 U，每周 1 次肌内注射，共 3 次。

2. 头孢曲松 2g，每天 1 次静脉给药，连续 10~14 天。

3. 对青霉素过敏者用以下药物：多西环素 100mg，每天 2 次，连服 30 天；或盐酸四环素 500mg，
每天 4 次，连服 30 天（注意肝、肾功能不全者禁用）。

患者在治疗后的第 1、3 个月，复查血及脑脊液，脑脊液常规、生化检查正常，血清及脑脊液梅毒血
清学试验滴度均有所下降。患者认知障碍有所改善，MMSE 评分 16 分。

思考5　治疗就此结束了吗？
否。驱梅治疗需要在治疗后的第 1、3、6、12、18、24 个月，复查血及脑脊液；2 年后，每年复
查血及脑脊液，如有阳性发现，重复治疗，直至连续 2 次脑脊液常规、生化检查正常，梅毒试验
阴性。

四、讨论和展望

（一）神经梅毒的分类

神经梅毒分为无症状型神经梅毒、间质型梅毒（梅毒性脑膜炎、血管型梅毒和树胶样肿型梅毒）、主
质型梅毒（麻痹性痴呆和脊髓痨）。

1. **无症状型神经梅毒**　无明显的神经系统症状和体征，极个别病例伴有瞳孔异常。

2. **间质型梅毒**

（1）梅毒性脑膜炎：可急性、亚急性或慢性起病。表现为头痛、恶心、呕吐及脑膜刺激征。偶可见
意识障碍、谵妄、抽搐发作、精神异常和脑神经麻痹。亚急性和慢性起病者以颅底脑膜炎多见，常累及
Ⅱ、Ⅲ、Ⅳ、Ⅴ、Ⅵ和Ⅷ脑神经；部分患者可出现视盘水肿等颅高压表现。

（2）血管型梅毒：多于感染后 2~10 年发病，系梅毒螺旋体与血管内皮细胞膜上的透明质酸相黏附，
分解内皮细胞上的黏多糖，从而导致血管支架的重要基
质被破坏，造成小动脉管腔狭窄甚至闭塞，继而出现缺血
性脑血管病或缺血性脊髓血管病的表现，如偏瘫、截瘫、
失语、脑神经麻痹，偶见癫痫发作、脑积水（图 5-1-6）。由
于病变血管并无明显特异性，因此脑梗死病灶多变，呈游
走性。临床上对于不伴有高血压病、糖尿病等脑血管病
常见危险因素的脑卒中患者，要高度重视梅毒相关检查，
排查梅毒性血管炎导致的脑或脊髓血管病。

3. **主质型梅毒**

（1）麻痹性痴呆：多于初期感染后 10~30 年发病，
发病年龄通常在 40~50 岁，男性多于女性。临床症状以
进行性痴呆合并神经损害征象为主。可出现注意力不
集中、智力减退、情绪变化、妄想及人格改变等；亦可出
现手、唇及舌等震颤、言语与书写障碍、腱反射亢进及病

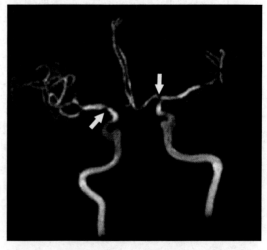

图 5-1-6　神经梅毒——血管型梅毒患者头 MRA
双侧大脑前动脉、中动脉多发狭窄（箭）。

理征阳性等表现。

（2）脊髓痨：多于感染后 8~12 年发病。若梅毒螺旋体引起脊髓损伤，即为脊髓痨。可发生闪电样痛，感觉异常，触痛觉及温度觉障碍；位置觉和振动觉减退等深感觉障碍。部分患者出现内脏危象，如胃危象，表现为阵发性上腹部剧痛及持续性呕吐，而无腹肌强直及压痛。膀胱危象出现下腹部疼痛及尿频等。部分患者可出现视神经萎缩，表现为双侧瞳孔较小，大小不等，边缘不整，光反射消失而调节反射存在，查体可见特征性的阿 - 罗瞳孔（Argyll-Robertson pupil）。

（二）神经梅毒的少见首发症状

梅毒因临床表现复杂多样，被称为"超级模仿师"。除常见的脑膜炎样表现、认知障碍、精神症状、脊髓病变样表现等症状外，梅毒可以部分少见临床表现为首发症状。

1. **癫痫** 神经梅毒患者少数可以痫性发作为首发症状，个别患者可表现为癫痫持续状态。因此，成人首次发作的癫痫应警惕梅毒感染的可能。

2. **帕金森综合征** 神经梅毒患者可表现为四肢肌张力增高、手部震颤，部分患者存在眼球上下方向运动障碍、构音障碍等类似进行性核上性麻痹的表现，但患者对左旋多巴治疗效果差，而驱梅治疗多有效。

3. **"糖果征"（candy sign）** 相对连续的、较低频率的、规则的咀嚼肌节律性收缩等面部肌张力障碍表现。梅毒患者可有肌张力障碍的表现，其中"糖果征"是一种特殊的面部肌张力障碍表现。由 Camillo Negro 于 1913 年首次描述该症状，并提出将其作为神经梅毒的特征性临床表现之一。

（三）梅毒的实验室检查包括哪些方法？不同方法对诊断的意义是否不同？

梅毒实验室检查包括非梅毒螺旋体抗体检测和梅毒螺旋体抗体检测。非梅毒螺旋体抗体检测包括性病研究实验室试验（VDRL）或快速血浆反应素试验（RPR）；梅毒螺旋体抗体检测包括荧光密螺旋体抗体吸收试验（FTA-ABS）、梅毒螺旋体颗粒凝集试验（TPPA）、各种酶联免疫试验（EIA）、化学发光免疫分析（CIA）、免疫印迹试验、快速梅毒螺旋体抗体检测等。2015 年，美国疾病预防控制中心建议，仅采用一种梅毒血清学检测方法作为梅毒临床诊断标准是不充分的，有可能使初期感染梅毒患者出现假阴性结果或未感染梅毒螺旋体的人群出现假阳性结果，因此，怀疑梅毒感染者应进行 RPR 等检测证实。脑脊液 RPR 阳性则神经梅毒诊断成立。一旦感染梅毒后，特异性抗体将长期存在，因此 TPPA 检测将长期呈阳性，但患者在就诊当时体内是否感染梅毒螺旋体，需通过 RPR 等实验确定。FTA-ABS 具有高敏感性，但脑脊液中混杂极少量血液即出现假阳性，神经梅毒诊断中较少应用上述方法。

（四）神经梅毒诊疗中的注意事项

1. 由于梅毒以性传播为主要传播途径，患者出于回避心理，经常隐瞒梅毒感染史，因此，对于常见原因无法解释的中枢神经系统病变，即使没有明确的梅毒、艾滋病感染史，也建议筛查梅毒、艾滋病相关检测。

2. 梅毒属于性传播疾病，在诊疗过程中应注意保护患者隐私。

3. 根据我国相关政策规定，梅毒属于乙类传染病，发现后诊治医师应及时上报感染监控系统。

（五）神经梅毒的预后

大多数神经梅毒经积极治疗，均能得到较好转归。但神经梅毒的预后一定程度上与梅毒的类型有关，如麻痹性痴呆患者若未进行治疗，3~4 年死亡。而脊髓梅毒预后不确定，大多数可以缓解或改善。有研究显示，采用青霉素治疗的神经梅毒患者 1 年内病情加重的概率较高，但重复治疗后远期预后较好，并且脑脊液蛋白定量和脑脊液 RPR 试验滴度与远期预后密切相关，即脑脊液蛋白定量和脑脊液 RPR 试验滴度越高、远期预后越差，而血清 RPR 试验滴度与病情严重程度和远期预后无关联性。

（崔 俐 郎 悦）

参 考 文 献

［1］ Workowski K A, Bolan G A, Centers for Disease Control and Prevention. Sexually transmitted diseases treatment guidelines, 2015. MMWR Recomm Rep, 2015, 64（RR-03）: 1-137.

［2］ 吴江,贾建平. 神经病学. 3 版. 北京:人民卫生出版社,2015.

［3］ Martinelli P, Rizzo G, Scaglione C, et al. Neurosyphilis orofacial dyskinesia: the candy sign. Mov Disord, 2013, 28（2）: 246-247.

［4］ 王娜,张馨月,张昊琼,等. 神经梅毒诊断与治疗新进展. 中国现代神经疾病杂志,2016,16（7）:397-403.

［5］ 谭燕,王丽娟,张玉虎,等. 神经梅毒脑脊液蛋白含量与 3 年远期预后相关研究. 中华神经医学杂志,2013,12（2）: 183-186.

病例57　隐球菌性脑膜炎

一、病历资料

（一）病史

患者女性,50 岁,因"头痛 15 日,加重 2 日"就诊。

患者 15 日前无明显诱因出现头痛,表现为全头部的轻度、阵发性胀痛,每日发作 5~6 次,每次持续 1~2 小时,伴恶心,无呕吐。近 2 日疼痛呈持续性,且头痛程度加重,伴恶心、呕吐。期间间断发热,体温最高 37.6℃。否认咽痛、流鼻涕等感冒症状,无意识丧失及肢体抽搐发作。发病以来饮食可,二便正常,体重无明显变化。

既往史、个人史与家族史无特殊。

（二）体格检查

体温:37.6℃,脉搏:92 次 /min,呼吸:18 次 /min,血压:122/70mmHg,心肺腹查体正常。

神经系统查体:神志清楚,言语流利,双侧瞳孔等大等圆,直径约 3.0mm,直接及间接对光反射灵敏,双侧眼球各向运动正常,无眼震。眼底视盘边界欠清晰,动静脉比例 1:2。余脑神经检查阴性。四肢肌力 5 级,肌张力正常,感觉及共济运动查体未见异常,病理征阴性。颈强直,颏胸距 3 横指,双侧克尼格征阳性。

（三）辅助检查

1. **血常规**　未见异常。

2. **人免疫缺陷病毒抗体、梅毒抗体**　阴性。

3. **肝功能、肾功能和电解质**　未见异常。

4. **头颅 CT 平扫**　未见异常征象。

5. **脑脊液检查**

（1）脑脊液常规:无色透明,压力 270mmH$_2$O（80~180mmH$_2$O）。

（2）脑脊液细胞学:白细胞数 496×10^6/L（<5×10^6/L）,单个核细胞百分比 86%,多个核细胞百分比 14%,未见红细胞。

（3）脑脊液生化:蛋白 0.56g/L（<0.5g/L）,氯 115mmol/L（120~130mmol/L）,葡萄糖 2.0mmol/L（<2.25mmol/L）。

（4）脑脊液细菌学:结核 IgG 抗体阴性;一般细菌及真菌涂片、结核分枝杆菌抗酸染色均为阴性,墨汁染色阳性（图 5-1-7）。脑脊液离心沉淀后进行迈格姬染色法（May-Grunwald-Giemsa stain, MGG）染色,检测到成簇的蓝紫色菌体（图 5-1-8,见文末彩图）。

（5）脑脊液细胞学:未见异形细胞。

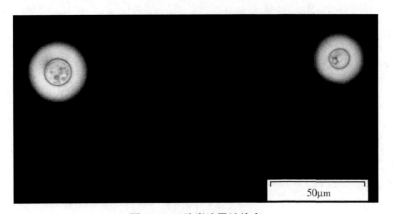

图 5-1-7　脑脊液墨汁染色

可见新型隐球菌酵母细胞周围有一圈边界清晰、透亮的厚荚膜。

（图片来源：吉林大学白求恩第一医院　路超）

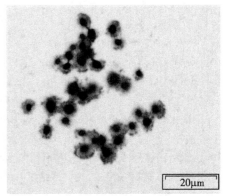

图 5-1-8　病例 57 患者脑脊液
离心沉淀后 MGG 染色

可见蓝紫色圆形隐球菌菌体，荚膜呈毛刺状。

（图片来源：吉林大学白求恩第一医院　路超）

> **思考 1**　若本次墨汁染色结果为阴性，是否有必要重复送检？
>
> 　　有必要。墨汁染色阳性率仅为 30%~50%，故应反复多次检查。MGG 染色法较墨汁染色灵敏度高。对于脑脊液中隐球菌量较少的情况（如感染初期或治疗后期的脑膜炎患者），MGG 染色法能够有效提高检出率。

二、病例分析

（一）病例特点

1. 中年女性，亚急性起病。

2. 头痛 15 日，加重 2 日，伴有发热、恶心、呕吐。

3. 查体颈强直，颏胸距 3 横指，双侧克尼格征阳性。

4. 头颅 CT 平扫未见异常信号。墨汁染色可见带有特征性厚荚膜的隐球菌。脑脊液 MGG 染色可见蓝紫色隐球菌。

（二）诊断及诊断依据

1. 诊断

【定位诊断】患者以头痛为主要症状，伴恶心、呕吐，查体脑膜刺激征阳性，余神经系统查体未见异常，故定位于脑膜。

【定性诊断】中年女性，亚急性起病，伴感染体征——体温升高。脑脊液白细胞数中度升高，且以单个核细胞为主，糖及氯化物降低，墨汁染色及 MGG 染色阳性，故定性为隐球菌脑膜炎。

2. 入院诊断　隐球菌性脑膜炎。

（三）鉴别诊断

1. 病毒性脑膜炎　可见于各年龄段，急性或亚急性起病，多有上呼吸道、胃肠道等前驱感染病史，脑脊液检查白细胞数轻度增高，糖和氯化物基本正常，抗病毒药物治疗有效可支持诊断。该患者起病形式及临床症状与病毒性脑膜炎有相似之处，但墨汁染色及 MGG 染色阳性，支持隐球菌性脑膜炎的诊断。

2. 结核性脑膜炎　通常亚急性起病，脑神经损害常见，脑脊液检查白细胞计数轻 - 中度升高，蛋白明显升高，氯化物降低明显，需通过抗酸染色、墨汁染色等手段与隐球菌性脑膜炎鉴别。该患者结核抗酸染色阴性，脑脊液中结核 IgG 抗体阴性，不支持结核诊断。墨汁染色与 MGG 染色阳性，支持隐球菌性脑膜炎。

3. 脑膜癌病 多见于中老年、伴发恶性肿瘤患者。脑脊液细胞数轻度升高,蛋白不同程度升高,糖及氯化物严重降低。脑膜癌的临床症状与隐球菌性脑膜炎相似,均表现为亚急性、慢性起病的头痛。脑膜癌 CSF 细胞学检查可见异形细胞。本病例患者细胞学检查未见异形细胞,墨汁染色阳性,可与脑膜癌鉴别。

4. 化脓性脑膜炎 多呈暴发性或急性起病,全身感染中毒症状重,体温升高明显,颅内压增高症状和脑膜刺激征明显,可有脑实质受累表现,如意识障碍、精神症状。脑脊液压力常明显增高,脑脊液中白细胞明显增高,以中性粒细胞为主,蛋白含量高,糖水平降低。该患者低热,脑脊液细胞数以单个核细胞为主,糖及氯轻度下降,不支持化脓性脑膜炎诊断。

三、诊治及检查经过

1. **头颅 MRI** 未见异常信号(图 5-1-9)。
2. **肿瘤标志物筛查、心电图、超声心动图、尿常规、便常规** 未见异常。

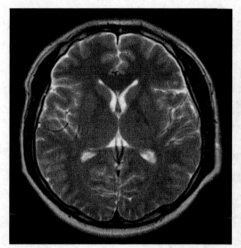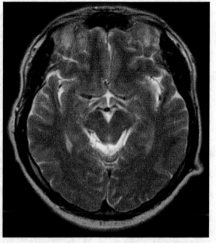

图 5-1-9 患者 MRI 平扫未见异常

> **思考 2** 该患者是否有必要检测肿瘤标志物及人免疫缺陷病毒(HIV)抗体? 若人免疫缺陷病毒检测为阳性,治疗方案是否需要调整?
>
> 隐球菌感染可单独发生,但更多见于恶性肿瘤、免疫力低下或缺陷性疾病如艾滋病患者,故应检测肿瘤标志物及 HIV 抗体,以便及时发现肿瘤或 HIV 感染,指导后续治疗。HIV 阳性的隐球菌性脑膜炎需在巩固期后应用氟康唑(200mg/d)或伊曲康唑(400mg/d)至少一年,作为维持治疗。

患者入院后给予两性霉素 B[0.7mg/(kg·d),缓慢静脉滴注,每日 1 次]及 5- 氟胞嘧啶[100mg/(kg·d),每日分 4 次口服]联合治疗 4 周,氟康唑(600mg/d,缓慢静脉滴注,每日 1 次)1 周后,患者临床症状消失,脑脊液复查各项指标正常,脑脊液真菌涂片未查到隐球菌。

> **思考 3** 患者目前症状消失,是否可以停药?
>
> 不可以,根据我国《隐球菌性脑膜炎诊治专家共识》,隐球菌脑膜炎的治疗诱导期采用两性霉素 B 及氟胞嘧啶联合方案,治疗时间 4 周以上,巩固期可应用氟康唑,治疗周期建议≥6 周。

患者治疗好转后出院,半年后再次出现头痛,前来我院复查,脑脊液检查墨汁染色再次呈阳性。

思考 4　该患者本次治疗的注意事项?

根据美国感染病学会(Infectious Diseases Society of America, IDSA)制定的隐球菌病治疗指南的定义,经过治疗脑脊液培养已经转阴性,再次出现培养阳性,且感染的症状和体征在消失后又再次出现者被定义为隐球菌性脑膜炎复发。隐球菌性脑膜炎患者药物治疗4周后脑脊液培养结果仍为阳性者被定义为隐球菌持续感染。对于复发或持续感染患者,需诊断后立即重新开始诱导治疗,推荐联合抗真菌治疗,且药物剂量需加大,治疗时间要延长(治疗时间4~10周)。治疗药物仍首选两性霉素B和氟胞嘧啶联合应用,在无法耐受两性霉素B时,可选择高剂量氟康唑联合氟胞嘧啶,氟康唑剂量800~1 200mg/d。治疗中应测定持续感染和复发菌株的最小抑菌浓度(MIC),若氟康唑 MIC≥16mg/L 或氟胞嘧啶 MIC≥32mg/L,或者治疗过程出现MIC较前升高至少3个稀释度,需考虑更换其他药物。目前有推荐新的三唑类药物(如伊曲康唑、伏立康唑、泊沙康唑)与两性霉素B或氟胞嘧啶联合。

本次复发给予患者两性霉素B[0.7mg/(kg·d),缓慢静脉滴注,每日1次]及5-氟胞嘧啶[100mg/(kg·d),每日分3次静脉滴注]联合治疗5周,同时联合应用甘露醇(250ml,静脉滴注,每6小时1次)、甘油果糖(250ml,静脉滴注,每12小时1次)、白蛋白(20g,静脉滴注,每日1次)、呋塞米(20mg,于白蛋白静脉滴注结束20分钟后静脉注射,每日1次)进行脱水降颅压治疗,并行腰椎穿刺脑脊液缓慢引流一次,但患者仍持续头痛并出现昏睡、复测颅内压高于300mmH$_2$O,复查头CT示脑室扩大。

思考 5　患者目前颅压明显升高,脑室扩大,治疗应采取什么措施?

对于颅内压持续高于300mmH$_2$O且脑室扩大者,可考虑采用脑室引流减轻颅内压。隐球菌性脑膜炎患者颅压常持续增高,及时有效控制颅压对降低患者病死率极为重要。高颅压通常与颅内真菌高负荷有关。药物控制差的颅高压应考虑脑脊液引流降压。

为患者进行腰大池置管引流,引流5天后,患者颅高压症状得到缓解,意识水平转为清醒,继续采用两性霉素B[0.7mg/(kg·d),缓慢静脉滴注,每日1次]及5-氟胞嘧啶[100mg/(kg·d),每日分3次静脉滴注]联合治疗3周后,患者病情稳定出院,但遗留轻度认知障碍。

四、讨论和展望

(一)隐球菌实验室检测手段

除墨汁染色及MGG染色外亦可通过血清学试验检测隐球菌荚膜抗原,隐球菌抗原检测方法包括乳胶凝集试验(latexagglutination lest, LA)、酶联免疫分析法(enzyme immunoassay, EIA)及侧流免疫层析法(lateral flow immunoassay, LFA)等,其中LFA应用最为广泛。LFA又称"金标法""胶体金免疫层析法",其可用于半定量检测血清、脑脊液、中段尿中隐球菌荚膜多糖抗原。非HIV及非严重免疫抑制者LFA法检测的隐球菌抗原滴度与疾病的严重程度平行:未经抗真菌治疗的患者脑脊液或血清阳性滴度达1∶4往往提示新型隐球菌感染,当大于1∶8时提示病情进展。但抗原滴度转阴不可作为隐球菌的治愈标准——死亡的隐球菌菌体仍持续释放荚膜多糖抗原,其被机体清除需较长时间,即使在脑脊液的真菌培养转阴后,隐球菌抗原检测仍可呈阳性,因而隐球菌是否治愈不应以抗原滴度转阴为标准。

(二)隐球菌性脑膜炎治疗药物的种类及药物选择策略

治疗药物主要包括两性霉素B、5-氟胞嘧啶、氟康唑及伊曲康唑。两性霉素B为多烯类药物,能够杀灭真菌,且作用广谱,是治疗的首选药物。不足之处在于不良反应多且严重。两性霉素B脂质体治疗效果与两性霉素 B 相当,不良反应少,但价格昂贵。5- 氟胞嘧啶单独应用容易产生耐药性。目前治疗方案为急性期两性霉素 B 与 5- 氟胞嘧啶联合应用,能够减少两性霉素 B 的剂量从而降低其副作用发生率。氟康唑为三唑类抗真菌药物,对隐球菌起抑菌作用,杀菌作用小。主要用于两性霉素 B 与 5- 氟胞嘧啶联合治疗后的巩固治疗。伊曲康唑与氟康唑为同类药物,但对血脑屏障透过性差,仅作为不能耐受氟康唑的替代方案。

（三）鞘内注射两性霉素 B 是否可行?

部分小样本量的研究显示鞘内或脑室内注射两性霉素 B 联合静脉抗真菌疗效高于仅用静脉治疗,其常见副作用包括发热、恶心等,但尚缺乏大样本研究。我国《隐球菌性脑膜炎诊治专家共识》指出,鞘内注射两性霉素 B 不作为常规治疗手段进行推荐,但针对难治性病例,全身静脉抗真菌治疗失败时,鞘内或脑室内注射可用于补救治疗,但需注意避免并发症的发生。

（四）免疫调节辅助治疗在隐球菌脑膜炎治疗中的应用

扼制隐球菌的感染,除抗真菌药物直接阻断真菌的繁殖外,免疫系统对病原体的清除也是十分重要的。目前,重组干扰素 γ（IFN-γ）已被《隐球菌病处理临床实践指南:2010 年美国感染病学会更新》推荐,推荐其应用于合并细胞免疫缺陷的隐球菌感染者。此外,在动物模型水平的研究发现,IL-12 和 IL-18 能够加强机体对隐球菌的免疫防御能力,并与抗真菌药物有协同作用。免疫调节辅助治疗在隐球菌脑膜炎,尤其是合并细胞免疫缺陷者的治疗中的应用价值值得进一步探索。

（五）如何降低隐球菌性脑膜炎持续感染和复发率?

初始治疗不足、氟康唑耐药、治疗依从性差、存在脑实质病变或隐球菌瘤（药物无法有效到达感染灶）、隐球菌生物学微进化、新的中枢神经系统隐球菌感染（新的获得性感染、身体其他部位感染播散）是导致隐球菌性脑膜炎持续感染或复发的常见原因。尤其值得注意的是,诱导期单药使用低剂量氟康唑是导致氟康唑耐药的重要原因,且易导致复发率增高。因而规范合理的药物治疗是降低持续感染和复发率的重要手段。

（崔 俐 郎 悦）

参 考 文 献

[1] 刘正印,王贵强,朱利平,等 . 隐球菌性脑膜炎诊治专家共识 . 中华内科杂志,2018,57（5）:317-323.

[2] Chen Y, Farrer R A, Giamberardino C, et al. Microevolution of Serial Clinical Isolates of Cryptococcus neoformans var. grubii and C. gattii. mBio, 2017, 8（2）: e00166-17.

[3] Srichatrapimuk S, Sungkanuparph S. Integrated therapy for HIV and cryptococcosis. AIDS Res Ther, 2016, 13（1）: 42.

[4] Perfect J R, Dismukes W E, Dromer F, et al. Clinical practice guidelines for the management of cryptococcal disease: 2010 update by the Infectious Diseases Society of America. Clin Infect Dis, 2010, 50（3）: 291-322.

第二节 自身免疫性脑炎

病例58 抗 N- 甲基 -D- 天冬氨酸受体（NMDAR）抗体脑炎

一、病历资料

（一）病史

患者男性,17 岁,因"头痛、记忆力下降 28 天,抽搐及精神异常 16 天"就诊。

患者于入院前 28 天无明显诱因出现头痛、头昏沉感,可忍受,伴心慌,无发热,无恶心呕吐。同时出现记忆力下降,学习困难。16天前突然抽搐1次,表现为意识丧失,双眼上翻,牙关紧闭,头向左偏,面部青紫,双上肢屈曲,双下肢伸直,无口吐沫,无二便失禁,持续约4分钟缓解,醒后不能回忆发作过程。逐渐出现认知和精神异常,不能认识常见字和物品(如苹果,熊猫等),尚可认识家属,伴恶心,呕吐,食欲下降,肢体不自主动作,性格改变,暴躁易怒。精神异常逐渐加重,坐立不安,无目的地来回踱步,口吐泡泡,吐舌头,间断出现拍打自己口周或胸部、揪自己头发等表现,并出现幻听、幻视(如看人形状改变,自觉在骑马或听到嗡嗡响声等),夜间出现胡言乱语。于外院住院查头颅MRI:未见异常。脑脊液压力225mmH$_2$O,无色透明,白细胞数13×10^6/L。自身免疫性脑炎抗体:抗NMDA型抗体(脑脊液)1:30,血清抗NMDA型抗体阴性。

(二)体格检查

体温:36.9℃,脉搏:84次/min,呼吸:24次/min,血压:130/74mmHg,心肺体检阴性。

神经系统查体:谵妄状态,不能对答,脑神经查体不合作,面部、舌头及肢体无目的动作较多。四肢肌张力正常,肌力5级。腱反射正常,深浅感觉检查不合作,双侧病理征阴性,脑膜刺激征阴性。

(三)外院辅助检查

1. 头颅MRI 未见异常。

2. 脑脊液检查 脑脊液压力225mmH$_2$O,无色透明,白细胞数13×10^6/L(<5×10^6/L),单核细胞93%。脑脊液生化正常。

3. 抗NMDA型抗体 脑脊液:1:30;血清:阴性。

思考1 自身免疫性脑炎(AE)有哪些共同特点?

AE的共同特征包括精神行为异常、认知障碍、记忆力下降、癫痫发作、不自主运动等。其他常见的症状还有睡眠障碍,包括失眠、睡眠增多、睡眠觉醒周期紊乱;抗利尿激素分泌不当综合征(顽固性低钠血症);中枢神经系统局灶性损害等。

二、病例分析

(一)病例特点

1. 青年男性,亚急性起病。

2. 以头痛、记忆力下降起病,逐渐出现癫痫发作,认知障碍及精神行为异常。

3. 谵妄状态,查体不合作,不能对答;面部、舌头及肢体不自主动作。

4. 头颅MRI未见异常;脑脊液压力225mmH$_2$O,无色透明,白细胞数13×10^6/L。抗NMDA型抗体阳性。

(二)诊断

1. 诊断

【定位诊断】头痛定位于颅内痛敏结构及硬脑膜。幻听、幻视等精神行为异常,定位于颞枕叶皮质。患者记忆力减退,定位于皮质及边缘系统海马等;发作性意识丧失,四肢强直抽搐,定位于双侧大脑皮质。面部及肢体不自主动作,定位于锥体外系。

【定性诊断】患者青年男性,亚急性起病。主要表现为头痛,记忆力减退,癫痫发作,精神行为异常。病前及病程中无发热。查体:谵妄状态,面部及肢体不自主动作。头颅MRI未见异常。脑脊液压力偏高,白细胞数13×10^6/L,略增加,考虑为自身免疫性脑炎可能。根据脑脊液自身免疫抗体检测:NMDAR抗体阳性,该患者确诊为抗NMDAR抗体脑炎。

2. 入院诊断 抗N-甲基-D-天冬氨酸受体(NMDAR)抗体脑炎。

思考2　自身免疫性脑炎的确诊标准？

符合下列四项可诊断：

1. 亚急性起病（<3 个月），具有近记忆力下降、癫痫、意识改变或精神行为异常中的 1 项或多项。

2. 至少具有下列其中 1 项

（1）脑脊液：白细胞增多（>5 × 10⁶/L）。

（2）影像学：头颅 MRI 提示边缘系统单侧或双侧 T_2 或 FLAIR 异常信号。

（3）脑电图：颞叶癫痫样放电或慢波活动。

3. 确诊实验　抗神经元表面抗原的自身抗体阳性。

4. 合理地排除其他病因。

（三）鉴别诊断

1. 病毒性脑炎　起病急，病情进展快，病前或病程初期多伴有发热或疱疹等症状，可表现为癫痫发作和精神异常。脑脊液常规、生化可正常。脑电图：慢波或局灶性棘慢波或尖慢波。本患者以头痛、记忆力减退、癫痫起病，病程中无发热或疱疹等病毒感染表现，脑脊液 NMDAR 抗体阳性，不支持病毒性脑炎。待复查腰穿，查病毒抗体阴性可除外病毒性脑炎。

2. 线粒体脑病　患者青年男性，以头痛，癫痫发作及精神异常为主要表现，要考虑线粒体脑病可能。但患者生长发育史正常，无运动后易疲劳等症状。脑脊液 NMDAR 抗体阳性，可排除线粒体脑病。

3. 肾上腺脑白质营养不良　患者青年男性，主要表现为记忆力下降，癫痫发作，精神异常，可考虑代谢性疾病如肾上腺脑白质营养不良，但患者起病较急，头颅 MRI 未发现脑白质异常信号，故不支持本病。

三、诊治及检查经过

该患者的诊疗经过包括以下几个方面：

（一）急性期治疗

1. 免疫冲击治疗　注射用甲泼尼龙琥珀酸钠 1 000mg 静脉滴注 3 天，每天一次；继之甲泼尼龙琥珀酸钠 500mg 静脉滴注 3 天，每天一次。

2. 对症支持治疗

（1）抗癫痫治疗：左乙拉西坦 0.5g，口服，每天两次。

（2）精神异常治疗：奥氮平 5mg，口服，每晚一次。

（二）进一步化验检查

1. 脑脊液检查

（1）脑脊液常规：脑脊液压力 190mmH₂O，无色透明，白细胞数 20 × 10⁶/L（<5 × 10⁶/L）。

（2）脑脊液生化：正常。

（3）脑脊液抗 NMDA 型抗体：1∶100。

（4）脑脊液病毒抗体、AQP-4 抗体、NMO-IgG：阴性。

2. 血清病毒抗体、AQP4 抗体、NMO-IgG　阴性。

3. 头颅 MRI　双侧海马 FLAIR 序列信号略增高（图 5-2-1）。

4. 动态脑电图　全导慢波活动增多（图 5-2-2，见文末彩图）。

5. 排查肿瘤相关检查　胸部 CT、腹部 CT、睾丸超声均阴性。

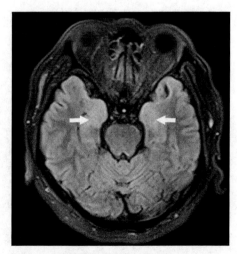

图 5-2-1　患者头颅 MRI

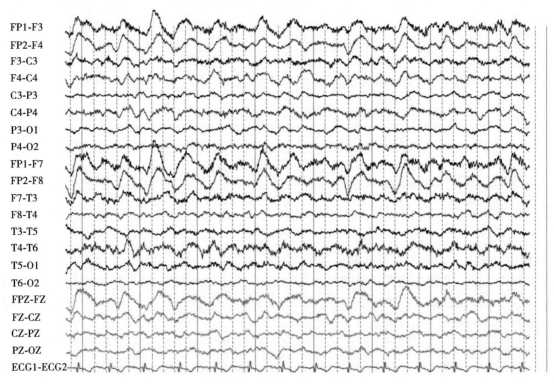

图 5-2-2 病例 58 患者脑电图全导联慢波活动增多

> **思考 3** 抗 NMDAR 脑炎易合并哪些肿瘤?
> 肿瘤与自身免疫性脑炎有密切的关联,卵巢畸胎瘤常见于女性抗 NMDAR 脑炎患者。另外小细胞肺癌、男性睾丸畸胎瘤也有报道。早期发现肿瘤,切除肿瘤后有利于改善预后,且能有效减少复发。

患者甲泼尼龙冲击治疗 6 天后症状改善不明显,仍谵妄,间断烦躁,偶有自发言语,不自主动作略减少。给予丙种球蛋白总量 2g/kg,分 5 天静脉滴注。患者症状逐渐减轻,可正确回答简单问话,不自主运动明显减少。

(三)缓解期免疫维持治疗

激素冲击治疗后口服泼尼松 $1mg/(kg \cdot d)$,每日一次,2 周;之后每 2 周减 5mg。

> **思考 4** 自身免疫性脑炎的免疫治疗都包括哪些?
> 自身免疫性脑炎免疫治疗首选激素,常用甲泼尼龙治疗。必要时可免疫球蛋白联合激素治疗,亦可辅以血浆交换,即自身免疫性脑炎的一线治疗。如有患者经上述治疗效果仍不好,加用免疫抑制剂,包括利妥昔单抗与静脉用环磷酰胺治疗,即自身免疫性脑炎的二线治疗。长程免疫治疗药物,包括吗替麦考酚酯与硫唑嘌呤等,主要应用于复发患者。

四、讨论和展望

(一)自身免疫性脑炎的诊断流程

自身免疫性脑炎的诊断首先需要综合分析患者的临床表现、脑脊液检查、神经影像学和脑电图等结果,确定其患有脑炎,继而选择自身免疫性脑炎相关的抗体检测予以诊断。

(二)抗NMDAR脑炎的发病机制较复杂,还需进一步研究

部分抗NMDAR脑炎患者可同时合并畸胎瘤等肿瘤,在肿瘤切除后脑炎症状可明显好转。目前相关研究发现let-7可能是抗NMDAR脑炎的生物标志物,畸胎瘤也存在相同的miRNA生物标志物。但三者间确切的关系仍不清楚,还需进一步研究。

有些抗NMDAR脑炎出现在上呼吸道或中枢神经系统的病毒感染之后,如单纯疱疹病毒脑炎和乙型脑炎后均有报道可继发抗NMDAR脑炎。NMDAR位于突触后膜,是一种离子型兴奋性神经递质谷氨酸受体。感染与自身免疫具有相关性,病毒感染可能通过免疫系统过度地激活、"泛化",引发针对自身神经细胞的免疫反应与攻击。还可能因病毒感染,破坏了富含NMDAR部位的结构,使该受体暴露,激活免疫识别,启动自身免疫反应,诱发抗NMDAR脑炎。

还有少数抗NMDAR脑炎与中枢神经系统脱髓鞘疾病重叠存在的报告,其机制亦有待研究。中枢神经系统髓鞘蛋白多是表达于中枢神经系统的少突胶质细胞和髓磷脂表面的蛋白,少突胶质细胞上也有NMDAR存在,因此这两种形式的自身抗原可能同时存在于少突胶质细胞的表面。在自身免疫的病理过程中,对少突胶质细胞的自身免疫失调,导致免疫细胞错误的攻击了NMDAR和髓鞘蛋白,并产生了两种抗体导致两种疾病重叠出现。这类患者较少见,今后还将更深一步研究此共患病的机制。

(三)抗NMDAR脑炎免疫治疗中所面临的问题

自身免疫性脑炎的一线免疫治疗包括糖皮质激素、静脉注射免疫球蛋白及血浆置换。目前,大部分临床研究未比较三者在治疗上的优劣,临床实践中往往采取经验性的序贯治疗。我们还无法在患者确诊后,根据一些指标判断出患者对哪种治疗更敏感;也无法在治疗的恢复期判断哪些患者易复发,需要加用免疫抑制剂来预防复发。希望未来可以建立一种有效的评估体系,能准确地确定个体化的免疫治疗方案。

(四)仍有未知自身免疫性脑炎抗体等待发现

目前临床上仍有一些患者,其症状符合自身免疫性脑炎,抗神经元抗体检测却为阴性,但免疫治疗有效,说明仍有一些未知的自身免疫性脑炎抗体没有被发现。今后还需要更多的对细胞表面的各种蛋白或受体的研究来发现新的未知抗体。

总之,抗NMDA脑炎诊断和治疗方面还有很多有待解决的问题,需要临床工作者和科研人员共同努力来完成。

(王玉平　高乐虹)

参 考 文 献

[1] 中华医学会神经病学分会.中国自身免疫性脑炎诊治专家共识.中华神经科杂志,2017,50(2):91-98.

[2] Wang H. Phylogenetic Analysis to Explore the Association Between Anti-NMDA Receptor Encephalitis and Tumors Based on microRNA Biomarkers. Biomolecules,2019,9(10):572.

[3] Höftberger R,Armangue T,Leypoldt F,et al. Clinical Neuropathology practice guide 4-2013:post-herpes simplex encephalitis:N-methyl-Daspartate receptor antibodies are part of the problem. Clin Neuropathol,2013,32(4):251-254.

[4] Ren Y,Chen X,He Q,et al. Co-occurrence of Anti-N-Methyl-D-Aspartate Receptor Encephalitis and Anti-myelin Oligodendrocyte Glycoprotein Inflammatory Demyelinating Diseases:A Clinical Phenomenon to Be Taken Seriously. Front Neurol,2019,10:1271.

病例 59 抗富亮氨酸胶质瘤失活蛋白 1 抗体相关脑炎

一、病历资料

（一）病史

患者男性，57 岁，因"记忆力减退 1.5 个月，发作性四肢抽搐 1 个月，精神异常 3 天"就诊。

患者 1.5 个月前无明显诱因出现近记忆力减退，如经常忘记刚刚随手放置的东西，不记得刚刚吃过的食物，1 个月前突发意识丧失，双眼上翻，口吐沫，伴四肢抽搐，无舌咬伤及二便失禁，持续 4~5 分钟后停止，发作前无先兆。25 天前再次出现抽搐 1 次，发作形式同前。半月前出现左面部及左上肢抽动，每次持续 2~3 秒缓解，每天 10 余次至数十次。于当地医院住院，查头颅 MRI 未见明显异常；脑电图提示右额颞慢波增多，给予丙戊酸钠 0.4g 口服、每日三次，患者仍反复出现左侧面部及肢体抽动，记忆力减退无好转。入院前 3 天间断出现精神异常，表现为易激惹、烦躁，无故毁坏家中物品，被劝阻时打骂家人。患者病后无发热，饮食可，睡眠差，入睡困难，二便正常。

高血压病史 14 年，规律服药，血压控制良好。否认糖尿病、冠心病病史。无明确家族遗传病史。

（二）体格检查

体温：36.8℃，脉搏：70 次 /min，呼吸：18 次 /min，血压：130/80mmHg，心肺腹体检阴性。

神经系统查体：神志清晰，左面及左侧上肢偶有抽动。口齿清楚，近记忆力减退，理解力、定向力、计算力正常。脑神经查体未见异常。四肢肌张力正常，肌力 5 级，共济运动协调。腱反射正常。双侧巴宾斯基征阴性。感觉检查正常。脑膜刺激征阴性。

（三）急诊辅助检查

1. 脑脊液检查

（1）脑脊液常规：脑脊液压力 180mmH$_2$O，无色透明。

（2）脑脊液细胞学：正常范围。

（3）脑脊液生化：脑脊液糖、氯化物、蛋白均在正常范围。

2. 蒙特利尔认知评估量表（MoCA） 22 分。

二、病例分析

（一）病例特点

1. 中年男性，亚急性起病。

2. 记忆力减退；反复癫痫发作；频繁出现持续 2~3 秒的左侧面部及肢体抽动，抗癫痫治疗效果差；精神异常。

3. 无发热史。

4. 神经系统查体可见近记忆力减退。

5. 头颅 MRI 未见明显异常；脑电图提示右额颞慢波增多；腰穿和脑脊液未见特殊变化。

（二）诊断

1. 诊断

【定位诊断】患者近记忆力减退，定位于皮质及边缘系统海马等；发作性意识丧失，四肢强直抽搐，定位于双侧大脑皮质。左侧面部及肢体阵发抽动定位于右侧额叶中央前回皮质及其联系皮质。精神行为异常定位于额、颞叶。综合定位于双侧大脑皮质及边缘系统。

【定性诊断】患者中年男性，亚急性起病。记忆力减退，反复癫痫发作及精神异常。脑电图：右额颞慢波增多，定性诊断自身免疫性脑炎。根据患者有偏侧面部及肢体阵发抽动，符合抗富亮氨酸胶质瘤失活蛋白 1（LGI1）抗体脑炎的面部和臂部肌张力障碍的表现，考虑为抗 LGI-1 抗体脑炎可能。

2. 入院诊断　自身免疫性脑炎（抗 LGI-1 抗体脑炎可能性大）。

> **思考 1**　根据临床表现推测抗 LGI-1 抗体脑炎可能性大的依据？
> 面 - 臂肌张力障碍发作（faciobrachial dystonic seizure，FBDS）是抗 LGI-1 抗体脑炎的特征性发作症状，表现为单侧手臂及面部乃至下肢的频繁、短暂的肌张力障碍样不自主动作，其发作时间短暂，一般仅数秒，发作频繁者可达每日数十次。患者具有 FBDS 表现，故推断抗 LGI-1 抗体脑炎可能性大。

（三）鉴别诊断

1. 病毒性脑炎　起病急，病情进展快，病前或病程初期多伴有发热或疱疹等症状，可表现为癫痫发作和精神异常。脑脊液常规、生化可正常。脑电图：慢波或局灶性棘 / 尖慢波。患者以近记忆力下降起病，亚急性病程，无发热等病毒感染表现，不支持。如脑脊液病毒抗体阴性，自身免疫性脑炎抗体阳性，可排除病毒性脑炎。

2. 抗 NMDAR 脑炎　是自身免疫性脑炎的一种类型，急性或亚急性起病，主要表现为精神行为异常、癫痫发作、近记忆力下降、不自主运动，意识水平下降等，根据患者自身免疫性脑炎抗体回报结果进行鉴别。

3. 克 - 雅病　亚急性起病，可表现为记忆力减退，精神异常，中期可出现肌阵挛发作。头颅 MRI 检查，早期可出现大脑皮质 DWI 异常信号，表现为沿着皮质走行的条带状高信号，呈"飘带征"或"花边征"，常见于额、顶、颞叶。脑电图可出现周期性尖慢复合波。该患者头颅 MRI 及脑电图均不支持，故排除克 - 雅病。

4. 非惊厥持续状态　可表现为意识恍惚，精神异常，记忆力减退，间断局灶或全面性抽搐。查脑电图可见持续性放电。但患者既往无癫痫病史，此次病程较长，外院脑电图不支持，待复查脑电图除外非惊厥持续状态。

三、诊治及检查经过

（一）确诊前对症治疗

1. 针对患者癫痫频繁发作给予抗癫痫治疗　奥卡西平 0.3g，每天 2 次，口服。

2. 精神异常治疗　给予奥氮平 5mg 睡前 1 次，口服。

（二）进一步检查

1. 抗 LGI1 抗体　血清阳性；脑脊液弱阳性。

2. 复查头颅 MRI　双侧海马 FLAIR 序列信号增高，左侧显著（图 5-2-3）。

3. 脑电图　双侧前头部慢波增多，左侧蝶骨、颞区癫痫样异常放电（图 5-2-4）。

4. SPECT　左侧丘脑葡萄糖代谢较对侧增高（图 5-2-5，见文末彩图）。

5. 肝功能、肾功能、电解质　血钠 127mmol/L（135~145mmol/L），其余正常范围。

6. 认知量表　MoCA 评分 16 分。

7. 肿瘤筛查　胸部 CT 未见异常；腹部 B 超未见异常；肿瘤标志物筛查均为阴性。

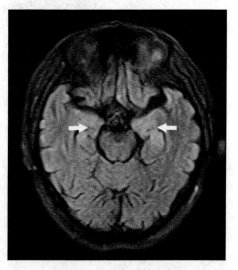

图 5-2-3　患者头颅 MRI

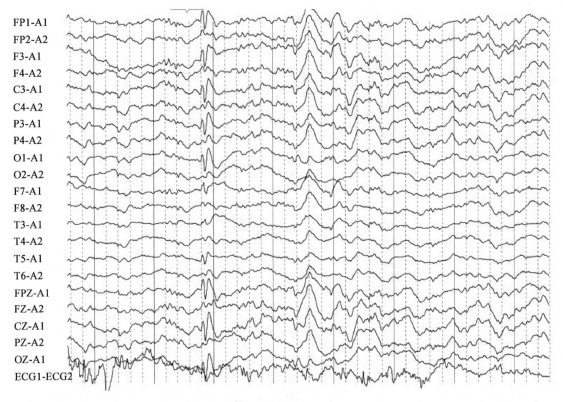

图 5-2-4 动态脑电图左颞区可见尖慢波发放

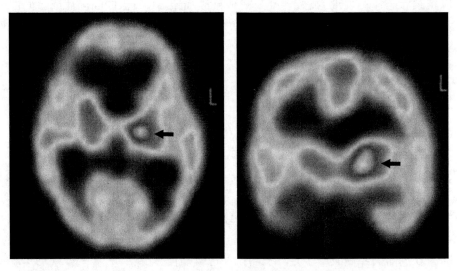

图 5-2-5 病例 59 患者 SPECT 左侧丘脑葡萄糖代谢较对侧增高（箭）

思考 2 抗 LGI1 抗体脑炎的患者易合并低钠血症的原因？

自身免疫性脑炎的低钠血症发生率为 60%~80%，一般为轻度，补钠后易纠正；也有顽固性严重低钠血症，随免疫治疗，脑炎病情好转可被纠正。发生机制可能与 LGI1 抗体在下丘脑和肾脏中共表达，导致疾病过程中抗利尿激素不适当分泌有关。

> **思考 3** 排查肿瘤的原因是什么？哪些肿瘤易引起抗 LGI1 抗体脑炎？
>
> 肿瘤与自身免疫性脑炎有密切的关联，不同类型自身免疫性脑炎伴发肿瘤的发生率和类型也不尽相同。5%~10% 抗 LGI1 抗体脑炎患者合并胸腺瘤或肺癌。早期发现肿瘤，切除肿瘤后有利于改善预后。

（三）最终诊断

抗富亮氨酸胶质瘤失活蛋白 1（LGI1）抗体相关脑炎。

（四）免疫冲击治疗

给予甲泼尼龙冲击，1 000mg 静脉滴注，每天一次，共 3 天；500mg 静脉滴注每天一次，3 天；240mg 静脉滴注，每天一次，3 天。患者于甲泼尼龙冲击治疗第 6 天，左侧面部及肢体抽动减少，精神症状减轻。

（五）免疫维持治疗

口服泼尼松 1mg/（kg·d），每日一次，顿服，维持 2 周；之后每 2 周减 5mg。

四、讨论和展望

（一）抗 LGI1 抗体相关脑炎患者诊断流程

抗 LGI1 抗体相关脑炎的诊断流程应包括以下 4 个步骤：

第一步：是否为脑炎？排除其他颅内病变。

第二步：是否为自身免疫性脑炎？结合病史、症状，进行头颅 MRI、脑电图检查、脑脊液常规、生化检测排除其他类型颅内感染。

第三步：确定自身免疫性脑炎类型？采用脑脊液及血清自身免疫性脑炎抗体检测确定病因分型。

第四步：排查肿瘤。

（二）免疫治疗的方案选择和所面临的问题

免疫治疗分为一线免疫治疗、二线免疫治疗和长程免疫治疗。一线免疫治疗包括糖皮质激素、静脉注射免疫球蛋白（IVIg）和血浆交换。如一个疗程的免疫冲击治疗效果不佳，可考虑重复冲击治疗。以上三种一线治疗方案各有利弊，在糖皮质激素应用的过程中要注意预防其可能发生的副作用，尤其是要预防低钾血症、骨质疏松、股骨头坏死及应激性溃疡的发生，需同时补充钙剂，补钾及抑酸剂，另外还要监测血压和血糖变化，警惕高血压及高血糖的发生。我们目前还无法根据患者的临床表现或某些检测指标来判断患者对某一种一线治疗或某两种联合治疗敏感，今后还需加强判断药物疗效及预后方面的研究。

（三）目前已知 FBDS 是癫痫发作，发病机制待研究

FBDS 是抗 LGI1 抗体脑炎特征性的发作症状。在抗 LGI1 抗体脑炎认识之初，FBDS 是癫痫发作还是肌张力障碍存在争论。FBDS 是发作性症状，较刻板，持续时间短，符合癫痫发作的特点，但因意识改变不明显，脑电图改变不典型，抗癫痫药物对 FBDS 效果不明显，故也被认为是运动障碍性症状。近年来随着视频脑电图的广泛应用，对发作过程及发作前、后的脑电图改变的研究增多，最终证实 FBDS 是癫痫发作。FBDS 是抗 LGI1 抗体脑炎最常见的癫痫类型，其他类型包括伴意识障碍的局灶发作和 GTCs。目前研究证实 FBDS 与其他类型癫痫共同存在的概率大于单独发生的概率。患者同时有 FBDS 等多种类型癫痫发作，FBDS 免疫治疗效果优于抗癫痫药物治疗，而其他类型癫痫发作均对抗癫痫药物敏感。

目前 FBDS 的发病机制仍不明确，是否与基底节病变有关，异常放电的起源和传导路径还不清楚，为什么抗癫痫药物治疗效果不理想，还需进一步研究。

（四）抗 LGI1 抗体相关脑炎临床表现及影像技术对发病机制研究的指导作用

LGI 是电压门控钾离子通道复合物（VGKC-complex）的一个组成部分，LGI1 蛋白在神经系统发育

和功能中起着至关重要的作用。*LGI1* 基因突变可引起常染色体显性遗传的颞叶癫痫,患者脑电图及影像学检查的异常发现多见于优势半球。从 FBDS 的偏侧性到抗 LGI1 抗体脑炎患者 PET、SPECT 影像结果的偏侧性提示可能存在 LGI1 蛋白表达的左、右半球的不对称性。有相关研究证实优势半球海马及苍白球 LGI1 表达较对侧高,提示 LGI1 参与脑发育,并在双侧大脑不对称发育过程中可能起作用。这是以疾病的临床特征规律为出发点为基础研究提供探索方向,目前相关研究仍不多。

FBDS 的发生机制还不明确,FBDS 的偏侧性可否与对侧丘脑异常有关,是否有额 - 颞 - 基底节网络的卷入,还需要更多的研究来证实。

(五)与肿瘤的相关性

抗 LGI1 抗体脑炎患者只有少部分合并肿瘤,多数患者为不明原因发病,年龄范围较广,发病机制是否与遗传或环境因素有关,还有待进一步研究。

(王玉平 高乐虹)

参 考 文 献

[1] 中华医学会神经病学分会 . 中国自身免疫性脑炎诊治专家共识 . 中华神经科杂志,2017,50(2):91-98.

[2] Gao L, Liu A, Zhan S, et al. Clinical characterization of autoimmune LGI1 antibody limbic encephalitis. Epilepsy Behav, 2016, 56: 165-169.

[3] Jang Y, Lee S T, Bae J Y, et al. LGI1 expression and human brain asymmetry: insights from patients with LGI1-antibody encephalitis. J Neuroinflammation, 2018, 15(1): 279.

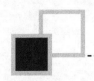

第六章　遗传与变性疾病

第一节　运动神经元和共济失调

病例 60 肌萎缩侧索硬化

一、病历资料

（一）病史

患者男性,58 岁,因"右上肢无力 2 个月"就诊。

患者 2 个月前无明显诱因出现右上肢无力,表现为持筷、握笔写字不灵活,缓慢加重,伴双上肢、背部肌肉跳动感,无明显肌肉萎缩,无言语含糊、饮水呛咳,无肢体麻木、疼痛,无大、小便障碍。

既往无特殊病史,无明确家族遗传病史。

（二）体格检查

体温:36.1℃,脉搏:68 次 /min,呼吸:20 次 /min,血压:130/84mmHg,BMI:21.45kg/m^2。心肺腹未发现异常。

神经系统查体:神志清楚,言语流利,高级智能检查正常,眼球各向运动正常,无眼震,舌肌未见萎缩、颤动,咽反射存在,下颌反射阴性,余脑神经正常。四肢肌肉萎缩不明显,未见肌束颤动。四肢肌张力正常。右上肢远端肌力 4 级,余肢体肌力 5 级。右上肢腱反射亢进,左上肢及双下肢腱反射活跃。腹壁反射存在。深、浅感觉正常。共济运动正常,步态正常,闭目难立征阴性。双侧掌颌反射阳性,右侧霍夫曼征阳性,左侧霍夫曼征可疑,双侧巴宾斯基征阴性。脑膜刺激征阴性。

（三）辅助检查

1. **血常规、尿常规、粪便常规**　未见异常。

2. **肝功能、肾功能、电解质、心肌酶**　血清肌酸激酶 75U/L(38~174U/L),其余正常范围。

3. **甲状腺功能、肿瘤指标筛查、副肿瘤综合征抗体谱**　正常。

4. **胸部 CT 平扫**　未见异常。

5. **全腹彩色多普勒超声检查**　未见异常。

6. **头颅 MRI 平扫**　未见明显异常。

7. **颈椎 MRI**　C3~4、C4~5、C5~6 椎间盘突出伴脊髓轻度受压。

8. **肌电图**

1）右侧正中神经、尺神经运动 CMAP 下降。

2）左、右正中神经、尺神经运动节段传导未见传导阻滞现象。

3）右侧正中神经传导速度下降(腕管综合征可能)。

4）右正中神经 F 波出现率下降。

5）双侧胫神经 H 反射正常。

6）针极肌电图：右拇短展肌、右小指展肌、右肱二头肌静息状态下可见明显自发电位、轻收缩运动单位时限增宽。

7）右侧胸锁乳突肌轻收缩运动单位时限增宽。

9. 雄激素受体（androgen receptor, AR）基因 阴性。

10. 肌萎缩侧索硬化症功能评分量表（ALSFRS-R）评分 46分。

思考1 为何进行血清肌酸激酶（CK）检测？

①对神经变性及肌肉疾病患者，建议常规进行CK检测。②多数肌肉疾病，包括皮肌炎、进行性肌营养不良症等，CK水平往往明显升高，甚至达10 000U/L以上。③对多数神经变性疾病而言，CK水平往往正常或者轻度升高。④大多数肌萎缩侧索硬化患者血浆CK正常，也可以升高，但往往不超过正常高限的5倍。

思考2 为何进行雄激素受体（AR）基因筛查？

①AR基因是脊髓延髓肌肉萎缩症（spinal and bulbar muscular atrophy, SBMA，也称肯尼迪病）的致病基因，位于X染色体上，因AR基因1号外显子CAG动态突变而致病。②肯尼迪病患者往往男性发病，女性携带，临床上可以表现为肢体无力、舌肌萎缩，肌电图可呈现广泛神经源性损害。③肯尼迪病患者往往以下运动神经元损害为主，可伴有周围神经损害、性腺功能异常。

思考3 为何进行肿瘤相关筛查？

①针对年龄大的患者，建议排查肿瘤，注意副肿瘤相关疾病引起的神经系统病变可能。②常规进行肿瘤指标、神经元抗原谱筛查、胸部CT、全腹彩色多普勒超声检查，必要时可完善PET-CT筛查肿瘤。③对筛查阴性的患者，仍需定期随访、复查。

二、病例分析

（一）病例特点

1. 中年男性，缓慢、非对称性起病。
2. 逐渐进展的右上肢远端无力。
3. 神经系统检查可见双侧掌颌反射阳性，右上肢腱反射亢进，右侧霍夫曼征阳性，感觉正常。
4. 肌电图检查在右上肢肌肉及右侧胸锁乳突肌静息状态下可见明显自发电位、轻收缩运动单位时限增宽。
5. 头颅及颈椎MRI未见可解释患者临床表现的病灶，AR基因检测未见异常扩增。

（二）诊断及诊断依据

1. 诊断

【定位诊断】右上肢无力，右上肢腱反射亢进、霍夫曼征阳性，定位于锥体束；肌肉震颤，肌电图提示神经源性损害（右拇短展肌、右小指展肌、右肱二头肌静息状态下可见明显自发电位、轻收缩运动单位时限增宽，右侧胸锁乳突肌轻收缩运动单位时限增宽），定位于脊髓前角（累及高颈段、颈段）。

【定性诊断】慢性、进行性上肢无力，临床症状不对称，右侧起病，体格检查和肌电图提示在颈段和高颈段同时存在上运动神经元和下运动神经元损害，感觉正常，定性诊断考虑神经变性病，拟诊肢体起病型的肌萎缩侧索硬化（amyotrophic lateral sclerosis, ALS）；没有明确的家族史，发病年龄也偏晚，考虑为散发型。根据修订版Elescorial诊断标准，诊断级别为实验室支持临床拟诊ALS。

2. 入院诊断　肌萎缩侧索硬化。

> **思考 4**　ALS 的诊断标准?
>
> 　1. 根据 2012 年《中国肌萎缩侧索硬化诊断和治疗指南》，ALS 的诊断标准如下：①病情进行性发展。②临床、神经电生理或病理证实有下运动神经元受累的证据。③临床体检证实有上运动神经元受累的证据。④排除其他疾病。⑤根据累及的区域数，ALS 的诊断级别进一步分为确诊、拟诊和可能。
>
> 　2. 世界神经病学联盟肌萎缩侧索硬化临床诊断 Airlie House 标准（修订版 El escorial 诊断标准）
>
> 　（1）确诊级：根据临床表现，在延髓支配区及至少 2 个脊髓节段（颈髓、胸髓或腰骶髓）或者 3 个脊髓支配区出现上、下运动神经元受累体征。
>
> 　（2）拟诊级：根据临床表现，在至少 2 个节段出现上、下运动神经元受累体征，且部分上运动神经元受累体征所在节段必须在下运动神经元体征所在节段之上。
>
> 　（3）实验室支持拟诊级：临床上仅有 1 个节段出现上、下运动神经元受累体征或仅有 1 个节段出现上运动神经元受累体征，而肌电图在至少 2 个节段发现下运动神经元受累体征，且已经通过神经影像学及实验室检查排除其他病因。
>
> 　（4）可能级：根据临床表现，仅 1 个部位出现上、下运动神经元受累体征，或在 2 个或更多部位仅有上运动神经元受累体征，或下运动神经元受累体征所在节段在上运动神经元受累体征所在节段之上，应用神经电生理、神经生理学、神经影像学及实验室检查无法达到实验室支持拟诊的 ALS 标准时。

（三）鉴别诊断

1. 颈椎病　本例患者颈椎 MRI 有椎间盘突出和神经根受压表现，需注意颈椎病可能，颈椎病常局限于上肢，伴上肢或肩部疼痛，无延髓麻痹，上肢无上神经元损害表现，肌电图上仅在颈段神经支配的肌肉出现神经源性损害，胸锁乳突肌肌电图多数正常。

2. 多灶性运动神经病　是一种以运动神经受累为主的慢性多灶性脱髓鞘性神经病，也可出现手部肌肉无力、萎缩，但肌电图检查可见多灶性运动传导阻滞，血清神经节苷脂（GM1）抗体滴度升高，一般进展缓慢，对免疫球蛋白治疗效果良好。

3. 肯尼迪病　是一种由雄激素受体（*AR*）基因 1 号外显子 CAG 动态突变导致的性染色体隐性遗传病，临床进展缓慢，肢体近端和延髓受累为主，常伴有男性乳房发育和生殖功能降低，本例患者 *AR* 基因检测阴性，可排除。

三、治疗及随访

（一）治疗方案

1. 保持乐观心态，加强营养。
2. 利鲁唑片 50mg，口服，一日两次。
3. 辅以维生素 B、维生素 E、辅酶 Q10 对症治疗。

（二）病情变化

3 个月后患者肌无力症状较前轻度进展，复查肌电图提示：广泛神经源性损害，累及胸锁乳突肌、上/下肢肌肉和胸段脊旁肌；右侧正中神经传导速度下降；左、右正中神经、尺神经运动节段传导未见传导阻滞现象；右上肢运动 CMAP 较前下降。此次肌电图检查较 3 个月前明显进展，神经源性损害累及的区域更广，进一步支持 ALS 的诊断。

（三）预后

在随访过程中，患者的临床症状仍在不断进展，逐渐出现行走无力、言语含糊、吞咽困难，并于发病后 20 个月开始使用无创呼吸机辅助呼吸,最终因呼吸衰竭死亡,从发病到死亡时间仅 27 个月。

四、讨论和展望

(一)规律的随访是肌萎缩侧索硬化诊治过程中不可忽视的一环

由于 ALS 缺乏特异的生物学标志物来辅助诊断,所以规律的临床随访显得尤为重要。①在 ALS 发病早期,患者可以仅有 1 个或 2 个区域的神经源性损害,需要定期随访、复查肌电图,寻找广泛神经源性损害的证据,随访有助于明确 ALS 的诊断以及 ALS 诊断级别的变化。②随访有助于了解病情的演变,典型 ALS 患者往往从一侧手部肌肉无力、萎缩起病,逐渐累及对侧、下肢肌肉,后期出现吞咽、呼吸功能障碍,多数患者病程呈进行性加重趋势,但应注意少数患者可能在疾病的某个过程出现平台期,如果没有继续规律随访,仅凭一段时间的病情稳定而推翻 ALS 的诊断,停止规律的药物治疗,可能很快就会出现病情的恶化。③疾病晚期可以出现吞咽困难和呼吸困难,随访有助于我们尽早了解患者的营养和呼吸状况,尽早干预,包括无创呼吸机的使用、经皮胃造瘘的营养支持等,有助于预防并发症,提高患者的生活质量,延长患者的生存期。

(二)肌电图提示广泛神经源性损害并不等同于肌萎缩侧索硬化

目前 ALS 的诊断仍缺乏特异的生物学标志物,临床上肌电图检查是诊断 ALS 最为重要的辅助检查,不仅可以明确下运动神经元损害的证据,而且还可以发现早期的、临床下的运动神经元的损害。肌电图上检测出来的下运动神经元损害证据等同于临床损害证据。但是,肌电图检查提示广泛神经源性损害并不等同于 ALS。国内北京协和医院崔丽英教授团队曾分析了 298 例首次就诊时肌电图表现为广泛神经源性损害的患者,最终 192 例为 ALS,36 例为进行性肌萎缩,13 例为肯尼迪病,10 例为平山病,9 例为颈椎病或腰椎病,6 例为脊髓性肌萎缩,5 例为多灶性运动神经病,5 例为 ALS 叠加综合征,4 例为肌病,3 例为遗传性运动神经病,3 例为运动轴索性周围神经病,2 例为脊髓灰质炎后综合征,还有 10 例未能明确诊断。可见并不能仅凭肌电图检查的结果就诊断 ALS,仍需结合发病年龄、病程进展和必要的辅助检查,以及定期临床随访,最终才能明确 ALS 的诊断。

总体上来说,本病例是一位中年男性患者,以手部肌肉无力起病,病情进行性发展,肌电图呈现典型的广泛神经源性损害,根据临床随访,预后差,符合 ALS 的诊断。ALS 目前仍缺乏有效的治疗手段,对 ALS 的诊断需要慎重,需重视临床随访。心理治疗以及晚期的呼吸和营养支持也非常重要。

(王　柠)

参 考 文 献

[1] 崔丽英,蒲传强,樊东升,等. 中国肌萎缩侧索硬化诊断和治疗指南. 中华神经科杂志,2012,45(7):531-533.

[2] Brown R H, Al-Chalabi A. Amyotrophic Lateral Sclerosis. N Engl J Med, 2017, 377(2): 162-172.

[3] Chen L, Zhang B, Chen R, et al. Natural history and clinical features of sporadic amyotrophic lateral sclerosis in China. J Neurol Neurosurg Psychiatry, 2015, 86: 1075-1081.

[4] 刘明生,崔丽英,管宇宙,等. 肌电图广泛神经源性损害和肌萎缩侧索硬化的诊断. 中华神经科杂志,2012,45(7): 463-466.

[5] 樊东升,陈璐. 运动神经元病的诊断和分类. 中华神经科杂志,2019,52(12):1065-1067.

病例61　肯尼迪病

一、病历资料

(一)病史

患者男性,43 岁,因"渐进性四肢无力 45 个月,言语含糊 2 个月"就诊。

　　患者 45 个月前无明显诱因出现右下肢无力,渐累及左下肢,表现为行走、下蹲起立、登楼吃力感,但尚可自行行走、爬楼。24 个月前患者发现双手肌肉萎缩,尺侧肌肉明显,手部精细活动尚可完成。2 个月前出现言语含糊,进食、交流尚可,无肢体麻木、疼痛,伴手抖、肉跳,无大、小便障碍。自发病以来,精神较紧张,体重下降 9kg。

　　否认高血压、糖尿病等病史。其哥哥有类似肢体无力和言语含糊,未进一步诊治。

　　（二）体格检查

　　体温:36.1℃,脉搏:63 次 /min,呼吸:20 次 /min,血压:116/72mmHg,BMI 17.6kg/m²,心肺腹未及异常。

　　神经系统查体:神清,言语含糊,眼球各向运动正常,无眼震,讲话时可见口周及脸部肌肉不自主抖动,舌肌萎缩、震颤明显,掌颌反射阴性,余脑神经正常。双手平举可见细小的震颤,双侧小鱼际肌萎缩明显,四肢肌力 4 级,肌张力正常,腱反射迟钝,病理征阴性,深浅感觉正常,共济运动正常。

　　（三）辅助检查

　　1. **血常规、尿常规、粪便常规**　未见明显异常。

　　2. **血清肌酸激酶**　1 345U/L（38~174U/L）。

　　3. **肝功能、肾功能、甲状腺功能、肿瘤指标筛查、副肿瘤相关抗体检测**　正常。

　　4. **超声心动图**　房室大小及 LVEF 值正常范围。

　　5. **上腹部彩色多普勒超声检查**　肝内低 - 无回声结节（良性病变可能）;肝实质回声稍增粗;胆囊壁稍毛糙。

　　6. **腰椎 MRI**　L4~5、L5~S1 椎间盘膨出;腰椎退行性改变;S1~2 水平骶管囊肿。

　　7. **肌电图**　广泛神经源性损害;右侧腓浅神经感觉 SNAP 波幅低;双侧正中神经、左侧尺神经运动节段传导未见传导阻滞现象。

思考 1　该患者的临床表现与经典肌萎缩侧索硬化有何不同?

　　该患者临床与经典肌萎缩侧索硬化的区别在于:①血清肌酸激酶水平升高较明显;②结合临床体征及肌电图检查,以下运动神经元损害为主,缺乏上运动神经元损害体征;③经典肌萎缩侧索硬化往往存在"分裂手"现象,即大鱼际肌、第一骨间肌受累早于小鱼际肌,而本例有"反分裂手"现象,即小鱼际肌萎缩明显;④患者病程进展缓慢,已经近 4 年,临床受累仍较轻微。

二、病例分析

（一）病例特点

　　1. 中年男性,缓慢起病。

　　2. 缓慢进展的四肢无力、萎缩、构音障碍。

　　3. 神经系统检查言语含糊,四肢肌力轻度下降,手部肌肉萎缩,舌肌萎缩伴震颤,肌张力正常,腱反射迟钝,病理征阴性,感觉正常。

　　4. 肌电图检查提示广泛神经源性损害,右侧腓浅神经感觉 SNAP 波幅低。

　　5. 腰椎 MRI 未见可解释患者临床表现的病灶。

（二）诊断及诊断依据

　　1. **诊断**

　　【定位诊断】患者四肢肌力减弱,舌肌、上肢手部肌肉萎缩,面部肌肉跳动及舌肌震颤,病理征阴性,肌电图提示神经源性损害,定位在脊髓前角或前根;EMG 检查可见右侧腓浅神经感觉 SNAP 波幅低,定位在周围神经。

【定性诊断】患者中年男性,慢性起病,进展性病程,以下运动神经元损害为突出表现,伴有部分的周围神经损害,需要根据进一步的相关检查才能够进一步定性。

2. 入院诊断　四肢乏力待查。

（三）鉴别诊断

1. **脊髓延髓肌肉萎缩症（spinal and bulbar muscular atrophy,SBMA）**　也称肯尼迪病,是一种由雄激素受体（*AR*）基因 1 号外显子 CAG 动态突变导致的性染色体隐性遗传病,男性发病,女性为携带者,与 ALS 一样,同属罕见病范畴,可以累及运动系统、周围神经、性腺功能,出现进行性肌肉无力、萎缩,男性乳房女性化、性功能下降等,可行 *AR* 基因检测明确。

2. **运动神经元病中的特殊亚型——进行性脊肌萎缩症（PMA）**　可表现为进行性加重的肢体无力、萎缩,肌电图呈广泛神经源性损害,临床体检缺乏上运动神经元损害体征,随着疾病进展,有可能转化为经典型 ALS,需要通过定期随访才能最终诊断。

3. **脊髓性肌肉萎缩症（spinal muscular atrophy,SMA）**　是一种由运动神经元生存基因（*SMN*）突变引起的常染色体隐性遗传病,可分为 SMA Ⅰ、Ⅱ、Ⅲ、Ⅳ型,其中Ⅳ型往往成年发病,表现为进行性发展的肢体下运动神经元瘫痪,通过 *SMN* 基因检测可明确。

4. **多灶性运动神经病（MMN）**　又称多灶性脱髓鞘性运动神经病,是一种以运动神经受累为主的慢性多发性单神经病,临床上可以表现为进行性非对称性肢体无力、萎缩,以远端受累为主,一般上肢重于下肢,肌电图神经传导检查可见传导阻滞,部分患者血浆神经节苷脂抗体（GM1）检测阳性,免疫球蛋白治疗效果良好。

三、诊治及检查经过

（一）相关临床体征及辅助检查的补充

1. 患者否认明显性功能下降,双侧乳房无明显增大、未触及结节。

2. **性腺激素水平测定**

（1）泌乳素:672.3mU/L（86~324mU/L）。

（2）卵泡激素:5.42U/L（1.5~12.4U/L）。

（3）促黄体生成素:7.59U/L（1.7~8.6U/L）。

（4）雌二醇:225pmol/L（41.4~159pmol/L）。

（5）睾酮:>52.05nmol/L（8.64~29nmol/L）。

（6）孕酮:1.48nmol/L（0~0.5nmol）。

3. ***SMN* 基因检测**　阴性。

4. ***AR* 基因检测**　Sanger 测序提示 *AR* 基因 CAG 拷贝数为 48（图 6-1-1,见文末彩图）。

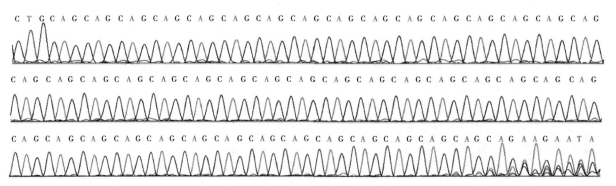

图 6-1-1　病例 61 患者 *AR* 基因检测结果

思考 2 *AR* 基因突变特点及结果解读？

多聚谷氨酰胺疾病是由于突变蛋白的晶核作用而引起的，这类疾病被称为多聚谷氨酰胺疾病（polyQ）。肯尼迪病属于 X 连锁隐性遗传性运动神经元变性疾病，男性患病，女性多数为无症状携带者，肯尼迪病也是经典的 polyQ 疾病之一。*AR* 基因位于 Xq11~12，编码雄激素受体，肯尼迪病患者的 *AR* 基因 1 号外显子存在 CAG 拷贝数异常扩增，正常人群 <35 拷贝，当 CAG 拷贝数 ≥35 提示肯尼迪病。

（二）进一步诊断分析及最终诊断

1. 结合患者的性腺激素水平变化，*SMN* 基因阴性，*AR* 基因 CAG 拷贝数 48（正常人群 <35），肯尼迪病诊断明确。

2. 患者 50 岁的哥哥，20 余岁出现双手抖动，30 余岁出现行走步态异常，伴言语轻度含糊。查体：舌肌明显萎缩、颤动，口周束颤，双手平举抖动，四肢肌力 4 级，上肢肌肉萎缩，乳腺未见异常。*AR* 基因检测阳性。也符合肯尼迪病的诊断。

【最终诊断】肯尼迪病。

（三）治疗方案

1. 肯尼迪病目前仍缺乏有效的药物治疗，依据发病机制及既往动物实验结果，使用去势治疗药物，如醋酸亮丙瑞林、度他雄胺等，可能对早期、病情较轻的患者有一定的延缓病情作用，但存在性功能丧失的副作用。

2. 辅以甲钴胺营养神经、辅酶 Q10 抗氧化等对症治疗。

四、讨论和展望

（一）肯尼迪病与肌萎缩侧索硬化症的鉴别要点

1. **临床症状** 肯尼迪病的好发年龄在 30~50 岁，比肌萎缩侧索硬化症（ALS）早；男性发病，女性为携带者，而 ALS 男女均可发病；肯尼迪病表现为肢体近端（肩胛带和骨盆带）肌肉萎缩和无力，并随病情进展波及远端，下肢重于上肢，而 ALS 往往上肢远端肌肉无力、萎缩起病，向下肢、球部肌肉进展；肯尼迪病进展非常缓慢，而 ALS 往往快速进展；肯尼迪病患者可伴有性功能下降、感觉神经、自主神经系统症状，ALS 少见。

2. **临床体征** 肯尼迪病患者以下运动神经元损害为主，肌肉萎缩、跳动明显，部分患者舌肌可见典型的中间沟萎缩，肌肉张力、腱反射减弱，病理征阴性，部分患者可伴有男性乳房女性化、睾丸萎缩，而 ALS 患者主要表现为一个肢体或区域同时存在上运动神经元和下运动神经元损害的表现。

3. **实验室辅助检查** 肯尼迪病患者的血浆 CK 水平升高较 ALS 明显，多数在 1 000~2 000U/L，同时可以伴有性腺激素水平的异常。

4. **电生理检查** 肯尼迪病患者与 ALS 类似，可表现为广泛的神经源性损害，但肯尼迪病患者以慢性神经源性损害为主，而且常有感觉传导异常。

5. **基因诊断** 肯尼迪病为 *AR* 基因动态突变，CAG 拷贝数大于 35 次可诊断，ALS 以散发多见，家族性 ALS 患者可以检测到 *SOD1*、*TDP-43*、*FUS* 或 *C9orf72* 基因突变。

（二）中国肯尼迪病患者的临床特点

国内吴志英教授团队总结了 155 例中国肯尼迪病患者的临床特点：①22.6% 患者存在明确阳性家族史。②临床首诊时，35.5% 患者存在球部肌肉无力，65.2% 患者存在上肢无力，75.5% 患者存在下肢无力，13.5% 患者存在震颤，34.8% 患者存在乳房增大。③首次出现肌肉萎缩的平均年龄是（44.2±10.2）岁，其中肢体肌肉萎缩最常见（96%），另 3% 患者为球部的肌肉萎缩。④血清 CK 平均值（1024±76）U/L。⑤平均 CAG 重复数为（48.6±3.5）次（重复序列为 42~61）。

综上所述,肯尼迪病是一种由 *AR* 基因 1 号外显子 CAG 动态突变导致的性染色体隐性遗传病,临床上主要表现为男性发病、下运动神经元损害,可累及运动系统、周围神经、性腺功能,临床进展非常缓慢,对疑似肯尼迪病患者可行 *AR* 基因动态突变检测明确。肯尼迪病目前仍缺乏有效的药物治疗,相关的临床试验主要针对性地抑制体内雄激素水平,在充分告知副作用、知情同意后,针对病程较短、病情较轻的患者,可给予雄激素抑制治疗。随着发病机制研究的不断深入,相信今后会有更加有效、安全的治疗药物。

〔王　柠〕

参 考 文 献

[1] 鲁明,樊东升. 肯尼迪病治疗的临床研究进展. 中华神经科杂志,2015,48(3):233-235.
[2] Tanaka F, Katsuno M, Banno H, et al. Current status of treatment of spinal and bulbar muscular atrophy. Neural Plast, 2012, 2012:369284.

病例 62　脊髓小脑性共济失调 3 型

一、病历资料

(一)病史

患者女性,38 岁,因"行走不稳伴言语含糊及吞咽呛咳 7 年余"入院。

患者 7 年余前无明显诱因逐渐出现行走不稳,伴言语含混不清,时有吞咽呛咳。症状持续进展,目前独立行走困难,言语含糊,与他人交流困难。

既往及个人史无特殊,家族中有 3 代 7 人存在相似病史(图 6-1-2),发病年龄有逐代提前现象。

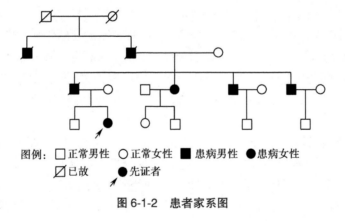

图例:□ 正常男性　○ 正常女性　■ 患病男性　● 患病女性
　　　☒ 已故　　 ●↖ 先证者

图 6-1-2　患者家系图

(二)体格检查

体温:36.2℃,脉搏:70 次 /min,呼吸:16 次 /min,血压:125/74mmHg,心肺腹未见明显异常。

神经系统查体:神志清楚,言语清晰度、流利度均明显降低,呈吟诗样语言。眼球各向运动正常,见水平凝视诱发眼震,慢眼动阴性,余脑神经未见异常。四肢肌力正常,肌张力增高,腱反射对称亢进,双侧病理征阳性。深浅感觉无异常。双侧指鼻、轮替运动差,双侧跟 - 膝 - 胫试验阳性,双足无法并立,闭目难立征阳性,直线行走不能。

(三)辅助检查

1. **血常规、尿常规、粪便常规**　未见明显异常。

2. **肝功能、肾功能**　正常范围。

3. **风湿免疫性相关抗体**　正常。

4. **甲状腺功能及甲状腺自身抗体** 正常。

5. **肿瘤指标筛查** 正常。

6. **副肿瘤相关抗体检测** 正常。

7. **胸部 CT 平扫** 未见异常。

8. **全腹彩色多普勒超声检查** 未见明显异常。

9. **基因分析** 脊髓小脑性共济失调（spinocerebellar ataxia，SCA）3 型致病基因 *ATXN3* 存在 CAG 重复序列的异常扩增突变（CAG 重复数为 81 个，图 6-1-3，见文末彩图）。

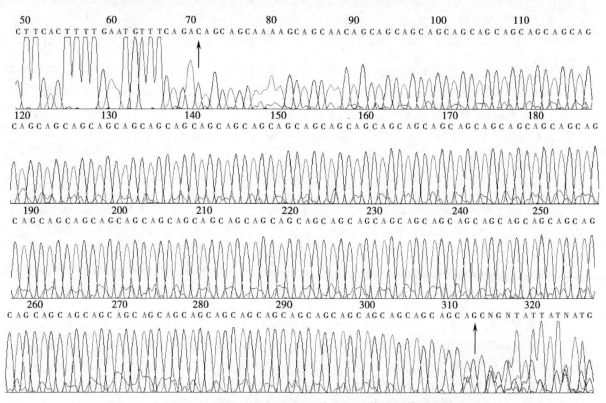

图 6-1-3 病例 62 患者 *ATXN3* 的 CAG 重复序列的测序图

两个黑箭之间的序列为 CAG 重复序列，包括期间的 2 个 CAA 及 1 个 AAG 在内，总共有 81 个 CAG 重复。

10. **头颅 MRI** 小脑、脑干萎缩（图 6-1-4）。

二、病例分析

（一）病例特点

1. 青年女性，隐袭起病，缓慢进展。

2. 行走不稳、言语含糊，及吞咽呛咳为主要临床表现。

3. 常染色体显性遗传的家族史。

4. 神经系统检查可见小脑征阳性及下肢锥体束征阳性。

5. 辅助检查示 *ATXN3* 存在 CAG 重复扩增突变及磁共振提示脑干及小脑萎缩。

（二）诊断及诊断依据

1. 诊断

【定位诊断】临床表现为步行不稳、言语含糊、吞咽呛咳，查体示双眼水平眼震，双侧指鼻、轮替运动差，双侧跟 - 膝 - 胫试验阳性，直线行走不能等小脑征表现，定位于小脑；四肢肌张

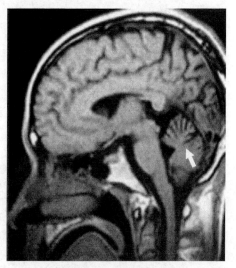

图 6-1-4 颅脑磁共振平扫

矢状位 T_1 加权像示小脑蚓部体积缩小，蚓部脑沟增宽（箭），提示小脑萎缩。

力增高、腱反射对称亢进、双侧病理征阳性,定位于双侧皮质脊髓束;患者还有言语含糊及吞咽呛咳等临床表现,可定位于双侧皮质核束。结合头颅磁共振平扫检查,综合定位于小脑及脑干。

> **思考1**　共济失调的定义是什么? 其解剖分类有哪些? 分别定位在哪里?
>
> 　　共济失调是指在肌力正常的情况下运动的协调障碍,即肢体随意运动的幅度及协调发生紊乱,以及不能维持躯体姿势和平衡。
>
> 　　共济失调在解剖上可分为:感觉性,定位在深感觉传导束;前庭性,定位在前庭系统;额叶性,定位在额叶前部;小脑性,定位在小脑系统。

　　【定性诊断】青年女性,隐袭起病,缓慢进展,共济失调及锥体束征阳性,家族中有类似病史并有遗传早现现象,颅脑磁共振提示小脑及脑干萎缩,基因检查发现在脊髓小脑性共济失调3型致病基因*ATXN3*上存在CAG重复序列异常扩增突变,故定性为遗传病。

　　2. **入院诊断**　脊髓小脑性共济失调3型(spinocerebellar ataxia,SCA3)。

> **思考2**　什么是遗传早现现象及其原因?
>
> 　　遗传早现(anticipation)现象是指在某个遗传病家系的连续几代人中,发病年龄逐代提前,症状逐代加重。这种现象在父系遗传的SCA3、7中表现更为明显。其原因为扩增突变的CAG重复序列在传代过程中可发生进一步的扩增。由于CAG重复数目同发病年龄及临床表现严重程度有关,故最终导致遗传早现的发生。

　　(三)鉴别诊断

　　1. **多系统萎缩(multiple system atrophy,MSA)**　尤其是MSA的小脑共济失调型也主要表现为慢性进行性小脑共济失调,故需与SCA3相鉴别。但MSA为散发性疾病,无家族史;自主神经受累表现明显,如尿频、尿急、尿失禁及直立性低血压等;小脑共济失调症状进展较SCA3快,一般发病后4~5年内,MSA患者无法独立行走。行*ATXN3*的CAG重复序列检测可明确鉴别这两种疾病。

　　2. **常染色体显性遗传的复杂型遗传性痉挛性截瘫(hereditary spastic paraplegia,HSP)**　该病也有常染色体显性遗传的家族史;在临床表现上该病可有行走不稳、言语含糊、吞咽呛咳及眼震等症状体征。而部分SCA3患者可有下肢肌张力增高、腱反射亢进及病理征阳性等痉挛性截瘫的表现。故这两种疾病在临床上极易混淆,对两病进行明确鉴别,需行*ATXN3*的CAG重复序列检测。

> **思考3**　橄榄脑桥小脑萎缩和脊髓小脑性共济失调的区别
>
> 　　橄榄脑桥小脑萎缩(olivopontocerebellar atrophy,OPCA),为Déjèrine和Thomas在1900年首先提出。他们对一例散发小脑共济失调病例进行尸检,病理显示该病例的脑桥基底部、下橄榄体和小脑中脚存在明显变性,小脑下脚轻度变性,而壳核无明显异常。随着影像学的快速发展,部分家族性或散发性的小脑共济失调患者在颅脑MRI平扫的矢状位上存在小脑、脑桥及橄榄体的萎缩而被诊断为OPCA。这些患者,尤其是有家族史的OPCA患者经基因分析后可被确诊为SCA$_1$、SCA$_2$、SCA$_3$或SCA$_7$。因此OPCA与SCA存在重叠,OPCA主要根据病理及影像学特点来命名,SCA主要根据致病基因的不同来命名。因SCA有简洁、明了且更能反映疾病基因突变的本质等诸多优点,其已在临床及科研上越来越多地被采用。

三、治疗

（一）药物治疗

1. 予巴氯芬 5mg，口服，一日两次，以减缓肌张力增高。
2. 予丁螺环酮 5mg，口服，一日三次，以治疗共济失调症状。
3. 予胞二磷胆碱、甲钴胺、辅酶 Q10 等营养神经及改善线粒体能量代谢等支持对症。

（二）康复训练

1. 对共济失调步态进行专业的功能训练。
2. 针对言语含糊，可在专业人员的帮助下，指导患者进行发音训练。
3. 可进行专业的吞咽功能训练以促进吞咽功能恢复，并可由专业人员指导如何进食及应食用何种合适的食物。

四、讨论和展望

（一）脊髓小脑性共济失调的诊断策略

脊髓小脑性共济失调是神经科最常见的遗传变性疾病之一，其分型众多，以 SCA3 最为常见。因分型多，临床表型复杂，故需一个综合的临床诊断策略。首先需根据临床表现、体征确定为小脑性共济失调，再排除可导致共济失调的继发性原因后可诊断为 SCA，最后进行相关基因分析确定基因型。具体过程如下：

1. **确认为小脑性共济失调**　典型病例为中年起病，表现进行性步态不稳，伴四肢笨拙、言语障碍、眼震、吟诗样语言、辨距不良、震颤和步态共济失调为主的小脑体征，指鼻试验及跟 - 膝 - 胫试验等共济运动试验多为阳性，并常伴痴呆、锥体束征、锥体外系征及脊髓、周围神经体征。

2. **排除继发性因素引起的共济失调综合征**　应首先排除由常规辅助检查如影像和实验检查即可检测出的继发因素引起的共济失调综合征，对没有家族史的散发病例更应如此。如酒精、重金属、农药及一些抗癫痫药物的贮积都可造成共济失调综合征；一些内分泌障碍疾病如甲状腺功能低下、糖尿病等可伴有共济失调综合征；副肿瘤综合征及一些神经系统疾病如多系统萎缩、多发性硬化、多发性脑梗死、酒精性脑病、小脑肿瘤等也可以合并共济失调症状；此外，一些因吸收障碍导致维生素缺乏的疾病如共济失调伴维生素 E 缺乏（ataxia with vitamin E deficiency, AVED）、无 β 脂蛋白血症等也可表现为小脑性共济失调。

3. **确定特异基因型**　排除以上常见及其他继发因素导致的共济失调综合征后，则可进行基因筛查以助确诊。根据中华医学会神经病学分会神经遗传学组在 2015 年制定的《遗传性共济失调诊断与治疗专家共识》按发病率高低，首先筛查 *SCA3*、*SCA2*、*SCA1*，再筛查 *SCA6*、*SCA7*、*SCA8*、*SCA36*、*SCA35*，如伴有视网膜色素变性的则首先筛查 *SCA7*。

（二）脊髓小脑性共济失调的治疗方向

迄今为止还没有任何药物对脊髓小脑性共济失调有特效或可以延缓其进程。很多疾病的有效治疗方法都是在其发病机制研究取得重大突破的基础上所获得的。理论上在 SCA 发病机制的不同环节给予干预，都可以达到治疗的目的。

（1）突变蛋白导致的蛋白质构象错误折叠在 SCA 发病的过程中起到了极为重要的作用。分子伴侣在神经元中可促进蛋白质形成正确的折叠结构。许多研究已经证实在细胞或动物模型中加强分子伴侣的作用可抑制 SCA 疾病的进程。

（2）突变蛋白质会在细胞内聚集从而损害神经元细胞造成细胞毒性，即所谓的毒性获得。毒性获得也被认为是 SCA 发病的一个核心环节，因此将已经聚集起来的突变蛋白解聚或也可达到治疗目的。

（3）在一些 SCA 亚型的发展进程中，线粒体功能异常及异常增强的氧化应激起着辅助作用。因此清除氧自由基及增强线粒体的功能也是很好的治疗选择。

（4）利用反义寡核苷酸（antisense oligonucleotide，ASO）及 CRISPR/Cas9 基因编辑系统等基因编辑方法来抑制突变基因的表达是未来 SCA 治疗的一个重要方向。

（王　柠）

参 考 文 献

[1] 梁秀龄. 神经系统遗传性疾病. 北京：人民军医出版社，2001.

[2] 中华医学会神经病学分会神经遗传学组. 遗传性共济失调诊断与治疗专家共识. 中华神经科杂志，2015，48（6）：459-463.

[3] Buijsen R A M，Toonen L J A，Gardiner S L，et al. Genetics，Mechanisms，and Therapeutic Progress in Polyglutamine Spinocerebellar Ataxias. Neurotherapeutics，2019，16（2）：263-286.

[4] Szpisjak L，Zadori D，Klivenyi P，et al. Clinical Characteristics and Possible Drug Targets in Autosomal Dominant Spinocerebellar Ataxias. CNS Neurol Disord Drug Targets，2019，18（4）：279-293.

[5] Klockgether T，Mariotti C，Paulson H L. Spinocerebellar ataxia. Nat Rev Dis Primers，2019，5（1）：24.

病例 63 肝豆状核变性

一、病历资料

（一）病史

患者男性，26 岁，因"四肢震颤伴言语含糊 5 年，加重半年"入院。

患者入院前 5 年无明显诱因出现四肢不自主震颤，双手为著，紧张时加重，夹菜、舀汤等动作慌张，尚可独立行走，伴言语含糊，表现为言语不利、吐字不清。近半年来上述症状加重，表现为全身不自主抖动，言语不清，伴吞咽困难，饮水呛咳。1 个月前出现视物模糊。为进一步诊治，收入院。

既往史、个人史、家族史无特殊。

（二）体格检查

体温：36.3℃，脉搏：76 次 /min，呼吸：18 次 /min，血压：116/72mmHg，心肺未见明显异常，腹平坦、对称，未见胃肠型及蠕动波，腹平软，无压痛，未触及腹部包块，肝脾肋下未及，移动性浊音阴性，肠鸣音 4 次 /min。

神经系统查体：神志清楚，言语含糊，双侧瞳孔等大等圆，直径 3.5mm，双侧对光反射迟钝，双眼中心角膜透明，周边角膜层间可见大量棕黄色色素沉积。四肢肌力正常，四肢肌张力对称减低，四肢腱反射活跃，病理征未引出。双侧指鼻、跟 - 膝 - 胫试验欠稳，闭目难立征、步态基本正常，深浅感觉正常。

（三）辅助检查

1. **血常规** 未见异常。

2. **血清铜蓝蛋白 56mg/L**（正常值：200~600mg/L），尿铜 1 003.70μg/24h（正常值：<40μg/24h），血清铜 4.9μmol/L（正常值：11.0~24.0μmol/L）。

3. **肝功能** 正常范围。

4. **乙肝相关实验室检查、丙肝抗体** 阴性。

5. **全腹彩色多普勒超声检查** 肝实质回声增粗不均，包膜不光滑，符合慢性肝损害声像改变；脾大。

6. **头颅 MRI** 双侧豆状核、背侧丘脑 - 中脑 - 脑桥可见斑片状长 T_1 长 T_2 信号，FLAIR 呈高信号，符合肝豆状核变性表现（图 6-1-5）。

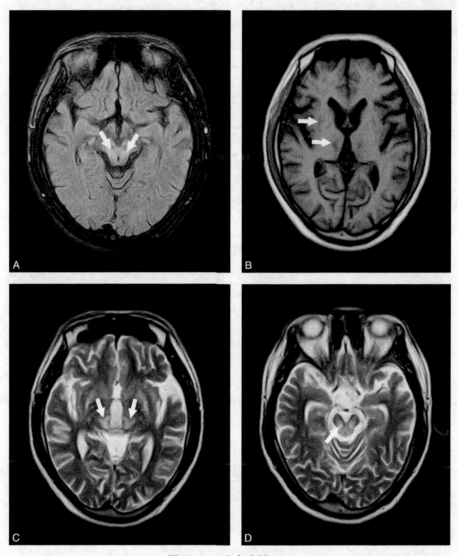

图 6-1-5　患者头颅 MRI

A. FLAIR 序列示中脑高信号（箭）；B. T_1 加权示豆状核、背侧丘脑低信号（箭）；C. T_2 加权示双侧丘脑高信号（箭）；D. T_2 加权示中脑高信号（箭）。

二、病例分析

（一）病例特点

1. 青年男性，慢性病程，四肢抖动伴言语含糊，进行性加重。

2. 累及肝脏、脑、眼等多个系统，以神经系统症状较为突出。

（二）诊断及诊断依据

1. 诊断

【定位诊断】四肢抖动、言语含糊、饮水呛咳、视物模糊，查体可见四肢肌张力对称减低、四肢腱反射亢进，双侧指鼻试验、跟 - 膝 - 胫试验欠稳，定位于锥体外系，言语含糊、吞咽呛咳，定位于脑干。

【定性诊断】患者青少年起病，慢性进行性病程，累及肝脏及大脑豆状核、脑桥、中脑，角膜 K-F 环阳性，24 小时尿铜明显增高，铜蓝蛋白明显降低，考虑为肝豆状核变性（hepatolenticular degeneration，HLD），又称威尔逊病（Wilson disease，WD）。

2. 入院诊断　肝豆状核变性。

思考1　肝豆状核变性症状常缺乏特异性,尤其是以非神经系统损害为首发症状者更容易误诊,应采取什么措施预防误诊?

1. 对青少年不明原因肝功能损害、骨关节病、器质性精神病、反复溶血、神经系统损害(尤其是锥体外系症状),应详细询问病史并仔细体检。

2. 对怀疑本病者先用裂隙灯检查有无角膜 K-F 环。

3. 进一步完善血清铜蓝蛋白、血清铜、24h 尿铜、上腹部 B 超、头颅 MRI 等检查。

4. 有条件者可行基因突变检测。

(三)鉴别诊断

1. **亨廷顿舞蹈病**　也常青少年起病,可表现为言语含糊等,但其有舞蹈样动作,查体肌张力降低,与患者病情不符,可能性小。

2. **帕金森病**　也可有言语含糊、肢体僵硬等症状,但该病多中老年起病,有动作迟缓、慌张步态等,与患者病情不符,可基本排除。

3. **手足徐动症**　以局限于远端肌肉蠕动样缓慢的不自主运动为特征,通常不侵犯近端肌肉,亦不产生持续性扭曲、挛缩等改变。与患者不符,暂不考虑。

三、诊疗及检查经过

该患者 ATP7B 基因突变检测提示在 8 号外显子 Arg778Leu 纯合突变,结合其临床症状、体征及其他辅助检查,诊断"肝豆状核变性"明确。在其服用青霉胺、葡萄糖酸锌、苯海索 1 个月后四肢不自主抖动较前明显好转。

思考2　肝豆状核变性患者临床随访的指标有哪些?在治疗前后有什么变化?有何意义?

24 小时尿铜是监测病情、指导临床用药的重要指标,如多次测定 24 小时尿铜量均为 200~300μg,且症状稳定,表示用量足够,驱铜药可减量或间歇用药直至停药。铜蓝蛋白在肝脏内由铜蓝蛋白前体与铜离子结合而成,结合了铜离子的铜蓝蛋白分泌至血液循环中发挥重要的生理功能,其合成过程中需要 ATP7B 蛋白的参与,由于肝豆状核变性患者存在 ATP7B 基因突变及 ATP7B 蛋白功能缺陷,间接引起铜蓝蛋白合成障碍,血清铜蓝蛋白及血清铜水平低下,由于 ATP7B 基因突变以及 ATP7B 蛋白功能缺陷的不可逆性,患者血清铜蓝蛋白及血清铜水平不会随着病情改善而变化。

四、讨论与展望

肝豆状核变性患者是由于体内过多的游离铜最终导致组织损伤,如果疾病被迅速诊断并坚持治疗,肝豆状核变性患者通常有一个良好的预后,目前肝豆状核变性的治疗方法主要有以下几个方面:

1. **驱铜及阻止铜吸收的药物**　常用的驱铜药包括青霉胺、二巯丁二酸、二巯丙磺酸、三乙四胺等,前三种较常用;与肠道与铜竞争性吸收的药物主要有锌剂、钼剂。青霉胺一般从小剂量(250mg/d)开始,每 3~4 天递增 250mg,维持剂量成人为 750~100g/d,小儿剂量为 20~30mg/(kg·d)。青霉胺的副作用较大且存在过敏的风险,对以神经症状为主(脑型)患者作为起始用药,会使部分患者神经症状加重,因此有些专家主张锥体外系症状严重特别是明显肌张力障碍或已导致肢体畸形的患者应慎用或不用青霉胺,改用锌剂或其他驱铜药如二巯丁二酸与二巯丙磺酸等。二巯丁二酸与二巯丙磺酸钠均被推荐用于有轻、中度肝损害以及神经精神症状患者,二巯丁二酸剂量为 0.75~1.0g/d,儿童 70mg/(kg·d),分 2 次用;二巯丙磺酸钠用法为 5mg/kg 溶于 5% 葡萄糖溶液 500ml 中缓慢静脉滴注,每日 1 次,6 天为 1 个疗程,连续使用 6~10 个疗程。锌剂的疗效确切、副作用少,目前成为治疗下列类型 WD 的首选药物之一:尤其适于症状前患者、儿童肝型(只有转氨酶增高)患者、妊娠患者(对胎儿无致畸作用)、不能耐受青霉胺治疗者以及 WD 的维持治疗,锌剂的缺点是起效慢,严重患者不宜首选。常用的锌剂为葡萄糖酸锌、硫酸锌,用量为 150mg/d 锌元素,相当于葡萄糖酸锌 1 000mg 或硫酸锌 350mg,5 岁以下锌元素 25mg/d,每日两次;5~15 岁锌元素 25mg/d,每日三次。为了避免食物影响其吸收,宜在餐后 1 小时服药。

2. 对症治疗　对于肝型患者需长期保肝治疗。对于静止性、幅度较小的震颤首选苯海索治疗,如疗效不佳可用复方多巴制剂,以意向性或姿势性震颤为主、尤其是粗大震颤者,可用氯硝西泮。帕金森综合征、肌张力障碍可用苯海索、复方多巴制剂,从小剂量开始、缓慢增加,也可单用或合用多巴胺受体激动药。以扭转痉挛、强直或痉挛型斜颈为主者,还可选用氯硝西泮、巴氯芬或乙哌立松等。舞蹈样动作和手足徐动症可选用苯二氮䓬类药物,无肌张力增高者可用氟哌啶醇,但应同时合用苯海索。精神症状可用奋乃静或利培酮,对淡漠、抑郁的患者可用抗抑郁药物。对于白细胞及血小板减少的患者,给予利血生、鲨肝醇、维生素 B₄ 等,如不能纠正应将青霉胺减量或停用,改用其他驱铜药物。如仍无效,且有脾功能亢进者可行脾切除。但需注意以下几点:术前、术后均需加强驱铜治疗;术前给予保肝及对症处理等综合治疗,待肝功能好转并稳定后方可手术;当患者有白细胞减少时,为防止术后感染,术前应常规给予抗生素。

3. 肝移植　暴发性肝功能衰竭的 WD 患者以及慢性失代偿性 WD 患者突发急性肝功能衰竭或经药物治疗无效是肝移植的指征,此时,肝移植作为最终手段,可以延长患者的生存期。肝移植后需继续低铜饮食及驱铜治疗。WD 是一种遗传病,肝移植只是治标不治本的对症措施,术后免疫抑制药的应用不仅给患者带来沉重的经济负担,而且可能发生严重的神经系统并发症。综合考虑肝移植的风险,长期疗效尚无定论以及手术所需的经济负担等因素,WD 患者应在经过正规的驱铜药物治疗无效后才进行肝移植。对于肝脏和神经系统同时受累的 WD 患者,应仔细评估预后,谨慎决定是否进行肝移植;对于具有明显神经精神症状但肝功能正常的 WD 患者不建议进行肝移植。

4. 饮食治疗　饮食控制非常重要,医师应为患者制定较为详细的食谱,嘱其遵照执行。①避免食用含铜量高的食物,如豆类、坚果类、薯类、菠菜、茄子、蕈类、菌藻类、干果类、软体动物、贝壳类、螺类、虾蟹类、动物的肝和血、巧克力等以及某些中药(如龙骨、牡蛎、蜈蚣、全蝎等);②尽量少食含铜量较高的食物,如小米、荞麦面、糙米等;③宜食用含铜量低的食物,如精白米、精面、新鲜青菜、苹果、桃子、梨、猪肉、牛肉、鸡肉、鸭肉、鹅肉、牛奶等;④高氨基酸或高蛋白饮食;⑤勿用铜制的食具或用具。

5. 基因治疗、肝细胞移植及干细胞移植治疗　近年来关于基因治疗、肝细胞移植及干细胞移植治疗 WD 的报道日益增多,为 WD 的治疗带来了新的曙光,但离临床应用尚有相当长的一段距离。

除此之外,欧美 WD 相关指南曾经指出,螯合剂和锌剂的联合治疗可能是优化治疗的方向,我国的研究也初步提示了这一趋势但至今尚未形成规范。国内进行的 WD 治疗研究虽然很多,但标准化临床试验相对较少,大部分的治疗方法都是基于专家经验和来自其他国家的证据。因此,有必要完善和制定适合中国 WD 患者的治疗方案。

如何能尽早筛查和确诊 WD 是关键问题。目前的治疗已经能解决多数 WD 患者的问题,但还有一些问题亟待解决,如某些药物的不良反应较多使得患者难以坚持,严重的神经系统疾病目前还很难完全解决等,还应该加强对 *ATP7B* 基因是否存在补偿调控因素的研究,进一步深入了解发病机制,以寻找新的诊治策略。

（王　柠）

参 考 文 献

［1］ Wang S J, Zhao Y Y, Yan C Z. Reversible encephalopathy caused by an inborn error of cobalamin metabolism. Lancet, 2019, 393（10172）: e29.

[2] Xie J J, Wu Z Y. Wilson's Disease in China. Neurosci Bull, 2017, 33 (3): 323-330.

[3] Shang H, Danek A, Landwehrmeyer B, et al. Wilson's disease: new aspects on phenotype and genotype. Parkinsonism Relat Disord, 2012, 18 Suppl 1: S107-S109.

[4] Sandahl T D, Laursen T L, Munk D E, et al. The Prevalence of Wilson's Disease: An Update. Hepatology, 2020, 71 (2): 722-732.

[5] Low H L, Alexander S K, Misbahuddin A, et al. Posterior subthalamic area deep brain stimulation for treatment of tremor and dystonia in Wilson's disease. Brain Stimul, 2019, 12 (5): 1304-1306.

第二节 痴 呆

病例64 轻度认知功能障碍

一、病历资料

（一）病史

患者男性，66岁，因"自觉记忆力下降2年"就诊。

患者自觉近两年记忆力逐渐下降，缓慢加重，以近记忆力减退为主，对即刻说过的事情更易忘记，随后自己能忆起，能自行购物，否认幻觉、行为及语言的改变。

患者初中学历，退休工人，无饮酒史，否认颅脑外伤、脑卒中史，否认冶游史，否认全麻手术史。

（二）体格检查

体温：36.4℃，脉搏：66次/min，呼吸：19次/min，血压：129/75mmHg，神志清楚，精神可，内科查体未见明显异常。

神经系统查体：神志清楚，言语流利，对答切题，无找词困难、理解困难。时间、地点和人物定向力均正常；记忆力减退，5个词语短时间延迟记忆仅能正确回忆2个。其余神经系统查体未见异常。

（三）辅助检查

1. 认知功能评估　评估结果见图6-2-1。

测查项目	得分	参考值	测查项目	得分	参考值
MMSE	28	26分[a]	MoCA	26	25分[a]
AVLT（延迟）	4分	≥8分[a]	AVLT（再认）	12分	≥10分[a]
DST-F	6分	≥6分[a]	DST-B	3分	≥3分[a]
Stroop test	9s	≤7s	JLOT	22分	≥21分[a]
BNT（30,中文版）	22分	中学≥21分[a]	VFT（动物）	12分	≥12分[a]
CDR	0.5分（轻度）	5级评分法	HIS	1分	≤4分[b]
HAMA（14项）	0分	<7分[b]	HAMD（17项）	1分	<7分[b]
NPI	0分	144分满分[b]	ADL	20分	<23分[b]

注：[a]. 低于划界分即考虑该评估存在异常；[b]. 高于划界分即考虑该评估存在异常。

MMSE, MoCA：评估整体认知功能；AVLT：听觉词汇学习记忆测验，评估记忆功能；DST：数字广度测验，评估注意及工作记忆功能；Stroop test：色字干扰测验，评估执行功能；JLOT：线段方向判定测验，评估视空间功能；BNT：波士顿命名测验，评估命名功能；VFT：词汇流畅性测验，评估语言流畅性功能；CDR：临床痴呆量表，综合评估痴呆的临床症状及分级；HIS：哈金斯基缺血量表，用以鉴别变性病和血管性痴呆；HAMA, HAMD：汉密尔顿焦虑/抑郁量表，评估情绪状态；NPI：神经精神科问卷，评估精神行为症状；ADL：日常生活能力量表，评估日常生活能力。

图6-2-1　病例64患者认知功能评估

2. **血常规、尿常规、肝功能、肾功能及血糖** 正常。

3. **甲状腺功能、抗甲状腺素抗体、叶酸、维生素 B₁₂、梅毒抗体、人免疫缺陷病毒抗体及同型半胱氨酸浓度** 正常。

3. **甲状腺功能、抗甲状腺素抗体、叶酸、维生素 B_{12}、梅毒抗体、人免疫缺陷病毒抗体及同型半胱氨酸浓度** 正常。

4. **头颅 MRI** 腔隙性脑梗死,脑萎缩,内侧颞叶萎缩评定量表(MTA 评分)2 分(左 2 分,右 1 分)(图 6-2-2)。

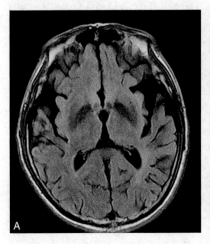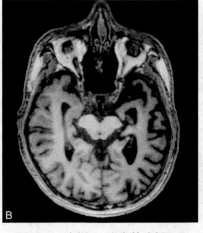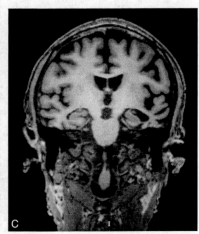

图 6-2-2 病例 64 患者的头颅 MRI

A. 头颅 MRI T_1 加权;B. T_2FLAIR 序列;C. 海马冠状位,MTA 评分提示左侧 2 分,右侧 1 分。患者 <75 岁,MTA 评分 2 级为异常。

5. **载脂蛋白基因分型** *ApoE4*(ε4/ε4)。

6. **脑脊液 Aβ1-42** 457.56pg/ml(<550pg/ml 阳性);Aβ1-42/Aβ1-40:0.08(≤0.1 阳性);磷酸化 Tau 蛋白 114.88pg/ml(>61pg/ml 提示神经纤维缠结)。

> **思考 1** 检测脑脊液 Aβ 淀粉样蛋白与 Tau 蛋白的意义?
>
> 1. 脑脊液中 Tau 蛋白能够反映脑内神经元和轴索变性,Aβ1-42 降低则反映了类淀粉蛋白的沉积,两者都与阿尔茨海默病(AD)的特征性病理变化有关。轻度认知功能障碍(MCI)患者的这 2 项指标介于 AD 和健康对照之间,88% 的 MCI 患者脑脊液中 Tau 蛋白增加,Aβ1-42 降低,基线期和随访期这一变化持续存在。
>
> 2. 脑脊液中 Tau 蛋白增加和 Aβ1-42 降低是预示遗忘型 MCI 病情进展或向 AD 转化的指标。
>
> 3. 遗忘型 MCI 患者 CSF 中不仅 Tau 蛋白总量增高,异常磷酸化的 Tau 蛋白也高于对照。荟萃分析发现脑脊液异常磷酸化 Tau 蛋白是诊断 MCI 的有效指标,对区别正常对照和 MCI 的敏感度和特异度分别为 79.6% 和 83.9%,对预示 MCI 进展的敏感度和特异度为 81.1% 和 65.3%。

二、病例分析

(一)病例特点

1. 老年男性,隐匿性起病。

2. 记忆功能进行性下降约 2 年。

3. 记忆障碍为主诉,且存在记忆受损的客观证据。

4. 整体认知功能、日常生活能力、注意与执行功能、视空间功能及语言功能正常。

5. 头颅 MRI 提示脑萎缩、内侧颞叶视觉评分 2 分;ApoE 分型 4 型。

（二）诊断及诊断依据

1. 诊断

【定位诊断】患者整体认知功能正常，以情景记忆受损为主，表现为短时记忆受损明显（AVLT 延迟记忆为 4，再认为 12），符合海马型遗忘表现，定位在海马及内侧颞叶记忆加工相关脑区；磁共振结果提示内侧颞叶萎缩显著。综合考虑定位在大脑皮质，以海马及内侧颞叶病变为主。

【定性诊断】老年男性，隐匿起病，逐渐进展，无情绪改变，HAMA 评分为 0 分，HAMD 评分为 1 分；既往无高血压及卒中病史，HIS 评分为 1 分，排除血管性病变所致认知功能下降；患者仅表现为记忆功能障碍，余各认知维度相关测量未见明显受损，且无其他神经系统定位体征，辅助检查排除神经系统感染及其他继发性病因；患者为 *ApoE4* 风险基因携带者，脑脊液 AD 相关生物标志物阳性，因此患者定性诊断考虑为神经变性病变。患者日常生活能力保留（ADL 为 21 分），未达到痴呆的诊断标准，结合患者病史，诊断考虑为遗忘型轻度认知功能障碍（mild cognitive impairment，MCI）。

2. 入院诊断 遗忘型轻度认知功能障碍。

> **思考 2** 轻度认知障碍如何分型？
> 通常根据损害的认知域将 MCI 分为四型：单认知域遗忘型 MCI、多认知域遗忘型 MCI、单认知域非遗忘型 MCI 和多认知域非遗忘型 MCI。

（三）鉴别诊断

1. 正常老化 正常老年人随着年龄增长，客观上存在脑老化及认知老化，也存在记忆力下降情况。正常脑老化性记忆下降常常有如下特点：记忆力虽下降，但经提示仍能部分或全部回忆；认知功能基本正常，仍能学习和掌握新知识；基本不影响社会活动、人际交往、工作能力和家庭生活；记忆或认知量表评分基本在正常范围或正常低限；神经影像有老年脑表现，即脑室、脑池的轻度扩大和脑沟轻度增宽，多为两侧对称，可同时伴大脑半球纵裂前部及小脑扁桃体周围蛛网膜下腔扩大。

2. 血管性认知损害（vascular cognitive impairment，VCI） 是指由血管源性所致的轻度认知障碍发展到痴呆的一大类综合征，包括血管性痴呆（vascular dementia，VaD）和血管性轻度认知损害（vascular MCI，VaMCI）。其中 VaMCI 要与 aMCI 鉴别。VCI 多表现为执行功能障碍，而 aMCI 多表现为记忆障碍，且后期转归亦有不同。

3. 帕金森病所致轻度认知障碍（MCI in Parkinson disease，PD-MCI） 是由临床、认知和功能标准定义的综合征，指 PD 患者出现的非年龄相关性的认知功能下降，但日常生活能力基本正常。多表现为多个认知域受损，以注意力、执行功能和记忆受损为主，视空间障碍亦较为常见。疾病程度、受教育年限及老龄可能是 PD-MCI 的危险因素。PD-MCI 是帕金森病痴呆的危险因素，早期识别可以判断帕金森病的发展速度及严重程度，亦可以预测帕金森病痴呆的发生。

三、诊治与检查经过

该患者的诊疗经过可以区分为明确诊断及病因，病因治疗和认知康复。

（一）临床评估和神经心理学检查

该患者存在记忆下降主诉，首先予以神经心理学评估，患者整体认知功能正常，生活能力保留，仅记忆功能下降，符合遗忘型 MCI 诊断标准。

（二）进一步的检查

轻度认知障碍是一种临床状态，而非疾病实体，不同的 MCI 病因存在有不同的生理和病理过程，在诊疗中明确潜在的病因对治疗方案的制定有重要意义。

除了进行常规的血液生化、免疫内分泌、营养代谢指标及结构影像的检测，还可以进行以下检查：

1. 脑脊液检查 Tau 蛋白和 Aβ1-42 是用于 AD 辅助诊断的脑脊液生物学标志物。MCI 患者的脑脊液中 Tau 蛋白也显著升高,同时 Aβ1-42 水平显著降低,说明脑脊液中的 Tau 蛋白和 Aβ1-42 水平对于预测 MCI 患者是否发展成 AD 有一定价值。

2. 功能性神经影像 现阶段主要用于临床研究,已经逐步用于临床诊断。有记忆障碍的老年人在记忆编码过程中右侧海马、左侧前额叶和左侧颞叶皮质的激活显著降低,且没有功能代偿。

3. 磁共振波谱 可以检测或体内化学成分。N- 乙酰天门冬氨酸(NAA)是神经元特有的物质并分布于全脑,肌醇(MI)是神经胶质的标志物,其水平提高被认为是胶质增生的指标。NAA/MI 比率降低可鉴别 MCI 和正常脑老化。

4. 断层显像术 单电子发射计算机断层成像术和正电子发射断层成像术是诊断 MCI 的早期检测工具,可以发现海马、颞顶叶和后扣带回的灌注及代谢降低。内嗅皮质、扣带回后部、颞顶叶皮质葡萄糖代谢减低可能是预示着 MCI 容易向 AD 转化。

该患者脑脊液生物标志物提示存在淀粉样变性及神经元缠结,符合阿尔茨海默病导致的轻度认知障碍表现。

（三）治疗

目前 MCI 的治疗尚存在争议,主要是 MCI 是否需要治疗、应如何治疗的问题。一般认为,对经过神经心理学、神经影像学、分子生物学指标提示的可能转化成 AD 的 MCI 患者要进行早期干预和治疗。

1. 对因治疗 根据 MCI 的病因进行针对性治疗,如叶酸、维生素 B$_{12}$ 缺乏导致的 MCI 需补充叶酸和维生素 B$_{12}$;甲状腺功能低下导致的 MCI 应当进行激素替代治疗;脑卒中导致的 MCI 应当积极治疗脑卒中,尽量减轻认知障碍后遗症;对酒精中毒导致的 MCI 应补充维生素 B$_1$。对怀疑变性病导致的 MCI 目前没有对因治疗的药物。

2. 对症治疗 MCI 的治疗目标主要是提高患者的记忆和认知功能、预防和延缓痴呆。现今已被验证并广泛使用的药物是胆碱酯酶抑制剂;可能有效的药物包括抗谷氨酸能药物、益智药和抗氧化剂。此外,非药物干预也已被证明能有效改善 MCI 的症状。

该患者既往未曾治疗过,予以启动综合治疗,予以口服多奈哌齐 5mg,口服,每晚一次,联合认知训练。治疗 1 个月后进行随访,患者的情绪症状较前未有显著变化,继续予以现方案维持,3 个月后随访提示,患者的认知功能未下降,自觉有所改善。

四、讨论与展望

（一）轻度认知障碍的诊疗流程

轻度认知障碍的诊疗流程应包括以下步骤:

1. 是否存在认知障碍? 确立轻度认知障碍的诊断。

2. 明确 MCI 的类型? 根据神经心理学评估,明确 MCI 的类型。

3. 明确 MCI 的病因? 根据临床表现、病史特点、血液、生物标志物、影像检查结果,排查 MCI 的可能病因。

4. 是否存在伴发症状?

5. 轻度认知障碍的治疗、伴发症状的治疗以及康复治疗。

（二）轻度认知障碍的神经心理学评估

针对 MCI 的诊断依赖于主观和客观的认知障碍证据,而神经心理学评估能够提供客观的认知障碍损伤证据。一般认为神经心理学评估中,得分低于匹配常模的 1.5 个标准差即存在认知障碍。对于存在认知主诉的患者应进行全面的神经心理学评估,通常包括以下几个方面:记忆功能、注意功能、执行功能、语言功能、视空间功能以及日常生活能力、情感情绪、整体认知功能的评估等,一般认为,每个认知维度可采用 2 项神经心理学测验进行评估。受影响的认知领域的数量和类型不同,认知衰退的过程有着不同的途径,通过全面的神经心理学评估可以明确受影响的认知领域和类型。

（三）非药物干预

认知障碍的治疗缺少有效方法，近些年来，非药物干预方法引起了广泛重视，越来越多的证据表明非药物干预能够控制及延缓认知障碍的进展，部分非药物干预亦能够用于健康老年达到预防痴呆的作用。非侵入性非药物干预包括认知训练、运动锻炼、感知觉刺激和非侵入性脑刺激等方法，具有安全、副作用小的优点，亦可用于认知障碍的预防。

（四）磁共振成像与轻度认知障碍

近些年，磁共振成像技术的转化应用，对于理解 MCI 的神经病理机制及其临床识别至关重要。目前最为常用的是 MRI 结构像，能够用于 MCI 的病因诊断和病情的监测。现有的研究表明，海马和内侧颞叶的灰质体积可以用于区分遗忘型 MCI 和健康人，敏感度高达 70%~79%。同时海马和内嗅皮质的灰质体积萎缩还是预示遗忘型 MCI 向 AD 转化的可靠指标。弥散张量成像（DTI）可以利用水分子的置换来检测白质束的完整性，其中 MCI 患者海马和颞叶的平均扩散系数增加和部分各向异性降低。然而，DTI 对头部运动噪声很敏感，受限于现有技术，在临床中的应用较少，未来还需要进一步的研究。动脉自旋标记成像（ASL）可以检测神经血管系统即脑血流灌注的变化，现有的结果表明，MCI 的后扣带、楔前叶、枕、颞、顶叶皮质区存在明显的灌注不足，而在基底节区、杏仁核和海马则表现为代偿性的高灌注。MRI 同样可以利用血氧信号探索脑功能的改变，刻画大脑活动的动态表征，研究发现，MCI 患者的后扣带回和顶叶的活动增加以代偿海马、内侧颞叶的活动降低，且与其记忆功能有关。此外，MRI 在鉴别 AD 和 MCI 病理的生物标志物方面同样显示出了巨大的实用价值。目前，只有传统的结构 MRI 被推荐用于临床诊断，今后需要更多的研究克服新方法的局限性，以更好地用于 MCI 的诊断和鉴别。

（吴兴启　汪　凯）

参 考 文 献

［1］中国痴呆与认知障碍诊治指南写作组，中国医师协会神经内科医师分会认知障碍疾病专业委员会．2018 中国痴呆与认知障碍诊治指南（五）：轻度认知障碍的诊断与治疗．中华医学杂志，2018，98（17）：1294-1301.

［2］Langa K M, Levine D A. The diagnosis and management of mild cognitive impairment：a clinical review. JAMA, 2014, 312（23）：2551-2561.

［3］Machulda M M, Lundt E S, Albertson S M, et al. Neuropsychological subtypes of incident mild cognitive impairment in the Mayo Clinic Study of Aging. Alzheimers Dement, 2019, 15（7）：878-887.

［4］Albert M S, DeKosky S T, Dickson D, et al. The diagnosis of mild cognitive impairment due to Alzheimer's disease：recommendations from the National Institute on Aging-Alzheimer's Association workgroups on diagnostic guidelines for Alzheimer's disease. Alzheimers Dement, 2011, 7（3）：270-279.

病例 65　阿尔茨海默病

一、病历资料

（一）病史

患者女性，76 岁，因"记忆力进行性下降 2 年余"就诊。

患者家人发现近两年来患者记忆力较前明显下降，主要为近记忆力下降，表现为想不起来东西放在哪，丢三落四；常常忘记熟人姓名，经提醒偶尔能回忆起来。远期记忆不受影响，能够正确回忆年轻时的事情。近两年来，症状逐渐加重，无明显波动，患者因此苦恼，偶有情绪低落、多虑。否认幻觉、行为及语言的改变；为明确诊断，遂就诊于记忆障碍门诊。发病以来，睡眠正常，饮食、大小便正常。

患者为中专学历，退休教师，无饮酒史，否认颅脑外伤、脑卒中史，否认冶游史，否认全麻手术史。患者母亲在 74 岁时曾出现记忆力下降，并被确诊为"阿尔茨海默病"。

（二）体格检查

体温：36.1℃，脉搏：76 次 /min，呼吸：20 次 /min，血压：132/78mmHg，神志清楚，精神可，内科查体无异常。

神经系统查体：神志清楚，言语流利，对答切题，无找词困难、理解困难。时间、地点和人物定向力均正常；计算力下降，100–7 连续减 5 次能正确计算 2 次；记忆力减退。神经系统未见明显异常。

（三）辅助检查

1. 认知功能评估情况 如图 6-2-3 所示。

测查项目	得分	划界值	测查项目	得分	参考值
MMSE	22	26 分[a]	MoCA	20	25 分[a]
AVLT（延迟）	0 分	≥8 分[a]	AVLT（再认）	9 分	≥10 分[a]
DST-F	6 分	≥6 分[a]	DST-B	3 分	≥3 分[a]
Stroop test	7.85s	≤7s[b]	JLOT	20 分	≥21 分[a]
BNT（30，中文版）	21 分	中学≥21 分[a]	VFT（动物）	12 分	≥13 分[a]
CDR	1 分（轻度）	5 级评分法	HIS	2 分	≤4 分[b]
HAMA（14 项）	10 分	<7 分[b]	HAMD（17 项）	7 分	<7 分[b]
NPI	4 分	<14 分[b]	ADL	28 分	<23 分[b]

注：[a]. 低于划界分即考虑该评估存在异常；[b]. 高于划界分即考虑该评估存在异常。

MMSE、MoCA：评估整体认知功能；AVLT：听觉词汇学习记忆测验，评估记忆功能；DST：数字广度测验，评估注意及工作记忆功能；Stroop test：色字干扰测验，评估执行功能；JLOT：线段方向判定测验，评估视空间功能；BNT：波士顿命名测验，评估命名功能；VFT：词汇流畅性测验，评估语言流畅性功能；CDR：临床痴呆量表，综合评估痴呆的临床症状及分级；HIS：哈金斯基缺血量表，用以鉴别变性病和血管性痴呆；HAMA，HAMD：汉密尔顿焦虑 / 抑郁量表，评估情绪状态；NPI：神经精神科问卷，评估精神行为症状；ADL：日常生活能力量表，评估日常生活能力。

图 6-2-3 病例 65 患者认知功能评估情况

2. 血常规、尿常规、肝功能、肾功能及血糖 正常。

3. 血清甲状腺激素、抗甲状腺素抗体、叶酸、维生素 B₁₂、梅毒抗体、HIV 抗体及同型半胱氨酸浓度 正常。

4. 头颅 MRI 基底节区散在腔隙性脑梗死灶；脑萎缩；内侧颞叶萎缩评定量表（MTA 评分）2 分（左 2 分，右 2 分）（图 6-2-4）。

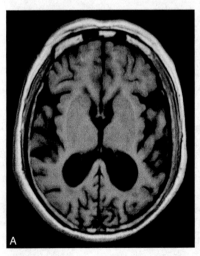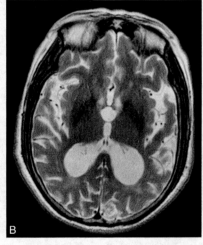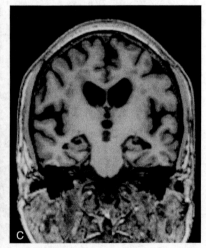

图 6-2-4 病例 65 患者的头颅 MR

A、B. 脑萎缩；C. 海马冠状位，MTA 评分提示左侧 2 分、右侧 2 分。

5. **载脂蛋白基因分型** *ApoE 4*（ε3/ε4）。

6. 脑脊液 Aβ1-42 530.03pg/ml（<550pg/ml 阳性）；Aβ1-42/Aβ1-40 0.06（≤0.1 阳性）；磷酸化 Tau 蛋白 191.00pg/ml（>61pg/ml 提示神经纤维缠结）。

二、病例分析

（一）病例特点

1. 老年女性，65 岁以后隐匿性起病。

2. 记忆功能进行性下降 2 年余。

3. 家族史阳性。

4. 认知功能评估可见整体认知功能明显下降，记忆功能明显受损，日常生活能力受损。

5. 辅助检查提示头颅 MRI 提示脑萎缩、内侧颞叶视觉评分 2 分；ApoE 分型 4 型。

（二）诊断及诊断依据

1. 诊断

【定位诊断】患者整体认知功能减退，以情景记忆受损为主，表现为短时记忆受损明显（AVLT 延迟记忆为 0，再认为 9），表现符合海马型遗忘综合征，定位在海马及内侧颞叶记忆加工相关脑区；同时存在执行功能及视空间能力轻度受损，定位在额叶及顶枕叶；磁共振结果提示全脑萎缩，且以内侧颞叶萎缩显著。综合考虑定位在大脑皮质，以海马及内侧颞叶病变为主。

【定性诊断】老年女性，隐匿起病，逐渐进展，伴有轻度情绪低落，无明显的情绪诱因，HAMD 评分为 7 分；既往无高血压及卒中病史，HIS 评分为 2 分，排除血管性病变所致认知功能下降；患者仅表现为认知功能障碍及日常生活能力受损，无其他神经系统定位体征，辅助检查排除神经系统感染及其他继发性病因；既往家族史阳性，且患者为 *ApoE 4* 风险基因携带者，脑脊液生物标志物为阳性，因此患者定性诊断考虑为神经变性病变。患者日常生活能力明显受损（ADL 为 28 分 >23），符合痴呆诊断标准，结合患者病史，诊断考虑为可能的阿尔茨海默病痴呆。

2. 入院诊断 可能的阿尔茨海默病（Alzheimer's disease, AD）。

> **思考 1** 接下来应该选择哪些检查？
>
> 认知功能障碍的诊疗流程，一般先进行神经心理学评估，包括认知功能的筛查，明确存在认知功能受损，评估日常生活能力及其情绪状态。其次要排查潜在的继发性认知障碍病因；收集可能的生物标志物及病理依据；针对家族史阳性的患者还可以进行基因检测。针对阿尔茨海默病的检查，除以上涉及到的检查，建议进行 Aβ 及 Tau 的病理学检查。该患者建议进行 FDG-PET 扫描，以及脑脊液 Aβ/Tau 蛋白检查；患者家族史阳性，建议行基因检测。

（三）鉴别诊断

AD 需要与其他原因所致痴呆类型进行鉴别：

1. 血管性痴呆 急性起病，偶可见亚急性甚至慢性起病；症状波动性进展或阶梯性恶化；有神经系统定位体征；认知功能损害呈斑片状损害，与病灶位置有关；既往有高血压、动脉粥样硬化或者糖尿病病史，可能有多次卒中史；影像学可发现多发的脑血管病灶；哈金斯基缺血量表常 ≥7 分。该患者隐匿、缓慢进展性病程，无卒中史、HIS 评分为 2 分，因此不予考虑血管性痴呆。

2. 额颞叶变性 相对少见的脑退行性变，常发生于老年前期；以行为人格改变（额颞叶痴呆）或语言障碍，包括原发性进行性流利性失语（非流利型）和原发性进行性失语（流利型，也称之为语义性痴呆）为早期突出性表现，记忆、定向及视空间功能受损较晚；而 AD 以老年人常见，记忆、定向和视空间功能早期即出现明显损害，行为与人格受损出现较晚。该患者首先表现为记忆下降，且 NPI 评分为

4 分,无明显精神行为症状;患者语言功能评估正常,无语言障碍表现,因此不予以考虑额颞叶变性。

3. 路易体痴呆 核心症状为波动性认知障碍、反复发生的视幻觉和锥体外系症状。部分患者对抗精神病药物及镇静药异常敏感。而 AD 患者的认知障碍为持续性,部分患者晚期可出现幻觉妄想和锥体外系症状,对症治疗可缓解。该患者为隐匿、进展性病程,无波动、视幻觉及锥体外系症状,因此不考虑路易体痴呆。

4. 抑郁症等精神障碍 起病和进展较快,多有情绪诱因;有明显的抑郁倾向,表现为心境恶劣,对事物缺乏兴趣,易疲劳无力,注意力难以集中而导致近记忆力减退,但是抑郁症所致的认知障碍不是进行性的;在认知评估中表现为短期内测验结果波动较大,测试中多回答为不知道,即使错误也接近正确答案。该患者 HAMD 评分仅为 7 分,且为隐匿病程,因此不考虑抑郁所致。

5. 正常颅压性脑积水 表现为痴呆、步态不稳、尿失禁三联征。该患者不存在神经定位体征,步态及大小便均正常,因此暂不考虑。

(四)最终诊断

阿尔茨海默病(很可能,典型)。

思考 2 阿尔茨海默病的分型有哪些?

根据国际工作组 -2(IWG-2)的诊断标准,阿尔茨海默病可以分为典型 AD 和非典型 AD。非典型 AD 包括后皮质变异型 AD,Logopenic 失语,额叶变异型和唐氏综合征。

三、诊治与检查经过

AD 的诊治主要包括明确诊断、严重程度及合并症状评估和综合治疗。

1. 该患者存在记忆下降主诉,首先予以神经心理学评估,明确痴呆诊断。该患者的神经心理学评估符合痴呆诊断标准。

2. 完善血清学检查、影像学检查,排除继发性痴呆;完善生物标志物检查,明确 AD 的诊断。该患者无继发性痴呆的病因,生物标志物及神经影像等相关辅助检查符合 AD 的表现,故诊断 AD。

3. 该患者认知功能轻度下降、日常生活能力轻度受损,合并存在轻度焦虑和抑郁;符合 AD 的早期表现。

4. 既往未曾治疗过,予以启动药物治疗,予以口服胆碱酯酶抑制剂多奈哌齐 5mg,口服,每晚一次,联合脑细胞赋活剂茴拉西坦 100mg 口服,每日三次。该患者合并存在的焦虑、抑郁及精神行为症状较轻,暂不予以治疗。

5. 治疗 1 个月后进行随访,患者的情绪症状较前有所好转,继续予以现方案维持,并进行每 3 个月一次的随访。

四、讨论与展望

(一)AD 的诊疗流程

AD 的诊疗流程应包括以下步骤:

1. 是否为痴呆?确立痴呆诊断。

2. 是否为 AD?根据病史特点、血液、生物标志物、影像检查结果,排除其他痴呆病因,明确 AD 的诊断。

3. 严重程度如何?根据临床表现、日常能力受损情况及认知评估结果确定严重程度。

4. 是否存在伴发症状?

5. 认知障碍的治疗、伴发症状的治疗以及康复治疗。

思考3 对于难以进行神经心理评估者,如何判断痴呆的严重程度?

日常生活能力减退是痴呆的核心症状;对于难以完成神经心理评估者,可根据以下标准判断痴呆的严重程度:

轻度:主要影响近记忆力,以较复杂的工具使用能力减退为主,仍能独立生活。

中度:较严重的记忆障碍,影响到患者的独立生活能力,可存在括约肌障碍。

重度:严重的智能损害,不能自理,完全依赖他人照顾,有明显的括约肌障碍。

(二)认知障碍药物的选择

由于 AD 的病因和发病机制未明,目前尚无特效治疗。临床以对症治疗为主,包括药物治疗改善认知功能和记忆障碍,以及改善精神症状。

1. 胆碱酯酶抑制剂 常用的胆碱酯酶抑制剂有多奈哌齐、卡巴拉汀、加兰他敏及石杉碱甲,其中多奈哌齐、卡巴拉汀、加兰他敏治疗轻中度 AD 在改善认知功能、总体印象和日常生活能力的疗效确切;且多奈哌齐对重度 AD 治疗仍有疗效。明确诊断为 AD 的患者可以选用胆碱酯酶抑制剂治疗,胆碱酯酶抑制剂存在剂量效应关系,中重度 AD 患者可选用高剂量的胆碱酯酶抑制剂作为治疗药物。应用某一胆碱酯酶抑制剂无效或因不良反应不能耐受时,可根据患者病情及出现不良反应程度调换其他药物或换做贴剂进行治疗。其中只有卡巴拉汀有透皮贴剂,适用于轻中重度 AD 患者。

2. 兴奋性氨基酸受体拮抗剂 主要是盐酸美金刚,可以用于中重度 AD 的治疗,能够改善 AD 患者的认知功能、日常生活能力、全面能力以及精神行为症状。对于明确诊断中重度 AD 患者可以选用美金刚或美金刚与多奈哌齐、卡巴拉汀联合治疗。其中美金刚针对 AD 患者的妄想、激越等及精神行为异常有一定的治疗作用。对出现明显精神行为症状的重度 AD 患者尤其推荐胆碱酯酶抑制剂与美金刚联合使用。

3. 改善脑血液循环及代谢赋活的药物 此类药主要改善脑血液循环、促进神经细胞对氨基酸、磷脂及葡萄糖的利用,从而增强患者的反应力、兴奋性和记忆力。临床上常用药物有尼麦角林、吡拉西坦、茴拉西坦和奥拉西坦等。

4. 抗精神病药物 AD 患者后期常常伴有抑郁、焦虑、睡眠障碍以及兴奋或攻击行为等精神症状,应及时给予抗精神病药物治疗。抗精神病药物很容易产生难以耐受的副作用,并存在加速病程的可能,所以在治疗老年患者时,对抗精神病药物的应用一定要慎重。首先要评估用药的必要性,权衡利弊,谨慎调整剂量;其次要坚持个体化用药原则,首选口服药物,并参考药物副作用,选择合适药物;从低起始剂量,缓慢增量,直至症状改善;精神症状首选非典型抗精神病药,例如利培酮、奥氮平等;改善抑郁症状首选 SSRI 类抗抑郁药,例如西酞普兰、舍曲林等;存在焦虑症状者若应用 SSRI 类效果不佳,可选择苯二氮䓬类药物。

(三)生物标志物与阿尔茨海默病的诊断

既往的 AD 诊断标准多是基于临床表现制定的,随着研究的深入,越来越多的生物标志物被发现。鉴于对生物标志物认识的深入,AD 的诊断标准也随之更新,将生物标志物整合到 AD 病理生理全过程的诊断中,用于 AD 无症状期、AD 前驱期、AD 痴呆期的诊断。目前研究最多的 AD 生物标志物包括脑脊液生物标志物、分子影像标志物、基因标志物和血液生物标志物。可以分为两大类:一类是 Aβ 异常,另一类是下游神经元变性或损伤,包括 Tau 异常和神经元变性证据。在此基础上,AD 诊断的生物框架也随之提出,即 AD 诊断的 AT(N)(C)(A:β amyloid deposition;T: pathologic Tau;N: neurodegeneration/neuronal injury;C: cognitive)诊断框架。其中,A 和 T 表示定义 AD 的特定神经病理学变化,而(N)和(C)不是 AD 的特定神经病理学变化。AT(N)的生物标志物获得,主要包括 A(脑脊液中的 Aβ42 和 PET 的 Aβ 成像)、T(脑脊液中磷酸化 Tau 和 PET 的 Tau 成像)、N(脑脊液的总 Tau 蛋白、FDG-PET 成像和磁共振成像)等。在 AT(N)(C)框架中,AD 定义为一种病理生理改变,且认知和生物标志物的改变是一个连续过程。在 ATN 框架中,认知表现定义为疾病的症状,而不是诊断依据,这是与现行的研究框架最大的不同之处。AT(N)诊断框架的提出为基于生物学机制的 AD 研究提供了依据。

(四)阿尔茨海默病的一级预防

目前为止,AD 的发病机制仍不明确,尚无有效阻止 AD 发生或延缓其进展的治疗药物,因此 AD 的早期预防尤为关键。AD 是一种复杂的多因素疾病,其中年龄、性别、家族史和携带载脂蛋白 E(apolipoprotein E, ApoE)4 等位基因是 AD 发病的重要危险因素;除这些不可控危险因素之外,尚有多种可控危险因素,主要包括血压、血糖、血脂、吸烟、超重或肥胖等血管危险因素、生活行为方式、社会心理因素等。针对可控危险因素的干预能有效减低 AD 的发病和进展。

（吴兴启　汪　凯）

参 考 文 献

[1] 中国痴呆与认知障碍写作组,中国医师协会神经内科医师分会认知障碍疾病专业委员会. 2018 中国痴呆与认知障碍诊治指南(二):阿尔茨海默病诊治指南. 中华医学杂志, 2018, 98(13):971-977.

[2] 中国痴呆与认知障碍诊治指南写作组,中国医师协会神经内科医师分会认知障碍疾病专业委员会. 中国阿尔茨海默病一级预防指南. 中华医学杂志, 2020, 100(35):2721-2735.

[3] Jia J, Wei C, Chen S, et al. The cost of Alzheimer's disease in China and re-estimation of costs worldwide. Alzheimers Dement, 2018, 14(4):483-491.

[4] McKhann G M, Knopman D S, Chertkow H, et al. The diagnosis of dementia due to Alzheimer's disease: Recommendations from the National Institute on Aging-Alzheimer's Association workgroups on diagnostic guidelines for Alzheimer's disease. Alzheimers Dement, 2011, 7(3):263-269.

[5] Scheltens P, Blennow K, Breteler M M B, et al. Alzheimer's disease. Lancet, 2016, 388(10043):505-517.

病例 66　额颞叶痴呆

一、病历资料

(一)病史

患者男性,67 岁,因"行为异常 2 年,记忆力下降 1 年"就诊。

患者 2 年前渐出现性格及行为异常,表现为脾气急躁、易怒,卫生习惯变差,随处大小便,举止轻佻,在大街上随意摸路人,1 年前始出现记忆力下降,说过的话、做过的事容易忘记,反复问同样的问题,并逐渐加重,半年来迷路 3 次。

否认高血压、糖尿病、心脏病病史。无吸烟、饮酒史。无家族遗传病史。

(二)体格检查

体温:36.3℃,脉搏:89 次/min,呼吸:20 次/min,血压:140/88mmHg,心肺腹查体无特殊。

神经系统查体:神清,精神可,反应稍迟钝,对答尚切题,查体尚合作。脑神经、运动、感觉、反射检查正常。时间、空间定向正常,远近记忆均减退(不记得自己出生年月,不记得早餐吃什么),计算能力 100-7=93-7=?。

神经心理监测量表评估如下(图 6-2-5):

1. 简易精神状态检查(MMSE)22/30 分(图 6-2-5B)。

2. 蒙特利尔认知评估量表(MoCA)16/30 分(图 6-2-5C)。

3. 额叶功能评估量表(FAB)13/18 分(图 6-2-5D)。

评估项目	量表	得分
神经心理测验 认知功能评估	MMSE	22/30
	MoCA	16/30
	额叶评定量表（FAB）	13/18
	词语流畅性测验 - 言语功能评估	+（9，<25 异常）
	数字符号转换测试 - 执行功能评价	可基本完成（30）
	数字广度 - 工作记忆评价	+（7）
	日常生活功能量表（ADL）	+（41）

A

MMSE	定向	记忆	注意力和计算	回忆能力	语言					结构模仿
					命名	复述	阅读	执行	书写	
得分 22/30	8/10	2/3	3/5	2/3	2/2	0/1	1/1	3/3	0/1	1/1

B

MoCA	视空间			命名	记忆	注意力	重复句子	语言流畅性	抽象能力	延迟回忆	定向力
	交替连线	复制立方体	画钟								
得分 16/30	0/1	0/1	3/3	2/3	–	4/6	1/2	0/1	1/2	0/5	5/6

C

FAB	相似性	词汇能力	抓取能力	运动序列	冲突命令	抑制性控制能力
得分 13/18	1/3	0/3	3/3	3/3	3/3	3/3

D

图 6-2-5　患者神经心理监测量表评估

A. 患者认知功能评分；B. 简易精神状态检查评分；C. 蒙特利尔认知评估量表评分；D. 额叶功能量表评分

二、病例分析

（一）病例特点

1. 老年男性，慢性起病；否认有高血压病等血管性疾病高危因素。
2. 行为异常 2 年，记忆力下降 1 年。
3. 神志清楚，反应稍迟钝，远近记忆均减退，计算力下降。
4. MMSE 22/30 分，MoCA 16/30 分，ADL 41/100 分，认知功能减退达到痴呆的标准。

（二）诊断及诊断依据

1. 诊断

【定位诊断】行为异常、认知功能减退，定位于额颞叶皮质。

【定性诊断】老年男性，慢性起病，行为异常、记忆力下降，逐渐进展，否认高血压等高危因素，远近记忆均减退，计算力下降。认知功能评估额叶功能评估量表 13 分，举词流畅性测验 9 分，数字广度 7 分提示额叶功能、记忆和语言功能损害。定性考虑神经变性。

2. 入院诊断　痴呆，额颞叶痴呆可能（frontotemporal dementia，FTD）。

> **思考 1**　常用的额颞叶痴呆的认知功能评价量表有哪些？
>
> FTD 患者的认知功能评估可针对执行能力、注意力、语言、社会认知功能（包括精神行为）、学习记忆及视空间觉等认知领域。除了用于初步筛查的评估量表，如 MMSE、MoCA、额叶评估测验

和剑桥认知功能评估量表等,还可选择不同认知领域的常用测验:执行功能评估可选用 Stroop 色词测验、连线测验;语言功能评估可选择波士顿命名测验、举词流畅性测验;情景记忆测试可选用瑞氏听觉言语学习测验(RAVLT)、视觉再生测验;精神行为症状评估可选用神经精神症状量表、额叶行为量表和额叶行为评分进行评估。

(三)鉴别诊断

1. 阿尔茨海默病(AD) 老年男性,慢性病程,认知功能下降,进行性加重,需要与 FTD 鉴别,但 AD 患者记忆力减退严重,行为异常表现较轻。

2. 路易体痴呆 波动性认知功能障碍,认知功能障碍明显重于行为异常,伴视幻觉。

3. 血管性痴呆 多为亚急性起病,有脑血管病病史,在脑卒中发病 3~15 个月内出现,非进展性病程,头颅 MRI 可见脑卒中证据,可鉴别。

4. 其他疾病引起的痴呆 如梅毒、甲状腺功能减退等。可行甲状腺功能、梅毒快速血浆反应素试验、梅毒螺旋体颗粒凝集试验等检查以助排除。

三、诊治及检查经过

(一)诊断经过

1. 进一步检查

(1)梅毒快速血浆抗体试验、人免疫缺陷病毒抗体:阴性。

(2)抗核抗体、抗 ENA 抗体谱;阴性。

(3)脑脊液检查:脑脊液压力、常规、生化、细菌学检查均正常。

(4)头颅 MRI:对称性脑萎缩,以额叶和前颞叶为主(图 6-2-6A~F)。

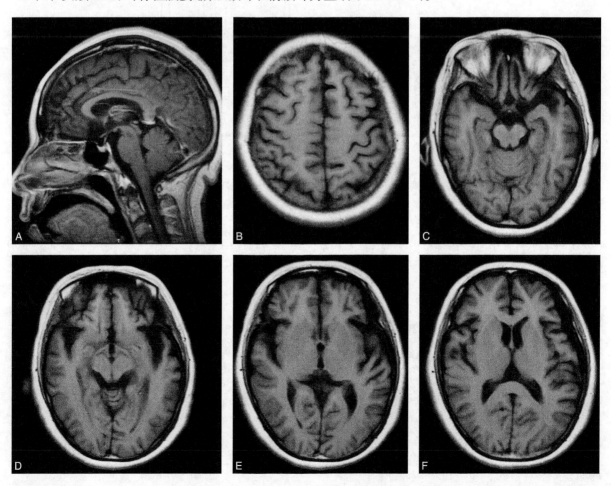

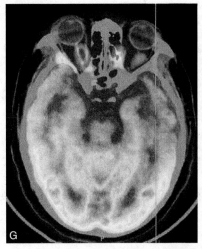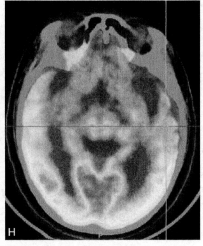

图 6-2-6　病例 66 患者额颞叶痴呆的头颅 MRI 和 PET-CT

A. 矢状位 T_1WI，双侧额叶、顶叶萎缩；B. 轴位 T_1WI，双侧额叶、颞叶、顶叶萎缩；C. 轴位 T_1WI，双侧额叶眶回、前颞叶萎缩；D~F. 双侧前颞叶萎缩，外侧裂增宽；G、H. PET-CT，双侧额叶和前颞叶对称性代谢减低。

（5）头颅 MRA：未见异常。

（6）头颅 PET-CT：双侧额叶和前颞叶对称性代谢减低（图 6-2-6G、H，见文末彩图）。

（7）基因检测：二代测序发现 *OPTN* 基因已知的 *p.E516Q* 突变（图 6-2-7，见文末彩图）。

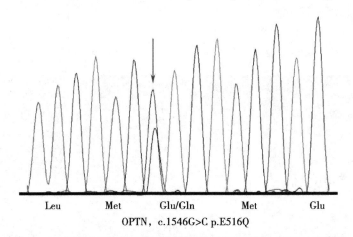

Leu　　Met　　Glu/Gln　　Met　　Glu

OPTN，c.1546G>C p.E516Q

图 6-2-7　病例 66患者二代测序检测出 *OPTN* 基因 *p.E516Q* 突变

　　2. 额颞叶痴呆的诊断标准　额颞叶痴呆（FTD）分为 3 种主要的临床亚型：①行为变异型 FTD（bvFTD）；②进行性非流利性失语（PNFA）；③语义性痴呆（SD）。bvFTD 为最常见临床亚型，该患者临床表现为行为异常和记忆力下降，考虑 bvFTD 可能性大，bvFTD 的诊断标准采用 2011 年的国际诊断标准（表 6-2-1）。

表 6-2-1　额颞叶痴呆的诊断标准

Ⅰ　神经系统退行性病变
必须存在行为和 / 或认知功能进行性恶化才符合 bvFTD 的诊断标准
Ⅱ　疑似 bvFTD：必须存在以下行为 / 认知表现（A~F）中的至少 3 项，且为持续性或复发性，而非单一或罕见事件
A.　早期去抑制行为，至少存在下列症状（A1~A3）中的 1 个：
A1. 不适当的社会行为
A2. 缺乏礼仪或神经尊严感缺失
A3. 冲动鲁莽或粗心大意

B. 早期出现冷漠和 / 或迟钝

C. 早期出现缺乏同情 / 移情,至少存在下列症状(C1、C2)中的 1 个
 C1. 对他人的需求和感觉缺乏反应
 C2. 缺乏兴趣、人际关系或个人情感

D. 早期出现持续性 / 强迫性 / 刻板性行为,至少存在下列症状(D1~D3)中的 1 个:
 D1. 简单重复的动作
 D2. 复杂强迫性 / 刻板性行为
 D3. 刻板言语

E. 口欲亢进和饮食习惯改变,至少存在下列症状(E1~E3)中的 1 个:
 E1. 饮食好恶改变
 E2. 饮食过量,烟酒摄入量增加
 E3. 异食癖

F. 神经心理表现:执行障碍合并相对较轻的记忆及视觉功能障碍,至少存在下列症状(F1~F3)中的 1 个:
 F1. 执行功能障碍
 F2. 相对较轻的情景记忆障碍
 F3. 相对较轻的视觉功能障碍

Ⅲ　可能为 FTD:必须存在下列所有症状(A~C)才符合标准

A. 符合疑似 bvFTD 的标准

B. 生活或社会功能受损(照料者证据,或临床痴呆评定量表或功能性活动问卷评分证据)

C. 影像学表现符合 bvFTD,至少存在下列(C1、C2)中的 1 个:
 C1. CT 或 MRI 显示额叶和 / 或前颞叶萎缩
 C2. PET 或 SPECT 显示额叶和 / 或前颞叶低灌注或低代谢

Ⅳ　病理确诊为 bvFTD:必须存在下列 A 标准与 B 或 C 标准中的 1 项:

A. 符合疑似 bvFTD 或可能的 bvFTD

B. 活体组织检查或尸体组织检查有额颞叶变性的组织病理学证据

C. 存在已知的致病基因突变

Ⅴ　bvFTD 的排除标准:诊断 bvFTD 时下列 3 项(A~C)均必须为否定;疑似 bvFTD 诊断时,C 可为肯定

A. 症状更有可能是由其他神经系统非退行性疾病或内科疾病引起

B. 行为异常更符合精神病学诊断

C. 生物标志物强烈提示阿尔茨海默病或其他神经退行性病变

该患者符合疑似 bvFTD 的标准,生活或社会功能受损,影像学表现符合 bvFTD,因此诊断可能
FTD。

(二)治疗

额颞叶痴呆患者的治疗包括药物治疗和非药物治疗:

1. 药物治疗

(1)5-羟色胺再摄取抑制剂:如氟伏沙明、舍曲林和帕罗西汀,可予帕罗西汀 20mg 口服,每日
1 次。可能改善 FTD 患者的行为症状,如可减少去抑制、冲动、重复行为和饮食障碍等。

(2)非典型抗精神病药物:如利培酮、阿立哌唑和奥氮平,可予奥氮平 2.5mg 口服,每日 1 次或每日
2 次。小剂量使用可改善 FTD 的精神行为症状,如破坏性或攻击性行为,但会引起嗜睡、体重增加及锥
体外系症状等不良反应。

（3）N-甲基-D-天冬氨酸受体拮抗剂：如美金刚 10mg 口服，每日 1 次。体外和体内研究表明其能够减少 Tau 蛋白的病理性过度磷酸化。研究已证实美金刚可以改善 FTD 患者的精神症状，服药后额叶行为量表、神经精神症状量表评分改善，以淡漠、激越和焦虑的改善尤为明显，且治疗的安全性和耐受性良好。

2. 非药物治疗　在药物治疗的基础上，联用行为、物理和环境改善策略等非药物疗法。

四、讨论和展望

（一）痴呆的诊疗流程

痴呆的诊断可以参照中华医学会老年医学分会老年神经病学组额颞叶变性专家共识提出的痴呆诊断流程进行，包括如下 4 个步骤：

1. 是否痴呆？根据患者临床表现，结合 MMSE、MoCA 等认知功能评价量表。

2. 是否为退行性痴呆？行实验室检查、脑 CT/MRI 检查排除血管性痴呆及其他病因引起的非退行性痴呆。

3. 评估认知行为功能和运动功能。采用认知功能评价量表评估认知域损害，以及痴呆严重程度。

4. 确定退行性痴呆的病因。

专家共识推荐的痴呆诊断流程见图 6-2-8。

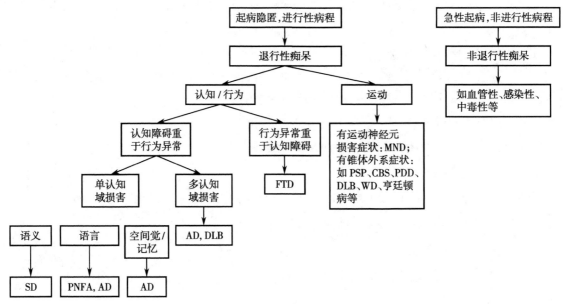

图 6-2-8　痴呆的诊断流程

MND. 运动神经元病；FTD. 额颞叶痴呆；AD. 阿尔茨海默病；PNFA. 进行性非流利性失语；SD. 语义性痴呆；PSP. 进行性核上性麻痹；PDD. 帕金森病痴呆；CBS. 皮质基底节综合征；DLB. 路易体痴呆；WD. 肝豆状核变性。

（二）FTD 诊断面临的问题

FTD 是一组临床、病理及遗传均具有异质性的疾病，目前诊断主要基于临床表现，结合影像学特征，病理学诊断较为困难。由于 FTD 不同临床亚型甚至不同退行性痴呆的临床表现和影像学可能存在交叉，因此诊断仍具有一定挑战。FTD 的神经病理学主要包括 3 种亚型：微管相关蛋白 -Tau 蛋白型、TAR DNA 结合蛋白 43 型和 FUS 蛋白型。新的分子 PET 成像可以显示患者脑内 Tau 蛋白和 TDP-43 蛋白的聚集，对于疾病的诊断具有重要的意义。

（三）FTD 的遗传学研究的意义

FTD 可为遗传性或散发性，遗传性 FTD 占 30%~40%。FTD 相关的突变基因包括 *GRN*、*MAPT*、*C9orf72*、*VCP*、*CHMP2B*、*TARDBP*、*FUS*、*SQSTM1*、*CHCHD10*、*TBK1*、*DCTN1*、*OPTN*、*CCNF*、*UBQLN2*、*HNRNPA1*、*HNRNPA2B1*、*SIGMAR1*，以及 *TIA1* 基因等。这些基因中以 *C9orf72*、*GRN* 和 *MAPT* 三种基因突变最为常见，*C9orf72* 基因 GGGGCC 异常重复序列占遗传性 FTD 的 15%~50%，*MAPT* 和 *GRN* 基因突变占遗传性 FTD 的 5%~20%。然而，仍有相当部分的 FTD 患者，尤其是散发性 FTD 尚未发现致病突变。基因检测技术的发展，尤其是全外显子测序和全基因组测序为发现新的 FTD 相关基因提供了有力的技术保障，但全基因组测序所需 FTD 样本数巨大，因此进行国际多中心协作势在必行。

对家族性 FTD 行基因检测可发现无症状的突变携带者，对这些无症状突变携带者的研究有助于发现 FTD 早期诊断的影像和生物标志物，并探索 FTD 的预防策略。针对 FTD 相关基因的研究有助于探明疾病的发病机制，并寻找潜在的治疗靶点。

（四）影像技术在 FTD 的应用

影像技术在痴呆的诊断和鉴别诊断中有着重要的地位。MRI 可以显示脑萎缩的部位和程度，FTD 主要是额叶和颞叶萎缩，尤其前额叶萎缩高度提示诊断。单光子发射计算机断层成像术（SPECT）脑灌注成像中，正电子发射断层扫描（^{18}F-FDG PET）代谢图像可反映痴呆患者的脑血流和脑代谢，有助于 FTD 的诊断和鉴别诊断：FTD 组患者代谢减低脑区以前部脑皮质为主，病变主要集中在额叶和前颞叶，岛叶、皮质下结构也易受累，且双侧大脑半球代谢降低程度与范围不对称；而 AD 患者病变主要集中在大脑后部，低代谢区域以颞顶叶为主，额叶代谢呈局灶性轻度降低，且双侧大脑半球同时累及、基本对称。

新的分子 PET 成像在 FTD 也有广阔的应该前景。匹兹堡复合物 B-PET 可以显示患者脑中 Aβ 的沉积，Tau-PET 可以显示脑中 Tau 蛋白的沉积，而 TDP-43-PET 可以显示脑中 TDP-43 蛋白的沉积，由于蛋白在脑中的沉积明显早于临床症状的出现，因此通过不同的分子 PET 成像技术不仅有助于 FTD 的诊断，尤其是早期诊断，而且有助于 FTD 与其他痴呆的鉴别诊断，可进行病理分型，并筛选适合的 FTD 患者进行新药的临床研究，通过动态监测还可用于药物临床研究的疗效评估。

（五）FTD 治疗展望

目前，FTD 尚无特效治疗药物。由于 FTD 是一组病理及遗传均具有异质性的疾病，决定了单一的治疗方案不可能适用于所有患者，FTD 的治疗应个体化。FTD 患者的精准治疗是未来药物研究的方向。针对 Tau 蛋白病的小分子和 Tau 单抗，针对 *C9orf72* 基因和 *MAPT* 基因突变 FTD 患者的反义寡核苷酸治疗，针对 *GRN* 基因突变携带者的 *AAV* 基因治疗都是有前景的治疗方案。

总之，在 FTD 的诊治上还有许多需要解决的问题，有待神经科基础研究者和临床医生共同努力，探究其发病机制，探索新的诊疗技术和药物。

（邹漳钰　陈晓春）

参 考 文 献

[1] 中华医学会老年医学分会老年神经病学组额颞叶变性专家共识撰写组. 额颞叶变性专家共识. 中华神经科杂志, 2014, 47（5）: 351-356.

[2] Bang J, Spina S, Miller B L. Frontotemporal dementia. Lancet, 2015, 386（10004）: 1672-1682.

[3] Greaves C V, Rohrer J D. An update on genetic frontotemporal dementia. J Neurol, 2019, 266（8）: 2075-2086.

[4] Liu M N, Lau C I, Lin C P. Precision Medicine for Frontotemporal Dementia. Front Psychiatry, 2019, 10: 75.

病例 67 路易体痴呆

一、病历资料

（一）病史

患者男性,77 岁,因"记忆力下降 4 年,运动迟缓 3 年,视幻觉 1 年"就诊。

患者 4 年前渐出现头晕,记忆力下降,说过的话、做过的事容易忘记,反复问同样的问题,并逐渐加重,3 年前出现运动迟缓,动作缓慢,身体僵硬,当地医院以"帕金森病",予左旋多巴治疗,症状无明显改善。1 年前开始反复出现视幻觉、胡言乱语,并出现间断不认识亲人和朋友,走路不稳,易摔倒,有时走路或吃饭的时候打瞌睡。

否认高血压、糖尿病、心脏病病史。无吸烟、饮酒史。无明确家族遗传病史。

（二）体格检查

体温 36.5℃,脉搏 84 次 /min,呼吸 21 次 /min,血压 135/85mmHg（卧位）,心率 84 次 /min,心肺腹查体无特殊。

神经系统查体:神志清楚,反应迟钝,表情呆板,言语稍含糊,双瞳孔等大等圆,直径 3mm,对光反射存在,双眼各向活动自如,无凝视,双侧鼻唇沟对称,伸舌居中,双手静止性震颤,四肢肌力 5 级,肌张力齿轮样增高,双侧腱反射增强,双侧病理征未引出。感觉检查大致正常。颈无抵抗,脑膜刺激征阴性。时间、地点、空间定向力差,近事、远事记忆力均差,100–7 不能计算。

神经心理检测结果见图 6-2-9。

MMSE	定向	记忆	注意力和计算	回忆能力	语言						结构模仿	
					命名	复述	阅读	执行	书写			
得分 18/30	4/10	3/3	1/5	2/3	2/2	1/1	1/1	3/3	1/1	0/1		A

MoCA	视空间			命名	记忆	注意力	重复句子	语言流畅性	抽象能力	延迟回忆	定向力	
	交替连线	复制立方体	画钟									
得分 8/30	0/1	0/1	0/3	3/3	–	3/6	1/2	0/1	0/2	1/5	0/6	B

PSQI	睡眠质量	入睡时间	睡眠时间	睡眠效率	睡眠障碍	催眠药物	日间功能障碍	
得分 10/21	2	1	2	2	2	0	1	C

NPI	幻觉	焦虑	情感淡漠	易激惹	睡眠 / 夜间行为	
得分 22/144	9	2	6	2	3	D

图 6-2-9 患者神经心理检测结果

A. 简易精神状态检查评分；B. 蒙特利尔认知评估量表评分；C. 匹茨堡睡眠质量指数评分；D. 神经精神科量表评分

二、病例分析

（一）病例特点

1. 老年男性,慢性起病；否认有高血压病等血管性疾病高危因素。

2. 记忆力下降 4 年,运动迟缓 3 年,视幻觉 1 年。

3. 神志清楚,反应迟钝,表情呆板,言语稍含糊,双手静止性震颤,四肢肌力 5 级,肌张力齿轮样增高,双侧腱反射增强,时间、地点、空间定向力差,近事、远事记忆力均差,MMSE 18/30 分,MoCA 8/30 分,

ADL 39/100 分。

（二）诊断及诊断依据

1. 诊断

【定位诊断】认知功能减退,定位于大脑皮质;双手静止性震颤,四肢肌力 5 级,肌张力齿轮样增高,双侧腱反射增强,定位于锥体外系。

【定性诊断】老年男性,慢性起病,波动性认知功能障碍,伴行走迟缓、视幻觉,行走不稳,白天嗜睡,静止性震颤,肌张力齿轮样增高,双侧腱反射增强,时间、地点、空间定向力差,近事、远事记忆力均差,MMSE 18/30 分,MoCA 8/30 分,主要损害的认知域包括定向力、注意力、视空间和延迟记忆等。认知功能减退达到痴呆的标准,无高血压等高危因素,考虑路易体痴呆(dementia with Lewy bodies,DLB)可能性大。

2. 入院诊断 痴呆,路易体痴呆可能。

思考 1 常用的路易体痴呆的认知功能评价量表有哪些?

DLB 患者的认知功能损害特点是注意力、定向力和视空间功能损害较重,而记忆力和命名损害较轻。因此认知功能评估可针对注意力、定向力、视空间、记忆、语言、社会认知功能(包括精神行为)等认知领域。除了用于初步筛查的评估量表,如 MMSE、MoCA、日常生活能力量表(ADL)等,还可选择不同认知领域的常用测验:如注意力/执行功能的评估量表主要为 TMT 连线测验、数字符号转化测验、数字广度测验、色词干扰测验;检测视空间结构功能的量表有 Rey-Osterrieth 复杂图形测验、画钟试验、积木试验;记忆力评估可选择听觉词语学习测验、韦氏记忆量表、逻辑记忆测验;语言功能选择举词流畅性测验和波士顿命名测验;精神行为评估可用神经精神问卷(NPI)。

（三）鉴别诊断

1. 阿尔茨海默病(AD) 老年男性,慢性病程,认知功能下降,进行性加重,需鉴别。AD 患者记忆力减退严重,损害的认知域主要为记忆、语言、注意力和执行,而视空间觉相对较好,多无视幻觉,无运动障碍,可鉴别。

2. 帕金森病痴呆 帕金森病症状明显且早于痴呆症状 1 年以上出现,可鉴别。

3. 额颞叶痴呆 行为异常明显且早于痴呆出现,MRI 脑萎缩以额颞叶为主,PET-CT 可见对称性额颞叶代谢减低,可鉴别。

4. 其他疾病引起的痴呆 如梅毒、甲减等。可行甲状腺功能、快速血浆反应素试验(RPR)等检查以助排除。

三、诊治及检查经过

（一）诊断经过

1. 进一步检查

（1）血常规、尿常规、大便常规:正常。

（2）甲状腺功能:正常。

（3）梅毒快速血浆抗体试验、人免疫缺陷病毒抗体:阴性。

（4）抗核抗体、血抗 ENA 抗体谱:阴性。

（5）脑脊液检查:脑脊液压力、细胞学、生化、细菌学检查正常范围。

（6）头颅 MRI:轻度脑萎缩,以额叶眶回、颞叶、扣带回明显。全脑皮质萎缩(GCA)量表 2 级,内侧颞叶萎缩视觉(MTA)量表 0 分,顶叶萎缩评定量表 1 级,脑白质损害(Fazekas)量表 1 分(图 6-2-10)。

2. 路易体痴呆的诊断标准 该患者临床表现为记忆力下降、静止性震颤、行走迟缓和视幻觉,考虑路易体痴呆可能性大,路易体痴呆的诊断标准采用 2017 年的国际诊断标准(表 6-2-2)。

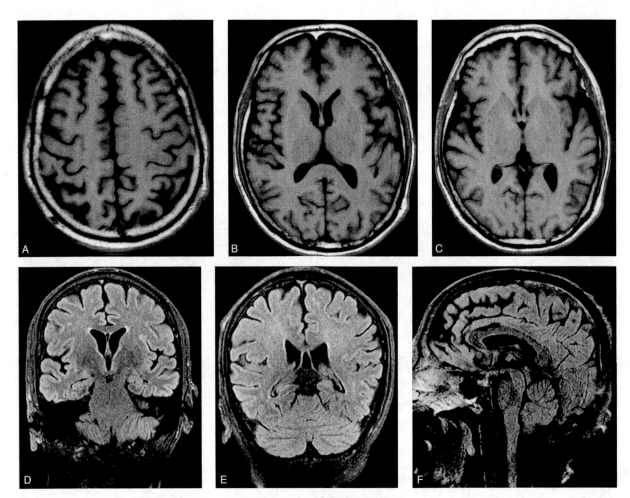

图 6-2-10　患者头颅 MRI

A. T₁加权轴位双侧额叶眶回、颞叶、顶叶萎缩；B、C. T₁加权轴位双侧颞叶萎缩；D. FLAIR 序列冠状位，双侧额叶、颞叶萎缩，双侧外侧裂增宽；E. FLAIR 序列冠状位，双侧额叶萎缩；F. FLAIR 序列矢状位额叶、扣带回萎缩。

表 6-2-2　路易体痴呆的诊断标准

诊断 DLB 的必要条件
痴呆，定义为进行性认知功能减退，且其严重程度足以影响患者正常的社会和职业功能以及日常生活活动能力。在早期阶段并不一定出现显著或持续的记忆功能障碍，但随着疾病进展会变得明显。注意力、执行功能和视知觉功能的损害可能早期出现
核心临床特征（前 3 者可能早期出现且持续存在于疾病的整个病程） 1）波动性认知功能障碍，伴有注意力和警觉性显著变化 2）反复出现的视幻觉，通常是十分详细且生动的 3）快速动眼期（REM）睡眠行为障碍，可能在认知功能下降之前出现 4）出现帕金森综合征的一种或多种核心症状：运动迟缓、静止性震颤或肌强直
支持性临床特征 对抗精神病药物高度敏感，姿势不稳，反复摔倒，晕厥或其他短暂性发作性意识丧失，严重自主神经功能障碍（如便秘、直立性低血压、尿失禁），嗜睡，嗅觉减退，其他幻觉，系统性妄想，淡漠，焦虑和抑郁
提示性生物标志物 1）SPECT/PET 显示基底节多巴胺转运体摄取下降 2）¹²³I-MIBG 心肌扫描成像异常（摄取减低） 3）多导睡眠图证实 REM 睡眠无肌张力降低

支持性生物标志物

1）CT/MRI 扫描显示内侧颞叶结构相对保留

2）SPECT/PET 灌注成像 / 代谢扫描显示普遍低灌注或低代谢；FDG-PET 成像显示枕叶活性下降,伴或不伴有扣带回岛征（指后扣带回活性异常增高）

3）EEG 出现显著的后部慢波,且出现前 α 波和 θ 波之间周期性波动

很可能的 DLB 诊断标准

1）出现两项或两项以上 DLB 的核心临床特征,伴或不伴提示诊断的生物标志物阳性

或

2）仅出现一项 DLB 核心临床特征,但有一项或一项以上的提示诊断的生物标志物阳性,仅仅基于生物标志物不能诊断为很可能的 DLB

可能的 DLB 诊断标准

1）仅出现一项 DLB 的核心临床特征,提示诊断的生物标志物阴性

或

2）一项或多项提示诊断的生物标志物阳性,但缺乏核心的临床特征

该患者波动性认知功能障碍、视幻觉和 RBD,可诊断很可能的 DLB。

（二）治疗

1. 药物治疗

（1）认知症状：研究认为胆碱酯酶抑制剂多奈哌齐和卡巴拉汀可有助于改善认知功能、总体功能及日常生活能力,减轻照料者负担；美金刚可单独或与胆碱酯酶抑制剂联合使用,但其疗效有待进一步验证。可予多奈哌齐 5mg 口服,每晚一次。

（2）运动症状：多巴胺能药物治疗对患者的帕金森病症状疗效较差,可能加重视幻觉和其他精神症状。唑尼沙胺联合多巴胺能药物可能有效。

（3）神经精神症状：如视幻觉、谵妄等,如有服用多巴胺能药物应先减量,如果症状仍重可用胆碱酯酶抑制剂多奈哌齐,尽量避免抗精神病药物的使用,必要时可选用小剂量喹硫平或氯氮平,亦可选用新一代选择性 5-HT2a 反向激动剂匹莫范色林,但其疗效需要进一步研究证实。

（4）睡眠障碍：RBD 睡前使用低剂量的氯硝西泮（0.25~1.5mg）或褪黑激素（3~12mg）治疗有效。小剂量喹硫平也可以选择。苯二氮䓬类,除了治疗 RBD,应避免长期使用,因其加重意识模糊、步态紊乱。白天嗜睡可尝试莫达非尼。

（5）直立性低血压：氟氢可的松、米多君以及两者联合应用改善 DLB 患者直立性低血压症状。

2. 非药物治疗　锻炼、认知功能训练和针对看护者的教育有助于改善患者的精神症状。

四、讨论和展望

（一）DLB 遗传学研究的意义

目前发现的和 DLB 相关的基因包括 *SNCA*、*LRRK2*、*PSEN1*、*PSEN2*、*APP*、*SNCB*、*MAPT*、*SCARB2*、*GBA*、*ApoE*、*CNTN1* 和 *LRP10*,其中关系最密切的是 *ApoE* 4 等位基因和 *GBA* 基因。基因检测技术的发展,尤其是全外显子测序和全基因组测序为发现新的 DLB 相关基因提供了有力的技术保障,但全基因组测序所需 DLB 样本数巨大,因此进行国际多中心协作势在必行。

通过基因检测可以发现 DLB 发病的高危人群,对其研究有助于发现 DLB 早期诊断的影像和生物标志物,阐明疾病的发病机制,寻找潜在的治疗靶点,并探索 DLB 的预防策略。

（二）影像技术在 DLB 的应用

头颅 MRI 可以显示脑萎缩的部位和程度,有助于 DLB 的诊断和鉴别诊断。血管性痴呆患者常会

有白质缺血性病变,DLB 则无;DLB 的扣带回中后部、颞枕叶上部及前额叶眶面的皮质萎缩,而 AD 则是在海马旁回、扣带回膝部、颞极,DLB 的内侧颞叶结构包括海马萎缩较 AD 轻,但基底核和壳核萎缩较 AD 更显著;FTD 主要是额叶和颞叶萎缩,尤其前额叶萎缩高度提示诊断。

单光子发射计算机体层摄影(SPECT)脑灌注成像中,正电子发射体层摄影(^{18}F-FDG PET)代谢图像可反映痴呆患者的脑血流和脑代谢,有助于 DLB 的诊断和鉴别诊断:DLB 患者可以发现枕叶血流或代谢减低,而扣带回中后部相对完整,称为扣带回岛症,对 DLB 有 100% 的特异性,用多巴胺转运分子作配体进行 SPECT 检查发现多巴胺转运异常对于 DLB 诊断的敏感性超过 78% 且特异性超过 90%;FTD 组患者代谢减低脑区以前部脑皮质为主,病变主要集中在额叶和前颞叶,且双侧大脑半球受累不对称;AD 患者病变主要集中在大脑后部,低代谢区域以颞顶叶为主,且双侧大脑半球同时累及、基本对称。

新的分子 PET 成像在 DLB 也有广阔的应用前景。匹兹堡复合物 B-PET 可以显示患者脑中 Aβ 的沉积,Tau-PET 可以显示脑中 Tau 蛋白的沉积,而 TDP43-PET 可以显示脑中 TDP43 蛋白的沉积。由于蛋白在脑中的沉积明显早于临床症状的出现,因此通过不同的分子 PET 成像技术有助于 DLB 的诊断和鉴别诊断。DLB 的额叶、顶叶、楔前叶和扣带回后部可见淀粉样物沉积,而 PD 合并痴呆患者的淀粉样物沉积较少。将来如果可以用 PET 显示脑中 α- 共触蛋白的沉积,可以筛选适合的 DLB 患者进行新药的临床研究,并通过动态监测评估药物临床研究的疗效。

(三)DLB 治疗展望

目前,DLB 尚无特效治疗药物。目前的治疗主要是对症治疗,仍需要更多的药物控制患者的帕金森、白天嗜睡、RBD 行为异常、阳痿、尿失禁等症状。神经保护治疗,如腺苷受体阻滞剂、单胺氧化酶抑制剂、抗氧化剂、神经生长因子和干细胞治疗等也是药物研究的热点。针对 α- 共触蛋白的疾病修饰治疗是 DLB 药物研究的重点方向,调节 α- 共触蛋白毒性治疗,如热休克蛋白靶向治疗,或者调节分子伴侣介导的自噬等治疗,疫苗的研发也在进行中。

(邹漳钰 陈晓春)

参 考 文 献

[1] 中国微循环学会神经变性病专业委员会 . 路易体痴呆专家共识 . 中华老年医学杂志,2015,34(4):339-343.

[2] McKeith I G, Boeve B F, Dickson D W, et al. Diagnosis and management of dementia with Lewy bodies: Fourth consensus report of the DLB Consortium. Neurology, 2017, 89(1): 88-100.

[3] Walker Z, Possin K L, Boeve B F, et al. Lewy body dementias. Lancet, 2015, 386(10004): 1683-1697.

[4] Taylor J P, McKeith I G, Burn D J, et al. New evidence on the management of Lewy body dementia. Lancet Neurol, 2020, 19(2): 157-169.

第三节 肌 肉 疾 病

病例 68 假肥大型肌营养不良

一、病历资料

(一)病史

患儿男性,7 岁,因"进行性双下肢力弱 4 年,加重 2 个月"就诊。

患儿自幼行走易摔跤,不能跑跳,3 岁时家人发现其蹲下起立费力,需要扶膝。5 岁时,出现上下楼困难,需扶楼梯扶手,走路姿势异常。期间多次就诊当地医院,曾发现"肝功能异常",诊断考虑"肝损害、心肌炎、缺钙"等。肌电图示肌源性损害,曾怀疑"杜氏肌营养不良(Duchenne muscular dystrophy,DMD)",基因检测未发现 *DMD* 基因异常[多重连接探针扩增技术(MLPA)+ 二代测序]。近 2 个月,家长发现患儿行走摔跤较前频繁,上楼梯费力。

足月顺产,母亲孕期自觉胎动减少,8 月龄独坐,18 月龄独步。家族中无类似疾病患者。

（二）体格检查

体温 36.1℃,脉搏 102 次 /min,呼吸 20 次 /min,血压 106/60mmHg,BMI 20.45kg/m²,双肺呼吸音清,未闻及干湿啰音,双侧呼吸动度差。心率 102 次 /min,律齐,未闻及病理性杂音。腹平软,无压痛反跳痛。上胸段脊柱轻度左侧弯,腰段脊柱前凸。

神经系统查体:发育正常,体型适中,神志清楚,口齿清晰,头颅外观正常,高腭弓,颞肌肥大,余脑神经未见异常。双侧腓肠肌肥大,双踝关节中度挛缩,双上肢外展内收 4 级,屈肘 4 级,伸肘 4 级,双手握力 4 级。双侧屈髋 3 级,伸膝 4 级,双侧屈膝 4 级,双足背屈跖屈 4 级。双侧深浅感觉对称存在。双上肢腱反射存在,双下肢腱反射未引出。双侧病理征阴性。肌病步态(俗称鸭步),高尔征(Gowers 征)阳性。

（三）辅助检查

1. **血清肌酶检查** 肌酸激酶 16 777U/L(20~174U/L),丙氨酸氨基转移酶 398U/L(5~40U/L),天冬氨酸氨基转移酶 376U/L(5~40U/L),肌酸激酶同工酶 362U/L(0~18U/L),乳酸脱氢酶 1 471U/L(109~245U/L)。

2. **大腿肌肉 MRI** 可见广泛肌肉脂肪化,但缝匠肌、股薄肌、长收肌及半腱肌受累回避,呈典型"三叶一果"征(图 6-3-1)。

3. **常规心电图** 窦性心律,心率 98 次 /min,大致正常心电图。

4. **超声心动图** 三尖瓣少量反流,心内结构及心功能未见明显异常。

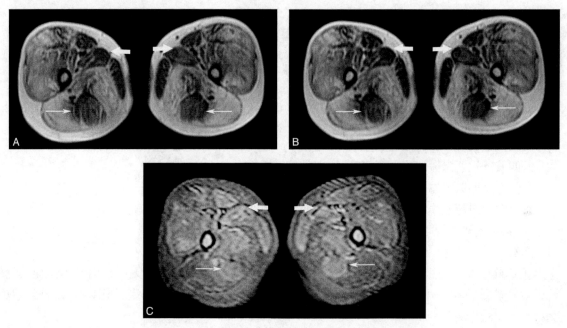

图 6-3-1 大腿肌肉 MRI

A、B. 可见大腿肌肉广泛脂肪化,表现为 T₁ 加权及 T₂ 加权肌肉失去正常结构,表现为高信号脂肪特征。缝匠肌、股薄肌、长收肌("三叶一果"征中的三叶,如短箭所示)及半腱肌("三叶一果"征中的一果,如长箭所示)受累及相对较轻。C. STIR 序列受累及相对较轻的缝匠肌、股薄肌、长收肌及半腱肌出现一定程度水肿的高信号影。

5. 肺功能 FVC% 86%, VC% 92%, FEV₁% 94%, PEF% 69%,结论中心气道阻力升高。

6. 运动功能评估 6分钟步行距离402m。北极星量表评分30/34。卧立位时间4.06秒。10m走跑5.31秒。上四阶梯2.9秒,下四阶梯3.75秒。

7. 肌肉病理检查 肌纤维大小显著不等;少量坏死肌纤维及再生肌纤维。肌内膜、肌束膜重度增生;dystrophin染色C端:未见表达,R端:偶见少部分细胞微弱表达,N端:未见表达。dysferlin及sacrolgycan染色均正常(图6-3-2,见文末彩图)。

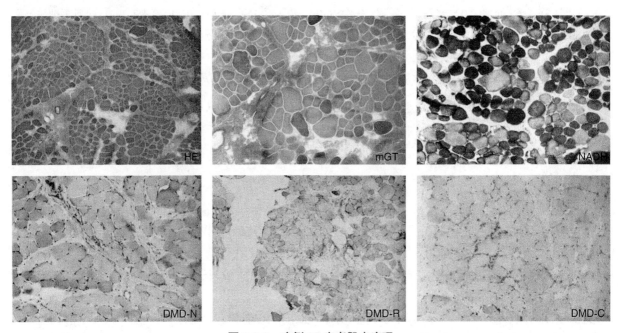

图 6-3-2 病例68患者肌肉病理

HE染色:肌纤维大小显著不等,直径40~100μm,少量坏死肌纤维及再生肌纤维。肌内膜、肌束膜重度增生。血管周围未见炎症细胞浸润。mGT染色:肌纤维中未见杆状体,未见破碎红纤维(RRF)及镶边空泡样改变肌纤维,切片中周围神经髓鞘发育良好。还原型辅酶Ⅰ-四氮唑还原酶染色(NADH):肌纤维内肌原纤维网结构规整。dystrophin染色C端:未见表达;R端:偶见少部分细胞微弱表达;N端:未见表达。

二、病例分析

(一)病例特点

1. 男性儿童,缓慢起病,逐渐加重。

2. 以四肢近端肌肉力弱为主要表现,不累及感觉系统。

3. 查体可见四肢近端为主的对称性肌力减退,伴腓肠肌肥大。

4. 肌电图示肌源性损害,肌肉病理表现为肌营养不良改变。

(二)诊断及诊断依据

1. 诊断

【定位诊断】肌力减退,肌张力正常,下肢腱反射消失,病理反射阴性,无明显肉跳等体征,无感觉障碍,无晨轻暮重,肌电图检查显示肌源性损害,肌酶升高,所以排除前角细胞、周围神经及神经肌肉接头病变,综合定位于骨骼肌。

【定性诊断】患者男性,儿童起病,缓慢进展,症状无波动。CK高于正常值上限近100倍,肌肉病理示肌营养不良改变,肌肉免疫组化染色肌细胞膜上无dystrophin蛋白C端、N端表达,R端少量细胞微弱表达。定性为进行性肌营养不良(杜氏型)。

2. 入院诊断 进行性肌营养不良(杜氏型)(Duchenne muscular dystrophy, DMD)。

思考 1 进行性肌营养不良常规诊断路径?

1. 通过分析临床病史、体征、血清肌酶及肌电图结果,可明确是否为肌营养不良以及可能的类型。如已高度怀疑为肌肉病,可不行肌电图检查。

2. 肌肉影像学检查(主要是肌肉 MRI),肌肉受累分布的特征有助于肌营养不良具体类型的诊断。

3. 根据临床高度怀疑肌营养不良的类型,选择合适的基因检测方法以明确诊断。

4. 上述方法仍不能明确具体诊断,建议肌肉病理检查,必要的免疫组化染色有助于明确诊断。

5. 如果病理已经确诊,而前述 DNA 层面没有明确基因诊断,应从肌肉标本中提取 mRNA,依照病理确诊的类型,根据明确的靶基因进行 mRNA 层面的基因分析,从而明确诊断。

(三)鉴别诊断

1. LAMA2-相关肌营养不良(LAMA2-MD) 为 *LAMA2* 基因致病性变异所致的常染色体隐性遗传肌肉疾病。典型 LAMA2-MD 为先天性肌营养不良 1 型(MDC1A),表现为出生后头几个月即出现张力减退或肌肉无力,自发活动减少,后期出现生长发育迟滞,反复肺部感染,甚至呼吸衰竭,这很容易与 DMD/BMD 相鉴别。但对于不典型的轻症 LAMA2-MD,表现为儿童期起病,近端肌肉无力,运动发育迟滞,可以独立行走,可出现肌肉肥大,肌酸激酶水平持续升高,临床症状与 DMD/BMD 很类似,而容易被误诊。此时,基因检测发现 *LAMA2* 基因致病性变异、肌肉 laminin-α2 免疫组织化学染色显示蛋白缺失或减少,有助于 LAMA2-MD 的诊断。此外,LAMA2-MD 患者脑白质病变显著,而且与 DMD/BMD 累及肌肉分布也不一致,头颅及肌肉 MRI 检查对两者的鉴别也有重要价值。

2. Emery-Dreifuss 肌营养不良(Emery-Dreifuss muscular dystrophy,EDMD) 本病儿童期起病,四肢近端肌肉力弱,伴有心脏传导阻滞,CK 可显升高。其中 X 连锁隐性遗传的 EDMD1 型容易误诊为 DMD/BMD。但本病早期出现关节挛缩及下肢远端肌肉受累,无明显肌肉肥大,这些与 DMD/BMD 有一定鉴别价值。EDMD 肌肉免疫病理显示 dystrophin 蛋白表达正常,DMD 基因无致病性变异,而会出现 emerin 蛋白表达缺失,存在 EDMD 基因致病性变异。

3. 肢带型肌营养不良(limb gird muscular dystrophy,LGMD) 特别是 LGMD2C-F,临床表现与 DMD/BMD 类似,可以 5 岁左右起病,进行性四肢近端无力,可累及呼吸肌及心肌,可伴有腓肠肌肥大。CK 显著升高,肌肉病理呈现肌源性损害。两者的鉴别主要依靠肌肉免疫组化染色及基因诊断。

4. 炎性肌病 男性、儿童起病的免疫介导性肌病,由于表现为四肢近端无力,高 CK 血症,对激素治疗有一定效果,肌肉病理无显著炎性细胞浸润,容易误诊为 DMD/BMD。肌肉 MRI 检查提示显著水肿而肌肉脂肪化不严重,有助于炎性肌病的诊断。肌炎相关抗体及肌炎特异性抗体检测,必要时肌肉 dystrohin 蛋白染色和 DMD 基因检测是重要的鉴别手段。

(四)进一步检查

通过肌肉 mRNA,进一步基因诊断,结果如下:从肌肉组织 RNA 序列分析,患儿肌肉组织发现 DMD 基因 RNA 序列外显子 40~41 之间存在 78bp 插入序列,该插入序列来源于内含子 40。该插入序列位于 NC_000023.11g.32342773-g32342850。在患者和其母亲外周血样本中 DMD 基因 DNA 序列分析结果中找到的 A>G 序列改变位于 NC_000023.11g.32342772 位点(图 6-3-3,见文末彩图)。这个改变将原序列中的 AT 变为了 GT,而这段插入序列上游序列是 AG,推测突变后生成了新的剪切位点,导致 RNA 编码过程中多了一个"外显子"。

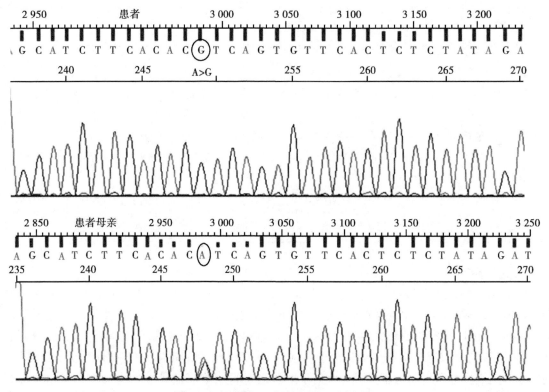

图 6-3-3 病例 68 患者血 DNA 测序图

思考 2 什么时候考虑从 mRNA 层面进行基因分析？

在临床工作中，经常会遇到临床上高度怀疑，甚至从蛋白水平已经明确诊断的遗传性肌肉疾病，但是从血的检测中并没有发现相关基因致病性变异。这时候，首先需要考虑我们选择的检测方法是否正确。如，动态突变的遗传病（强直型肌营养不良、眼咽型肌营养不良等）不能通过二代测序检测，可采用一代测序或者 DHPLC 等方法检测。此外，一些整个外显子大片段的重复与缺失，通过二代测序也容易漏诊，可能需要结合 MLPA 的方法。而更大片段的缺失，如，面肩肱肌营养不良检测需要用 DNA 印迹（southern blot）、单分子荧光原位杂交（smFISH）、Bionano 单分子光学图谱等方法。本病例临床及病理确诊为 X 染色体连锁隐性遗传 DMD，但外院进行 DMD 基因 MLPA 及二代测序两种方法检测均未发现致病性变异。这时候需要首先考虑到可能存在深部内含子突变，需要病理活检，从肌肉 mRNA 层面进行基因分析。这时候，通常可以发现深部内含子中的一些突变，造成假外显子转录插入在 mRNA 中。当然，如果考虑存在染色体倒位、易位等可能，则需要染色体异常的一些检测方法。

【最终诊断】进行性肌营养不良（杜氏型）。

三、诊治及检查经过

目前遵循国际 DMD 标准照料指南，显著提高了患者的生活质量及延长患者的生命。标准照料主要包括肌肉系统、骨关节系统、内分泌系统、胃肠道营养、呼吸系统、心血管系统、精神心理等多系统的联合治疗、康复与处理。

（一）一般治疗

1. 饮食营养　给予患者正确的营养指导，主要食物推荐原则是：低热量、低脂肪、低糖饮食。鼓励进食高蛋白食物，多种蔬菜水果及维生素。注意少食多餐，防止饮食造成的肥胖。

2. 康复锻炼 处于疾病任何阶段的患者都应重视康复锻炼,需保持每日一定量的康复锻炼。至少每6个月提供一次全面的标准化多学科评估,根据评估结果,由物理和职业治疗师以及言语病理学家针对患者进行个体化治疗。早期可行走期,康复锻炼的主要目的是预防关节挛缩或畸形,避免过度劳累和跌倒,并提供矫形器等设备和学习支持。后期运动功能减退及不能行走期,继续提供辅助移动设备,座椅,支撑的站立设备和辅助技术,协助预防和控制疼痛和骨折,提高患者社会参与和自我实现。

> **思考3** DMD除常规康复拉伸之外,是否需要进行一定量的运动锻炼?
> 由于运动有增加肌细胞损伤的风险,对于DMD是否建议运动锻炼一直存在争议。目前虽然有大量基础研究,仍缺少有力的临床研究证据。总体建议原则:早期推荐进行亚极量有氧运动有益,如游泳、骑车。避免离心肌肉收缩运动和高阻抗运动、力量训练。注意避免用力过度、锻炼过度、锻炼后需要充分休息。具体运动强度以不影响第二天正常活动为准。

(二)一般药物治疗

1. 糖皮质激素 目前循证医学推荐所有DMD患者应用糖皮质激素,建议常规口服泼尼松0.75mg/(kg·d)或地夫可特0.9mg/(kg·d),也可根据具体情况采用间歇给药方案或周末疗法。糖皮质激素治疗时间大多建议在4~6岁,在运动功能减退前,常规儿童疫苗接种完成之后启动。在丧失独立行走能力后继续治疗仍可延缓心肺功能恶化和减缓脊柱侧凸进展。激素不能突然停用,如果发生较难处理或不可耐受的副作用,需要进行减量再停药。糖皮质激素最常见的副作用是体重增加,类库欣综合征、身材矮小、肥胖和白内障、椎体及长骨骨折风险发生率较高。临床中给予重视与预防。

2. 改善心脏功能药物 建议早期使用血管紧张素Ⅱ受体拮抗剂药物,血管紧张素转换酶抑制剂或合并使用β受体阻滞剂,以延缓DMD心肌病的进展。醛固酮拮抗剂(依普利酮)联合ACEI治疗也能延缓射血分数保留的DMD患者左心室收缩功能的下降。

3. 呼吸系统 5~6岁开始,应每年进行一次呼吸系统评估,丧失独立行走能力患者每6个月进行一次,以发现呼吸功能不全的早期体征。糖皮质激素治疗致体重增加明显时,应考虑进行夜间脉搏血氧测定或睡眠监测。必要时应及时启动夜间无创正压通气,当通气不足和高碳酸血症的症状或体征持续存在时,需要增加日间通气支持。除常规免疫接种外,还应及时接受肺炎球菌和三价灭活流感疫苗预防。

4. 通读治疗、外显子跳跃治疗及其他dystrophin蛋白恢复治疗 通读治疗药物是通过与核糖体结合,阻止原终止突变信号的识别,跳过这个错误的终止子,从而继续翻译出全长的抗肌萎缩蛋白。用于治疗无义突变DMD的PTC124(Ataluren)于2014年8月在欧洲批准条件性上市。有几个临床研究均表明其对于无义突变*DMD*有一定治疗效果,特别是对6分钟步行距离在300~400m的患者。不同人种更大样本量的验证性试验(NCT02090959)正在全球进行中。外显子跳跃是指在*DMD*基因的前信使RNA剪接过程中,通过使用反义寡核苷酸序列跳过某些外显子,使框移突变转变为框内突变,使临床表型为DMD的患者转变成比较良性的BMD。美国FDA2016年批准DMD51号外显子跳跃药物Eteplirsen条件性上市,2019年底批准DMD53号外显子跳跃治疗药物Vyondys 53(golodirsen)条件性上市,2020年日本批准了另外一个DMD53号外显子跳跃药物Viltolarsen(NS-065)条件性上市。外显子跳跃治疗是DMD一个有前景的治疗策略。

其他恢复dystrophin蛋白治疗的方法主要有①通过构建微小DMD基因,经过腺病毒相关病毒(adenovirus associated virus,AAV)导入体内并表达的微小基因治疗。②基于CRISPR技术的*DMD*基因编辑治疗。前一项研究已经进入临床试验,后一项也进行临床前期,均具有较好的前景。

(三)携带者的检查与随访及产前遗传咨询

DMD女性携带者大多数并无显著临床症状。20%以上的携带者仅表现为轻至中度肌无力,50%~60%携带者血清CK水平高于正常。约8%女性携带者心肌损害表现为扩张型心肌病。在DMD门诊过程中,应该对 DMD 母亲(如果是携带者)进行常规检查与随访,并给予健康指导。建议女性携带者早期进行心脏基线评估,包括心电图和非侵入影像学检查。每 3~5 年进行一次全面心脏评估检查。若已经出现心肌病的患者,需要持续监测,必要时药物干预。

即使母亲没有发现是携带者,由于可能存在生殖腺嵌合,所以已生育过 DMD/BMD 患者的家庭,无论是否有家族史,均建议在再次生育前进行遗传咨询和产前诊断。

四、讨论和展望

遵循国际 DMD 标准照料指南,采取多学科联合管理模式,特别是呼吸器的广泛使用,心脏损害的早期干预,使得 DMD 患者的平均生存时间从过去的 18 岁左右,发展到目前有些国家或地区已达到 30 岁以上。然而,到目前为止 DMD 失去独立行走能力的时间仍在 12 岁左右,所以 DMD 的预防与治疗仍存在巨大的压力,亟须解决或改善。

未来 DMD 临床研究的方向主要集中在三个方面:①加强优生优育,减少 DMD 婴儿的出生,开展 DMD 新生儿筛查,早诊断早干预。目前产前诊断技术及三代试管婴儿的技术的进步,让有 DMD 家族史的家庭避免出生 DMD 儿童成为现实。随着新的 DMD 特效治疗药物的出现,DMD 的新生儿筛查,让 DMD 的诊断年龄大大提前,为极早期干预提供了可能。②特效药物的研发。在前文中谈及了许多 dystrophin 蛋白恢复治疗的方法,如:通读治疗、外显子跳跃治疗、微小基因治疗及基于 CRISPR 技术的 DMD 基因编辑治疗等。此外,还有针对 DMD 发病机制中,所涉及的病理生理通路的干预治疗,包括抗炎症、抗纤维化等,均会大大改善 DMD 患者的生存质量及延长其生存时间。③在遵循多学科联合干预指南的同时,还需要强调精准的个体化治疗。近年来,越来越多的研究发现,不同的 *DMD* 基因突变型即使在同一年龄段对激素治疗的疗效反应也不尽相同,可能需要进一步精确不同基因型患者激素干预的时间点。此外,即使同一 *DMD* 基因突变型,由于存在一些影响临床表型的基因多态性的存在,如 *SPP1*、*LTBP4* 等基因多态性,治疗中需要对患者个体特征进行更细化分析,来选择更优化的治疗方案。

总之,近年来由于分子治疗的快速进展,让 DMD 已成为基因治疗研究领域的"热点"疾病。随着全世界研究的重点关注,不久的将来,DMD 的治疗一定会出现更多突破性进展。

(吴士文 黄旭升)

参 考 文 献

[1] Chinoy H, Lilleker J B. Pitfalls in the diagnosis of myositis. Best Pract Res Clin Rheumatol, 2020, 34(1): 101486.

[2] Mercuri E, Bönnemann C G, Muntoni F. Muscular dystrophies. Lancet, 2019, 394(10213): 2025-2038.

[3] Grages S M, Bell M, Berlau D J. New and emerging pharmacotherapy for Duchenne muscular dystrophy: a focus on synthetic therapeutics. Expert Opin Pharmacother, 2020, 21(7): 841-851.

[4] Oliveira J, Gruber A, Cardoso M, et al. LAMA2 gene mutation update: Toward a more comprehensive picture of the laminin-α2 variome and its related phenotypes. Hum Mutat, 2018, 39(10): 1314-1337.

[5] Schorling D C, Kirschner J, Bönnemann C G. Congenital Muscular Dystrophies and Myopathies: An Overview and Update. Neuropediatrics, 2017, 48(4): 247-261.

病例 69 低钾型周期性瘫痪

一、病历资料

(一)病史

患者男性,25 岁,因"发作性四肢无力 9 年,再发 1 天"就诊。

患者 9 年前(16 岁时)首次发作,表现为踢球后第二日晨起出现四肢无力,下肢重于上肢,伴四肢肌肉酸痛,不伴呼吸困难及大小便障碍,无视物成双和睁眼费力。发作时测血清钾水平为 2.7mmol/L(正常 3.5~5.5mmol/L)。口服和静脉补充氯化钾 6g,24 小时后恢复正常。此后,类似发作每月 2~8 次,每次持续 24~48 小时。饱食、劳累、压力、熬夜和久坐都可能诱发。入院前一天晚上和朋友聚餐,吹冷空调。晨起再次出现四肢无力,伴四肢肌肉酸痛,无呼吸困难及大小便障碍。急诊送入我院。病程中,否认肢体僵硬,否认心慌、多汗、体重下降。

否认高血压、甲状腺功能亢进病史。否认特殊用药病史。无吸烟、饮酒嗜好。无毒物接触史。其表哥和舅舅有类似病史。

（二）体格检查

体温 36.5℃,脉搏 80 次 /min,呼吸 20 次 /min,血压 120/75mmHg,意识清楚,心率 80 次 /min。内科查体未见明显异常。

神经系统查体:神志清楚,言语清晰,脑神经正常。四肢肌容积正常,未见肌肉肥大及肌萎缩。双上肢肌力:双侧肩外展 4 级、屈肘、伸肘 4 级、伸腕、屈腕、分指、并指 4 级,双下肢肌力:屈髋、伸髋 3 级,伸膝、屈膝 4 级,踝背屈、趾屈、伸趾、屈趾 4 级。深浅感觉检查正常。四肢腱反射对称减弱。大鱼际肌、前臂伸肌未叩击出肌强直;病理征阴性;脑膜刺激征阴性。

（三）急诊辅助检查

1. **电解质、心肌酶谱**　钾 2.36mmol/L(3.5~5.5mmol/L),肌酸激酶(CK)348U/L(38~174U/L),肌酸激酶同工酶(CK-MB)正常范围。

2. **血气分析、血乳酸、随机血糖**　正常范围。

3. **常规心电图**　出现 U 波(图 6-3-4)。

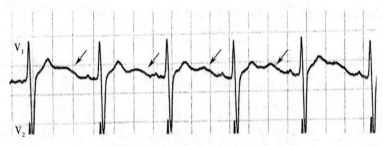

图 6-3-4　心电图可见 U 波(箭)

> **思考 1**　为何做急诊电解质检查?
> 急性肌无力患者,电解质是常规检查,其目的在于①明确有无电解质异常,尤其是血钾水平;②严重的低钾血症,可引起患者心律失常,呼吸衰竭,危及患者生命,所以需要尽早发现和干预。

二、病例分析

（一）病例特点

1. 青年男性,青少年起病,急性起病,反复发作。

2. 主要表现:发作性四肢无力 9 年,再发 1 天。晨起四肢无力,持续 1~2 天,发作时伴随血钾低。饱食、劳累、受凉容易诱发发作。

3. 其表哥和舅舅有类似病史。

4. 查体可见双上肢近端肌力 4 级,远端 4 级,双下肢近端肌力 3 级,远端 4 级。四肢腱反射对称减退。大鱼际肌、前臂伸肌未叩击出肌强直。病理征阴性。

5. 发作时血钾明显降低,心电图出现 U 波,肌酸激酶升高。

（二）诊断及诊断依据

1. 诊断

【定位诊断】四肢对称性无力,近端为主,无肌肉萎缩,无晨轻暮重,无感觉异常,病理征阴性,定位于骨骼肌。

【定性诊断】青年男性,青少年起病,急性起病,反复发作;临床表现四肢无力,晨起安静状态下发病;家族史阳性:其表哥和舅舅有类似病史。神经系统查体:四肢力弱,近端为主,无肌肉萎缩,无肌强直,四肢腱反射对称减弱;发作时血钾降低,心电图出现 U 波,肌酸激酶轻度升高。定性诊断考虑低钾型周期性瘫痪。

2. 入院诊断 低钾型周期性瘫痪。

思考 2 原发性低钾型周期性瘫痪的病因?

编码骨骼肌的电压门控性钙、钠、钾离子通道基因有数十个突变位点与周期性瘫痪有关。钙离子通道 *CACNA1S* 基因突变可导致低钾型周期性瘫痪,钠离子通道 *SCN4A* 基因突变可导致低钾型、正常血钾型、高钾性周期型麻痹,钾离子通道 *KCNJ2*,*KCNJ5* 突变可导致 Andersen-Tawil 综合征。上述骨骼肌离子通道基因突变,尽管导致瘫痪发作的病理生理机制不同,但发作期肌肉的状态相似,大量肌纤维去极化,导致肌纤维膜不稳定,肌肉麻痹。

思考 3 周期性瘫痪肌酸激酶升高的原因?

周期性瘫痪是遗传性骨骼肌离子通道病,是骨骼肌上的钙、钠、钾离子通道基因突变所致。离子通道功能异常,可导致骨骼肌纤维内钠和水超载,骨骼肌纤维水肿、肌肉损伤,导致肌酸激酶升高,反复发作可导致部分患者出现持久性肌无力。

（三）鉴别诊断

1. 高钾型周期性瘫痪 发作性肌无力伴有血清钾浓度升高,发作常在晨起后早饭前,每次持续 15 分钟至 1 小时不等,多自行缓解,适当活动可以缩短发作时间。发作期部分患者可出现手肌、舌肌肌强直发作。高钾饮食、升高血钾的药物、运动后休息、饥饿、紧张、寒冷可诱发。

2. 正常血钾型周期性瘫痪 发作性肌无力伴随血清钾浓度正常。多在 10 岁前发病,肌无力的时间较长,往往持续数天至数周,发作期血钾及尿钾均在正常范围,限制盐的摄入或补充钾盐可诱发和加重本病,补钠后好转。

3. 甲亢性周期性麻痹(thyrotoxic periodic paralysis, TPP) 甲亢性周期性麻痹是甲状腺功能亢进的并发症之一,主要临床表现是甲状腺功能亢进、低钾血症、肌无力。另外,持续低血钾还可引起心律失常。该病好发于男性,亚洲较为多见。我国男性甲状腺功能亢进患者 13% 发生 TPP,好发年龄为 30~55 岁。TPP 是环境因素、甲状腺毒症、基因易感性共同作用的结果。

4. 继发性低血钾 病因包括原发性醛固酮增多症、肾小管酸中毒、失钾性肾炎、腹泻、药物源性(噻嗪类利尿药,皮质类固醇)等,需要进行相关检查明确病因。

5. 重症肌无力 亚急性起病,可累及四肢和脑神经支配的肌肉,症状呈波动性,晨轻暮重,病态疲劳。疲劳试验和新斯的明试验阳性。重复神经刺激复合肌肉动作电位波幅递减,抗乙酰胆碱受体等重症肌无力相关抗体阳性,血钾正常。

三、诊疗经过

（一）进一步完善相关检查

1. 甲状腺功能、血气分析　均正常。

2. 甲状腺彩色多普勒超声检查、双肾彩色多普勒超声检查、肾上腺超声　正常。

3. 发作间期神经电生理　神经传导检测正常,针极肌电图正常,未见强直放电。运动诱发试验:短时运动诱发试验 CMAP 波幅增加 10.5%,未见异常。长时运动诱发试验（40 分钟）CMAP 波幅降低42.3%（正常范围衰减:<40%）,阳性（图 6-3-5）。

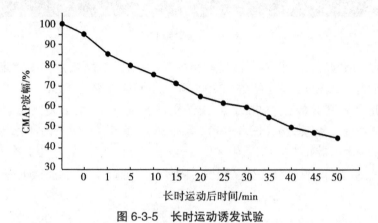

图 6-3-5　长时运动诱发试验

> **思考4　运动诱发试验及其意义是什么?**
>
> 离子通道病相关运动诱发试验可分为短时和长时运动诱发试验。
>
> 1. 短时运动诱发试验　常温下,小指展肌大力收缩 10 秒后,记录收缩前、运动后即刻复合肌肉动作电位,每间隔 10 秒钟至 1 分钟记录 1 次,重复 3 次。
>
> 2. 长时运动诱发试验　常温下,小指展肌大力收缩 15 秒后,放松 5 秒,重复至 5 分钟后,记录收缩前、运动后即刻复合肌肉动作电位,每间隔 5 分钟至 40 分钟记录 1 次,运动后波幅或面积较基线值下降 40% 阳性。
>
> 运动可以引发、加重或缓解周期性麻痹肌无力发作。因此,利用电生理工具,通过短时和长时运动诱发试验,诱发患者骨骼肌离子通道异常,在发作间期用以帮助这些离子通道病的诊断。

4. 大、小腿肌肉 MRI　大腿肌肉 MRI 可见 T_1 加权显示大腿肌肉脂肪化,T_2 STIR 未见水肿（图 6-3-6）。小腿 MRI 提示 T_1WI 未见异常,T_2 STIR 见双侧腓内肌水肿（图 6-3-7）。

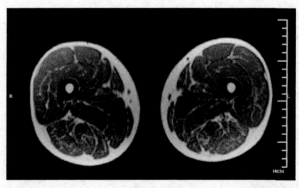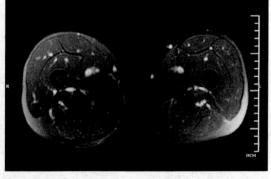

图 6-3-6　大腿 MRI

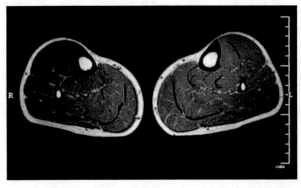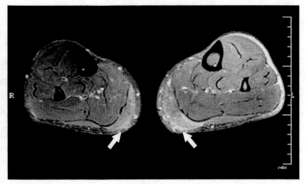

图 6-3-7　小腿 MRI

5. 基因检测及家系验证　进行周期性瘫痪相关基因二代测序,阳性检测结果。经过一代 Sanger 测序验证发现:先证者 *CACNA1S* 基因存在 c.2700G>C(p.R900S)突变(图 6-3-8,见文末彩图)。R900S 为已知致病突变,此突变位于高度保守的 Cav1.1 结构域Ⅲ S4 区,此区域是钙离子通道的电压感受器区,具有重要的生理功能。家系验证(图 6-3-9):除先证者,家系中另外两名男性患者,先证者的表哥(Ⅲ:1)和舅舅(Ⅱ:7)也携带此突变,家系中 3 位女性(Ⅰ:2,Ⅱ:1,Ⅱ:3)携带此突变但无临床发作(临床调查已发现女性低钾型周期性瘫痪突变基因携带者外显率低,内在机制尚待进一步研究)。

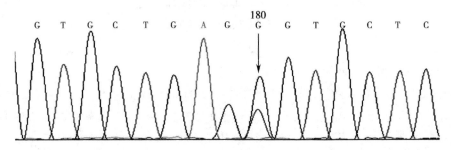

图 6-3-8　病例 69 患者测序图 *CACNA1S* 基因外显子 21,存在 c.2700G>C(p.R900S)突变

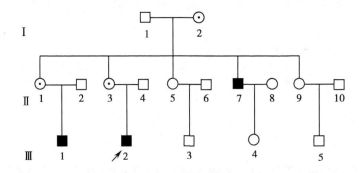

□ 正常男性,○ 正常女性,⊙ 女性突变基因携带者,■ 男性患者,↗ 先证者

图 6-3-9　患者家系图

(二)最终诊断

CACNA1S 基因突变低钾型周期性瘫痪。

(三)治疗

低钾型周期性瘫痪治疗包括以下内容:

1. 急性期治疗　补钾治疗:口服钾盐,首次口服 10% 氯化钾或枸橼酸钾 30~40ml,此后每 2 小时口服 20ml,直到症状好转,24 小时内给予钾总量可达 10~15g。一般在数小时内可见疗效,疗效欠佳者可继续口服 10% 氯化钾或枸橼酸钾 30~60ml/d,直到好转。

思考 5　急性发作治疗目的和注意事项

目的：①迅速纠正低钾血症；②缩短发作时间。这两个目的往往不是同时实现，常常是血清钾恢复正常数小时后肌无力才开始恢复。补钾治疗可以直接纠正低钾血症，并间接缓解肌无力。

注意事项：①有呕吐、吞咽困难者可给予静脉补钾，避免使用葡萄糖，因为可能加重肌无力；②静脉补钾过程中应进行心电图和血清钾水平监测，避免发生高钾血症；③急诊肌无力患者如考虑可能为低钾性周期性麻痹，急查血电解质，同时做心电图检查协助判断是否低钾，如果心电图有低钾表现，可马上补钾治疗，不必等待血钾结果后再处理；④补钾过程中也注意心电图监测，避免发生高血钾。

2. 预防发作治疗

（1）首先应避免诱发因素：包括高碳水化合物饮食、过劳、过饱、出汗过多、饮酒、受寒，肾上腺素、胰岛素、激素类药物应慎用；推荐低碳水化合物和富钾饮食。

（2）发作频繁者，需要药物预防发作：

1）可长期口服氯化钾 1~2g，每日 3 次。

2）服用碳酸酐酶抑制剂：针对坚持补钾仍有频繁发作的患者，建议服用碳酸酐酶抑制剂醋甲唑胺：25mg/ 次，每日 2 次，可逐渐加量到 50mg/ 次，每日 3 次。同时应较大量饮水以预防发生肾结石。

3）服用保钾利尿药：针对服用碳酸酐酶抑制剂无效或加重的患者，可使用保钾利尿药氨苯蝶啶（50~150mg/d），或螺内酯（25~100mg/d）。本病随年龄增大，发作可逐渐减少或停止。

3. 康复治疗　对有持久性肌无力患者，适当康复锻炼，有利于肢体功能恢复。

四、讨论和展望

（一）原发性周期性瘫痪的临床分型

原发性周期性瘫痪的临床表现以发作性肌无力为特征，其发病率约为 1/10 万。此病多见于儿童和青年人。传统上根据发作期血钾浓度将周期性瘫痪分为低钾型（hypokalemic periodic paralysis，hypoPP）、高钾型（hyperkalemic periodic paralysis，hyperPP）和正常血钾型（normokalemic periodic paralysis，normPP）。另外，有学者将 Andersen-Tawil 综合征（Andersen-Tawil syndrome，ATS）也归为周期性瘫痪的类型之一。ATS 主要表现为发作性肌无力、心律失常及发育异常，肌无力发作时血清钾可降低、正常或升高。对周期性瘫痪各型临床特征的认识，有助于周期性瘫痪基因诊断策略的制定和治疗方案的选择，以上各型周期性瘫痪临床特征见表 6-3-1。

表 6-3-1　不同类型原发性周期性瘫痪的临床特征

项目	低钾型周期性瘫痪	高钾型周期性瘫痪	正常血钾型周期性瘫痪	Andersen-Tawil 综合征
首发年龄	1~20 岁	1~10 岁	1~10 岁	1~20 岁
发作持续时间	数小时~数天	数小时	数天~数周	数小时~数天
EMG 肌强直电位	无	可有	可有	无
诱发因素	运动后休息，高碳水化合物饮食	运动后休息，富钾饮食	运动后休息，富钾饮食	运动后休息
发作时血钾水平	降低	升高	正常	降低，正常，升高
心律失常	无	无	无	有
发育异常	无	无	无	有
对于钾的反应	有效	加重	无效	依赖于血钾水平

（二）治疗进展

2016年,有学者发现周期性瘫痪患者使用辅酶Q10治疗有效,目前正在进行临床试验。建议辅酶Q10 10mg,每日3次,口服或者艾地苯醌30mg,每日3次,口服。

（柯　青　黄旭升）

参 考 文 献

[1] Fournier E, Arzel M, Sternberg D, et al. Electromyography guides toward subgroups of mutations in muscle channelopathies. Ann Neurol, 2004, 56 (5): 650-661.

[2] Ke Q, He F, Lu L, et al. The R900S mutation in CACNA1S associated with hypokalemic periodic paralysis. Neuromuscul Disord, 2015, 25 (12): 955-958.

[3] Ke Q, Luo B, Qi M, et al. Gender differences in penetrance and phenotype in hypokalemic periodic paralysis. Muscle Nerve, 2013, 47 (1): 41-45.

[4] 柯青. 原发性周期性麻痹基因诊断和治疗进展. 中国现代神经疾病杂志, 2014, 14 (6): 471-478.

病例 70　多发性肌炎和皮肌炎

一、病历资料

（一）病例1

1. 病史　患者女性,49岁,因"四肢无力伴关节刺痛16个月,抬头费力1年"就诊。

患者入院前16个月无诱因出现双侧肩关节持续性刺痛及双上肢近端肌肉压痛,视觉模拟评分法(VAS)6~7分,自觉双上肢抬举费力,可提重物,可正常持筷。1个月后出现蹲起困难,伴双侧髋关节及膝关节持续性刺痛、双下肢近端肌肉压痛,VAS 6~7分。上述症状逐渐加重,1年前上肢平举困难,上楼困难,抬头费力,上述关节疼痛及肌肉压痛加重,VAS 8分。

患者4年前因持续性胸闷诊断为"肺间质病变",症状较轻,未治疗。2年前出现双手遇冷时发白,伴针刺样疼痛,持续15~20min后恢复;无家族史。

2. 体格检查　体温:36.3℃,脉搏:70次/min,呼吸:18次/min,血压:108/65mmHg,内科查体未见明显异常。

神经系统查体:神志清楚,脑神经正常。双上肢近端肌容积减少。肌力:右上肢近端4级,左上肢近端4级;右侧腕伸肌、腕屈肌、指伸肌、骨间肌肌力4级,左侧4级;双侧髂腰肌、股四头肌、股二头肌、胫前肌、腓肠肌肌力4级。四肢肌张力正常。四肢近端肌肉有压痛。感觉及共济查体正常。双上肢腱反射对称存在,双下肢腱反射稍减弱。病理征阴性。

3. 辅助检查

（1）肌酶谱:肌酸激酶(CK)3 515.2U/L(20~174U/L),乳酸脱氢酶(LDH)506.9U/L(109~245U/L),肌酸激酶同工酶91.8U/L(0~18U/L)。

（2）抗Ro-52抗体、抗Jo-1抗体:阳性。

（3）抗核抗体(ANA):1∶100阳性(颗粒胞质)。

（4）胸部CT:双肺间质纤维化(图6-3-10)。

（5）肌电图:所测指总伸肌、肱二头肌、胫前肌可见纤颤电位(++)、正锐波(++),股四头肌可见纤颤电位(+)、正锐波(+),轻收缩时运动单位电位波幅降低,时限缩短,重收缩时出现低波幅干扰相,提示肌源性损害。运动及感觉神经传导未见明显异常。

（6）左肱二头肌肌活检(图6-3-11,见文末彩图):HE染色示肌纤维大小不一,萎缩肌纤维呈不规则形,可见肌纤维肥大、增生;少数坏变肌纤维,少数核内移肌纤维;血管周围可见大量炎症细胞浸润,个别肌内衣可见炎症细胞浸润;肌纤维间隙略增宽;未见镶边空泡纤维。ACP染色示血管周围酸性磷酸酶活性明显增强,个别肌内衣酶活性增强。MGT染色未见RRF。还原型辅酶Ⅰ四氮唑还原酶(NADH)、琥珀酸脱氢酶(SDH)、油红O(ORO)、苏丹黑(SBB)、糖原染色(PAS)、神经元特异性烯醇化酶(NSE)等染色未见明显异常。ATP染色示肌纤维分型良好,Ⅱ型肌纤维萎缩为主,无群组化现象。

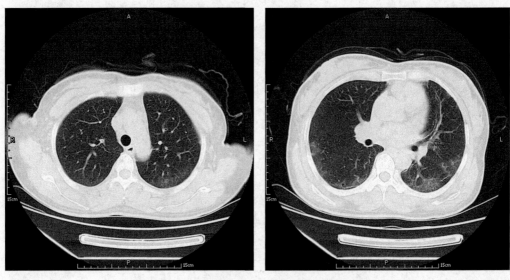

图 6-3-10 胸部 CT 可见双侧间质纤维化改变

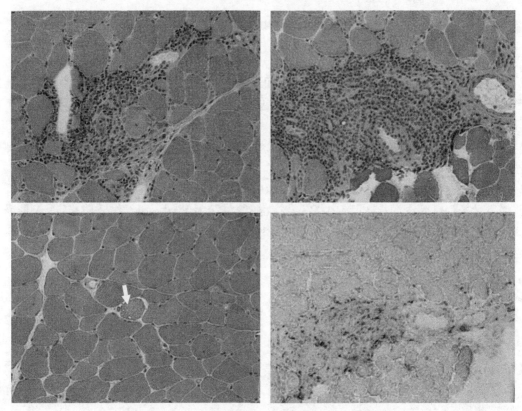

图 6-3-11 病例 70 患者 1 肌肉病理(左肱二头肌)

HE 染色示肌纤维间隙(A,×200)及血管周围大量炎症细胞浸润(B,×200),可见个别肌纤维坏变(C,×200)。ACP染色示血管周围酸性磷酸酶活性明显增强,个别肌内衣酶活性增强(D,×200)。

(二)病例 2

1. **病史**　患者男性,51岁,因"进行性皮肤瘙痒、发红6个月,四肢力弱、肌肉疼痛3个月"就诊。

患者于 6 个月前出现头面部、背部皮肤瘙痒发红,后逐渐累及胸前及四肢近端皮肤。3 个月后皮肤瘙痒发红加重,并出现四肢力弱,表现为上臂抬举及蹲起费力,伴用力时肌肉疼痛和肌肉压痛。

既往史与家族史无特殊。

2. 体格检查 体温 36.2℃,脉搏 87 次 /min,呼吸 18 次 /min,血压 128/81mmHg,头皮、双颊及双侧鼻唇沟可见红斑,颈部及前胸部 V 区(V 字征)、肩背部(披肩征)可见色素沉着,双侧肘关节及膝关节可见红色斑丘疹(Gottron 征)(图 6-3-12)。

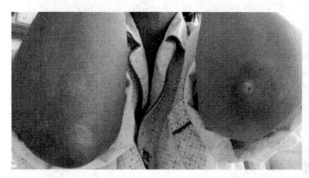
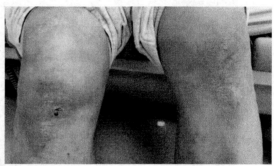

图 6-3-12 患者双侧肘关节及膝关节可见 Gottron 征

神经系统查体:神清,脑神经正常。四肢肌容积正常。双上肢近端肌力 4 级,远端 5 级;双侧髂腰肌肌力 4 级,余下肢肌力均为 5 级。四肢肌张力正常。四肢近端肌肉有压痛。感觉及共济查体正常。四肢腱反射对称存在。病理征阴性。

3. 辅助检查

(1)肌酶谱:肌酸激酶 368.5U/L(20~174U/L),乳酸脱氢酶 261.3U/L(109~245U/L),肌酸激酶同工酶 35.6U/L(0~18U/L)。

(2)肌电图:所测胫前肌可见纤颤电位(+)、正锐波(+),指总伸肌、肱二头肌、股四头肌未见自发电位,轻收缩时运动单位电位波幅降低,时限缩短,重收缩时出现低波幅干扰相,提示肌源性损害。运动及感觉神经传导未见明显异常。

(3)皮肤活检:表皮轻度萎缩,毛囊角栓,基底细胞液化变性,血管及附属器周围少量淋巴细胞浸润,伴黏蛋白沉积,符合皮肌炎皮炎改变。

(4)左肱二头肌肌活检(图 6-3-13,见文末彩图):HE 染色示多数肌束出现束周分布的肌纤维萎缩及坏变,伴少量炎症细胞浸润;未见核内移纤维;无肌纤维肥大、增生;肌纤维间隙略宽;未见镶边空泡纤维。MGT 染色未见 RRF。NADH、SDH、ORO、SBB、PAS、NSE 等染色未见明显异常。ATP 染色示肌纤维分型良好,两型均受累,无群组化现象。

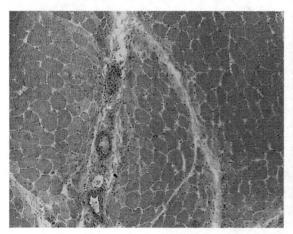
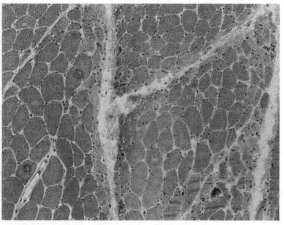

图 6-3-13 病例 70 患者 2 肌肉病理(左肱二头肌)

HE 染色示多数肌束出现束周分布的肌纤维萎缩及坏变(×200)。

思考1 肌活检的适应证

临床存在肌力减弱、针极肌电图检查提示肌源性损害时,为明确病因,均有肌活检指征。但随着基因诊断技术的发展,目前有些疾病如DMD,可根据临床症状结合基因检查确诊,此类疾病患者不一定需行肌活检。

除肌肉疾病之外,伴有肌肉损害的其他疾病如结节病、结节性动脉周围炎、进行性肌阵挛性癫痫(Lafora病)、蜡样脂-脂褐素增多症、线粒体病等亦需要做肌活检。

思考2 常见的可伴血清肌酸激酶显著升高(>10倍正常值上限)的疾病有哪些?
1. 多发性肌炎(polimyositis,PM)/皮肌炎(dermatomyositis,DM),坏死性肌病。
2. 部分遗传性肌病 如DMD/BMD,LGMD2B等。
3. 内分泌性肌病 如甲状腺功能减退性肌病。
4. 横纹肌溶解
5. 急性心肌梗死
……

二、病例分析

(一)病例1

1. 病例特点

(1)中年女性,亚急性起病,进展性病程。

(2)四肢无力伴关节疼痛,无力以肢体近端为著,伴抬头费力。

(3)既往有双手苍白2年,天气寒冷时明显。发现"肺间质病变"4年。

(4)双上肢近端肌容积减少。四肢对称性肌力减退,近端肌肉有压痛。双下肢腱反射稍减弱。病理征阴性。

(5)辅助检查提示肌酶谱升高;抗Ro-52抗体、抗Jo-1抗体、抗核抗体(ANA)多个自身抗体阳性;胸部CT提示双肺间质纤维化;针极肌电图:肌源性损害;肌活检:提示炎性肌肉病。

2. 诊断及诊断依据

(1)诊断

【定位诊断】四肢无力伴疼痛,无感觉异常,四肢腱反射不高,病理征阴性,定位于下运动神经元,症状无波动性,结合肌电图呈肌源性损害,定位于肌肉。

【定性诊断】中年女性,亚急性起病,进展性病程;四肢无力,近端为主,伴肌肉疼痛;有雷诺现象和肺间质病变;抗Ro-52抗体、抗Jo-1抗体阳性;肌酶谱显著升高;肌电图示肌源性损害;肌活检提示炎性肌肉病;定性诊断考虑特发性炎性肌病。

(2)入院诊断:多发性肌炎,抗合成酶抗体综合征。

(二)病例2

1. 病例特点

(1)中年男性,亚急性起病,进展性病程。

(2)首先出现背部、面部、头部、前胸及四肢皮肤瘙痒发红,后逐渐出现四肢力弱,近端为著,伴用力后肌肉疼痛及肌肉压痛。

(3)四肢肌容积正常。双上肢近端肌力4级,远端5级;双侧髂腰肌肌力4级,余下肢肌力均为5级。四肢腱反射对称存在。病理征阴性。

（4）辅助检查 肌酶谱升高；肌电图提示肌源性损害；皮肤活检：符合皮肌炎皮炎改变；肌活检：符合皮肌炎病理改变。

2. 诊断及诊断依据

（1）诊断

【定位诊断】全身多发皮疹，四肢近端无力，伴肌肉疼痛，无感觉异常，查体提示四肢近端肌力减弱，远端正常，结合肌电图提示肌源性损害，定位于肌肉。

【定性诊断】中年男性，亚急性起病，进展性病程；四肢近端无力，腱反射不高；全身多部位可见皮疹；肌酶谱轻度升高；肌电图示肌源性损害；皮肤活检符合皮肌炎皮炎改变；肌活检符合皮肌炎病理改变。定性诊断特发性炎性肌病。

（2）入院诊断：皮肌炎。

思考3 何为抗合成酶抗体综合征？

抗合成酶抗体综合征（anti-synthetase syndrome，ASS）是指 PM/DM 患者有抗 JO-1 或其他合成酶抗体阳性，同时合并有间质性肺炎、发热、关节炎、雷诺现象及技工手的临床综合征。

2010 年 Ji 等提出 ASS 诊断标准：必须有抗合成酶抗体阳性，再加上以下 1 个或多个临床表现：肌炎、肺间质病变、关节炎、技工手、雷诺现象和 / 或不可解释的发热。

2013 年 Hervier 等提出比较严格的诊断标准，其中规定 2 条主要标准：①不明原因的肺间质病变；②符合 PM/DM 诊断标准。3 条次要标准：①关节炎；②雷诺现象；③技工手。必须有抗合成酶抗体阳性，再加上 2 条主要标准或 1 条主要 +2 条次要标准即可诊断 ASS。

（三）鉴别诊断

皮肌炎通常有典型皮损，如眶周淡紫色水肿、关节伸面的 Gottron 征、暴露部位皮疹（V 字征、披肩征）。典型的皮肌炎皮损常先于肌肉症状出现，所以容易鉴别，但对于无皮损的 DM 则很容易与 PM 混淆，此时，病理检查是鉴别两者的主要手段。DM 表现为束周萎缩和束周炎性细胞浸润，而 PM 表现为肌束内的炎性细胞浸润。另外，DM 可发生于青少年而 PM 罕见于 20 岁之前；皮肌炎可以伴关节挛缩、肢体水肿而 PM 通常不伴有；DM 急性期 CK 可以正常而 PM 的 CK 总是升高。多发性肌炎和皮肌炎分类标准见表 6-3-2。

表 6-3-2 Bohan & Peter 多发性肌炎及皮肌炎分类标准

	描述
A	骨盆和肩胛带肌近端对称性肌无力，颈屈肌受累，进展数周至数月，伴或不伴吞咽困难或呼吸肌受累
B	血清肌酶水平升高：包括肌酸激酶（CK）、天冬氨酸氨基转移酶（AST）、乳酸脱氢酶（LDH）和醛缩酶（ALD）
C	肌电图示肌源性损害
D	肌肉活检示肌纤维坏死、吞噬、再生，束周萎缩，血管周围炎性渗出
E	典型的皮肤变化： （1）天青色皮疹伴眶周水肿及紫罗兰色皮疹 （2）Gottron 征：肘关节、掌指关节及近端指间关节血管炎
多发性肌炎（PM）	（1）确定的 PM：符合 A~D 全部 4 条 （2）很可能的 PM：符合 A~D 中任意 3 条 （3）可能的 PM：符合 A~D 中任意 2 条
皮肌炎（DM）	（1）确定的 DM：符合 A~D 中任意 3 条 +E （2）很可能的 DM：符合 A~D 中任意 2 条 +E （3）可能的 DM：符合 A~D 中任意 1 条 +E

此外,特发性炎性肌病包括多发性肌炎、皮肌炎、无肌炎性皮肌炎、散发性包涵体肌炎(s-IBM)及免疫性坏死性肌病。考虑该组疾病时需与下列疾病鉴别:

1. **脂质沉积性肌病(lipid storage myopathy, LSM)** 该病为代谢性肌病的一种类型,临床表现为四肢近端无力和 CK 升高,起病过程可与肌炎相似。除病理诊断可以明确鉴别外,临床需关注 LSM 运动不耐受和症状波动的特征。对于未经治疗而肌力、CK 波动较大、激素反应过快、既往有"PM/DM"病史、咬肌明显受累、未经治疗的 LDH 相对 CK 明显高的患者都应该考虑 LSM 的可能。

2. **肢带型肌营养不良(limb girdle muscular dystrophy, LGMD)** LGMD 与炎性肌病的鉴别在于前者起病隐匿,进展缓慢,肌电图为肌源性损害。两者的鉴别关键在于分子病理,常见的 LGMD2 型如 LGMD2A 和 2B 可以通过免疫组织化学和/或免疫印迹来明确缺损蛋白,基因检测则能检出更多类型的 LGMD。

3. **类固醇肌病** 炎性肌病患者使用激素治疗后若无力加重则需要鉴别是疾病本身加重还是使用激素后出现的类固醇肌病。通常 CK 降低、肌电图呈现纤颤电位、正锐波减少多提示后者,肌肉活体组织检查类固醇肌病可见Ⅱ型纤维萎缩。

4. **药物性肌病** 某些药物如他汀类药物、抗病毒药物的使用可造成肢体无力和/或 CK 升高,需要与炎性肌病相鉴别。鉴别要点是用药史和肌肉活体组织检查。

5. **横纹肌溶解症** 横纹肌溶解症是一种临床综合征,非独立疾病,其诱因很多,如剧烈运动、创伤、感染、癫痫、药物、毒物等,还可以发生在有肌病背景、特别是代谢性肌病的情况下。横纹肌溶解症的临床表现为疼痛、无力、CK 升高、肌红蛋白明显升高、尿色变深(肌红蛋白尿)等。具有诱因的横纹肌溶解症,在诱因解除的情况下,CK 下降较快,症状恢复也较快。详细询问患者病史很重要,CK 升高就诊诊断肌炎来讲很容易被误诊。

6. **内分泌肌病** 内分泌肌病特别是甲状腺功能减退性肌病常表现为 CK 升高和肢体无力。甲状腺功能减退(简称甲减)肌病除无力外常有纳差、迟钝、肢体黏液水肿等表现,血 T_3、T_4 降低而促甲状腺激素升高,补充甲状腺素后肌力改善。甲状腺功能减退肌病病理无特异改变。

7. **风湿性多肌痛** 风湿性多肌痛常见于老年人,临床以肩关节和膝关节疼痛为主要表现,伴随因疼痛而出现的运动受限,容易与炎性肌病的疼痛无力相混淆。鉴别要点在于前者 CK 和肌电图正常,但红细胞沉降率往往升高。风湿性多肌痛对小剂量激素敏感。

三、治疗

1. **一般处理** 急性期严重的患者需卧床休息。

2. **糖皮质激素** 糖皮质激素为 PM/DM 的首选药物,根据病情急缓和严重程度不同,选用直接口服醋酸泼尼松或静脉注射甲泼尼龙琥珀酸钠。

(1)醋酸泼尼松片(泼尼松片):病情不严重者可直接口服泼尼松片 1.0~1.5mg/(kg·d),晨起顿服,持续 4~5 周后开始递减,每 1~2 周减 5mg,直至减到 10~20mg/d 作为维持量。

(2)甲泼尼龙琥珀酸钠:病情严重者给予 1 000mg 或 500mg,静脉滴注,每日一次;3 日后减半量,而后再依次隔 3 日减半量,直至相当于泼尼松片的初始口服量时改为口服,并按上方法逐渐减量。当口服药减至维持量后可以长期服用,一般均在 2 年以上;短者 2~3 年,长者达 10 年以上方可治愈。在治疗过程中,注意应用辅助药物防治不良反应,如补钾、补钙和胃黏膜保护剂,并监测血糖、血脂和血压。

思考 4 如何判断用药后病情变化?

在治疗和减药过程中,主要观察临床表现和血清 CK 变化,以判断病情。但肌力和肌酶的改变常不平行,因此,观察疗效更重要的是临床肌力的改善。在减药过程中,如果患者出现病情加重或血清 CK 明显升高,则应再重新按初始办法用药。使用激素治疗后,若患者病情无明显好转,应排查恶性肿瘤的可能或尝试联合免疫抑制剂、静脉注射免疫球蛋白或新型生物制剂等治疗办法。另外,动态针极肌电图检查,根据自发电位的多少也是很好的判断疗效的手段。

3. 免疫抑制剂　激素治疗效果不佳或病情迅速加重者,可加用或换用免疫抑制剂。可选择的免疫抑制剂有硫唑嘌呤、甲氨蝶呤、环磷酰胺、环孢素、硫酸羟氯喹、吗替麦考酚酯等。其中,硫唑嘌呤的初始剂量是 50mg/d,1 周后可加至 2mg/(kg·d)维持,需密切监测患者的血常规和肝功能,特别是用药第 1 个月,建议每周检查 1 次。甲氨蝶呤的初始剂量是 7.5mg/ 周,可每周增加 2.5mg,一般维持在 10~20mg/ 周,同时补充叶酸。由于甲氨蝶呤存在潜在的肺部损害危险,一般不用于伴发间质性肺炎的患者。环磷酰胺多建议用于伴间质性肺炎的患者,一般使用方法为每月 1 次静脉滴注,剂量为 0.8~1.0g/m² 体表面积,连续 6 个月。

4. 静脉注射免疫球蛋白(IVIg)　大剂量 IVIg 在治疗 DM 的临床试验中被证实明确有效,但在 PM 治疗中的疗效尚不明确。对于部分对糖皮质激素不敏感、耐受性差或病情较重的患者,可给予 IVIg,每次 0.4mg/(kg·d),静脉滴注,连续 3~5 次,每月一个疗程,可连续 3~5 个月。

四、讨论和展望

(一)PM/DM 的诊断流程

第一步　是否为肌肉疾病? 通过病史、查体、神经电生理等检查,排除上运动神经元损害、神经根 / 丛、周围神经以及神经肌肉接头损害。

第二步　初步判断是否为炎性肌病可能? 急性或亚急性起病、伴肌痛、血清 CK 水平升高、血清肌炎抗体阳性、伴肺间质性病变或恶性肿瘤等表现更倾向为炎性肌病。若查体可见眶周淡紫色水肿、暴露部位皮疹等则更需考虑 DM。但上述表现均不能完全除外肌营养不良、代谢性肌病等非炎性肌肉疾病。

第三步　PM、DM、还是其他类型炎性肌病? 肌活检是诊断肌肉疾病的"金标准",需进行酶组织化学及必要的免疫组织化学,必要时还应送检电镜检查,以协助鉴别特发性炎性肌病类型以及判断是否为非炎性肌病。

第四步　是否需基因筛查? 对于拟诊为炎性肌病的青少年,尤其对于临床表现不典型、肌炎抗体检查阴性或治疗效果不佳且肌活检又不能完全明确诊断者,应送检血或肌肉标本进行基因筛查,以除外基因突变相关的非炎性肌病。

(二)其他系统病变及肿瘤筛查

PM/DM,特别是肌炎特性抗体阳性者常伴随其他脏器受累,所以需要常规进行肺部 CT、心电图和心脏超声等检查。其次,PM/DM 患者易合并恶性肿瘤,一旦确诊,有必要进行肿瘤筛查。

(三)PM/DM 相关肌炎特异性抗体(表 6-3-3)

表 6-3-3　PM/DM 相关肌炎特异性抗体

相关疾病	抗体	检出率	备注
DM	MDA5	13%~35%	常伴 ILD
	TIF-1γ	41%~48%	常伴恶性肿瘤
	NXP2	11%~23.8%	可伴恶性肿瘤
	EJ	NA	常伴 ILD
	Mi-2	在成人 DM 中 11%~59%,在儿童 DM 中 4%~10%	肌肉病理表现严重,发生 ILD 风险低

续表

相关疾病	抗体	检出率	备注
DM	Jo-1	NA	常伴 ILD
	P140	NA	儿童 DM
	MJ	NA	青少年 DM
	SAE	4%	成人 DM,皮疹阳性率高
PM	Jo-1	20%~30%	常见于成年型 PM,少见于青年型 PM
	SRP	白种人中 5%,亚非成年人中 8%~13%	—
抗合成酶抗体综合征	Jo-1	9%~24%	在特发性炎性肌病中的整体检出率 9%~24%
	PL-7	2%~5%	ILD
	PL-12	2%~5%	技工手
	EJ	1%	关节炎
	OJ	1%	发热
	KS	1%	雷诺现象
	Zo	NA	雷诺现象
	Wa	1%	—
	YRS	NA	皮疹、关节炎

注:NA. 暂无数据(not available);ILD. 间质性肺病。

（石 强 黄旭升）

参 考 文 献

[1] Tanboon J, Nishino I. Classification of Idiopathic Inflammatory Myopathies: Pathology Perspectives. Curr Opin Neurol, 2019, 32(5): 704-714.

[2] 蒲传强. 特发性炎性肌病. 中华神经科杂志, 2019, 52(5): 410-422.

[3] 中华医学会神经病学分会,中华医学会神经病学分会神经肌肉病学组,中华医学会神经病学分会肌电图及临床神经生理学组. 中国多发性肌炎诊治共识. 中华神经科杂志, 2015, 48(11): 946-949.

[4] Jens S. Current Classification and Management of Inflammatory Myopathies. J Neuromuscul Dis, 2018, 5(2): 109-129.

[5] Hervier B, Meyer A, Dieval C, et al. Pulmonary hypertension in antisynthetase syndrome: prevalence, aetiology and survival. Eur Respir J, 2013, 42(5): 1271-1282.

[6] Oldroyd A, Chinoy H. Recent developments in classification criteria and diagnosis guidelines for idiopathic inflammatory myopathies. Curr Opin Neurol, 2018, 30(6): 607-613.

病例71 包涵体肌炎

一、病历资料

(一)病史

患者女性,65岁,因"双下肢无力6个月余,双上肢无力伴吞咽困难1个月余"就诊。

患者6个月前无诱因劳累后出现双下肢无力,蹲起困难,连续行走500~1 000m后即需休息,不伴发热、肌痛、皮疹、胸闷、呼吸困难等症状,无晨轻暮重。1个月前患者出现双肩部、双上肢无力,伴双手指关节胀痛感,洗脸、梳头费力,系扣子尚可。双下肢无力较前加重,上楼梯需借助扶手,行走100m即需要休息,并出现言语、吞咽费力,饮水偶有呛咳,轻度活动后有胸闷、憋气感。起病以来体重下降10kg。

否认慢性病病史,无家族遗传病病史。

（二）体格检查

体温:36.2℃,脉搏:80次/min,呼吸:19次/min,血压:130/75mmHg,BMI:21.6kg/m²。内科查体未见明显异常。

神经系统查体:神志清楚,语音低,高级皮质功能正常。闭目肌力尚可,鼓腮力弱,软腭活动度差,咽反射减弱,转颈、屈颈力弱,余脑神经无明显异常。四肢肌容积对称减少,颈伸肌肌力4级,双侧三角肌肌力3级,肱二头肌、肱三头肌肌力3级,双手握力3级,腕屈肌肌力3级。腕伸肌肌力4级,并指、分指肌力4级。双侧髂腰肌肌力2级,股四头肌肌力3级,股二头肌肌力3级,胫前肌肌力3级,腓肠肌肌力3级,踇伸肌肌力3级。四肢肌张力减低。双侧指鼻试验稳准,双侧跟-膝-胫试验不能配合。深浅感觉无异常。双上肢腱反射对称减弱,双侧膝反射对称存在,跟腱反射未引出。双侧霍夫曼征与罗索利莫征阴性,双侧巴宾斯基征阴性。

（三）辅助检查

1. **肌酶谱** 肌酸激酶(CK)1 543.6U/L(20~174U/L),乳酸脱氢酶(LDH)910.0U/L(109~245U/L),肌酸激酶同工酶318.7U/L(0~18U/L),丙氨酸氨基转移酶152.6U/L(5~40U/L),天冬氨酸氨基转移酶99.5U/L(5~40U/L)。

2. **抗核抗体(ANA)** >1:1 000 阳性。

3. **红细胞沉降率、甲状腺功能** 正常。

4. **肌炎特异性自身抗体** 阴性。

5. **胸部CT** 双肺下叶、左肺上叶慢性炎症病变。肺功能正常。

6. **肌电图** 所测三角肌、肱二头肌、股四头肌、胫前肌可见纤颤电位(++)、正锐波(++),轻收缩时运动单位电位波幅降低,时限缩短,重收缩时出现低波幅干扰相或混合相,提示肌源性损害。运动及感觉神经传导未见明显异常。

二、病例分析

（一）病例特点

1. 女性,65岁,慢性起病,进行性加重。

2. 以下肢肌无力起病,渐及上肢、球部肌群。病程中无发热、皮疹、无肌痛,无晨轻暮重。

3. 辅助检查提示肌酶谱升高,血清抗核抗体(ANA)阳性;针极肌电图提示肌源性损害。肌炎特异性自身抗体阴性。

思考1 如何判断用药后病情变化?

在治疗和减药过程中,主要观察临床表现和血清CK变化,以判断病情。但肌力和肌酶的改变常不平行,因此,观察疗效更重要的是临床肌力的改善。在减药过程中,如果患者出现病情加重或血清CK明显升高,则应再重新按初始办法用药。使用激素治疗后,若患者病情无明显好转,应排查恶性肿瘤的可能或尝试联合免疫抑制剂、静脉注射免疫球蛋白或新型生物制剂等治疗办法。另外,动态针极肌电图检查,根据自发电位的多少也是很好的判断疗效的手段。

（二）诊断及诊断依据

1. **诊断**

【定位诊断】患者球部肌群、颈肌、四肢近远端肌无力、肌萎缩,无晨轻暮重现象,结合肌电图提示肌源性损害,定位于肌肉。

【定性诊断】患者老年女性,隐袭缓慢发病,病程半年以上。主要表现为缓慢进展的无痛性肌萎缩和肌无力,辅助检查肌酶升高,肌电图提示肌源性损害,定性诊断符合特发性炎性肌病(idiopathic inflammatory myopathies,IIMs)。IIMs通常以近端对称性肌无力和多器官受累为特征的异质性疾病,主要包括多发性肌炎、皮肌炎、免疫介导坏死性肌病、散发性包涵体肌炎和幼年特发性肌炎等临床亚型。本例患者具体临床分型需进一步完善相关检查后确定。

2. 入院诊断 特发性炎性肌病。

(三)鉴别诊断

1. 多发性肌炎 可发生在任何年龄,但以中青年发病较多,儿童极少见,伴恶性肿瘤的多发性肌炎以中老年多见。可急性发病,也可亚急性发病,多发性肌炎患者的表现以双下肢近端无力为主,随着病情进展,可累及双下肢远端、双上肢和颈肌无力;严重者可累及球部肌肉和呼吸肌而出现延髓麻痹和呼吸困难。少数患者在急性或亚急性期可出现肌肉酸胀、疼痛和压痛;多发性肌炎合并结缔组织病者称为结缔组织病相关性肌炎;合并恶性肿瘤者称为肿瘤相关性肌炎。本例患者老年女性,隐匿起病,表现为无痛性肌无力、肌萎缩。辅助检查中抗核抗体阳性、肿瘤标志物轻度增高,本病不能除外。

2. 皮肌炎 可见于任何年龄,但好发于青少年。多数缓慢起病,少数呈急性或亚急性起病。一些患者有前驱症状,如发热、咽痛、关节痛、雷诺现象等。因皮肤和肌肉受损而出现两组主要表现。皮肤受损表现常先于肌病出现数周甚至数年;也有部分患者同时出现皮肤和肌肉受损表现;但极少先出现肌肉受损后出现皮肤受损表现。皮肌炎的皮损表现非常特殊,明显有别于其他皮肤病,常见的表现有:①眶周水肿性紫红斑;②Gottron征;③曝光部位红斑;④技工手;⑤皮肤异色征;⑥甲周红斑;⑦Holster征;⑧钙沉着。还有其他的皮肤损害表现,如网状青斑、恶性红斑、水疱和大疱、溃疡性损害、毛发红糠疹、红皮病和瘙痒等。皮肌炎的肌肉受损表现类似于多发性肌炎的症状和体征,急性或严重者出现肌肉酸胀、疼痛和压痛以及横纹肌溶解,出现酱油色尿。合并恶性肿瘤和结缔组织病者,还可表现出多系统损害,如关节肿痛、肺炎、心肌炎和心包炎等。本例患者未见皮肤损害,故本病基本可除外。

3. 免疫介导坏死性肌病 可见于不同年龄,可呈急性、亚急性或慢性发病,主要表现为近端肌无力,下肢无力重于上肢无力,颈部肌无力和吞咽困难,表现为头下垂和躯干弯曲(驼背),部分患者可出现远端肌无力,表现为足背屈肌和指伸肌无力。可查出恶性肿瘤或结缔组织病等相关疾病,或血液某些特异性抗体阳性。该病必须依赖肌肉病理和相关抗体检测结果来进行诊断。本例虽然肌炎特异性自身抗体阴性,但肿瘤标志物轻度增高,故本病不能除外。

4. 散发性包涵体肌炎 好发于老年人,男性多于女性。均为隐袭缓慢发病,病程长达1年以上,甚至达数年至10余年。主要表现为缓慢进展的无痛性肌萎缩和肌无力。大多数患者是无意中发现手肌无力、骨间肌萎缩或蹲起困难而就诊。肌无力的特点为进行性、非对称性,以股四头肌、屈指肌、屈腕肌和足背屈肌无力显著,后期可累及球部肌肉而出现延髓麻痹,甚至累及呼吸肌引起呼吸困难。没有感觉障碍和皮肤受损表现。极少合并自身免疫病,无其他组织器官受累表现;也极少合并恶性肿瘤。本病必须经肌肉活检方能明确诊断。本例患者老年女性,隐匿起病,表现为无痛性肌无力、肌萎缩,故本病不能除外。

三、诊治及检查经过

该患者的诊疗经过可以区分为两个阶段,第一个阶段是通过骨骼肌病理检查明确特发性炎性肌病具体亚型及治疗方案的选择;第二个阶段是针对患者的康复治疗及健康指导。

(一)进一步检查明确具体肌病亚型

1. 骨骼肌活检 结合临床体征及肌电图结果,选取左肱二头肌为活检部位。

骨骼肌病理提示(图6-3-14,见文末彩图):HE染色显示肌纤维大小不一,萎缩肌纤维呈小圆和不规则形,肌纤维间隙可见炎症细胞浸润;可见较多肌纤维坏变,个别肌纤维内可见镶边空泡。肌纤维间隙不宽。血管形态正常。MGT 染色:无 RRF,镶边空泡内可见红染现象。NADH:受累肌纤维结构破坏。ACP:坏变肌纤维、部分肌纤维间隙及血管周围酸性磷酸酶活性增强。SDH、ORO、SBB、PAS、NSE 等染色未见明显异常。ATP 染色示肌纤维分型良好,两型均受累,无群组化现象。病理结果支持散发性包涵体肌炎(sporadic inclusion body myositis,sIBM)的诊断。

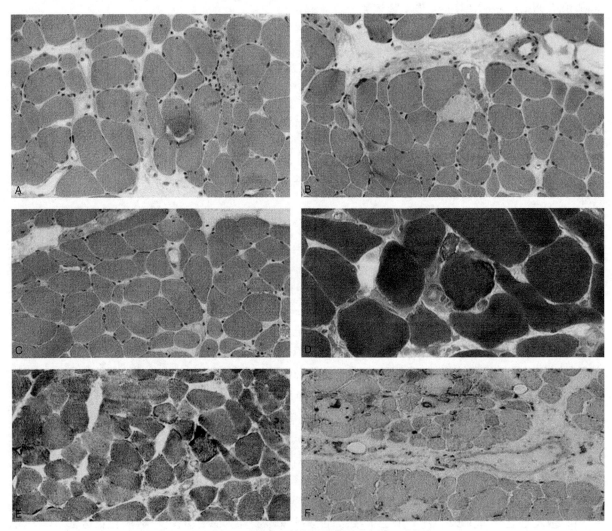

图 6-3-14 病例 71 患者肌肉病理(左肱二头肌)

A. HE 染色示肌纤维间隙(×200);B、C. 血管周围炎症细胞浸润,可见较多肌纤维坏变,个别肌纤维内可见镶边空泡(×200);D. MGT 染色示镶边空泡内可见红染现象(×200);E. NADH 染色示受累肌纤维结构破坏(×200);F. ACP 染色示坏变肌纤维、部分肌纤维间隙及血管周围酸性磷酸酶活性增强(×200)。

思考2 骨骼肌活检对于 IIMs 明确诊断的重要意义

分析本例患者的诊断流程,只有根据骨骼肌病理检查,才能进一步完善诊断和鉴别诊断。尽管临床上有许多肌炎特异性自身抗体和肌炎相关性自身抗体可协助判断 IIMs 的各种类型,但这些抗体仍不是最具特异性的,某种类型 IIMs 患者可同时出现多种抗体阳性,也有不同类型 IIMs 患者出现同一种抗体阳性,还可能没有检测到任何抗体阳性。此外,还有许多其他类型肌病与 IIMs 有非常类似的表现,无法鉴别。因此,对疑似 IIMs 的患者,应该做骨骼肌活检,可以客观地协助诊断某种 IIMs 的类型并与其他非炎性肌病相鉴别。

2. 骨骼肌 MRI　股骨 MRI 提示双大腿多组肌肉呈片絮状不均一 T₂ 高信号,以股四头肌、双侧半膜肌为著,各肌间隙形态及信号尚可。考虑骨骼肌炎性病变(图 6-3-15)。

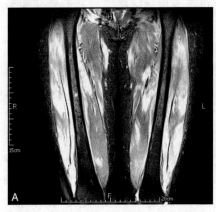 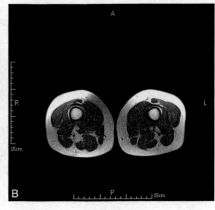 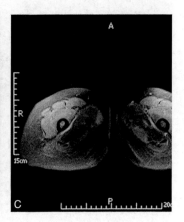

图 6-3-15　骨骼肌 MRI

A. STIR 序列示以股四头肌、双侧半膜肌为著的下肢多组肌群水肿,肌筋膜未见水肿,皮下软组织未见水肿;B. 股骨中下段横断面 T₁WI 示双侧股后肌群脂肪浸润伴萎缩;C. 股骨中下段横断面 T₂ 抑脂像示双下肢多组肌群片絮状不均一、T₂ 高信号。

> **思考 3　骨骼肌 MRI 在 IIMs 中的应用价值**
>
> MRI 作为一种安全无创影像学技术,已经在 IIMs 诊断、病情活动及损伤程度定量评价、肌活检辅助定位等方面显示出了明显优势,尤其是对部分临床表现不典型、血清肌酶不高、肌电图不典型或活检结果阴性的 IIMs 患者。随着 MRI 技术的不断进步,许多新技术如 T₂ mapping、全身性磁共振、磁共振弹性成像技术等还能提供更多更全面的疾病信息。根据 MRI 所见肌组织异常信号分布差异,有助于 IIMs 分型。多发性肌炎、皮肌炎多为对称性近端肢体肌肉受累(如:肩胛带、骨盆带肌群)。皮肌炎患者股四头肌对称性水肿多见,主要表现为肌肉斑片状受累及与皮疹分布一致的皮下组织、筋膜水肿,尤其是位于股直肌及半膜肌周围的筋膜水肿最具特征。多发性肌炎主要表现为大腿弥漫性受累、内收肌水肿明显,少见皮下组织及筋膜水肿。sIBM 以上肢远端及下肢近端受累为特征。sIBM 上肢典型 MRI 表现为指深屈肌脂肪浸润,下肢典型 MRI 表现为股四头肌、腓肠肌内侧头严重脂肪浸润,股直肌、比目鱼肌及胫后肌相对不受累。

(二)激素联合免疫抑制剂治疗

sIBM 尚无有效的治疗手段,在征得患者同意后,试用醋酸泼尼松片(泼尼松片)50mg、每日一次,续贯减量联合吗替麦考酚酯 0.75g、每日两次治疗。患者自觉肌力有改善,3 个月后复查血清肌酸激酶下降到 843.5U/L。

(三)康复治疗及健康教育

由于 sIBM 患者的预期寿命不会受到影响,但致残率较高,部分患者在病程 10~15 年需要轮椅辅助。新近研究指出 sIBM 患者可采取中等强度康复训练,安全有效,并可延缓疾病的进展。故对该患者进行了康复评估并给予个体化康复治疗方案。

(四)最终诊断

散发性包涵体肌炎。

四、讨论和展望

(一)散发性包涵体肌炎(sIBM)诊断流程

散发性包涵体肌炎的诊断与鉴别诊断程序主要有以下内容:

1. 临床表现 好发于老年人,男性多于女性。均为隐袭、缓慢发病,病程长。主要表现为缓慢进展的无痛性肌萎缩和肌无力,后期可累及球部肌肉而出现延髓麻痹,甚至累及呼吸肌引起呼吸困难。80%以上的患者肌无力为非对称性分布,以非优势侧受累为主。40%以上患者因口咽部横纹肌及食管肌肉受累出现吞咽困难。30%患者可以出现轻度面肌无力。没有感觉障碍和皮肤受损表现。极少合并自身免疫病,无其他组织器官受累表现,也极少合并恶性肿瘤。

2. 血清酶学检测 大多数患者血清肌酸肌酶升高,最高可达到正常的12~15倍。乳酸脱氢酶、丙氨酸氨基转移酶等也可正常或轻度增高,一般不超过正常上限的10~15倍,多于发病早期明显升高,后期逐渐下降,这可能与发病早期肌纤维坏死较多有关。

3. 神经电生理 针极肌电图:出现异常自发电位,运动单位电位可为短时限、低波幅,长时限、低波幅或长时限、高波幅。部分患者可同时出现短时限、低波幅和长时限、高波幅运动单位电位,即肌源性和神经源性的混合性损害表现。出现长时限运动单位电位本质上并非发生了神经源性损害,而是肌纤维再生的表现。临床上也可见针极肌电图表现为单纯神经源性损害而首诊为运动神经元病中的进行性肌萎缩,后经肌肉活检才证实诊断为sIBM的病例。运动、感觉神经传导检测正常。

4. 骨骼肌MRI sIBM主要MRI表现为脂肪浸润及萎缩。上肢MRI对sIBM的确诊具有重要意义,典型MRI表现为指深屈肌脂肪浸润。另外,小腿MRI对sIBM的诊断也有一定帮助。典型的MRI表现为腓肠肌内侧头明显脂肪浸润,而比目鱼肌及胫后肌相对不受累。临床上常见的检查部位为大腿MRI,最常受累的肌肉为股外侧肌、股中间肌、股内侧肌及大收肌,并且以远端受累更常见。骨骼肌脂肪浸润程度和病情严重程度、病程以及CK水平明显相关。

5. 血清系列抗体检测 目前sIBM患者血清中仅发现了抗胞质5′核苷酸酶1A(cN1A)抗体。该抗体在sIBM患者中具有较高的检出率(37%),且具有较高的敏感性(49%~53%)和特异性(94%~96%),可辅助诊断sIBM。

6. 肌活检 肌肉病理对本病的诊断是唯一的"金标准"。sIBM病理特点为:①肌纤维间隙轻至中度炎性细胞浸润,可见单核细胞浸润非坏死肌纤维,这些炎性细胞主要为$CD8^+T$细胞;②坏变萎缩肌纤维出现数量不等的镶边空泡,HE染色显示空泡内有许多嗜碱性紫蓝色颗粒,改良Gomori三色(MGT)染色提示颗粒呈红染现象;③刚果红染色观察到这些镶边空泡内颗粒呈阳性;④电镜观察肌膜下或肌核内有直径为15~18nm的管丝状小团块结构,有的肌膜下还有成堆的髓样体、膜样体和糖原颗粒等各异形态结构(即HE染色显示的镶边空泡内颗粒)。

7. 鉴别诊断 sIBM起病年龄相对较大,起病过程相对缓慢,肌无力分布有其自身特点,即上肢远端特别是屈指和下肢近端尤其以伸膝无力明显,两侧可以不对称,肌酸肌酶升高不明显,肌电图除肌源性损害,可以伴神经源性损害,病理除炎性细胞浸润外,可发现镶边空泡。对糖皮质激素和免疫抑制剂治疗反应差。所以该病鉴别并不困难。需要特别注意的是对于肌电图仅有神经源性损害表现的患者容易误诊为进行性肌萎缩,这时需要结合肌活检或基因检测结果做出鉴别。

(二)病因与发病机制的探讨

目前为止,sIBM的病因尚不完全清楚,该病可能与自身免疫、肌纤维变性、病毒感染、遗传等多种因素有关。目前sIBM的发病机制主要有两种学说:①sIBM是以炎症细胞浸润为主的一种特发性炎性肌病;②sIBM是一种以肌纤维退行性病变为主的肌病,且肌活检可见损伤的肌纤维内存在沉积蛋白、镶边空泡等典型病理学改变。其具体机制可能为:某些因素如病毒感染、肌肉老化、蛋白质稳态的异常、HLA基因型、自噬作用等都可能使细胞发生应激反应以及导致某些异常蛋白,如β淀粉样前体蛋白、泛素、磷酸化Tau蛋白及载脂蛋白E等在肌纤维中的沉积,从而出现sIBM的一些典型的病理学表现。

(三)[11]C-PIB PET显像在sIBM诊断中的应用

[11]C-PIB,俗称匹茨堡化合物B,属于硫磺素衍生物类,可与淀粉样蛋白特异性结合的分子探针,对于以淀粉样蛋白类的疾病,阿尔茨海默病、sIBM的诊断与鉴别诊断有很高的临床价值,但具体的结果判读

标准有待于进一步规范。

（四）治疗进展

糖皮质激素与免疫抑制剂对 sIBM 患者的肌无力症状可有暂时缓解的效果,但无法持续长久。大剂量静脉注射免疫球蛋白可改善部分患者的生活质量和吞咽功能,因此,可以试验性给予免疫抑制剂或免疫调节药物进行治疗。有研究表明,累及颈肌及延髓肌的患者有时需行环甲肌切开术,一般可取得满意疗效。

sIBM 是一种预后较差的特发性炎性肌病,对免疫治疗的反应性差,在诊断、治疗上仍需完善。最新的诊断标准仍主要依赖于肌肉的活检。研究其发病机制,探究更加行之有效的方法干预疾病的发生发展,提高患者的生存质量,降低致残率,将是未来的主要研究方向。

（石　强　黄旭升）

参 考 文 献

[1] 蒲传强 . 特发性炎性肌病 . 中华神经科杂志, 2019, 52（5）: 410-422.

[2] Herbert M K, Stammen-Vogelzangs J, Verbeek MM, et al. Disease Specificity of Autoantibodies to Cytosolic 5'-nucleotidase 1A in Sporadic Inclusion Body Myositis Versus Known Autoimmune Diseases. Ann Rheum Dis, 2016, 75（4）: 696-701.

[3] 杨洋, 黄莉, 张华莉 . 散发性包涵体肌炎的研究进展 . 国际免疫学杂志, 2018, 41（1）: 108-113.

[4] Weihl C C, Mammen A L. Sporadic inclusion body myositis-a myodegenerative disease or an inflammatory myopathy. Neuropathol Appl Neurobiol, 2017, 43（1）: 82-91.

[5] Dalakas M C. Inflammatory muscle diseases. N Engl J Med, 2015, 372（18）: 1734-1747.

第七章 脊髓疾病

病例 72 急性脊髓炎

一、病历资料

（一）病史

患者男性，47 岁，因"双下肢麻木无力 15 天"就诊。

患者于 15 天前腹泻后出现右下肢无力、行走困难，伴膝盖以下麻木，麻木感逐渐上升至脐以下，无寒战发热、胸闷胸痛、吞咽困难、饮水呛咳、大小便失禁、肢体抽搐、视力下降、头晕头痛、意识障碍。急就诊于当地县医院行胸椎 MRI 示胸椎 7/8、胸椎 8/9 椎间盘突出。给予对症治疗后，右下肢无力无明显好转。5 天前症状进展，出现左下肢麻木无力至卧床，并渐出现排尿困难及便秘。今为进一步治疗，门诊以"脊髓炎"收住院。患者发病以来精神差，饮食可，大小便控制差，体重无明显下降。

既往史、个人史无特殊。

（二）体格检查

体温：36.1℃，脉搏：76 次/min，呼吸：20 次/min，血压：131/82mmHg。发育良好，营养中等。全身皮肤黏膜无黄染，浅表淋巴结未触及肿大。双肺听诊呼吸音清，未闻及明显干湿啰音。心音有力，律齐，未及明显杂音，心率约 76 次/min。腹平软，无明显压痛及反跳痛。

神经系统查体：神志清楚，口齿清晰，脑神经正常。双上肢肌张力正常，双下肢肌张力减低。双上肢肌力 5 级，左下肢肌力 0 级，右下肢肌力 1 级，双下肢腱反射减弱。胸 10 平面以下浅感觉障碍。双侧病理征阴性。共济运动不能配合。颈软，克尼格征、布鲁津斯基征阴性。

（三）辅助检查

1. **外院胸椎 MRI 示** 胸椎 7/8、胸椎 8/9 椎间盘突出，胸椎 8/9 椎体段脊髓缺血灶。
2. **外院脑脊液检查** 脑脊液常规、生化正常范围。

思考 1 为什么检查脊髓 MRI 及脑脊液？

脊髓 MRI 为诊断急性脊髓炎的关键证据，正常或病变脊髓节段水肿、略增粗，脊髓内显示斑片状长 T_1、长 T_2 异常信号（弥散加权像同上），信号较均匀，增强扫描为斑片状强化。另外，脊髓 MRI 为鉴别脊髓压迫性病变的重要依据。脑脊液中枢神经系统脱髓鞘抗体及寡克隆带阴性为鉴别多发性硬化或视神经脊髓炎谱系疾病的重要依据。

二、病例分析

（一）病例特点

1. 中年男性,急性起病,进展加重,有腹泻史。

2. 双下肢麻木无力 15 天。

3. 神经系统查体可见运动障碍:双下肢弛缓性瘫痪;感觉障碍:胸 10 平面以下浅感觉减退;自主神经功能障碍。

4. 病程初期脑脊液检查未见明显异常;胸椎 MRI 示胸椎 7/8、胸椎 8/9 椎间盘突出,并胸椎 8/9 椎体段脊髓缺血灶。

（二）诊断及诊断依据

1. 诊断

【定位诊断】双下肢弛缓性瘫痪、感觉异常,排尿困难和便秘提示自主神经功能障碍,有脊髓平面胸 10,胸椎 MR 提示胸 8/9 椎体段脊髓缺血灶,定位于胸段脊髓（Th8/9）。

【定性诊断】中年男性,急性起病,前驱感染后双下肢运动、感觉与自主神经功能障碍,胸椎 MRI 未见明显占位及外伤病变,脑脊液未见明显异常,定性诊断考虑炎症性、免疫性与血管性可能,以急性脊髓炎可能性大,尚需进一步检查视神经、中枢神经系统脱髓鞘抗体、血清学自身免疫病相关抗体、脊髓 MRI 增强扫描及颈髓血管成像等,从而得出准确诊断。

2. 入院诊断 双下肢无力待查:急性脊髓炎（脊髓休克期）?

> **思考 2** 脊髓病变病因分类有哪些?
>
> 脊髓病变病因可分为压迫性和非压迫性病变,前者主要指脊髓肿瘤或外伤、感染等原因引起的病变压迫脊髓造成一系列症状,后者包括中枢神经系统脱髓鞘性脊髓炎（多发性硬化、视神经脊髓炎谱系疾病）、系统性疾病相关性脊髓炎（系统性红斑狼疮、Behçet 病,Sjögren 综合征）、迟发性放射性脊髓病、脊髓血管病（脊髓梗死、出血等）、特发性急性脊髓炎等。

3. **脊髓损伤程度** 根据 ASIA 分级,该患者为 A 级。

> **思考 3** 脊髓损伤程度评定标准?
>
> 目前主要依据脊髓损伤神经学分类国际标准中的 ASIA 残损评级（改良自 Frankel 分级）
>
> A 级:损伤程度为完全损伤,临床表现为骶 4~5 段无感觉和运动功能。
>
> B 级:损伤程度为不完全损伤,损伤水平以下包括骶 4~5 段,有感觉功能,无运动功能。
>
> C 级:损伤程度为不完全损伤,临床表现为损伤水平以下运动功能存在,且平面以下至少一半的关键肌肌力小于 3 级。
>
> D 级:损伤程度为不完全损伤,临床表现为损伤水平以下运动功能存在,且平面以下至少一半的关键肌肌力大于等于 3 级。
>
> E 级:感觉和运动功能正常。

（三）鉴别诊断

1. **脊髓压迫性病变** 这类疾病为椎管内占位性病变,可根据发生速度和受压部位不同而造成不同的损害表现。常由外伤、炎症、肿瘤引起,造成不同程度的运动、感觉、自主神经功能障碍。该患者双下肢无力伴排尿困难,胸椎 MRI 示:胸椎 7/8、胸椎 8/9 椎间盘突出,需行胸髓 MRI 增强、脑脊液检查等明确诊断。

2. 脊髓血管病 这类疾病多起病突然，临床上的表现相对复杂，可迅速出现截瘫、四肢瘫以及感觉障碍，同时也可出现早期尿潴留、后期尿失禁、出汗异常等自主神经功能障碍表现。男性发病率高于女性。该患者为中年男性，急性起病，出现双下肢无力、麻木，伴排尿困难、便秘，MRI 提示胸椎 8/9 椎体段脊髓缺血灶，尚需进一步完善胸髓 MRI 增强、脊髓血管成像、肌电图等明确诊断。

3. 视神经脊髓炎谱系疾病 这类疾病为主要累及视神经和脊髓的中枢神经系统炎性脱髓鞘性疾病，可出现视力下降、眼球胀痛、瘫痪、眼震、头痛等。该患者急性起病，出现双下肢无力伴麻木，脊髓 MRI 有明显异常，但无明显视力下降，病程无反复发作，故暂不考虑，可进一步完善头颅 MRI、血清及脑脊液 AQP4 抗体、视神经相关检查明确诊断。

4. 急性播散性脑脊髓炎（acute disseminated encephalomyelitis，ADEM） 是特发性中枢神经系统脱髓鞘病的一种。ADEM 与急性脊髓炎二者均可出现脊髓损害的表现。但急性播散性脑脊髓膜炎一般伴发热、头痛、意识障碍和精神行为异常，同时 ADEM 除脊髓症状外，出现脑实质、视神经和周围神经的损害，头颅 MRI 表现为弥漫性的长 T_1、长 T_2 异常信号，以白质损害为主。可进一步完善头颅 MRI、血清及脑脊液、视神经相关检查明确诊断。

三、诊治及检查经过

（一）入院后检查

1. 血常规 中性粒细胞计数 $7.87 \times 10^9/L$（$1.8 \times 10^9/L \sim 6.3 \times 10^9/L$），中性粒细胞 79.6%（40%~75%），其余正常范围。

2. 脑脊液检查

（1）脑脊液常规：脑脊液无色透明，压力正常。

（2）脑脊液细胞学、生化：正常范围。

（3）脑脊液免疫相关检查（IgG、IgA、IgM）：未见异常。

（4）中枢神经系统脱髓鞘抗体：均阴性。

3. 肝功能、肾功能、电解质、血脂相关检查、血糖、凝血功能、红细胞沉降率、糖化血红蛋白、同型半胱氨酸、甲状腺功能检查（TSH、FT₃、FT₄）、风湿相关检查（抗核抗体、抗双链 DNA 抗体、抗 ENA 抗体谱、抗心磷脂抗体谱）、肿瘤标志物筛查 未见异常。

4. 乙肝两对半、丙肝抗体、快速血浆反应素试验、人免疫缺陷病毒抗体 未见异常。

5. 尿常规 未见异常。

6. 心电图 未见异常。

7. 胸髓 MRI 平扫 颈椎多发椎间盘突出；胸椎 7~9 水平脊髓内见条状稍长 T_2、高 STIR 信号影（图 7-0-1）。

8. 胸髓 MRI 增强 胸椎 7~9 水平脊髓内异常信号灶呈斑片样不均匀强化，余段脊髓未见明显异常强化（图 7-0-2）。

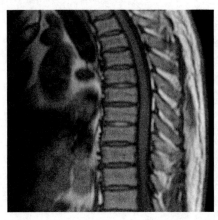
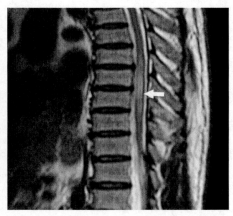

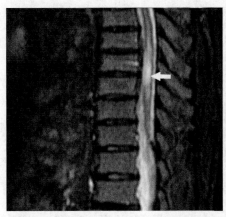
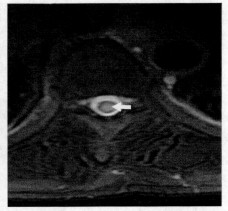

图 7-0-1　胸髓 MRI 平扫

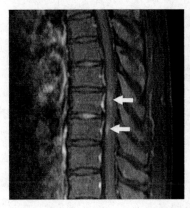
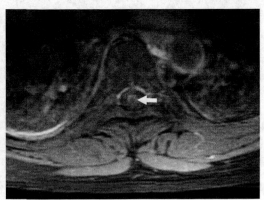

图 7-0-2　胸髓 MRI 增强扫描

（二）最终诊断

急性横贯性脊髓炎（胸椎 7~9）（acute transverse myelitis，ATM）。

思考 4　急性横贯性脊髓炎的分类？

急性横贯性脊髓炎既往主要指感染后自身免疫反应导致的急性横贯性炎性脊髓病变，以前驱感染后急性上升性脊髓完全横贯性损害为特征，具体病因不明。随着辅助检查技术的进步和对鉴别诊断认识的深入，现已认为 ATM 是包括一系列定位于脊髓的异质性炎性疾病，如特（原）发性 ATM、中枢神经系统原发性脱髓鞘疾病相关 ATM 和继发于感染、其他系统性疾病（如系统性红斑狼疮、干燥综合征）、副肿瘤综合征等的继发性 ATM。ATM 可表现急性完全性横贯性脊髓炎（acute complete transverse myelitis，ACTM）和急性部分性横贯性脊髓炎（acute partial transverse myelitis，APTM）两种，ACTM 表现为受累脊髓平面完全或近乎完全功能障碍，APTM 则表现为轻微的、不完全的或显著不对称的脊髓功能障碍。ACTM 常提示视神经脊髓炎谱系疾病（NMO）、系统性疾病相关 ATM 和急性播散性脑脊髓炎（ADEM），而 APTM 发展为多发性硬化的风险更高。其中，长节段性横贯性脊髓炎（longitudinally extensive transverse myelitis，LETM）是 ATM 的一种，指脊髓炎病灶在 MRI 上超过 3 个或更多脊椎节段，多与 NMO、系统性炎性疾病和 ADEM 相关。

（三）治疗方案

患者目前诊断为急性横贯性脊髓炎，尚无明确病因治疗，主要治疗原则为减轻脊髓损害，防治继发感染和并发症，早期康复训练。

1. 一般处理 该患者生命体征平稳,监测血氧、血压、体温等。予以留置导尿,注意皮肤清洁及护理。

2. 调节免疫功能,减轻脊髓水肿和炎性反应

(1)予以患者糖皮质激素治疗:在本院治疗方案为甲泼尼松龙 1g 静脉滴注,1 次 /d,共 3 天;500mg 静脉滴注,1 次 /d,共 3 天;240mg 静脉滴注,1 次 /d,共 3 天;120mg 静脉滴注,1 次 /d,共 3 天;泼尼松 60mg 口服,1 次 /d,共 7 天;50mg 口服,1 次 /d,共 7 天;顺序递减至中等剂量 30~40mg 口服,每天 1 次,逐步减量,疗程 1 个月。

(2)防治糖皮质激素使用带来的不良反应。使用糖皮质激素期间,联合使用氯化钾缓释片预防性补钾、碳酸钙 D_3 片预防低钙以及兰索拉唑肠溶片等防治消化性溃疡。

思考5 糖皮质激素临床的适应证和禁忌证是什么?该患者是否适用?

1. **适用范围** 内分泌系统疾病;风湿性疾病和自身免疫病;呼吸系统疾病;血液病;肾脏系统疾病;严重感染或炎性反应;重症患者(休克);异体器官移植;过敏性疾病;神经系统损伤或病变:如急性视神经病变(视神经炎、缺血性视神经病变)、急性脊髓损伤,急性脑损伤等;慢性运动系统损伤;预防治疗某些炎性反应后遗症。

2. **尽量避免使用糖皮质激素的情况** 对糖皮质激素类药物过敏;严重精神病史;癫痫;活动性消化性溃疡;新近胃肠吻合术后;骨折;创伤修复期;单纯疱疹性角、结膜炎及溃疡性角膜炎、角膜溃疡;严重高血压;严重糖尿病;未能控制的感染(如水痘、真菌感染);活动性肺结核;较严重的骨质疏松;妊娠初期及产褥期;寻常型银屑病。

3. **慎重使用糖皮质激素的情况** 库欣综合征、动脉粥样硬化、肠道疾病或慢性营养不良的患者及近期手术后的患者慎用。急性心力衰竭、糖尿病、有精神病倾向、青光眼、高脂蛋白血症、高血压、重症肌无力、严重骨质疏松、消化性溃疡病、妊娠及哺乳期妇女应慎用,感染性疾病必须与有效的抗生素合用,病毒性感染患者慎用;儿童也应慎用。

该患者诊断为急性横贯性脊髓炎,糖皮质激素可以改善轴索传导,减少促炎性反应细胞因子释放,缩短脊髓炎急性期和复发期病程,同时并无使用禁忌证。

思考6 糖皮质激素使用的不良反应及注意事项是什么?

不良反应:医源性库欣综合征,如骨质疏松、自发性骨折甚或骨坏死;诱发或加重细菌、病毒和真菌等各种感染;诱发或加剧胃十二指肠溃疡,甚至造成消化道大出血或穿孔;高血压、充血性心力衰竭和动脉粥样硬化、血栓形成;高脂血症;肌无力、肌肉萎缩、伤口愈合迟缓;激素性青光眼、激素性白内障;精神症状如焦虑、兴奋、欣快或抑郁、失眠、性格改变,严重时可诱发精神失常、癫痫发作;儿童长期应用影响生长发育;长期外用糖皮质激素类药物可出现局部皮肤萎缩变薄、毛细血管扩张、色素沉着、继发感染等;吸入型糖皮质激素的不良反应包括声音嘶哑、咽部不适和念珠菌定植、感染,长期较大剂量使用也可能出现全身不良反应。

使用糖皮质激素时可酌情采取如下措施:低钠高钾高蛋白饮食;补充钙剂和维生素 D;加服预防消化性溃疡及出血等不良反应的药物;如有感染应同时应用抗生素以防感染扩散及加重。

---

3. 防治并发症,改善脑循环,促进神经功能恢复 予以甲钴胺、维生素 B_1 等神经营养药物,促进损伤后神经修复和功能改善。

4. 早期康复训练 急性瘫痪期需保持功能位置,并对瘫痪的肢体进行按摩及被动的功能练习,改善患者的肢体血液循环,防止肢体挛缩、强直,当患者肢体功能逐渐恢复时,鼓励患者进行主动的功能运动,使其早日康复。予以患者气压治疗、电针治疗、脊柱矫正治疗、关节松动训练和感觉综合治疗,以此促进肢体功能恢复,同时防止颈椎间盘突出进一步加重。

四、讨论和展望

(一) ATM 的诊疗流程

横贯性脊髓炎联合工作组(Transverse Myelitis Consortium Working Group, TMCWG)建议,脊髓 MRI 增强和腰椎穿刺对于 ATM 的评估是必需的。对可疑脊髓病患者应尽快行脊髓 MRI 检查以排除结构性损害,如果脊髓 MRI 正常,应重新考虑神经系统定位,同时注意是否存在代谢性、变性疾病的早期表现。如 MRI 异常,应结合 CSF 检查鉴别炎性反应性和非炎性反应性疾病。

TMCWG(2002 年)所发布的"急性横贯性脊髓炎的诊断标准和病因学建议"中强调特发性 ATM、疾病相关性 ATM 和继发性 ATM 这种分类的合理性,按照此观点,诊断流程大致为:①对确诊的 ATM,首先应考虑是否为继发性 ATM;②初步排除继发性病因后,应结合脊髓炎的特点和其他临床表现,鉴别各种原发性脱髓鞘疾病;③若不符合相关诊断标准,且有近期的感染或疫苗接种史,应考虑感染后或疫苗接种后 ATM 的诊断;④只有符合 ATM 诊断标准,但未发现任何特异性疾病表现才诊断为特(原)发性 ATM。具体诊断流程见图 7-0-3。

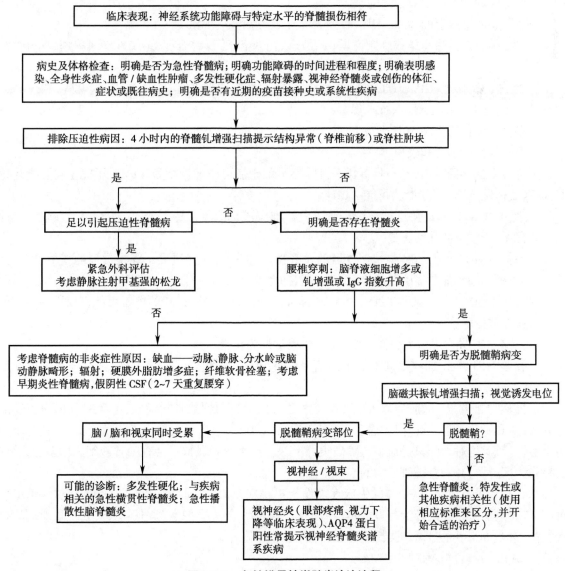

图 7-0-3　急性横贯性脊髓炎诊治流程

目前提出的各种诊断流程都大同小异,虽然对于急性脊髓炎的诊断有至关重要的作用,但还是存在一些的问题:一方面,评估时间过长,临床上很难第一时间找寻到准确的病因。另一方面,疾病相关性 ATM 广泛存在,如 ATM 可为 MS 或 NMO 的早期表现。以上两方面都要求对于 ATM 患者要边治疗边观察,从而更好地判定疾病的转归和预后。

(二)ATM 的诊断标准

1. 诊断标准

(1)急性发病的脊髓运动、感觉和自主神经功能障碍。

(2)症状和体征累及双侧,但不一定对称。

(3)有明确的感觉平面。

(4)神经影像学检查排除脊髓压迫症(MRI/脊髓造影术)。

(5)脑脊液白细胞或淋巴细胞数量增多、IgG 指数增高;脊髓 MRI 钆增强改变(若发病早期无炎性证据者,可于发病后 2~7 天重复腰椎穿刺和 MRI 检查)。

(6)病情在发病 4 小时 ~21 天达到高峰。

2. 排除标准

(1)近 10 年脊髓放射治疗病史。

(2)脊髓前动脉血栓形成带来的临床表现。

(3)脊髓动静脉畸形的 MRI 表现(脊髓表面显示异常流空现象)。

(4)结缔组织病的血清学或临床证据(结节病、白塞病、干燥综合征、系统性红斑狼疮、混合性结缔组织病等)。

(5)梅毒、莱姆病、HIV、HTLV-1、支原体、其他病毒感染(如 HSV1、HSV-2、VZV、EBV、CMV、HHV-6、肠道病毒)的中枢神经系统表现。

(6)多发性硬化的头颅 MRI 表现。

(7)视神经炎的病史和表现。

完全符合上述诊断标准,且不具备任一排除标准的患者可明确诊断为 ATM。不完全符合上述诊断标准,但高度怀疑 ATM,可诊断为可能 ATM。

3. 按照 TMCWG 建议,更准确来说按照以上标准应该是诊断为特(原)发性 ATM。在临中该诊断纳入标准存在一定的局限性,比如:

(1)该标准致力于将 ATM 与快速发展的血管性脊髓病(4 小时进展)、缓慢进展的遗传性脊髓病、脊髓肿瘤、由硬脑膜动静脉瘘引起的脊髓病和慢性进展型多发性硬化症(进展均超过 21 天)区分开来。然而,一些血管性脊髓病无疑仍在目前的 ATM 标准范围内,而一些 ATM 的患者可能仅仅因为他们的症状进展迅速而被排除在外。

(2)脊髓 MRI 异常提示为炎性改变,但脑脊液常规为正常。

(3)脊髓 MRI 在 T_2 加权序列上显示高信号病变,但在注射钆后没有明显的异常强化的情况是存在的。

(4)虽然脊椎肿瘤(如胶质瘤)的患者通常会有持续数周到数月的症状,但有时临床病史不能完全区分 ATM 和脊椎肿瘤。此外,肿瘤患者的脊髓可能有强化病变,因此符合"炎症"标准。这并不是真正的炎症性疾病,这种增强只是血脑屏障破裂的反映。这类患者通常不会有脑脊液细胞增多症,除非考虑活检作为区分 ATM 和脊髓胶质瘤的唯一方法。

那么在拟议的标准下,以个体的临床表现作为主要判断依据,同时结合排除标准,将这种情况判断为可能 ATM 进而进行类固醇治疗可能是目前最好的选择。如果影像学鉴别不清,可在一段时间后再次进行脊髓成像,如果钆的显著增强持续存在,可以考虑脊髓活检。

(三)ATM 治疗和预后

就特发性 ATM 而言,目前尚无病因治疗,但继发性 ATM,如明确病原感染引起的 ATM,应获得血清快速血浆反应素、脑脊液病毒和细菌培养、脑脊液性病研究实验室、脑脊液病毒 PCR 检测,以及各种感染源的血清急性滴度,同时应在症状出现后 4~8 周抽取恢复期病毒滴度以明确治疗情况。

ATM 治疗最主要的方案是皮质类固醇静脉滴注,有临床研究发现糖皮质激素结合免疫球蛋白治疗对于患者的症状和预后改善更明显,因而推荐二者联合治疗的方案。ATM 病例研究显示,约 1/3 的患者恢复正常,几乎没有后遗症;1/3 的患者有中度残疾;1/3 的患者有重度残疾。

影响预后的因素众多,一方面来看,预后与病情严重程度有关:①无合并症者 3~6 个月可基本恢复,生活自理。②完全截瘫 6 个月后 EMG 仍为失神经改变,MRI 示髓内广泛改变,病变 >10 个脊髓节段者预后不良。③合并泌尿系感染、褥疮和肺炎影响恢复,遗留后遗症。④急性上升性脊髓炎和高颈段脊髓炎预后差,短期内可死于呼吸循环衰竭。⑤约 10% 的患者演变为多发性硬化或视神经脊髓炎。其他方面来看,急性期脑脊液中有 AQP4 抗体、神经损伤标志物 14-3-3 蛋白和诱发电位检测的中枢传导缺失等临床表现预示着较差的预后。

总而言之,急性脊髓炎的诊断、治疗及预后有待神经科基础和临床工作者共同努力,探索更完善的诊疗方案、新的治疗技术以及更全面的预后判断指标等。

（黄珊珊 朱遂强）

参 考 文 献

[1] Transverse Myelitis Consortium Working Group. Proposed diagnostic criteria and nosology of acute transverse myelitis. Neurology, 2002, 59 (4): 499-505.

[2] de Seze J, Lanctin C, Lebrun C, et al. Idiopathic acute transverse myelitis: application of the recent diagnostic criteria. Neurology, 2005, 65 (12): 1950-1953.

病例 73 脊髓亚急性联合变性

一、病历资料

（一）病史

患者男,56 岁,因"双下肢麻木无力 7 个月,加重 2 个月"就诊。

患者于 7 个月前渐感双下肢无力伴麻木,行走不稳,有踩棉花感,无大小便障碍、吞咽障碍,无头痛、头晕,无腰背疼痛及视力下降。近期于外院就诊,给予补充 B 族维生素治疗,患者自觉症状逐渐加重,为进一步诊治收入病房。

既往史无特殊,无饮酒病史,无胃病史。

（二）体格检查

体温:36.5℃,脉搏:81 次 /min,呼吸:20 次 /min,血压:141/61mmHg,内科查体未见明显异常。

神经系统查体:神志清楚,口齿清晰,脑神经查体正常。四肢肌张力正常,双上肢肌力 5 级,双下肢肌力 3 级,四肢腱反射减低,双下肢膝关节以下痛觉、温度觉减退,双下肢深感觉明显减退,双侧指鼻试验正常,双侧跟 - 膝 - 胫试验不准;闭目难立征阳性,睁眼可纠正;双侧病理征阳性,颈软,克尼格征、布鲁津斯基征阴性。

（三）辅助检验及检查

1. **血常规** 红细胞计数 $3.05 \times 10^{12}/L$（4.3×10^{12}~$5.8 \times 10^{12}/L$）,血红蛋白 110.0g/L（130~175g/L）,红细胞压积 33.3%（40%~50%）,平均血红蛋白体积 109.2fl（82~100fl）,平均血红蛋白含量 36.1pg（27~34pg）。

2. **血叶酸、维生素 B_{12}** 维生素 B_{12}>1 525pg/ml;叶酸正常范围。

3. **抗内因子抗体检测阴性** 抗胃壁细胞抗体检测阳性,滴度 1：320。

4. **尿常规、粪常规、肝肾功能、电解质、血脂四项、凝血功能、血糖、糖化血红蛋白、同型半胱氨酸、甲状腺功能、自身抗体(抗核抗体、抗双链 DNA 抗体、抗 ENA 抗体谱、抗心磷脂抗体谱)** 未见异常。

5. **乙肝感染相关检查、丙肝抗体、快速血浆反应素试验、人免疫缺陷病毒抗体** 未见异常。

6. **肿瘤标志物筛查** 未见异常。

7. **胸部及心脏 CT 平扫** 双肺下叶少许炎性病变。

8. **常规心电图** 正常。

9. **颈椎 MRI** 2~5 椎体水平颈髓后索见长 T_2 信号影,横断面呈倒 V 征,符合脊髓亚急性联合变性改变;颈椎曲度存在,椎体未见明显异常信号,部分椎体可见不同程度骨质增生,C5/6 椎间盘轻度突出,相应水平硬膜囊受压(图 7-0-4)。

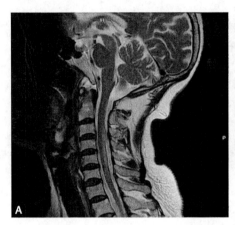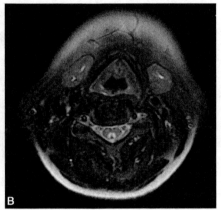

图 7-0-4 颈椎 MRI

A. 矢状位见脊索后索 T_2 高信号;B. 轴位见脊髓后索倒 V 征。

10. **胸腰 MRI** 全段胸髓背侧长 T_2 信号,考虑脊髓亚急性联合变性可能性大(图 7-0-5)。

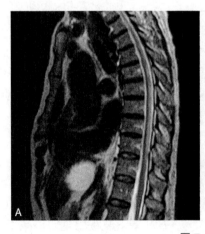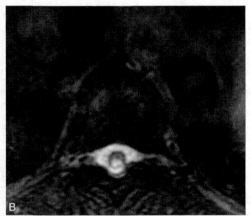

图 7-0-5 胸髓 MRI

A. 矢状位见脊索后索 T_2 高信号;B. 轴位见脊髓后索高信号。

二、病例分析

(一)病例特点

1. 中老年男性,慢性病程,缓慢进展。

2. 临床症状表现为缓慢进展的肢体麻木无力,无自主神经功能障碍。

3. 查体表现为运动障碍：双下肢肌力减退，病理征阳性；周围神经障碍：袜套样痛觉、温度觉减退；深感觉障碍：双下肢深感觉障碍，双下肢跟 - 膝 - 胫试验不准及闭目难立征阳性。

4. 血常规提示巨幼红细胞贫血。抗胃壁细胞抗体检测阳性。颈胸 MRI 可见颈椎 3~5 水平脊髓后索长节段长 T_2 信号，部分呈倒 V 字形改变，胸髓背侧见条状长 T_2 信号。

（二）诊断及诊断依据

1. 诊断

【定位诊断】双下肢无力，病理征阳性，定位于锥体束；双下肢麻木，浅感觉减退，腱反射减弱，提示周围神经损害；步行踩棉花感，双下肢深感觉障碍，闭目难立征阳性，睁眼可纠正，定位于后索，结合颈椎、腰椎 MR，综合定位于颈髓、胸髓皮质脊髓束、后索与周围神经。

【定性诊断】中老年男性，慢性病程，逐渐进展，定位于脊髓后索、侧索及周围神经；血常规提示巨幼红细胞贫血，抗胃壁细胞抗体检测阳性，颈、胸 MR 平扫检查提示颈髓后索长节段长 T_2 信号部分呈倒 V 字形改变，胸髓后索见条状长 T_2 信号。定性诊断考虑营养代谢性，维生素 B_{12} 代谢障碍。

2. 入院诊断 ①脊髓亚急性联合变性（subacute combined degeneration of the spinal cord，SCD）；②巨幼红细胞贫血。

思考1 脊髓亚急性联合变性的血常规表现？

血常规主要表现为巨幼红细胞贫血，检查有 MCV（红细胞平均体积）、MCH（平均红细胞血红蛋白含量，正常值为 27~34pg）均增高，MCHC（红细胞平均血红蛋白浓度，正常值为 320~360g/L）均正常，网织红细胞计数正常，但并非所有患者都会出现贫血。

思考2 为什么要进行维生素 B_{12} 检测？

脊髓亚急性联合变性是体内维生素 B_{12} 缺乏导致的中枢和 / 或周围神经系统的变性疾病，主要累及脊髓后索、侧索、周围神经，也可累及大脑及视神经。大多数的血清维生素 B_{12} 测定会有降低，同时伴或不伴叶酸水平降低，只有少数患者的血清维生素 B_{12} 正常时仍出现功能性维生素 B_{12} 缺乏的临床表现。此患者目前检测出维生素 B_{12} 升高为检测前已经使用维生素 B_{12} 治疗所致。

思考3 为什么要检测内因子抗体和抗胃壁细胞抗体？

目前认为大多数维生素 B_{12} 缺乏主要是由于维生素 B_{12} 摄入不足（如素食）或吸收障碍（如大量饮酒、慢性萎缩性胃炎、内因子抗体阳性等）所致。此患者非素食主义者，无饮酒病史，无胃肠疾病病史，无滥用药物史，无吸食笑气病史，需进一步查找维生素 B_{12} 缺乏的原因。其中，内因子抗体会与维生素 B_{12} 竞争和内因子的结合、破坏其结合的场所、抑制其复合体与受体结合；而抗胃壁细胞抗体抑制含有内因子成分胃酸的分泌，并可引起胃黏膜变性加剧内因子分泌的不足，以上因素均影响维生素 B_{12} 的吸收，因此，需进一步完善内因子抗体和抗胃壁细胞抗体检测明确病因。

（三）鉴别诊断

1. 急性脊髓炎 患者多急性起病，病前 1~4 周有发热、上呼吸道感染、腹泻等病毒感染的病史或疫苗接种史，主要以病变水平以下的肢体瘫痪、传导束性感觉障碍和尿便障碍等症状为特征，病史和临床特点是鉴别要点。

2. 脊髓压迫症 当脊髓内的占位病变导致脊髓的后索和 / 或侧索病变时也可出现深感觉障碍、脊髓半切综合征等,但同时也会伴有神经根症状、反射异常、自主神经症状及椎管阻塞导致的压颈试验阳性等,通过完善脊髓磁共振可确定占位的部位、大小、形状及与椎管的结构关系。

3. 周围神经病 当脊髓亚急性联合变性出现周围神经损害时需与周围神经病鉴别,肌电图和三项诱发电位对于鉴别有一定的帮助,但周围神经病无脊髓后索和/或脊髓侧索损害的表现,无维生素 B_{12} 缺乏的证据。

三、诊治及检查经过

(一)进一步完善相关检查

四肢体感诱发电位及周围神经检查:右下肢周围神经感觉纤维损害(累及髓鞘),双下肢体感中枢段传导障碍。进一步明确周围神经及脊髓传导束型损害。

(二)治疗

1. 该患者考虑为抗胃壁细胞抗体所致免疫损伤导致的维生素 B_{12} 缺乏,给予甲钴胺 1 000μg,肌内注射,每日 1 次;叶酸片 5mg,口服,每日 3 次。

> **思考 4** 脊髓亚急性联合变性维生素 B_{12} 的疗程
>
> 先肌内注射,500~1 000μg 每日 1 次,连续 2~4 周,然后相同剂量,每周 2~3 次;连续治疗 2~3 个月后继续给予口服药物治疗,剂量为 500μg 每日 2 次,治疗 6 个月。如伴有贫血患者:有恶性贫血者,建议叶酸每次 5~10mg 联合维生素 B_{12} 使用,口服,每日 3 次。叶酸不可单独使用,有使神经精神症状加重的风险。
>
> 内因子抗体和/或抗胃壁细胞抗体所致的维生素 B_{12} 缺乏经胃肠道补充维生素 B_{12} 是无效的,需要长期肌内注射维生素 B_{12} 进行治疗。故此例患者院内给予维生素 B_{12} 肌内注射,嘱其院外继续肌内注射维生素 B_{12}。

2. 予以营养神经维生素、鼠神经生长因子等促进损伤后神经修复,同时辅以电针及肢体功能康复锻炼。

四、讨论和展望

(一)维生素 B_{12} 缺乏的原因

维生素 B_{12} 缺乏的主要原因包括①素食:维生素 B_{12} 主要存在于动物肝、肾、鱼、蛋和乳品类食物;②消化道相关病变:如慢性胃炎、胃肠大部分切除术后、肠炎等;③免疫因素:如内因子抗体、抗壁细胞抗体阳性;④药物:如对氨基水杨酸、新霉素、二甲双胍、秋水仙碱和苯乙双胍等;⑤肠道寄生虫(如阔节裂头绦虫病)或细菌等大量繁殖使机体维生素 B_{12} 缺乏。

(二)脊髓亚急性联合变性的 MRI 表现

典型的 MRI 检查可见脊髓后索、侧索以 T_2 加权高信号为特点的责任病灶;脊髓后部的矢状位可见纵条状的病灶信号;脊髓后部在轴位可发现特征性的"反兔耳征""倒 V 字征",原因是后索在脊髓中上行呈倒 V 字形排列。

(三)脊髓亚急性联合变性的预后

病程在 3 个月之内的,治疗效果较好;2~3 年后治疗的,可留有不同程度的后遗症。

(四)如何提高脊髓亚急性联合变性的早期诊断率?

有研究显示,随着人们生活方式及膳食结构改变,脊髓亚急性联合变性的病因及临床表现越来越多样,易影响疾病的诊断。早期诊断和治疗有助于尽快恢复患者神经系统功能。血清维生素 B_{12} 不是必须的诊断标准,同时参考同型半胱氨酸、平均红细胞压积及脑脊液碱性髓鞘蛋白检测等结果,可以更

准确了解维生素 B_{12} 的情况,神经电生理检查与 MRI 检查相结合可以提高亚临床病变诊断结果准确性,为早期脊髓亚急性联合变性诊断提供参考。

(黄珊珊　朱遂强)

参 考 文 献

[1] Briani C, Dalla Torre C, Citton V, et al. Cobalamin deficiency: clinical picture and radiological findings. Nutrients, 2013, 5 (11): 4521-4539.

[2] Kumar A, Singh A K. Teaching NeuroImage: Inverted V sign in subacute combined degeneration of spinal cord. Neurology, 2009, 72(1): e4.

[3] Hemmer B, Glocker F X, Schumacher M, et al. Subacute combined degeneration: clinical, electrophysiological, and magnetic resonance imaging findings. J Neurol Neurosurg Psychiatry, 1998, 65(6): 822-827.

病例 74　脊髓空洞症

一、病历资料

(一)病史

患者男性,51 岁,因"右侧肢体无力伴肩背不适感 5 年,加重半年"就诊。

患者于 5 年前无明显诱因出现右侧肢体无力,表现为持物费劲,行走不稳,爬楼梯费力,伴肩背部不适感,偶有颈肩上胸部疼痛,无肌肉萎缩及肢端麻木,轻度二便功能障碍。近半年来,患者右下肢无力较前加重,爬楼梯需要借助外力。为进一步诊治收治入院。起病以来,患者大便便秘,小便频繁,体重未见明显改变。

既往无慢性病病史,无手术外伤史。

(二)体格检查

体温 36.3℃,脉搏 112 次/min,呼吸 19 次/min,血压 143/82mmHg,体型矮小,心肺腹未见明显异常。

神经系统体检:神志清楚,口齿清晰,脑神经正常;双上肢肌张力减低,双下肢肌张力升高,左侧肢体肌力 4 级,右上肢肌力 3 级,右下肢肌力 4 级,无肌肉萎缩;双上肢腱反射对称减低,双下肢腱反射活跃;双上肢及颈肩部、胸骨上切迹水平以上痛觉/温度觉减退,触觉、四肢关节觉、振动觉及位置觉正常,面部痛、温、触觉正常;共济运动正常;双侧病理征阴性;颈软,脑膜刺激征阴性。痉挛性步态。

(三)辅助检查

头部及颈椎 MRI 示颈髓及上段胸髓内异常信号改变,多为脊髓空洞,小脑扁桃体轻度下移(图 7-0-6)。

二、病例分析

(一)病例特点

1. 患者,男性,51 岁。

2. 右侧肢体无力伴颈肩不适 5 年,加重半年。

3. 既往无手术外伤史。

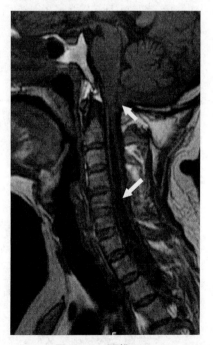

图 7-0-6　颈椎 MRI

颈髓及上段胸髓内 T_1 加权像脊髓中央低信号的管状囊腔,在 T_2 加权像上空洞内液呈高信号(长箭);小脑扁桃体尾部轻度拉长,疝出枕骨大孔(短箭)。

4. 神经系统查体可见运动障碍：双上肢轻度弛缓性瘫痪，双下肢痉挛性瘫痪。感觉障碍：节段性分离性感觉障碍即颈 1~2 至胸 2 节段痛觉、温度觉减退，触觉及深感觉保留。

5. 影像学示颈髓及上段胸髓内异常信号改变，小脑扁桃体轻度下移。

（二）诊断及诊断依据

1. 诊断

【定位诊断】四肢无力，右侧显著，双上肢腱反射与肌张力减低，双下肢肌张力升高与腱反射活跃，提示上肢轻度弛缓性瘫痪，下肢痉挛性瘫痪，定位于颈膨大，C1~T2 节段痛觉、温度觉减退，深感觉和触觉保留，提示节段性分离性感觉障碍，定位于颈髓双侧脊髓丘脑束与前连合，结合颈椎 MRI 提示颈髓及上段胸髓内异常信号改变，综合定位于颈髓。

【定性诊断】中年男性，隐匿性起病，进展缓慢，四肢无力，偏侧为主，节段性感觉障碍，颈椎 MRI 提示颈髓 - 上胸髓内异常信号，结合小脑扁桃体轻度下移，定性诊断脊髓空洞症可能，需排除肿瘤和血管病变。

2. 入院诊断　颈髓病灶性质待查：脊髓空洞症伴小脑扁桃体下移；Chiari 畸形？

> **思考 1　为何脊髓空洞症常见分离性感觉障碍？**
>
> 空洞常始于中央管背侧一侧或双侧后角底部，最早症状为单侧或双侧节段性的痛、温度觉缺失，如病变侵及前连合时表现为双侧节段性痛、温度觉缺失，而触觉及深感觉正常，即分离性感觉障碍。痛、温度觉缺失范围常扩大到两侧上肢及胸背部，呈短上衣样分布。若累及三叉神经脊束核，可造成同侧面部痛觉、温度觉减退或缺失。

> **思考 2　脊髓空洞症的病因及发病机制？**
>
> 病因未明，多数学者认为脊髓空洞症不是一种单独病因所引起的独立性疾病，而是多种因素所致的综合征。可能的原因包括①先天发育异常：本病常合并小脑扁桃体下疝、脊柱裂、脑积水、颈肋、弓形足等畸形，故认为脊髓空洞症是脊髓先天发育异常。亦有研究表明是由于胚胎期脊髓神经管闭合不全或脊髓内先天性神经胶质增生异常导致脊髓中心变性所致。②脑脊液动力学异常：颈枕区先天性异常影响脑脊液自第四脑室进入蛛网膜下腔，脑室压力搏动性增高，不断冲击脊髓中央管使之逐渐扩大，导致与中央管相通的交通型脊髓空洞症。③血液循环异常：认为脊髓血管畸形、脊髓损伤、脊髓炎伴中央管软化扩张及蛛网膜炎等引起脊髓血液循环异常，产生脊髓缺血、坏死、液化形成空洞。

（三）鉴别诊断

1. **视神经脊髓炎**　这类疾病为主要累及视神经和脊髓的中枢神经系统炎性脱髓鞘性疾病，急性或亚急性病程，可反复发作，伴视力下降和瘫痪，影像学示长节段横断性脊髓炎损害等。本例患者慢性病程，进行性加重，节段性分离性感觉障碍，无感觉平面，且无明显视力下降，无反复发作及特异性影像学表现，不支持脱髓鞘性改变。需进一步脑脊液及血清学检查以鉴别诊断。

2. **脊髓血管病**　这类疾病多起病突然，主要表现为下肢沉重无力甚至瘫痪、自主神经功能障碍、肌萎缩等，男性发病率高于女性。该患者为老年男性，慢性病程，不伴排尿困难，急性脊髓血管病可能性不大，但需进一步完善脊髓 MRI、脑脊液检查等鉴别特殊类型脊髓血管畸形病变。

3. **脊柱肿瘤**　髓内肿瘤进展较快，所累及脊髓病变节段较短，膀胱直肠功能障碍出现较早，锥体束征多为双侧，脑脊液蛋白含量增高。本例患者需进一步完善脑脊液检查，必要时 MRI 增强有助于鉴别诊断。

4. **颈椎病**　多见于中老年，神经根痛常见，感觉障碍多呈根性分布，手及上肢出现轻度肌无力及肌萎缩；颈部活动受限或后仰时疼痛，本例患者颈椎 MRI 示无神经根压迫症状且沿中央管分布的影像学异常，不支持颈椎病诊断。

5. 肌萎缩侧索硬化症　多在中年起病，上下运动神经元同时受累，严重的肌无力、肌萎缩与腱反射亢进、病理反射并存，无感觉障碍和营养障碍，MRI 无特异性发现。本例患者 MRI 示明确异常改变，不支持此诊断。

三、诊治经过

（一）入院后检查及诊治过程

1. **血常规**　正常范围。
2. **尿液常规**　尿葡萄糖阳性。
3. **肝功能、肾功能、血脂、电解质**　正常范围。
4. **凝血功能、自身抗体（抗核抗体、抗双链 DNA 抗体、抗 ENA 抗体谱、抗心磷脂抗体谱）**　未见异常。
5. **乙肝相关检查、丙肝抗体、快速血浆反应素试验、人免疫缺陷病毒抗体**　未见异常。
6. **肿瘤标志物筛查**　未见异常。
7. **脑脊液**　常规、生化、免疫、脱落细胞及病原学检查未见异常。
8. **颈椎 MRI- 脊髓血管畸形血管成像**　脊髓血管显示可未见明显异常；颈椎退变；C4/5、C5/6、C6/7 椎间盘稍突出；颈髓及上段胸髓内异常信号改变，多为脊髓空洞，小脑扁桃体轻度下移，考虑小脑扁桃体下疝畸形Ⅰ型伴脊髓空洞可能大。

（二）最终诊断

脊髓空洞症伴小脑扁桃体下疝畸形（Arnold-Chiari 畸形）Ⅰ型。

思考3　小脑扁桃体下疝畸形的分型和诊断标准

小脑扁桃体下疝畸形，由奥地利病理学家 Hans Chiari 提出，属于后脑先天畸形的一种。其发生的根本原因与后颅窝先天发育不良致使小脑扁桃体下部疝落入枕骨大孔有关。

小脑扁桃体下疝畸形分型包括以下四种：

Ⅰ型：小脑扁桃体、小脑下部向下移位，进入椎管内，延髓及第四脑室位置正常，此型多伴发脊髓空洞。

Ⅱ型：在Ⅰ型基础上伴有延髓、第四脑室下移和拉长，此型常伴有脑积水和其他畸形。

Ⅲ型：延髓、小脑、第四脑室下移疝入枕部或颈段膨出的脑脊膜中。

Ⅳ型：严重小脑发育不全或缺如，罕见。

小脑扁桃体下疝畸形的诊断：

临床表现：下疝的小脑扁桃体对周围结构的压迫引起的头昏、枕颈部及肩部疼痛不适，肢体痛觉、温度觉减退，肌肉萎缩，肌力下降，共济失调，重者出现饮水呛咳、吞咽困难等。

影像学：X 线正侧位片有助于了解颅颈交界区全貌；颅颈交界区 CT 可发现齿状突脱位、颅底陷入、延颈髓受压情况。MRI 对扁桃体下疝的程度、延颈髓受压、空洞和脑积水的观察具有重要作用。

思考4　脊髓空洞症的分类？

根据 Barnett 的分型，临床上可将脊髓空洞症分为四型：①脊髓空洞伴第四脑室正中孔堵塞和中央管扩大：合并Ⅰ型 Chiari 畸形或后颅窝囊肿、肿瘤、蛛网膜炎等所致第四脑室正中孔阻塞；②特发性脊髓空洞症；③继发性脊髓空洞症：脊髓肿瘤、外伤、脊髓蛛网膜炎和硬脊膜炎所致；④单纯性脊髓积水或伴脑积水。

（三）治疗方案

神经外科会诊建议手术治疗。患者及家属拒绝进行手术治疗。予以营养神经、免疫调节、改善肌张力、降糖等对症支持治疗。

四、讨论与展望

（一）脊髓空洞症的磁共振特点

在 MRI 图像上可见相应的脊髓膨大，其内有与脑脊液相似的长 T_1 长 T_2 信号，有时可见脑脊液流空现象，空洞多呈长圆柱状、短者呈梭形，部分空洞内有"瓣膜"，部分分割为多个空洞，多位于颈胸段及全脊髓（图 7-0-7）。

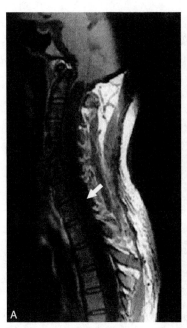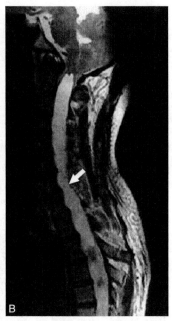

图 7-0-7 脊髓空洞症的 MRI 表现

A. T_1 加权像可见颈胸段脊髓内脑脊液样均匀低信号（箭）；B. T_2 加权像对应为高信号，其内有斑片状低信号流空影（箭）。

（二）脊髓空洞症的治疗

本病进展缓慢，常可迁延数十年之久，目前无特效疗法。

1. **对症治疗** 可给予 B 族维生素、ATP、辅酶 A、肌苷等；有疼痛者可给予镇静剂；痛觉缺失者应防止外伤、烫伤或冻伤；防止关节痉挛，辅助按摩等。

2. **手术治疗** 较大空洞伴椎管梗阻可行上颈段椎板切除减压术，合并颈枕区畸形及小脑扁桃体下疝可行枕骨下减压，手术矫正颅骨及神经组织畸形。继发于创伤、感染的脊髓空洞及张力性空洞可行空洞 - 蛛网膜下腔分流术。合并 Amold-Chiari 畸形的患者应先考虑脑脊液分流，部分患者术后症状可有所改善；脊髓内肿瘤所致空洞可行肿瘤切除术；囊性空洞行减压术后可暂时解除，但常见复发。

3. **放射治疗** 疗效不肯定，很少应用。可试用放射性核素碘 -131 疗法（口服或椎管内注射）。

（三）脊髓空洞症的预后

本病预后主要取决于产生脊髓空洞的潜在原因及治疗方式。未经治疗的少数脊髓空洞患者多数病情稳定、空洞无扩展、可长期存活，占 35%~50%。手术对大多数病情进展的患者近期疗效可起到稳定或改善症状的作用，延迟治疗常导致脊髓不可逆损伤。手术治疗远期疗效尚不确定，远期疗效不论手术方式还是空洞类型（蛛网膜囊肿及肿瘤引起者除外）均可能随时间的推移而下降。

（四）脊髓空洞症的康复

避免引起静脉压升高的剧烈动作，适当锻炼如弯曲躯干胸部靠近大腿的动作可减少空洞扩大的风险。目前对后脑畸形出生缺陷的研究显示或许可以从胚胎时期开始预防性治疗而防止出生缺陷的发生，比如妊娠期饮食补充叶酸。

（朱遂强）

参 考 文 献

[1] 吴江,贾建平.神经病学.3版.北京:人民卫生出版社,2015.
[2] 宋伟正,刘窗溪,韩国强,等.Chiari畸形的诊断与治疗.四川医学,2009,30(8):1240-1241.
[3] 何运森,郑涛,张孙鑫,等.Chiari畸形Ⅰ型合并脊髓空洞症的诊疗进展.中国临床神经外科杂志,2019,24(01):60-63.

病例 75　硬脊膜动静脉瘘

一、病历资料

（一）病史

患者男性,76岁,因"进行性肢体麻木无力3个月余"就诊。

患者于3个月前无明显诱因出现双手手指末端麻木,后逐渐进展至双上肢麻木,伴肌力逐渐下降;20天前出现双侧脚趾麻木,并逐渐进展至双下肢及躯干,伴腰部紧束感,右下肢肌力明显下降伴行走不稳,逐渐加重,无发热,偶有头痛,无头晕、视力改变、构音障碍、吞咽困难,无肌肉萎缩及大小便改变。10天前至当地医院查头颈MRI示延髓及上段颈髓内异常信号,疑诊脊髓炎。予以营养神经、改善循环等治疗后,患者肢体麻木无力无改善,仍逐渐加重至卧床,遂至我院。自发病以来,患者精神饮食一般,睡眠可,大小便无明显变化,射频消融术后留置导尿。

无慢性疾病病史,个人史、家族史无特殊。

（二）体格检查

体温:36.5℃,脉搏:70次/min,呼吸:20次/min,血压:107/73mmHg,内科查体未见异常。

神经系统查体:神志清楚,定向力、计算力、理解力正常,脑神经正常;四肢肌张力正常,左上肢肌力4级,左下肢肌力4级,右上肢肌力5级,右下肢肌力4级,右侧腱反射活跃。颈部及以下包括会阴部和肛周深、浅感觉减退,腹壁反射消失,提睾反射、肛门反射消失。双侧指鼻试验正常,跟-膝-胫试验欠稳准。右下肢病理征阳性。脑膜刺激征阴性。

（三）辅助检查

1. **血常规**　中性粒细胞百分率92.8%(40%~75%),淋巴细胞百分率6.5%(20%~50%),其余正常范围。

2. **抗中性粒细胞胞质抗体、血沉、风湿免疫相关检查（类风湿因子、抗核抗体、抗双链DNA抗体、抗ENA抗体谱）、肿瘤标志物筛查**　未见明显异常。

3. **脑脊液**　常规、生化、免疫、病原学未见明显异常。

4. **外院头颈部MRI**　延髓及上段颈髓内异常信号（图7-0-8）。

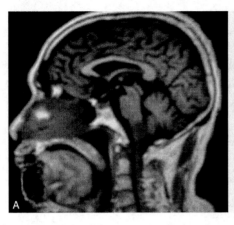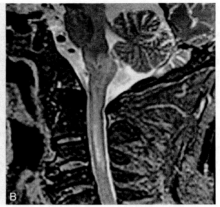

图 7-0-8 患者头颈 MRI

延髓及上段颈髓肿胀增粗,内含长节段异常信号。A. T_1 低信号;B. T_2 高信号。

二、病例分析

(一)病例特点

1. 老年男性,76 岁。

2. 隐袭起病,进行性加重,临床症状主要为进展性肢体麻木无力。

3. 既往房颤病史,余无特殊。

4. 神经系统检查表现为四肢肌力下降伴感觉障碍。

5. 辅助检查:外院头颈部 MRI 示延髓及上段颈髓内异常信号;脑脊液常规、生化、免疫、病原学均未见异常。

思考 1 脊髓病变的临床特点有哪些?

脊髓病变主要有以下三大症状:

1. 运动障碍 ①上运动神经元瘫痪:由损害脊髓锥体束引起,表现病变水平以下肌无力、肌张力增高、腱反射亢进、病理征阳性、肌萎缩不明显、肌电图无失神经电位。②下运动神经元瘫痪:损害脊髓灰质前脚或前根引起,表现为所支配骨骼肌无力、肌张力降低、腱反射减弱或消失、出现肌萎缩、有失神经电位。

2. 感觉障碍 脊髓丘脑束损害引起病损平面以下对侧痛觉、温度觉减退或缺失、深感觉及触觉保留。后根损害早期常出现根性疼痛,疼痛区感觉过敏,后期出现节段性感觉减退或消失。后角损害产生分离性感觉障碍,表现为病灶同侧节段性痛觉、温度觉障碍而深感觉和触觉仍保留;后索损害出现病损平面以下同侧深感觉缺失、感觉性共济失调及精细触觉减退;白质前连合损害表现为两侧对称性节段性痛觉、温度觉障碍,深感觉和触觉还保留,也是分离性感觉障碍。

3. 自主神经功能障碍 膀胱直肠括约肌功能障碍引起便秘、尿潴留;血管运动、出汗反应及皮肤、指(趾)甲营养障碍等。

(二)诊断及诊断依据

1. 诊断

【定位诊断】四肢无力,颈部以下感觉障碍,伴排尿困难,右下肢病理征阳性,提示脊髓病变,结合颈椎 MR 提示延髓至上颈段脊髓异常信号,定位于延髓、颈髓上段。

【定性诊断】老年男性,隐匿起病,亚急性进展,无力麻木症状由上肢远端向近端进展,再发展至下肢、躯干,磁共振提示延髓 - 上颈髓长节段病灶,需关注炎性脱髓鞘、肿瘤性、血管性及感染性病变,患者无发热等感染中毒症状,脑脊液正常,初步排除感染性和肿瘤性病变,需进行增强 MRI 进一步排除肿瘤可能;患者无视神经受累症状,但脊髓长节段病灶,需要关注视神经脊髓炎谱系病;自身免疫病可表现为中枢神经系统受累,表现为脊髓长节段病变,需要鉴别;血管性病变如脊髓缺血和出血,通常为急性起病,迅速达到顶峰,通常表现脊髓前动脉或后动脉综合征,脊髓出血依据出血量大小可表现为不同的症状,与临床症状、影像特点不相符,但需排除硬脊膜动静脉瘘,综合定性诊断需考虑炎症性、免疫性及血管性。

2. **入院诊断** 延髓、颈髓病变待查:炎症性? 免疫性? 血管性?

(三)鉴别诊断

1. **脊髓炎** 急性脊髓炎青壮年多见,病前有感染或疫苗接种史,起病急,迅速出现脊髓横贯性损害的临床表现,脑脊液细胞数和蛋白含量正常或轻度增高,脊髓严重水肿者,蛋白质含量可明显升高,MRI 可确定病变部位。该患者虽有脊髓受损的症状,且外院颈髓 MRI 提示延髓及颈髓长节段改变,但患者为老年男性,起病隐袭,进行性加重,症状较轻,无发热等感染中毒症状,病前无感染或预防接种史,故不支持。

2. **脊髓肿瘤** 一般起病隐袭,进展缓慢,逐渐出现从神经根到脊髓部分受压,再到脊髓横贯性损害的表现,脑脊液可有压力、蛋白质的升高,MRI 可明确病变部位及脊髓受压程度。该患者虽起病隐袭,有进行性脊髓损伤的表现,但患者脑脊液压力及常规生化正常,肿瘤标志物未见明显异常,MRI 上未显示肿瘤病灶及脊髓受压,故不支持。

思考2 为明确诊断,该患者接下来还应做哪些检查?

1. AQP4 等中枢神经系统脱髓鞘疾病相关抗体检测。

2. 进一步影像学检查,如脊髓 MRI 增强扫描;必要时行神经相关影像学、脊髓血管造影。

3. 系统性免疫、炎症、肿瘤相关检查。

三、诊治及检查经过

(一)入院后治疗

患者入院后按脊髓炎予以非神经节苷脂类营养神经、药物抗感染及激素(地塞米松 10mg 静脉滴注,每天一次)治疗。入院后第 3 天,症状无明显改善,呈突然加重趋势,颈部及以下深浅感觉减退,肌力:左上肢 4 级、左下肢 3 级、右上肢 4 级、右下肢 3 级,右下肢病理征阳性。

(二)入院后进一步辅助检查

1. **颈椎 MRI 增强** 延髓、上段颈髓异常强化灶,呈斑片状、线样强化(图 7-0-9)。

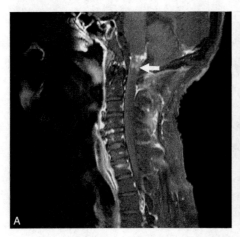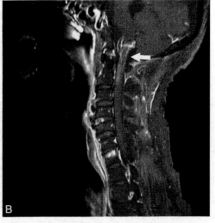

图 7-0-9 患者复查颈髓 MRI 增强

A. 延髓、上段颈髓斑片状强化灶(箭);B. 脊髓表面线样强化(箭)。

2. 中枢神经脱髓鞘疾病抗体谱　阴性。

> **思考3**　此时患者应如何考虑诊断？
> 　　患者老年男性,隐袭起病,进行性加重,进展性肢体麻木无力;入院后营养神经(非神经节苷脂药物)、激素治疗后再次加重;脑脊液常规、生化、免疫、病原学、脱髓鞘抗体均未见明显异常;头颈 MRI 提示延髓及上段颈髓内异常信号,斑片状线样强化。综合考虑,脊髓血管畸形?(硬脊膜动静脉瘘?)

3. 磁共振脊髓血管畸形血管成像　颅颈交界区异常显影血管考虑动静脉瘘可能;颈髓上段及脑桥延髓异常信号,多考虑血管性病变所致(图 7-0-10)。

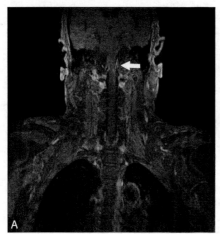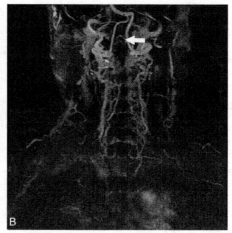

图 7-0-10　脊髓 MRI 血管成像

箭示异常显影的血管。

4. 脊髓血管造影　右侧椎动脉瘘(图 7-0-11)。

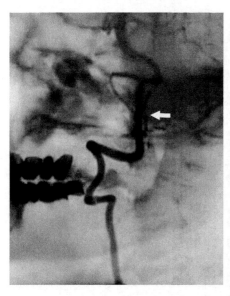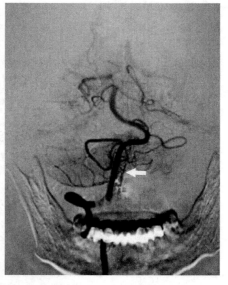

图 7-0-11　脊髓血管造影

右侧椎动脉瘘,箭示瘘口。

（三）最终诊断

硬脊膜动静脉瘘（颅颈交界区）。

（四）进一步治疗

转神经外科继续治疗,经手术后肌力逐渐恢复,可下床行走。

思考4 什么是硬脊膜动静脉瘘?

硬脊膜动静脉瘘（spinal dural arteriovenous fistulas, SDAVF）是指供应硬脊膜或神经根的动脉在椎间孔处穿过硬膜时,与脊髓引流静脉的直接交通。目前病因尚不明确,多认为是后天获得性,是最常见的脊髓血管畸形,约占所有脊髓动静脉畸形70%。硬脊膜动静脉瘘由供血动脉、瘘口、引流静脉三部分构成,主要累及下胸段和腰段,也可见于骶段,罕见于颈段,发生于颅颈交界区更罕见。瘘口形成后,动脉血可通过瘘口直接进入静脉,造成脊髓内正常的动静脉压力梯度紊乱,进一步引起脊髓静脉高压导致脊髓充血水肿。

四、讨论和展望

（一）硬脊膜动静脉瘘的临床特点

1. 多在中老年发病,平均年龄55~60岁,男性发病率高于女性。

2. 常亚急性或慢性起病,逐渐进展,早期症状隐匿,运动或Valsalva试验使症状加重,休息时减轻。

3. **胸腰骶段SDAVF** 最常见的症状包括双下肢肌力减退、步态异常和感觉异常（常自下而上发展）,括约肌功能障碍及性功能障碍,少数有腰背疼痛,可向下肢放射,表现为蛛网膜下腔出血者很少见。

4. **颈段SDAVF** 少数可累及上肢,表现出四肢肌力减退和感觉异常。

5. **颅颈交界区SDAVF** 颅颈交界区复杂的解剖结构、瘘的严重程度及静脉引流方向的不同导致此处动静脉瘘的临床表现多种多样,可表现为蛛网膜下腔出血、脊髓损伤、脑干功能障碍、神经根病、脑神经麻痹等相关症状。

（二）硬脊膜动静脉瘘的影像学表现

1. **MRI平扫**

（1）T_2加权上脊髓条索状高信号改变,脊髓肿胀增粗,提示脊髓水肿,平均累及5~7个椎体,可累及圆锥（图7-0-12A）。

（2）脊髓表面的蛛网膜下腔有迂曲匍行的扩张血管流空信号影,呈串珠样或虫蚀状改变,通常位于脊髓的背侧表面,但也可位于颈部SADVF的腹侧,反映充血的静脉,可见于大多数患者（图7-0-12B）。

2. **MRI增强**

（1）脊髓受损的病灶呈不均匀斑片状强化,强化的范围可反映脊髓受损程度（图7-0-12C）。

（2）脊髓背侧串珠状强化的蜿蜒迂曲血管影。

3. **MRA** 可以帮助识别供血动脉、引流静脉和瘘口的位置,敏感性和特异性均较高。

4. **时间分辨动态增强血管成像（TRICKS）** 可显示供血动脉、引流静脉和瘘口位置,获取动态信息,具有良好的时间分辨率和空间分辨率（图7-0-13）。

5. **CT及CTA** CT检查参考价值不大,CTA对脊髓血管病有参考价值,可见供血动脉、引流静脉及瘘口。

6. **DSA** 目前仍为诊断硬脊膜动静脉瘘的"金标准",可明确瘘口所在的部位、显示供血动脉及脊髓表面引流静脉。肋间动脉和腰动脉是主要的供血动脉。瘘口常为一个,可为多个,常见于胸腰骶段,颈段少见。引流静脉血流缓慢,滞留时间长,多为单支,通常向上或向下引流,一般不会向硬脊膜外引流。脊髓表面引流静脉较长,多位于脊髓背侧,呈迂曲蚯蚓状（图7-0-11）。

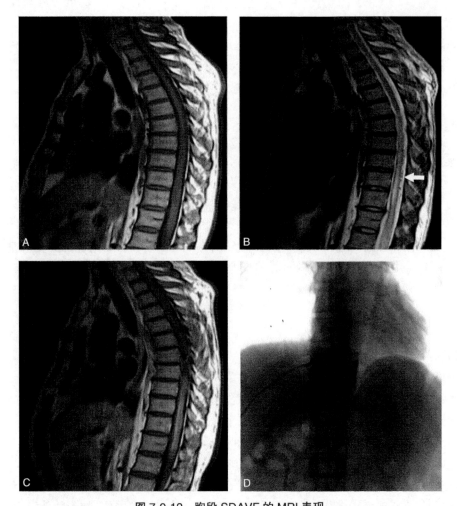

图 7-0-12 胸段 SDAVF 的 MRI 表现

A、C. 脊髓 MRI 显示脊髓病变处肿胀及异常信号；B. 脊髓背侧蛛网膜下腔出现"虫蚀样"血管流空影（箭）；D. 血管造影显示瘘口及迂回扩张的引流静脉。

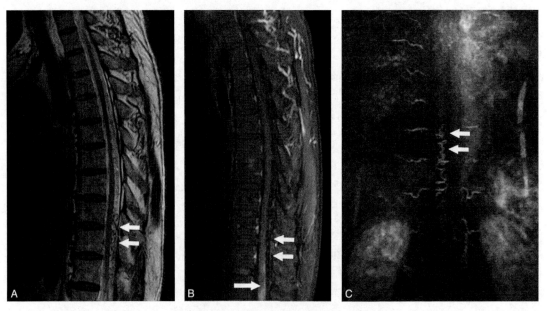

图 7-0-13 腰段 SDAVF 的 MRI 表现

A. T$_2$ 加权可见脊髓表面留空血管影（箭）；B. T$_1$ 增强见脊髓呈不均匀的斑片状强化（长白箭），脊髓表面串珠状强化的迂曲血管影（短白箭）；C. TRICKS 显示提前显影的异常血管（箭）。

思考 5　颅颈交界区 SDAVF 的影像学有什么特点？

颅颈交界区 SDAVF 和其他部位 SDAVF 的影像学相比，既有相似之处，又有其特殊性。

1. 颅脑 CT　对以出血症状为首发表现的患者，行颅脑 CT 可明确出血，CT 可见小脑延髓池、环池、基底池等处的高密度影。

2. 头颈部 MRI　可见高颈段、脑干局部水肿增粗，累及脊髓长度常超过 3 个椎体层面，脑干、脊髓周围迂曲血管流空影，多位于腹侧蛛网膜下腔内。

3. DSA　仍为诊断的"金标准"，需行全脑血管造影，必要时加做颈段脊髓血管造影，可见供血动脉、瘘口和引流静脉。

（三）硬脊膜动静脉瘘的治疗及预后

SDAVF 自然转归较差，如果未经有效治疗，其症状将呈进行性加重，最终可导致永久性的脊髓损伤，治疗原则为阻断动静脉间的异常交通，去除导致硬膜内静脉系统阻塞的源头，减轻脊髓水肿。方法包括手术治疗和血管内栓塞治疗。

手术治疗：手术切除瘘管，包括椎板切除术、开放硬脑膜、电凝切断或夹闭引流静脉。手术治疗的优点是可完全去除病灶，疗效显著，复发率低。缺点包括相比栓塞治疗，创伤较大，诊断和治疗要二次完成。

血管内栓塞治疗：栓塞治疗采用微导管超选至瘘口，将栓塞剂注入瘘口和引流静脉起始端。优点是创伤小、诊断和治疗可以一次完成且术后恢复快，因此可作为首选。缺点是栓塞治疗并非适用于所有的 SDAVF 患者，若瘘口的供血动脉与脊髓供血动脉相交通时，栓塞有致脊髓缺血梗死的可能。若栓塞不完全，瘘口有再通可能。

预后主要取决于治疗前的影像学表现，神经功能障碍程度及确诊时间。影像学表现和神经功能受损越轻、确诊时间越短预后越好。

（四）误诊分析

由于 SDAVF 早期临床症状不典型，往往被误诊或漏诊，常被误诊为椎间盘突出、急性脊髓炎、脊髓脱髓鞘疾病、前列腺疾病等而耽误治疗。部分患者误诊为脊髓炎后，给予激素治疗可导致病情恶化（可能原因为激素引起水钠潴留而增加血容量，进一步升高静脉压所引起），引起不良后果。与其他初诊错误的 SDAVF 病例相似，该患者也被首次误诊为"脊髓炎"，并接受了相应的错误治疗，表明此病初次诊断的困难性。因此，掌握该病的临床及影像学特点，早期识别该病尤为重要：对表现为脊髓病变的患者早期行脊髓 MRI 平扫和增强，一旦 MRI 特征提示 SDAVF，应进一步行脊髓 MRA 予以证实，脊髓血管畸形血管成像可帮助诊断，对可疑者完成全脊髓血管造影（DSA）明确诊断，选择合适的治疗方法以改善患者预后。

总之，在 SDVAF 的发病机制、影像诊断价值及治疗方式上都还有很多值得我们探索的问题，了解该病的病因及发病机制、发现更有价值的影像学特征帮助临床医生更早、更准确地诊断该疾病，并早期选择最佳治疗方案是我们今后的努力方向。

（朱遂强）

参 考 文 献

［1］周东.神经病学.3版.北京:高等教育出版社,2017.

［2］Fugate J E,Lanzino G,Rabinstein A A. Clinical presentation and prognostic factors of spinal dural arteriovenous fistulas:an overview. Neurosurg Focus,2012,32(5):E17.

［3］Gilbertson J R,Miller G M,Goldman M S,et al. Spinal dural arteriovenous fistulas:MR and myelographic findings. AJNR Am J Neuroradiol,1995,16(10):2049-2057.

［4］Zhao J,Xu F,Ren J,et al. Dural arteriovenous fistulas at the craniocervical junction:a systematic review. J Neurointerv Surg,2016,8(6):648-653.

病例76 脊髓前动脉综合征

一、病历资料

(一)病史

患者女性,18岁,因"突发肢体无力、麻木,小便困难1天"就诊。

患者于1天前安静状态下无明显诱因突然出现双上肢无力,以左侧为甚,伴双侧肘关节疼痛,约10分钟后疼痛蔓延至颈部,并出现双上肢麻木,2小时后出现左下肢无力、麻木,伴全身大汗,症状逐渐加重,10小时后出现排尿困难。今日出现头晕,非旋转感,无畏寒发热、心慌胸闷、腹痛腹泻、头痛、抽搐、视物模糊等不适,就诊于当地医院,行头颅CT未见明显异常,全脊椎CT示L5椎体双侧椎弓峡部不连,颈胸椎CT平扫及三维重建未见骨质异常,为求进一步诊治就诊于我院,以"脊髓病"收入我科。

既往体健,个人史、家族史无特殊。

(二)体格检查

体温36.8℃,脉搏80次/min,呼吸21次/min,血压98/64mmHg。心肺腹查体未见异常。

神经系统查体:神志清楚,言语流利,高级智能正常,脑神经正常。四肢肌张力正常,左上肢近端肌力0级、远端1级,右上肢肌力3级,左下肢肌力0级,右下肢肌力5级,四肢腱反射等称存在,双侧病理征阴性,腹壁反射消失。右侧胸骨角平面以下浅感觉减退,深感觉未见明显异常,共济查体不配合。颈软,克尼格征阴性。

(三)辅助检查

1. **颅脑及胸部CT(发病10小时)** 未见明显异常。

2. **全脊椎CT(发病10小时)** L5椎体双侧椎弓峡部不连,颈胸椎CT平扫及三维重建未见骨质异常。

3. **颈椎MRI平扫(发病2天)** C5~7颈髓肿胀增粗并异常信号(图7-0-14A)。颈椎DWI可见C5~7颈髓肿胀增粗并异常信号,显著弥散受限(图7-0-14B、C)。

4. **头颅MRI平扫** 未见明显异常信号。

5. **胸椎MRI平扫** 胸段脊髓未见明显。

6. **CT-胸主动脉血管成像诊断** 未见明显动脉夹层。

7. **CT-颈动脉血管成像(CTA)** 未见异常。

8. **肝、门静脉、胆、脾、胰彩色多普勒超声检查** 未见异常。

9. **甲状腺、心脏、泌尿系彩色多普勒超声检查** 未见明显异常。

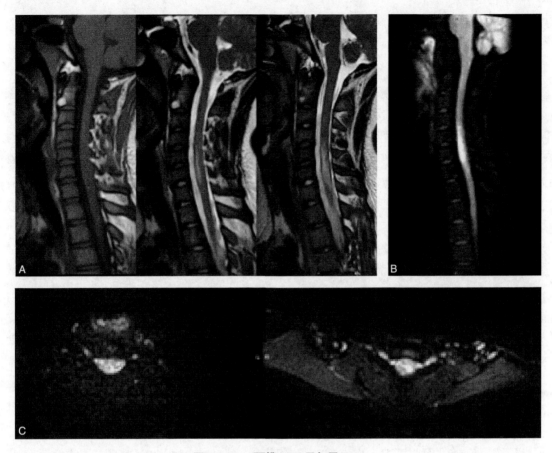

图 7-0-14　颈椎 MRI 平扫及 DWI

A. 颈椎 MRI 平扫矢状位,可见 C5~7 颈髓肿胀增粗并异常信号;B、C. 颈椎 DWI 矢状位和轴位,可见 DWI 显著弥散受限。

10. **脑脊液检查**　常规、生化、免疫未见明显异常,寡克隆带阴性。

11. **血常规、肝功能、肾功能、血脂相关检查、甲状腺功能检查**　未见异常。

　　思考 1　为什么怀疑脊髓梗死的患者应该尽早行 MRI 检查?

　　研究表明,在脊髓梗死急性期(24 小时内),MRI 检查结果通常正常,增强扫描或 T$_2$ 加权成像在发病 1~2 天后才能显示梗死部位异常信号,而弥散成像(DWI)在脊髓梗死数小时即可以清晰地显示脊髓梗死部位,是最为敏感的序列。因此,对于怀疑脊髓梗死的患者,应该尽早行 MRI 检查,尤其是 DWI 序列矢状位。

二、病例分析

(一)病例特点

1. 青年女性,急性起病。

2. 因"突发肢体无力、麻木、小便潴留 1 天"入院。

3. 既往史无特殊。

4. 查体可见左上肢近端肌力 0 级、远端 1 级,右上肢肌力 3 级,左下肢肌力 0 级,右下肢肌力 5 级,四肢肌张力可,四肢腱反射等对称存在,病理征阴性,腹壁反射消失。右侧胸骨角平面以下浅感觉减退,深感觉未见明显异常。

5. 颈椎平扫可见 C5~7 颈髓肿胀增粗并异常信号,DWI 显著弥散受限。

(二)诊断及诊断依据

1. 诊断

【定位诊断】四肢的无力及麻木定位于颈髓的前索和侧索,无深感觉异常提示后索未累及,结合小便潴留症状及影像学,考虑定位于颈髓横断面的前 2/3 区域。

【定性诊断】青年女性,急性起病,病情进展。临床上以肢体无力、麻木、小便潴留为主要表现,结合发病时颈部疼痛症状,首先考虑脊髓血管病可能性大。患者发病前无外伤史,并且无横断性脊髓损伤的症状,结合磁共振平扫及 DWI,考虑脊髓梗死可能性大,但目前病因尚不明确。应进一步行脊髓血管检查及脑脊液检验排除出血性脊髓血管病及脊髓血管畸形。同时尚需行脑脊液检验排除脊髓炎性病变。

2. 入院诊断 脊髓前动脉综合征。

(三)鉴别诊断

1. 急性感染性脊髓炎 多见于青年成人。病前可有发热等感染史。多为完全的脊髓横贯性损害,有时也可表现为脊髓前动脉综合征。病初脑脊液常有轻度白细胞增加。

2. 脊髓出血性疾病 脊髓内出血多有外伤史,特点是起病突然,刚起病时伴有剧烈背痛,持续数分钟至数小时后出现严重的脊髓横贯性损害的症状。大量出血可穿破软脊膜而使脑脊液检查呈血性。脊椎影像学检查有外伤性脊椎脱位等改变,更有利于确诊。若由于血液病或脊髓血管畸形引起的脊髓内出血,则需进行血液学或脊髓造影来明确诊断。硬膜外、硬膜下出血均可骤然出现剧烈的背痛、截瘫、括约肌功能障碍、病变水平以下感觉缺失等横贯性脊髓损害表现。硬膜下血肿比硬膜外血肿少见得多。脊髓蛛网膜下隙出血表现急骤的颈背痛、脑膜刺激征和截瘫等。此类疾病可借 MRI 确诊。

3. 脊髓转移癌 本病导致截瘫也很迅速,但其疼痛多严重而广泛。腰椎穿刺椎管有梗阻,脑脊液蛋白含量明显增高甚至变黄。确诊本病可借助影像学检查并应找出原发病灶。

4. 主动脉夹层撕裂所致脊髓损伤 主动脉夹层是一种少见而严重的心血管急症,特点是发病突然,死亡率极高,典型表现为撕裂样胸痛或腹痛,伴濒死感、窒息或休克等,较少见的表现有肾衰竭、晕厥、卒中、截瘫或肢体无脉等。其神经系统病变更为少见,可表现为脑缺血、脊髓缺血、周围神经缺血。主动脉病变均多见于中下胸段脊髓,胸髓下半段血液供应几乎都是单一主动脉直接分支供血。当主动脉夹层延伸至肋间动脉或腰动脉时,可造成脊髓缺血性改变,引起脊髓梗死,出现截瘫的临床表现。主动脉 CTA 有助于确定有无主动脉夹层。

5. 其他 此外,还需根据脑脊液、脊髓造影、MRI 等检查及长期追踪观察来与多发性硬化症、脊髓动静脉畸形等疾病相鉴别。

三、诊治及检查经过

(一)门诊及入院早期治疗

给予激素(地塞米磷酸钠松 10mg 静脉滴注,每日一次,10 日后减量为 5mg 静脉滴注,每日一次)、抗血小板聚集(阿司匹林肠溶片 100mg 口服,每日一次)、调脂(阿托伐他汀钙片 20mg 口服,每日一次,依折麦布片 10mg 口服,每日一次)等药物治疗及康复治疗。

（二）后续检查及治疗情况

1. 相关检查

（1）发病第8日颈髓MRI增强：增强扫描可见条片状强化信号，颈椎椎体未见明显异常强化影。脊髓内未见明显畸形血管影征象（图7-0-15）。

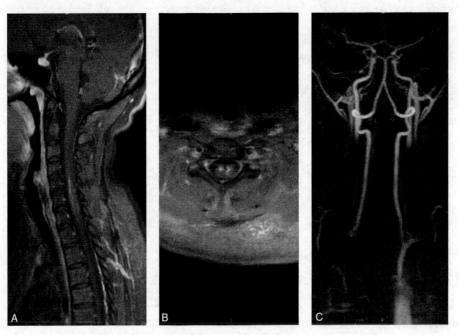

图7-0-15　颈髓磁共振增强及TRICKS序列（发病第8日）

A、B. 颈髓磁共振增强矢状位和轴位，可见条片状强化信号；C. 颈髓TRICKS序列，未见明显畸形血管影征象。

（2）发病后7个月复查颈椎MRI平扫：C5~7椎体水平脊髓内异常信号，考虑软化灶形成（图7-0-16）。

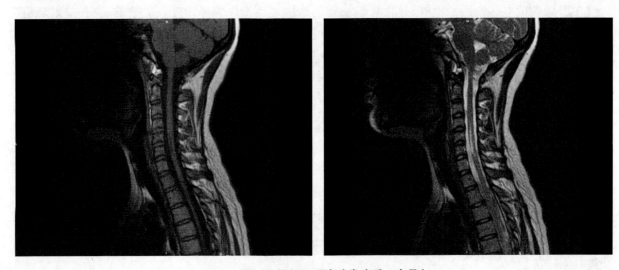

图7-0-16　颈椎MRI平扫（发病后7个月）

2. 长期治疗

（1）抗血小板治疗：阿司匹林肠溶片100mg，口服，每日一次。

（2）调脂治疗：阿托伐他汀钙片20mg，口服，每日一次；依折麦布片10mg，口服，每日一次。

> **思考 2** 脊髓前动脉综合征的治疗原则
>
> 目前尚没有治疗脊髓卒中的明确指南。目前临床治疗原则同脑梗死,综合治疗为主。可用改善血液循环药物增加缺血灶的血液供应,用脱水剂可消除脊髓水肿以及其他的神经保护治疗,同时辅以针灸、康复训练。注意护理,避免发生压疮和尿路感染等并发症。

> **思考 3** 为什么该患者预后较为良好? 脊髓前动脉综合征的预后与哪些因素有关?
>
> 该患者预后良好,可能与早期确诊、早期治疗(发病 12 小时开始治疗)和综合治疗有关。预后与起病时神经功能缺损的严重程度密切相关。如果脊髓前动脉综合征的患者出现本体感觉障碍,则提示病灶较大,预后较差。肌力评分高的患者预后相对较好,运动功能恢复好。相比运动障碍的恢复,膀胱直肠功能恢复明显较差。另外,脊髓前动脉综合征的患者数月后还可能在感觉过敏区遗留神经根痛。

四、讨论与展望

(一)脊髓前动脉综合征常见病因和危险因素有哪些?

1. 脊髓外血管阻塞 主动脉病变尤其是夹层动脉瘤;主动脉或椎动脉动脉粥样硬化、血栓形成等;外伤所致的主动脉、肋间动脉、腰动脉等的损伤;手术侵袭;机械性压迫(肿瘤、脓肿、脊椎疾病)所致的继发性脊髓循环障碍。

2. 脊髓内血管阻塞 动脉粥样硬化、血栓形成;栓塞(由主动脉脱落的粥样斑块、胆固醇结晶、血栓性栓塞、心脏瓣膜病、细菌性心内膜炎、空气栓塞、右心房的黏液瘤、椎间盘外伤所致的髓核突出);梅毒性血管炎;自身免疫病所致的血管炎;放射线(放射性脊髓病);机械性压迫所致的继发性循环障碍。

(二)寻找脊髓前动脉综合征病因的方法

在影像学确立诊断后,要积极寻找脊髓梗死的病因进而指导临床治疗。完整的病史回顾以及实验室检查包括血常规、超敏 C 反应蛋白、红细胞沉降率、抗磷脂抗体、狼疮抗体及血管炎相关抗体、脑脊液、肿瘤标志物、血凝及蛋白 C 和 S 活性等,可以发现感染、自身免疫、肿瘤、血管炎、血液病等证据。此外,对于高颈段脊髓梗死的患者,磁共振血管成像或 CT 血管造影(CTA)可协助发现椎动脉夹层或血管畸形;对于胸段或脊髓圆锥的脊髓梗死,胸腹部的 CTA 可有助于发现主动脉瘤、夹层及血管畸形。超声心动图可评估心内膜炎或房间隔瘤等隐源性血栓的病因。TCD 发泡试验或经食管超声心动图查看源性栓子或卵圆孔未闭的证据。颈部血管超声可评估整体的血管动脉粥样硬化的程度。

(三)脊髓前动脉综合征的典型临床表现

脊髓前动脉综合征起病急,可在数小时或数日内逐渐加重,主要临床表现有:

1. 脊髓梗死患者最早出现与病变节段相对应的肩背痛,大多为根性放射痛,疼痛症状可在短期内获得自限缓解。

2. 波及皮质脊髓束出现病灶以下的上运动神经元瘫痪,早期表现为弛缓性瘫痪,脊髓休克期过后转为痉挛性瘫痪。

3. 病灶平面以下的痛觉、温度觉障碍,深感觉正常。

4. 双侧内脏活动的上下行传导束累积而出现内脏反射的变化,如尿潴留、尿失禁,也可出现出汗异常及冷热感等自主神经症状。

（四）治疗研究进展

1. **静脉溶栓**　由于脊髓梗死在初次的 MRI 检查可能是阴性的,因此国内外鲜有脊髓梗死予以静脉溶栓治疗的报道。个案报道显示一位颈椎和上下肢出现症状的患者,在 4.5 小时内予以重组组织型纤溶酶原激活剂（rt-PA）溶栓,按 0.9mg/kg 静脉输注超过 60 分钟,初始予以负荷剂量即总剂量的 10%,治疗后患者的症状初步恢复。亦有文献报道 rt-PA 治疗急性脊髓梗死伴持续性损伤患者 5 例,没有出血并发症,提示脊髓梗死患者可从 rt-PA 中获益。脑梗死的静脉溶栓时间窗是 3~4.5 小时,脊髓梗死的合理溶栓时间窗及合理剂量目前尚未达成共识。静脉溶栓在主动脉夹层患者和近期主要手术患者中禁用。如果临床诊断与脊髓梗死一致,且无溶栓禁忌证,则考虑 rt-PA 可能是合理的。

2. **腰椎穿刺引流**　脊髓缺血的主要方法是通过升高血压改善脊髓灌注,进而引流脑脊液降低脑脊液压力。脊髓灌注压力定义为全身平均动脉压（MAP）与脑脊液（CSF）压力的差值。因此,脊髓灌注压力等于 MAP-CSF 压力。如果 MAP 升高,脊髓灌注压力升高则通过脊髓侧支循环增加脊髓灌注,因此增加 MAP 或降低 CSF 压力可增加脊髓灌注压。血压升高由扩充血容量开始,然后由快速的血管紧张素支持。放置腰椎引流,其目标是颅内压是 8~12mmHg,因此在 24~48 小时内需密切监测神经功能的变化。Sobel 等对 116 例术前预防性或不预防性脑脊液引流行胸主动脉内修复的患者进行了回顾性研究,发现 116 例患者中有 24 例出现下肢无力的临床症状,其中 15 例经动脉压优化和脑脊液引流联合治疗后临床症状有明显改善。

3. **其他治疗**　目前针对脊髓梗死病因的治疗方法较少。例如椎动脉夹层相关梗死（脊髓梗死和脑梗死）可选择血管内注射小剂量替罗非班,夹层患者应谨慎使用抗凝剂,减压病继发脊髓梗死采用高压氧治疗,而皮质类固醇的使用应仅限于因血管炎引起的脊髓缺血的患者,因其可能加重血管畸形引起的脊髓疾病。动脉粥样硬化和血脂异常等危险因素的患者予以他汀、抗血小板聚集治疗。据文献报道,各种神经保护剂特别是有效的抗氧化剂和他汀类药物,可减轻脊髓缺血 / 再灌注损伤后的神经损伤。

（五）脊髓前动脉综合征的康复治疗

脊髓前动脉综合征的治疗需要"标本"兼顾,既要及时治疗引起脊髓前动脉综合征的首发疾病,如心肌梗死、脊髓肿瘤等,又要快速处理脊髓的缺血情况,尽量避免脊髓缺血引起永久性的脊髓前角运动神经元的损害,并且早期介入康复治疗,尽可能挽救脊髓残存的功能。由于脊髓前动脉综合征的罕见性,临床上至今没有形成此病的系统性康复治疗体系。脊髓前动脉综合征的治疗大部分可以参照外伤导致的脊髓损伤的康复治疗,除此之外,脊髓前动脉综合征的康复治疗又有其独特之处。

首先,由于脊髓前动脉综合征不存在外伤所致的脊柱解剖学结构破坏的问题,生物力学稳定,可早期主张坐位和站立位下的康复训练,如为较高脊髓节段的脊髓前动脉综合征,可在早期借助电动起立床站立,能有效防止直立性低血压和坠积性肺炎的发生,促进下肢本体感觉的恢复。

其次,在排除禁忌的情况下可尽早介入高压氧治疗,高压氧可有效增加脊髓缺血区域血供,挽救半暗带区域神经组织。

值得注意的是,外伤导致的脊髓损伤常合并其他外科疾病,如骨折、脾脏破裂等,而脊髓前动脉综合征常合并其他内科疾病,如心肌梗死、椎间盘突出、脊髓肿瘤、脊柱结核等。因此,在进行康复治疗时,还应注意个体差异,针对不同患者制定个性化康复方案。

（朱遂强）

参 考 文 献

［1］Sobel J D, Vartanian S M, Gasper W J, et al. Lower extremity weak-ness after endovascular aneurysm repair with multibranched thora-coabdominal stent grafts. J Vasc Surg, 2015, 61（3）: 623-628.

［2］Etgen T, Hcherl C. Repeated early thrombolysis in cervical spinal cord ischemia. J Thromb Thrombolysis, 2016, 42（1）: 142-145.

［3］Wu Y, Li W, Xie X, et al. Endovascular treatment with tirofiban during the acute stage of cervical spinal cord infarction due to vertebral artery dissection. J Spinal Cord Med, 2020, 43（1）: 130-133.

［4］Nasr D M, Brinjikji W, Rabinstein A A, et al. Clinical outcomes following corticosteroid administration in patients with delayed diagnosis of spinal arteriovenous fistulas. J Neurointerv Surg, 2017, 9（6）: 607-610.

［5］李敏, 杨孝, 郑锦旗, 等. 脊髓前动脉综合征康复治疗1例. 西南军医, 2018, 20（6）: 699-700, 667.

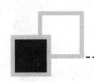

第八章　多学科相关性神经疾病

第一节　神经危重症监护与处理

病例 77 难治性癫痫持续状态

一、病历资料

（一）病史

患者女性，50 岁，因"发热、头痛 3 天，反复四肢抽搐 1 天"就诊。

患者 3 天前无明显诱因出现发热，测体温 39.5℃，伴头痛、全身肌肉酸痛，无恶心呕吐，无寒战、咳嗽咳痰，无精神行为异常，遂就诊于当地医院，给予退热等对症治疗，体温未有改善。1 天前突发四肢抽搐，牙关紧闭，双眼向左凝视，呼之不应，给予地西泮静脉注射后仍频繁发作，急行气管插管，咪达唑仑 + 丙戊酸钠持续泵入抗癫痫治疗，头孢曲松 4.0g 静脉滴注，每日一次，联合更昔洛韦 0.25g 静脉滴注，每 12 小时一次抗感染治疗，但患者仍频繁四肢抽搐，意识不能恢复，遂转收住神经重症监护病房。

平素体健，否认慢性病史。否认药物过敏史。

（二）体格检查

体温：37.4℃，脉搏：100 次 /min，血压：120/70mmHg，SpO_2：98%。镇静状态，气管插管，呼吸机辅助呼吸，其余内科查体阴性。

神经系统查体：镇静状态，阵发性双眼睑阵挛、双眼向左凝视、四肢强直 - 阵挛，每次持续约 30 秒。双侧瞳孔等大等圆，直径约 2mm，对光反射均迟钝。双侧病理征未引出。余查体不能配合。

> **思考 1** 癫痫发作的即刻处理原则有哪些？
>
> ①明确癫痫发作的诊断。②观察意识、瞳孔及生命体征的变化，注意记录癫痫发作的具体症状学表现。③注意保护，防止意外伤害。如为全面强直、阵挛或强直 - 阵挛发作，癫痫样发作的过程中应注意维持呼吸道通畅，避免窒息和误吸，避免舌咬伤，同时注意不要过度用力按压患者。如果为复杂部分性发作的患者要注意其无意识行走和活动中造成对自身或周围人员的伤害。④积极寻找原因：要询问患者与家属是否按时服药，有无诱发因素，必要时可行血常规、血糖、电解质、肝肾功能、抗癫痫药物（AEDs）浓度等，有条件可进行同步脑电图记录。符合癫痫持续状态定义时应尽早启动 AEDs 应用。

（三）入院后完善检查

1. **血常规** 未见异常。

2. **炎症指标** 降钙素原（PCT）0.73ng/ml（<0.5ng/ml）；C 反应蛋白（CRP）10.96mg/L（<5mg/L）。

3. 血单纯疱疹病毒 1（HSV1）、单纯疱疹病毒 2（HSV2）、巨细胞病毒 DNA 阴性。

4. EB 病毒 DNA 1.36×10^3U/ml。

5. 1, 3-β-D 葡聚糖检测（G 实验）、半乳糖甘露醇聚糖抗原检测（GM 实验）阴性。

6. TORCH 感染相关指标阴性。

7. 肝功能、肾功能、凝血功能、电解质、红细胞沉降率、抗核抗体、抗 ENA 抗体谱、抗中性粒细胞胞质抗体、抗双链 DNA 抗体、肿瘤标志物筛查、甲状腺功能、甲状腺球蛋白抗体、甲状腺过氧化物酶抗体、乙肝感染相关指标、梅毒螺旋体抗体、丙肝抗体、人免疫缺陷病毒抗体未见异常。

8. 脑脊液检查

（1）脑脊液常规：压力 325mmH$_2$O（80~180mmH$_2$O），其余常规未见异常。

（2）脑脊液生化：蛋白 1.03g/L（<0.5g/L），葡萄糖、氯正常范围。

（3）脑脊液抗酸染色、墨汁染色、革兰氏染色阴性。

（4）脑脊液 Xpert 耐药结核阴性。

（5）脱落细胞学检查未见异型细胞。

9. 头颅 CT 未见异常。

二、病例分析

（一）病例特点

1. 中年女性，急性起病。

2. 有前驱发热史，临床表现有头痛、发热，全身乏力、肌肉酸痛，突发四肢强直 - 阵挛发作，意识障碍。

3. 频繁痫性发作，表现为双眼睑阵挛、双眼向左凝视、四肢强直 - 阵挛发作，每次持续约 30 秒。癫痫持续状态严重程度评分（STESS）3 分。

4. 降钙素原、C 反应蛋白升高，腰穿脑脊液压力升高，脑脊液蛋白升高。头颅 CT 未见异常密度影。

> **思考 2** 常见的癫痫持续状态评分有哪些？
> 国际上共有 4 个针对癫痫持续状态的评分：癫痫持续状态严重程度评分（status epilepticus severity score, STESS），基于流行病学死亡率的癫痫持续状态评分（epidemiololgy based mortality score in SE, EMSE），改良癫痫持续状态严重程度评分（modified STESS, mSTESS）以及 END-IT 评分。

（二）诊断和鉴别诊断

1. 诊断

【定位诊断】双眼睑阵挛，双眼向左凝视，四肢强直 - 阵挛持续发作，定位于双侧广泛大脑皮质。

【定性诊断】患者中年女性，急性起病，有前驱发热史，临床表现为头痛、肌肉酸痛，继而出现癫痫发作。头颅 CT 平扫排除占位性病变，首先考虑颅内感染性疾病。脑脊液压力升高，白细胞计数正常，蛋白明显升高，葡萄糖和氯化物正常，考虑为病毒感染可能性大。结合患者病史、临床表现和脑脊液及影像学结果，首先考虑病毒性脑炎可能性大，不除外病毒感染后继发免疫相关性脑炎的可能。患者出现难治性癫痫持续状态，也提示免疫相关性脑炎可能。后期需完善头颅磁共振平扫加增强、自身免疫性脑炎抗体谱、中枢神经脱髓鞘疾病抗体谱等检查明确诊断。

2. 入院诊断 ①难治性癫痫持续状态；②发热伴肢体抽搐待查：病毒性脑炎可能性大。

（三）鉴别诊断

1. 本例癫痫持续状态需与癔症、破伤风感染、去大脑强直发作、去皮质发作、肌阵挛、震颤、痉挛、舞蹈症等相鉴别。该病例患者脑电监护可见与典型临床症状发作同步的异常放电波（尖波、棘波、棘慢波），诊断明确。

2. 本例主要需对癫痫持续状态的病因作鉴别诊断。病毒性脑炎需与感染后免疫介导的相关性脑炎（包括自身免疫性脑炎、ADEM 等）、狼疮性脑病、桥本氏脑病、中毒或代谢性脑病、淋巴瘤、胶质瘤等相鉴别。该患者自身免疫抗体谱、甲状腺自身免疫抗体阴性，无中毒、代谢及肿瘤等相关证据，考虑病毒性脑炎或感染后免疫介导的相关性脑炎可能性大。自身免疫相关抗体检测、头颅磁共振等检查可能提供具有鉴别诊断价值的证据。

思考 3 如何理解癫痫持续状态（status epilepticus，SE）的定义？

对 SE 的定义不断演变，2012 年英国国家卫生与临床优化研究所率先将 SE 定义为：单次发作持续时间较长（5min 以上），或两次以上发作间期意识未恢复至基线水平。自此，5min 成为明确诊断惊厥性癫痫持续状态的时间阶段。2015 年国际抗癫痫联盟（ILAE）提出一个新的 SE 概念性定义，并包含两个可操作性的时间点（T1 和 T2），即 SE 是由于癫痫发作自行终止机制失败或由于异常持续发作机制启动（T1）所致，可以导致长期不良后果（T2），如神经元死亡、神经元损伤以及神经元网络异常等。T1 提示启动治疗的时间点，T2 提示长期不良后果可能发生的时间点，亦即强化治疗的时间点。新的定义首次将概念性与可操作性融为一体，但不同类型的 SE 治疗时间窗仍需进一步研究。

思考 4 惊厥性癫痫持续状态、微小发作持续状态、难治性癫痫持续状态及超级难治性癫痫持续状态的定义及意义是什么？

1. 惊厥性癫痫持续状态（convulsive status epilepticus，CSE） 在所有癫痫 SE 发作类型中 CSE 最急、最重，表现为持续的肢体强直、阵挛或强直 - 阵挛，并伴有意识障碍（包括意识模糊、嗜睡、昏睡、昏迷）。强调治疗快速跟进的重要性。

2. 微小发作持续状态（subtle status epilepticus，SSE） 是非惊厥性癫痫持续状态（nonconvulsive status epilepticus，NCSE）的一种类型，常发生在 CSE 发作后期，表现为不同程度意识障碍伴或不伴微小面肌、眼肌、肢体远端肌肉的节律性抽动，脑电图显示持续性痫性放电活动。需要加强临床观察和脑电图监测，并指导后续药物治疗。

3. 难治性癫痫持续状态（refractory status epilepticus，RSE） 当足量的一线抗 SE 药物，如苯二氮䓬类药物及后续另一种抗癫痫药物（anti-epileptic drugs，AEDs）治疗仍无法终止惊厥发作和脑电图痫性放电时，称为 RSE。需要强化药物治疗和生命支持。

4. 超级难治性癫痫持续状态（super-refractory status epilepticus，super-RSE） 当麻醉药物治疗 SE 超过 24 小时（包括麻醉剂维持或减量过程），临床惊厥发作或脑电图痫性放电仍无法终止或复发时，定义为 super-RSE。需要进一步探讨有效的治疗方法。

思考 5 难治性癫痫持续状态常见原因及发病机制是什么？

常见原因包括①既往有癫痫病史者，其促发因素主要为不规范使用 AEDs（包括随意停药、换药等）、全身各系统感染或代谢紊乱等；②既往无癫痫病史者，常见于中枢神经系统感染、中毒、代谢性疾病、免疫病、内分泌疾病、急性脑血管病、缺氧性脑病、头颅外伤、肿瘤等。其中重症脑卒中、急性重症中枢神经系统感染、快速进展的颅内恶性肿瘤等因 RSE 的致死概率较大。

RSE 的发病机制的研究多限于动物实验，尚无定论，可能与以下几点有关：GABA 受体结构改变，GABA 受体介导的神经递质缺乏，谷氨酸过量释放，耐药基因激活，NMDA 受体活性增加。

三、诊治及检查经过

（一）转入神经重症后的治疗

1. RSE 的治疗 给予咪达唑仑 + 丙泊酚 + 丙戊酸钠联合足量持续静脉泵入,患者的强直 - 阵挛发作频次有所下降,动态脑电图监测仍可见持续的痫性波。患者肌酸激酶进行增高,尿液颜色加深,请多学科会诊后考虑横纹肌溶解,加用肌松药物苯磺酸阿曲库铵持续静脉泵入,呼吸机控制通气,患者临床发作症状缓解,防止进一步的肌肉损伤,但动态脑电监测仍可见持续痫性波。此时患者已实质上进入 super-RSE,考虑与患者 SE 的病因相关,需积极明确病因,针对病因治疗,以期终止 super-RSE。

> **思考 6** 终止 super-RSE 的方法及 SE 终止的标准有哪些?
>
> 目前仍处于研究与探索阶段,主要有氯胺酮麻醉剂、吸入性麻醉剂(异氟烷、醚氟烷)、免疫治疗(糖皮质激素、免疫球蛋白、血浆置换)、低温治疗、电休克、外科手术(迷走神经刺激、脑深部电刺激、重复经颅磁刺激、胼胝体完全切开术)、生酮饮食等。
>
> 临床发作停止,脑电图痫性放电消失,患者意识恢复。

2. 病因的探索及治疗 给予抗病毒、抗细菌、小剂量糖皮质激素、脱水降颅压及支持治疗。

进一步完善的检查:狼疮抗凝物筛查试验、抗双链 DNA 抗体定性及定量、尿蛋白电泳、铜蓝蛋白测定、非嗜肝病毒谱、复查腰穿(送微生物宏基因测序、寡克隆蛋白检测、脱落细胞学、自身免疫相关脑炎抗体检测)、反复送检病原学检查(包括 G 实验、GM 试验、痰培养、血培养等)。

复查腰穿:脑脊液清晰透明,压力 215mmH$_2$O, WBC 6 × 10^6/L,蛋白 0.61g/L,葡萄糖 5.99mmol/L,氯 136.4mmol/L, ADA 2.2U/L,抗酸 + 墨汁染色 + 革兰氏染色阴性。Xpert 耐药结核阴性。寡克隆带阴性。微生物宏基因测序阴性。自身免疫性脑炎抗体谱阴性。其余补充检查均未发现明显异常。患者腰穿结果好转,可能与抗病毒、小剂量糖皮质激素治疗有效有关。

考虑到患者 SE 控制效果差与病因有关,而 super-RSE 常见于免疫机制有关,转入神经重症的第 2 日即给予了丙种球蛋白[0.4g/(kg·d)]联合激素冲击(甲泼尼龙 0.5g/d)治疗。当天动态脑电监测即可见到痫性波明显减少,暴发抑制明显增多。但仍可见远端肢体局部肌肉的节律性抽动,处于微小发作持续状态(SSE)。

（二）病情进展及结局

与此同时,患者迅速出现了严重的并发症,包括重症肺炎、脓毒症(肺炎克雷伯杆菌)、感染性休克、血压难以维持、双侧瞳孔散大,自动出院。随访得知,离院后患者迅速死亡。

> **思考 7** 惊厥性癫痫持续状态的终止流程?
>
> 2018 年《成人全面性惊厥性癫痫持续状态治疗中国专家共识》的推荐流程见图 8-1-1。
>
> ┌─────────────────────────────────────┐
> │ **观察期(0~5min)** │
> │ 生命体征监测;鼻导管或面罩吸氧;静脉通路建立;血糖、血常规、 │
> │ 血液生化、动脉血气分析;血、尿药物浓度或毒物筛查 │
> └─────────────────────────────────────┘
>   ↓
> ┌─────────────────────────────────────┐
> │ **第一阶段(5~20min)初始治疗** │
> │ **有静脉通路**:静脉注射地西泮:常规剂量 5~10mg,如有必要重复 │
> │ 10mg(最大速度 5mg/min); │
> │ **无静脉通路**:肌肉注射咪达唑仑:常规剂量 10mg │
> └─────────────────────────────────────┘
>   ↓

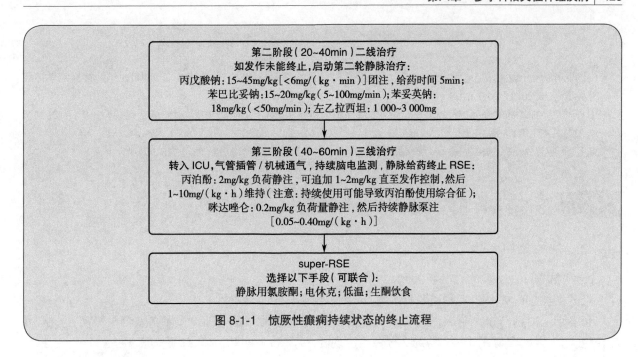

第二阶段（20~40min）二线治疗
如发作未能终止,启动第二轮静脉治疗:
丙戊酸钠:15~45mg/kg[<6mg/（kg·min）]团注,给药时间5min;
苯巴比妥钠:15~20mg/kg（5~100mg/min）;苯妥英钠:
18mg/kg（<50mg/min）;左乙拉西坦:1 000~3 000mg

第三阶段（40~60min）三线治疗
转入 ICU,气管插管/机械通气,持续脑电监测,静脉给药终止 RSE:
丙泊酚:2mg/kg 负荷静注,可追加 1~2mg/kg 直至发作控制,然后
1~10mg/（kg·h）维持（注意:持续使用可能导致丙泊酚使用综合征）;
咪达唑仑:0.2mg/kg 负荷量静注,然后持续静脉泵注
[0.05~0.40mg/（kg·h）]

super-RSE
选择以下手段（可联合）:
静脉用氯胺酮;电休克;低温;生酮饮食

图 8-1-1　惊厥性癫痫持续状态的终止流程

四、讨论和展望

（一）危重型癫痫持续状态诊疗的临床实践中应注意哪些问题?

CSE 是 SE 中致死、致残率最高的类型,初始治疗失败的 CSE 患者,常出现多种严重并发症,如高热、低氧血症、肺水肿、心律失常、低血糖、代谢性酸中毒和横纹肌溶解等。此病例中,患者经综合治疗后,癫痫发作虽得到一定程度的控制,但患者终因出现严重的感染和循环抑制,迅速死亡。因此尽早识别,尽早启动治疗,尽快终止,积极、迅速、有效地控制发作是挽救生命、改善预后的关键。

但 AEDs 或麻醉药物应用可引起多种不良反应,如呼吸抑制、循环抑制、肝肾功能损伤、凝血异常和骨髓抑制等,常常使诊治陷入困境。如何在诊治癫痫持续状态中,避免药物引起的严重不良反应,减少并发症尤为重要。RSE 是临床急危重症,癫痫发作的迅速有效控制不仅与其预后有关,也与病因有关。迅速终止癫痫发作的同时,积极寻找病因,治疗原发病,才有可能取得良好的效果和预后。

（二）如何理解难治性癫痫持续状态治疗面临的挑战和机遇?

随着近年来医疗水平发展,癫痫临床指南的制定和推广一定程度有助于提高医疗水准,促进难治性癫痫的规范化诊疗,从而缩小不同医疗单位的诊疗差距,最终目的为控制癫痫发作,提高患者生存质量,这是遵循指南诊疗策略带给临床医师的良好机遇。我们应当看到,在当前情况下,严格遵循指南仍存在较多挑战,比如癫痫具有明显的人群异质性,且病情复杂合并症多种多样,指南条文往往过于刻板、教条化,因而与复杂多变的临床实践工作存在一定差距,是否真正具有临床可操作性仍有待商榷。在当前精准化、个体化医疗策略逐渐推行的形势下,并紧密结合临床实践的癫痫相关诊疗指南为目前广大临床工作者迫切所需。

目前 RSE 研究不论在流行病学,还是临床特点上都在不断深入,通过动物模型的建立,人们对 RSE 有关病理机制有了一定了解,也在基础实验中探索到新的分子机制和治疗靶点,但到临床应用仍有很大的距离。关于 RSE 的诊疗方面虽有不少研究,但目前尚缺乏明确、有效、统一的方案,更缺乏相应的临床指南,期待有更多大规模、多中心研究,为临床医师提供更完善有效的 RSE 诊疗模式。

（张杰文）

参 考 文 献

［1］中国医师协会神经内科分会癫痫专委会.成人全面性惊厥性癫痫持续状态治疗中国专家共识.国际神经病学神经外科学杂志,2018,45(1):1-4.

［2］中华医学会神经病学分会神经重症协作组.惊厥性癫痫持续状态监护与治疗(成人)中国专家共识.中华神经科杂志,2014,47(011):844-851.

［3］闻芳,张燕芳,狄晴.难治性癫痫持续状态的研究现状.中华神经科杂志,2014(05):346-350.

病例78　颅内高压的监护和治疗(自发性脑出血)

一、病历资料

(一)病史

患者女性,56岁,因"突发左侧肢体无力、意识不清1小时"就诊。

患者1小时前与家人聊天时无明显诱因突发左侧肢体无力,不能抬举,伴剧烈全头胀痛、恶心、呕吐,呕吐物为胃内容物、小便失禁,约2分钟后出现呼之不应,无四肢抽搐、二便失禁。

既往患高血压病10年,未规范诊治,最高血压达190/110mmHg,否认糖尿病、冠心病等病史。无吸烟、饮酒史。无明确家族遗传病史。

(二)体格检查

体温:36.8℃,脉搏:68次/min,呼吸:12次/min,血压:200/115mmHg。心肺腹检查无阳性体征。

神经系统查体:浅昏迷。眼底检查见双侧视盘正常,双眼向右凝视,双侧瞳孔不等大,右侧直径约4mm,直接、间接对光反射消失;左侧直径约2mm,直接、间接对光反射迟钝。双侧额纹对称,左侧鼻唇沟浅,左侧肢体肌张力低,呈外旋位,对痛刺激无反应,右侧肢体疼痛刺激可见肢体活动,左侧肢体腱反射消失,右侧肢体腱反射正常,双侧巴宾斯基征阴性,颈无抵抗。

格拉斯哥昏迷指数的评估(GCS)6分(睁眼评分1分,语言1分,肢体运动4分)。

(三)急诊辅助检查

1. **血常规**　未见异常。

2. **凝血功能、肝功能、肾功能、电解质**　未见异常。

3. **常规心电图**　正常范围心电图。

4. **急诊头颅CT**　右侧基底节区脑出血,中线左偏。

二、病例分析

(一)病例特点

1. 中老年女性,卒中样起病。

2. 临床表现为左侧肢体无力、头痛、快速进展至昏迷。

3. 既往有高血压病史,平时控制差。

4. 神经科查体可见浅昏迷,双侧瞳孔不等大,左侧中枢性面瘫,左侧肢体偏瘫,双侧巴宾斯基征阴性。

5. 头颅CT示右侧基底节区出血,中线左移。

(二)诊断及诊断依据

1. **诊断**

【定位诊断】左侧肢体偏瘫、偏身感觉障碍、左侧中枢性面瘫,定位于右侧锥体束;双侧瞳孔不等大,定位于动眼神经或一侧中脑动眼神经核团区域;意识障碍定位于上行网状激活系统或广泛大脑皮质。

结合影像学,考虑定位于右侧基底节区、右侧动眼神经和右侧中脑动眼神经核团及中脑上行网状激活系统。

【定性诊断】中老年女性,卒中样起病,临床表现为头痛、恶心、呕吐、偏瘫、意识障碍。急诊头颅CT见右侧基底节区脑出血,中线左偏。因此患者脑出血、颅内高压、脑疝形成(颞叶海马沟回疝)诊断明确。因患者既往有高血压病史且平时控制差,故此患者为高血压病引起脑动脉硬化致脑出血。应除外烟雾病、脑血管畸形、淀粉样血管变性等少见原因所致脑出血。

2. **入院诊断**　①自发性脑出血(右侧基底节区);②颅内高压;③脑疝形成(颞叶海马沟回疝);④高血压病(3级,很高危)。

(三)鉴别诊断

脑出血引起的颅内高压需与以下疾病进行鉴别:

1. **颅内静脉窦血栓形成**　多隐袭起病,可呈急性或亚急性起病,多见于怀孕和围产期女性,头痛、恶心、呕吐、视盘水肿等颅内高压症状明显,腰穿检查可见颅内压多大于500mmH$_2$O,D-二聚体可见明显升高,MRV可确诊,可伴静脉梗死和/或出血。

2. **瘤卒中**　急性起病,病前多有头痛,进行性加重,后期可伴有恶心、呕吐、视盘水肿,瘤卒中发生后可出现偏瘫、意识障碍等神经系统定位体征,头颅CT可见出血呈混杂密度影,出血周围水肿带明显。

3. **癌性脑膜病**　多呈亚急性起病,头痛、恶心、呕吐、视盘水肿等颅内高压症状明显,视盘可见出血,头颅CT可正常,腰穿检查可见颅内压升高明显,多大于400mmH$_2$O,脑脊液脱落细胞学检查见肿瘤细胞可确诊,头颅增强MRI检查可见脑膜强化。

思考1　临床常见的脑疝有哪些?

临床常见的脑疝有以下几种类型:

1. 小脑幕裂孔疝(颞叶海马沟回疝)　最常见,患者表现为意识逐渐不清,患侧瞳孔扩大,对光反射消失。随着移位的增加,患者出现昏迷加深,双侧瞳孔散大。

2. 枕骨大孔疝(小脑扁桃体疝)　是临床上常见的一种紧急而严重的情况,最常见于小脑幕下病变,如后颅窝血肿等。患者可表现为颈后部疼痛及颈强直、心动过缓、血压升高、反复呕吐、吞咽困难等。严重者可出现呼吸骤停、昏迷,继而出现循环衰竭死亡。

3. 大脑镰下疝(扣带回疝)　患者可见对侧下肢瘫痪、感觉减退、排尿困难等症状。

4. 小脑幕裂孔上疝　患者四叠体受压,表现为双侧上睑下垂、双眼上视障碍、瞳孔等大,对光反射消失,可伴意识障碍,晚期可出现去大脑强直、呼吸骤停。

三、诊治过程

思考2　颅内压是如何增高的?

由颅骨构成的颅腔体积是固定的,内有脑组织、血液和脑脊液,一种颅内成分的体积增加可引起颅内压增高。脑血管疾病,尤其是脑出血,经常并发颅内压升高,临床表现为突发的头痛、恶心、呕吐胃内容物、意识障碍等,早期查体视盘水肿可不明显,后期可见视盘水肿。本例患者突然出现的颅内血肿和后期继发的脑水肿,是形成其颅内高压的主要因素。

思考 3　什么是 Monro-Kellie（蒙罗-凯利）原理？

囟门闭合后，颅腔就变为由颅骨构成的体积固定的腔，内有脑组织、血液和脑脊液，因此，一种颅内成分的体积增加必须通过另一种成分的减少来抵消，否则就会导致颅内压上升。在正常情况下，颅内容量的增加可能导致颅内压的轻微增加；然而，在体积储备耗尽的病理条件下，体积的小幅增加将导致颅内压大幅升高。

1. 颅内压增高的药物治疗　本例患者入院后立即抬高床头 30°，同时给予 20% 甘露醇 200ml 快速静脉滴注，每 6 小时一次；呋塞米 20mg 静脉注射，每 8 小时一次；甘油果糖 250ml 静脉滴注，每 12 小时一次。积极脱水降颅压，同时给予咪达唑仑注射液 50mg，加入生理盐水 40ml 中，以 3ml/h 持续泵注。

思考 4　如何运用非手术方法治疗颅内压增高？

控制颅内压增高有助于维持适当的脑血流，保证脑灌注压。常用的措施有：

1. 一般处理　包括气道管理、控制体温、稳定血压、疏通大便、必要时的镇静镇痛等。

2. 抬高头部 30°　平卧位会加重颅内压，但头位如果高于 30° 有可能影响脑灌注压和脑血流。

3. 甘露醇　是临床最常用的脱水药物，脱水效果最好，但维持时间短，因此需要每 4~8 小时给一次。常见的不良反应包括电解质紊乱、肾脏损伤、低血压等。可与袢利尿剂如呋塞米联用，使其降低颅内压的作用得以延长和加强。

4. 高渗盐水　对甘露醇效果不明显或并发肾功能不全时，可考虑使用高渗盐水，使用 3% 盐水输注或一次性静脉注射 10~20ml。23.4% 的盐水，必须通过中心静脉置管注射，以防止外周静脉血栓性静脉炎。高渗盐水大约 72 小时后停用，防止反跳性水肿。当血浆渗透压大于 320mOsm 应停用。

5. 甘油果糖　与甘露醇相比，其具有起效慢、持续时间长、对肾脏损害小等特点。适用于需长期降颅压或肾功能不全的患者。

思考 5　脑灌注压（CPP）与颅内压（ICP）之间的关系是什么？

脑灌注压（cerebral perfusion pressure，CPP）值取决于 ICP，CPP=MAP-ICP，MAP（平均动脉压）=1/3 收缩压 +2/3 舒张压。另外，脑血流量（cerebral blood flow，CBF）值取决于 CPP。CBF 等于 CPP 除以脑血管阻力（cerebrovascular resistance，CVR）：CBF=CPP/CVR。病理状态下，随着颅内压升高，脑灌注压可接近为 0，如不能及时纠正，可造成脑水肿，甚至脑死亡。机体保护性的反射表现为血压和心率的改变，即为库欣反应。

2. 颅内压增高的监测　本例患者在外科手术时置入颅内压监测探头，外端与颅内压传感器和监测仪相连，术后患者颅内压维持在 10~15mmHg。

思考 6　常见的颅内压监测技术有哪些？

对于急性重症脑损伤伴颅内压增高的患者，可以考虑行颅内压监测，以评估病情、指导治疗。颅内压监测技术可分为有创性颅内压监测和无创性颅内压监测，前者包括脑室内、脑实质、硬膜下、硬膜外，这也是有创颅内压监测的优选顺序。无创颅内压监测技术包括眼压计测量眼内压、眼部超声测量视神经鞘直径、TCD 等，其准确性有限，技术有待改进。

3. **颅内压增高的手术治疗** 本患者入院时即出现脑疝,急查头颅 CT 示中线左偏,具有外科手术的强适应证。入院当日急诊给予血肿清除 + 去骨瓣减压术,术中置入颅内压监测探头,外端与颅内压传感器和监测仪相连,术后测得颅内压为 18mmHg。

> **思考7** 外科手术治疗颅内高压的方法有哪些?
> 手术治疗的方法有血肿 / 占位病变切除术、部分颅骨切除减压术、侧脑室钻孔脑脊液引流术、腰大池置管脑脊液引流术、脑组织切除术等。

4. **脑出血术后的治疗** 包括脱水降颅压、血压和血糖管理、加强营养支持,同时防治电解质紊乱、高热、下肢静脉血栓、消化道出血、肺部感染等。

四、讨论和展望

(一)颅内高压患者管理的要点有哪些?

颅高压患者出现急性昏睡或昏迷的患者应该急诊给予心肺支持治疗,以维持氧合、稳定血压(MAP 大于 70mmHg)和保护气道。格拉斯哥昏迷量表(GCS)评分为 8 或以下的患者通常为保护气道应紧急行气管插管。对于急性意识改变或神经系统定位体征(如急性双侧瞳孔不等大)的患者,需要进行脑 CT/MR 检查以评估 ICP 升高的原因。如果在脑影像学检查中发现脑出血、脑积水或颅内肿瘤,应行急诊手术减压、ICP 监测放置、脑室置管外引流术等。双侧瞳孔散大固定和角膜反射消失的脑出血患者,即使进行了急诊神经外科减压手术,其预后通常极差,往往建议姑息治疗。脱水降颅压药物包括甘油果糖、呋塞米、20% 甘露醇、高渗盐水(3% 和更高浓度)、巴比妥酸盐和吲哚美辛、白蛋白等。其他医疗干预措施,如气管插管、镇静、镇痛、机械通气和神经肌肉阻滞,通常仅适用于甘露醇或高渗盐水(即渗透疗法)失败后的难治性颅高压病例。

(二)如何看待颅内压监测的现状和发展趋势?

ICP 监测是神经重症治疗不可缺少的组成部分。脑室内压力监测仍是 ICP 监测最可靠、最经济、最准确的方法,也是唯一一种允许同时引流脑脊液的 ICP 监测技术,但置入装置存在较高感染率。近年来脑实质 ICP 监护仪普遍应用于临床,这些装置易于置入,并发症发生率低,尽管存在零点漂移和机械故障等问题,但这些监护仪在 ICP 监测和管理具有积极临床作用。此外,脑实质 ICP 监护仪还可同时与其他监测设备(如脑温度或脑组织氧分压监测)一起置入,进行多模态监测,评估脑组织可否维持有效氧气供应和能量代谢。随着医学技术和工程技术发展,ICP 监测方法已经取得较大进步,逐渐从有创监测向无创监测发展,但目前仍然没有一种可用于临床的高精确度、无创简便、持续性的监测方法。因此,现阶段仍需应用有创 ICP 监测技术,解析、整合和使用这些数据来管理重症患者,以指导临床及时干预,改善患者预后。

(张杰文)

参 考 文 献

[1] 中华医学会神经病学分会神经重症协作组,中国医师协会神经内科医师分会神经重症专业委员会.难治性颅内压增高的监测与治疗中国专家共识.中华医学杂志,2018,98(45):3643.
[2] 吕传真,周良辅.实用神经病学.4 版.上海:上海科学技术出版社,2014.

病例 79　意识障碍（急性播散性脑脊髓炎致意识障碍）

一、病历资料

（一）病史

患者男性，32 岁，因 "发热、头痛 13 天，意识不清 6 天" 就诊。

患者 13 天前无明显诱因出现发热，最高体温 39℃，伴恶心呕吐、头晕、头痛，头痛呈缓慢加重持续性全脑胀痛，无肢体活动不灵等，就诊当地医院，考虑 "颅内感染可能"，给予对症治疗，效果不佳。6 天前出现精神行为异常，表现为胡言乱语、烦躁不安，后逐渐发展出现意识不清，强刺激可睁眼，不能言语及完成指令动作，伴肢体活动不灵、呼吸衰竭，无抽搐，无大小便失禁，给予气管插管并呼吸机辅助呼吸、丙种球蛋白、脱水降颅压、改善脑代谢等药物治疗，病情无好转，遂转诊至我院。发病来，意识不清进行性加重，鼻饲饮食，留置尿管，大便正常。

否认高血压、糖尿病、心脏病等病史。否认吸烟及饮酒史。无明确家族遗传病史。

（二）体格检查

体温：36.8℃，脉搏：80 次 /min，呼吸机辅助呼吸，血压：140/97mmHg，中度昏迷，双肺呼吸音粗，其余内科查体未及阳性体征。

神经系统查体：中度昏迷，双侧瞳孔等大等圆，直径约 2.5mm，对光反射消失，睫毛反射存在，角膜反射、头眼反射、前庭眼反射消失。吸吮反射、下颌反射未引出。压眶刺激后偶见眼睑轻微活动，双侧面部无活动，余脑神经查体无法完成。肌肉无萎缩，四肢肌力检查不配合，疼痛刺激未见四肢活动，四肢肌张力低，双侧桡骨膜反射存在，余腱反射消失，双侧病理征阴性，脑膜刺激征阴性。余查体不能合作。

格拉斯哥昏迷指数的评估（GCS）3 分（睁眼评分 2 分，语言插管，肢体运动 1 分）。

（三）入院辅助检查

1. 脑脊液检查

（1）脑脊液常规：压力 280mmH$_2$O，白细胞计数 97×10^6/L（$0~5 \times 10^6$/L），单个核细胞为主。

（2）脑脊液生化：蛋白 3.647g/L（<0.5g/L），糖、氯正常范围。

（3）脑脊液病原学检查：结核抗体阴性，Xpert 耐药结核阴性，TORCH 四项（风疹病毒抗体 IgG 阳性，单纯疱疹病毒 I 型 IgG 阳性，余阴性），单纯疱疹病毒 I 型、II 型、巨细胞病毒 PCR 定量正常，新型隐球菌荚膜抗原阴性，抗酸染色、墨汁染色、细菌培养均阴性。

2. 头颅 MRI 平扫　未见异常。

3. 常规心电图　未见异常。

二、病例分析

（一）病例特点

1. 青年男性，急性起病，进行性加重。

2. 主要临床表现是发热、精神症状、四肢瘫和逐渐加重的意识障碍。

3. 既往史无特殊。

4. 查体可见中度昏迷，自主呼吸差，四肢瘫，肌张力低，双侧桡骨膜反射存在，余腱反射消失，双侧病理征阴性。

5. 脑脊液检查示颅压轻度增高，白细胞计数轻度增高，单个核为主。脑脊液病原学检查阴性。头颅 MRI 平扫未见异常。

（二）诊断

1. 诊断

【定位诊断】精神症状定位于额颞叶皮质及其联系纤维；意识不清定位于上行网状激活系统或广泛大脑皮质；双侧瞳孔对光反射消失、角膜反射和头眼反射消失、痛刺激双侧面部无活动定位于广泛脑干及脑神经；自主呼吸差定位于延髓和高位脊髓呼吸中枢及其联系纤维；四肢瘫痪、肌张力低、桡骨膜反射存在，定位于脊髓。综合以上定位于广泛皮质、脑干、脊髓。

【定性诊断】青年男性，急性起病，有前驱感染史，早期表现为发热、头痛、呕吐等颅内感染症状，数天内病情急剧进展，出现精神症状、四肢瘫和逐渐加重的意识障碍等皮质、脑干、脊髓受累表现。辅助检查：发病早期头颅 MRI 平扫未见异常；脑脊液压力轻度升高，白细胞数轻度增高，以单个核为主，病原学结果阴性。综合以上资料首先考虑急性播散性脑脊髓炎可能性大，病毒感染性疾病待排。需要进一步完善头颅 + 全脊髓 MRI 平扫加增强扫描；脑脊液自身免疫性脑炎抗体谱、中枢神经脱髓鞘疾病抗体谱、抗水通道蛋白 -4（AQP4）抗体测定。不典型之处在于早期头颅 MRI 扫描未见异常，典型的急性播散性脑脊髓炎常根据在前驱感染或疫苗接种背景下，发生急性或亚急性中枢神经系统多灶的弥漫性损害，结合影像学检查诊断。多数急性播散性脑脊髓炎患者的 MRI 病灶与临床症状同时出现，但也有病灶延迟几天至几周才出现，提示如果临床表现符合急性播散性脑脊髓炎，即使 MRI 正常也不能排除诊断。

2. 入院诊断　①发热、意识障碍原因待查；②急性播散性脑脊髓炎可能性大；③病毒感染性疾病待排。

思考 1　什么是意识障碍？慢性意识障碍的定义和机制是什么？

意识障碍是指各种严重脑损伤导致的意识丧失状态，如昏迷、植物状态（vegetative state, VS）和微意识状态（minimally conscious state, MCS）。昏迷是最严重的意识障碍。

慢性意识障碍是指意识丧失超过 28 天。脑外伤是慢性意识障碍的首位病因，非外伤病因主要包括脑卒中和缺氧性脑病（如心肺复苏后、中毒等）。慢性意识障碍发病机制目前尚不十分清楚，一般认为丘脑 - 皮质和皮质 - 皮质连接的破坏是主要原因。中央环路假说提出丘脑 - 额叶 - 顶、枕、颞叶感觉皮质的连接是意识的基本环路，该环路完整性的破坏将导致慢性意识障碍。慢性意识障碍患者存活时间一般为 2~5 年，其中 VS 患者意识恢复较困难，MCS 患者有较好恢复潜力。

（三）鉴别诊断

急性播散性脑脊髓炎主要需与下列疾病进行鉴别：

1. 病毒性脑炎　与急性播散性脑脊髓炎均可出现发热、头痛、意识障碍和精神行为异常，但病毒性脑炎为病毒侵犯脑实质，脑实质损伤的症状更重更突出，脑脊液检查病毒抗体滴度增高或病毒 PCR 阳性，脑 MRI 表现以皮质损害为主，而急性播散性脑脊髓炎除脑损害外可出现视神经、脊髓和周围神经的损害，脑 MRI 表现为弥漫性的长 T_1、长 T_2 异常信号，以白质损害为主。二者对药物治疗反应不同，病毒性脑炎治疗周期长且易残留认知障碍，而急性播散性脑脊髓炎对激素反应多良好，预后较好。

2. 自身免疫性脑炎　自身免疫性脑炎的脑损害包括丘脑、间脑、三四脑室及侧脑室旁，累及间脑和丘脑时可出现意识障碍和认知障碍，首发的自身免疫性脑病伴有间脑或丘脑损害或弥漫性脑白质损害者，很难与急性播散性脑脊髓炎鉴别；急性播散性脑脊髓炎更易累及皮质、灰白交界，病灶散在、多发，而自身免疫性脑炎多累及水通道蛋白周围脑室 - 导水管 - 中央管旁组织；另外，自身免疫性脑病患者

AQP-4Ab 多阳性,而急性播散性脑脊髓炎多为阴性。

3. 原发性中枢神经系统血管炎 间断性或持续性头痛,伴有局灶或多灶的神经功能缺损,是慢性复发性疾病,可累及灰白质,由于是小血管炎血管造影多正常,脑组织活检有助于诊断。

思考 2 意识障碍患者基本诊疗思路是什么?

病史是确定意识障碍原因的关键。包括意识障碍发病的急缓、发病过程、伴随症状,既往史,服药史,发病环境和现场的特点。

快速而准确的检查是帮助明确意识障碍原因不可或缺的一环,包括:①迅速确定有无意识障碍及进行分级;②生命体征:体温、脉搏、呼吸、血压等;③呼气或呕吐物的气味:酒味、腐臭味、烂苹果味、大蒜味、氨味、苦杏仁味等;④皮肤和黏膜:黄染、发绀、多汗、苍白、潮红、出血点、瘀斑、皮肤过干等;⑤头面部、胸腹部检查;⑥四肢:肌束震颤、杵状指、扑翼样震颤、指甲内横行白线、双下肢水肿;⑦神经系统查体和检查。

三、诊治及检查经过

(一)高级生命支持

1. 保持气道通畅,维持呼吸功能 患者气管插管及呼吸机辅助呼吸,若患者需长期带管,可给予气管切开。该患自主呼吸差,脱机困难,于气管插管第 7 天行气管切开术。

2. 维持循环血量 该患者入院后循环不稳定,给予去甲肾上腺素泵入维持血压,同时通过床旁超声评估心脏功能确定容量管理。

3. 维持营养和热量 应积极评估患者营养风险及营养供给目标,早期、经胃肠道途径提供机体需要的能量与蛋白质。该患者入院后给予经鼻胃管肠内营养,早期有胃潴留,给予促胃动力药效果差,给予留置鼻肠管行肠内营养。

4. 维持水、电解质和酸碱平衡

(二)原发病治疗

1. 治疗方案

(1)脱水降颅压,减轻脑水肿:该患入院后多次腰穿示颅内压升高,最高时大于 500mmH$_2$O,根据病情变化及腰穿结果分别给予甘露醇 125~250ml,快速静脉滴注,每 6~8 小时一次;呋塞米 20mg,每 12 小时一次,静脉注射;甘油果糖 250ml 静脉滴注,每 12 小时一次;20% 人血白蛋白 10g,每 12 小时一次。维持血浆渗透压,减轻脑水肿。

(2)免疫治疗:对于急性播散性脑脊髓炎患者,早期使用足量皮质类固醇激素能减轻脑和脊髓的充血和水肿,保护血脑屏障,抑制炎性脱髓鞘过程。该患者静脉滴注甲泼尼龙 1 000mg/d 治疗 3 天,此后剂量阶梯依次减半,每个剂量 3 天,至 120mg 以下,改为口服 60mg/d,此后缓慢减量至 24mg/d 维持治疗。

该患者于外院应用免疫球蛋白 0.4g/(kg·d)静脉滴注,每天一次,继续应用至 5 天。

患者应用激素与免疫球蛋白后效果欠佳,遂于入院第 16 天给予应用血浆置换治疗隔天一次,共 5 次,该患于第 3 次血浆置换后出现自发睁眼,但不能持续,腰穿示压力、细胞数等较前好转。

后复查腰穿示压力、细胞数较前升高,考虑病情反复,给予免疫抑制剂治疗,环磷酰胺 1.0g,分三次静脉滴注,继续应用吗替麦考酚酯 0.5g,每天二次口服。

> **思考3**　急性播散性脑脊髓炎的免疫治疗原则是什么？
>
> 　　急性播散性脑脊髓炎治疗首选大剂量甲泼尼龙冲击疗法，从 1g/d 开始，静脉滴注 3~4 小时，共 3 天，剂量依次减半，甲泼尼龙停用后改为口服泼尼松 1mg/（kg·d），缓慢逐渐减量，每周减 5mg，至维持量（15~20mg/d），小剂量激素维持数周。对甲泼尼龙冲击疗法反应差的患者，应用血浆置换疗法可能有一定效果。一般建议置换 3~5 次，每次用血浆 2~3L，多数置换 1~2 次后见效。无血浆置换条件者，使用 IVIg 可能有效，用量为 0.4g/（kg·d），静脉滴注，一般连续用 5 天为一个疗程。对合并其他自身免疫病的患者，可选择激素联合其他免疫抑制剂（如环磷酰胺等）治疗。

　　（3）抗病毒治疗：患者入院时及入院后相关检查不能除外病毒性脑炎，同时分析患者可能为病毒介导的脑脊髓炎，遂给予抗病毒治疗，更昔洛韦 0.25g 加入 100ml 生理盐水中静脉滴注，每 12 小时一次，疗程 21 天。注意监测肾功能及血常规。

　　2. 进一步检查

　　（1）脑脊液相关抗体检查：自身免疫性脑炎抗体谱、中枢神经脱髓鞘疾病抗体谱、水通道蛋白4（AQP4）抗体、寡克隆带（OCB）均阴性。

　　（2）抗 ENA 抗体谱、抗核抗体、抗双链 DNA 抗体：抗核抗体 1∶100 核颗粒型，抗 SSA 抗体弱阳性，抗 Sm 抗体弱阳性，Ro-52 阳性，余正常。

　　（3）头颅及胸部 CT：脑沟裂变浅，提示颅内压升高（图 8-1-2）。双肺炎症并双肺下叶膨胀不全（图 8-1-3）。

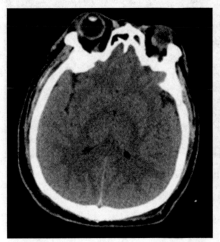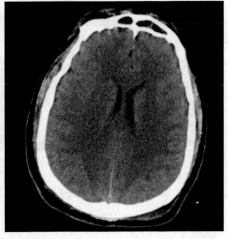

图 8-1-2　患者头颅 CT

脑沟裂变浅，脑室系统稍变小。

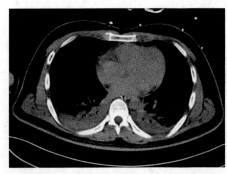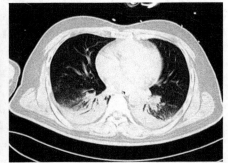

图 8-1-3　胸部 CT

双肺可见多发的结节状、斑片状及条索状高密度影，边界模糊，双肺下叶部分支气管闭塞，双肺下叶肺膨胀不全。

（4）复查头颅及颈椎 MRI（图 8-1-4、图 8-1-5）

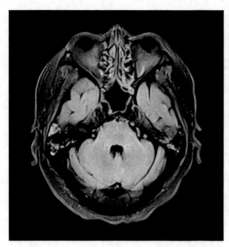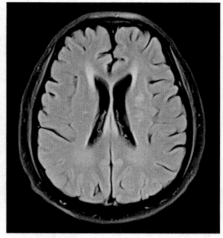

图 8-1-4　头颅 MRI 平扫

小脑、脑干、左侧小脑中脚可见斑片状稍长 T_1、T_2 信号影，FLAIR 呈等或稍高信号，双侧放射冠可见多发斑点状长 T_1 长 T_2 信号影，FLAIR 呈高信号。

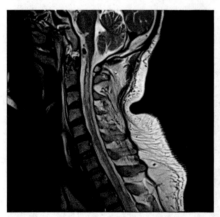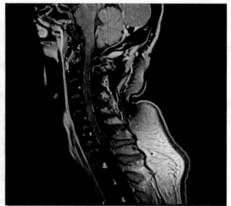

图 8-1-5　颈椎 MRI 平扫及增强

C2~5 脊髓可见纵裂，并片状长 T_1、T_2 信号，增强脊膜可见线样强化。

（5）脑电图：早期呈全导联持续性广泛性低电压，振幅 <2μV，后期呈部分导联广泛 β 活动，额叶为主的 θ 波。

（6）事件相关电位：早期提示植物状态，中期提示微意识状态，后期提示清醒。

（7）肌电图：四肢多发性运动神经病，轴索重度损害。

（8）超声心动图：心脏 EF 波动在 47%~60%。

（9）双下肢静脉彩色多普勒超声检查：未见静脉血栓形成。

思考 4　意识障碍的客观评估方法主要包括哪些？

1. 神经电生理技术

（1）短时诱发电位：包括脑干听觉诱发电位、体感诱发电位、视觉诱发电位，临床应用中受患者状态限制，效果较差。

（2）事件相关电位：对意识恢复预测方法最有效的是失匹配负波，代表认知注意程度的 P3b 对结果无可靠预测，与语言认知功能相关的 N400 的出现与长期良好的神经功能恢复有关。

（3）脑电图：意识障碍患者出现睡眠纺锤波、快速眼动睡眠等脑电图表现有助于区分持续植物状态与微意识状态。

2. 神经影像学技术

（1）正电子发射断层显像技术（PET）：PET通过检测患者的脑代谢水平，可灵敏、有效地区分患者是处于持续植物状态、微意识状态还是健康状态。

（2）功能磁共振成像（fMRI）：通过对默认网格、双侧执行控制网格和听觉网格的功能连接受损程度，可区分意识障碍的程度。

（3）弥散张量成像技术（DTI）：DTI可通过对患者皮质下白质、丘脑、脑干等区域的弥散系数的不同，区分甚至进行微意识状态患者的预后评估。

3. **治疗结果**　入院第2~19天，多次脑电图呈广泛低电压，事件相关电位呈植物状态，患者呈深昏迷状态；入院第20天，脑电图可见β波活动，事件相关电位提示微意识状态，2天后（入院第22天）患者可见自发睁眼，但不能配合；入院第39天，脑电图可见θ波，事件相关电位提示清醒，3天后患者可配合眼球指令活动。

思考5　随着诊疗技术的进步为什么慢性意识障碍的评估变得越来越重要？

基于脑成像及神经电生理技术的进步，对慢性意识障碍患者脑结构、脑代谢及脑功能研究发现，通过fMRI、PET-CT及神经电生理可检测到大脑明确的意识活动。fMRI除了能发现意识相关的特征外，也被用于与一些非常特殊的DOC患者进行交流。这些研究结果改变了人们多年来以为慢性意识障碍患者不存在意识活动的错误认识。

研究证明超过40%的持续植物状态患者实际上是有微弱意识，称为微意识状态（MCS）患者。由于对病情判断失误导致误诊、误治，可能引发严重的医学和伦理学后果。未来，多模态脑成像技术与神经电生理信息整合是研究必然趋势，通过多种评估手段的综合分析，可能获得慢性意识障碍患者意识评定的客观依据，为慢性意识障碍患者的诊疗提供更精确的依据。

（三）并发症治疗

1. **肺部感染**　抗细菌；抗真菌；机械排痰、体位引流、支气管镜吸痰等物理措施。

2. **康复辅助治疗**　为患者进行康复功能评估、确定康复目标、制定康复计划，实施治疗计划，康复评估贯穿治疗始终，以最大可能地恢复患者功能情况。具体包括肢体康复锻炼，膈肌刺激仪促进呼吸功能恢复，经颅磁刺激仪促进意识恢复等。

四、讨论和展望

（一）如何提高对意识障碍程度的评估准确性及未来发展方向？

除基于患者行为的传统量表评估意识障碍、判断预后外，近年来，神经影像技术和脑电图是临床研究最为广泛的两个领域。PET、磁共振功能成像均可判断意识障碍程度，但存在辐射剂量大、对无法脱机患者不适用等限制。而脑电图、事件相关电位可通过记录刺激后所产生的脑电的变化，来评估患者意识变化，具有床旁化、可重复、安全等优势，是研究神经重症患者意识障碍的重要技术手段。

意识障碍评估的未来发展方向是要研究不基于行为的、客观的技术来判断患者临床预后。近年来，神经影像技术和脑电图是临床研究最为广泛的两个领域。

（二）如何面对慢性意识障碍这一严重的社会问题？

在医学临床领域里，随着重型颅脑损伤患者数量的增长，急诊以及重症技术的发展，越来越多危重患者的生命得以抢救,从昏迷演变成慢性意识障碍,俗称植物人。研究报道美国成人慢性意识障碍患者的总数大约有 30 万,儿童大约有 12 万。中国尚无准确慢性意识障碍患者的数字,保守估计每年新增约 10 万例,这是对临床医学的巨大挑战,对于社会经济、民生政策也是巨大的负担。从科学角度来看,慢性意识障碍患者是神经科学"意识问题"的天然模型和最终检验。近年来,随着各领域科学家和医生对慢性意识障碍研究的日益关注和共同努力,以及神经影像学和神经调控技术的发展,在慢性意识障碍的诊断、预判、治疗等方面都取得了很大的进展。2018 年美国神经病学学会和美国康复学学会发布的《意识障碍临床实践指南更新摘要》就长期慢性意识障碍患者的评估、护理和治疗提供了科学指导意见,具有很好的参考价值。

总而言之,意识障碍的诊治一定是综合的诊治,其诊治的效果又因病因的不同、疾病的严重程度不同、并发症的多少而有所差异,这些问题有待神经科、相关临床科室、辅助科室的通力合作,甚至是国家层面的政策引导来制定合理的诊疗方案,提高患者的诊治效果。

(张杰文)

参 考 文 献

[1] 吴江,贾建平. 神经病学. 3 版. 北京:人民卫生出版社,2016.

[2] Giacino J T, Katz D I, Schiff N D, et al. Practice Guideline Update Recommendations Summary: Disorders of Consciousness: Report of the Guideline Development, Dissemination, and Implementation Subcommittee of the American Academy of Neurology; The American Congress of Rehabilitation Medicine; And the National Institute on Disability, Independent Living, and Rehabilitation Research. Neurology, 2018, 91(10): 450-460.

[3] 蔡菁,施小燕. 神经重症患者的意识评估. 中华急诊医学杂志,2018,27(12):1311-1314.

[4] 赵继宗. 意识障碍临床诊疗的现状与进展. 临床神经外科杂志,2020,17(1):1-3, 7.

[5] 杨艺,何江弘,徐如祥. 微意识状态的研究进展. 中华神经外科杂志,2018,11(34):1185-1188.

第二节 神经系统中毒性疾病

病例 80 药物中毒(笑气中毒)

一、病历资料

(一)病史

患者女性,23 岁,因"四肢麻木 1 个月余,加重 3 天"就诊。

1 个月前于吸食一氧化二氮(N_2O)后出现四肢麻木,自觉四肢乏力,但不影响日常生活。3 天前再次吸食后自觉上述症状加重,四肢明显麻木,双脚和双手指感觉异常。四肢乏力加重,双下肢行走困难,站立不稳,易跌倒,无头痛、头晕,无记忆力减退,无意识障碍,无言语不利、肢体活动障碍。

患者于 1 年前开始间断吸入一氧化二氮,每周吸 1~2 次,每次最大吸食量 100~200 支。吸烟史 5 年,每日 2~3 支,未戒。饮酒史 4 年,不规律饮酒,每周 1~2 次,每次约 1 瓶红酒;否认其他慢性疾病病史,否认家族遗传病史。

思考 1 何为"笑气"?

一氧化二氮又称"笑气",常温下是一种无色透明,有甜味的气体。吸食后短时间内产生轻度麻醉感、欣快感,使人产生幻觉,致人发笑,故称"笑气"。在医学上常作为麻醉剂使用,而部分患者出于寻求刺激的心态私自使用,导致严重的滥用现象。

（二）体格检查

体温：37.2℃，脉搏：84 次 /min，呼吸：19 次 /min，血压：124/61mmHg，内科查体未见异常。

神经系统查体：神志清楚，精神好，言语清晰，定向力、记忆力、理解力及判断力正常。脑神经正常。肌肉无萎缩，四肢肌张力正常、肌力 5 级，共济运动不配合，全身无震颤及不自主运动。步态正常。双手及双脚远端痛觉、触觉减退，腱反射减弱，四肢深感觉减退，指鼻试验、跟 - 膝 - 胫试验、闭目难立征阳性。

（三）急诊辅助检查

1. **血气分析**　未见异常。

2. **血常规、肌酶谱、血电解质**　未见异常。

二、病例分析

（一）病例特点

1. 青年女性，亚急性病程，急性加重，既往体健。

2. 表现为四肢麻木，乏力。

3. 查体可见四肢远端浅感觉减退，腱反射减弱，四肢深感觉减退。指鼻试验、跟 - 膝 - 胫试验、闭目难立征阳性。

4. 急诊辅助检查未见异常。

（二）诊断及诊断依据

1. 诊断

【定位诊断】四肢麻木，腱反射减弱，末端浅感觉减退，手套 - 袜套样改变，定位于周围神经；指鼻试验、跟 - 膝 - 胫试验、闭目难立征阳性，考虑深感觉障碍所致共济失调；四肢深感觉减退，定位于脊髓后索；综合上述：定位于脊髓和双侧周围神经。

【定性诊断】青年女性，既往体健，主要表现为四肢麻木、共济失调，结合间断吸入一氧化二氮病史，定性诊断为氧化氮类中毒。

2. 入院诊断　氧化氮类（笑气）中毒。

（三）鉴别诊断

1. **短暂性脑缺血发作**　急性起病，出现局灶性神经功能缺损的症状、体征，可在 24 小时内完全缓解，不遗留任何后遗症状体征。患者青年女性，既往无脑血管病史，临床症状与本病不符，暂不考虑此病。

2. **脑梗死**　发病年龄多在 60 岁以上，安静或睡眠中起病，神经体征多为非均等性偏瘫，该患者青年女性，既往无脑血管病史，结合头颅 CT 及 MRI 可鉴别。

3. **颅内占位性病变**　某些颅内占位性病变如脑脓肿，慢性硬膜下血肿等有时也可急性起病，有时颅内压升高的症状体征不明显，头颅 CT 可见占位性病变。该患者不符，故可排除。

三、诊治及检查经过

（一）进一步检查

1. **血常规**　红细胞 3.55×10^{12}/L（4.3×10^{12}~5.8×10^{12}/L），其余正常范围。

2. **肾功能、肝功能、电解质**　未见明显异常。

3. **腰椎 MRI**　腰椎轻微退行性改变；L4/5 椎间盘轻度膨出；L5/S1 椎间盘膨出可能；T12 水平脊髓后索异常信号，脊髓亚急性联合变性不除外，请结合临床。

4. **胸椎 MRI**　下胸段脊髓后索异常信号，怀疑脊髓亚急性联合变性。

5. **颈椎 MRI**　颈椎生理曲度变直。颈髓模糊长 T_2 信号影，不能区分是变性还是伪影，提示注意复查（图 8-2-1）。

6. **脊髓磁共振水成像**　C3~C7 水平、下胸段颈髓后索异常信号。

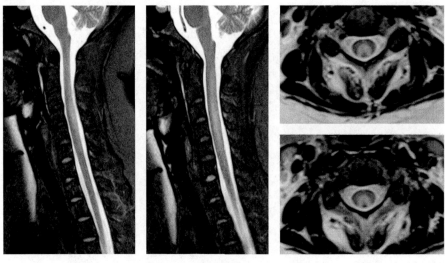

图 8-2-1　脊髓颈段 MRI 表现

7. 头颅 MRI　未见异常。

8. 肌电图

（1）运动神经：双尺神经、右胫神经、双腓深神经损害。

（2）感觉神经：右正中神经（指 I 至腕轴索）、左尺神经、左胫神经损害。

（3）F 波：右正中神经、右腓神经波出现率均减少，左胫神经、右腓神经均有离散波出现。

（4）H 反射：双胫神经波峰潜伏期均延长。

9. 维生素 B_{12}　治疗后 >2 000pg/ml；叶酸正常范围。

10. 血同型半胱氨酸　正常范围。

（二）治疗方案

1. 杜绝笑气接触

2. 高压氧治疗　患者高压氧治疗后诉症状较前有所缓解。

3. 补充维生素 B_{12}、叶酸　予甲钴胺 500μg 肌内注射，每日一次；维生素 B_1 0.1g 肌内注射，每日一次，连续 2 周肌内注射后，患者症状缓解，可独立行走，四肢麻木症状减轻，予以出院。出院后继续补充维生素 B_{12} 治疗，予甲钴胺 500μg，肌内注射，每周两次；维生素 B_1 0.1g 肌内注射，每周两次，后改为口服。

4. 预后　患者出院后停止接触笑气，继续补充维生素 B_{12}、叶酸等治疗，症状有所缓解，可独立行走，四肢麻木症状较前减轻。

四、讨论和展望

（一）吸食笑气中毒所致的神经系统症状

笑气中毒多见于青年，有研究表明我国笑气中毒患者平均发病年龄仅为 23.75 岁。笑气中毒的临床表现严重程度与吸入量有关，患者可出现累及脊髓后索、侧索和周围神经的症状，类似于脊髓亚急性联合变性的临床表现。有报道认为接触笑气与维生素 B_{12} 缺乏性脊髓病相关。

患者多以后索受累的症状起病，表现为肢体无力，伴下肢站立行走不稳，本体感觉障碍，还可出现肢体末端感觉异常，对称性的麻木感、针刺感等，手套 - 袜套样感觉减退。

（二）笑气中毒的诊断和治疗

血清同型半胱氨酸升高及血清维生素 B_{12} 水平下降可辅助该疾病的诊断。该患者 MRI 也呈现类似于脊髓亚急性联合变性的影像学特征。肌电图结果提示周围神经损害。笑气中毒最有效的治疗方法是停止笑气接触和维生素 B_{12} 治疗。临床工作中应注意以四肢无力、肢体麻木或共济失调等症状为主诉的青年人,仔细询问病史,结合查体及辅助检查,以便早期诊断,早期治疗。

（李淑娟）

参 考 文 献

[1] 刘志蓉,张添怿.一氧化二氮中毒致神经系统损害临床表现及防治展望.内科理论与实践,2018,13(05):261-263.
[2] 王晓青,马跃文.一氧化二氮中毒致神经疾病的诊治现状.中华全科医师杂志,2019,18(12):1183-1185.
[3] Johnson K, Mikhail P, Kim M G, et al. Recreational nitrous oxide-associated neurotoxicity. J Neurol Neurosurg Psychiatry, 2018,89(8):897-898.

病例 81　有机磷中毒

一、病历资料

（一）病史

患者男性,23 岁,因"意识丧失 1 小时"入院。

患者 1 小时前被所住酒店工作人员发现躺在房间门口,意识不清,呼之不应,大汗,无大小便失禁,无肢体抽搐,无咳嗽咳痰,无发热等,酒店工作人员立刻报警,警察到达现场时患者一度恢复意识,自述口服敌敌畏农药,口服时间及剂量不详,随即患者再次意识丧失,警察联系 120 送至医院,途中予以阿托品 4mg 肌内注射解毒治疗。

既往史、个人史、家族史无特殊。

（二）体格检查

体温:39.0℃,脉搏:139 次/min,呼吸:16 次/min,血压:62/35mmHg,浅昏迷,全身皮肤湿润,面色潮红。心律齐,各瓣膜区未闻及病理性杂音。双肺呼吸音粗,双肺均可闻及少量湿啰音,腹软无压痛、反跳痛,双下肢无水肿。

神经系统查体:浅昏迷,查体不合作,定向力、计算力、理解力检查不配合。嗅觉及视力、视野检查不配合。眼球无突出、凹陷,双侧瞳孔等大等圆,直径 2mm,对光反射迟钝,无凝视,双侧鼻唇沟对称。余脑神经查体不配合。四肢肌张力正常,四肢肌力检查不配合,共济运动不配合,未见不自主运动。深浅感觉检查不配合。深、浅反射存在,双侧病理征未引出。脑膜刺激征阴性。全身皮肤湿润,皮肤划痕试验阴性。

（三）急诊辅助检查

1. **动脉血气(鼻导管吸氧 3L/min)**　乳酸 1.7mmol/L(0.5~1.6mmol/L),血液酸碱度 7.13(7.35~7.45),二氧化碳分压 21.6mmHg(35~45mmHg),氧分压 144.5mmHg(80~120mmHg),实际碳酸氢根 7.3mmol/L(21.4~27.3mmol/L)。

2. **血胆碱酯酶**　199U/L(4 900~11 900U/L)。

3. **血敌敌畏浓度** 86.7μg/L,敌百虫浓度 42.5μg/L。

二、病例分析

（一）病例特点

1. 青年男性,急性病程,既往体健。

2. 患者因口服有机磷农药后意识丧失 1 小时入院。

3. 浅昏迷,血压 62/35mmHg。双侧瞳孔等大等圆,直径约 2mm,双侧对光反射迟钝。全身皮肤湿润,面色潮红。双肺呼吸音粗,可闻及少量湿啰音;生理反射存在,病理反射未引出。

4. 血胆碱酯酶 199U/L，明显降低。血敌敌畏浓度 86.7μg/L，敌百虫浓度 42.5μg/L。

> **思考 1** 有机磷农药中毒的神经系统损害？
>
> 1. **急性胆碱能危象**　①毒蕈碱样症状，又称 M 样症状，表现为腹痛、恶心、呕吐、多汗、视物模糊、瞳孔缩小、呼吸困难、气道分泌物增多，严重者甚至出现肺水肿。②烟碱样症状，又称 N 样症状，表现为肌纤维颤动、肌力减退、肌痉挛、肌麻痹。③中枢神经系统表现，头痛、头昏、乏力、嗜睡、意识障碍、抽搐等。严重者出现脑水肿、呼吸循环衰竭。
>
> 2. **中间综合征**　中间综合征是指急性有机磷农药中毒经救治后急性中毒症状消失后、迟发性神经病出现之前，突然出现的以部分脑神经支配的肌肉、屈颈肌、四肢近端肌肉和呼吸肌的肌力减弱或麻痹为特征的一组临床表现。
>
> 3. **迟发性多发神经病**　重度及中度中毒患者在症状消失后 2~3 周可发生迟发性神经损害，表现为感觉、运动型多发性神经病变，主要累及肢体末端。

（二）诊断及诊断依据

1. 诊断

【定位诊断】意识障碍，定位于脑干上行网状激活系统以及双侧大脑半球皮质广泛区域；全身皮肤湿润，面色潮红，定位于自主神经。瞳孔缩小，对光反射迟钝，定位于瞳孔括约肌、瞳孔对光反射通路或交感神经传导通路。

【定性诊断】患者青年男性，既往体健，此次表现为意识丧失，发病前自服敌敌畏农药，根据临床特点及明确的病史，血胆碱酯酶 199U/L，血敌敌畏浓度 86.7μg/L，敌百虫浓度 42.5μg/L。定性诊断为有机磷中毒。

> **思考 2** 急性有机磷农药中毒的诊断分级？
>
> 1. **轻度中毒**　仅有 M 样症状，胆碱酯酶活力为 50%~70%。
> 2. **中度中毒**　除上述症状外，出现 N 样症状，胆碱酯酶活力为 50%~30%。
> 3. **重度中毒**　除上述症状外，还出现昏迷、肺水肿、呼吸麻痹、脑水肿，胆碱酯酶活力 <30%。
>
> 该患者入院后出现休克，神志浅昏迷状态，结合口服敌敌畏农药病史及血胆碱酯酶结果，诊断为急性有机磷农药中毒，分级为重度。

2. 入院诊断　有机磷中毒（重度）。

（三）鉴别诊断

1. **氨基甲酸酯类杀虫剂中毒**　有误服或接触氨基甲酸酯类杀虫剂史，呕吐物和洗胃液无大蒜臭味，症状较轻，恢复快，无反复发作，全血胆碱酯酶可降低，但恢复较快，尿中酚类衍生物排出量明显增加。该患者有明确的有机磷农药服用史，故可排除。

2. **急性胆囊炎**　主要症状为恶心、呕吐、腹痛，以右上腹痛为主，常伴有右肩疼痛，进食油腻食物加重，胆囊区有压痛，墨菲征阳性，结合彩色多普勒超声检查及全血胆碱酯酶活性可鉴别。该患者血胆碱酯酶降低，结合病史，可以与急性胆囊炎鉴别。

3. **急性胃肠炎**　患者可有进食含有病原菌及其毒素的食物或饮食不当史，主要表现为恶心、呕吐、腹痛、腹泻、发热等，无多汗、瞳孔缩小，呕吐物无大蒜臭味，全血胆碱酯酶活性可鉴别。该患者症状与上述不符，故可排除。

4. **拟除虫菊酯类杀虫剂中毒**　有误服或接触拟除虫菊酯类杀虫剂史，主要症状为上腹痛、恶心、呕吐等,呕吐物和洗胃液无"大蒜臭味",瞳孔大小无改变,全血胆碱酯酶活性正常。结合该患者病史及症状,可排除。

三、诊治及检查经过

(一)治疗方案

1. **一般处理**　口服中毒者,及时彻底洗胃,常规清水洗胃,直至洗出胃液清亮。洗胃后可从胃管注入硫酸钠 20~40g(溶于 20ml 水)进行导泻治疗。该患者急诊予 20 000ml 清水洗胃。

2. **解毒药——胆碱酯酶复能药及抗胆碱药的应用**　常用的胆碱酯酶复能药有碘解磷定和氯解磷定,恢复被抑制的胆碱酯酶活性。

应用抗胆碱药阿托品有效缓解毒蕈碱样症状,首次剂量通常为轻度中毒 2~4mg、中度中毒 4~10mg、重度中毒 10~20mg,静脉注射。及时给予足量的阿托品以达到"阿托品化":口干、皮肤黏膜干燥、颜面潮红、肺部湿啰音显著减少或消失、瞳孔较前扩大、心率 90~100 次/min,后给予维持量:轻度中毒 0.5mg,静脉注射,每 4~6 小时一次;中度中毒 0.5~1mg,静脉注射,每 2~4 小时一次;重度中毒 0.5~1mg,静脉注射,每 1~2 小时一次。该患者入院后予碘解磷定及阿托品解毒治疗。

> **思考3**　胆碱酯酶复能药应用足量的指征?
> 毒蕈碱样症状肌束震颤消失,胆碱酯酶活力恢复 50%~60% 以上。该患者入院后经上述治疗后,第二天复测血胆碱酯酶 1 317U/L。

(二)进一步检查

1. **血常规**　白细胞 $2.61 \times 10^9/L$(3.5×10^9~$9.5 \times 10^9/L$),中性粒细胞百分比 78.9%(40%~75%),血小板 $37 \times 10^9/L$(125×10^9~$350 \times 10^9/L$)。

2. **肝功能、肾功能、电解质、淀粉酶**　白蛋白 17.0g/L(40.0~55.0g/L),谷草转氨酶 1 069U/L(15~40U/L),谷丙转氨酶 397U/L(9~50U/L),肌酸激酶 28 089U/L(50~310U/L),乳酸脱氢酶 1 528U/L(120~250U/L),淀粉酶 920U/L(0~650U/L),总胆红素 43.5μmol/L(5.0~21.0μmol/L),直接胆红素 13.4μmol/L(0.0~6.8μmol/L),尿素氮 8.63mmol/L(3.10~8.00mmol/L),肌酐 211.6μmol/L(57.0~97.0μmol/L);钾 3.0mmol/L(3.5~5.5mmol/L)。

3. **头颅 CT**　脑实质水肿可能,顶枕部软组织肿胀(图 8-2-2)。

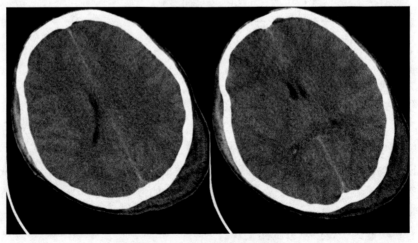

图 8-2-2　患者头颅 CT 表现
脑实质水肿可能,顶枕部软组织肿胀。

4. 胸部 CT　双肺磨玻璃及实变影,结合病史符合有机磷中毒表现(图 8-2-3)。

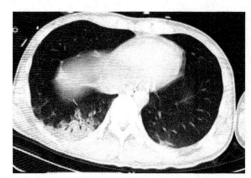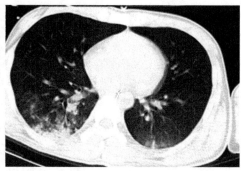

图 8-2-3　患者胸部 CT 表现为双肺磨玻璃及实变影

5. 腹部 CT　肝实质密度弥漫减低,结合病史考虑弥漫性肝损害,请结合临床,小肠扩张、积液,腹盆腔积液。

6. 超声心动图　节段性室壁运动异常。

(三)患者病情变化

有机磷中毒的常见死因包括肺水肿、呼吸肌麻痹、呼吸中枢衰竭,及时处理休克、急性脑水肿、严重心律失常等危及生命的并发症。该患者入院后突发呼吸衰竭,呼吸频率明显减低,且出现发热,体温最高 40.5℃,肺部听诊双侧呼吸音粗,可闻及湿啰音,胸部 CT 提示肺水肿合并肺部感染,头颅 CT 提示脑实质水肿。

治疗上予气管插管接呼吸机辅助通气,予抗生素抗感染治疗,完善病原学检查;患者入院后休克状态,予充分补液扩容(晶体 + 胶体),血管活性药维持血压治疗;该患者血小板减低、凝血功能异常,予输注血浆 400ml。伴脑水肿时,可使用脱水剂和糖皮质激素。其余治疗上予维持水电解质、酸碱平衡,保肝等综合治疗。

思考 4　该患者在经急诊救治后,病情仍发生上述变化,原因为何?

患者经急诊救治后急性中毒症状消失,但仍突发呼吸衰竭,结合胸部 CT 及其他检验结果,考虑为中间综合征导致。

中间综合征的发病机制与神经肌肉接头传递功能障碍、突触后膜上骨骼肌型烟碱样乙酰胆碱受体失活有关,多与有机磷农药排出延迟、再吸收或解毒剂用量不足有关。

四、讨论和展望

(一)中间综合征的防治

在急性有机磷农药中毒治疗过程中,中间综合征已成为急性有机磷农药中毒死亡的主要原因,发生率及病死率高。一旦出现呼吸肌麻痹,如不及时建立人工气道及机械辅助通气,患者往往因缺氧而发生死亡。应提高对中间综合征的认识以便早期发现。

中间综合征的治疗以对症治疗为主。对呼吸肌麻痹的患者,应及时行气管插管或切开,及时应用机械通气,确保呼吸道通畅,防治肺部感染。机械通气期间加强呼吸道护理。加强营养支持,及时纠正水、电解质紊乱及酸碱失衡。

(二)急性有机磷农药中毒脑水肿的防治

急性有机磷农药中毒时,由于毒物直接或间接作用,脑微循环功能发生障碍,脑细胞代谢异常,脑血管通透性增加,最终形成脑水肿。甘露醇等脱水剂、地塞米松、胞磷胆碱的及时应用,改善细胞代谢,减少神经系统的损害及功能缺损,适当控制输入液量,避免输液量过多、速度过快。对脑水肿早诊断早治疗,对挽救生命具有重要意义。

（李淑娟）

参 考 文 献

[1] 武小娟,孟舰,刘红新,等.急性有机磷农药中毒的治疗现状.职业与健康,2014,30(5):699-701.
[2] 孟娜,高恒波,田英平.血浆胆碱酯酶活性在急性有机磷农药中毒的临床意义评价——《急性有机磷农药中毒诊治临床专家共识(2016)》解读.河北医科大学学报,2020,41(7):745-748,772.
[3] 中国医师协会急诊医师分会.急性有机磷农药中毒诊治临床专家共识(2016).中国急救医学,2016,36(12):1057-1065.

病例 82　一氧化碳中毒

一、病历资料

（一）病史

患者女性,65岁,因"被人发现意识不清6小时"就诊。

患者6小时前被人发现意识不清,躺卧在床,呼之不应,呕吐3次,为胃内容物及咖啡色样物,睡前家人将炭盆(内含废劈柴及无烟煤块)放置患者床旁近12小时,发现时炭盆已熄灭,室内门窗紧闭,通风不良,独处一室,由家人急送至当地医院,诊断为"一氧化碳中毒",并行头颅CT及胸部CT,发现"脑水肿及肺水肿,吸入性肺炎",为进一步治疗收入院。

否认高血压、糖尿病、冠心病病史;否认嗜酒史;否认吸烟史;否认家族遗传病史。

（二）体格检查

体温:36.7℃,脉搏:92次/min,呼吸:22次/min,血压:125/87mmHg,浅昏迷,心律齐,各瓣膜区未闻及病理性杂音。双肺呼吸音粗,双肺均可闻及湿啰音及痰鸣音,无干啰音,腹软,双下肢无水肿。

神经系统查体:浅昏迷,查体不合作,定向力、计算力、理解力检查不配合。嗅觉及视力、视野检查不配合。眼球无突出、凹陷,双侧瞳孔等大等圆,直径3mm,对光反射灵敏,无凝视,双侧鼻唇沟对称。余脑神经查体不配合。四肢肌张力正常,四肢肌力检查不配合,共济运动不配合,未见不自主运动。深浅感觉检查不配合。深、浅反射存在,双侧巴宾斯基征可疑阳性。颈软,脑膜刺激征阴性。

（三）急诊辅助检查

1. **碳氧血红蛋白(COHb)**　17%(0~1.5%)。

2. **头颅CT**　双侧脑白质低密度,脑组织饱满,陈旧腔隙性梗死灶。

3. **胸部CT**　双肺间质性改变,双肺感染。双侧胸腔积液。

> **思考1　急性一氧化碳中毒的发病机制？**
> CO与血红蛋白的亲和力比O_2与血红蛋白的亲和力大240倍,CO与血红蛋白结合后形成的碳氧血红蛋白(COHb)不携带氧且不易解离,使血红蛋白氧解离曲线左移,血氧不容易释放使细胞缺氧。CO还可抑制细胞色素氧化酶,阻碍氧的利用。

二、病例分析

（一）病例特点

1. 患者老年女性,急性起病。否认既往高血压、糖尿病、冠心病病史。

2. "被人发现意识不清 6 小时",有煤炉燃烧接触史。

3. 神志昏迷,双肺呼吸音粗,双侧可闻及湿啰音及痰鸣音,双侧巴宾斯基征可疑阳性。

4. 碳氧血红蛋白明显升高。头颅 CT 提示双侧脑白质低密度。胸部 CT 提示双肺感染及双侧胸腔积液。

思考 2　一氧化碳中毒的影像学表现

CT 最常见为基底节苍白球区局灶性低密度影,多为对称性。还可表现为脑白质广泛对称性低密度影,以脑室前后角周围多见。

MRI 可见双侧苍白球长 T_1、长 T_2 异常信号(熊猫眼),双侧脑室周围脑白质水肿,呈长 T_1、长 T_2 异常信号。

(二)诊断及诊断依据

1. 诊断

【定位诊断】意识障碍,定位于脑干上行网状激活系统以及双侧大脑半球皮质广泛区域,结合头颅 CT 所示,定位于双侧大脑半球皮质。

【定性诊断】老年女性,既往体健,此次被人发现意识不清 6 小时,结合患者浅昏迷、发病前通风不良的燃煤环境中独处病史以及血液 COHb 为 17%,定性诊断为一氧化碳中毒。

2. 入院诊断　一氧化碳中毒(中度)。

思考 3　急性一氧化碳中毒程度分级?

1. **轻度中毒**　患者有不同程度的头痛、头晕、四肢无力、恶心、呕吐,但无昏迷。血液中碳氧血红蛋白浓度 <30%。

2. **中度中毒**　除上述症状外,出现意识障碍或浅至中度昏迷,经抢救后可恢复正常且无明显并发症者。血液中碳氧血红蛋白浓度 30%~50%。

3. **重度中毒**　出现深昏迷或去大脑皮质状态,常伴有脑水肿、肺水肿、休克或严重的心肌损害、心律失常、呼吸衰竭。血液中碳氧血红蛋白浓度 >50%。

该患者血液中碳氧血红蛋白浓度 17%,出现意识障碍,浅昏迷状态,结合病史及相关实验室检查结果,诊断为一氧化碳中毒,分级为中度。

(三)鉴别诊断

1. **脑梗死**　多老年发病,表现为偏身运动、感觉障碍或意识不清,神经系统查体有阳性体征,影像学有特异性病灶。该患者有明确的中毒史,故可鉴别。

2. **脑出血**　急性起病,既往有原发性高血压,病史多表现为头痛、呕吐或突发意识丧失,神经系统查体有阳性体征,头颅 CT 表现为高密度灶。该患者头颅 CT 可排除。

3. **脑炎**　起病前多有病毒感染史,主要表现为发热、意识障碍、精神异常。脑脊液、脑电图具有特异性改变。该患者与以上特点不符,故可排除。

4. **药物中毒**　有误服药物或服药过量史,表现为意识不清,结合病史该患者可除外。

三、诊治及检查经过

(一)治疗方案

1. **纠正缺氧状态**　高流量吸氧,有条件应及时进行高压氧治疗。保持呼吸道通畅,严重呼吸障碍的患者必要时使用呼吸机辅助通气。该患者入院当天启动高压氧治疗，经连续 2 天高压氧治疗后，患者神志逐渐恢复，但仍精神差，间断嗜睡，继续予高压氧治疗。

2. 脑水肿的治疗　应用甘露醇等脱水剂、利尿剂及糖皮质激素防治脑水肿。该患者给予利尿剂及糖皮质激素纠正脑水肿。

3. 抗感染　该患者存在肺部感染，不除外吸入性肺炎引起，予莫西沙星抗感染治疗。患者高热、体温下降困难时可采用人工冬眠疗法。

4. 能量合剂、自由基清除剂、微循环改善剂、脑保护剂的应用。

5. 其他治疗　患者昏迷状态，予沐舒坦化痰治疗保持呼吸道通畅。应用奥美拉唑预防应激性溃疡；营养支持治疗，对症处理，防治并发症。

（二）进一步检查

1. **动脉血气分析（治疗后）**　血液酸碱度 7.429，血氧饱和度 96.3%，其他正常范围。

2. **血常规**　白细胞 $11.11 \times 10^9/L$（ $3.5 \times 10^9 \sim 9.5 \times 10^9/L$ ），中性粒细胞百分比 83.5%（40%~75%）。

3. **心肌酶谱**　肌酸激酶同工酶（CK-MB）118.2ng/ml（<25ng/ml）。

4. **超敏 C 反应蛋白**　13.05mg/L（<8mg/L）。

4. **D- 二聚体定量**　15.89mg/L（<0.5mg/L）。

5. **超声心动图**　节段性室壁运动减弱。

6. **头颅 MRI**　双侧半卵圆中心、双侧侧脑室旁及双侧基底节区多发异常高信号，考虑符合一氧化碳中毒脑病改变（图 8-2-4）。

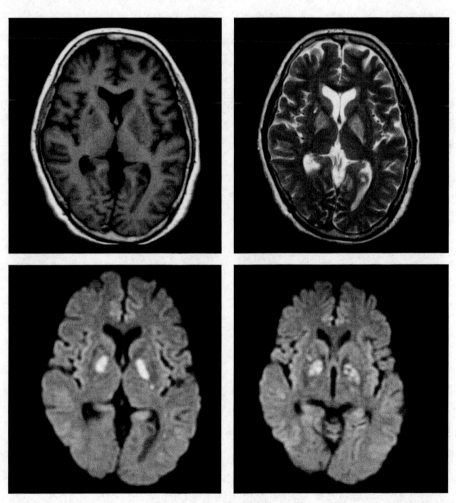

图 8-2-4　患者头颅 MRI 表现

> **思考 4** 一氧化碳中毒迟发性脑病及"假愈期"？
>
> 一氧化碳中毒迟发性脑病指急性一氧化碳中毒患者经抢救神志恢复,经过一段正常表现或基本正常的"假愈期"后再次出现的一组神经精神症状。主要表现为以痴呆为主的智能障碍、锥体外系功能障碍、精神症状、去皮质状态及局灶性神经功能缺损。多发生在一氧化碳急性中毒后的两个月内。

该患者经 2 周住院治疗后,病情相对稳定,神志清醒,但仍有反应迟钝,遵医嘱出院,出院后门诊继续高压氧治疗。

四、讨论和展望

(一)一氧化碳中毒迟发性脑病的防治

一氧化碳中毒后如何预防一氧化碳中毒迟发性脑病尚无明确有效的方法。治疗原则是根据可能的发病机制,采取综合措施。目前国内广泛采用高压氧治疗。除了高压氧治疗外,常用的治疗方法包括改善脑部循环、脑细胞赋能剂、脑细胞代谢促进剂及应用糖皮质激素等。应用抗帕金森病药物及镇静剂等对症治疗亦非常重要。

(二)高压氧治疗急性一氧化碳中毒

虽然高压氧治疗一氧化碳中毒的毒性作用和临床效果还需进一步的研究,但高压氧至今依然是治疗急性一氧化碳中毒最常用的办法。高压氧治疗应用于一氧化碳中毒早期临床治疗中,具有较为可靠的理论和实践基础。

《一氧化碳中毒临床治疗指南(2012)》中推荐意见为 B 级:"有条件时,尽早高压氧治疗可以尽早排出体内 CO,有益于患者尽快清醒,减轻机体缺氧性损伤,降低迟发脑病发生率。在急性期应尽早送到有高压氧舱的医院行高压氧治疗。高压氧治疗压力 0.20M~0.25MPa。舱内吸氧时间 60 分钟。治疗次数根据患者病情决定,但连续治疗次数不超过 30 次。"

(李淑娟)

参 考 文 献

[1] 李茂新,赵宏宇.一氧化碳中毒治疗的研究进展.医学综述,2020,26(13):2529-2533.

[2] 一氧化碳中毒误诊原因分析及防范措施.临床误诊误治,2019,32(12):11.

[3] Kim S J, Thom S R, Kim H, et al. Effects of Adjunctive Therapeutic Hypothermia Combined With Hyperbaric Oxygen Therapy in Acute Severe Carbon Monoxide Poisoning. Crit Care Med, 2020, 48(8):e706-e714.

病例83 重金属中毒(汞中毒)

一、病历资料

(一)病史

患者男性,29 岁,因"头痛、乏力、失眠、牙龈出血 3 个月余,加重 30 天"入院。

患者 3 个月余前于化工厂工作中接触汞蒸气,每天 8 小时,佩戴防护面罩,接触汞蒸气 2 天后出现头痛,为双侧颞部持续性钝痛,乏力,失眠,牙龈出血,偶有咳嗽、咳白痰,无头晕、恶心、呕吐、腹痛、腹泻、双手震颤等不适。遂至医院门诊查肌酐(尿)12 790.3μmol/L;汞(血)0.002mg/L,汞(随机尿)3.172μmol/mol Cr,未行驱汞治疗。30 天前再次接触汞蒸气,头痛症状程度及持续时间加重,乏力症状亦较前加重。

否认高血压、糖尿病、冠心病病史；否认嗜酒史，吸烟10年，平均20支/d，未戒烟；否认家族遗传病史。

> **思考1** 长期吸入汞蒸气的神经系统损害？
>
> 长期吸入汞蒸气引起的神经系统损害包括头痛、头昏、心悸、健忘及易兴奋症，此外还可出现手指、舌尖、眼睑的意向性震颤，以手指及手部震颤最为突出，静止性震颤少见。

（二）体格检查

体温：36.5℃，脉搏：84次/min，呼吸：18次/min，血压：140/89mmHg，神清，心肺体检阴性，腹软无压痛、反跳痛，双下肢无水肿。

神经系统查体：神志清楚，精神差，言语清晰，定向力、记忆力、理解力及判断力大致正常。脑神经正常。肌肉无萎缩，四肢肌张力正常，四肢肌力5级，共济运动不配合，全身无震颤及不自主运动。步态正常。深浅感觉检查正常，深、浅反射存在，双侧病理征未引出。脑膜刺激征阴性。

（三）门诊辅助检查

1. 汞（血） 0.033mg/L（<0.015mg/L）。
2. 汞（随机尿） 28.826μmol/mol Cr（≤2.25μmol/mol Cr）。

二、病例分析

（一）病例特点

1. 青年男性，急性病程，既往体健。
2. 患者起病前有明确的汞接触史。
3. 表现为头痛、乏力、睡眠障碍、牙龈出血等多种症状。
4. 查体无阳性体征。
5. 血汞及随机尿汞水平显著升高。

（二）诊断及诊断依据

1. 诊断

【定位诊断】头痛，定位颅内痛敏结构，失眠、乏力定位于中枢神经系统。

【定性诊断】患者青年男性，既往体健，表现为头痛、乏力、失眠、牙龈出血症状加重，既往汞蒸气接触史，汞（血）0.033mg/L，汞（随机尿）28.826μmol/mol Cr，定性诊断为汞中毒。

2. 入院诊断 汞中毒。

（三）鉴别诊断

1. 神经衰弱 指由于某些长期存在的精神因素引起脑功能活动过度紧张，从而产生了精神活动能力的减弱。临床特点是易于兴奋又易于疲劳，伴有各种躯体不适感和睡眠障碍，不少患者病前具有某种易感素质或不良个性。

2. 慢性苯中毒 主要表现为头晕乏力，个别患者可有肢端感觉障碍，出现痛、触觉减退和麻木，亦可发生多发性神经炎。造血系统损害的表现是慢性苯中毒的主要特征，以白细胞减少和血小板减少最常见。该患者不符。

3. 重症肌无力 表现为局部或全身横纹肌于活动时易于疲劳无力，经休息或用抗胆碱酯酶药物后可以缓解，为自身免疫病，通过肌肉活检等检测可以诊断。该患者有明确尿汞增高，驱汞治疗后观察症状是否缓解，必要时活检除外之。

4. 砷中毒 患者常有明确的砷接触史，也可出现头晕、乏力、失眠等不典型症状，实验室检查可见血砷、尿砷升高。该患者无砷接触史,可除外。

三、诊治及检查经过

(一)进一步检查

1. **入院后 3 天尿汞(24 小时尿)**　824.7μg/d(<45μg/d)。

2. **血常规**　嗜酸性粒细胞百分比 11.2%(0.4%~8%),嗜碱性粒细胞百分比 1.4%(0~1%),嗜酸性粒细胞计数 0.91×10^9/L(0.02×10^9~0.52×10^9/L),嗜碱性粒细胞 0.11×10^9/L(0~0.06×10^9/L)。

3. **尿常规、便常规**　未见明显异常。

4. **肝功能、肾功能、电解质、血脂相关检查**　未见明显异常。

5. **肌电图及神经传导速度检查**

(1)交感皮肤反应测定:双上肢记录,波峰潜伏期均正常,第四次刺激波幅均降低。结论:交感皮肤反应测定轻度异常。

(2)运动神经:右尺神经损害(腕部)。

(3)所测感觉神经:左正中神经(指至腕)。

(4)F 波:未见损害。

(二)治疗方案

该患者入院后予驱汞治疗:二巯丙磺钠 0.25g 肌内注射,每日一次。患者经 4 个疗程驱汞治疗后症状较前缓解,临床症状基本消失,无头痛、乏力、失眠、牙龈出血等症状。

思考 2　汞中毒患者的驱汞治疗方案是什么?

所有患者在明确诊断后,给予驱汞药物治疗,常用药物二巯丙磺钠 0.25g/d,肌内注射,连续 3 天为 1 个疗程,每个疗程间隔 4 天,一般 4~6 疗程。

四、讨论和展望

汞导致周围神经损害通常是亚急性或慢性损害,表现为疼痛为主的感觉损害,肢体麻木、疼痛,疼痛特点为难以忍受的阵发性四肢肌肉跳痛、烧灼痛,疼痛剧烈,多数患者需要应用止痛剂,双手足可呈手套、袜套样感觉减退。也可表现为运动神经受损的症状,肢体无力,四肢肌肉萎缩,腱反射减低。神经肌电图检查示周围神经传导速度及传导波幅减低,潜伏期延长,提示神经源性损害。

深入了解汞中毒导致周围神经损伤的临床表现,尽早发现感觉障碍、肢体麻木等周围神经受损患者,及时清除暴露因素,给予二巯丙磺酸钠驱汞、神经营养、康复等治疗。

(李淑娟)

参 考 文 献

[1] Posin S L, Kong E L, Sharma S. Mercury Toxicity. Treasure Island(FL): Stat Pearls Publishing, 2021.

[2] Vianna A D S, Matos E P D, Jesus I M D, et al. Human exposure to mercury and its hematological effects: a systematic review. Cad Saude Publica, 2019, 35(2): e00091618.

[3] Ye B J, Kim B G, Jeon M J, et al. Evaluation of mercury exposure level, clinical diagnosis and treatment for mercury intoxication. Ann Occup Environ Med, 2016, 28: 5.

[4] 刘力学,夏学林,樊双义. 汞中毒迟发性周围神经损伤 37 例临床分析. 北京医学, 2019, 41(07): 547-549.

[5] 李莉,蒋波,赖娟,等. 职业性慢性汞中毒患者周围神经传导速度变化及影响因素分析. 中华劳动卫生职业病杂志, 2017, 35(08): 598-602.

第三节　内科疾病的神经系统并发症

病例84　缺血缺氧性脑病

一、病历资料

（一）病史

患者女性，69岁，因"抽搐伴意识障碍1小时"就诊。

患者入院前1小时于家中突然倒地，呼之不应，伴有四肢强直及抽搐，无大小便失禁，持续2分钟后抽搐缓解，但意识障碍无好转。家属立即将其送医院，予以心肺复苏及气管插管、呼吸机辅助呼吸后转入我科病房。

既往有高血压病史10年，间断口服药物（具体不详），未规律监测血压。近1个月来反复出现头晕、眼前发黑，曾晕厥1次，伴有短暂意识丧失，四肢乏力，未予重视。

（二）体格检查

体温：36.9℃，脉搏：42次/min，呼吸：27次/min，血压：158/91mmHg，SpO$_2$：100%，浅昏迷，气管插管状态，有创机械通气，皮肤巩膜无黄染，心率42次/min，心音正常，律齐，心脏各瓣膜区无杂音，双肺呼吸音对称，双肺呼吸音粗糙，未闻及干湿啰音，全腹软，肋下未触及肝脾，双下肢无水肿。

神经专科查体：浅昏迷，查体不合作，头眼反射存在，双侧瞳孔直径2mm，对光反射灵敏，余脑神经检查不能配合。四肢肌力检查不配合，疼痛刺激肢体有回缩，四肢肌张力低，深浅感觉检查不配合，四肢腱反射对称减弱，双侧病理征未引出。脑膜刺激征阴性。

（三）辅助检查

1. **血气分析（气管插管前）**　血酸碱度7.162（7.35~7.45）；动脉二氧化碳分压（PaCO$_2$）70mmHg（35~45mmHg）；动脉氧分压（PaO$_2$）60mmHg（80~108mmHg）。

2. **血常规**　红细胞计数2.89×10^{12}/L（4.3×10^{12}~5.8×10^{12}/L），血红蛋白83g/L（130~175g/L），血小板计数正常范围，白细胞计数正常范围。

3. **肝功能、肾功能、电解质、血脂相关检查**　白蛋白31.6g/L（40~55g/L），钾2.1mmol/L（3.5~5.5mmol/L）。

4. **凝血功能**　正常范围。

5. **脑脊液检查**　脑脊液压力、常规、生化、细菌学均未见异常。

6. **常规心电图**　Ⅲ度房室传导阻滞。

7. **脑电图**　双侧大脑半球各导联呈周期样波，有些具有三相波形态（图8-3-1）。

8. **头颅CT**　未见明显异常。

二、病例分析

（一）病例特点

1. 老年女性，急性起病。

2. 临床表现为意识障碍、抽搐，经心肺复苏后生命体征恢复。

3. 查体有心率减慢，浅昏迷，四肢肌张力低，痛刺激肢体有回缩。

4. 低血钾，心电图提示Ⅲ度房室传导阻滞，头颅CT未见异常。脑电图示双侧大脑半球各导联呈周期样波，有些具有三相波形态。

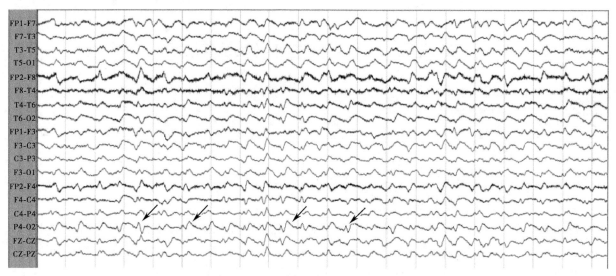

图 8-3-1 双侧大脑半球各导联周期样波,有些具有三相波形态

（二）诊断及诊断依据

1. 诊断

【定位诊断】临床表现为意识障碍、痫性发作,查体浅昏迷、四肢肌张力低,脑电图示周期性尖波或棘波,定位于双侧大脑半球皮质。

【定性诊断】老年女性,急性起病,意识障碍伴痫性发作,心率减慢,心电图示Ⅲ度房室传导阻滞,头颅 CT 未见异常,考虑阿斯综合征,贫血加重脑损伤,定性诊断为缺血缺氧性脑病。

2. 入院诊断　①缺血缺氧性脑病;②心肺复苏后;③Ⅲ度房室传导阻滞;④低蛋白血症;⑤低钾血症;⑥中度贫血。

思考 1　急性缺血缺氧性脑病的临床特点?

急性缺血缺氧性脑病是指因急性脑缺氧造成的脑部损害和由此引发的一系列神经精神症状的临床综合征。该病在新生儿较常见,成人发病相对较少。成人常因心搏骤停引起,患者经心肺复苏后通常处于昏迷状态,严重者脑干反射消失、呼吸停止、仅维持心跳及血压,脑电图无电位活动。

（三）鉴别诊断

1. 癫痫　反复出现痫性发作的慢性脑部疾病,临床表现为反复性、重复性、刻板性及短暂性特点,大多类型的癫痫都会突然发生,发作后迅速恢复。

2. 代谢性脑病　脑组织受生化内环境的影响发生代谢变化,导致脑功能障碍。该患者无糖尿病病史,血糖正常;肝、肾功正常,既往无肺部疾病,无引起神经系统症状的代谢障碍。

3. 颅内感染　多为急性或亚急性起病,可有发热、头痛、呕吐或脑膜刺激症状,精神症状较为突出,可有不同形式的痫性发作、局灶神经功能缺损的症状及体征。外周血白细胞增高,腰穿脑脊液压力增高,细胞数增高,蛋白含量增高,脑电图表现为弥漫性高波幅慢波。

思考 2　成人急性缺血缺氧性脑病的病因有哪些?

成人缺血缺氧性脑病的常见病因有呼吸及心搏骤停、外伤、严重低血压、高血压或脑静脉窦血栓形成,还见于休克、一氧化碳中毒、癫痫持续状态、重症肌无力等各种引起脑组织缺血缺氧的严重疾病。

三、诊治及检查经过

经过气管插管及呼吸机辅助通气后,予以安置鼻饲管口服补钾,同时给予静脉补钾,经过上述处理后患者低血钾纠正,复查血钾 4.1mmol/L。予以异丙肾上腺素静脉滴注提高心室率,行头颅 MRI 检查发现 T_2 及 FLAIR 序列可见双侧尾状核头、壳核及岛叶、枕顶叶高信号(图 8-3-2)。予以安置永久起搏器后转入重症监护病房,同时予以亚低温治疗。住院期间患者发展为癫痫持续状态,经静脉泵入咪达唑仑、丙泊酚,丙戊酸钠鼻饲后逐渐控制,但患者意识障碍无恢复。专科查体:中到重度昏迷,双侧瞳孔散大固定,直径 5mm,对光反射消失,各种脑干反射消失,四肢肌张力低,痛刺激无肢体反应,腱反射消失,病理征未引出。脑电图检查呈弥漫性慢波。入院三周后因肺部感染、电解质紊乱死亡。

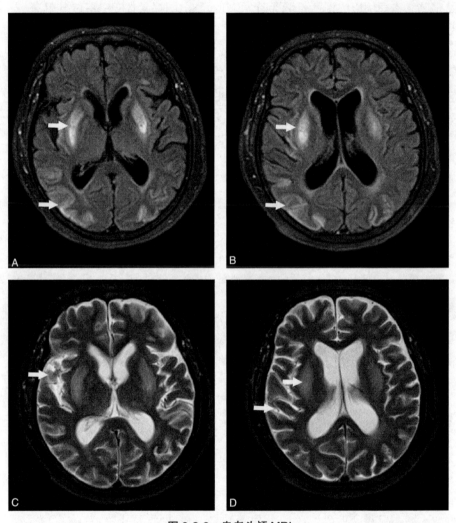

图 8-3-2　患者头颅 MRI

A、B. FLAIR 序列;C、D. T_2 加权序列。

> **思考 3**　缺血缺氧性脑病的影像学表现是什么?
> 弥漫的皮质及皮质下深部核团受累为影像学的主要特点,早期表现为脑水肿、灰白质分界消失、大脑皮质层状坏死、脑出血。晚期表现为皮质下白质及深部白质脱髓鞘、选择性神经元坏死、广泛脑损害、脑萎缩等。

四、讨论

缺血缺氧性脑病（hypoxic-ischemic encephalopathy，HIE）是各种原因引起的脑组织缺血缺氧导致的脑部病变，最常见的是新生儿缺血缺氧性脑病，但也可发生在其他年龄段。成人常由心搏骤停引起，随着心肺复苏指南的不断更新，25%~50% 的心搏骤停者可通过心肺复苏获得自主循环，但仅有 2%~14%的患者能够出院，主要原因在于继发的急性缺血缺氧性脑病。由于脑组织的代谢水平高，并且对缺氧缺血的耐受力低，因此心搏骤停后脑功能受损表现尤为迅速和突出。大脑对缺血缺氧极其敏感，耐受性差，尽管心肺复苏后自主循环恢复，但大部分患者此时颅脑损伤已经形成，缺血缺氧性脑病及其并发症是导致患者不良预后的主要原因。严重的缺血缺氧性脑病会使患者处于昏迷状态，大部分处于植物状态或遗留认知功能障碍、痫性发作和肢体运动障碍，虽然复苏水平明显提高，但目前大部分心搏骤停者的结局仍然很差。本病例以心源性晕厥为首发表现，心电图提示Ⅲ度房室传导阻滞，入院后查血钾仅2.1mmol/L，故考虑因进食少导致低钾，从而诱发恶性心律失常，虽经心肺复苏后但因脑缺血缺氧严重而处于昏迷状态，脑电图各导联显示周期性尖波或棘波提示预后不良，患者病情发展为癫痫持续状态，最后并发严重肺部感染死亡。缺血缺氧性脑病的治疗目前包括常规支持治疗，亚低温治疗，高压氧治疗，单唾液酸四己糖神经节苷脂钠、促红细胞生成素等药物治疗，间充质干细胞移植等，但尚无肯定证据的特异性治疗，重在预防。因此，建立健康的生活方式，预防心脏疾病，并向公众普及心肺复苏基本知识和技能可改善患者的预后。

（吴　波）

参 考 文 献

［1］Thomas J, Eluvathingal M, Max W. MRI patterns of global hypoxic-ischemic injury in adults. Journal of Neuroradiology, 2013, 40（3）: 164-171.

［2］张丽娜，殷竞争，滕军放. 成人心肺复苏后缺血缺氧性脑病的诊疗进展. 中国实用神经疾病杂志, 2014, 17（23）: 45-47.

［3］心肺复苏后昏迷患者早期神经功能预后评估专家共识组. 心肺复苏后昏迷患者早期神经功能预后评估专家共识. 中华急诊医学杂志, 2019, 28（2）: 156-162.

［4］中华医学会神经病学分会神经重症协作组. 心肺复苏后昏迷评估中国专家共识. 中华神经科杂志, 2015, 48（11）: 965-968.

病例 85　肺性脑病

一、病历资料

（一）病史

患者男性，64 岁，因"反复咳嗽、咳痰 15 年，双下肢水肿 2 年，意识障碍 5 天"就诊。

患者 15 年前感冒后发热，咳嗽、咳黄色脓痰，给予口服抗生素及止咳化痰等药物治疗后逐渐好转。此后每逢冬、春季即开始出现咳嗽，伴有咳黏液痰，时有咳黄色脓痰，上述症状反复发作，经输液及口服药物治疗后好转。近 2 年来，患者活动强度稍增大或爬楼时常感心累及气促，开始反复出现双下肢肿胀，夜间不能平卧。5 天前患者受凉感冒后再次出现咳嗽、咳痰加重，双下肢肿胀明显并伴有腹胀，精神不振，表情淡漠，进而出现嗜睡，反应迟钝，无主动语言。急诊入院。

既往有吸烟史 40 余年，20 支 /d。偶少量饮酒。

（二）体格检查

体温：37.6℃，脉搏：96 次 /min，呼吸：28 次 /min，血压：120/80mmHg。慢性病容，端坐呼吸，嗜睡，

口唇、指、趾呈紫色,颈静脉怒张,吸气时锁骨上窝明显凹陷,呼吸幅度减弱,呈桶状胸,叩诊呈清音,听诊双肺可闻及散在干湿啰音,心浊音界缩小。腹部膨隆,叩诊呈移动性浊音。肝位于肋下 7cm,质地较硬,双下肢重度凹陷性水肿。

神经专科查体:嗜睡,表情淡漠,反应稍迟钝,无主动语言,时间及地点定向力下降,脑神经无明显异常,四肢肌张力低,四肢肌力 4 级,四肢及躯干痛觉对称,四肢腱反射对称引出,双侧病理征阳性,脑膜刺激征阴性。

(三)辅助检查

1. **血常规** 中性分叶核粒细胞百分比 89.5%(40%~75%),其余正常范围。

2. **大便常规** 隐血阳性。

3. **凝血功能** 凝血酶时间 24.9 秒(14~22 秒),其余正常范围。

4. **肝功能、肾功能、电解质、血脂相关检查** 正常范围。

5. **血气分析** pH 7.26(7.35~7.45),动脉氧分压(PaO$_2$)60mmHg(80~100mmHg),动脉二氧化碳分压(PaCO$_2$)80mmHg(35~45mmHg)。

6. **脑电图** 各导联双侧大脑半球慢波增多,以 θ 波为主,偶见高幅 δ 波(图 8-3-3)。

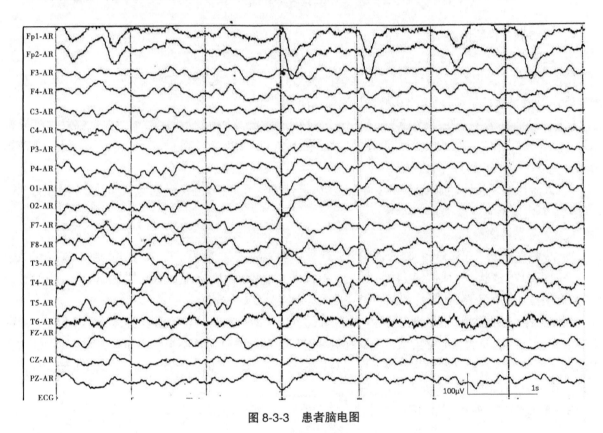

图 8-3-3 患者脑电图

7. **头颅 MRI** 侧脑室后角白质高信号,余未见明显异常(图 8-3-4)。

二、病例分析

(一)病例特点

1. 老年男性,慢性起病,病程长。

2. 临床表现为反复咳嗽、咳痰的慢性呼吸道症状,伴有精神不振,表情淡漠并出现意识障碍。

3. 查体有嗜睡,反应迟钝,时间及地点定向力下降,双侧病理征阳性。

4. 血气分析显示 II 型呼吸衰竭,脑电图有弥漫性慢波活动。

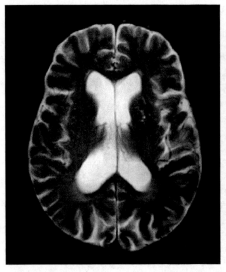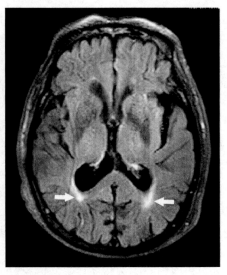

图 8-3-4　患者头颅 MRI

（二）诊断及诊断依据

1. 诊断

【定位诊断】意识障碍,查体有嗜睡,表情淡漠,无主动语言,高级皮质功能下降,双侧病理征阳性,脑电图示弥漫性慢波活动,定位于双侧大脑半球皮质。

【定性诊断】老年男性,慢性起病,有慢性肺部疾病病史,临床表现反应淡漠,神志嗜睡,血气分析示Ⅱ型呼吸衰竭伴酸中毒,脑电图提示弥漫性慢波,考虑慢性肺疾病导致缺氧和二氧化碳潴留,进而导致神经症状,定性诊断为肺性脑病。

2. 入院诊断
①肺性脑病;②Ⅱ型呼吸衰竭,慢性支气管炎;③慢性阻塞性肺气肿;④慢性肺源性心脏病(失代偿期)。

（三）鉴别诊断

1. 脑血管意外
起病急骤,临床表现为局灶神经功能缺损,少数为全面神经功能缺损,头颅影像学出现责任病灶或症状/体征持续 24 小时以上,排除非血管性病因。本病例呈亚急性起病,表现为意识障碍,高级皮质功能下降,无局灶神经功能缺损的症状及体征,故排除脑血管病。

2. 感染中毒性脑病
急性感染过程中全身毒血症,代谢紊乱和缺氧等因素引起的一种脑部中毒性反应。包括①所涉及的急性感染系指中枢神经系统以外的全身性急性感染;②病程中产生的毒性物质引起脑功能障碍或造成继发性病理改变而出现精神神经症状。本病例患者并无寒战、高热等全身感染中毒等症状,无明显精神行为异常表现,故不考虑。

3. 其他代谢性脑病
如电解质紊乱,肝、肾功能异常等所致脑病。

思考 1　慢性阻塞性肺疾病出现意识障碍应该考虑什么?

可能原因包括①肺性脑病;②电解质紊乱,如低钠、低氯、低钾性代谢性碱中毒;③脑血管意外,如脑出血、脑栓塞或血栓形成;④感染中毒性脑病;⑤药物不良反应等。

三、诊治及检查经过

入院后给予无创呼吸机机械通气,应用糖皮质激素抗炎,哌拉西林舒巴坦抗感染,氨茶碱扩张支气管、化痰等治疗。因患者双下肢水肿明显,在给予酚妥拉明扩血管的基础上,连续 5 天使用呋塞米 40mg

静脉注射。患者尿量明显增加,双下肢水肿明显消退。但患者精神不振,表情淡漠,仍有嗜睡。治疗次日复查动脉血气分析显示 PaO_2 80mmHg、$PaCO_2$ 50mmHg,患者神志及精神恢复正常。

> **思考2** 血气结果改善后意识障碍仍未恢复应该考虑什么?
>
> 肺性脑病经过积极纠正低氧血症和二氧化碳潴留后意识仍未恢复,则要考虑是否为电解质紊乱引起的意识障碍,或者是否为感染仍未控制所致。

> **思考3** 慢性阻塞性肺疾病出现电解质紊乱的原因是什么?
>
> ①营养摄入过少;②营养消耗增加;③合并肺源性心脏病,右心衰竭;④利尿剂使用不当;⑤激素使用不当。

四、讨论

肺性脑病是在慢性肺部疾病基础上发生的一种神经系统并发症,是由呼吸功能衰竭所致缺氧、二氧化碳潴留而引起精神障碍、神经系统症状的一种综合征。普遍认为肺性脑病的发生与体内二氧化碳潴留、缺氧、脑脊液酸碱失衡、神经细胞内 H^+ 浓度升高、脑内兴奋性氨基酸 N- 甲基 -D 天冬氨酸水平减低以及抑制性氨基酸 γ- 氨基丁酸水平升高有关。其诱因主要有下呼吸道感染等。一般依据病史、临床表现及辅助检查即可确诊。但必须除外脑动脉硬化、严重电解质紊乱、单纯性碱中毒、感染中毒性脑病等。肺性脑病的治疗主要在于针对原发肺部疾病采取常规的抗感染、扩张支气管、抗炎、祛痰及纠正水电解质紊乱及酸碱失衡等治疗,机械通气也至关重要。

(吴 波)

参 考 文 献

[1] 刘奇,陈荣昌,贾留群,等.无创通气用于肺性脑病患者疗效的 Meta 分析.中华危重病急救医学,2016(1):57-62.

病例86 肝性脑病

一、病历资料

(一)病史

患者女性,51岁,因"精神行为异常6天,加重2天"就诊。

入院前6天,患者无明显诱因出现精神行为异常,主要表现为睡眠倒错,分不清自己所在的位置,把自己家说成是办公室,伴嗜睡及言语不清。无发热头痛,无肢体无力。症状有波动,夜间症状相对突出,当地医院诊断"腔隙性脑梗死",予阿司匹林、银杏叶等药物口服无好转。入院前2天,患者再次出现精神行为异常,时间及地点定向力下降明显,继而出现睡眠增多,答非所问。患者自患病以来,精神、饮食差,小便未见异常,大便便秘,体重无明显变化。

既往一般情况良好。有"慢性乙型病毒性肝炎"病史10年,未服用抗病毒药物,无黄疸及厌食等症状。无疫苗接种史,无手术及输血史,无其他特殊病史。

（二）体格检查

体温：36.3℃，脉搏：70 次 /min，呼吸：15 次 /min，血压：136/80mmHg，心肺腹未见异常，无肢体震颤。

神经系统查体：神志嗜睡，对答不切题，言语不清，记忆力、计算力、理解力、判断力等高级神经功能检查无法配合，双侧瞳孔等大、形圆，直径 2mm，对光反射灵敏，四肢肌张力降低，肌力 4 级，无肢体不自主运动。四肢及躯干痛觉对称正常，四肢腱反射减弱，双侧巴宾斯基征阳性，颈软无抵抗。

（三）辅助检查

1. **血常规** 红细胞 3.33×10^{12}/L（4.3×10^{12}~5.8×10^{12}/L），血红蛋白 99g/L（130~175g/L），血小板计数 39×10^{9}/L（125×10^{9}~350×10^{9}/L），白细胞计数 2.69×10^{9}/L（3.5×10^{12}~9.5×10^{12}/L）。

2. **大便常规** 隐血阳性。

3. **凝血功能** 凝血酶原时间 20.4s（10~15s），国际标准化比值 1.90，活化部分凝血活酶时间 47.8s（25~31.3s），凝血酶时间 24.9s（15~21s），纤维蛋白原 0.61g/L（2~4g/L）。

4. **肝功能、肾功能、电解质、血脂相关检查** 总胆红素 58.2μmol/L（5.1~28μmol/L），直接胆红素 27.2μmol/L（0~10μmol/L），丙氨酸氨基转移酶 40U/L（0~40U/L），门冬氨酸氨基转移酶 64U/L（0~40U/L），白蛋白 25.7g/L（40~55g/L），钾 3.44mmol/L（3.5~5.5mmol/L）。

5. **血氨** 136.3μmol/L（<35μmol/L）。

6. **血清铜蓝蛋白、血清铜及尿铜** 正常范围。

7. **乙肝感染相关实验室检查** 乙肝表面抗原半定量 1 936.000 S/CO（阳性），乙肝 e 抗体半定量 0.524 S/CO（阳性），乙肝核心抗体半定量 0.009 S/CO（阳性）。乙肝病毒 DNA 实时荧光检测 1.28×10^{4}U/ml。

8. **脑脊液检查**

（1）脑脊液初压 200mmH$_2$O，末压 160mmH$_2$O。

（2）脑脊液常规、生化、IgG 合成率、结核抗体、脱落细胞学、自身免疫性脑炎抗体及副肿瘤抗体未见异常。

9. **脑电图** 双侧各导三相波（图 8-3-5）。

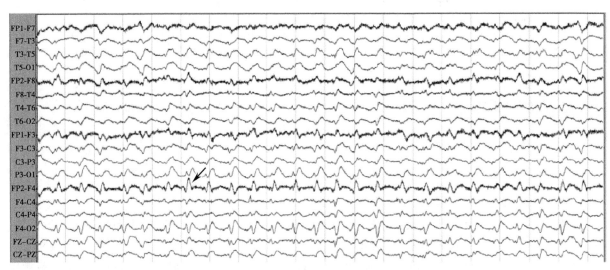

图 8-3-5 脑电图可见双侧各导三相波

10. **头颅 CT 及 CTA** 未见异常。

11. **头颅 MRI** 双侧基底节区对称性的 T$_2$ 加权及 FLAIR 序列高信号（图 8-3-6）。

12. **CT 全腹部增强** 肝脏实质损害伴结节，肝脏硬度增高，脾脏增大。

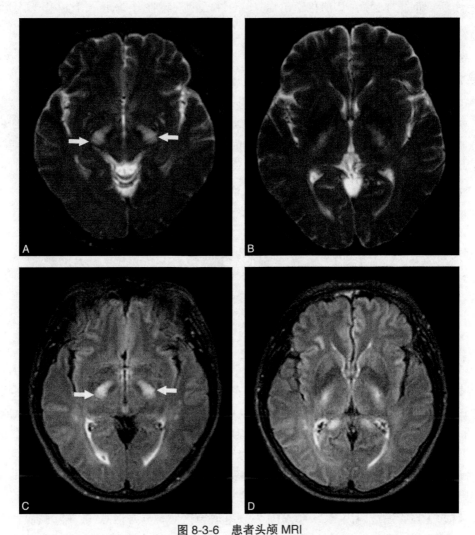

图 8-3-6　患者头颅 MRI

A、B. T$_2$ 加权序列；C、D. FLAIR 序列，可见双侧基底节区对称性高信号（箭）。

二、病例分析

（一）病例特点

1. 中年女性，亚急性起病。

2. 临床表现为精神行为异常，时间、地点定向力下降，伴言语不清及意识障碍。

3. 嗜睡，对答不切题，言语不清，高级神经活动检查不能配合。双侧病理征阳性。

4. 脑电图示双侧各导联出现三相波，头颅 MRI 提示双侧基底节区对称性的 T$_2$ 加权及 FLAIR 序列高信号；血氨明显增高，CT 全腹部增强提示肝脏实质损害伴结节，肝脏硬度增高。

（二）诊断及诊断依据

1. 诊断

【定位诊断】临床表现为意识障碍，精神行为异常，高级皮质功能下降，查体不配合，双侧病理征阳性，脑电图有弥漫性慢波，头颅 MRI 提示双侧基底节区对称性病变，定位于双侧大脑半球皮质和基底节区。

【定性诊断】中年女性，急性起病，临床表现为意识障碍、精神行为异常，定向力下降，有慢性乙肝未规范治疗病史，消化道出血诱因，生化检查提示肝功能异常，血氨增高，结合脑电图和头颅 MRI 提示颅内广泛病变，定性诊断代谢性脑病、肝性脑病。

2. 入院诊断 ①肝性脑病;②消化道出血;③慢性乙型病毒性肝炎,肝硬化;④电解质紊乱(低钾血症)。

思考1 肝性脑病的诱发因素

常见的诱发因素包括消化道出血、感染(特别是自发性腹膜炎、尿路感染和肺部感染)、电解质及酸碱平衡紊乱(如脱水、低血钾、低血钠)、大量放腹水、过度利尿、进食蛋白质过多、便秘、经颈静脉肝内门体静脉分流术(transjugular intrahepatic portosystemic shunt, TIPS)和使用安眠药等镇静类药物。

思考2 肝性脑病的诊断要点

肝性脑病的诊治要点有①有引起肝性脑病的基础疾病,严重肝病和/或广泛门体侧支循环分流;②有临床可识别的神经精神症状及体征;③排除其他导致神经精神异常的疾病,如代谢性脑病、中毒性脑病、神经系统疾病(如脑出血、颅内感染及颅内占位)、精神疾病等情况;④特别注意寻找引起肝性脑病(C型、B型)的诱因,如感染、上消化道出血、大量放腹腔积液等;⑤血氨升高。

(三)鉴别诊断

1. 颅内感染 多为急性或亚急性起病,可有发热、头痛、呕吐或脑膜刺激症状,精神症状较为突出,可有不同形式的痫性发作、局灶神经功能缺损的症状。外周血白细胞增高,腰穿脑脊液压力增高,细胞数增高,蛋白含量增高,脑电图表现为弥漫性高波幅慢波。本病例无发热等全身感染症状,腰穿未发现颅内感染证据,故不考虑。

2. 脑血管意外 起病急骤,临床表现为局灶神经功能缺损,少数为全面神经功能缺损,头颅影像学出现责任病灶或症状/体征持续24小时以上,排除非血管性病因。本病例表现为全脑功能下降,无局灶神经功能缺损,无血管病危险因素,头颅MRI发现基底节区对称异常信号,故排除脑血管病。

3. 肝豆状核变性 青少年起病,主要表现为震颤、强直、肌张力障碍和精神症状,角膜边缘有K-F环和肝病史者应高度怀疑本病,进一步查血清铜蓝蛋白及血清铜降低,尿铜增加即可确诊。头颅MRI及CT示基底节对称性改变及阳性家族史则更有助于诊断。

三、诊治及检查经过

(一)诊治经过

患者入院后积极予以降血氨(乳果糖10ml每天三次通便,L-鸟氨酸-L-门冬氨酸20g/d静脉滴注)、保肝、抑酸护胃、补充支链氨基酸、醋酸灌肠等治疗。经过降血氨治疗后患者神志清楚,对答切题,时间、地点及人物定向力正常,计算力正常,四肢活动正常。为进一步诊治转入消化内科后于局麻下穿刺右侧股静脉,插管至下腔静脉后造影:下腔静脉增粗,见数支异常静脉开放,反复尝试未探查到门体分流侧支循环。完善胃镜示:胃窦广泛充血红斑:扩张毛细血管?门脉高压性胃病。

经上述处理后患者出院继续低蛋白饮食,保持大便通畅,必要时使用乳果糖通便。口服保肝药物(甘草酸二铵肠溶胶囊150mg每天三次;丁二磺酸腺苷蛋氨酸肠溶片0.5g,每天二次,持续二周;恩替卡韦0.5mg,口服每天一次;艾司奥美拉唑镁肠溶片40mg,每天一次,持续一周;消化内科门诊随访,定期复查血常规、生化、电解质、凝血、血氨、甲胎蛋白及乙肝病毒DNA定量。

(二)最终诊断

最终诊断:①肝性脑病;②乙肝肝硬化失代偿(Child Pugh评分B级)门体分流,门静脉高压性胃病;③消化道出血;④慢性乙型病毒性肝炎;⑤电解质紊乱(低钾血症)。

思考3 肝性脑病的治疗原则

肝性脑病的治疗原则包括①及早识别及去除肝性脑病的诱因。该患者有消化道出血,是肝性脑病的重要诱因之一,注意防治便秘,使用醋酸灌肠。②减少肠内氮源性毒物的生成与吸收。限制蛋白质饮食,清洁肠道;促进体内氨的代谢。③静脉输注门冬氨酸鸟氨酸及精氨酸等。④原发病的治疗,针对乙型病毒性肝炎予以抗病毒治疗。

四、讨论

肝性脑病指肝功能异常患者出现的潜在可逆性的神经精神异常。表现多样,从轻度肝性脑病,到明显的表现如精神行为异常、记忆障碍、性格改变、智力下降、甚至昏迷(重度肝性脑病)。肝性脑病患者的实验室检查示血氨水平增高,肝功能异常。中枢神经系统损伤的病理机制主要被认为是神经毒素引发的脑损害,氨是促发肝性脑病最主要的神经毒素,继发于由谷氨酰胺聚集引起的血管源性水肿。谷氨酰胺在脑中通过谷氨酰胺合成酶催化由氨和谷氨酸合成。血氨升高对肝性脑病的诊断有较高的价值。门静脉-体循环分流性肝性脑病患者血氨多数增高,但血氨的升高水平与病情的严重程度不完全一致。血氨正常的患者亦不能排除肝性脑病,尤其是急性(暴发性)肝衰竭,血氨可在正常范围。防治各种肝脏疾病是预防肝性脑病的基础。对肝病患者应给予该病的常识教育,在生活中避免诱发肝性脑病的因素。积极预防和治疗消化道出血、电解质紊乱、感染等肝性脑病的诱发因素,避免不合理地大量放腹水或利尿,避免不合理地大量应用麻醉剂和镇静剂。对于肝硬化等高危人群,尽早进行轻微型肝性脑病筛查,发现轻微型肝性脑病患者并及时治疗,防止其发展为肝性脑病。

2018年中华医学会肝病学分会《肝硬化肝性脑病诊疗指南》对于肝性脑病患者的在院护理首次提出"三防三护"的概念,"三防"指防走失、防伤人、防自残,"三护"指床挡、约束带、乒乓球手套。强调医护工作者在治疗之外,还应密切关注患者精神症状的变化、饮食结构是否合理、生命体征的变化等,并指出睡眠障碍及注意力下降是OHE(2、3、4级肝性脑病的统称)最早表现,应指导家属密切观察。为该病的早期预警和发病后护理提供了细化的指导意见。同时提出了以下几个需要解决的问题:①神经影像组学生物标志物及功能磁共振在肝性脑病诊断中的研究与应用。②轻微肝性脑病早期诊断血清生物标志物、新神经心理学测试方法的研究与应用。③肝性脑病新的治疗方法的研究包括粪便移植预防治疗肝性脑病,干细胞治疗肝性脑病的研究,肝性脑病新治疗靶点的研究。

(吴 波)

参 考 文 献

[1] 中华医学会消化病学分会,中华医学会肝病学分会.中国肝性脑病诊治共识意见(2013年,重庆).中国医学前沿杂志(电子版),2014,6(2):81-93.
[2] 中华医学会肝病学分会.肝硬化肝性脑病诊疗指南.中华肝脏病杂志,2018,26(10):721-736.
[3] 李小科,王姗,李志国,等.2018年《肝硬化肝性脑病诊疗指南》更新要点解读.临床肝胆病杂志,2019,35(7):1485-1488.

病例87 酒精中毒性脑病

一、病历资料

(一)病史

患者男性,66岁,因"进行性认知功能障碍伴行为异常1个月,加重5天"入院就诊。

1个月前患者突然出现认知功能障碍伴行为异常,表现为不认识身边的部分物品,可认出亲人,有睡眠节律变化,夜间不能入睡,独自叠衣服及整理房间等,起初对答切题,后开始出现说话不顺畅,走路不稳,主动拥抱陌生人、作揖等,无发热,无咳嗽、咳痰,无头晕头痛,无大小便失禁,无四肢抽搐,无伤人毁物行为。5天前说话不顺畅加重,不认识亲人,无法对答,于当地医院就诊上述症状未缓解,为求进一步治疗入我科。

患者有长期饮酒史30年,每天饮酒量约400g,曾在家人要求下戒酒,但戒酒后有明显心悸及手抖等症状,饮酒后上述症状好转。近1个月因发现胃溃疡未饮酒;本次入院时发现高血压,血压最高可达180/105mmHg,平日未监测血压。

(二)体格检查

体温36.5℃,脉搏112次/min,呼吸20次/min,血压144/108mmHg。双肺呼吸音粗糙,双下肺可闻及少许湿啰音,心率112次/min,心律齐,腹部无异常,双下肢无水肿。

神经系统查体:意识模糊,无法对答,不能遵嘱执行睁闭眼等指令,双眼可疑水平眼震,伸舌不能配合,四肢可见自主活动,肌力检查无法配合,疼痛刺激可见回避动作,可行走,呈醉酒步态,走路不稳,四肢深浅感觉对称存在,双上肢腱反射对称引出,双侧病理征阴性,颈抵抗,颌胸距三横指。

(三)辅助检查

1. **血常规** 正常范围。

2. **肝功能、肾功能、血糖、电解质、血脂相关检查** 正常。

3. **血氨** 43.0μmol/L(<35μmol/L)。

4. **脑脊液检查**

(1)脑脊液清亮,初压90mmH$_2$O,末压50mmH$_2$O。

(2)脑脊液常规、生化、细菌、真菌涂片及培养、自身免疫性脑炎及副肿瘤综合征抗体未见异常。

5. **脑电图** 清醒状态下各导4~5Hz θ波(图8-3-7)。

6. **头部CT** 脑实质内散在稍低密度斑片影;小脑轻度萎缩。

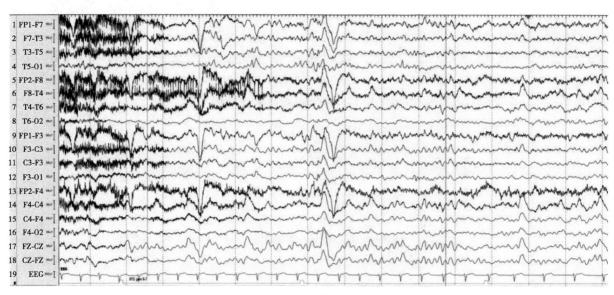

图8-3-7 脑电图

二、病例分析

(一)病例特点

1. 老年男性,急性起病。

2. 临床主要表现为认知功能障碍伴有精神行为异常。

3. 查体有意识模糊,小脑性共济失调体征。

4. 既往有长期大量饮酒史,近 1 个月未饮酒。

（二）诊断及诊断依据

1. 诊断

【定位诊断】临床表现为高级皮质功能下降伴有精神行为异常,查体示意识模糊,小脑性共济失调,头颅 CT 提示脑实质内散在稍低密度斑片影,脑电图提示额叶、颞叶脑电异常,考虑颅内病变广泛,定位于大脑皮质、皮质下与小脑。

【定性诊断】患者既往长期大量饮酒,发病前 1 个月未饮酒,急性起病,出现神经、精神症状,考虑存在酒依赖及戒断,定性诊断考虑慢性酒精中毒性。

2. 入院诊断 ①慢性酒精中毒性脑病;②肺部感染。

（三）鉴别诊断

1. 病毒性脑炎 患者老年男性,慢性起病,有意识障碍及精神症状,无发热、头痛等症状,腰椎穿刺脑脊液常规、生化等相关检查未见异常。可能性不大。

2. 自身免疫性脑炎、边缘叶脑炎 患者可出现认知功能障碍及精神行为异常,脑脊液自身免疫性脑炎及副肿瘤相关抗体阴性,全身检查未查见肿瘤。

三、诊治及检查经过

入院后予奥氮平 2.5mg 睡前服用控制精神症状;哌拉西林他唑巴坦 4.5g 静脉滴注,每日三次抗感染;苯磺酸氨氯地平 5mg 口服,每日一次控制血压;大剂量甲钴胺、维生素 B_1、维生素 B_6、维持电解质平衡等对症支持治疗,监测血压。完善头颅 MRI 检查发现小脑轻度萎缩,双侧大脑半球广泛对称白质高信号,增强后无强化（图 8-3-8）。患者逐渐出现意识障碍,喉部可闻及痰鸣,外周氧饱和下降至 80%~90% 之间,血气分析提示Ⅱ型呼吸衰竭,予气管插管及呼吸机辅助通气等治疗,患者病情进行性加重至死亡。

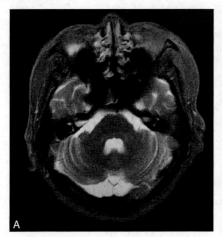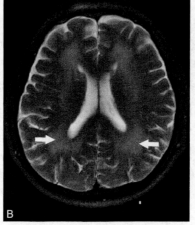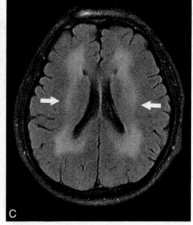

图 8-3-8 患者头颅 MRI

A. 小脑轻度萎缩;B、C. T_2 加权及 FLAIR 序列可见双侧大脑半球广泛对称白质高信号。

思考 1 慢性酒精中毒性脑病的临床诊断标准是什么？

1. 首先应该有长期饮酒的病史,或有酒精依赖病史。酒精依赖核心症状 / 诊断标准在 DSM-4/ICD-10 描述如下（12 个月内出现以下 3 项或以上）:对酒精耐受（需要摄入更大量以达到愉悦感）；停止饮酒后出现戒断症状/反应；过量摄入；无法控制、戒除；耗费大量时间寻求、获得和摄入酒；社会交往活动意愿减退；不顾任何不良后果（身体/心理问题）。

2. 患者的临床表现和严重程度也可能与酒的种类、饮酒的时间、饮酒量与频度、饮酒时是否佐以食物以及神经系统的功能状况等因素密切相关，因此临床医生应在前述诊断标准的基础上结合临床表现和影像学特征进行综合判断。

四、讨论

（一）慢性酒精中毒性脑病的概况

慢性酒精中毒性脑病由 Marchiafava 和 Bignami 在 1903 年首次报道，指长期大量酗酒引起人体营养代谢紊乱，导致中枢神经系统损害的一类疾病。进入 21 世纪以来，我国饮酒人群所占比例日益上升，酒精所致神经精神障碍的发病率继续升高成为多个地区突出乃至排名第 1 位的神经精神卫生问题。人体各系统组织不同程度受到酒精的毒害表现出不同的临床症状，其中最为显著的是中枢神经系统的损害，严重者甚至危及生命。慢性酒精中毒性脑病主要表现为头晕、分析判断能力下降、四肢震颤、人格改变、认知功能下降、幻觉及妄想等。

（二）慢性酒精中毒性脑病的发病机制

慢性酒精中毒性脑病发病机制至今尚未明确，有研究认为与慢性酒精中毒、严重的营养不良有关。慢性酒精中毒可导致体内维生素 B 缺乏，引起机体代谢紊乱，并容易引起神经细胞变性。另外，酒精进入血液循环系统可引起对脑组织的间接毒性作用。酒精作为一种毒性物质，影响颅内的三羧酸循环，导致脑组织供氧不足，从而引起脑组织内神经细胞的损伤。

（三）慢性酒精中毒性脑病的影像学改变

慢性酒精中毒因受累部位不同，在 MRI 上会有不同的影像学表现。脑萎缩是酒精对脑皮质的毒性作用，使脑细胞变性、坏死、神经细胞萎缩。与发病年龄不符的脑萎缩是其发病特点之一。双侧丘脑和脑干对称性异常信号，尤其是第三脑室和中脑导水管周围的对称性长 T_2 信号以及乳头体萎缩，是慢性酒精中毒性脑病的特征性改变。也可表现为皮质下白质及侧脑室周围多发的点状或斑片状脑白质脱髓鞘及胼胝体异常信号。小脑变性的影像学特征为小脑萎缩，尤其以小脑蚓部萎缩为主，严重时小脑皮质、蚓部和橄榄体严重萎缩，并伴有环池、小脑上池及枕大池等脑池扩大。

（四）治疗

慢性酒精中毒性脑病的首要治疗方法就是戒酒，治疗一般分为 2 个阶段：一是戒酒阶段，也称作解毒阶段；另一阶段是康复治疗阶段，积极的药物治疗能够帮助患者戒断对酒精的依赖，防止疾病复发。目前戒酒的一线治疗药物有：纳美芬、纳洛酮、纳曲酮、双硫仑、阿坎酸等。二线治疗药物有巴氯芬、托吡酯、苯二氮䓬类药物、三环类抗抑郁药物、大剂量抗氧化剂等。严重酒精中毒患者应该住院进行戒酒，补充高剂量的维生素 B_1，纠正营养失调，针对癫痫、认知功能障碍等的对症治疗和康复治疗，以防止严重并发症的发生。

（吴　波）

参 考 文 献

[1] 中国医师协会神经内科分会脑与脊髓损害专业委员会. 慢性酒精中毒性脑病诊治中国专家共识. 中华神经医学杂志, 2018, 17（1）: 2-9.

第四节 神经内科疾病精神障碍的认识、处理

病例88 抑郁障碍

一、病历资料

（一）病史

患者女性，54岁，因"情绪低落、睡眠障碍6个月余"就诊。

患者约6个月前出现莫名其妙的压抑痛苦，对一切无兴趣，情绪极度低落，对前途悲观，总感到活着没有意义，甚至有自杀念头；无明显诱因下出现入睡困难，夜间梦多，早醒、醒后难以入睡，夜间睡眠时间2~3小时，无梦话及睡眠中跌伤及误伤，次日感到困乏明显；伴头皮发麻、晨起乏力，视物模糊、偶感胸闷症状，食欲差，体重下降约5kg；自诉人际关系淡漠，不愿与别人说话交往，难以完成日常工作，能够勉强维持正常的生活。

既往体健，无慢性疾病，否认冶游史；否认精神活性物质及成瘾性物质使用史；既往血压、血糖及血脂正常。

（二）体格检查

体温：36.8℃，脉搏：76次/min，呼吸：20次/min，血压：126/68mmHg；心肺腹未见异常。

神经系统查体：神清，情绪低落，自知力完整，神经系统查体无阳性体征。

（三）辅助检查

1. 神经心理学评估 见图8-4-1。

测查项目	得分	参考值	测查项目	得分	参考值
MMSE	28	26分[a]	MoCA	27	25分[a]
AVLT（延迟）	12分	≥8分[a]	AVLT（再认）	15分	≥10分[a]
HAMA（14项）	18分	<7分[b]	HAMD（17项）	31分	<7分[b]

图8-4-1 患者神经心理学评估情况

[a] 低于划界分即考虑该评估存在异常；[b] 高于划界分即考虑该评估存在异常。

MMSE，MoCA：评估整体认知功能；AVLT：听觉词汇学习记忆测验，评估记忆功能；HAMA，HAMD：汉密尔顿焦虑/抑郁量表，评估情绪状态。

2. **血常规、尿常规、肝功能、肾功能及血沉** 正常范围。
3. **甲状腺功能** 正常。
4. **头颅MRI及MRA** 颅内脑实质及颅内动脉、静脉均未见异常。
5. **常规心电图** 窦性心律，正常心电图。

思考1 抑郁症状的评估量表有哪些？

抑郁量表根据目的可以分为筛查量表和诊断量表，根据评估方法可分为自评量表和他评量表。其中90s四问题快速询问法、医院焦虑抑郁量表（HADS）是常用的筛查量表；患者健康问卷抑郁量表（PHQ-9）、ZUNG氏抑郁自评量表（SDS）、老年抑郁量表（GDS）和贝克抑郁自评量表（BDI）是常用的自评、诊断量表；汉密尔顿抑郁量表（HAMD）是最常用的他评、诊断量表，对评估者的资质有一定的要求。此外还有由美国国立精神卫生研究所于1977年设计的抑郁症状自评量表（CES-D），在临床上多用于流行病学调查、抑郁筛查和抑郁症状评估。

二、病例分析

(一)病例特点

1. 中年女性,心境低落,慢性病程。
2. 情绪低落,兴趣丧失,无望感明显。
3. 反复出现自杀念头。
4. 有早醒、睡眠障碍表现。
5. 生化、头颅 MRI、MRA、MRV 及心电图等未见异常。
6. 神经心理学评估提示认知功能正常,重度抑郁,轻度焦虑。

(二)诊断及诊断依据

1. 诊断

【定位诊断】患者以情绪低落、兴趣丧失为主要表现,甚至有轻生念头,无其他神经定位体征,考虑存在恐惧加工和奖赏加工的异常,因此定位于前额叶和边缘系统。

【定性诊断】中年女性,心境低落;同时对前途悲观失望,甚至有轻生念头以及思维缓慢等表现。症状显著影响患者的生活工作且认知功能正常。呈现为慢性病程,病程超过 6 个月。HAMD 评分 31 分;HAMA 评分 18 分。生化、头颅磁共振及心电图未见异常。定性诊断考虑为情感障碍疾病。

2. 入院诊断 ①抑郁障碍;②睡眠障碍。

(三)鉴别诊断

1. 器质性精神障碍 许多躯体疾病,尤其是神经系统疾病可出现心境障碍的表现,但一般无典型的情感高涨或低落,不具有感染力,多以情绪不稳定、焦虑紧张为主。其发生与原发疾病密切相关,精神症状往往与原发疾病的病情共消长,且具有器质性精神障碍的一些特征,如意识障碍、记忆障碍、症状多变等,且病史、体格检查等常有相应的异常改变。

2. 心因性抑郁 患者存在明显的心理因素,所表现的精神症状也与之紧密联系,情绪波动较大,多为怨天尤人而缺少自责与内疚,精神运动性抑制多不明显,睡眠障碍多为入睡困难而非早醒,常有与心因有关的噩梦,心理因素排除后病情可随之好转。

3. 老年性痴呆 老年抑郁症患者中会出现可逆性认知障碍,即"假性痴呆"其中一部分患者会出现不可逆痴呆。阿尔茨海默病和其他脑退行性病变,尤其在疾病早期类似抑郁障碍。这类疾病起病比较缓慢,在抑郁症出现前就已存在记忆力和定向力的减退且进行性加重,且大都缺少认知障碍的主诉以及痛苦体验。在进行神经影像检查时可以发现,患者有明显的脑萎缩和脑室扩大。

三、诊治与检查经过

(一)诊疗过程

抑郁症的诊疗主要包括排除器质性障碍、鉴别诊断、合并症状、拟定治疗方案。

1. 进行病史询问及体格检查,明晰该患者的病史且确定该患者无阳性定位体征。
2. 进行神经心理学评估,评估该患者的焦虑、抑郁、精神症状及认知功能,结果发现该患者的认知功能正常,存在重度抑郁及重度焦虑症状。
3. 进行血常规、尿常规、血生化以及头颅影像学等辅助检查,排除该患者存在躯体疾病的可能。
4. 甲状腺功能及血生化、影像检查未见异常,排除器质性疾病,再次询问患者的相关症状及病史,确定该患者并不存在幻觉和妄想等症状。
5. 该患者存在严重的抑郁症状,合并有中度焦虑;因此进行一般心理干预,同时予以帕罗西汀 20mg,每日一次,口服,联合米氮平 15mg,每日一次,口服抗抑郁及焦虑治疗,同时嘱咐家属密切观测患者病情,防止自伤及自杀行为,必要时可予以行电休克治疗。
6. 服药 4 周后进行随访,再次评估 HAMD21、HAMA12,较初诊时有所缓解;且患者自诉症状较前有所改善,遂继续予以该方案治疗;至 12 周时再次复查,症状已缓解(HAMD11,HAMA9);继续予以足疗程干预,6 个月后症状恢复,予以逐渐停药。

> **思考 2** 抑郁症的诊疗流程应包括以下步骤?
> 第一步　抑郁情绪或兴趣减退是否合并其他抑郁症状,且持续时间超过 2 周?
> 第二步　既往有躁狂或轻躁狂发作?
> 第三步　是否存在明确的躯体因素?
> 第四步　是否是由于使用毒品、药物及其他神经活性物质所引发的?
> 第五步　在没有抑郁情绪时是否存在幻觉和妄想?
> 第六步　抑郁症的药物治疗、认知行为治疗以及综合治疗。

(二)抗抑郁的药物治疗原则

抗抑郁治疗主要是全面控制抑郁症状,彻底解除患者痛苦,有效地防止自杀、自伤行为的发生,减少因疾病给社会和家庭的负担以及预防疾病再发。正确诊断、全面考虑患者临床特点,使用有效的、副作用小的抗抑郁药;适当使用药物剂量,坚持个体化用药原则;小剂量开始,逐步加量,控制药物副作用,提高患者用药的依从性;足剂量足疗程的单一用药是基本用药原则之一,一般不主张两种或两种以上的抗抑郁药物联合使用。目前较常用的药物有:①选择性五羟色胺(5-HT)再摄取抑制剂:氟西汀 20~40mg 口服,每日一次;帕罗西汀 20mg 口服,每日一次;②选择性 5-HT 和 NE 再摄取抑制剂:文拉法辛 75~375mg 口服,每日一次;③单胺氧化酶抑制剂:米氮平 30mg 口服,每日一次;④三环类抗抑郁药:阿米替林 50~250mg 口服,每日一次。

四、讨论与展望

(一)抑郁症的电休克治疗

电休克治疗是一种安全有效的治疗手段,现多使用无抽搐电休克治疗。但是,电休克治疗对认知功能有着明显的损伤,因此如何选择合适的患者及治疗时机仍然有待于探索。目前认为,对于伴有强烈自杀、自伤行为以及明显自责、自罪的严重抑郁症患者和极度兴奋躁动,具有冲动、伤人、外跑的躁狂发作患者应果断使用电休克治疗,同时给予药物治疗。考虑到电休克的副作用,当下利用经颅磁刺激治疗抑郁障碍以及耐药的抑郁障碍患者已经得到推广使用,是一个新选择。

(二)抑郁障碍的认知行为治疗

认知行为治疗是一种可操作的、高度结构化的、能够非常有效地减少和消除抑郁症患者痛苦的一种心理治疗方法。该治疗通过识别和讨论导致及维持抑郁症的行为和思维模式来治疗抑郁症。这种治疗关注的是患者现在、当下的思维和行为以及其如何引起糟糕的感受。在认知行为治疗中,治疗师首先会和患者讨论症状的轻重程度。治疗师通过一些标准化问卷科学评估患者的症状,包括贝克抑郁问卷、抑郁症快速自评问卷以及汉密尔顿抑郁评估等。在访谈中,通过与患者沟通,确定想要达到的治疗目标,例如,增加自尊、改善交流、减少无望感和孤独感。在治疗中需定期进行评估,保证治疗向指定的目标靠近。

(汪　凯)

参 考 文 献

[1] 中华医学会精神医学分会抑郁障碍研究协作组.抑郁症认知症状评估与干预专家共识.中华精神科杂志,2020,53(5):369-376.

[2] 中国医师协会神经调控专业委员会电休克与神经刺激学组,中国医师协会睡眠专业委员会精神心理学组,中国医师协会麻醉学医师分会,等.改良电休克治疗专家共识(2019版).转化医学杂志,2019(3):129-134.

[3] 中华医学会精神医学分会老年精神医学组.老年期抑郁障碍诊疗专家共识.中华精神科杂志,2017,50(5):329-334.

[4] 胡昌清,朱雪泉,丰雷,等.中国抑郁障碍防治指南(第二版)解读:药物治疗原则.中华精神科杂志,2017,50(3):172-174.

[5] Otte C, Gold S M, Penninx B W, et al. Major depressive disorder. Nat Rev Dis Primers, 2016, 2: 16065.

病例 89　焦虑障碍

一、病历资料

(一)病史

患者女性,36岁,因"头痛、易疲劳、担心焦虑6个月余"就诊。

患者大概从6个月前开始出现头部轻～中度钝痛(非搏动性),为持续性,间或减轻,无明确定位,无明显加重、缓解因素,无恶心、呕吐,无畏光、畏声,症状影响其生活与工作。同时出现情绪不稳定,容易疲劳,心情起伏不定,表现为心神不宁,易紧张,注意和记忆明显下降,不愿与外界沟通,有时感到胸闷不适及心悸。常有头晕、口干,存在肢体发抖,难以放松。睡眠质量欠佳,入睡困难、多梦、易醒,醒后难以入睡,无梦话及睡眠中跌伤、误伤,次日感到困乏明显;饮食尚可;患者自诉离婚后独自带孩子,生活及工作压力较大。

否认颅脑外伤、感染、脑卒中史,否认冶游史;否认精神活性物质及成瘾性物质使用史。于1年前离异,育有1子,7岁。

(二)体格检查

体温:36.3℃,脉搏:82次/min,呼吸:21次/min,血压:132/78mmHg,内科查体无特殊。

神经系统查体:神志清楚,精神可,常叹气,言语清晰流畅,无找词困难,理解力及思维正常,记忆及计算力正常;自知力完整;时间、地点和人物定向力均正常。颅骨膜压痛阴性。余神经系统查体未见异常。

(三)辅助检查

1. 神经心理学评估,见图8-4-2。

测查项目	得分	参考值	测查项目	得分	参考值
MMSE	30	26分[a]	MoCA	29	25分[a]
AVLT(延迟)	13分	≥8分[a]	AVLT(再认)	15分	≥10分[a]
HAMA(14项)	24分	<7分[b]	HAMD(17项)	11分	<7分[b]

图 8-4-2　患者神经心理学评估情况

[a] 低于划界分即考虑该评估存在异常;[b] 高于划界分即考虑该评估存在异常。

MMSE, MoCA:评估整体认知功能;AVLT:听觉词汇学习记忆测验,评估记忆功能;HAMA, HAMD:汉密尔顿焦虑/抑郁量表,评估情绪状态。

2. **血常规、尿常规、肝功能、肾功能及血沉**　正常。

3. **血清甲状腺激素、抗甲状腺素抗体浓度**　正常。

4. **头颅 MRI 及 MRA**　颅内脑实质及颅内动脉、静脉均未见异常。

5. **心电图**　窦性心律,正常心电图。

> **思考 1** 常用的焦虑评估量表有哪些?
>
> 焦虑需经过筛查和严重程度评估,评估量表均可分为自评和他评两种。推荐使用 90s 四问题快速询问法、广泛性焦虑筛查量表(GAD-7)进行快速筛查、评估;Zung 氏焦虑自评量表(SAS)、贝克焦虑量表(BAI)及状态 - 特质焦虑问卷(STAI)等自评问卷适合各种类型焦虑快速评估;有测评人员及条件的医院可选用汉密尔顿焦虑量表(HAMA)他评量表。如量表评估程度为中度以上,建议进一步明确是否符合焦虑障碍及判断相应的焦虑障碍类型。

二、病例分析

(一)病例特点

1. 青年女性,携子离异,慢性病程。
2. 头部轻～中度钝痛,持续非搏动性,定位不清,无恶心呕吐。
3. 情绪波动较大,易紧张,胸闷、心悸。
4. 常有自主神经功能失调症状,有入睡困难和早醒。
5. 生化、头颅 MRI、MRA、MRV 及心电图等未见异常。
6. 神经心理学评估提示认知功能正常,中重度焦虑及轻度抑郁。

(二)诊断及诊断依据

1. 诊断

【定位诊断】头痛、情绪起伏,心神不宁,易紧张,注意及记忆功能下降,定位于杏仁核、海马及边缘系统;胸闷、心悸、头晕、口干、肢体抖动等躯体化症状,定位于自主神经;睡眠障碍,定位于边缘系统 - 下丘脑结构及脑干网状激活系统。

【定性诊断】青年女性,慢性病程,临床表现为头痛、情绪波动、过分担心,存在恐慌感,合并自主神经功能失调与睡眠障碍,HAMA 评分 24 分;HAMD 评分 11 分。生化、头颅磁共振及心电图未见异常。定性诊断为情感障碍性疾病。

2. 入院诊断 ①广泛性焦虑障碍;②慢性紧张型头痛;③睡眠障碍。

(三)鉴别诊断

1. 头痛的鉴别诊断

(1)偏头痛:最为常见的头痛类型,多为反复发作的一侧或双侧额顶部搏动性疼痛,疼痛时间不等,诱因亦不固定,常伴有烦躁、恶心、呕吐、畏光 / 畏声;部分类型可伴有视觉、感觉等先兆。少部分患者家族史阳性。

(2)丛集性头痛:通常是每年一次或两次在春季和 / 或秋季发作,丛集性发作通常持续 3~6 周,有较长的缓解期。发作频度从隔日一次至每日发作数次。每次发作持续数十分钟至 2 小时。发作常有规律的在同一时间出现。头痛往往在夜间入睡后突然发作而无先兆,疼痛多位于一侧眼眶或球后,为尖锐剧痛,痛处皮肤发红、发热,痛侧常有结合膜充血、流泪,不伴有恶心呕吐;可伴有霍纳征(Horner sign)。喝酒、服用血管扩张剂以及精神过度紧张可诱发。

2. 焦虑的鉴别诊断

(1)精神分裂症:患者常存在幻听、妄想、思维障碍等精神症状。相比于其他疾病,患者缺乏自知力,情感反应与内心及周围环境不协调等。

(2)惊恐障碍:患者存在更明显的自主神经功能紊乱等症状,常伴有濒死感和窒息感,呈发作性,每次发作一般仅持续数分钟,并非常害怕再次的发作。广泛性焦虑则以持续的、泛化的焦虑为主。

(3)躯体疾病状态所致焦虑:基于病史、实验室发现或体格检查,如果个体的焦虑和担心被认为可能与躯体疾病的生理效应有关,那么应给予与其他躯体疾病相关的焦虑障碍这个诊断。

（4）社交恐怖症：社交恐怖症主要是对可能面临的社交场合（社交互动、社交表现或者被观察）的预期焦虑和回避行为，而广泛性焦虑障碍往往缺乏明确的指向。

三、诊治与检查经过

（一）诊治过程

患者以慢性头痛、易疲劳、焦虑为主诉，需排查头痛的相关病因，并确立焦虑的诊断。进行病史询问及体格检查，明晰患者的头痛特点、相关病史以及体征；进行头颅影像学等辅助检查，排除器质性疾病；甲状腺功能及血生化、影像检查未见异常，排除器质性疾病；进行神经心理学评估，评估患者的焦虑、抑郁、精神症状及认知功能；再次询问患者的相关症状及病史，了解患者紧张情绪出现的时间、场景以及担忧的内容，明确病程中是否出现抑郁情绪及其他伴随症状；根据患者症状严重程度及合并症状选择治疗方式，该患者的 HAMA 评分 24 分，HAMD 评分 11 分，提示存在重度焦虑症状，并伴有可疑的抑郁症状；因此启动药物治疗和心理干预。结合患者病史，存在可疑的躯体症状，予以口服文拉法辛 75mg/d 改善焦虑症状。治疗 4 周后，患者症状明显好转，遂予以继续进行 4 个月的巩固治疗，后逐渐停药，停药后未复发。

（二）焦虑障碍的治疗目的和方法

焦虑障碍患者的主要治疗目标是提高临床治愈率、改善临床症状、恢复社会功能，以及减少复发率和社会功能缺损。通常采用综合治疗、长期治疗以及个体化治疗的原则。常用的治疗方法包括：药物干预、心理干预、放松训练、正念训练、认知行为干预等方法。

思考 2　焦虑障碍的诊疗流程应包括哪些步骤？

焦虑的诊断需排除器质性障碍，一般需经过以下步骤：

第一步　是否有躯体原因？

第二步　是否是由于使用毒品、药物及其他神经活性物质所引发的？

第三步　是否仅仅限于惊恐发作、公众面前的尴尬、害怕被污染、体重增加、患有疾病以及多种躯体主诉？

第四步　是否以担忧体验为主或过分伴有急切/冲动的强迫行为？

第五步　是否仅仅与创伤性事件有关？

第六步　焦虑障碍的药物治疗、认知行为治疗以及综合治疗。

四、讨论与展望

（一）焦虑障碍的药物治疗选择

焦虑障碍是一种慢性疾病，一旦确诊应早期治疗。根据诊断的亚型、临床特点进行选择，根据合并躯体疾病等情况因人而异地施以个体化用药。一般采用单一抗焦虑药方案。所有准备接受药物治疗的患者，开始前要让患者知情药物的起效、疗程、可能的不良反应，告知需要遵医嘱服药以及突然停药可能的停药反应。在用药初期患者的焦虑性躯体症状可能会加重，应当小剂量开始，逐渐加量，达到治疗量后应至少持续 3 个月，且停药应逐渐停药，并应进行巩固治疗 6 个月到 1 年。急性期治疗一般 3 个月，维持治疗时间一般为 2 个月到 1 年。

（二）焦虑障碍的认知行为治疗

焦虑障碍是对潜在威胁的评估，高级认知功能对焦虑情绪起着重要调控作用。认知行为疗法是一种通过识别和改变异常认知思维模式的心理治疗方法，以改善高级认知功能为基础，调控额叶功能，其抗焦虑的临床疗效已得到广泛证实。现有研究证明，认知行为疗法能有效减轻患者的焦虑水平且效果比苯二氮䓬类药物更加有效。联合药物治疗能够减少药物的用量并且有着更长的效应。认知行为疗法通常包括评估、适应性治疗、放松训练、正念训练、评估和对质回避、焦虑的认知评价和治疗、人际干预和问题解决训练几部分。

（汪　凯）

参 考 文 献

［1］中华医学会神经病学分会神经心理学与行为神经病学组.综合医院焦虑、抑郁与躯体化症状诊断治疗的专家共识.中华神经科杂志,2016,49(12):908-917.
［2］吴文源.中国精神障碍防治指南丛书:焦虑障碍防治指南.北京:人民卫生出版社,2010.
［3］Stein M B,Stein D J. Social anxiety disorder. Lancet,2008,371:1115-1125.
［4］Craske M G,Stein M B. Anxiety. Lancet,2016(388):3048-3059.

病例 90　卒中后抑郁

一、病历资料

（一）病史

患者男性,68 岁,因"右侧肢体无力 2 个月余,反应迟钝、性情改变 1 个月余"就诊。

患者 2 个月余前活动时出现右侧肢体无力,无法持物及行走,伴言语含糊,无意识障碍、二便失禁。被诊断为左侧额顶叶梗死,并予阿司匹林抗血小板聚集治疗,右侧肢体无力症状好转。近 1 个月,家人发现患者反应迟钝、注意力变差,完成日常活动的时间明显增长;情绪波动较大,常因小事发火,不愿见人,时常落泪。每晚凌晨入睡,早上 5:00 左右起床,夜醒 4~6 次,醒后难以入睡。食欲减退,大小便正常。

患者初中学历,退休工人。既往有高血压病病史 6 年,口服氨氯地平,控制良好;无吸烟、饮酒史,否认颅脑外伤、痴呆家族史,否认冶游史,否认全麻手术史。

（二）体格检查

体温:36.5℃,脉搏:74 次/min,呼吸:19 次/min,血压:136/80mmHg,神志清楚,精神可,心肺腹未见异常。

神经系统查体:神志清,定向力、计算力、理解力初测正常。言语不流利,右侧鼻唇沟浅,伸舌右偏,余脑神经检查未见异常;右侧肢体肌张力增高,左侧肢体肌张力正常。右上肢近端肌力 3 级,远端肌力 1 级,右下肢肌力 4 级,左侧肢体肌力 5 级;右侧偏身痛觉减退;右侧腱反射亢进,左侧腱反射活跃,右侧巴宾斯基征阳性,左侧巴宾斯基征阴性;颈软,克尼格征、布鲁津斯基征阴性。

（三）辅助检查

1. 神经心理学评估,见图 8-4-3。

测查项目	得分	参考值	测查项目	得分	参考值
MMSE	26	26 分[a]	MoCA	24	25 分[a]
AVLT（延迟）	7 分	≥8 分[a]	AVLT（再认）	12 分	≥10 分[a]
Stroop test	29s	≤7s[b]	JLOT	17 分	≥21 分[a]
CDR	0.5 分（轻度）	5 级评分法	VFT（动物）	7 分	≥12 分[a]
HAMA（14 项）	13 分	<7 分[b]	HAMD（17 项）	19 分	<7 分[b]
NPI	12 分	144 分满分[b]	ADL	20 分	<23 分[b]

图 8-4-3　患者神经心理学评估

[a] 低于划界分即考虑该评估存在异常;[b] 高于划界分即考虑该评估存在异常。

MMSE,MoCA:评估整体认知功能;AVLT:听觉词汇学习记忆测验,评估记忆功能;Stroop test:色字干扰测验,评估执行功能;JLOT:线段方向判定测验,评估视空间功能;VFT:词汇流畅性测验,评估语言流畅性功能;CDR:临床痴呆量表,综合评估痴呆的临床症状及分级;HAMA. HAMD:汉密尔顿焦虑/抑郁量表,评估情绪状态;NPI:神经精神科问卷,评估精神行为症状;ADL:日常生活能力量表,评估日常生活能力。

2. **血常规、尿常规、肝功能、肾功能、空腹及餐后血糖**　正常。

3. **甲状腺功能、叶酸、维生素 B_{12}、梅毒快速血浆反应素试验、人免疫缺陷病毒抗体及同型半胱氨酸浓度**　正常。

4. **脑脊液检查**　脑脊液压力、常规、生化、自身免疫性脑炎抗体及副肿瘤综合征抗体谱抗体正常。

5. **头颅 MRI（入院前 2 个月）**　左侧大脑中动脉供血区额顶叶梗死（图 8-4-4）。

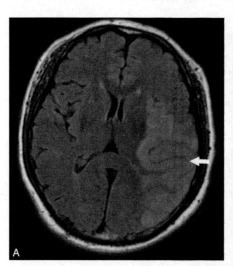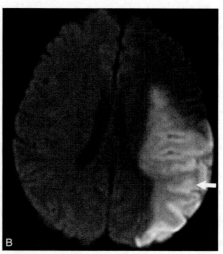

图 8-4-4　患者的头颅 MRI 图像

A. T_2FLAIR 序列；B. DWI 序列，左侧大脑中动脉供血区急性期梗死（箭）。

6. **颈动脉、椎动脉及超声心动图**　未见明显异常。

二、病例分析

（一）病例特点

1. 老年男性，卒中后起病。

2. 右侧肢体肌力减弱，语言欠流利。

3. 反应迟钝，性情改变为主诉，且 HAMD 19 分，NPI 12 分。

4. 整体认知功能、日常生活能力基本正常，额叶流畅性轻度受损。

5. 2 个月前头颅 MRI 提示左侧大脑中动脉供血区额顶叶梗死，余检查未见异常。

（二）诊断及诊断依据

1. **诊断**

【定位诊断】①左侧皮质脊髓束：患者右侧上下肢瘫痪，右侧上下肢腱反射增高，右侧病理征阳性；②左侧皮质脑干束：患者右侧轻度中枢性面瘫、舌瘫；③患者整体认知功能基本正常，额叶流畅性受损；磁共振提示左侧大脑中动脉供血区额顶叶梗死，因此定位于左侧额顶叶；本次患者无新发神经定位体征，主要表现为反应迟钝、性情改变，故定位于大脑皮质。

【定性诊断】患者既往存在脑梗死病史，本次无新发神经定位体征，且持续存在，相关检查排除颅内感染、神经梅毒等继发病因，HAMA 及 HAMD 评分均达到中度焦虑 / 抑郁；因此定性为情感障碍。结合患者病史，诊断考虑为脑梗死，卒中后抑郁。

2. **入院诊断**　①卒中后抑郁状态；②脑梗死后遗症；③高血压病（3 级，很高危）。

思考 1　常用的抑郁评估量表有哪些？

一般抑郁的评估，主要包括筛查和严重程度评估，评估量表均可分为自评和他评两种。推荐使用患者健康问卷抑郁量表（PHQ-9）的前两项，或抑郁的"90s四问题询问法"快速初步筛查抑郁。若PHQ-2量表2项均为阳性或"90s四问题询问法"4项均为阳性，则需进行进一步临床评估。有自伤/自杀观念或行为者均需进行进一步抑郁评估与疾病诊断。其中，PHQ-9量表用于抑郁症状的严重程度评估；Zung氏抑郁自评量表（SDS）、贝克抑郁自评量表（BDI）、老年抑郁自评量表（GDS）等自评问卷亦可用于抑郁程度的快速评估，有测评人员及条件的可选用汉密尔顿抑郁量表（HAMD-17）等他评量表。对量表评估中度以上抑郁建议进一步明确是否符合抑郁障碍诊断标准。

（三）鉴别诊断

1. 卒中后淡漠　二者有较多相似之处，较难以鉴别；卒中后淡漠病程多数为发作进展或持续进展，与低认知评分、认知功能快速下降有关，是一种漠不关心的状态，缺乏真正的内心体验，其心境为中性，多不会有自杀念头；淡漠者一般面目表情平淡，目光空洞，缺乏眼神交流；而卒中后抑郁者常与焦虑、激动、易激惹等情绪相关；呈明显的负性心境，表现为心情沉重、郁郁寡欢、流泪、无用感、无助感以及自杀观念；有典型的愁苦伤心的面容，目光可以含感情。该患者于卒中后康复阶段出现症状，主要表现为情绪低落、易激惹，常有落泪，有真正的负性内心体验和负性心境；因此，该患者应为卒中后抑郁而非卒中后淡漠。

2. 卒中后认知损害　与卒中后抑郁常同时存在，二者互相影响。卒中后认知障碍临床表现为记忆、注意、执行、语言及行为能力等以上所述的各种认知损伤的特点。鉴别卒中后认知障碍与抑郁常需要抑郁和认知评估量表来评定，在评估过程中，卒中后认知障碍者多给出错误的答案，而卒中后抑郁常表述为不知道或者不给出反馈。此外还可以经验性使用改善情绪或促进认知改善的药物加以识别。该患者存在反应迟钝的表现，但在进行认知评估时，存在配合度偏低，情绪低落显著，且评估结果提示，基本在正常范围内；卒中后认知障碍常需排除卒中后抑郁方能诊断。因此，应考虑卒中后抑郁。可先行抗抑郁治疗，观察其改善状况。

3. 卒中后精神障碍　多进展缓慢，病程波动，可因卒中而急性加剧，也可因侧支循环代偿而好转，其临床表现多样。早期症状多包括：朦胧状态及谵妄状态，特点是波动性、发作性及昼轻夜重；幻觉妄想，以幻听和幻视多见，多在入睡时或刚醒时，常表现为被害妄想，内容缺少系统性和逻辑性。

思考2　卒中后抑郁的诊疗流程应包括以下步骤：

第一步　卒中病史与起病时间的确定

该患者症状于卒中后康复期出现，且在卒中后6个月以内。

第二步　抑郁症状的识别与筛查

根据病史特点、血液、生物标志物、影像检查结果，排除其他病因，明确目前抑郁发作的类型。该患者，存在情绪低落、波动性大，不愿见人，时常落泪，有典型的抑郁表现。

第三步　抑郁症状与卒中的关系

根据临床表现、精神检查、日常能力受损情况及认知评估结果确定严重程度。该患者具有无望、无用、情绪低落、思维迟缓等临床症状，神经心理评估提示存在显著的情绪异常，且在卒中后的康复期出现，认知功能轻度异常，基本符合年龄，日常生活能力基本正常。

第四步　严重程度的确定

该患者的HAMD和HAMA评分提示中-重度抑郁和轻-中度焦虑。

第五步　卒中的二级预防、抑郁症状的治疗以及康复治疗

三、诊治与检查经过

（一）诊疗过程

1. 询问病史，了解患者既往脑卒中发生的时间，卒中部位、疾病严重程度、卒中后肢体功能及社会功能恢复情况、患者的心理适应状态、血管危险因素等。

2. 对患者进行详细的精神检查及神经心理学评估。

3. 了解患者最近一次的发作病史，判断患者的抑郁发作状态积累性。

4. 向患者及其家属详细询问既往的抑郁发作情况并进行判断。

5. 结合既往脑卒中病史和抑郁发生的关系，考虑卒中后抑郁诊断。

6. 予以口服帕罗西汀 20mg/d 改善其焦虑及抑郁症状，治疗 8 周后，症状显著好转；同时予以口服阿司匹林 100mg/d、阿托伐他汀钙 20mg/d 进行卒中的二级预防。药物之劳的同时，予以心理支持治疗。

7. 药物治疗 3 个月后，症状好转，予以足疗程治疗后，逐渐停药。

（二）卒中后抑郁治疗的原则

卒中后抑郁极大影响卒中患者神经功能恢复，增加致残率、病死率，给家庭和社会带来沉重负担。目前认为，在积极治疗原发病的基础上及时给予抗抑郁治疗，治疗目的是临床治愈抑郁症状、改善功能损害以及提高生活质量。治疗原则主要包括：①综合运用心理治疗、药物治疗和康复训练等多种治疗手段，以达到最佳的治疗效果；②参照循证医学证据，遵循个体化治疗原则，充分考虑风险因素及患者意愿，选择治疗手段及治疗药物；③注意监控和评估治疗的依从性、疗效、不良反应以及症状复发的可能性；④及时识别重度、伴有自杀风险以及难治性的卒中后抑郁，并给予有效处理。

针对药物治疗，目前较为常用的有①选择性 5-HT 再摄取抑制剂（SSRI）：代表药物有氟西汀（半衰期最长，肝酶抑制作用较强，具有时间依赖性，对神经功能和日常能力的恢复无益，需要小剂量开始逐渐加量）、帕罗西汀（有较好的抗抑郁和抗焦虑作用，具有较好的改善患者情绪、认知及日常功能的作用）、舍曲林（心血管副作用较小，适用于伴发躯体疾病的抑郁症患者，对认知及神经功能恢复有一定的积极作用）、氟伏沙明（副作用小、起效快，主要改善抑郁症状）、西酞普兰（有较好的抗抑郁效应，同时能够改善认知、减少功能残疾）和艾司西酞普兰；②选择性 5-HT 和去甲肾上腺素再摄取抑制剂（SNRI）：代表药物有文拉法辛和度洛西汀，均具有较强的抗抑郁作用；③去甲肾上腺素能和特异性 5-HT 能抗抑郁药物，如米氮平，米氮平为全球第一个去甲肾上腺素能和 5-HT 能的抗抑郁药，可以用于卒中后抑郁的预防和治疗；④经典的三环类抗抑郁药副作用较为显著，目前已经很少使用。不同药物在抗抑郁治疗中有着不同的侧重，在药物选择时应有所斟酌。其中帕罗西汀能够较好地抗抑郁及焦虑，比较符合该患者的临床症状，因此，该患者选择帕罗西汀进行改善情绪的治疗。

四、讨论与展望

（一）卒中后抑郁治疗的时效性

对于确诊的卒中后抑郁患者首选抗抑郁及治疗已获得普遍认可，但是关于抗抑郁剂治疗的时效性目前存在争议。一项研究发现，卒中后服用 3 个月氟西汀的卒中后抑郁患者 18 个月时的情绪改善以及日常功能的恢复状况甚为明显，而早期服药时则与对照组无明显差异。提示，早期药物干预的效果可能为多种因素所掩盖，卒中后抑郁是否需要像抑郁一样进行急性期、巩固期和维持期的足疗程治疗，仍需进一步探讨。目前认为，如果所选药物有效应该继续治疗 6~12 个月。

（二）卒中后抑郁障碍的预防性治疗

卒中后抑郁障碍是卒中的常见并发症之一，如何有效预防是神经科学研究的热点与难点。研究表明，早期预防性治疗能有效减少卒中后抑郁障碍的发生，对患者神经功能的改善有较大的促进作用。抗抑郁药物及心理治疗亦能有效预防卒中后抑郁障碍,提高卒中患者的日常生活能力、认知功能及降低病死率。但关于预防的策略和时间目前仍有较多争议,建议对于卒中患者及早进行生活方式宣教、心理疏导和干预等非药物预防。但是药物预防,尤其是抗抑郁药物的使用,建议对症治疗,即有抑郁症状出现时及时给予抗抑郁药治疗为宜。

（汪　凯）

参 考 文 献

［1］王少石,周新雨,朱春燕.卒中后抑郁临床实践的中国专家共识.中国卒中杂志,2016,11（8）:685-693.

［2］龙洁,刘永珍,柴滨,等.卒中后抑郁状态的发生率及相关因素研究.中华神经科杂志,2001,34（3）:145-148.

［3］袁勇贵.中国卒中后抑郁障碍规范化诊疗指南.南京:东南大学出版社,2016.

［4］中华医学会神经病学分会神经心理学与行为神经病学组.综合医院焦虑、抑郁与躯体化症状诊断治疗的专家共识.中华神经科杂志,2016,49（12）:908-917.

［5］Robinson R G, Jorge R E. Post-Stroke Depression: A Review. Am J Psychiatry, 2016, 173（3）:221-231.

第五节　睡 眠 障 碍

病例91 失眠症

一、病历资料

（一）病史

患者男性,55岁,因"失眠四五年,加重半年"就诊。

患者四五年来间断失眠,以入睡困难为主,并感睡眠浅、易醒,白天精神差,疲乏,心烦易怒,脾气急,易紧张、担忧,头昏、头沉,心慌、心悸,胸闷,多汗,腹胀,嗳气,尿频,背部沉重感,症状时轻时重,间断服用中药,西药曾服用米氮平,因服药后头晕停用。近半年来,症状明显加重,尤以失眠明显,每晚服用艾司唑仑2~3mg,有时加用氯硝西泮,伴记忆力下降,注意力不集中,食欲减退,体重下降5kg。

否认高血压、糖尿病、"心脏病"等慢性病病史。吸烟史20余年,10支/d,少量饮酒。

（二）体格检查

体温:36.1℃,脉搏:86次/min,呼吸:20次/min,血压:130/85mmHg,神志清楚,语速快,体型偏瘦,表情痛苦,眉头紧锁,肢体动作稍多,自知力及反应力正常,心肺阴性,肝脾未触及。

神经系统查体无阳性体征。

（三）辅助检查

1. **血常规**　未见明显异常。

2. **肝功能、肾功能、电解质、血脂相关检查、血糖**　未见明显异常。

3. **甲状腺功能**　未见明显异常。

4. **肿瘤标志物筛查**　未见明显异常。

5. **头颅MRI**　未见明显异常。

6. **量表评分**　HAMA 28分,HAMD-17 15分

7. **多导睡眠监测（polysomnography,PSG）**　睡眠潜伏期延长,总睡眠时间减少,睡眠效率降低,Ⅰ期、Ⅱ期睡眠比例增加,Ⅲ期睡眠比例减少,REM期比例减少,睡眠结构紊乱（图8-5-1,见文末彩图）。

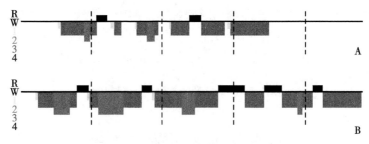

图 8-5-1　病例 91 患者多导睡眠监测

A. 患者睡眠多导提示睡眠潜伏期延长,睡眠中觉醒次数增加及觉醒时间延长,早晨觉醒时间提前,总睡眠时间减少,睡眠效率降低;B. 正常睡眠多导监测。

> **思考 1　哪些情况需要做多导睡眠监测(PSG)**
>
> 以下情况建议进行 PSG 监测:①怀疑合并其他睡眠疾病,如睡眠呼吸障碍或睡眠周期性肢体运动障碍的失眠,应该进行 PSG 评价以确定诊断,治疗后还应复查 PSG 以评估疗效;②未确定诊断,或者治疗(行为或药物)无效,或者伴暴力及伤害行为的失眠应该进行 PSG 评价以确定诊断;③临床明确诊断为单纯短期失眠或慢性失眠通常不需要应用 PSG 评价;④痴呆、抑郁、纤维肌痛或慢性疲劳综合征合并失眠与失眠的鉴别通常不需要应用 PSG 评价。

二、病例分析

(一)病例特点

1. 中年男性,慢性起病。

2. 失眠四五年,以入睡困难为主,伴睡眠浅,易醒。

3. 白天精神差,多种精神紧张、焦虑、内脏、认知等躯体症状。

4. **辅助检查**　量表评分:HAMA 28 分,HAMD-17 15 分;多导睡眠监测(PSG):睡眠潜伏期延长,总睡眠时间减少,睡眠效率降低,Ⅰ期、Ⅱ期睡眠比例增加,Ⅲ期睡眠比例减少,REM 期比例减少,睡眠结构紊乱。

(二)诊断及诊断依据

1. 诊断

【定位诊断】睡眠障碍,定位于边缘系统 - 下丘脑结构及脑干网状激活系统。

【定性诊断】患者四五年来入睡困难,睡眠浅,易醒,白天精神差,疲乏,记忆力下降,注意力不集中,食欲减退,体重下降及多种躯体症状,多导睡眠监测(PSG)显示睡眠潜伏期延长、总睡眠时间减少、睡眠效率降低、睡眠结构紊乱。患者除失眠外还出现心烦易怒、脾气急、易紧张、担忧等情绪症状,以及多种躯体症状,如头昏、头沉、心慌、心悸、胸闷、多汗、腹胀、嗳气、尿频、背部沉重感、记忆力下降、注意力不集中、食欲减退、体重下降等。结合病史考虑为慢性失眠,广泛性焦虑。

2. 入院诊断　①慢性失眠;②广泛性焦虑。

> **思考 2　慢性失眠的诊断标准?**
>
> 根据《中国成人失眠诊断与治疗指南(2017 版)》,慢性失眠的诊断标准必须同时符合 1~6 项标准:
>
> 1. 存在以下一种或者多种睡眠异常症状(患者自述,或者照料者观察到):①入睡困难;②睡

眠维持困难;③比期望的起床时间更早醒来;④在适当的时间不愿意上床睡觉。

2. 存在以下一种或者多种与失眠相关的日间症状(患者自述,或者照料者观察到):①疲劳或全身不适感;②注意力不集中或记忆障碍;③社交、家庭、职业或学业等功能损害;④情绪易烦躁或易激动;⑤日间思睡;⑥行为问题(比如多动、冲动或攻击性);⑦精力和体力下降;⑧易发生错误与事故;⑨过度关注睡眠问题或对睡眠质量不满意。

3. 睡眠异常症状和相关的日间症状不能单纯用没有合适的睡眠时间或不恰当的睡眠环境来解释。

4. 睡眠异常症状和相关的日间症状至少每周出现 3 次。

5. 睡眠异常症状和相关的日间症状持续至少 3 个月。

6. 睡眠和觉醒困难不能被其他类型的睡眠障碍更好地解释。

思考 3　广泛性焦虑的诊断标准?

根据 DSM-5 广泛性焦虑障碍的诊断标准:

1. 在至少 6 个月的多数日子里,对于诸多事件或活动(例如工作或学校表现),表现出过分的焦虑和担心(焦虑性期待)。

2. 个体难以控制这种担心。

3. 这种焦虑和担心与下列 6 种症状中至少 3 种有关(在过去 6 个月中,至少有一些症状在多数的日子里存在)。注:儿童只需 1 项。

(1)坐立不安或感到激动或紧张。

(2)容易疲倦。

(3)注意力难以集中或头脑一片空白。

(4)易怒。

(5)肌肉紧张。

(6)睡眠障碍(难以入睡或保持睡眠状态,或休息不充分、质量不满意的睡眠)。

(7)这种焦虑、担心或躯体症状引起有临床意义的痛苦,或导致社交、职业或其他重要功能方面的损害。

(8)这种障碍不能归因于某种物质的生理效应,或其他躯体疾病。

(9)这种障碍不能用其他精神障碍的症状更好地解释。例如,惊恐障碍中的焦虑或担心发生惊恐发作,社交焦虑障碍中的负性评价,强迫症中的被污染或其他强迫思维,分离性焦虑障碍中的与依恋对象的离别,创伤后应激障碍中的创伤事件相关的提示物,神经性厌食症中的体重增加,躯体症状障碍中的躯体不适,躯体变形障碍中的感到外貌存在瑕疵,疾病焦虑障碍中的感到有严重的疾病,或精神分裂症或妄想障碍中妄想信念的内容。

(三)鉴别诊断

1. 其他睡眠障碍

(1)睡眠呼吸暂停低通气综合征(obstructive sleep apnea hypopnea syndrome, OSAS):多见于中年肥胖男性患者,在睡眠过程中出现打鼾、反复出现呼吸暂停、憋气等现象,醒后常感疲劳或无恢复感,白天易出现头晕、头痛、过度嗜睡或记忆力减退等。睡眠呼吸暂停患者由于反复出现夜间憋气而导致夜间睡眠片段化,无法进入有效深睡眠,患者常常感觉夜间睡眠差,白天容易困倦。多导睡眠监测能记录到典型的睡眠呼吸暂停低通气事件,可以帮助鉴别。

（2）不安腿综合征（restless legs syndrome, RLS）：主要表现为夜间睡眠时或处于安静状态下,肢体尤其是下肢出现极度的不适感伴有强烈的想活动肢体的欲望,迫使患者不停地活动下肢或下地行走,一旦患者返回到休息状态症状会再次出现,并因此严重干扰睡眠,导致入睡困难、睡眠中觉醒次数增多等,长期腿部不适可导致睡眠时相延迟或慢性睡眠剥夺。因此不安腿综合征也是慢性失眠患者常见的病因。但不安腿综合征特征性的临床主诉,或阳性家族遗传史或在多导睡眠监测发现入睡潜伏期延长、睡眠觉醒次数增多、伴周期性肢体运动指数明显增高（>5 次/h）可鉴别。

（3）周期性肢体运动障碍（periodic limb movement disorder, PLMD）：是指在睡眠中出现周期性的、反复发作的、高度刻板的肢体运动,患者对睡眠中的周期性肢体运动现象并未察觉,而常常被同睡者发现,患者常感睡眠不足或醒后无恢复感,白天也可表现过度嗜睡现象,周期性肢体运动障碍也是慢性失眠障碍常见的病因。多导睡眠监测对该病有诊断价值。

（4）昼夜节律失调性睡眠-觉醒障碍（circadian rhythm sleep-wake disorder, CRSWD）：是由于内源性睡眠时钟结构或功能调节紊乱引起的昼夜节律失调引起的持续的、反复的睡眠-觉醒紊乱,最常见症状是入睡困难和/或睡眠维持困难及白天睡眠增多,睡眠-觉醒周期紊乱包括睡眠时相延迟综合征、睡眠时相提前综合征、非24小时睡眠-觉醒综合征、无规律睡眠-觉醒模式。通过睡眠日记、早晚问卷、检测昼夜褪黑素分泌及核心体温变化规律及24小时体动记录检查连续记录患者睡眠觉醒周期变化可帮助诊断。

（5）主观性失眠：又称为矛盾性失眠,在失眠患者中并不少见,患者往往自身感觉的睡眠时间与实际睡眠不相符,甚至夸大失眠主诉,且增加镇静药物剂量也不能缓解。睡眠多导图监测睡眠时间和睡眠效率与患者睡眠日记所记录的时间有明显的差异。

（6）短睡眠者：属正常睡眠的变异,尽管睡眠时间不足6小时,无因失眠所导致的醒后无恢复感和白天功能障碍等。

2. 躯体疾病引起的失眠

（1）神经系统疾病：脑卒中,老年痴呆症,帕金森病,癫痫,头痛,脑外伤,慢性疼痛,神经肌肉疾病。

（2）内分泌疾病：甲状腺功能减退,甲状腺功能亢进,糖尿病。

（3）心血管疾病：心绞痛,充血性心脏衰竭,呼吸困难,心律失常。

（4）呼吸系统疾病：慢性阻塞性肺疾病,肺气肿,哮喘,喉痉挛。

（5）消化系统疾病：胃食管反流,消化性溃疡,胆石症,性结肠炎,肠易激综合征。

（6）泌尿生殖系统疾病：尿失禁,良性前列腺肥大,夜尿,遗尿,间质性膀胱炎。

（7）肌肉骨骼：类风湿关节炎,骨关节炎,纤维肌痛,干燥综合征,脊柱后凸。

（8）生殖系统：妊娠,更年期,月经周期紊乱。

通过系统病史询问及体格检查、相关的实验室检查可以鉴别。

3. 精神障碍引起的失眠 抑郁障碍、焦虑障碍、双相情感障碍、强迫障碍、精神分裂症、注意力缺损多动症（attention deficit hyperactivity disorder, ADHD）、适应障碍等常常与失眠共病,应针对慢性失眠患者进行系统的精神专科检查,相关量表评估有助于鉴别。

4. 精神活性物质或药物 可诱发失眠的精神活性物质或药物包括①抗抑郁药物：SSRI, SNRI;②中枢兴奋类药物：咖啡因,哌甲酯,安非他命及衍生物,麻黄碱及衍生物,可卡因;③血管收缩：伪麻黄碱,去氧肾上腺素,苯丙醇胺;④心血管药物：β受体阻滞剂,α受体激动剂和拮抗剂,利尿剂,降脂药;⑤麻醉性镇痛药：羟考酮,可待因,右丙氧芬;⑥平喘药：茶碱,沙丁胺醇;⑦长期大量饮酒;⑧物质依赖。了解失眠患者的生活方式、药物应用史有助于鉴别。

三、治疗经过

（一）心理治疗

1. 睡眠卫生教育 针对患者存在的不良睡眠习惯,如睡前吸烟、白天因疲乏感而缺少运动等进行纠正,重塑有助于睡眠的行为习惯。

思考4 睡眠卫生教育的主要内容有哪些?

睡眠卫生教育的主要内容包括:①睡前4~6小时内避免接触咖啡、浓茶或吸烟等兴奋性物质;②睡前不要饮酒,特别是不能利用酒精帮助入睡;③每日规律安排适度体育锻炼,睡前3~4小时内应避免剧烈运动;④睡前不宜暴饮暴食或进食不易消化的食物;⑤睡前1小时内不做容易引起兴奋的脑力劳动或观看容易引起兴奋的书刊和影视节目;⑥卧室环境应安静、舒适,保持适宜的光线及温度;⑦保持规律的作息时间。

2. 放松疗法 因患者伴有紧张、担忧情绪,并达到广泛性焦虑的诊断,而这些是诱发失眠的常见因素,指导患者进行渐进性肌肉放松和腹式呼吸训练。

思考5 失眠的心理治疗包括哪些?

心理治疗的本质是改变患者的信念系统,发挥其自我效能,进而改善失眠症状。心理治疗通常包括睡眠卫生教育、刺激控制疗法、睡眠限制疗法、认知治疗和放松疗法等。CBT-I是指认知治疗和行为治疗(睡眠限制、刺激控制)。CBT-I能够缓解入睡困难(缩短睡眠潜伏期),增加总睡眠时间,提升睡眠效率,改善睡眠质量。

《中国成人失眠诊断与治疗指南(2017版)》推荐意见:

1. 睡眠卫生教育需要同其他干预方式同时进行,不推荐将其作为独立的干预方式实施(Ⅰ级推荐)。

2. 放松疗法与刺激控制疗法可以分别作为独立的干预措施或参与到其他的CBT-I之中(Ⅰ级推荐)。

3. 睡眠限制疗法可作为独立的干预措施或参与到其他的CBT-I之中(Ⅱ级推荐)。

4. CBT-I联合药物(首选non-BZDs)治疗可以发挥更好的效果(Ⅱ级推荐)。

(二)药物治疗

因患者慢性失眠共病广泛性焦虑,故治疗上予抗焦虑药物联合安眠药物治疗的方案。盐酸帕罗西汀20mg口服,每日一次;奥氮平2.5mg,口服,每日睡前一次;酒石酸唑吡坦片10mg,口服,每日睡前一次。2周复诊,症状改善,睡眠可,仍感觉有时心悸、多汗、背沉,将盐酸帕罗西汀增加为40mg口服,每日一次;酒石酸唑吡坦片减为5mg。4周复诊,症状继续改善,酒石酸唑吡坦片逐渐停药,奥氮平逐渐减量至停药。8周复诊,白天精神好,无明显疲乏感。

思考6 失眠的药物选择

目前临床治疗失眠的药物,主要包括苯二氮䓬类受体激动剂(benzodiazepine receptor agonists,BZRAs)、褪黑素受体激动剂、食欲素受体拮抗剂和具有催眠效应的抗抑郁药物。处方药加巴喷丁、喹硫平、奥氮平治疗失眠的临床证据薄弱,不推荐作为失眠治疗的常规用药。抗组胺药物(如苯海拉明)、普通褪黑素以及缬草提取物等非处方药虽然具有催眠作用,但是现有的临床研究证据有限,不宜作为治疗普通成人失眠的常规用药。酒精(乙醇)不能用于治疗失眠。

《中国成人失眠诊断与治疗指南(2017版)》推荐意见:

1. 失眠患者药物治疗的具体策略(可视为序贯方案):①首选non-BZDs,如唑吡坦、右佐匹克隆;②如首选药物无效或无法依从,更换为另一种短-中效的BZRAs、褪黑素受体激动剂、食欲素受体拮抗剂;③添加具有镇静催眠作用的抗抑郁药物(如多塞平、曲唑酮、米氮平或帕罗西汀等),

尤其适用于伴随焦虑和抑郁症状的失眠患者（Ⅱ级推荐）。

2. 长期应用 BZRAs 的慢性失眠患者至少每 4 周进行 1 次临床评估（Ⅰ级推荐）。

3. 推荐慢性失眠患者在医师指导下采用间歇治疗或按需治疗方式服用 non-BZDs（Ⅲ级推荐）。

4. 抗组胺药物、抗过敏药物以及其他辅助睡眠的非处方药不宜用于慢性失眠的治疗（Ⅰ级推荐）。

四、讨论和展望

（一）失眠发生的机制

关于失眠病因或病理生理学机制,尚未有被广泛接受的学说,目前主要有两种假说:过度觉醒假说和 3P 假说。这两种假说分别是神经生物学和认知行为学的代表。但是值得强调的是,这些假说之间是互相补充而非互相排斥的。

1. 过度觉醒假说 目前关于失眠的病理机制中,最被广泛接受的观点是:失眠是一种过度觉醒的障碍。这种过度觉醒在不同水平上得到体现,包括躯体水平、情感水平、认知水平及皮质水平。此外,这种过度觉醒不仅仅是夜间睡眠的缺失,并且是横跨 24 小时的个体高觉醒状态。比如,失眠患者表现出更快的睡眠及清醒时的脑电频率、白天多次小睡潜伏期延长、24 小时代谢率增加、自主神经功能活动增加、下丘脑 - 垂体 - 肾上腺轴过度活跃及炎症因子释放增加等。目前有研究显示针对失眠的认知行为治疗可部分逆转某些上述的过度觉醒指标,比如炎症因子。来自神经影像学的研究也支持过度觉醒的理论。比如在清醒向非快速眼动睡眠转换时,失眠患者在促觉醒脑区（如上行网状激动系统、下丘脑和丘脑）表现出更低的葡萄糖代谢率。

2. 3P 假说 3P 假说,又称 Spielman 假说,是用来解释失眠的发生、发展和持续的被广泛接受的认知行为学假说。3P 指的是易感因素（predisposing factor）、促发因素（precipitating factor）、维持因素（perpetuating factor）。该假说假设失眠的发生和维持是由这三个因素累积超过了发病所需要的阈值所导致。一般来说易感因素包括年龄、性别、遗传及性格特征等因素使个体对失眠易感。促发因素包括生活事件及应激等因素,可引起失眠症状的急性发生。而维持因素是指使失眠得以持续的行为和信念,包括应对急性失眠所导致的不良睡眠行为（如延长在床时间）及由急性失眠所导致的焦虑和抑郁症状等。目前广泛应用的认知行为治疗的理论依据乃是建立在该假说基础之上,而着力于消除失眠的维持因素（如不良的睡眠行为、条件反射的建立及过度觉醒等）。

3. 其他病理生理学假说

（1）刺激控制假说:该假说认为与睡眠相关的刺激（比如安静或者黑暗的卧室）发展为强化睡眠的特定刺激。而失眠是由于促睡眠相关刺激不足或者阻碍睡眠刺激的出现所导致,比如电话及担忧等。针对失眠的刺激控制疗法是将与睡眠相关的刺激跟其他活动相关的刺激分离。

（2）认知假说:认知假说认为患有失眠的个体更倾向于具有过度忧虑和不愉快的插入思维,特别是与不能得到足够睡眠和睡眠紊乱相关后果。这些忧虑可能发展成为睡眠相关焦虑、睡眠相关威胁的警觉增加（如频繁检查时间）,并最终导致急性睡眠干扰的幅度增加。失眠的认知疗法旨在消除这些不良的认知过程及限制维持这些无助信念的行为。

（3）快速眼动睡眠不稳定假说（REM sleep instability）:该假说认为主观的失眠体验与快速眼动睡眠比例下降及 REM 睡眠脑电觉醒增加有关。片段化的 REM 睡眠可促进失眠患者有觉醒增加及非恢复性睡眠的体验,从而导致主观与客观睡眠的差异。

（二）失眠药物的研发

近些年,在失眠药物的研发上,主要针对两个靶点的药物取得了进展。

1. 褪黑素受体激动剂 褪黑素受体 MT1/MT2 激动剂——雷美替胺,已被 FDA 批准用于失眠的药物治疗,短期研究以及为期 6 个月的病例对照研究显示雷美替胺可缩短睡眠潜伏期,在第 1 周增加总睡眠时间,可用于治疗以入睡困难为主诉的失眠及昼夜节律失调导致的失眠障碍。有物质使用障碍史的患者有可能适合使用雷美替胺,尤其是适用于同时主诉入睡困难的患者。推荐剂量:睡前 8mg,无次日残留药理效应和停药时的失眠反弹及戒断反应,该药目前在国内还处于临床试验中。

2. 食欲素受体拮抗剂　食欲素是一种小分子多肽,是由下丘脑外侧区合成并分泌、具有调节人体食欲、帮助人保持清醒的信号分子。Suvorexant 是一种高选择性食欲素受体拮抗剂,2014 年获得 FDA 批准用于失眠治疗的药物,也是该类药物中第一个获得 FDA 批准用于失眠治疗的药物。Suvorexant 通过阻断食欲素受体促进睡眠,可以缩短入睡潜伏期,减少入睡后觉醒时间,增加总睡眠时间。半衰期 9~13 小时,FDA 推荐剂量为 10~20mg,用于入睡困难和睡眠维持困难的患者。目前国外尚有数个食欲素受体拮抗剂处于临床研究阶段。

(王玉平　李　宁)

参 考 文 献

[1] 中华医学会神经病学分会,中华医学会神经病学分会睡眠障碍学组.中国成人失眠诊断与治疗指南(2017 版).中华神经科杂志,2018,51(5):324-335.

[2] 中国睡眠研究会.中国失眠症诊断和治疗指南.中华医学杂志,2017,97(24):1844-1856.

[3] American Academy of Sleep Medicine. International Classification of Sleep Disorders. American Academy of Sleep Medicine, 2014:143-161.

[4] 赵忠新.睡眠医学.北京:人民卫生出版社,2016.

病例 92　睡眠呼吸暂停低通气综合征

一、病历资料

(一)病史

患者男性,63 岁,因"夜间打鼾七八年,加重 1 年余"就诊。

患者七八年前开始逐渐出现夜间打鼾,无呼吸暂停,无白天困倦感,3 年前症状加重,打鼾时伴呼吸暂停,并出现白天嗜睡,在坐车、看电视时易打瞌睡,于当地医院做多导睡眠监测(PSG)显示,中度阻塞性睡眠呼吸暂停,呼吸暂停低通气指数(apnea hypopnea index, AHI)18 次 /h,最低氧饱和度 78%。行悬雍垂腭咽成形术治疗后夜间打鼾减轻,白天嗜睡基本消失,复查 PSG,AHI 9 次 /h,最低氧饱和度 89%。1 年前逐渐出现夜间打鼾加重,伴呼吸暂停,白天精神差,打瞌睡,易疲乏,晨起口干,心烦易怒,头昏,头沉,记忆力下降,注意力不集中,来我院就诊。近 2 年体重增加 12kg,食欲可,二便正常。

高血压病史六七年,规律服药,血压基本控制在正常范围,近 1 年控制欠佳,波动在 140~150/80~90mmHg 之间,高脂血症 10 余年,否糖尿病、冠心病史。吸烟史 30 余年,半包 /d,饮酒史 30 余年,3~5 两 /d(1 两 =50g)。父亲有打鼾病史,未诊治,有高血压、脑梗死病史。

(二)体格检查

体温:36.2℃,脉搏:86 次 /min,呼吸:14 次 /min,血压:150/95mmHg, BMI 28.3kg/m^2,颈围 41cm,神清,语利,心肺腹查体未见异常,腰围 106cm,腰臀比 0.98。

神经系统查体未见阳性体征。

(三)辅助检查

1. 血常规　未见异常。

2. 肝功能、肾功能、血脂相关检查、电解质　胆固醇 6.75mmol/L(2.9~5.72mmol/L),低密度脂蛋白 4.50mmol/L(1.89~3.1mmol/L),其余指标正常。

3. **甲状腺功能**　未见异常。

4. **腹部 B 超、超声心动图**　未见异常。

5. **常规心电图**　未见异常。

6. **头颅 MRI**　双侧脑室旁点状缺血灶。

7. **多导睡眠监测（polysomnography，PSG）**　中度睡眠呼吸暂停低通气事件，以阻塞性为主（图 8-5-2 箭，见文末彩图），呼吸暂停低通气指数（AHI）20 次/h，最低血氧饱和度 79%。

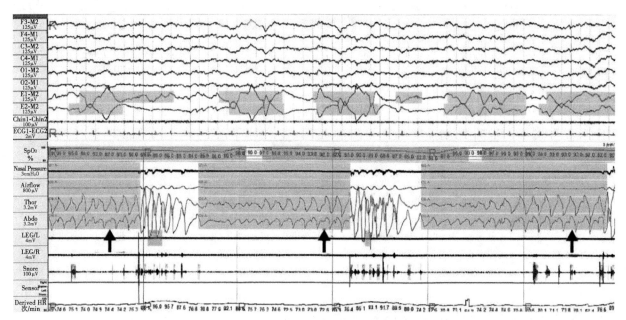

图 8-5-2　病例 92 患者多导睡眠监测

思考 1　阻塞性睡眠呼吸暂停（bstructive sleep apnea，OSA）的病因以及危险因素有哪些?

1. **年龄和性别**　成人 OSA 患病率随年龄增长而增加；男女患病率约 2:1，但女性绝经后患病率明显增加。

2. **肥胖**　肥胖是 OSA 的重要原因，且 OSA 又可加重肥胖。

3. **家族史**　OSA 具有家族聚集性，有家族史者患病危险性增加 2~4 倍。遗传倾向性可表现在颌面结构、肥胖、呼吸中枢敏感性等方面。

4. **上气道解剖异常**　包括鼻中隔偏曲、鼻甲肥大、鼻息肉、鼻部肿瘤等；Ⅱ度以上扁桃体肥大、腺样体肥大、软腭松弛、悬雍垂过长或过粗、咽腔狭窄、咽周围组织肿瘤、咽腔黏膜肥厚、舌体肥大或巨舌、舌根后坠；颅颌面畸形，如狭颅症、小颌畸形；感染、创伤或手术等各种原因造成的颌骨缺损和瘢痕挛缩闭锁等。

5. **饮酒或镇静催眠药物**　二者均可使呼吸中枢对缺氧及高 CO_2 敏感性下降，上气道扩张肌肉的张力下降，进而使上气道更易塌陷而发生呼吸暂停，还能抑制中枢唤醒机制，延长呼吸暂停时间。

6. **吸烟**　可通过引起上气道的慢性炎症等因素及睡眠期一过性戒断效应引发或加重 OSA 病情。

7. **其他相关疾病**　脑血管疾病、充血性心衰、甲状腺功能低下、肢端肥大症、声带麻痹、脑肿瘤、神经肌肉疾病、咽反流、胃食管反流、压迫大气道的上纵隔肿物等。

思考2 阻塞性睡眠呼吸暂停的临床表现?

1. **典型症状** 睡眠打鼾,伴有鼾声间歇及呼吸暂停、睡眠质量下降、日间困倦或思睡、夜尿增多等;可出现神经精神症状包括注意力不集中、记忆力下降、易怒、焦虑或抑郁等。

2. **多系统表现**

(1)心血管系统:合并高血压及顽固性高血压,血压的昼夜节律异常,表现为非杓型甚至反杓型;冠心病,夜间心绞痛症状,难以缓解的严重的心肌缺血;心律失常,特别是缓慢性心律失常及快~慢交替性心律失常,如Ⅱ~Ⅲ度房室传导阻滞、严重的窦性心动过缓、窦性停搏、心房纤颤等;难治性心力衰竭,特别是同时出现陈-施呼吸。难以解释和治疗效果不佳的扩张型心肌病。

(2)内分泌系统:可导致胰岛素抵抗、糖代谢异常,甚至引发糖尿病;血脂代谢异常;代谢综合征。

(3)呼吸系统:严重患者可出现呼吸衰竭,在一些诱发因素作用下还可发生急性呼吸衰竭或慢性呼吸衰竭急性加重。加重支气管哮喘(简称哮喘)或哮喘样症状,伴胃食管反流患者会表现为稳固性哮喘;OSA 与慢性阻塞性肺疾病(简称慢阻肺)重叠综合征,病情更重,死亡率更高;还会引起难治性慢性咳嗽、肺动脉高压、肺栓塞、肺间质疾病。

(4)泌尿生殖系统:发生遗尿和夜尿次数增多;可出现性功能障碍;妊娠期合并睡眠呼吸暂停会发生妊娠高血压、先兆子痫和子痫并危害胎儿的生长和出生后发育,需要引起临床关注,避免对母婴的双重危害;多囊卵巢综合征患者可并发 OSA。

(5)消化系统:可并发胃食管反流;低氧性肝功能损害及非酒精性脂肪性肝病等。

(6)神经与精神系统:认知功能损害及情绪障碍;可并发脑血管疾病;并发或加重癫痫。

(7)血液系统:继发性红细胞增多、血细胞比容上升、血液黏滞度增高、睡眠期血小板聚集性增加。

(8)眼部:并发眼部疾病包括眼睑松弛综合征;非动脉炎性前部缺血性视神经病变;青光眼、视盘水肿等。

(9)耳鼻咽喉:可引起听力下降;鼻炎、咽炎与 OSA 可能互为因果。

(10)口腔颅颌面:成人 OSA 较常见长面、下颌角增大、下颌后缩、舌骨后下位、舌体和软腭长且肥厚等。

二、病例分析

(一)病例特点

1. 老年男性,慢性起病。

2. 夜间打鼾七八年,症状缓慢加重,并出现白天嗜睡。

3. 高血压病史六七年,高脂血症 10 余年,有烟酒史。

4. **查体** BP 150/95mmHg, BMI: $28.3kg/m^2$,颈围41cm。

5. **多导睡眠监测(PSG)** 中度睡眠呼吸暂停低通气事件,以阻塞性为主,AHI 20 次/h,最低血氧饱和度 79%。

(二)诊断及诊断依据

1. **诊断**

【定性诊断】患者老年男性,夜间打鼾,伴暂停,白天嗜睡,肥胖,颈围粗,有烟酒史,有打鼾家族史,多导睡眠监测(PSG):中度睡眠呼吸暂停低通气事件,以阻塞性为主,AHI 20 次/h,最低血氧饱和度79%。考虑为阻塞性睡眠呼吸暂停综合征。

2. **入院诊断** ①阻塞性睡眠呼吸暂停综合征;②高血压病(1级,高危组);③高脂血症。

思考 3 成人阻塞性睡眠呼吸暂停的诊断标准？

根据《成人阻塞性睡眠呼吸暂停多学科诊疗指南（2018 版）》，诊断标准：满足下述（A+B）或 C。

A：出现以下至少 1 项：

①患者主诉困倦、非恢复性睡眠、乏力或失眠。

②因憋气或喘息从睡眠中醒来。

③同寝室或其他目击者报告患者在睡眠期间存在习惯性打鼾、呼吸中断或二者皆有。

④已确诊高血压、心境障碍、认知功能障碍、冠心病、脑血管疾病、充血性心力衰竭、心房颤动或 2 型糖尿病。

B：多导睡眠监测（PSG）或者睡眠中心外睡眠监测（out of center sleep testing, OCST）证实监测期间发生呼吸事件≥5 次/h，包括阻塞性睡眠呼吸暂停、混合性睡眠呼吸暂停、低通气和呼吸努力相关性觉醒（RERAs）。

C：PSG 或者 OCST 证实监测期间发生呼吸事件≥15 次/h，包括阻塞性睡眠呼吸暂停、混合性睡眠呼吸暂停、低通气和呼吸努力相关微觉醒（RERAs）。

（三）鉴别诊断

1. **单纯鼾症** 夜间有不同程度打鼾，但无日间症状，PSG 提示 AHI<5 次/h；由于 OCST 不能准确判读伴觉醒的低通气或 RERAs，不建议应用 OCST 鉴别单纯鼾症。

2. **中枢性睡眠呼吸暂停（CSA）** 患者 PSG 或 OCST 以中枢性事件为主，诊断标准为中枢性呼吸暂停低通气指数≥5 次/h，其中中枢性呼吸事件占所有呼吸事件的 50% 以上。

3. **肥胖低通气综合征** 肥胖（BMI>30kg/m^2）且清醒时动脉血 CO_2 分压（$PaCO_2$）>45mmHg（1mmHg=0.133kPa），可出现明显日间思睡，而打鼾可能不作为基本特征，此类患者多可合并 OSA。

4. **睡眠相关肺泡低通气** 患者 PSG 或 OCST 显示反复 SaO_2 下降，但无明确气流阻塞，证实存在夜间高碳酸血症（$PaCO_2$>55mmHg 持续 10min 以上，或较清醒平卧位上升 10mmHg 且 >50mmHg）可诊断。需要注意，如果睡眠期存在明确呼吸暂停或低通气，则应诊断 OSA 或在 OSA 基础上增加睡眠相关肺泡低通气的诊断。

5. **发作性睡病** 主要临床表现为难以克制的日间思睡、发作性猝倒、睡眠瘫痪和睡眠幻觉，多在青少年起病，主要诊断依据为多次小睡潜伏期试验（multiple sleep latency test, MSLT）显示快速眼动（REM）睡眠期起始的异常睡眠和平均入睡潜伏期≤8 分钟。鉴别时应注意询问发病年龄、主要症状及 PSG 监测结果，同时应注意该病与 OSA 合并的可能性，避免漏诊。

6. **不宁腿综合征和周期性腿动** 不宁腿综合征患者有日间困倦、晚间难以控制的腿动，常伴异样不适感，安静或卧位时严重，活动时缓解，夜间入睡前加重。周期性腿动在入睡后出现，PSG 监测具有典型特征，但应与睡眠呼吸事件相关的腿动鉴别。后者经持续气道正压通气（continuous positive airway pressure, CPAP）治疗后常可消失。通过详细向患者及同室睡眠者询问患者睡眠病史，结合查体和 PSG 监测结果可鉴别。

7. **惊恐发作** 夜间惊恐发作是睡眠中的喘气与窒息的症状，与 OSA 憋气症状类似。然而，夜间惊恐发作患者夜间 PSG 监测不显示 OSA 特征性的低通气或低 SaO_2 模式。惊恐发作的频率较低，伴有强烈的自主觉醒，无过度困倦，OSA 患者通常无惊恐发作病史。

8. **药物或其他物质所致的失眠或思睡** 物质使用和物质戒断（包括药物）可产生失眠或思睡。详细的病史通常足以确认相关的物质/药物，随诊可显示物质/药物停用后睡眠紊乱的改善。使用药物的患者，如果有与 OSA 一致的症状和体征，应给予诊断。

三、治疗经过

1. **一般治疗** 因患者肥胖，且近一年症状加重与体重增加有关，故首先建议减重，同时戒烟、戒酒；

建议体位治疗,包括侧卧位睡眠、适当抬高床头。

2. 经压力滴定后,予患者持续气道正压通气(continuous positive airway pressure, PAP)治疗,并嘱其坚持佩戴,1 个月后, AHI 降低为 11 次 /h, 最低血氧饱和度 87%, 3 个月后 AHI 降为 5 次 /h, 最低血氧饱和度 91%, 打鼾及嗜睡均明显减轻。

思考 4　OSA 的一线治疗是什么? 适应证、禁忌证有哪些? 工作模式如何选择?

无创气道正压通气(invasive positive pressure ventilation, NPPV)治疗作为 OSA 一线治疗手段,有助于消除睡眠期低氧,纠正睡眠结构紊乱,提高睡眠质量和生活质量,降低相关并发症发生率和病死率。建议在专业医务人员的指导下实施,依照患者具体情况选择适合的 NPPV 工作模式。建议首次佩戴前进行压力滴定,确定能够消除所有睡眠时相及不同体位发生的呼吸事件、鼾声以及恢复正常睡眠等的最低治疗压力。应根据规范检查和诊断标准明确诊断后,进行压力滴定和 NPPV 工作模式选择。压力滴定完成后,根据医师处方配置无创呼吸机。处方内容应包括:呼吸机种类、NPPV 压力水平、是否需要备用频率、备用频率具体数值及适合的连接面罩建议等,是否需要氧疗及流量等。做好治疗后随访、管理及提高依从性等工作。

1. 适应证　①中、重度 OSA(AHI≥15 次 /h); ②轻度 OSA(5 次 /h≤AHI<15 次 /h)但症状明显(如日间思睡、认知障碍及抑郁等), 合并或并发心脑血管疾病、糖尿病等; ③OSA 患者围手术期治疗; ④经过手术或其他治疗后仍存在的 OSA; ⑤OSA 与慢阻肺重叠综合征。

2. 相对禁忌证　①胸部 X 线片或 CT 发现肺大疱; ②气胸或纵隔气肿; ③血压明显降低(<90/60mmHg); ④急性心肌梗死患者血流动力学指标不稳定者; ⑤脑脊液漏、颅脑外伤或颅内积气; ⑥急性中耳炎、鼻炎、鼻窦炎感染未控制者; ⑦青光眼等。

根据《成人阻塞性睡眠呼吸暂停多学科诊疗指南(2018 版)》推荐意见:

1. NPPV 工作模式的选择　①CPAP 为一线治疗手段,包括合并心功能不全者(1A); ②自动持续气道正压通气(APAP)适用于 CPAP 不耐受者、饮酒后 OSA、体位及睡眠时相关 OSA、体质量增减显著的患者等(1B); ③双水平气道正压通气(BiPAP)适用于 CPAP 治疗压力超过 15cmH$_2$O(1cmH$_2$O=0.098kPa)、不能耐受 CPAP 者以及合并 CSA 或肺泡低通气疾病,如慢阻肺、神经肌肉疾病及肥胖低通气综合征(1B)。

2. 压力滴定　①PSG 下整夜人工压力滴定为"金标准",可选用 CPAP 或 BiPAP 进行(1A); ②APAP 和人工 CPAP 滴定对于无合并症的中重度 OSA 中的应用价值相同(1A)。

四、讨论和展望

阻塞性睡眠呼吸暂停(OSA)可引起间歇性低氧、高碳酸血症以及睡眠结构紊乱,并可导致高血压、冠心病、心律失常、脑血管病、认知功能障碍、2 型糖尿病等多器官多系统损害。研究表明,未经治疗的重度 OSA 患者病死率比普通人群高 3.8 倍。国内 20 家医院的数据证实,我国 OSA 患者高血压患病率为 49.3%,而顽固性高血压患者中 OSA 患者占 83%,治疗 OSA 对这部分患者血压的下降效果肯定。此外,OSA 人群发生卒中的概率是对照组的 4.33 倍,病死率是对照组的 1.98 倍。OSA 对身体多个系统都会造成损害,是一种名副其实的全身性疾病。因此,我们要对患者和基层医生进行宣教,不要认为打呼噜不是病,不需要治疗,相反,要从基层医院着手积极进行筛查。

（一）基层医院的识别、筛查、初步诊断及转诊

1. 识别、筛查

（1）基层医疗机构存在以下情况的患者需要警惕 OSA

1）对常规体检的患者应该注意以下情况:

①是否打鼾?

②是否肥胖?

③是否有下颌后缩?

④是否有高血压、冠状动脉粥样硬化性心脏病(冠心病)、糖尿病?

⑤是否抱怨白天嗜睡?

⑥是否有夜尿增多?

如果有上述情况,应该进行更详细的睡眠病史评估和体格检查。

2)具有以下情况的患者是 OSA 高危人群:肥胖,难治性高血压,充血性心力衰竭,心房颤动,夜间心律失常,脑卒中,肺动脉高压,职业司机,减重人群。

3)患者存在 OSA 的相关临床特点:白天嗜睡、醒后精力未恢复、疲劳或失眠;夜间因憋气、喘息或窒息而醒;习惯性打鼾、可观察到的呼吸中断等症状。

(2)当怀疑 OSA 时或已经诊断明确 OSA 时,应该详细地询问睡眠病史并进行体格检查,以帮助评估 OSA 对患者的影响及严重程度。

1)睡眠病史的内容包括打鼾的情况、可观察到的呼吸暂停、夜间窒息或憋气发作、不能解释的白天嗜睡[可应用 Epworth 嗜睡量表(epworth sleepiness scale, ESS)进行评估,表 8-5-1]、睡眠时间、夜尿情况、白天头痛、易醒失眠、记忆力减退、注意力和白天警觉性下降、性功能障碍等。

表 8-5-1 Epworth 嗜睡量表

在以下情况有无嗜睡发生	从不(0)很少(1) 有时(2)经常(3)
坐着阅读时	
看电视时	
在公共场所坐着不动时(如在剧场或开会)	
长时间坐车中间不休息时(超过 1h)	
坐着与人谈话时	
饭后休息时(未饮酒时)	
开车等红绿灯时	
下午静卧休息时	

注:总分≥3 分为阻塞性睡眠呼吸暂停高危,<3 分为阻塞性睡眠呼吸暂停低危。

2)同时需要评估 OSA 的并发症和合并症,包括高血压、糖尿病、脑卒中、心肌梗死和交通意外风险等。

3)体格检查包括可以导致上述危险因素的心、肺和神经系统的异常,需要特别注意 BMI、上气道狭窄的程度以及可能导致上气道解剖异常的体征。

(3)根据病史和体格检查,按照 OSA 的危险因素对患者进行分层,对于高危患者应该尽快做出诊断和评估严重程度。对于非高危患者,进一步检查的时机取决于 OSA 的风险、白天症状或者相关的合并症。

(4)基层医院可应用 STOP-Bang 问卷对可疑 OSA 患者进行筛查和分度。STOP-Bang 问卷评分≥3 分为 OSA(AHI≥5 次/h)高危患者,敏感度 84.7%,特异度 52.6%(表 8-5-2)。

(5)在进行下一步检查前,应对患者进行教育,包括向患者说明可能的诊断以及诊断步骤。

2. 初步诊断

(1)简易诊断方法和标准:适用于缺乏专门诊断仪器的基层单位,主要根据病史、体检、血氧饱和度(SpO_2)监测等,其诊断标准如下:

表 8-5-2　STOP-Bang 问卷中文版

问题	是（1 分） 否（0 分）
1. 打鼾　您睡眠时声音很大吗（比普通说话声音大，或者透过紧闭的门可以听到）?	
2. 乏力　您常常觉得疲倦、乏力，或者白天昏昏欲睡?	
3. 目击呼吸暂停　有人看到您睡眠时停止呼吸吗?	
4. 血压　您以前有高血压或者正在接受高血压治疗吗?	
5. BMI　>35kg/m^2 吗?	
6. 年龄　>50 岁吗?	
7. 颈围　>40cm 吗?	
8. 性别　是男性吗?	

注：评分≥9 分考虑存在日间嗜睡。

①至少具有 2 项主要危险因素，尤其是表现为肥胖、颈粗短或有小颌或下颌后缩、咽腔狭窄或有扁桃体Ⅱ度肥大、悬雍垂肥大，或甲状腺功能低下、肢端肥大症或神经系统明显异常。

②打鼾、夜间呼吸不规律或有屏气和憋醒（观察时间应 >15 分钟）。

③夜间睡眠节律紊乱，特别是频繁觉醒。

④白天嗜睡（ESS 评分 >9 分）。

⑤SpO$_2$：监测趋势图可见典型变化、氧减指数（ODI）>10 次 /h。

⑥引起 1 个及以上重要器官损害。

符合以上 6 条者即可做出初步诊断，有条件的单位可进一步进行多导睡眠监测（polysomnography，PSG）或便携式诊断仪（portable monitoring, PM）监测。

（2）初筛 PM 检查：经全面、综合的临床睡眠评估，如疑有 OSA，在全面评估基础上 PM 可代替标准 PSG 用于高度疑为中、重度 OSA 患者的诊断。

3. 转诊指征　以下情况建议向上级医院转诊以确诊或治疗：

（1）怀疑为 OSA 而不能确诊者。

（2）清醒状态下合并肺泡低通气或者可疑睡眠低通气。

（3）慢性心功能不全。

（4）脑卒中、癫痫、阿尔茨海默病及认知功能障碍。

（5）可疑神经肌肉疾病。

（6）长期服用阿片类药物。

（7）严重失眠或其他睡眠疾病。

（8）需要进行无创通气治疗、佩戴口腔矫治器、外科手术而本单位不具备专业条件。

（二）基层医疗机构 OSA 的疾病管理

1. 管理流程　OSA 患者在基层医疗机构的管理流程见图 8-5-3。

2. 筛查　目前不建议在无症状的普通人群中进行 OSA 筛查。但对不明原因的白天嗜睡、难治性高血压患者以及具有 OSA 危险因素的患者应进行 OSA 的诊断和评估。

3. 分级预防

（1）一级预防：针对打鼾者进行戒烟、戒酒、体重管理、睡眠卫生教育等。

（2）二级预防：针对 OSA 高危人群，早发现、早诊断、早治疗，防止 OSA 发展为中重度。

（3）三级预防（康复、护理及出院后随访）：对于确诊的 OSA 患者，要积极治疗，减少疾病带来的不良作用，预防并发症，提高患者生命质量和劳动能力。

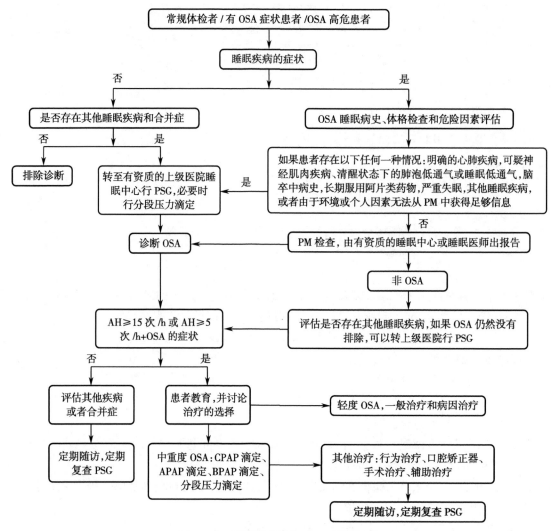

图 8-5-3　基层医疗机构 OSA 管理流程

OSA：阻塞性睡眠呼吸暂停；PM：便携式诊断仪；PSG：多导睡眠监测；AH：呼吸暂停低通气指数；CPAP：持续气道正压通气；APAP：自动气道正压通气；BPAP：双水平气道正压通气。

1）病情总体随访：确诊为 OSA 的患者如未接受积极的治疗，应注意病情的变化，特别是其家属注意患者夜间鼾声的变化，有无憋气及患者白天嗜睡的情况，鼾声时断时续或白天嗜睡加重均提示患者病情可能恶化或进展，应及时就诊复查 PSG，必要时采取积极的治疗；已应用上述治疗的患者参考以下条目进行随访观察。

2）CPAP：压力调定后，患者带机回家进行长期家庭治疗，一般要求接受治疗的第 1 周、第 1 个月、第 3 个月时应进行严密随访，了解患者治疗过程中有何不适，评估疗效、依从性及耐受性，将随访内容记录在病案中，并及时处理相关问题，必要时应再调定 CPAP 压力，以保证患者长期治疗的依从性。长期管理是提高疗效的基础，每半年或 1 年应进行规律随访。

3）口腔矫治器及外科手术：治疗后 3 个月、6 个月应复查 PSG，以了解其疗效，对于不能耐受或效果不佳的患者应尽快改用疗效更肯定的治疗方法，如 CPAP 等。

4. 随访评估　依从性良好的标准：1 个月内超过 70% 的夜晚接受无创正压治疗，每晚 4 小时以上。提高长期依从性的策略强调基于"生物 - 社会 - 心理"医学模式的综合策略。这些措施包括减少和处理无创通气治疗的不良反应，处理鼻部阻力增加的原因（如鼻中隔偏曲、鼻甲肥大等），选择合适的面罩和合理的工作模式，适当的精神心理干预，对患者和家属进行疾病和治疗相关知识的宣教以及加强家庭和社会的支持等措施。

5. 健康教育

（1）使患者了解 OSA 的发病机制和危害，增强战胜疾病的信心。

（2）积极减肥、戒烟酒、调整睡姿等，强调健康生活方式对于治疗疾病的重要性。

（3）指导有条件的患者学会使用并坚持呼吸机治疗。

（王玉平　李　宁）

参 考 文 献

[1] 中华医学会,中华医学会杂志社,中华医学会全科医学分会,等.成人阻塞性睡眠呼吸暂停基层诊疗指南(实践版·2018).中华全科医师杂志,2019,18(1):30-35.

[2] 中国医师协会睡眠医学专业委员会.成人阻塞性睡眠呼吸暂停多学科诊疗指南.中华医学杂志,2018,98(24):1902-1914.

[3] 中华医学会呼吸病学分会睡眠呼吸障碍学组.睡眠呼吸疾病无创正压通气临床应用专家共识(草案).中华结核和呼吸杂志,2017,40(9):667-677.

[4] Kaput V K, Auckley D H, Chowdhuri S, et al. Clinical practice guideline for diagnostic testing for adult obstructive sleep apnea: an American academy of sleep medicine clinical practice guideline. J Clin Sleep Med, 2017, 13(3): 479-504.

病例 93　发作性睡病

一、病历资料

（一）病史

患儿男性,8 岁,因"睡眠增多 11 个月余"就诊。

患儿于 11 个月前无明显诱因睡眠逐渐增多,表现为午睡时间延长,逐渐发展为每餐后均睡 1~2 小时,上课时易睡着,醒来后精力充沛,每天睡 3~4 次,可唤醒,不爱活动,脾气增大,夜间睡眠安稳,就诊于当地医院,心电图、生化未见异常,后转至当地医院住院治疗,查头颅 MRI 提示脑室系统稍增宽;脑电图提示:各导可见有多量低压快活动,两侧各导可见有多量 θ 弥散;腰穿脑脊液常规、生化未见异常,10 个月前在我院儿科住院治疗,住院期间发现其大笑后猝倒,1~2 秒钟好转,无意识丧失,有时吐舌,查多次睡眠潜伏期试验(MSLT)未见异常;脑电图未见异常放电,但背景偏慢(8Hz),脑脊液寡克隆区带可疑阳性,脑脊液常规、生化、免疫性脑炎相关检查、疱疹及柯萨奇病毒 DNA 均未见异常,头颅磁共振脑室系统稍增宽,诊断"睡眠增多原因待查",予营养神经治疗无效。10 天前患者于我院复查 MSLT 提示:5 次小睡中出现 5 次 REM 睡眠,平均睡眠潜伏期缩短,时间为 1.5 分钟。复查腰穿脑脊液检查无明显异常。自发病以来精神尚可,饮食佳,二便正常,体重增长 12.5kg。

既往史、家族史无特殊。

（二）体格检查

体温:36.1℃,脉搏:86 次/min,呼吸:20 次/min,血压:105/62mmHg,神清,心肺腹查体未见异常。

神经系统查体未见异常。

（三）辅助检查

1. 血常规、血沉、凝血功能、乙肝感染相关实验室检查、梅毒抗体、艾滋抗体、抗核抗体、风湿相关实验室检查、甲状腺功能正常。

2. **睡眠潜伏期试验**　5 次小睡中出现 5 次快动眼睡眠,平均睡眠潜伏期缩短,平均时间为 1.5 分钟(图 8-5-4,见文末彩图)。

3. **24 小时动态心电图**　窦性心律,ST-T 无明显改变,心率变异指数正常。

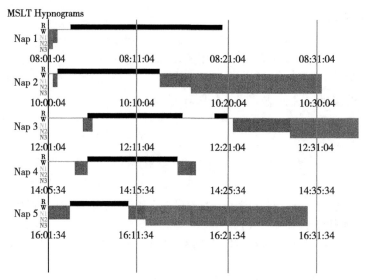

图 8-5-4　病例 93 患者多次睡眠潜伏期试验（MSLT）

4. 脑脊液检查

（1）脑脊液压力、常规、生化、病原学检查、自身免疫性脑炎抗体谱、副肿瘤综合征抗体谱、中枢神经系统脱髓鞘疾病抗体谱、寡克隆带、24 小时 IgG 鞘内合成率：未见异常。

（2）脑脊液 Orexin A 100pg/ml。

5. 血 *HLA DQB1*0602* 阳性。

6. 头颅 MRI 平扫及增强　幕上脑室扩张（图 8-5-5）。

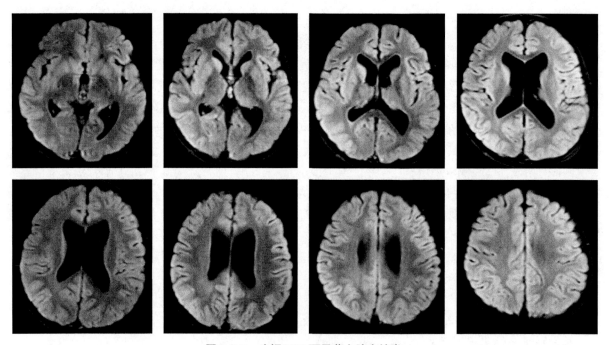

图 8-5-5　头颅 MRI 可见幕上脑室扩张

二、病例分析

（一）病例特点

1. 儿童，男性，亚急性起病。

2. 睡眠增多 11 个月余，上课时易睡着，每天睡 3~4 次。

3. 大笑后猝倒,有时吐舌。

4. MSLT 提示,5 次小睡中出现 5 次快动眼睡眠,平均睡眠潜伏期缩短为 1.5 分钟。

5. 脑脊液 Orexin A 100pg/ml。

6. 血 *HLA DQB1*0602* 阳性。

(二)诊断及诊断依据

1. 诊断

【定位诊断】患儿白天嗜睡,定位于与觉醒 - 睡眠相关的神经网络及核团,包括脑干网状上行激活系统、蓝斑核、背缝核、黑质致密部、被盖腹侧区、背外侧被盖核、脚桥被盖核、下丘脑结节乳头核、腹外侧视前区、下丘脑 Orexin 能神经元、边缘系统、基底前脑等及其投射纤维。猝倒定位于下丘脑 Orexin 能神经元 - 延髓巨细胞核 - 腹外侧网状脊髓束的投射纤维。结合脑脊液 Orexin A 低,综合定位于下丘脑 Orexin 能神经元。

【定性诊断】患儿白天难以遏制的睡眠发作 11 个月,多次睡眠潜伏期试验:5 次小睡中出现 5 次 REM 睡眠,平均睡眠潜伏期缩短,时间为 1.5 分钟,故诊断发作性睡病。患儿伴有猝倒发作,脑脊液 Orexin A:100pg/ml,诊断发作性睡病Ⅰ型。

2. 入院诊断　发作性睡病 1 型。

思考 1　发作性睡病的临床表现有哪些?

发作性睡病的 3 个主要临床表现如下:

1. 日间过度睡眠(excessive daytime sleepiness, EDS)　绝大多数病例均有日间发作性过度睡眠,这是最重要的主诉。EDS 表现为:白天难以遏制的困倦或陷入睡眠;白天小睡可暂时缓解睡意,并可保持一段时间清醒;在单调、无刺激的环境中更容易入睡;一些患者可能在行走、吃饭、说话时突然睡眠发作,而呈现出一些无意识的行为或刻板动作;无论患者夜间睡眠时间长短,EDS 每日均会发生;伴有注意力和精神运动警觉性的波动。

2. 猝倒发作(cataplexy attacks)　猝倒发作表现为清醒期突然发生的双侧骨骼肌肌张力下降而意识相对保留。猝倒发作被认为是快速眼球运动睡眠片段解离与插入的表现,是发作性睡病最具特征性的临床表型。猝倒发作通常在 EDS 出现后 1 年内发生,罕见病例先出现猝倒发作。猝倒发作通常由大笑、高兴等积极的情绪诱发。负面情绪如愤怒、悲伤等也可能触发猝倒发作。猝倒可仅表现为局部骨骼肌无力,如眼睑下垂、舌脱垂、面部松弛,甚至仅为视力模糊(眼肌受累),也可影响到颈部、上肢和下肢,引起头下垂、上肢下垂、膝盖弯曲、身体前倾,甚至跌倒等,呼吸肌通常不受累。猝倒发作时间通常短暂(<2 分钟),可以迅速得到完全恢复。猝倒发作频率从数月 1 次到每天数次不等。有时强烈的情感刺激可能引发持续的猝倒发作,严重时可持续数小时,称为猝倒持续状态。

3. 夜间睡眠障碍(nocturnal sleep disturbance)　夜间睡眠障碍包括夜间睡眠中断、觉醒次数和时间增多、睡眠效率下降、睡眠瘫痪、入睡前幻觉、梦魇、异态睡眠及 REM 睡眠期行为障碍等。其中最具特征性的是与梦境相关的入睡前幻觉和睡眠瘫痪,发生于 33%~80% 的患者。入睡前幻觉是发生于觉醒 - 睡眠转换期的梦境样体验,一般多为恐怖或不愉快的内容,也可发生在觉醒前,可发生于 20%~65% 的发作性睡病患者中。通常为视觉或体感幻觉(如"灵魂出窍"感),也可表现为听觉、平衡觉或多种感觉复合形式的幻觉。幻觉可伴随猝倒发生,也可发生于猝倒后或睡眠瘫痪时。睡眠瘫痪是发生在入睡时或从睡眠向觉醒转换过程中,患者体验到运动不能的症状,此时患者虽然意识清醒,但无法自主运动或讲话,持续数十秒到数分钟,在有意识努力控制下或外界刺激(身体受到触碰)下可立即恢复正常。睡眠瘫痪时常伴有呼吸困难的感觉和各种形式的幻觉,多为恐怖性体验。

思考2 发作性睡病的诊断标准?

根据《睡眠障碍国际分类(第3版)》(ICSD-3)的分类标准,发作性睡病可分为发作性睡病1型和发作性睡病2型,具体诊断标准如下:

1. 发作性睡病1型的诊断标准 需同时满足:

(1)患者存在白天难以遏制的困倦和睡眠发作,症状持续至少3个月以上。

(2)满足以下1项或2条件:①有猝倒发作(符合定义的基本特征)。经过标准的多次小睡潜伏期试验(multiple sleep latency test, MSLT)检查平均睡眠潜伏期≤8分钟,且出现≥2次睡眠始发REM睡眠现象(sleep onset rapid eye movement periods, SOREMPs)。推荐MSLT检查前进行夜间多导睡眠图(nocturnal Polysomnogram, nPSG)检查。nPSG出现SOREMP可以替代1次白天MSLT中SOREMP。②免疫反应法(immunoreactivity)检测脑脊液中Hcrt-1(OrexinA)浓度≤110pg/ml或<正常参考值1/3。幼儿期的发作性睡病可能表现为夜晚睡眠时间过长或白天打盹时间延长;如果临床强烈怀疑发作性睡病1型,但MSLT的诊断标准不能满足,推荐重复MSLT检查;患者存在EDS和脑脊液Hcrt-1(OrexinA)水平低下或难以检测时,即使不伴有猝倒发作,仍应诊断为发作性睡病1型。

2. 发作性睡病2型的诊断标准 需同时满足:①患者存在白天难以遏制的困倦和睡眠发作,症状持续至少3个月以上;②标准MSLT检查平均睡眠潜伏期≤8min,且出现≥2次SOREMPs,推荐MSLT检查前进行nPSG检查,nPSG出现SOREMP可以替代1次白天MSLT中的SOREMP;③无猝倒发作;④脑脊液中Hcrt-1(Olefin A)浓度没有进行检测,或免疫反应法测量值>110pg/ml或>正常参考值的1/3;⑤嗜睡症状和/或MSLT结果无法用其他睡眠障碍如睡眠不足、OSAS、睡眠时相延迟障碍、药物使用或撤药所解释。

如果患者随后出现猝倒发作,应重新诊断为发作性睡病1型;如果诊断后,检测脑脊液中Hcrt-1(Orexin A)浓度≤110pg/ml或<正常参考值的1/3,应重新诊断为发作性睡病1型。

(三)鉴别诊断

1. 嗜睡症状的鉴别诊断

(1)Kleine-Levin综合征:独特之处是持续数日至数周的嗜睡发作性病程,随后有一段时间正常的睡眠-觉醒功能。在嗜睡发作期间,患者常有认知紊乱、厌食、记忆损害、现实解体和严重情感淡漠。这些患者还可能出现脱抑制,表现为多食和性欲亢进。Kleine-Levin综合征中EDS的发作症状持续时间长,且可伴有突出的认知和行为紊乱可区别其与发作性睡病,后者表现为相对恒定且无缓解的症状。

(2)特发性嗜睡:患者没有猝倒,但在极少数情况下,他们可能出现入睡前幻觉、睡眠瘫痪或睡眠发作等特征。他们可能在24小时内睡眠时间增加。通常只有在通过病史和PSG检查两方面都排除了嗜睡的其他病因后,才会考虑诊断为特发性嗜睡。诊断特发性嗜睡时,需要先行PSG检查再行MSLT。这些检查可发现不同于发作性睡病的特征性表现,即平均睡眠潜伏期缩短但睡眠起始的REM周期(sleep-onset REM period, SOREMP)少于2次。

(3)快速起病的肥胖、通气不足、下丘脑功能障碍和自主神经功能障碍组成的综合征(rapid-onset obesity, hypoventilation, hypothalamic andautonomic dysfunction, ROHHAD):儿童获得性嗜睡的罕见原因,通常在10岁前发病,女性略多。患儿会出现突发性肥胖和睡眠相关通气不足。其他常见体征包括体温调节改变、低钠血症或高钠血症、高催乳素血症以及神经行为障碍。目前尚未发现特定病因,且病情会逐渐进展。可能需要非侵入性通气或气管造口术并在家使用呼吸机。

(4)其他常见的嗜睡病因:包括睡眠不足综合征、睡眠呼吸暂停综合征、药物副作用、物质滥用、睡眠-觉醒时相延迟障碍、抑郁症、其他躯体疾病等。上述疾病多数可通过病史和不存在发作性睡病的其他临床特征(即猝倒、睡眠发作、入睡前幻觉和睡眠瘫痪)而与发作性睡病区别开来。

2. 猝倒症状的鉴别诊断　儿童中的猝倒症状有时会与失张力癫痫发作混淆,然而与猝倒不同的是,癫痫发作通常不会由强烈情绪诱发,且失张力发作伴有意识障碍。当猝倒影响颊面肌时,颌部有下垂张开的趋势,类似于重症肌无力(myasthenias gravis,MG)或抽动障碍。睡眠过多几乎总是出现在猝倒之前或与其同时发生,而 MG 或抽动障碍患儿通常无此病史。此外,MG 相关的上睑下垂通常整日都存在,而猝倒则是发作性的。

思考 3　发作性睡病常见的伴随疾病有哪些?

1. **向心型肥胖**　向心型肥胖在儿童及嗜睡症状严重的患者中更为常见,可在发病后 1 年内出现体重急剧增加,其原因可能与下丘脑分泌素(hypocretin,Hcrt)神经元介导的能量代谢障碍、食欲异常、自主神经系统活动、瘦素 - 生长素系统功能紊乱有关。

2. **性早熟**　国外报道约 17% 的儿童期发病的发作性睡病患者伴有性早熟,国内报道比例为 7.4%,其机制可能与 Hcrt 神经元障碍相关的神经 - 内分泌 - 代谢紊乱有关。

3. **阻塞性睡眠呼吸暂停综合征(obstructive sleep apnea syndrome,OSAS)**　发作性睡病人群中 OSAS 的患病率超过 24.8%,显著高于普通人群。

4. **REM 睡眠期行为障碍(REM sleep behavior disorder,RBD)**　RBD 在发作性睡病人群中发生率为 36%~61%。发作性睡病患者的 RBD 与非发作性睡病患者的 RBD 在临床表现方面不尽相同,且前者起病时间更早。目前尚无证据显示发作性睡病相关的 RBD 表现是神经系统退行性病变的危险信号。

5. **焦虑或抑郁**　25% 的发作性睡病患者有惊恐发作或社交恐惧等症状;18%~57% 的发作性睡病患者伴有情绪抑郁、兴趣低下、快感缺乏。导致发作性睡病患者焦虑或抑郁的主要原因包括日间睡眠过多、社会功能损害、认知缺陷等。而焦虑、抑郁又常常加重患者的社会与家庭功能损害。

6. **偏头痛**　有报道称猝倒型发作性睡病患者中偏头痛发病率显著增高,为 20%~45%,女性略多于男性。

三、治疗经过

(一)行为心理疗法

1. 规律性日间小睡　指导患儿及家属安排日间规律性小睡,这样有助于改善日间觉醒水平,提高学习效率,并有助于减少兴奋性药物和抗抑郁剂的使用剂量。

2. 睡眠卫生　①保持规律的睡眠 - 觉醒节律;②避免睡眠剥夺;③避免不当使用镇静剂;④白天可适当食用富含咖啡因的食物和饮料,但要避免过度及晚上食用;⑤避免过度进食高碳水化合物类食物。

3. 社会及心理支持　由于患儿年龄较小,病程贯穿求学和个性发展时期,临床症状对患者学习和生活的影响十分严重,通过家长、老师、同学的支持,针对患者的学业、生活等各方面给予更多的理解和帮助,允许患者根据日间小睡时间安排学习任务,有助于患儿回归正常的学习生活。

(二)药物治疗

予患儿哌甲酯缓释片 18mg/d 改善白天嗜睡症状,氟西汀 20mg 抗猝倒治疗,治疗 1 个月后复诊,嗜睡及猝倒症状部分缓解,可基本维持正常生活及学业,与家长商量后,暂维持目前治疗,观察病情变化,定期复诊。

思考4　发作性睡病的药物选择？

《中国发作性睡病诊断与治疗指南（2022版）》推荐意见：

发作性睡病目前尚无确切的病因治疗，目前主要是对症治疗。

（一）EDS 的治疗

治疗 EDS 的首选药物是替洛利生（Pitolisant）、莫达非尼（Modafinil）、γ- 羟丁酸钠（gamma-Hydroxybutyrate sodium oxybate），其他药物包括阿莫达非尼（Armodafinil）、哌甲酯缓释片（Methylphenidate）、索林非妥（Solriamfetol）、马吲哚（Mazindol）等。EDS 的治疗推荐药物和意见如下：

推荐治疗日间嗜睡症状的首选药物为替洛利生（Ⅰ级推荐，A 级证据），莫达非尼（Ⅰ级推荐，A 级证据），γ- 羟丁酸钠（Ⅰ级推荐，A 级证据），马吲哚（Ⅰ级推荐，A 级证据）。次选药物为哌甲酯缓释剂（Ⅱ级推荐，C 级证据）。

（二）猝倒的治疗

目前推荐的抗猝倒药物主要为替洛利生、羟丁酸钠和抗抑郁剂（三环类、文拉法辛）。三环类抗抑郁剂（tricyclic antidepressants，TCAs）、选择性 5- 羟色胺再摄取抑制剂类（selective serotonin reuptake inhibitors，SSRIs）通常不具有很强的促醒效应，而替洛利生及羟丁酸钠可同时改善猝倒和 EDS。选择性 5- 羟色胺与去甲肾上腺素再摄取抑制剂类（selective serotonin and norepinephrine reuptake inhibitors，SNRIs）和选择性去甲肾上腺素再摄取抑制剂（selective noradrenaline reuptake inhibitors，NaRIs）则具有一定的促醒作用。这些药物也可联合使用。

推荐控制猝倒发作的药物选择包括：替洛利生（Ⅰ级推荐，A 级证据），γ- 羟丁酸钠（Ⅰ级推荐，A 级证据），文拉法辛（Ⅱ级推荐，C 级证据）、氯米帕明（Ⅱ级推荐，C 级证据）、帕罗西汀（Ⅱ级推荐，C 级证据），瑞波西汀（Ⅱ级推荐，C 级证据），马吲哚（Ⅱ级推荐，C 级证据）。

（三）入睡前幻觉和睡眠瘫痪的治疗

最新研究结果提示，替洛利生（Ⅰ级推荐，A 级证据）和 γ- 羟丁酸钠（Ⅰ级推荐，A 级证据）对入睡前幻觉和睡眠瘫痪有明确改善作用，推荐用于这两种症状的治疗。入睡前幻觉和睡眠瘫痪与 REM 睡眠期有关，缩短 REM 睡眠的抗抑郁剂如三环类抗抑郁剂（Ⅲ级推荐，D 级证据）、SSRIs（Ⅲ级推荐，D 级证据）及 SNRIs（Ⅲ级推荐，D 级证据）均可改善入睡前幻觉和睡眠瘫痪，考虑到三环类药物不良反应，推荐使用 SSRIs 和 SNRIs 类药物，如氟西汀、文拉法辛等。如合并猝倒，可考虑参考猝倒的治疗药物。

（四）夜间睡眠紊乱的治疗

1. 夜间睡眠不安的治疗　治疗推荐药物和意见如下：γ- 羟丁酸钠（Ⅰ级推荐，A 级证据）；巴氯芬（Ⅲ级推荐，D 级证据）；苯二氮䓬类（佐匹克隆、唑吡坦、扎来普隆）（Ⅲ级推荐，D 级证据）。

2. OSA 的治疗　推荐对所有超重患者鼓励其减轻体重，保持戒烟酒等健康的生活方式；无创气道正压通气是一线治疗方式；应用口腔矫治器和对有手术指征的患者进行手术治疗，也有一定的效果。

3. RBD 的治疗　不建议应用氯硝西泮，可尝试使用褪黑素或褪黑素受体激动剂。如合并猝倒，可考虑参考猝倒的治疗药物，并推荐对患者进行定期的抑郁 / 焦虑评估。

4. 不宁腿综合征的治疗　推荐普拉克索作为不宁腿综合征的首选治疗，其他可选药物有罗匹尼罗、罗替高汀、加巴喷丁等。值得注意的是，不宁腿症状可能在应用抗猝倒的抗抑郁药物后加重。

四、讨论和展望

发作性睡病的发病机制不明，其特征性病理改变是下丘脑外侧区下丘脑分泌素（hypocretin，Hcrt）神经元特异性丧失。现有证据表明多基因易患性、环境因素和免疫反应共同参与发作性睡病的发病机制。受 2009 年冬季流感病毒流行的影响,我国华北地区、华东地区 2010 年发作性睡病新发病例数约为历年的 3 倍。北欧一些国家报道,2010 年发作性睡病发病率显著增加 6~9 倍,分析认为导致 2010 年发病率增高的原因可能与 2009 年冬季甲型 H1N1 流感感染及接种含有 AS03 佐剂的甲型流感疫苗关系密切。还有研究发现上呼吸道化脓性链球菌感染与发作性睡病存在关联。此外,研究者观察到本病发病前,20%~40% 的患者曾遭遇强烈情感刺激。目前认为感染和强烈心理应激可能促使本病提前发病。但总体而言,其发病机制仍有很多不明确的地方,因此也成为睡眠领域的研究热点。

发作性睡病另一个研究热点在治疗领域,近年来,国际上已取得显著进展,有多个已上市或正在研制的有潜力的药物,我们简单介绍如下:

(一)脑内组胺 H3 受体拮抗剂替洛利生

替洛利生(Pitolisant)是一种 N 哌啶基衍生物,能增强整个中枢神经系统的组胺释放,具有促醒和抗猝倒作用。与其他促醒药物不同,替洛利生不影响脑内多巴胺的释放。目前已完成了四个Ⅲ期临床试验评估其治疗发作性睡病的疗效。研究结果提示,替洛利生对 EDS、猝倒、入睡幻觉等发作性睡病主要症状均有改善作用。替洛利生总体安全性良好,常见的不良反应大多轻微,包括失眠、头痛、恶心等,也有流产和心电图 QT 间期延长的报道。基于上述临床研究,替洛利生已获欧盟药品管理局批准用于治疗伴或不伴猝倒的成人发作性睡病,剂量范围为 4.5~36mg/d。2019 年 8 月,替洛利生被美国食品药物监督管理局(FDA)批准用于治疗成人发作性睡病患者的 EDS,推荐剂量范围为 17.8~35.6mg/d。作为治疗发作性睡病的全新药物,替洛利生在临床研究中显示出改善 EDS 和抗猝倒作用,其长期疗效值得期待。

(二)多巴胺和去甲肾上腺素再摄取抑制剂索利氨酯

索利氨酯(Solriamfetol,原名 JZP-110)是苯丙氨酸提取物,是一种多巴胺和去甲肾上腺素再摄取抑制剂,其潜在的促醒作用是通过抑制多巴胺转运体和去甲肾上腺素转运体而实现的,不是通过其他参与调节睡眠的神经递质受体(如组胺、食欲肽)。一项Ⅲ期临床试验发现,无论是 Epworth 嗜睡量表评分还是清醒维持试验,索利氨酯各剂量组(75mg/d、150mg/d 和 300mg/d)均优于安慰剂组;基于上述临床研究,美国 FDA 于 2019 年批准了索利氨酯用于治疗发作性睡病的 EDS 症状,剂量为 75~150mg/d。索利氨酯作为一种同时影响多巴胺和去甲肾上腺素神经递质的药物,理论上应同时具有促醒和抗猝倒作用,但是上述临床试验中并没有评估其抗猝倒作用。索利氨酯在药物戒断症状和药物滥用方面可能具有一定优势,有待长期疗效观察。

(三)羟丁酸钠改良剂型

1. 控释型羟丁酸钠(FT218)　羟丁酸钠能控制或减轻发作性睡病的很多症状,但其半衰期较短,通常需要夜间两次服药。控释或缓释制剂可以克服这个缺点。FT218 是一种新型羟丁酸钠控释制剂,用于治疗与发作性睡病有关的 EDS 和猝倒。该剂型可实现口服小分子药物给药间隔延长或给药时间延迟。与羟丁酸钠相比,每晚服用一次的 FT218 具有更大的应用价值。

2. 低钠型羟丁酸盐(JZP-258)　羟丁酸钠含钠量高,导致口感较差,且对高血压患者和患者的肾功能不利。JZP-258 为一种新型的羟丁酸盐制剂,由氧化钠、氧化钾、氧化钙和氧化镁组成,其钠含量比羟丁酸钠低 92%。一项针对伴猝倒的成人发作性睡病的Ⅲ期多中心随机戒断研究结果显示,经过 12 周的剂量滴定期和 2 周的稳定剂量期,JZP-258 治疗组每周猝倒发生率和 Epworth 嗜睡量表分值这两个主要终点事件优于安慰剂组。

(四)莫达非尼联合氟卡尼制剂

莫达非尼作为发作性睡病的一线促醒药物,促醒作用并非完美,其保持清醒的能力很少超过正常水平的 70%~80%。氟卡尼是一种星形胶质连接蛋白的抑制剂,能增强莫达非尼的促醒作用。直接进入快速眼球运动是发作性睡病的电生理特点,与单独使用莫达非尼相比,莫达非尼联合氟卡尼制剂(THN102)减少了食欲肽敲除小鼠(一种发作性睡病的动物模型)直接进入快速眼球运动期睡眠的次数,缩短了快速眼球期睡眠的持续时间,这个结果提示莫达非尼联合氟卡尼联合制剂能改善发作性睡病快速眼球运动期睡眠紊乱的相关症状,如猝倒、入睡前幻觉等。

(五)其他治疗方法

由于发作性睡病的发病机制尚未完全阐明,目前的治疗方法均是对症治疗。今后随着机制研究的开展,对症治疗的现状有望改善。下丘脑产生食欲肽的神经元死亡,脑内食欲肽低下或缺乏是发作性睡病的基本病理变化。理论上如果能补充脑内食欲肽,发作性睡病有望根治。TAKC-925是一种食欲肽2受体激动剂,在发作性睡病小鼠模型中具有减轻嗜睡、减少猝倒发作和降低体质量等作用。其他基于食欲肽神经肽系统的治疗方法包括补充食欲肽、神经移植、干细胞和基因治疗等,但这些治疗方法尚未进入临床研究,期待这些针对食欲肽的对因治疗措施尽早有突破性成果。

有学者认为,发作性睡病患者下丘脑产生食欲肽的神经元死亡与免疫反应有关。基于免疫介导假说,不少学者尝试了免疫疗法,如皮质类固醇、静脉注射免疫球蛋白、血浆外激素、利妥昔单抗和阿仑单抗等。遗憾的是,迄今还没有开展过设计良好的对照试验,而且大部分个例报道结果也是阴性的。免疫治疗的机制在于阻断免疫反应对下丘脑产生食欲肽的神经元损害,理论上只要能早期发现发作性睡病,免疫治疗就可能有效。

总之,发作性睡病的发病机制并未完全阐明,目前缺乏对因治疗手段,即使已经广泛应用的药物,其改善发作性睡病症状的机制也有待于进一步研究。目前已有的治疗药物从全面改善症状和副作用方面来看,存在多种缺陷。因此,尽管发作性睡病的治疗研究近年来有所进展,但依然任重而道远。

(王玉平　李　宁)

参 考 文 献

[1] American Academy of Sleep Medicine. International Classification of Sleep Disorders. American Academy of Sleep Medicine, 2014, 9 (1): 143-161.

[2] 中华医学会神经病学分会. 中华医学会神经病学分会睡眠障碍学组. 解放军医学科学技术委员会神经内科专业委员会睡眠障碍. 中国发作性睡病诊断与治疗指南. 中华神经科杂志, 2015, 48 (6): 445-452.

[3] 赵忠新. 睡眠医学. 北京: 人民卫生出版社, 2016.

[4] 徐清霖, 楼国东, 王甜甜, 等. 发作性睡病的药物治疗进展. 浙江大学学报(医学版), 2020, 49 (4): 419-424.

病例 94　夜间阵发性肌张力障碍

一、病历资料

(一)病史

患者男性,28岁,因"夜间异常动作27年"就诊。

患者27年来在睡眠中醒来时出现面部、躯干和四肢的异常动作,每晚发作4~5次,通常持续40秒至1分钟,意识清楚。白天没有发作。多次在当地就诊并做夜间脑电图:未见异常,诊断"癫痫?",予卡马西平和托吡酯治疗,无明显效果。

患者足月顺产,生长发育正常。否认高血压、糖尿病、心脏病病史。否认烟酒史。无明确家族遗传病史。

(二)体格检查

体温:36.1℃,脉搏:86次/min,呼吸:20次/min,血压:120/75mmHg,神清,心肺腹查体无阳性体征。

神经系统查体无阳性体征。

（三）辅助检查

1. **血常规、肝功能、肾功能、血脂相关检查、甲状腺功能**　未见异常。

2. **头颅 MRI**　未见异常。

3. **白天视频脑电图**　未见发作，脑电未见异常。

4. **夜间长程视频脑电图**　夜间可见多次发作，均为Ⅱ期纺锤波之后醒来时发作，发作表现为面部扭曲及全身无目的的舞蹈动作，持续近 1 分钟，伴有呼吸急促和心动过速（图 8-5-6，见文末彩图）。发作期和发作间期脑电图均为阴性。

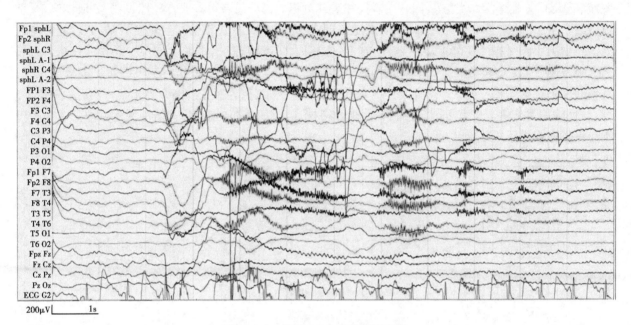

图 8-5-6　病例 94 患者夜间脑电图

发作时可见运动伪差，无癫痫样放电。

二、病例分析

（一）病例特点

1. 青年男性，慢性起病。

2. 夜间异常动作 27 年。

3. 患者 27 年来在睡眠中醒来时出现面部、躯干和四肢的异常动作，每晚发作 4~5 次，通常持续 40 秒至 1 分钟，意识清楚。白天没有发作。多次做夜间脑电图未见异常，予卡马西平和托吡酯治疗无效。患者足月顺产，生长发育正常。

4. 夜间长程视频脑电图提示夜间可见多次发作，均为Ⅱ期纺锤波之后醒来时发作，发作表现为面部扭曲及全身无目的的舞蹈动作，持续近 1 分钟，伴有呼吸急促和心动过速。发作期和发作间期脑电图均为阴性。

（二）诊断及诊断依据

1. 诊断

【定位诊断】面部及全身无目的的舞蹈样动作，定位于锥体外系的新纹状体（尾状核、壳核）及其联系纤维。

【定性诊断】患者婴儿期发病，表现为夜间觉醒后的面部及全身舞蹈样动作，动作无明显刻板性，发作期脑电图正常，试用卡马西平和托吡酯抗癫痫治疗无效，生长发育正常，故诊断夜间阵发性肌张力障碍（夜间觉醒后发作性运动障碍）。

2. 入院诊断 夜间阵发性肌张力障碍。

（三）鉴别诊断

1. 夜间额叶癫痫（nocturnal frontal lobe epilepsy，NFLE） NFLE 是一类以睡眠相关性额叶运动性发作为主要特征的临床综合征，多出现于非快速眼动睡眠（NREM）Ⅱ期。临床以散发性病例为主，家族性病例多呈常染色体显性遗传性夜间额叶癫痫（autosomal dominant nocturnal frontal lobe epilepsy，ADNFLE），后者是人类发现的第一类与特定基因相关的癫痫。本病起病年龄 0~20 岁，男女比例约为7：3。发作形式包括阵发性觉醒、阵发性肌张力障碍和阵发性梦游样行为等。可伴有噩梦、言语、惊醒、哭喊、呼吸不规则及心动过速等，同一患者往往表现刻板。部分患者可有非特异性先兆，如肢体麻木、恐惧、颤抖、头晕、坠落感或牵拉感。发作期间意识清晰，发作后无意识模糊并可重新入睡，醒后能够清晰回忆。白天小睡时亦可发作，临床表现与夜间发作相似，觉醒状态下发作极为罕见。单次发作持续时间5 秒 ~5 分钟，多不超过 2 分钟。平均发作频率为 20d/ 月，1~20 次 /d。发作时脑电图可见尖波或棘波，发作间期睡眠脑电图可见低频痫样波。由于奇特的临床表现，患者往往被误诊为非癫痫性运动障碍、夜惊、假性癫痫发作等。患者可同时伴有其他神经精神症状，如认知功能障碍、精神性症状等。本病多于中年后发作频率逐渐减少。

思考 1 夜间额叶癫痫的诊断标准？

Kurahashi 和 Hiroseo 提出原发性夜间额叶癫痫诊断标准：

1. 于睡眠中发生额叶运动性发作，伴噩梦、言语、肢体运动等。

2. 持续时间 5 秒 ~5 分钟。

3. 神经系统体检正常。

4. 可伴有智力下降、认知功能障碍、精神性症状等。

5. 神经系统影像学检查正常。

6. 多导睡眠监测脑电图有阳性发现，随机脑电图可能正常。

7. 家族性 NFLE 有家族史，呈常染色体显性遗传，并符合 1~6 条。

---

2. REM 睡眠行为异常（REM sleep behavior disorder，RBD） RBD 多发生于老年男性，特征为在REM 睡眠期间的复杂动作或行为，它的发生是由于通常发生在 REM 期的肌肉失弛缓。表现为在 REM睡眠期出现持续或间歇性肌张力增高、多梦及梦境演绎行为，从肌肉抽动到各种复杂剧烈的行为动作均可出现，如讲话、唱歌、喊叫、挥拳、抓取、钳制、跳跃、坠床等。多数梦境都有暴力内容，常常伴随与梦境相关的暴力行为，可导致患者自伤或伤及他人。往往是神经系统变性病的早期表现。

3. 非快速眼动睡眠觉醒障碍 意识模糊性觉醒、睡惊症和睡行症是与 NREM（non-rapid eye movement）睡眠有关的最重要的异态睡眠。因为它们是由 NREM 睡眠不完全觉醒引起的，所以也被称为部分觉醒障碍。它们通常发生在从深度 NREM 睡眠（N3 期）进入较浅的 NREM 睡眠（N1 或N2 期）或者进入觉醒阶段的过渡期。它们最可能出现在夜间睡眠的前 1/3 阶段，因为 N3 期睡眠在夜间这一时段最常见。虽然这些睡眠异态的临床表现截然不同，但是其基础病理生理机制及病程相似。

（1）意识模糊性觉醒：幼儿常见，其发生频率通常在 5 岁以后降低。一项人群研究发现，3~13 岁儿童中患病率为 17.3%。症状通常在入睡后 2~3 小时内发作，但也可发生于夜间或早晨试图从睡眠中觉醒时。儿童通常会从床上坐起、呜咽、哭泣或呻吟，且可能说着像"不"或"走开"这样的话语，看起来很痛苦，任何安抚努力均无效。通常没有出汗、面部潮红或刻板运动行为。儿童可能一直坐在床上，持续 5~30 分钟；同步记录的脑电图可能显示广泛的、高振幅的节律性 δ 波或 θ 波活动；患者于次日早晨醒来时，感觉清醒、精神状态恢复，完全不记得发生过什么。虽然这些事件是良性的，但会使得父母对事件性质及如何处理此类事件强烈关注、感到担忧及困惑。

（2）睡惊症：睡惊通常发生于 4~12 岁儿童。该类事件出现于夜间睡眠的前 1/3 阶段。儿童突然从睡眠中醒来并大声尖叫、烦躁、面部潮红、出汗和心动过速。儿童可能会跳下床，像逃避某种看不见的威胁，通常对父母的安抚举动无反应。而事后儿童常不记得发生过什么。脑电图可能显示高振幅的节律性 δ 波或 θ 波活动。该病有很强的遗传倾向。

（3）睡行症：与其他 NREM 睡眠相关睡眠异态类似，睡行在儿童中的发生率约为 15%，发病高峰期为 8~12 岁。轻微的发作（幼儿坐起来并在床上四处爬行或安静地走到父母床旁）最初可能会被忽视。另一些儿童可能变得烦躁、在家中四处跑动或出现不适当的行为。部分患者因无意识地做出危险行为（如在寒冷的冬夜离家）而伤害到自己，还会出现像意外性低体温这样的后果。可能同时存在自主神经功能障碍，表现为出汗及面部潮红。部分患者可同时出现睡惊及睡行，但以其中一种为主。

4. 节律性运动障碍（rhythmic movement disorder，RMD） 是婴幼儿期常见的睡眠障碍，以睡眠期间反复有节奏地头部和躯体撞击、摇摆、翻滚为特征。见于 3%~15% 的正常儿童，以 9 个月龄时最多见，3 岁后患病减少，极少持续到 7 岁以上者。RMD 累及的是较大的肌肉，根据受累肌肉群和运动形式的不同，可分为 4 种类型，一是撞头型，最常见，患儿俯卧位，用额部撞击床板，或坐位用枕部撞击床头；二是摇头型，患儿仰卧位时头向两侧摇晃；三是身体摇摆型，患儿以手和膝支撑或坐位时摇摆身体；四是身体滚动型，较少见，患儿仰卧位时全身向两侧翻滚。有的患儿可只表现为腿部的摇晃或撞击。RMD 典型的症状发生在入睡前有睡意时，持续到浅睡期，有些患者症状发生在早晨将醒时。绝大多数患儿没有其他方面的异常，但症状持续存在不愈者，常有精神发育不全、孤僻、冲动。

三、治疗经过

给予患者分别使用氟哌啶醇 2~4mg 睡前服用 2 个月余，硫必利 0.1~0.2g 睡前服用 2 个月余和奥氮平 2.5~5mg 睡前服用 1 个月余作为治疗药物，均可减少发作的频率和持续时间，但无法使症状完全消除。

四、讨论和展望

关于夜间阵发性肌张力障碍（PHD）的定义和诊断有一个发展的历程，至今学术界仍有争议。本病的首次报道来自 1969 年 Horner 和 Jackson 对两个发作性异常运动（paroxysmal dyskinesias，PD）家系的研究，此后，一些家族性和散发病例先后被报道。1981 年，Lugaresi 等报道了 5 例限于睡眠中频繁、丛集性发作的患者，表现为肢体的暴力动作及强直 - 肌张力障碍样症状。尽管卡马西平治疗有效，但这 5 例患者的发作期及发作间期脑电图均未记录到痫样活动，因此该综合征最初被认为是一种病理生理机制不明的运动障碍疾病，命名为夜间阵发性肌张力障碍（nocturnal paroxysmal dystonia，NPD）。然而关于它是痫性还是非痫性的争议一直存在。临床上可以观察到一些接受术前评估的药物难治性额叶癫痫患者的症状与 NPD 睡眠中发作高度相似，表现为复杂的运动症状，包括四肢活动、躯干的剧烈摇晃等。数年后 Tinuper 等学者在 3 例 NPD 患者中记录到了起源于额叶的发作期及发作间期痫样放电。越来越多的证据表明这种多见于睡眠中的过度运动性发作，其本质是起源于额叶的痫性发作，故此该综合征被命名为夜间额叶癫痫（nocturnal frontal lobe epilepsy，NFLE）。然而，随着临床实践及相关研究的逐渐深入，NFLE 的名称亦不再适合描述该综合征。首先，其最主要的特征为睡眠中的发作，强调睡眠相关而不是癫痫发作的生物钟时间相关；其次，起源可以是额叶之外；再次，NFLE 无法凸显典型的症状学特征，主要包括过度运动性发作，也可表现为肌强直或肌张力障碍样特点。基于以上原因，2014 年在意大利博洛尼亚召开的共识会议将 NFLE 更名为睡眠相关的过度运动性癫痫（sleep-related hypermotor epilepsy，SHE）。

在 2014 年之后，研究者们将所有的夜间阵发性肌张力障碍（PHD）均归为睡眠相关的过度运动性癫痫（SHE），但是，近些年的研究发现在少数患者可能是阵发性运动障碍，这些病例的特点是夜间间歇性，无目的，全身投掷样、舞蹈样动作，意识清楚，没有其他癫痫样发作，发作时脑电图也是正常的。PHD 与 SHE 之间的鉴别诊断可能有时比较困难，但是 PHD 发作缺乏刻板性，且持续时间更长。另外，尽管癫痫发作也可以表现为投掷样或舞蹈样动作，但大多数发作会伴有阵挛性／强直性成分。

我们发现的部分病例均在Ⅱ期睡眠觉醒时出现运动障碍，因此建议将这些患者定义为"夜间觉醒后发作性运动障碍"，作为 PHD 的一个亚型，以便于进一步的研究。

（王玉平　李　宁）

参 考 文 献

［1］Williams D M. Paroxysmal hypnogenic dyskinesia responsive to doxylamine：a case report. Case Rep Neurol Med，2012，2012：484689.

［2］Canavese C，Canafoglia L，Costa C，et al. Paroxysmal non-epileptic motor events in childhood：a clinical and video-EEG-polymyographic study. Dev Med Child Neurol，2012，54（4）：334-338.

［3］项晓慧. 睡眠相关的过度运动性癫痫研究进展. 健康之友，2019（18）：297.

［4］徐佳慧，金博，张力三，等. 睡眠相关过度运动性癫痫的研究进展. 浙江大学学报（医学版），2020，49（4）：425-430.

病例 95　快速眼动期睡眠行为障碍

一、病历资料

（一）病史

患者男性，71 岁，因"夜间行为异常 6 年"就诊。

患者 6 年前开始出现发作性夜间行为异常，表现为说梦话，骂人，手舞足蹈，甚至打人，撞墙，有时从床上跌下，这些行为与梦境有关，唤醒后有时能回忆，有时不能，早期 1 周 ~1 个月有一次发作，近一年每夜都有发作。夜间无打鼾，白天精神状态可，无困倦，无记忆力下降，食欲及二便基本正常。

既往体健，无慢性病病史。

（二）体格检查

体温：36.7℃，脉搏：73 次／min，呼吸：14 次／min，血压：135/80mmHg，内科查体未见异常。

神经系统查体未见阳性体征。

（三）辅助检查

1. **血常规、肝功能、肾功能、血脂相关检查、甲状腺功能、肿瘤标志物筛查**　正常范围。

2. **头颅 MRI**　多发点状缺血灶，轻度脑白质变性。

3. **多导睡眠监测（PSG）**　睡眠中可见多次异常行为发作，表现为四肢击打样动作，骂人，均出现在 REM 期；REM 睡眠期可见阵发肌电活动增高（图 8-5-7，见文末彩图）；偶见睡眠呼吸暂停低通气事件，AHI 指数为 0.3 次／h，以低通气事件为主，最低血氧饱和度为 84%；监测中可见轻度周期性腿动事件，PLM 指数为 16.5 次／h。

4. **夜间长程视频脑电图**　发作期可见脑电伪差，无异常放电。

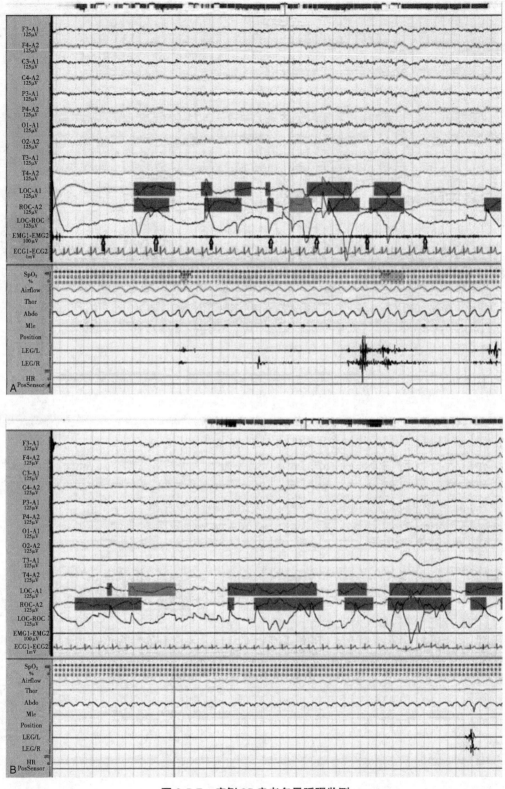

图 8-5-7　病例 95 患者多导睡眠监测

A. 患者快速眼动（rapid eye movement，REM）睡眠期可见阵发肌电活动增高（黑箭）；B. 正常人 REM 期肌张力降低。

二、病例分析

（一）病例特点

1. 老年男性,慢性起病。

2. 夜间行为异常 6 年。

3. 发作性夜间行为表现为说梦话、骂人,手舞足蹈,甚至打人、撞墙、坠床,这些行为与梦境有关,唤醒后有时能回忆。

4. 多导睡眠监测可见睡眠中可见多次异常行为发作,表现为四肢击打样动作,骂人,均出现在 REM 期;REM 睡眠期可见阵发肌电活动增高。

（二）诊断及诊断依据

1. 诊断

【定位诊断】夜间出现与梦境相关的异常行为,以暴力行为为主,唤醒后有时能回忆,定位于与 REM 睡眠相关的脑干核团（蓝斑核、背缝核、背外侧被盖核、脚桥被盖核等）及其投射纤维。

【定性诊断】患者老年男性,慢性起病,表现为夜间与梦境相关的暴力行为,多导睡眠监测（PSG）显示所有异常行为均发生于 REM 期,REM 睡眠期可见阵发肌电活动增高,即出现 REM 睡眠期骨骼肌失弛缓（REM-sleep without atonic, RWA）现象,故考虑为快速眼动期睡眠行为障碍（RBD）。

2. 入院诊断　快速眼动期睡眠行为障碍。

> **思考 1**　快速眼动期睡眠行为障碍（REM sleep behavior disorder, RBD）的诊断标准?
>
> 根据美国睡眠医学学会（Ameacan Academy of Sleep Medicine, AASM）修正的 ICSD-3 的定义,RBD 的诊断标准如下:①出现 REM 睡眠期骨骼肌失弛缓（REM-sleep without atonic, RWA）现象;②有明确的梦境行为演绎（dream enactment behavior, DEB）,有临床发作史或 PSG 监测记录到确切的发作;③REM 睡眠期脑电无痫样放电;④症状不能被其他病因解释,包括其他类型睡眠行为异常、神经 / 精神疾病、药物、内科躯体疾病或者物质滥用等。
>
> RWA（PSG 监测）+DEB（临床症状）是 RBD 最主要的诊断标准。

> **思考 2**　快速眼动期睡眠行为障碍（RBD）最重要的辅助检查是什么?
>
> 多导睡眠图（polysomnography, PSG）监测可发现 RBD 最显著的电生理特征表现为 REM 睡眠期存在持续甚至亢进的骨骼肌活动,检查时应同时监测上下肢的肌电图。通过 PSG 检查,对于帕金森病患者的 RBD 检出率可提高 56%。
>
> 美国睡眠医学学会关于 RBD 中 REM 睡眠期骨骼肌失弛缓现象（REM-sleep without atonic, RWA）的 PSG 监测特征规定包括①紧张性活动（持续性肌张力增高）:每帧（30 秒）>50% 的下颏肌电幅度增高,比 NREM 睡眠期的最小肌电还高;②时相性活动（暴发性肌电活动）:每帧（30 秒）>50% 的暴发性肌电活动,时间 0.1~5.0 秒、幅度 >4 倍背景肌活动。

（三）鉴别诊断

1. **睡眠期癫痫**　临床表现为癫痫发作特征,一般不能够回忆生动梦境,其自动症比较简单,多为一些重复活动如脱衣、解纽扣等,动作具有刻板性,少有攻击行为,有时伴有强直或阵挛样活动。而 RBD 很少有局灶性运动,所表现的攻击行为比癫痫发作的随意动作更加复杂。PSG 监测或睡眠脑电图监测显示痫性放电,可发生于任何睡眠期,但多发生在 NREM 的Ⅱ期。

2. **意识模糊性觉醒**　意识模糊性觉醒是指不能从睡眠中很快觉醒,从睡眠到觉醒的过程中有一段较长的意识模糊期,但没有暴力行为,PSG 监测显示从 NREM 睡眠中觉醒,脑电图有特征性改变。

3. 睡惊症 在睡眠中突然发生,发作时有极度恐惧表现,常伴有令人毛骨悚然的尖叫,存在明显自主神经功能紊乱。PSG 监测显示多发生于刚入睡时或 NREM 睡眠 I 期。

4. 睡行症 大多发作于儿童期,临床主要表现为睡眠中起床行走,PSG 监测显示发生于 NREM 睡眠期。

5. 梦魇 梦魇多发生于儿童期,常常发生在一个内容恐怖且长而复杂的梦境之后,表现为患者从睡眠中突然惊醒,伴有强烈的恐怖焦虑等情感体验,但不伴有暴力性运动。惊醒后患者的意识清楚,且很难再次入睡。无 REM 睡眠期行为障碍的特征性 PSG 表现。

6. 创伤后应激障碍 患者有强烈的创伤经历,症状表现与创伤经历密切相关。清醒时有创伤性应激障碍的其他表现,如持续警觉性增高、持续回避,并伴有社会功能损害。

思考3 什么是特发性 RBD？什么是继发性 RBD？

RBD 作为一种具有独特表现的睡眠期疾病,在临床上十分常见,既可以是原发性疾病,也可以继发于其他神经系统疾病,根据病因不同可分为特发性 RBD(idiopathic RBD,iRBD)及继发性 RBD(secondary RBD,sRBD)。据统计 iRBD 患者约占 RBD 总数的 60%,而 sRBD 患者约占 40%。

1. 特发性 RBD RBD 作为一种独立症状单独出现,无其他伴随症状,但 iRBD 可能是突触核蛋白病的一个危险因素,这类患者在数年或数十年后最终可能出现神经系统变性疾病。

2. 继发性 RBD

(1)药源性 RBD:抗精神病药、三环类抗抑郁药及 5-羟色胺再摄取抑制剂、苯二氮䓬类镇静催眠药、单胺氧化酶抑制剂、苯乙肼、乙醇、咖啡等,均可引起 RBD 的发生。

(2)症状性 RBD:为与正常 REM 睡眠期肌张力缺失相关的脑干相应部位损害(如血管性、炎症、肿瘤、变性等)导致的 RBD 表现,如某些可影响脑干功能的神经系统疾病,包括发作性睡病、Machado-Joseph 病、肌萎缩侧索硬化、癫痫、多发性硬化、吉兰-巴雷综合征等。RBD 仅为这些疾病的部分症状。

(3)与神经系统变性疾病相关的 RBD:α-突触核蛋白(α-synuclein)异常沉积可导致多种神经系统变性疾病,如帕金森病、路易体痴呆(DLB)、多系统萎缩(MSA)等,RBD 常为这类疾病的前驱/早期症状或伴随的临床表现。有 33%~46% 的帕金森病患者、75% 的 DLB 患者、近 100% 的 MSA 患者可合并 RBD。RBD 也可见于 Tau 蛋白相关的疾病,如阿尔茨海默病(AD)、进行性核上性麻痹(PSP)、皮质基底节变性(CBD)和额颞叶痴呆(FTD)。有研究显示,RBD 可以作为 DLB 的核心临床症状,有助于与 AD 鉴别。

三、治疗经过

(一)安全防护

建议患者及家属在地板上放置床垫、将家具的边角用软物包裹、对玻璃窗进行安全性保护、睡前移去潜在的危险物品,如利器、玻璃、水杯、水壶等。此外,建议其老伴儿与患者分室居住,直到患者 RBD 症状得到有效控制。同时需规律作息时间,避免有精神兴奋作用药物的使用和酒精的刺激。

(二)药物治疗

予患者氯硝西泮 0.5mg 睡前 15 分钟服用,2 周后复诊,家属诉症状明显减轻,大的击打动作及喊叫骂人均消失,但有时仍有小幅肢体动作及轻声梦话,建议加用褪黑素 3~12mg(非药品,嘱患者自行药店购买）辅助治疗,4 周时复诊,症状进一步改善,嘱患者坚持服药。3 个月后,因症状已基本消失,建议将氯硝西泮减为 0.25mg。

思考 4　除氯硝西泮和褪黑素外,治疗 RBD 的药物还有哪些?

1. 多巴及多巴受体激动剂(C 级推荐)　目前认为,左旋多巴对 RBD 治疗效果尚不肯定;多巴受体激动剂普拉克索治疗 RBD 有一定疗效;PET 研究证实一些原发性 RBD 患者存在多巴胺能的黑质纹状体通路障碍,轻度原发性 RBD 患者部分有效,但对于治疗伴有帕金森病的 RBD 可能无效,与氯硝西泮联合的效果优于左旋多巴或普拉克索单药的疗效。因此,此药可用于治疗未明确诊断为神经退行疾病的 RBD 患者及用于氯硝西泮的替代治疗,每日最大剂量不超过 0.7mg。多巴受体激动剂罗替高汀能提高帕金森病伴 RBD 者睡眠质量并改善其 RBD 相关运动行为的频率和严重程度,仍需要积累更多的临床证据。

2. 帕罗西汀(C 级推荐)　帕罗西汀治疗效果尚不肯定,甚至有诱发或加重 RBD 症状的可能。此药可通过抑制 REM 睡眠来达到缓解 RBD 的临床症状,一般用量为睡前服用 10~40mg,不良反应主要包括恶心、头晕、腹泻、口渴等,故在治疗 RBD 中使用相对较少。

3. 多奈哌齐(C 级推荐)　有报道称乙酰胆碱酯酶抑制剂多奈哌齐 10~15mg 晚上睡前服用,可能对 RBD 症状有缓解作用,但对于治疗 RBD 的疗效尚存在争议,不过对于一些伴有共核蛋白病的 RBD 患者有一定治疗效果,其拟胆碱作用可能引起惊厥,用药时应注意观察及鉴别。

4. 镇静催眠药物(C 级推荐)　右佐匹克隆与佐匹克隆是一种可以兴奋 GABA 能神经元的镇静催眠药物。在治疗 RBD 时,小剂量睡前服用,但临床仍缺乏充足证据。不良反应主要包括皮疹、恶心等。除氯硝西泮外的苯二氮䓬类药物也有治疗 RBD 的临床报道,但存在争议。三唑仑治疗 RBD 有效,但是目前没有标准化的治疗疗程,阿普唑仑的使用剂量为 1~3mg/d。替马西泮的使用剂量为 10mg/d,亦可与佐匹克隆联合使用。

5. 其他(证据较少的药物)　地昔帕明可以有效抑制周期性的 REM 睡眠,一般使用剂量为每晚 50mg,共服用 3 周。卡马西平用于缓解 RBD 症状效果肯定,可以单独使用,或与苯二氮䓬类药物联用。卡马西平可以控制 RBD 中剧烈的伤害性行为,通常剂量为 0.1g/ 次,每日三次,口服。

四、讨论和展望

研究表明,特发性 RBD(idiopathic RBD, iRBD)与神经变性疾病,尤其是仅一突触核蛋白病的发生发展密切相关,是帕金森病(Parkinson disease, PD)、多系统萎缩(multiple system atrophy, MSA)、路易体痴呆(dementia with Lewy bodies, DLB)等的前驱期表现。目前 RBD 的发病机制尚不清楚。可能与脑干部分解剖结构病变或神经传导通路异常有关,受累结构包括网状核、蓝斑、中缝背核、黑质等,涉及多巴胺能、胆碱能、5- 羟色胺能神经元等。但仍有诸多问题亟待解决。比如,虽然研究结果表明 iRBD 是预测神经变性疾病的重要标志物,但 iRBD 可在疾病的不同阶段出现,且并非所有 iRBD 都会转化为神经变性疾病,结合多学科研究有助于揭示转化和未转化的 iRBD 潜在的病理生理学机制,并早期发现及治疗有罹患神经变性疾病风险的 iRBD 患者:是否真正存在以运动和认知障碍更加严重为特征的"PD-RBD"亚型仍待确证;iRBD 可转化为多种类型的神经变性疾病(如 PD、DLB、MSA),如何正确预测其最终临床转归有待进一步探索。

（王玉平　李　宁）

参 考 文 献

［1］中华医学会神经病学分会睡眠障碍学组. 中国快速眼球运动睡眠期行为障碍诊断与治疗专家共识. 中华神经科杂志, 2017, 50（8）: 567-571.

［2］姜海洋, 黄金莎, 王涛. 快速眼动睡眠期行为障碍与神经变性病发病机制研究进展. 中国现代神经疾病杂志, 2017, 17（10）: 717-722.

［3］叶静怡, 张轩, 乔丹丹, 等. 核素显像在快速眼球运动期睡眠行为障碍中的研究进展. 国际神经精神科学杂志, 2018, 7（4）: 53-59.

［4］韩现华, 吴平, 左传涛. 快速眼动睡眠期行为障碍的核素显像研究进展. 中华核医学与分子影像杂志, 2018, 38（5）: 367-370.

第九章　神　经　康　复

病例 96　急性脊髓炎的康复

一、病历资料

（一）病史

患者女性,16 岁,因"双下肢无力伴尿便障碍 21 天"就诊。

患者入院前 21 天中午 12 时左右弯腰搬小凳子时,突然出现下腰中部疼痛,为酸胀样疼痛,不伴放射痛,持续数秒钟部分减轻,无头晕、头痛,无肢体麻木无力。自行回宿舍睡觉休息,1 小时后醒来发现双下肢乏力,可在床上活动,伴双下肢麻木、发胀感,腰痛较前略有缓解,未予重视。入睡 1 小时后醒来发现双下肢完全不能活动,并有脐周束带感,脐以下感觉完全丧失,伴大小便失禁,恶心,无呕吐,腰痛已缓解,双上肢感觉、运动正常。6 小时后被送至当地医院,行腰椎 MRI 等检查,留置尿管,未予特殊治疗。次日至行腰穿脑脊液检查,诊断"急性脊髓炎",予抗炎、脱水、营养神经等药物治疗,患者双下肢运动、感觉变化不明显,大便渐有知觉,但仍无法控制大便,今为进一步诊治及康复入院。

患者病前 1 个月内无感冒、腹泻病史,无疫苗接种,无外伤及剧烈活动史,病前 1 个月在某酒店实习(服务员),常熬夜。

既往史、婚育史、家族史无特殊。

个人社会生活史:患者有一弟弟,与父母居住于农村,父亲运煤为生,母亲种地。

心理史:性格外向,无重大心理创伤史。

职业史:患者为在职中专生,病前在酒店做实习服务员。

（二）体格检查

体温:36.3℃,脉搏:80 次/min,呼吸:14 次/min,血压:120/70mmHg,心、肺、腹部查体无明显异常。

神经系统查体:神清,语言流利,高级皮质功能正常。双眼视力正常,双侧瞳孔等大等圆,直径约 4mm,直接及间接对光反射灵敏,双眼各方向眼动充分。余脑神经查体均正常。双侧肢体关节活动度基本正常。双上肢肌力 5 级,双上肢肌张力正常。双下肢肌力 0 肌,双下肢肌张力减低。左侧 T9 以下针刺觉、轻触觉减退,T11 以下针刺觉消失,腹股沟 T12 以下轻触觉消失;右侧平脐 T10 以下针刺觉减退,L1 以下针刺觉消失、轻触觉消失。右侧膝关节位置觉、运动觉减退、左髋关节位置运动觉减退;双髋关节、膝关节振动觉减弱,右踝关节以下振动觉消失,左踝关节振动觉消失。双侧坐骨结节以下针刺觉及轻触觉消失,双侧肛周针刺觉及轻触觉减退。双侧肱二头肌、肱三头肌腱反射正常,双侧膝腱反射减弱,双侧跟腱反射消失。双侧踝阵挛、髌阵挛阴性。双侧巴宾斯基征未引出,双侧掌颌反射阴性。双侧上中下腹壁反射消失。肛门指诊反射存在,肛门黏膜浅反射存在,球海绵体反射正常。肛门括约肌轻微自主收缩。颈软,脑膜刺激征阴性。

（三）辅助检查

1. **血常规**　正常范围。

2. **凝血功能** 正常范围。

3. **尿常规** 白细胞 66 个/dl（<5 个/dl）。

4. **胸椎 MRI** T6~L1 脊髓内片状长 T_1、长 T_2 信号（图 9-0-1）。

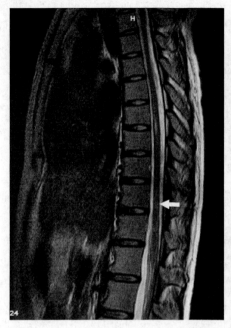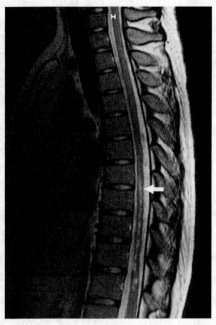

图 9-0-1 胸椎 MRI

胸 6~腰 1 脊髓内片状长 T_1、长 T_2 信号。

5. **头颅 + 颈椎 MRI** 颅内及颈髓未见明显异常信号病灶。

6. **脑脊液检查** 脑脊液压力、常规、生化、细菌学、脑脊液中枢神经系统脱髓鞘疾病抗体谱正常范围。

7. **下肢动静脉彩色多普勒超声检查、动态心电图** 正常。

8. **尿流动力学检查** 膀胱残余尿量 538ml；尿流动力学检查显示为神经源性下尿路功能障碍，表现为逼尿肌过度活动，膀胱顺应性下降，膀胱测压容积减少，膀胱感觉消失，膀胱壁较光滑，膀胱颈开放，未见膀胱输尿管反流。

9. **肌电图及视觉诱发电位** 双胫神经 H 反射未测出，右下肢深感觉径路传导阻滞，右胫前肌小力、大力收缩为无力收缩，双眼分别刺激，双侧 P100 潜伏期正常，波幅正常。

10. **盆底电生理检查报告** 刺激阴蒂神经，皮质未记录到动作电位。刺激阴蒂神经，肛门括约肌记录到动作电位，潜伏期在正常范围。阴部神经传导测定，未记录到运动电位。肛门括约肌肌电图检查大力收缩未见明显电位变化。

二、康复诊断与治疗

（一）康复诊断

①急性脊髓炎；②泌尿道感染；③双下肢运动功能障碍，双下肢感觉功能障碍；④神经源性膀胱；⑤便秘；⑥日常生活完全依赖；⑦社会参与能力丧失。

（二）康复治疗

1. **药物治疗** 继续醋酸泼尼松片 50mg，每日一次，顿服，每周递减 10mg，继续氯化钾、碳酸钙、法莫替丁等药物治疗；维生素 B_1、腺苷钴胺营养神经治疗及改善微循环等治疗。

2. **运动障碍康复** 脊髓炎急性期康复主要目的是防止失用综合征，为以后康复创造条件。①良肢位保持：卧床时保持肢体良肢位，防止肢体畸形。②防止压疮：应用气垫床，并根据患者情况定时变换体位。③坐起训练：胸段以下者早期即可坐起。④站立训练：可用电动起立床训练，从患者能耐受的角度开始,逐渐增加角度,直至直立。每日 2~3 次,每次 20~30 分钟。⑤关节被动活动训练:对瘫痪肢体应每日 2 次以上的各关节、全活动范围的被动活动,防止关节挛缩等并发症。

脊髓炎康复期的训练包括①健肢的主动关节活动或抗阻运动:患者需加强上肢及腰背肌肉肌力训练,为转移及代偿瘫痪肢体运动功能做准备。②垫上训练:在治疗师指导下进行垫上训练,如翻身、长坐位训练;垫上移动训练;四点跪位训练;爬行训练等。③轮椅操纵应用训练:对于双下肢运动功能差而双上肢功能尚好者,估计短期内不能恢复者,可利用上肢的功能,给予轮椅操纵及移乘训练。

患者为 T6~T12 完全性脊髓病变,这类患者上肢完全正常,肋间肌亦正常,因而呼吸功能基本正常,躯干部分瘫痪,双下肢完全瘫痪。此类患者生活完全能自理,能独立使用标准轮椅和完成转移动作,可从事一般的家务劳动,可从事坐位的工作。利用长下肢支具、拐、助行器或平行杠做治疗性步行训练,此种步行虽无实用价值,但给患者能独立行走的感觉,使患者产生强大的心理支持。下肢负重可减缓骨质疏松的发生。下肢活动可改善血液、淋巴循环,促进二便排泄,减少对他人的依赖,因此应大力开展这项训练。

脊髓休克期过后,肌张力增加增高,容易出现痉挛,痉挛是脊髓损伤的常见并发症,是一种因牵张反射兴奋性增高所致的以速度依赖性肌肉张力增高、伴有腱反射亢进为特征的运动障碍,属于上运动神经元综合征的表现之一。早期注意保持良肢位摆放,避免过度用力、疲劳,检查关节被动活动,若严重时,可进行治疗性的主动性运动训练,配合水疗、按摩、针灸及矫形器的使用。可口服脊髓内突触传递阻滞剂如巴氯芬药物。

3. 轮椅的选择 获得患者基本的身高、体重等数据后,定制轮椅,注意高度,防止下肢肌张力过高。

4. 排尿障碍 脊髓休克期,膀胱呈完全的弛缓性麻痹,全部反射功能和肌肉功能均消失,排尿能力丧失,表现为尿潴留。此时可留置导尿或耻骨上穿刺置管引流,防止膀胱过度膨胀,若长期留置导尿可诱发膀胱结石、膀胱萎缩或阴茎阴囊瘘等并发症,故应及早进行间歇导尿。

(1)间歇导尿

1)控制液体量:每日液体摄入 2 000ml 以内(包括饮用的流食和水),每小时 125ml 左右。避免短时间内大量饮水。晚 8 点以后不要饮水。

2)开始每 4 小时导尿 1 次,保持膀胱容量在 500ml 以下,以后根据膀胱残余尿量的多少来调整导尿次数。一般残余尿量 >200ml,每天导尿 4 次;150~200ml,每天导尿 3 次;100~150ml,每天 2 次;100ml 以下每天导尿 1 次;50~80ml 以下或为膀胱容量 20% 以下时,可停止导尿。

3)每次导尿不能超过 500ml。另注意定期检查尿常规、尿培养,及时防治泌尿系感染。

(2)直肠电刺激疗法:用专用电击棒置入肛门,刺激膀胱壁或骶髓骶神经运动支,可引起逼尿肌收缩而排尿。每日 2 次,每次 20 分钟。

(3)针灸治疗:可艾灸关元、神阙等穴,针刺关元、中极、气海、膀胱俞等。

(4)耻骨上膀胱造瘘术:对于各种原因致膀胱功能不能恢复,需长期导尿者,可酌情考虑此手术。

5. 排便障碍 正常排便是大肠在神经系统支配下所进行的活动。排便指令由脑皮质发出,低位中枢在第 2~4 骶髓(S2~4)。当脊髓损伤,伤及排便有关的神经时,失去脑皮质支配。另外结肠反射缺乏、肠蠕动减慢,最终导致大便排出困难,临床称为神经源性大肠功能障碍。该患者脊髓损伤平面在 S2~4 以上,脊髓排便中枢未受损伤,存在排便反射弧,称为反射性大肠,患者可通过反射自动排便,但缺乏主动控制能力。

对该患者,可用戴手套手指经肛门入直肠施行刺激,将坚硬大便抠出,手指沿直肠壁做柔和的环形运动,顺时针刺激 30~60 秒,刺激直肠的排空功能。如让刺激同时排便,可如下操作,先使用直肠栓剂(如开塞露),然后手指刺激直肠壁 10~15 分钟,再辅助患者坐便椅上让重力协助排便。

同时进行饮食调节,以高纤维素、高容积和高营养食物为主,每天至少有 3 次蔬菜和水果。必要时加用药物治疗,比如乳果糖。

6. 性功能障碍 脊髓损伤后患者可发生性功能障碍,患者目前为青少年,暂不需要此类康复,待育龄期时,需要进行相关康复训练。患者生育将不受影响。

7. 提高进行工具性日常生活活动的能力

（1）家居改造:患者脊髓炎,双下肢运动功能受限,需要长期轮椅生活。患者在农村居住,平房,有院子,入口有台阶,对患者家入口进行改造,增加斜坡,门的宽度进行改造,最好改为滑动门,过道、走廊、转弯的宽度进行评测并改造,以适应轮椅需求。水龙头、电灯开关、冰箱门扳手、桌高、柜高、电话可接近性、马桶高度及前/左/右宽度均需进行评估并进行相关改造,使患者生活便利,达到生活自理。

（2）移乘能力:患者今后若出行范围增大,可考虑电动轮椅。上肢功能较好的脊髓损伤患者可通过上肢完全掌握驾驶技术,目前国内针对脊髓损伤患者的汽车改造仍不完善,给此类患者远距离移乘带来影响。

患者近期康复目标是增加上肢力量,维持下肢关节活动度,提高坐位平衡能力,提高转移能力。远期目标是生活自理,盼回归社会。

今后减重平板车步行训练对患者步行可能会有进一步改善,可以进行。

三、讨论与康复评价会

参加人员:主任医师、主管医师、运动疗法师（PT）、心理治疗师、社会康复师、护理人员。

主管医师:患者青少年女性,急性起病,迅速达高峰,表现为双下肢感觉运动障碍,二便障碍,有明确感觉平面,脊髓病变诊断明确。患者病前无外伤史,无过度剧烈活动史,不考虑外伤性脊髓病变。患者有疲劳、熬夜史,不除外免疫力低下病毒感染诱发的自身免疫反应;患者脑脊液白细胞正常,蛋白基本正常,生化正常,可排除脊髓直接感染;患者无视力减退病史,颈椎 MRI、头颅 MRI 未见异常信号灶,除外多发性硬化、视神经脊髓炎。诊断为急性脊髓炎。根据脊髓损伤 ASIA 分级,B——不完全性损害。在神经平面以下包括骶段（S4~5）存在感觉功能,但无运动功能。目前康复诊断:急性脊髓炎,T6~L1 横贯性。功能障碍有:①双下肢运动功能障碍;②双下肢感觉功能障碍;③二便功能障碍。ADL 严重功能缺陷,社会参与能力下降。

根据患者的病史和病情变化分析,相应处理如下:双下肢运动功能障碍,目前双下肢肌张力较低、腱反射减弱,左侧病理征可疑,右侧（-）,脊髓休克期仍未完全渡过,双下肢仍属于软瘫期,因目前距发病不到一个月,肌肉萎缩不明显,关节被动活动尚可,需要继续进行下肢各关节的被动活动,防止关节挛缩及肌肉萎缩。患者青年女性,双上肢及腰腹部肌肉力量较差,需要加强患者上肢运动功能及腰腹部力量,加强患者在床上翻身起坐及转移能力。患者下肢肌张力将会逐渐升高,注意体位摆放,必要时可加用药物治疗。防止骨质疏松并给予下肢深感觉刺激。患者存在深浅感觉障碍,注意保护患者,防止烫伤。患者入院时保留导尿,拔出尿管,残余尿量较多,给予间断导尿,可让患者练习自己导尿,注意泌尿系感染。患者便秘,饮食上注意摄取纤维含量多的食物,定时按摩腹部,每天固定时间排便,给予开塞露和当归芦荟片等药物。定时翻身、保证皮肤干燥清洁,防止压疮。尽量减少卧床时间,增加下肢被动活动,给予气压助动、穿弹力袜防止下肢深静脉血栓形成。

物理治疗师:患者目前双下肢关节被动活动度基本正常,没有主动活动,肌张力低,不能独自翻身,不能从床上坐起,坐位平衡可,不能站立。具体拟采取的治疗方法是:①关节被动活动,维持关节活动度。②翻身训练。③起坐训练,加强腹部肌肉力量。④双上肢支撑及转移能力训练。⑤坐位平衡训练。⑥站立床训练。⑦轮椅操作技巧训练。

心理治疗师:患者既往体健,没有重大精神创伤史。脊髓炎发病急、瘫痪重,患者目前难以接受目前情况,容易产生悲观情绪。父母对患者预期恢复理想化,需要先对患者父母进行心理疏导。使其正确面对现实,树立自信的心理支撑点,以平常的心态面对残疾,获得重返社会必须的适应能力,向其提供心理治疗时非常重要的。

社会康复师:患者为在读中专生,酒店服务专业,根据目前诊断患者终生依赖轮椅可能性很大,不大可能继续学业。患者患病时间较短,尚不能接受终生残疾的现实,已向患者父母交代预后,因患者近期康复有一定成效,坐位平衡和力量都有一定改善,康复热情较高,鼓励其与病友接触促进学习,借此逐步认识终生残疾的现实。建议加强家庭和社会支持,缩短否认期,促进其早日回归社会,追求有意义的人生。

康复护士:患者 ADL 评分 25 分,存在的护理问题是容易出现压疮,二便的管理,防止坠床。拟给予的护理措施是:①给予正确的良肢位摆放及体位交换指导;②定期检查有无压疮;③患者有尿潴留,嘱患者按时规律饮水,间断导尿,并教予患者自主导尿。

主任医师:急性脊髓炎早期常为脊髓休克,表现为双下肢弛缓性瘫痪、肌张力低下、腱反射消失,病理征阴性。脊髓休克期可持续 3~4 周,如脊髓损伤严重或并发肺炎、泌尿系感染等,脊髓休克期可延长 1、2 个月或更长。球海绵体反射是判断脊髓休克消失的指征之一,此反射的消失为休克期,反射的再出现表示脊髓休克的终止。具体检查方法为:用戴手套示指插入肛门,另一手刺激阴蒂(男性刺激龟头),阳性时手指可以明显感觉肛门括约肌的收缩。

脊髓休克产生的原因乃是由于断离的脊髓节段失去高级中枢的调节性影响,特别是来自大脑皮质、前庭核和脑干网状结构的易化性影响。在正常情况下,这些部分通过其下行的纤维与脊髓神经元所构成的突触联系,使这些脊髓神经元保持一种阈下的兴奋状态,这可称为易化作用。由于横断脊髓,失去此种易化性影响,脊髓神经元兴奋性暂时地降低就表现为脊髓休克。

(张 通)

参 考 文 献

[1] 张通,陈立嘉.神经康复治疗学.北京:人民卫生出版社,2011.
[2] Carraro U, Kern H, Gava P, et al. Recovery from muscle weakness by exercise and FES: lessons from Masters, active or sedentary seniors and SCI patients. Aging Clin Exp Res, 2017, 29(4): 579-590.
[3] Bourbeau D J, Creasey G H, Sidik S, et al. Genital nerve stimulation increases bladder capacity after SCI: A meta-analysis. J Spinal Cord Med, 2018, 41(4): 426-434.

病例 97 渗透性脱髓鞘综合征合并缺血缺氧性脑病的康复

一、病历资料

(一)病史

患者男性,33 岁,因"意识不清 7 个月余"就诊。

患者 7 个月前因支气管扩张咯血采用垂体后叶素治疗,第四天出现呃逆和呕吐,次日出现精细活动时手颤抖,坐起走路不稳,行走缓慢,伴发热,体温 38.3℃,物理降温效果不佳,治疗后 1 周患者突发四肢抽搐,呼之不应,口角向右侧抽动,予"地西泮""鲁米那"等治疗,意识未恢复,行头颅 CT 提示脑水肿表现。后因突发呼吸停止,予气管插管、机械通气,仍反复抽搐发作,转入神经重症监护病房,诊断"垂体后叶素脑病",予纠正低钠血症、营养神经、控制抽搐发作及对症支持治疗,后因合并肺部感染,行气管切开术。患者意识状态稍有改善,入院前 1 个月患者有自动睁眼,半个月前开始有追视表现。为加强康复治疗转入我院。始终鼻饲饮食,保留尿管,尿量基本正常。

既往史:2 年前因咯血确诊为支气管扩张,每年均有咯血表现。个人史无特殊。

婚育史:未婚。

家族史:母亲健康,父亲患结肠癌。否认家族遗传病史。

心理史:病前性格外向。

职业史:软件工程师。

（二）体格检查

体温 37.6℃，脉搏 110 次 /min，呼吸 25 次 /min，血压 93/56mmHg，气管切开处无渗出，咳出白色稀薄痰液。双肺呼吸音粗，右肺呼吸音较左侧稍减低，双肺均可闻及痰鸣音。心率 110 次 /min，律齐，各瓣膜听诊区未闻及病理性杂音。腹部平坦，压之无痛苦表情，肠鸣音 4 次 /min。全身无水肿。

神经专科查体：最小意识状态，有自动睁眼，痛刺激有痛苦表情，查体不能配合。眼睑无水肿。右眼结膜稍有充血。双侧瞳孔等大等圆，直径 3mm，对光反射灵敏。双眼向右侧凝视，无眼震。四肢肌张力明显增高，右侧肌力 4~5 级，左侧肌力 3 级。四肢腱反射亢进。双侧病理征未引出。颈稍抵抗。

（三）辅助检查

1. 头颅 MRI（起病后 1 周）　头颅 MRI 可见皮质、双侧豆状核、尾状核头、脑桥中央多发异常信号（图 9-0-2）。

2. 头颅 CT（发病半年后）　脑萎缩，侧脑室增大，脑沟增宽，豆状核低密度（图 9-0-3）。

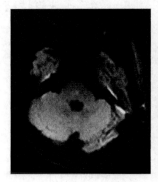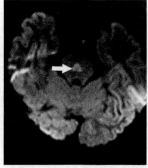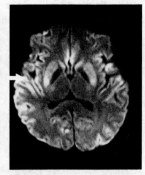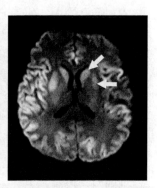

图 9-0-2　患者头颅 MRI

皮质、双侧豆状核、尾状核头、脑桥中央多发异常信号（箭）。

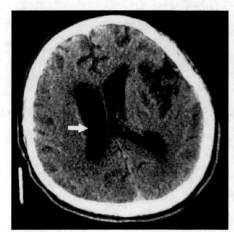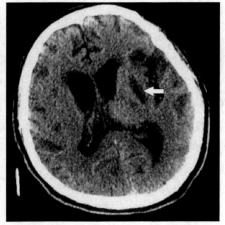

图 9-0-3　患者头颅 CT

脑萎缩，侧脑室增大，脑沟增宽，豆状核低密度。

二、病例分析

（一）病例特点

1. 青年男性，急性起病，起病前曾使用垂体后叶素，出现低钠血症及纠正低钠病史。

2. 临床表现为初期消化道症状，后出现震颤、站立不稳等锥体外系症状，并进展出现发热、痫性发作，合并意识障碍，病程中有呼吸骤停及心肺复苏病史。

3. 最小意识状态，有自动睁眼，痛刺激有痛苦表情，查体不能配合。双眼向右侧凝视，无眼震。四肢肌张力明显增高,右侧肢体肌力 4~5 级,左侧肢体肌力 3 级。四肢腱反射亢进。

4. 辅助检查提示皮质、双侧豆状核、尾状核头及脑桥异常病灶。

(二)诊断及诊断依据

1. 诊断及诊断依据

【定位诊断】患者最小意识状态,定位于网状上行激活系统及广泛大脑皮质;双眼右侧凝视,左侧肢体肌力弱,定位于右侧额叶侧视中枢;四肢及躯干肌张力高,呈铅管样,定位于锥体外系。双侧肢体肌力减退,腱反射活跃,定位于双侧皮质脊髓束。

【定性诊断】青年男性,急性起病,发病前使用垂体后叶素,其后出现低钠血症,纠钠过程不详,其后出现发热、意识障碍、痫性发作及四肢活动障碍,病程中有呼吸心跳暂停及心肺复苏病史,头颅 MRI 示脑桥及豆状核、皮质异常信号,脑桥异常信号呈三角形,在正中位,未损及腹部及被盖部组织,定性诊断代谢性渗透性脱髓鞘性脑病与缺血缺氧性脑病。

2. 康复诊断
①渗透性脱髓鞘综合征(osmotic demyelination syndrome,ODS);②缺血缺氧性脑病;③症状性癫痫;④意识障碍;⑤吞咽障碍,双侧肢体运动障碍,双侧肢体肌张力障碍;⑥失用综合征;⑦日常生活能力(ADL)极严重功能缺陷;⑧社会参与能力丧失;⑨气管切开术后,支气管扩张合并感染;支气管动脉栓塞术后。

三、诊疗经过

(一)在 ICU 与神经内科诊疗经过

ICU 诊疗经过:入院后患者肢体张力高并间断抽动,考虑为痉挛持续发作,予多巴丝肼、盐酸苯海索、氯硝西泮控制。患者体温、血象升高,予美罗培南、万古霉素抗感染治疗。定时翻身、拍背,加强体位引流。积极床旁康复治疗。

转入神经内科后诊疗经过:将盐酸苯海索、巴氯芬、盐酸金刚烷胺逐渐减量停用,氯硝西泮逐渐减量到 2mg 每晚一次,多巴丝肼 0.25g 每日三次,增加替扎尼定 2mg 每日三次,森福罗 0.125mg 每日三次,继续使用酒石酸美托洛尔 25mg 每 8 小时一次,增加丙戊酸钠口服液 500mg 每 8 小时一次。但患者间断有两种形式发作,一种为四肢阵挛,瞳孔散大,对光反射消失,心率、血压改变不明显,考虑为癫痫发作,给予患者丙戊酸钠治疗后未再出现类似发作。另一种多在刺激后出现,肢体阵挛,肌张力增高,心率增快,不伴有瞳孔意识改变,应用地西泮、苯巴比妥缓解不明显,考虑与患者清醒时间长,对外界环境刺激的反应有关,不排除间脑发作。目前此种发作较入院时明显减少。患者意识状态较前好转,睁眼时间明显延长,可以追视物体,右手可抓握,但不能遵嘱活动,但患者肌张力仍较高,有阵挛出现。

(二)患者的临床、康复问题

1. **缺血缺氧性脑病**

2. **症状性癫痫** 患者有发作性意识丧失、瞳孔增大情况,四肢阵挛。

3. **意识障碍** 目前为最小意识障碍,偶尔可以有追视。

4. **吞咽障碍** 因患者意识水平障碍。

5. **双侧肢体运动障碍** 患者四肢可以有主动活动,均可抬离床面,出现分离运动,精细动作差。

6. **双侧肢体肌张力障碍** 患者四肢肌张力增高,呈铅管样。

7. **失用综合征** 长期卧床致体力耐力下降、呼吸排痰费力、四肢肌肉萎缩;关节活动度受限。

8. **气管切开状态** 痰液较多,仍需要间断吸痰,堵管困难,肺部感染风险大。

9. **ADL 极严重功能缺陷**

10. **社会参与能力丧失**

(三)康复目标设定

1. **近期目标** 维持、扩大各关节活动度,避免、减少关节挛缩、肌肉萎缩;促进神经恢复;降低四肢肌张力;促醒。

2. 长期目标 回归家庭,减少护理量。

(四)康复治疗措施及手段

1. 治疗方面 ①监测生命体征,鼻饲营养。②良肢位摆放,定期翻身叩背吸痰。③继续给予酒石酸美托洛尔控制心率。④丙戊酸钠口服液 500mg 每 8 小时一次,控制癫痫治疗,监测丙戊酸钠血药浓度,复查脑电图,调整抗癫痫用药。多巴丝肼 0.25g 每日三次,替扎尼定 2mg 每日三次,森福罗 0.125mg 每日三次,根据肌张力调整用药。⑤因患者短期内不能拔除胃管,可进行胃造瘘,减少误吸风险。⑥痰液少时可以试着堵管,堵管后尝试拔管,争取拔除气管插管。

2. 康复方面 ①床边物理疗法:被动活动,防止关节挛缩;②呼吸功能训练:增加肺活量,减少肺部感染的发生;③高压氧治疗:待患者生命体征平稳,癫痫控制发作后,尽快进行高压氧治疗;④气压助动循环治疗患者长期卧床,容易出现双下肢静脉血栓。

四、讨论

该患者最开始在 ICU 诊断为脑桥中央髓鞘溶解症(CPM),有桥外症状,根据影像及低钠后纠正血钠病史,诊断渗透性脱髓鞘综合征(ODS)。当患者合并慢性酒精中毒、低钠血症的过快纠正、肝移植及其他严重疾病等相关疾病,突然出现假性延髓麻痹、闭锁综合征、缄默症、意识障碍等皮质脊髓束和皮质脑干束受损或运动障碍、肌张力障碍、帕金森综合征等基底节区受损的表现,应高度怀疑 ODS,一旦出现对称性脑桥中央的 T_1WI 低信号、T_2WI 和 DWI 高信号的三角形到蝙蝠翼形的病灶,则有 CPM 诊断意义,而两侧纹状体和丘脑,尤其是壳核和豆状核区的 T_1WI 低信号和 T_2WI 高信号提示脑桥外髓鞘溶解症(extrapontine myelinolysis, EPM),还可对称性地累及胼胝体、皮质下白质、小脑或小脑脚、外侧膝状体、黑质等。缺血缺氧性脑病亦可累及双侧基底节。该患者目前临床症状考虑为渗透性脱髓鞘综合征与缺血缺氧性脑病综合所致。癫痫控制后,尽早行高压氧治疗,可能对认知有帮助。

垂体后叶素导致脑病的原因:垂体后叶素中含有抗利尿激素和催产素,人体内源性抗利尿激素主要在肾脏肾单位的分散区域,与集合管上皮内和髓质内的 V2 受体结合,通过以下途径发挥抗利尿作用:①通过环磷酸腺苷(cyclic adenosine monophosphate, cAMP)途径,增加肾皮质和肾髓质外层集合管腔细胞膜对水的通透性,促进高渗尿形成;②增加 NaCl 在髓质,而不是在肾皮质、髓袢升支粗段中的转运率,从而发挥抗利尿的生理作用。也可与血管平滑肌内的 V1 受体结合,影响血管平滑肌张力,使血管收缩及促进血小板聚集,从而起到止血作用。由于垂体后叶素中含有抗利尿激素,使血清抗利尿激素增多,表现为抗利尿激素不适当分泌过多综合征(syndrome of inappropriate secretion of antidiuretic hormone, SIADH),出现顽固性低钠血症往往是预后不佳的表现。

垂体后叶素诱发渗透性脱髓鞘损伤的剂量与时间没有明确的关系。有研究回顾性分析了 89 例使用垂体后叶素出现 SIADH 的患者,治疗时以 3~6U/h 的速度持续静脉泵入,出血停止后逐渐减量。垂体后叶素连续应用 2~9 天,累积用量 76~800U。症状出现在应用垂体后叶素 3~6 天后。然而,也有研究显示,垂体后叶素使用剂量为 0.5~0.79U/h,用时仅 3 天,总用量仅 39U,也出现了低钠血症,可见个体差异性很大。本例患者共使用垂体后叶素 6 天,每天 12~120U,共 348U,4 天后出现症状。

影像学改变:头颅 MRI 表现为两侧豆状核、尾状核头部对称性长 T_1、长 T_2 异常信号,边缘欠清,无占位效应,无脑沟、脑池增宽及脑室扩大,其中,可以合并丘脑、中脑异常信号,增强扫描无明显强化;弥散加权成像(DWI)病灶呈稍高信号。影像学改变基础:大剂量垂体后叶素可引起脑部小动脉和毛细血管收缩,由于豆纹动脉为直角分出的细长盲端动脉,应用大剂量垂体后叶素可导致其供血区豆状核和尾状核头部神经核团缺血、缺氧以及神经细胞变性、坏死,临床上出现锥体外系受累的症状、体征。

治疗原则:垂体后叶素所致的 SIADH 主要病理生理为稀释性低钠血症,治疗的关键在于停用垂体后叶素、减少水入量和补充氯化钠。应用垂体后叶素治疗咯血时,外源性 AVP 远远超过生理释放量,抑制视上核及室旁核抗利尿激素的合成与释放,如果骤然停药后可产生多尿,因此,停用垂体后叶素时应经过1~3天的减量过程。患者的血钠 >120mmol/L 时一般不需紧急处理,部分轻度低钠血症患者于停用垂体后叶素和限制水摄入(<1 000ml/24h)后血钠可恢复正常。低钠血症的纠正速度应根据不同情况区别对待,对严重低钠出现昏迷、抽搐或血钠下降很快的患者可给予3% 高渗氯化钠注射液,必要时可应用利尿剂以减少体内的水分,血清钠升高可达 0.5~1.0mmol/(L·h);但对于慢性严重低钠血症的患者,血钠纠正速度应 <0.5mmol/(L·h),因为快速纠正低钠对脑的损伤比低钠血症本身的危险更大。如果纠正低钠血症的速度过快,那么较高的血浆渗透压浓度会产生脑脱水和脑损害,导致中心脑桥髓鞘溶解(CPM),提示在补钠过程中应严密监测血钠升高速度,以避免严重神经系统并发症的发生。

(赵圣杰　赵　军　张　通)

参 考 文 献

[1] 安彦虹,齐志刚,戎冬冬,等. 成人缺血缺氧性脑病 MRI 特征. 中国医学影像技术,2020,36(6):818-822.
[2] 孙晋渊,罗勇. 小剂量垂体后叶素引发严重低钠血症合并低渗性脑水肿 1 例. 实用医学杂志,2010,26(004):534-534.
[3] 陈惠玲,陆杰,石静萍,等. 垂体后叶素致迟发性脑病的临床与影像学特征. 临床神经病学杂志,2008,21(6):413-415.
[4] 张运剑,刘春萍,张伟华,等. 垂体后叶素致抗利尿激素分泌不当综合症 89 例的回顾性分析. 药物不良反应杂志,2009,11(1):5-8.

病例 98 交叉性失语康复

一、病历资料

(一)病史

患者男性,54 岁,右利手,因"左侧肢体活动不利伴言语不利 1 个月"以"脑梗死恢复期"就诊。

患者于 2012 年 10 月 18 日早 8 点被人发现答非所问,可自行上车,无明显肢体活动障碍,无头晕、头痛,无恶心及呕吐。3 小时后左侧肢体活动不能,予抗血小板等治疗。1 周后患者可发出单字,10 天后可发个别单词,且左上肢可于床面平移,左下肢可抬离床面,3 周后可独坐并辅助下站立。目前患者言语流畅,复述可,但答非所问,偶能正确回答问题。左侧肢体活动不灵,日常生活能力(ADL)大部分依赖,为进一步康复收入院。

患者既往 2010 年脑梗死,遗留左下肢轻度异常步态;有高血压、糖尿病、高脂血症、脂肪肝病史,泌尿系感染病史,否认食物药物过敏史。

(二)体格检查

体温:36.5℃,脉搏:68 次/min,血压:125/80mmHg,心、肺、腹部查体正常。

神经系统查体:神志清楚,言语为自发流畅性,复述可,命名及找词困难,文字理解困难,偶能正确回答问题及执行口头指令,抄写及自发书写不能,高级脑功能不配合。双侧瞳孔等大同圆,直径约3mm,光反射灵敏,眼动自如,视跟踪困难。双侧额纹对称,左侧鼻唇沟变浅,示齿口角右偏。听力粗测正常。张口下颌居中,软腭活动正常,悬雍垂居中,咽反射灵敏,伸舌左偏。转颈对称有力,左侧耸肩力弱。关节活动度无明显受限,右侧肢体分离运动充分,肌力基本正常。左侧上肢屈肌肌张力(Ashworth)1+ 级,手指 2 级,左下肢伸肌张力 1 级。运动功能左上肢可共同屈伸,布氏分期Ⅲ期,左手无主动运动,布氏分期、指鼻试验、跟-膝-胫试验不配合,闭目难立征不配合。左侧偏身可疑浅、深感觉减退,左侧下肢可屈髋伸膝,布氏分期Ⅳ期,左侧肱二头肌、肱三头肌肌腱反射活跃,桡骨膜反射活跃,左侧膝腱反射活跃,跟腱反射亢进,髌阵挛阴性,踝阵挛阳性。左侧霍夫曼征阳性,左侧巴宾斯基征阳性,右侧双划征阳性。双侧掌颏反射阳性,吸吮反射阴性。

（三）辅助检查

头颅 MRI 示颞叶及顶叶急性梗死（图 9-0-4）,MRA 双侧大脑中动脉 M1 段狭窄,右侧 M2 段局部管腔闭塞。

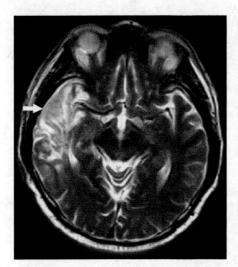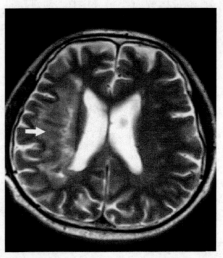

图 9-0-4 头颅 MRI

右额、颞及顶叶长 T_2 信号,急性脑梗死。

二、病例分析

1. 诊断

【定位诊断】双侧额纹对称,左侧鼻唇沟变浅,示齿口角右偏,伸舌左偏,中枢性面舌瘫定位于右侧皮质核束。左侧偏瘫,左侧腱反射活跃,左侧霍夫曼征阳性,左侧巴宾斯基征阳性,定位于右侧皮质脊髓束。左侧面部感觉减退和左侧偏身浅、深感觉减退定位于右侧顶叶皮质,语言障碍为经皮质混合性失语,结合头颅 MRI 定位于右额、颞、顶叶。

【定性诊断】中年男性,高血压、糖尿病、高血脂病史,未规律服药,有烟酒史,晨起后缓慢起病,病情逐渐达高峰,头颅 CT 示右颞叶大面积梗死,故定性为动脉粥样硬化性。

2. 入院诊断 ①脑梗死恢复期（右额叶、颞叶、顶叶）,左侧偏瘫,交叉性失语;②动脉粥样硬化性;③高血压病 3 级,极高危;④2 型糖尿病;⑤高脂血症;⑥左侧肢体运动功能障碍;⑦ADL 部分需要帮助;⑧社会参与能力减退。

三、康复临床讨论

（一）主要问题点

1. **语言功能障碍** 语言流畅,复述可,但语句杂乱,命名及找词困难,理解差,阅读不能,右利手,为交叉性失语。

2. **肢体运动功能障碍** 左侧肢体共同运动期,左上肢旋前圆肌、指屈肌张力偏高,左手略肿胀;左下肢屈髋内收时髋关节疼痛;左足下垂,内翻。

3. **感觉功能障碍** 左侧肢体痛、温度觉及位置觉障碍。

4. **平衡功能障碍** 坐位时向患侧偏斜。

5. **ADL** 完全需要帮助。

6. **社会参与能力减退**

（二）康复目标设定

1. **近期目标** 维持并扩大各关节活动度,降低肌张力,注意良肢位摆放,改善交流能力及躯干控制。

2. **远期目标** 回归家庭。

（三）康复治疗

入院后予阿司匹林抗血小板、阿托伐他汀降脂稳斑、络活喜控制血压及胰岛素降血糖,积极二级预防。予认知、语言及肢体功能训练,并予低频重复经颅磁刺激改善语言功能,刺激韦尼克区（Wernicke area）及布罗卡回（Broca gyrus）右侧镜像区,各 20 次。参数:刺激频率 1Hz,100% 运动阈值,20 次脉冲/序列,30 序列。

（四）康复治疗效果

经语言训练及重复经颅磁刺激约 8 周后,患者语言功能改善,使用西部失语症评价量表评价变化如表 9-0-1。经肢体功能训练后患者躯干控制及左侧肢体运动功能有所改善,上肢肌力 3 级,下肢肌力 4 级,他人帮助下行走。

表 9-0-1 重复经颅磁刺激前后语言功能评定

WEB	磁刺激前分值	AQ	刺激 Wernicke 镜像区	AQ	刺激 Broca 镜像区	AQ
流畅	8	8	11	11	13	13
听理解	45	2.25	82	4.1	97	4.85
复述	86	8.6	100	10	100	10
命名	0	0	2	0.2	35	3.5
总分		37.7		51.6		62.9

注:WAB. 西部失语症评价量表（流畅性满分 20 分,听理解满分 200 分,复述满分 100 分,命名满分 60 分）;AQ. 失语商。

四、讨论与展望

交叉性失语是指右利手患者右侧大脑半球损伤后的失语,发生率约占全部失语症的 3%,发病机制尚不清,主要有如下可能解释:①既往有左侧半球的非对称性损伤,再次损伤右侧半球后表现出症状;②利手的同侧控制;③语言功能区在双侧半球;④语言功能侧化的发展阶段。重复经颅磁刺激是在某一特定皮质部位给予重复连续刺激,进而产生累积效应,兴奋更多水平方向的神经元,刺激局部和远隔区域的大脑功能,且产生的生物学效应可持续到刺激停止后的一段时间,近几年应用于失语症的治疗,主要用于运动性失语患者。本例患者语言理解及表达均有障碍,选择先刺激 Wernicke 镜像区后听理解功能有明显改善,而刺激 Broca 镜像区后命名功能有明显改善,这是根据远隔效应使听理解和言语运动功能系统病变抑制可能消除的结果。

（芦海涛 张 通）

参 考 文 献

[1] Mariën P, Paghera B, De Deyn P P, et al. Adult crossed aphasia in dextrals revisited. Cortex, 2004, 40（1）: 41-74.

[2] Bakar M, Kirshner H S, Wertz R T. Crossed Aphasia: Functional Brain Imaging With PET or SPECT. Arch Neurol, 1996, 53（10）: 1026.

[3] 窦祖林. 经颅磁刺激技术基础与临床应用. 北京: 人民卫生出版社, 2012.

[4] Naeser M A, Martin P I, Treglia E, et al. Research with rTMS in the treatment of aphasia. Restor Neurol Neurosci, 2010, 28（4）: 511-529.

病例 99 脑出血后肢体肌肉痉挛患者的康复

一、病历资料

（一）病史

患者男性，54 岁，因"口角歪斜、左侧肢体无力 14 个月"就诊。

患者于 14 个月前晨起用力排大便后突发左侧肢体麻木、无力，行走向左歪斜，上肢可抬起，伴口角歪斜，查头颅 CT 提示脑出血，量约 20ml，患者症状加重，至左侧肢体完全不能活动。起病 20 天后，患者上下肢可抬离床面，后开始接受肢体功能训练、针灸、功能电刺激、站床训练，但肌张力逐渐增高，给予盐酸乙哌立松片治疗（具体不详），效果欠佳，10 个月前上肢可持轻物（馒头）不落，在 1 人轻微帮助下可步行。9 个月前患者左侧肢体张力增高明显，清醒及活动时明显，影响患者日常生活及步行，予以巴氯芬 10mg 每天三次、卡马西平 0.2g 每天三次、氟西汀 20mg 每天一次口服治疗，肌张力逐渐有下降，6 个月前患者肌张力再次逐渐增高，停用氟西汀改为劳拉西泮 0.5mg 每天一次，口服，并逐渐增加巴氯芬用量至 25mg，每天三次，口服，患者肌张力无明显改善，现无法独立步行，左手不能持物，为进一步诊治及康复入院。患者自发病以来，神清，精神可，饮食睡眠可，二便正常，体重无明显变化。

既往史：患者为右利手，有高血压病史 6 年。缺血性心脏病 5 年。余病史无特殊。为小麦育种师。病前患者性格温和，精神、情绪和行为无异常。病后患者有焦虑情绪。

（二）体格检查

体温：36.6℃，脉搏：70 次 /min，血压：110/80mmHg，心、肺、腹部查体正常。

神经系统查体：神志清楚，精神可，面部表情减少，言语清晰，语速较慢，定向力、记忆力、理解力正常。双眼眼睑无下垂，眼球各方向运动自如，双侧瞳孔等大等圆，直径 2.5mm，对光反射灵敏。双侧面部感觉对称，双侧额纹对称，左侧鼻唇沟变浅，示齿口角偏右。构音清晰，饮水无呛咳，双侧软腭上抬有力，悬雍垂居中，咽反射存在；双侧转头、耸肩有力，伸舌居中。四肢关节活动无受限。左上肢屈肌肌张力及蚓状肌增高，呈折刀样性质，改良 Ashworth 分级：3 级，左上肢伸肌、左下肢、右侧肢体肌张力正常，左侧肩关节、肘关节、腕关节肌力 4 级，指关节屈肌肌力 4 级，伸肌肌力 3 级，左下肢髋关节伸肌肌力 3 级，屈肌肌力 4 级，膝关节、踝关节肌力 4 级，坐立位睁闭眼平衡较差，不能维持姿势，缓慢向左后方倾倒。左侧指鼻试验配合欠佳，右侧指鼻试验、双下肢跟 - 膝 - 胫试验尚稳准。步态：一个人辅助下可以步行，动作迟缓，起步较慢，左下肢肌张力增高。轴性肌张力增高，旋体困难。双侧深、浅感觉正常对称。左侧肱三头肌腱反射增强，右侧肱三头肌、双侧肱二头肌、桡骨膜、膝腱反射、跟腱反射正常，踝阵挛、髌阵挛阴性，双侧病理反射均阴性，脑膜刺激征阴性。

（三）辅助检查

1. **头颅 CT** 右侧基底节脑出血囊变期。
2. **肝功能、肾功能、血脂相关检查** 未见明显异常。
3. **血常规** 未见明显异常。
4. **同型半胱氨酸** 正常范围。
5. **常规心电图** 正常心电图。

二、康复诊断和康复治疗

（一）康复诊断

①右侧脑出血后遗症；②右侧肢体运动功能障碍伴肌张力痉挛状态；③高血压病（3 级，极高危）；④缺血性心脏病；⑤左侧肢体运动功能障碍；⑥日常活动部分依赖。

（二）康复治疗

1. **药物治疗** 常用临床抗痉挛药物有多种，该患者肌张力增高早期应用巴氯芬有效，巴氯芬为

GABA 衍生物,不能通过血脑屏障,但在 β 碳原子处置代以对位 - 氯苯核,变为亲水性或为亲脂性物质而可以进入大脑。作用部位是对传入脊髓的神经的终末端突触前抑制改变中间神经元活动,使 α 运动神经元活动正常化。对脊髓损伤痉挛状态效果较好。随着病情加重,该药已效果不明显。入院后调整为替扎尼定联合氯硝西泮,此两种药更适合该患者,对脑病所致的痉挛优胜于巴氯芬,为中枢性骨骼肌松弛药,且已经开始见效,之后应根据患者病情的需要而作剂量调整,同时需逐渐减停巴氯芬。在患者应用上述药物无明显好转后,尚可考虑其他治疗痉挛状态的方法,包括:神经松解术(酚、乙醇、麻醉剂周围神经阻滞),肉毒毒素局部肌内注射的化学去神经疗法,外科治疗(选择性脊神经后根纤维切断术)。解除该患者痉挛状态后有利于下一步康复的顺利进行。

2. 矫形器　患者现腕屈、手指屈曲明显,可给予佩戴合适的左腕手矫形器及分指板矫正异常的屈曲痉挛姿势。

3. 功能性电刺激　功能性电刺激主要是应用电极表面刺激肌肉的隆起部位,通过刺激拮抗剂的收缩来交互抑制主动及痉挛的过程。针对该患者,可对患者上肢伸肌进行电刺激,使其伸展上肢、伸腕。

4. 手法治疗

(1)牵拉训练:被动牵拉是物理治疗缓解痉挛手法技术中最常用的手法。被动地、缓慢地、长时间地牵拉痉挛的肌群可通过作用于关节内的压力感受器、肌梭和高尔基(Golgi)腱器,激化出对痉挛的抑制反应。针对该患者,治疗师被动牵拉肩关节的伸展肌群,被动地进行腕关节背伸和指关节伸展。

(2)肌腱挤压法:当外力缓慢地、长时间地挤压肌腱时,可通过皮肤、肌梭等感受器的作用,引起 Golgi 腱器的兴奋,激发抑制反应,从而使痉挛的肌肉张力降低,肌肉松弛。针对该患者可让其在坐位下,患手支撑于身体一侧。

(3)轻刷法:轻刷法是通过刺激拮抗剂的收缩,交互抑制主动肌痉挛的手法。治疗师或家属可徒手或借助毛刷、软棒等器械进行。针对该患者可用手由近端到远端地轻刷刺激桡侧伸腕的肌群,诱发患者腕关节的背屈。

5. 肢体功能训练

(1)良肢位的摆放:良肢位的摆放不但给患者提供了一稳定、舒适的体位,也会给缓解肢体的痉挛带来好处。针对该患者的情况,重点要让其在卧位时,上肢保持肩胛骨向前、肩前伸、伸肘。

(2)进行站起及立位平衡训练

1)站起:治疗师在该患者端坐位的体位下,先加强躯干在静态和动态下对痉挛的控制能力,之后,治疗师从患者的前方被动地控制患者左侧(瘫痪侧)膝关节,通过手或患者的躯干诱导患者缓慢地把身体重心向前、上方移动。

2)立位:患者静态站立时重心偏右,步行时头偏向瘫痪侧(左),躯干明显向瘫痪侧(左)倾斜,身体中线向非瘫痪侧(右)偏移,呈典型的倾倒综合征(pusher综合征)征象,为脑出血后异常行为模式,需进行恢复中线训练,需治疗师指导矫正,并且及时用言语提醒患者注意双足平行,双下肢均等负重。进一步要求患者在保持立位平衡的基础上,将重心向前、后、左、右方向转移,并用上肢带动躯干做前伸、外展、旋转的动作,下肢做向前、后、左、右的迈步训练或上下不同高度的台阶等动作的训练。

6. 步行训练　患者现在一人轻微辅助下可行走,但起步缓慢、行走时左下肢会出现肌张力增高。针对该患者的情况,应诱导患者去主动地控制痉挛的同时,练习单足立位的稳定,及下肢分离运动的练习。最终让患者以正常的方式完成步行。

7. 心理治疗　患者有明显的焦虑,对康复训练的效果会造成不利的影响,可每周进行一次心理疏导,同时需给予抗焦虑药物治疗。

该患者经过上述各种康复措施后,肌肉痉挛较前有明显缓解,异常的姿势得到了改善,现可以独立步行,生活基本自理。已满意出院,回归家庭。

三、讨论与康复评价会

参加人员：主任医师、主管医师、物理治疗师、心理治疗师、护士。

1. 主管医师

定位诊断：中枢性面瘫，定位于右侧皮质核束；患者左侧肢体无力，左侧肢体屈肌、伸肌肌张力均增高，呈折刀样，左侧肱三头肌腱反射活跃，病理征阳性，定位于右侧皮质脊髓束。

定性诊断：患者中年男性，急性起病，头颅 CT 示丘脑底节区高密度影，既往高血压 6 年，考虑为高血压性脑出血，现发病 14 个月，为后遗症期。需与帕金森病和肌肉紧张症相鉴别：帕金森病为原发性黑质 - 纹状体通路变性疾病，其肌张力增高为非选择性，均衡地累及一个关节的所有肌肉，肌张力呈铅管样或齿轮样增高，该患者肌张力增高在继发在脑出血后出现，且主要表现单一肢体屈肌张力增高，且呈折刀样，故可除外。肌肉紧张症是一种神经精神综合征，以姿势异常、张力过强和蜡样屈曲，结合患者体征可除外。

患者目前主要问题为左侧肢体运动功能障碍，针对此问题，相应处理为①降低肌张力药物治疗：患者左上肢和躯干屈肌张力增高，呈折刀样，为锥体系受损所致，故予以逐渐加用盐酸替扎尼丁至 6mg 口服，一天三次，氯消西泮 2mg 口服，睡前一次，并将巴氯芬减量至 20mg 一天三次。②肢体功能训练：现左侧肢体运动障碍，左下肢负重略差，需在他人辅助下站立及行走，故予以患者负重及重心向患侧转移的立位训练，上下肢交替屈曲伸展训练及步行训练。③器具辅助：患者现左手蚓状肌肌张力增高明显，予以分指板防止肌肉过度挛缩。④心理疏导：患者平卧时左下肢肌张力不高，步行时肌张力增高明显，为牵张性姿势性肌张力增高，有焦虑情绪因素参与，对肢体运动功能的康复造成不利影响，需进行心理疏导和药物辅助治疗。

2. 物理治疗师（PT）　患者现为运动功能为布氏分级Ⅳ~Ⅴ期，故以改善患者立位平衡、提高立位稳定性训练、促进患者肢体各关节分离运动、步行训练为主。具体内容有：①在治疗师的保护下，进行降低身体重心向前后、左右移动的立位平衡训练。②双膝交替屈曲伸展。双上肢 Bobath 握拳上举至肩关节 90° 躯干左右旋转平衡训练。③患者在双杠内做重心向患侧转移与患者负重训练。④手膝位跪位、单膝立位跪位或双膝立位跪位的姿势下进行重心转移或躯干旋转动作，促进下肢关节分离运动训练。⑤步行训练：双杠内步行、持拐步行及上下阶梯的练习。患者左侧及躯干肌肉痉挛明显，予以适当方法缓解痉挛。

3. 心理治疗师　焦虑是常见的卒中后情感障碍。患者既往体健，此次脑出血后肢体功能障碍使患者失去原有的工作和地位，失去行为能力，忍受疾病的痛苦，心理上不能承受和适应，加上目前该患者及家属对康复期望过高，对残疾已成定局不能接受而出现焦虑情绪。患者汉密尔顿焦虑量表评分 >21 分，结果提示有明显焦虑，已影响到康复的实施及效果，故需要对患者进行心理疏导及药物干预。

4. 护士　患者 ADL 评分 55 分，为中度功能缺陷，日常生活部分依赖，运动功能存在障碍，可能出现的跌倒、摔伤，护理时需注意：在患者翻身、转移、取物时给予帮助，协助患者进行日常生活的完成。

5. 主任医师　患者现为脑出血后遗症期，显然，在脑出血早期，没有做好肢体良肢位的摆放。目前主要障碍为痉挛性肌张力增高致运动功能障碍。痉挛指是以速度依赖性的张力牵张反射（肌张力）增强，伴随牵张反射兴奋性增高所致的腱反射亢进为特征的一种运动障碍。是上运动神经元损伤后的主要临床表现之一。痉挛性肌张力障碍是无诱因下张力性肌肉过度活动，是自主运动或反射活动后运动单位不能停止发放冲动所致，可引起肢体位置异常和挛缩。其临床特征为特异性地累及抗重力肌群（上肢、肩关节内收肌群、屈肘、腕、指关节的肌群及前臂旋前肌，下肢以髋内收肌群、屈膝肌群、踝跖屈和内翻肌群，趾长伸肌为主）。肌张力增高可改变运动的速度、牵伸愈快阻力愈大，起始阶段可表现为"折刀样"，该患者左上肢折刀样的肌张力增高为锥体束上运动神经元受损所致。患者左上肢查体时偶可见肌张力呈齿轮样增高，考虑与基底节受累、锥体外系损伤有关，因其引起肌张力增高为非选择性，均衡地累及一个关节的所有肌肉，故全部运动范围内均可感到被动运动的阻力。另外，患者平卧位下肢肌张力不高,下地步行时出现肌张力增高,且足趾呈巴宾斯基征,为牵张反射引起运动障碍。因病变部位在丘脑、基底节区,锥体系及锥体外系均有损伤。患者肌张力障碍在脑出血后逐渐出现,且主要累及左上肢,故变性病帕金森病诊断依据不足。从患者目前药物应用情况及职业史可除外药源性运动障碍。

患者目前肢体及躯干的肌肉痉挛已经影响到肢体及躯体功能、体位摆放、日常生活,并且给患者造成了极大的不适,所以必须积极进行针对肌肉痉挛的治疗。该患者现左上肢呈痉挛模式,远端关节仅有很小范围的活动,根据 Oswestry 等级量表的评判标准,患者上肢属于中度痉挛。针对该患者的情况,必须通过联合应用口服药物、支具和手法治疗的方法治疗痉挛,同时进行肢体功能的 PT 训练。

（赵　军　张　通）

参 考 文 献

[1] Li S, Francisco G E. New insights into the pathophysiology of post-stroke spasticity. Front Hum Neurosci, 2015, 9: 192.

[2] Gittler M, Davis A M. Guidelines for Adult Stroke Rehabilitation and Recovery. JAMA, 2018, 319 (8): 820-821.

[3] Urban P P, Wolf T, Uebele M, et al. Occurence and clinical predictors of spasticity after ischemic stroke. Stroke, 2010, 41 (9): 2016-2020.

[4] Lundström E, Smits A, Terént A, et al. Time-course and determinants of spasticity during the first six months following first-ever stroke. J Rehabil Med, 2010, 42 (4): 296-301.

登录中华临床影像库步骤

┃ 公众号登录 >>

扫描二维码
关注"临床影像库"公众号

┃ 网站登录 >>

· 输入网址 medbooks.ipmph.com/yx
进入中华临床影像库首页

点击"影像库"菜单
进入中华临床影像库首页

 临床影像库
中华临床影像库内容涵盖国内近百家大
型三甲医院临床影像诊断中所能见... ˅

7位朋友关注

<u>关注公众号</u>

影像库

进入中华临床影像库首页
......
注册或登录

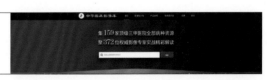

PC 端点击首页"兑换"按钮
移动端在首页菜单中选择"兑换"按钮

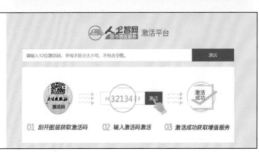

输入兑换码,点击"激活"按钮
开通中华临床影像库的使用权限

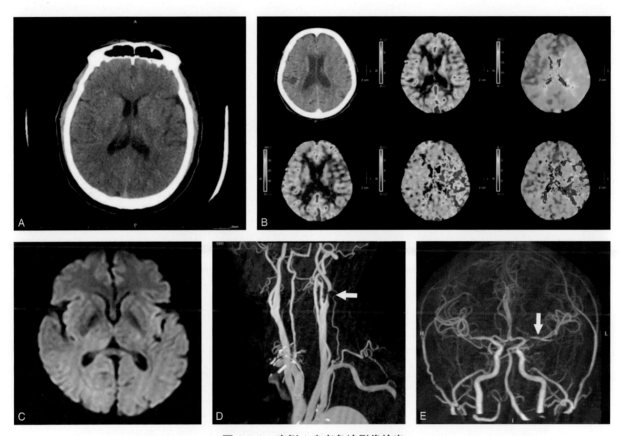

图 1-1-1　病例 1 患者急诊影像检查

A. CT 平扫脑实质未见明确异常；B. CTP 示左侧大脑半球有低灌注区（箭），未见核心梗死区；C. 头部 DWI 未见梗死病灶；D. CTA 提示左侧颈内动脉狭窄 >90%（箭）；E. CTA 示左侧大脑中动脉 M1 段管腔重度狭窄（箭）。

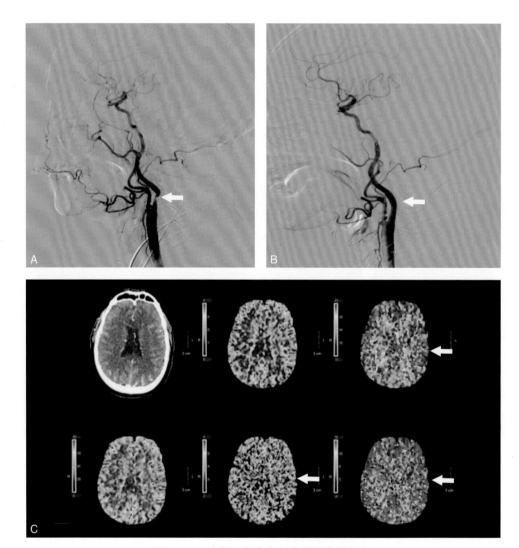

图 1-1-2　病例 1 患者介入术后影像学检查

A. 术前 DSA 示左侧颈内动脉狭窄（箭）；B. 术后 DSA 示左侧颈内动脉血流通畅（箭）；C. 术后 1 周复查头部 CTP 提示未见明显低灌注区（箭）。

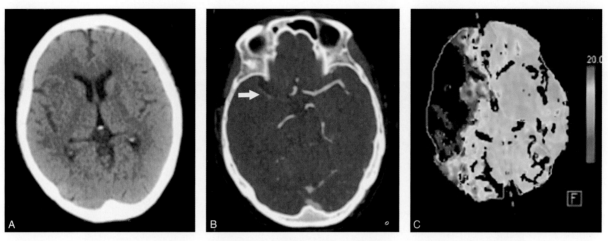

图 1-2-9　急诊多模式 CT 检查

A. 头颅 CT 平扫未见异常；B. CTA 右侧大脑中动脉未显影；C. 右侧额叶、顶叶、颞叶、岛叶、基底节区大片状灌注异常。

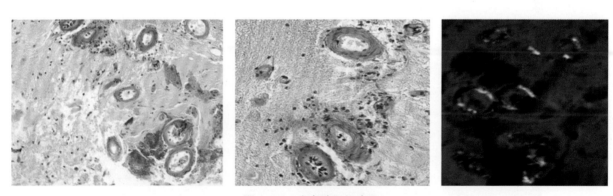

图 1-3-6　患者脑组织病理

HE 示小血管扩张伴周围淋巴细胞浸润，血管壁可见嗜伊红的均质粉染物，刚果红染色阳性，偏振光下可看到折光的苹果绿。

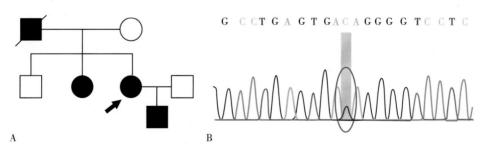

图 1-3-9　患者家系谱示意图及基因检查结果

A. 家系谱示意图，箭示该患者；B. 患者变异位点 Sanger 测序图 .chr19：15303283 存在 c.245G>A 的杂合突变。

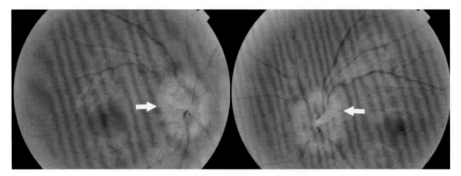

图 1-7-3 病例 17 患者眼底检查结果

双侧重度视盘水肿,视盘周围晕轮边界不清晰,静脉淤血。

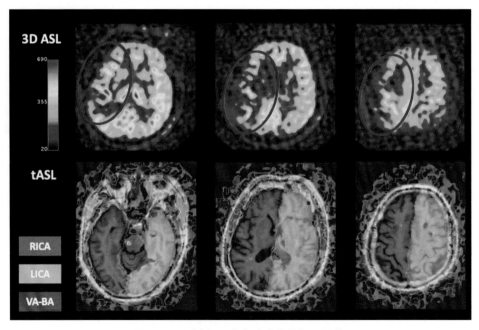

图 1-9-4 病例 20 患者动脉自旋标记图像

右侧大脑中动脉供血区 CBF 减低。

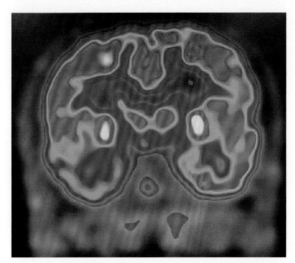

图 2-1-8　病例 23 患者 ^{18}F-FDG PET-CT 结果

^{18}F-FDG PET-CT 检查提示右侧颞叶糖代谢较对侧减低。

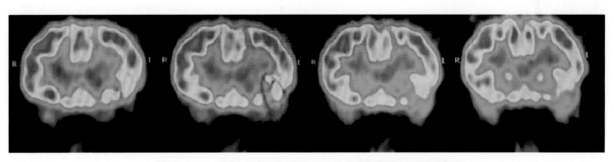

图 2-1-12　病例 25 患者 PET-CT 示左侧额颞顶叶低代谢灶

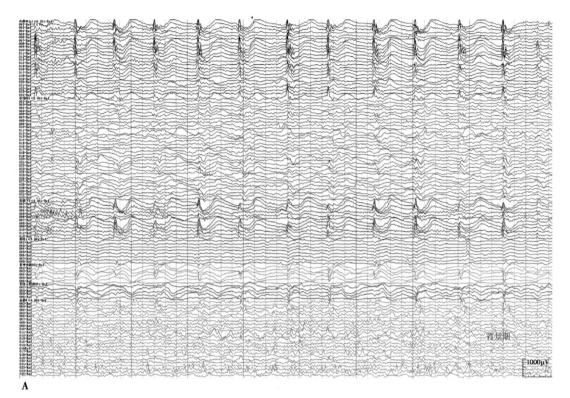

A

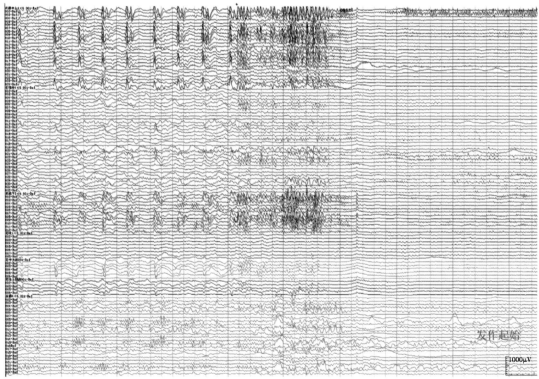

B

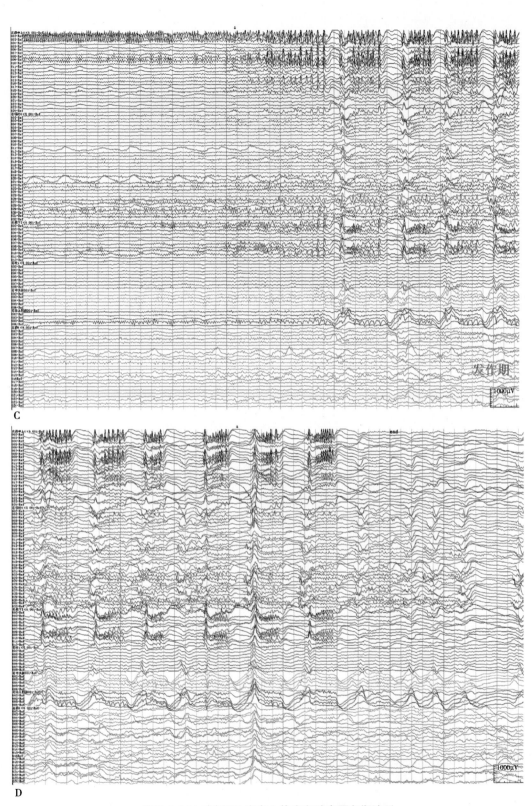

图 2-1-14　病例 25 患者立体定向脑电图各期波形

A. 发作间期,以右额叶为著,节律性棘波;右顶叶 δ 波及尖慢波多见;其余部分可见散在尖波;B. 发作期,弥漫性快波改变;起源于右侧额区局部,形成高频振荡,与间期放电部位一致;C. 发作期,高频振荡逐渐募集成棘波节律;D. 发作终止期,痫性放电逐渐减少。

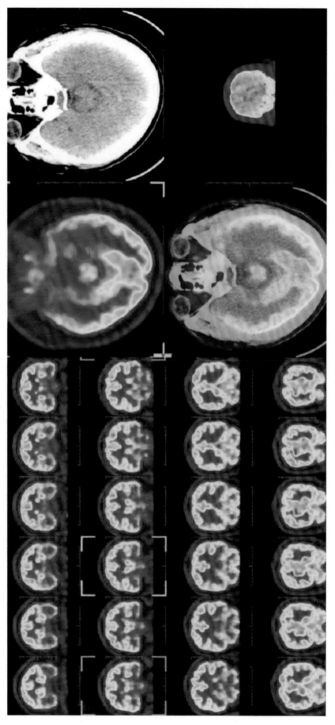

图 2-1-21 病例 27 患者 PET-CT

PET-CT 可见颞叶内侧低代谢。

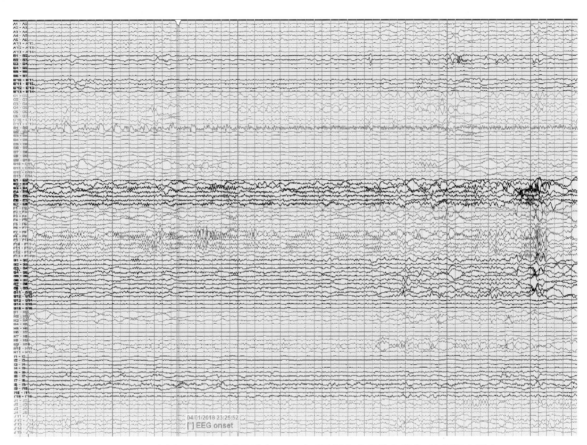

图 2-1-24　病例 27 患者脑电图电极 D1-2 可见最先出现快电募集,波幅逐步增大

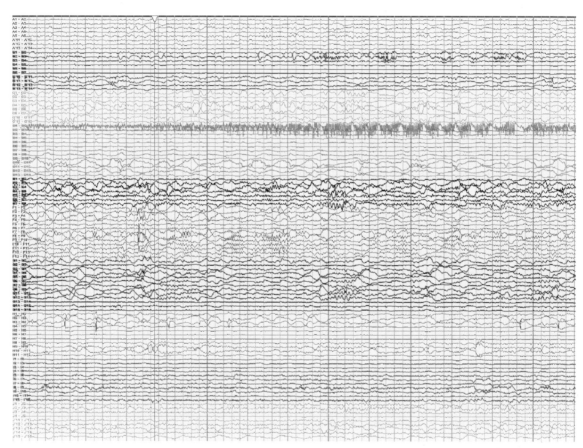

图 2-1-25　病例 27 患者脑电图 D1-2 频率增快，波幅增高，逐渐累及 B 小数位电极（深部）

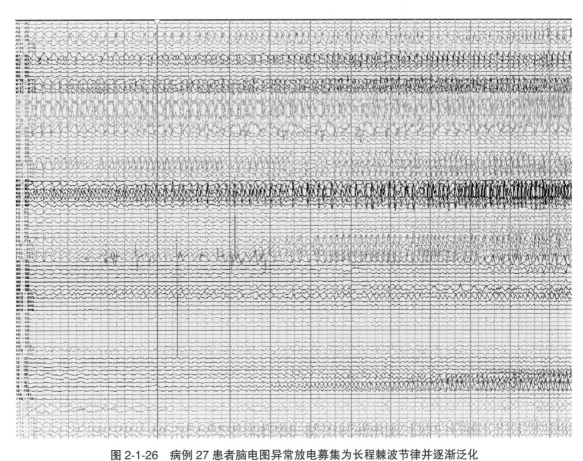

图 2-1-26　病例 27 患者脑电图异常放电募集为长程棘波节律并逐渐泛化

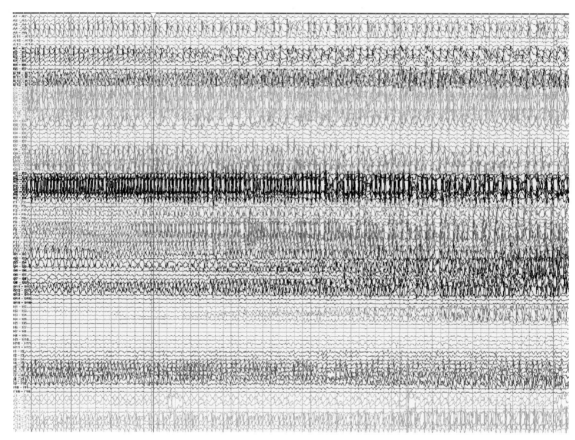

图 2-1-27　病例 27 患者脑电图强直期

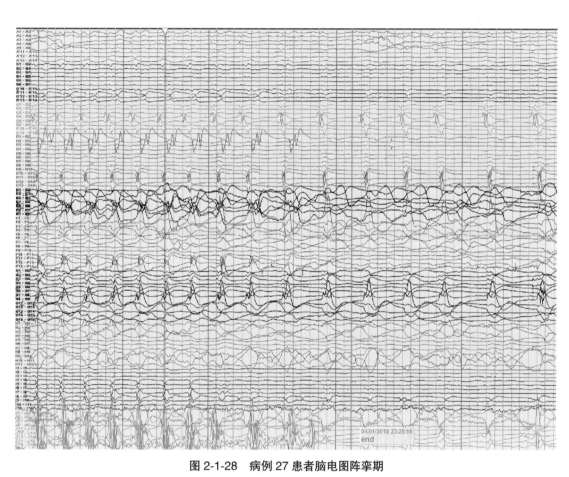

图 2-1-28　病例 27 患者脑电图阵挛期

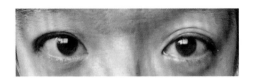

图 2-2-1 发作时左眼结膜充血,眼裂变小

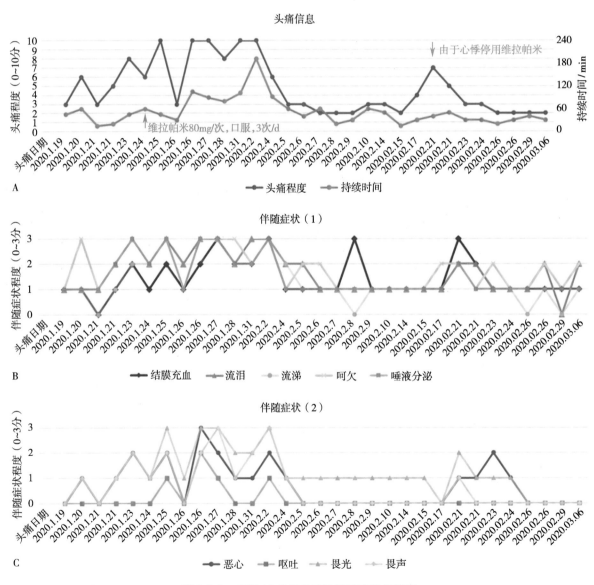

图 2-2-3 病例 28 患者头痛及伴随症状趋势图

A. 头痛程度按 VAS 评分,范围 0~10 分;B、C. 伴随症状程度评分,0 分:无,1 分:轻,2 分:中,3 分:重。

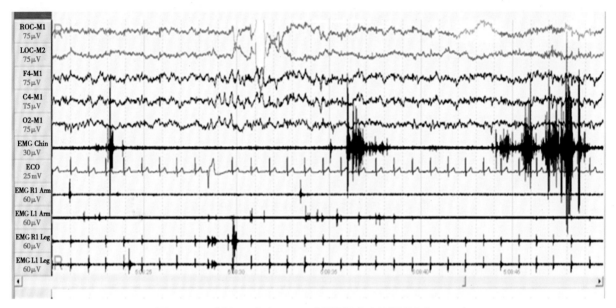

图 2-3-3　病例 32 患者 REM 睡眠期肌肉失弛缓现象（RWA）

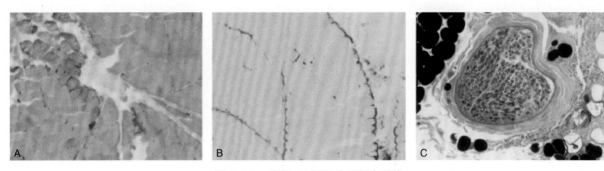

图 3-3-8　病例 46 股四头肌肌肉活检

A. NSE 染色可见多个局部沿束周分布的肌纤维周边深染；B. 抗 C5b-9 抗体免疫组化染色可见多个局部束周或内膜肌纤维周边阳性染色；C. 腓肠神经活检，髓鞘染色可见有髓神经纤维密度轻 - 中度减低，大中有髓纤维丰富，小有髓纤维中度减少。

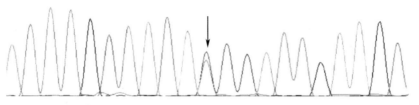

ATTTGCCTCTGGGTAAGTTGC

图 3-3-9　病例 46 患者基因检查提示 c.199G>C

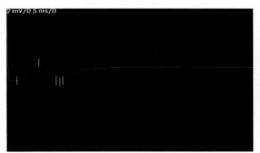 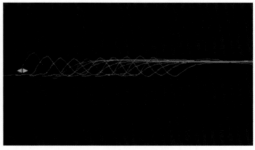 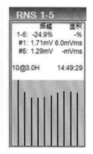

图 3-4-1　病例 47 右眼轮匝肌低频重复电刺激

右眼轮匝肌低频重复电刺激可见衰减 20%~30%。

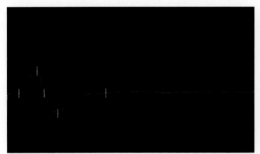
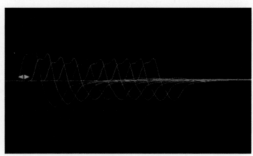
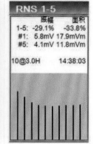

图 3-4-3　病例 48 右小指展肌低频重复电刺激

右小指展肌低频波幅衰减 29%~37%。

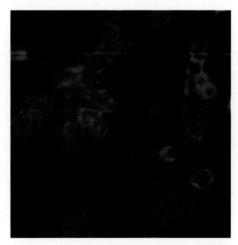

图 4-0-8　病例 51 患者血清 MOG 抗体阳性

细胞法（cell-based assay, CBA 法）检测患者
血清, MOG 抗体 1∶32。

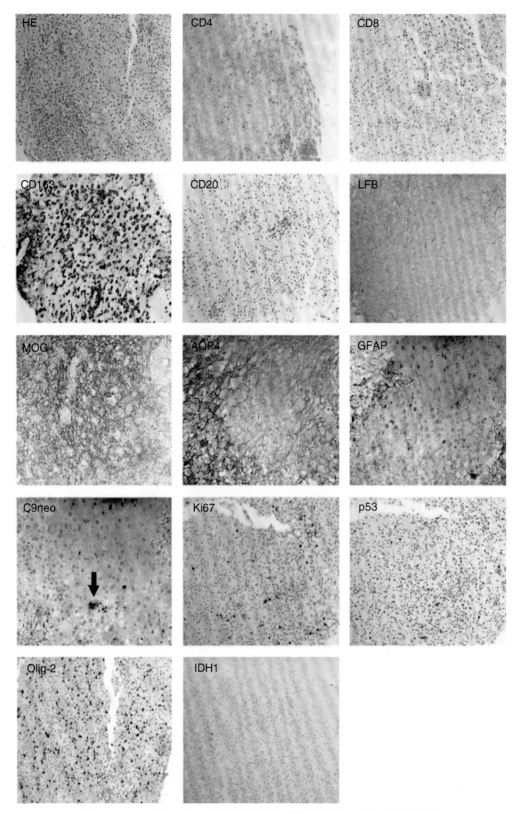

图 4-0-10 病例 51 患者右额叶病变神经导航无框架立体定向穿刺活检

HE 结果：灶性淋巴细胞浸润，淋巴细胞主要围绕血管周围分布，并可见较多量胞质泡沫状细胞，细胞界限清晰。髓鞘染色（LFB）显示部分区域髓鞘脱失。免疫组化结果提示大量的 CD4+T 细胞、CD8+T 细胞，CD163 巨噬细胞及少量 CD20B 细胞浸润脑部血管周围及部分脑实质。病灶中有补体 C9neo（+）沉积及 GFAP（胶质细胞 +）表达，但 AQP4 及 MOG 蛋白表达减少；同时存在散在的 Ki67（5%+），少量的 p53（部分细胞 +），Olig-2（胶质细胞 +），无 IDH1 蛋白表达。（HE 染色，CD4、CD8、CD163、CD20、LFB、MOG、Ki67、p53、Olig-2、IDH1 均为 200 倍；AQP4、GFAP、C9neo 均为 400 倍）。

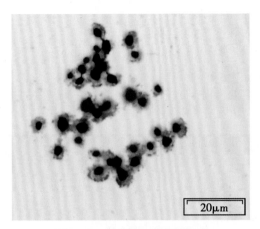

图 5-1-8　病例 57 患者脑脊液

离心沉淀后 MGG 染色

可见蓝紫色圆形隐球菌菌体,荚膜呈毛刺状。

(图片来源:吉林大学白求恩第一医院　路超)

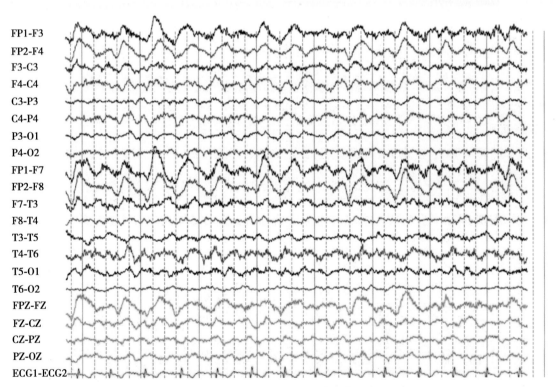

图 5-2-2　病例 58 患者脑电图全导联慢波活动增多

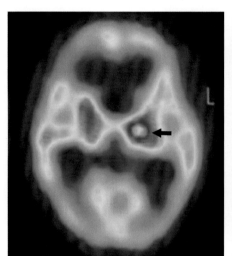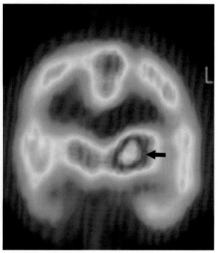

图 5-2-5　病例 59 患者 SPECT 左侧丘脑葡萄糖代谢较对侧增高（箭）

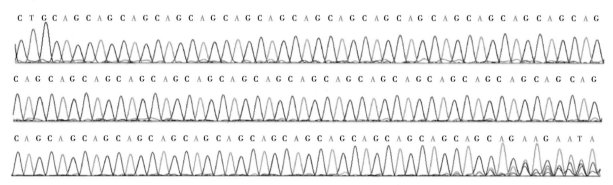

图 6-1-1　病例 61 患者 *AR* 基因检测结果

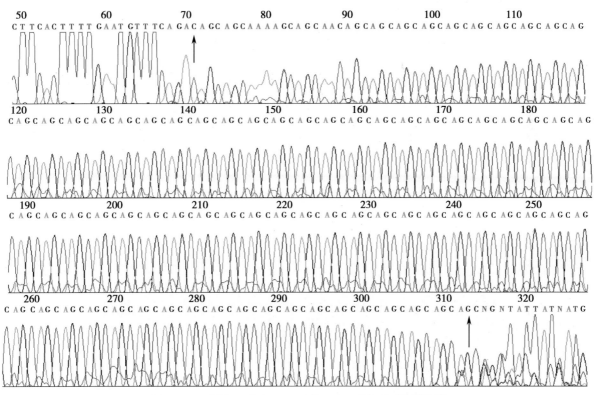

图 6-1-3　病例 62 患者 *ATXN3* 的 CAG 重复序列的测序图

两个黑箭之间的序列为 CAG 重复序列,包括期间的 2 个 CAA 及 1 个 AAG 在内,总共有 81 个 CAG 重复。

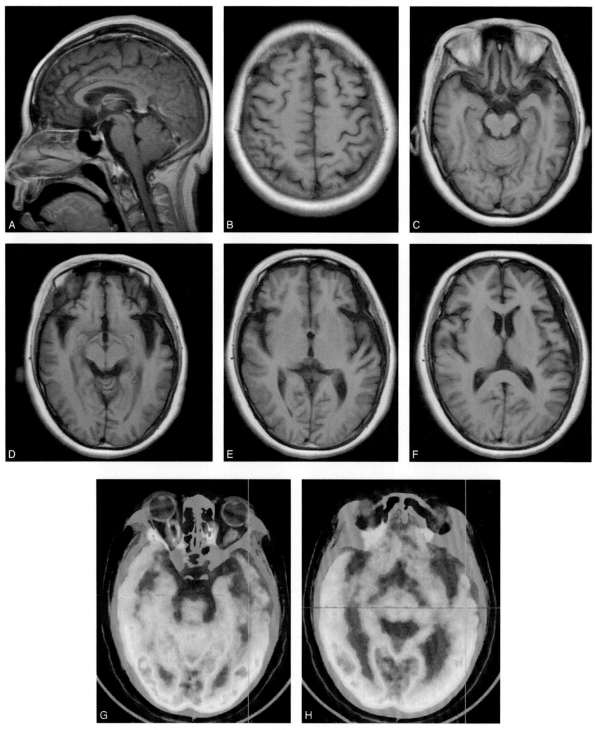

图 6-2-6　病例 66 患者额颞叶痴呆的头颅 MRI 和 PET-CT

A. 矢状位 T₁WI，双侧额叶、顶叶萎缩；B. 轴位 T₁WI，双侧额叶、颞叶、顶叶萎缩；C. 轴位 T₁WI，双侧额叶眶回、前颞叶萎缩；D~F. 双侧前颞叶萎缩，外侧裂增宽；G、H. PET-CT，双侧额叶和前颞叶对称性代谢减低。

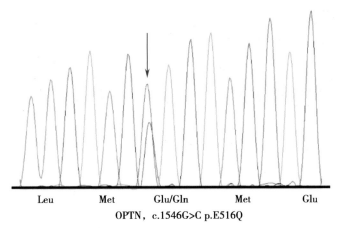

OPTN，c.1546G>C p.E516Q

图 6-2-7 病例 66 患者二代测序检测出 *OPTN* 基因 *p.E516Q* 突变

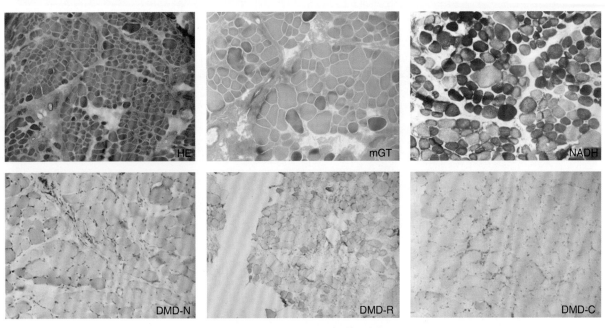

图 6-3-2 病例 68 患者肌肉病理

HE 染色：肌纤维大小显著不等，直径 40~100μm，少量坏死肌纤维及再生肌纤维。肌内膜、肌束膜重度增生。血管周围未见炎症细胞浸润。mGT 染色：肌纤维中未见杆状体，未见破碎红纤维（RRF）及镶边空泡样改变肌纤维，切片中周围神经髓鞘发育良好。还原型辅酶 I - 四氮唑还原酶染色（NADH）：肌纤维内肌原纤维网结构规整。dystrophin 染色 C 端：未见表达；R 端：偶见少部分细胞微弱表达；N 端：未见表达。

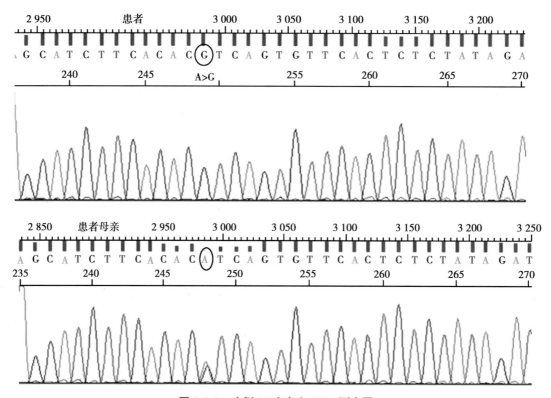

图 6-3-3　病例 68 患者血 DNA 测序图

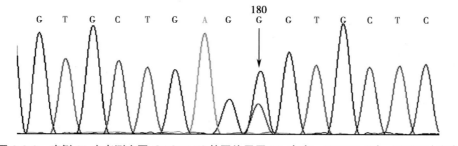

图 6-3-8　病例 69 患者测序图 *CACNA1S* 基因外显子 21,存在 c.2700G>C(p.R900S)突变

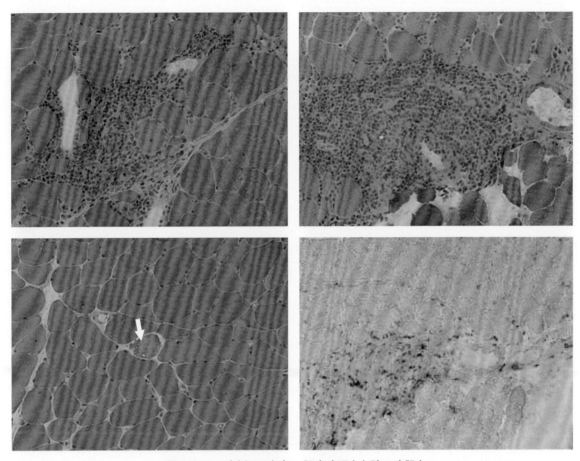

图 6-3-11　病例 70 患者 1 肌肉病理（左肱二头肌）

HE 染色示肌纤维间隙（A，×200）及血管周围大量炎症细胞浸润（B，×200），可见个别肌纤维坏变（C，×200）。ACP 染色示血管周围酸性磷酸酶活性明显增强，个别肌内衣酶活性增强（D，×200）。

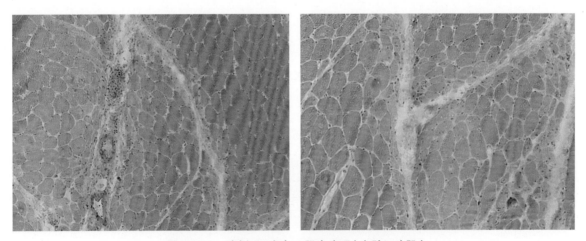

图 6-3-13　病例 70 患者 2 肌肉病理（左肱二头肌）

HE 染色示多数肌束出现束周分布的肌纤维萎缩及坏变（×200）。

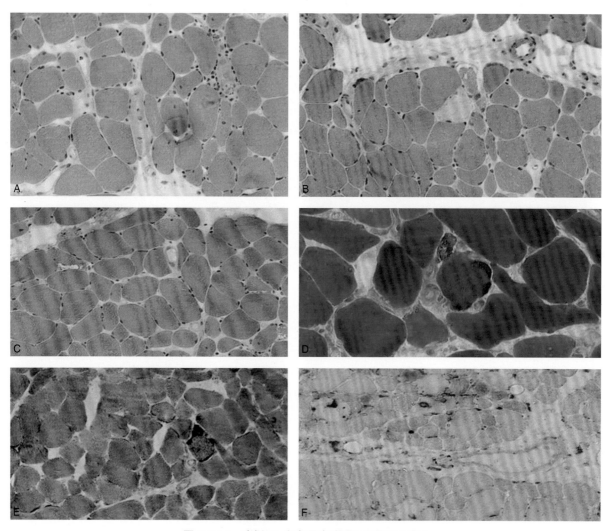

图 6-3-14　病例 71 患者肌肉病理（左肱二头肌）

A. HE 染色示肌纤维间隙（×200）；B、C. 血管周围炎症细胞浸润，可见较多肌纤维坏变，个别肌纤维内可见镶边空泡（×200）；D. MGT 染色示镶边空泡内可见红染现象（×200）；E. NADH 染色示受累肌纤维结构破坏（×200）；F. ACP 染色示坏变肌纤维、部分肌纤维间隙及血管周围酸性磷酸酶活性增强（×200）。

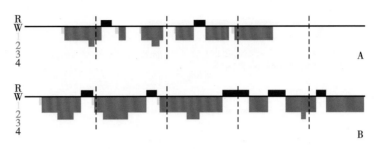

图 8-5-1　病例 91 患者多导睡眠监测

A. 患者睡眠多导提示睡眠潜伏期延长,睡眠中觉醒次数增加及觉醒时间延长,早晨觉醒时间提前,总睡眠时间减少,睡眠效率降低;B. 正常睡眠多导监测。

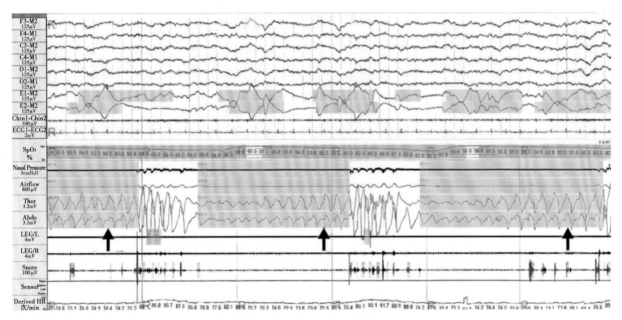

图 8-5-2　病例 92 患者多导睡眠监测

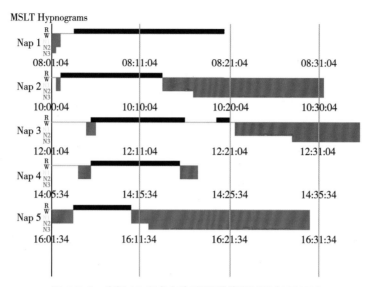

图 8-5-4　病例 93 患者多次睡眠潜伏期试验（MSLT）

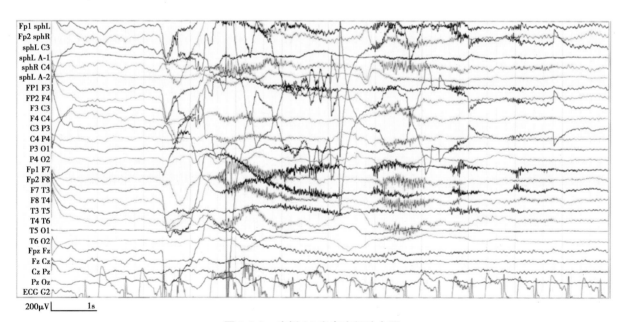

图 8-5-6　病例 94 患者夜间脑电图

发作时可见运动伪差，无癫痫样放电。

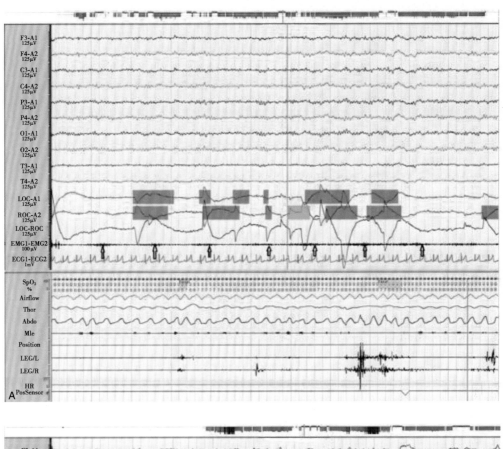

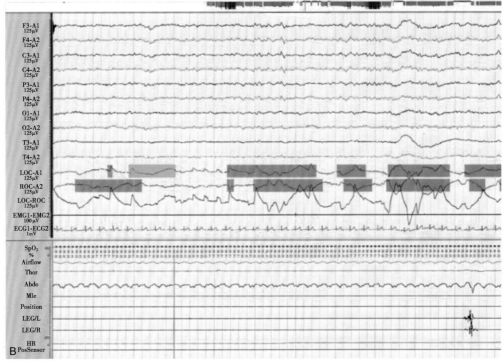

图 8-5-7　病例 95 患者多导睡眠监测

A. 患者快速眼动（rapid eye movement, REM）睡眠期可见阵发肌电活动增高（黑箭）；B. 正常人 REM 期肌张力降低。